Auf einen Blick

Kurzlehrbuch

Gynäkologie und Geburtshilfe

Regine Gätje
Christine Eberle
Christoph Scholz
Marion Lübke
Christine Solbach
Katharina Muschel
Stefan Kissler
Friederike Siedentopf
Tobias Weißenbacher
Gerlinde Debus
Ina Schuhmacher
Nicole Sänger

435 Abbildungen
158 Tabellen

Georg Thieme Verlag
Stuttgart · New York

Zeichnungen: Holger Vanselow, Stuttgart

Klinische Fälle als Kapiteleinstiege:
Lehrbuchredaktion Georg Thieme Verlag
in Zusammenarbeit mit den Autoren
Layout: Künkel und Lopka, Heidelberg
Umschlaggestaltung: Thieme Verlagsgruppe

Bibliografische Information der Deutschen Nationalbibliothek
Die Deutsche Nationalbibliothek verzeichnet diese Publikation in der Deutschen Nationalbibliografie:
detaillierte bibliografische Daten sind im Internet über http://dnb-d-nb.de abrufbar.

Wichtiger Hinweis: Wie jede Wissenschaft ist die Medizin ständigen Entwicklungen unterworfen. Forschung und klinische Erfahrung erweitern unsere Erkenntnisse, insbesondere was Behandlung und medikamentöse Therapie anbelangt. Soweit in diesem Werk eine Dosierung oder eine Applikation erwähnt wird, darf der Leser zwar darauf vertrauen, dass Autoren, Herausgeber und Verlag große Sorgfalt darauf verwandt haben, dass diese Angabe **dem Wissensstand bei Fertigstellung des Werkes** entspricht.
Für Angaben über Dosierungsanweisungen und Applikationsformen kann vom Verlag jedoch keine Gewähr übernommen werden. Jeder Benutzer ist angehalten, durch sorgfältige Prüfung der Beipackzettel der verwendeten Präparate und gegebenenfalls nach Konsultation eines Spezialisten festzustellen, ob die dort gegebene Empfehlung für Dosierungen oder die Beachtung von Kontraindikationen gegenüber der Angabe in diesem Buch abweicht. Eine solche Prüfung ist besonders wichtig bei selten verwendeten Präparaten oder solchen, die neu auf den Markt gebracht worden sind. **Jede Dosierung oder Applikation erfolgt auf eigene Gefahr des Benutzers.** Autoren und Verlag appellieren an jeden Benutzer, ihm etwa auffallende Ungenauigkeiten dem Verlag mitzuteilen.

© 2011 Georg Thieme Verlag KG
Rüdigerstraße 14, D-70469 Stuttgart
Unsere Homepage: http://www.thieme.de

Printed in Germany

Satz: Mitterweger & Partner, Plankstadt

Druck: AZ Druck und Datentechnik GmbH, Kempten

ISBN 978-3-13-147881-8   1 2 3 4 5 6

Vorwort

Die Erstellung eines sich auf das Wesentliche konzentrierenden Kurzlehrbuches ist insbesondere für ein Fach, wie es die Frauenheilkunde und Geburtshilfe darstellt, eine große Herausforderung. Sowohl die inhaltliche Breite des Faches als auch die stetigen und schnellen Entwicklungen in der Medizin erfordern ein Team von mehreren Autoren, die jeweils als Spezialisten die einzelnen Themen bearbeiten. Dies ermöglicht zum einen die notwendige fachliche Kompetenz sowie zum anderen eine rasche Bearbeitung und Aktualisierung bei neuen Erkenntnissen – so erfolgte die letzte inhaltliche Anpassung auf Veränderungen in Diagnostik und Therapie erst wenige Wochen vor dem Erscheinungsdatum. Diese Aktualität ist neben der kompakten und übersichtlichen Darstellung der verschiedenen Themenkomplexe einer der entscheidenden Vorteile des vorliegenden Kurzlehrbuches. Die Fallbeispiele aus der klinischen Praxis, Merksätze und verdeutlichenden Abbildungen machen es zu dem idealen Lehrbuch für Studierende und Berufsanfänger.

Neben den geschilderten Vorteilen, die ein Buch mit zahlreichen Autoren aufweist, war es für die Redaktion eine große Herausforderung durch Vorgabe von Struktur und sorgfältige Bearbeitung der einzelnen Kapitel ein einheitliches Werk zu schaffen, das umfassend, aber prägnant das gesamte prüfungsrelevante Wissen in der Gynäkologie und Geburtshilfe darstellt. Das nun vorliegende Ergebnis – das Kurzlehrbuch Gynäkologie und Geburtshilfe – belegt, dass diese Aufgabe hervorragend gelöst wurde. Dafür danken wir als Autoren den Redakteurinnen ausdrücklich.

Gemeinsam hoffen wir, dass Sie unser Buch beim Meistern Ihrer Prüfungen effizient unterstützt, Ihnen einen fundierten Überblick über das Fach liefert und Sie mit Interesse und Freude darin lesen werden. Über Ihre Rückmeldungen mit Anregungen, Verbesserungsvorschlägen oder konstruktiver Kritik (gerne über www.thieme.de/service/feedback.html) freuen wir uns sehr!

Die Autoren
Juni 2011

Autoren

Prof. Dr. med. Gerlinde Debus
AmperKliniken AG
Klinikum Dachau – Frauenklinik
Krankenhausstr. 15
85221 Dachau

Dr. med. Christine Eberle
Kinderwunsch-Zentrum Stuttgart
Im Königsbau
Friedrichstraße 45
70174 Stuttgart

Prof. Dr. med. Regine Gätje
Klinik für Gynäkologie und Geburtshilfe
Johann Wolfgang Goethe-Universität
Theodor-Stern-Kai 7
60590 Frankfurt

PD Dr. med. Stefan Kissler
Zentrum für Reproduktionsmedizin
Völklinger Str. 4
40219 Düsseldorf

Dr. med. Marion Lübke
Klinikum Stuttgart
Frauenklinik
Prießnitzweg 24
70374 Stuttgart

Dr. med. Katharina Muschel
Praxis für Gynäkologie und Geburtshilfe
am Karlsplatz 2
73614 Schorndorf

Dr. med. Nicole Sänger
Klinik für Gynäkologie und Geburtshilfe
Johann Wolfgang Goethe-Universität
Theodor-Stern-Kai 7
60590 Frankfurt

PD Dr. med. Christoph Scholz
Frauenklinik
Klinikum der Heinrich-Heine-Universität
Düsseldorf
Moorenstraße 5
40225 Düsseldorf

Dr. med. Ina Schuhmacher
Frauenmedizin am Englischen Garten
Praxis für ganzheitliche Gynäkologie
und Geburtshilfe
Kaulbachstr. 51
80539 München

Dr. med. Friederike Siedentopf
DRK Kliniken Berlin – Westend
Brustzentrum
Spandauer Damm 130
14050 Berlin

PD Dr. med. Christine Solbach
Klinik für Gynäkologie und Geburtshilfe
Johann Wolfgang Goethe-Universität
Theodor-Stern-Kai 7
60590 Frankfurt

Dr. med. Tobias Weißenbacher
Klinik und Poliklinik für Frauenheilkunde
und Geburtshilfe – Campus Innenstadt
Klinikum der Ludwig-Maximilians-Universität
Maistr. 11
80337 München

Inhalt

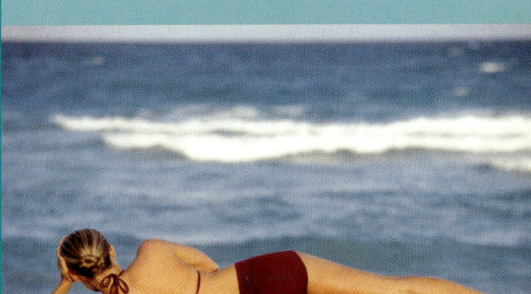

Gynäkologische Anatomie und ihre Störungen

Unklare Unterbauchschmerzen

Spät entdeckte Fehlbildung

Frau Endres sitzt nüchtern im Wartebereich der gynäkologischen Abteilung der Uniklinik. Die 32-Jährige war vor einigen Tagen wegen Unterbauchschmerzen zu ihrer Frauenärztin gegangen, die überraschenderweise eine Fehlbildung ihrer Gebärmutter festgestellt hatte. Dass sie eine solche Fehlbildung hat, wusste Frau Endres bis dahin noch gar nicht. Sie muss aber zugeben, dass es vor allem daran liegen könnte, dass sie generell nicht besonders gerne zu Ärzten geht – und wenn, dann nur, wenn sie wirklich starke Beschwerden hat. Eine exakte Diagnose hatte die Gynäkologin noch nicht gestellt, sie wollte erst die Untersuchungsbefunde der ambulanten Gebärmutter- und Bauchspiegelung in der Klinik abwarten, für die sie gleich einen Termin vereinbart hatte.

Während Frau Endres wartet, grübelt sie über ihren bis jetzt leider noch unerfüllten Kinderwunsch und die Frage, ob sie wohl überhaupt jemals ein Baby bekommen könne – die Tatsache, dass ihre Gebärmutter anders geformt ist als bei anderen Frauen, beunruhigt sie doch sehr... Eine freundliche Stimme ruft sie auf und reißt sie damit aus ihren Gedanken: „Kommen Sie bitte mit."

Gebärmutter mit zwei Hörnern

Einige Zeit später liegt die Patientin narkotisiert im OP. Der Oberarzt erklärt dem Famulanten, was er bei seiner Untersuchung tastet: „Der Uterus ist antevertiert und anteflektiert, er ist also nach vorne geneigt und befindet sich damit in der normalen Stellung. Er misst ungefähr 10 cm." Die nachfolgende Hysteroskopie zeigt, dass die Eingänge der Eileiter auf beiden Seiten einzusehen sind. Die Verdachtsdiagnose eines Uterusseptums wird jedoch bestätigt; es handelt sich dabei aber nicht um ein vollständige „Zwischenwand", sondern nur um eine Einziehung im Bereich des Fundus, die etwa 6 cm weit in die Gebärmutterhöhle hineinragt. Der Oberarzt wendet sich zum Famulanten und fragt, wann sich eine solche Fehlbildung des Uterus typischerweise ausbilde. Dieser ist froh, dass ihm das Krankheitsbild beim Lernen schon einmal untergekommen ist: „Beim Heranwachsen im Mutterleib, wenn die embryonalen Geschlechtsgänge, also die Müller-Gänge, miteinander verschmelzen", antwortet er und der Oberarzt fügt bestätigend hinzu: „Richtig, wenn es bei dieser Verschmelzung zu Fehlern kommt, ist die Entstehung von Gebärmutterscheidewänden, die die Höhle in zwei Hälften teilen, in unterschiedlicher Ausprägung möglich." Auch bei der nachfolgenden Laparoskopie bestätigt sich der Befund des sogenannten Uterus bicornis. Der Famulant schaut interessiert auf den Bildschirm und stellt fest: „Das sieht ja aus wie ein Herz." Mithilfe einer Chromopertubation prüft der Oberarzt, ob die Eileiter komplett durchgängig sind. Durch den Austritt der in die Gebärmutterhöhle eingebrachten blauen Flüssigkeit in den Bauchinnenraum wird dies bestätigt, auch wenn dieser Farbaustritt auf der linken Seite nur etwas verzögert sichtbar wird.

Kein Grund zur Besorgnis

Schon kurze Zeit nach der Untersuchung fühlt sich Frau Endres wieder relativ fit. Die Patientin möchte wissen, was bei dem Eingriff herausgekommen ist. „Wir konnten sehen, dass Ihre Gebärmutter nicht – wie das normalerweise der Fall ist – einen zusammenhängenden Hohlraum vorweist, sondern in der Mitte noch durch eine von oben hineinragende Wand unterteilt wird", versucht der Gynäkologe Frau Endres anschaulich zu erklären und erörtert anschließend auch die restlichen Befunde: „Die Eierstöcke sind aber normal ausgebildet und auch die Eileiter sind erfreulicherweise durchgängig. Nebenbei haben wir gesehen, dass auch Blinddarm, Leber und Gallenblase normal aussehen." Frau Endres fragt, welche Auswirkungen diese besondere Form ihrer Gebärmutter auf ihren Kinderwunsch habe. „Es gibt auf jeden Fall Möglichkeiten, da kann ich Sie schon einmal beruhigen. Sprechen Sie darüber aber doch am besten ausführlich und in Ruhe mit Ihrer Frauenärztin, die Sie dann auch während der möglichen Schwangerschaft betreuen würde", schlägt der Arzt ihr vor.

Schwangerschaft trotzdem möglich

Einige Tage später sitzt Frau Endres nervös ihrer Gynäkologin gegenüber – eine Sache liegt ihr besonders am Herzen: „Bin ich vielleicht gerade wegen dieser Fehlentwicklung der Gebärmutter noch nicht schwanger geworden?" Die Gynäkologin informiert Frau Endres darüber, dass bei einem Uterus bicornis die Gefahr einer Frühgeburt oder eines Abortes zwar größer, ein Kind auszutragen aber möglich sei. Da der Kinderwunsch der Patientin schon mehrere Jahre besteht und der eine Eileiter etwas eingeschränkt durchgängig ist, schlägt die Gynäkologin eine In-vitro-Fertilisation vor. „Dabei findet die Befruchtung unter kontrollierten Bedingungen außerhalb des Köpers statt und der Embryo wird in die Gebärmutterhöhle unter Ultraschallkontrolle genau an die richtige Stelle gesetzt." Die Frauenärztin erklärt ihr den genauen Ablauf der Methode, während Frau Endres zugegebenermaßen etwas mit den Gedanken abschweift – sie ist enorm erleichtert, dass sie sich trotz ihrer etwas anders geformten Gebärmutter den innigen Wunsch nach einem eigenen Kind fürs Erste noch nicht aus dem Kopf schlagen muss ...

1 Gynäkologische Anatomie und ihre Störungen

1.1 Anatomie von Becken und weiblichen Geschlechtsorganen

⚕ Key Point
Das weibliche Becken und das weibliche Genitale verändern sich im Leben einer Frau je nach Lebensphase. Die größten Veränderungen finden während einer Schwangerschaft statt. Die genaue Kenntnis der Anatomie hilft, diese Veränderungen besser zu verstehen.

1.1.1 Knöchernes Becken

Das knöcherne Becken (**Abb. 1.1a**) ist ein aus drei Knochen zusammengesetzter Ring: Zwei **Ossa coxae** (Hüftbeine), die ventral an der **Symphyse** (Schambeinfuge) zusammenstoßen und das **Os sacrum** (Kreuzbein), welches in das terminale **Os coccygis** (Steißbein) übergeht. Das Kreuzbein liegt dorsal zwischen den Hüftbeinen und ist mit diesen über die Iliosakralgelenke verbunden.

Jedes Hüftbein besteht aus drei Knochenanteilen, die in der Hüftgelenkspfanne (Azetabulum) aufeinandertreffen: **Os ileum** (Darmbein), **Os ischii** (Sitzbein) und **Os pubis** (Schambein). Der knöcherne Beckenring ist in sich unbeweglich und wird kaudal muskulär bzw. bindegewebig vom Beckenboden abgeschlossen. In der Schwangerschaft nimmt die Beweglichkeit der Symphyse und des Steißbeins hormonabhängig zu (S. 395).

Die **Linea terminalis** (**Abb. 1.1b**) verläuft vom Promontorium (= Übergang vom Os sacrum zur Lendenwirbelsäule) bogenförmig über das Os coxa, das Os ileum (Linea arcuata) und das Os pubis (Pec-

ten ossis pubis) zum oberen Rand der Symphyse und unterteilt das knöcherne Becken in das große und das kleine Becken:

- **großes Becken**: enthält den unteren Teil der Baucheingeweide und bildet den Boden der Bauchhöhle
- **kleines Becken**: trägt die Beckeneingeweide und dient bei der Frau als Geburtskanal.

> **MERKE**
> Form und Maße des knöchernen Beckens sind entscheidend für den Verlauf einer Geburt (S. 419). Von besonderer Bedeutung für die Geburtshilfe ist die **Conjugata vera** des Beckeneingangs, da sie den kleinsten Durchmesser des Beckens darstellt (**Abb. 1.1b**).

1.1.2 Beckenboden

Der Beckenboden schließt als System von Muskel- und Bindegewebsplatten den Rumpf nach kaudal ab. Durch dehnbare Öffnungen treten Vagina, Urethra und Rektum hindurch (**Abb. 1.2**).

Der Beckenboden wird von folgenden Strukturen gebildet, deren anatomischer Aufbau anschließend noch genauer dargestellt wird:

- **Diaphragma pelvis** (innere Schicht)
- **Diaphragma urogenitale** (mittlere Schicht)
- **äußere Beckenbodenmuskulatur** (äußere Schicht).

Diaphragma pelvis

Der M. levator ani und der M. coccygeus (**Abb. 1.2**) bilden das **Diaphragma pelvis**, die **innere Schicht** des Beckenbodens, die die inneren Beckenorgane trägt.

Der **M. levator ani** unterteilt sich in den M. pubococcygeus, den M. puborectalis und den M. iliococcy-

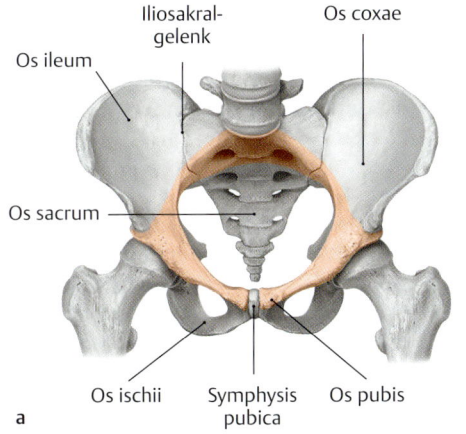

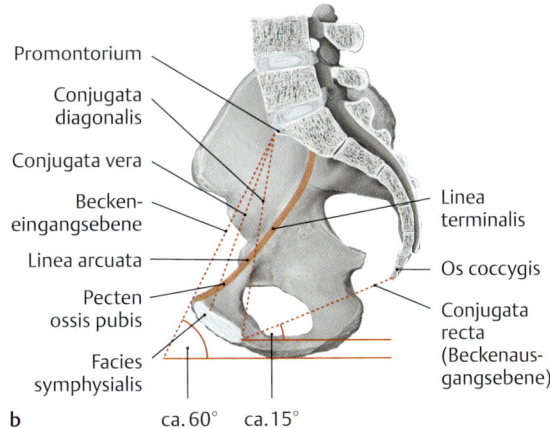

Abb. 1.1   Knöchernes Becken. a Ansicht von ventral-kranial auf das weibliche Becken mit farbig hervorgehobenem Beckenring. **b** Ansicht von medial auf die rechte Beckenhälfte: Besonders gekennzeichnet sind die Linea terminalis, die inneren Beckenmaße sowie die Winkel der Beckenein- und -ausgangsebene.

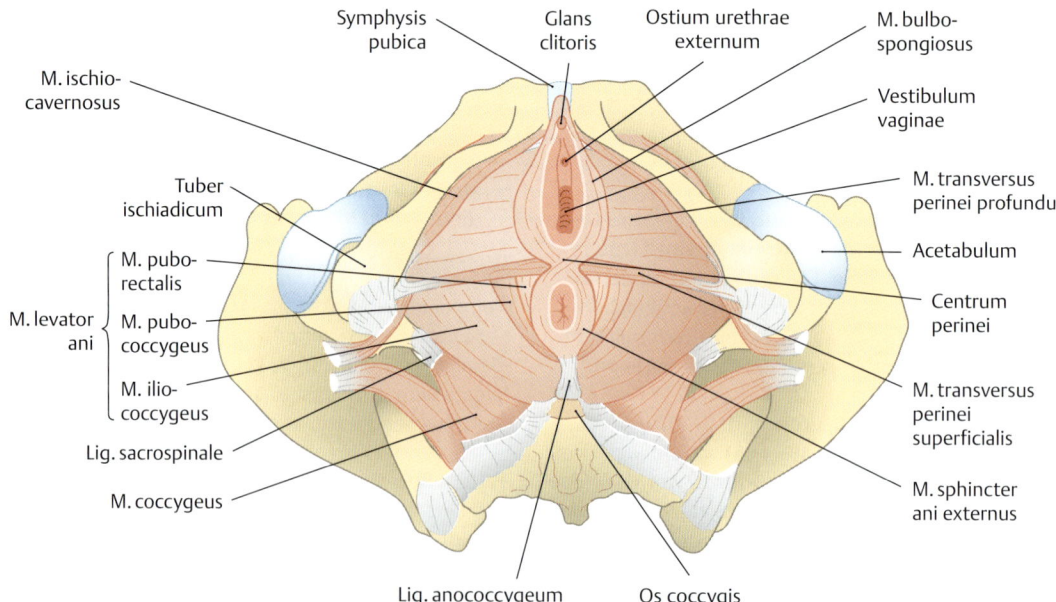

Abb. 1.2 **Beckenbodenmuskulatur.** Ansicht von kaudal auf das weibliche Becken.

geus. Medial gelegen sind die Mm. pubococcygei (**Levatorschenkel**). Der M. puborectalis umschließt direkt das Rektum und zieht zum Os coccygis. Die Mm. pubococcygei geben einen längsgerichteten Spalt frei (**Levatorspalt**, Hiatus urogenitalis), durch den die Harnröhre und die Vagina ziehen.

> **MERKE**
>
> Der **Levatorspalt** ist die schwächste Stelle des Beckenbodens.

Der dreieckförmige **M. coccygeus** schließt sich dorsal an den M. levator ani an. Beide werden jeweils von den Fasciae diaphragmatis pelvis superior und inferior überzogen.

Diaphragma urogenitale

Das **Diaphragma urogenitale** bildet die **mittlere Schicht** des Beckenbodens. Sie stellt eine aus Muskel- und Bindegewebe bestehende Platte dar, die sich zwischen Symphyse und den unteren Schambeinästen bis zum Tuber ischiadicum ausspannt. Den muskulären Teil bildet der **M. transversus perinei profundus** (**Abb. 1.2**), den bindegewebigen Anteil bilden die **Fasciae diaphragmatis urogenitalis superior** und **inferior**, die den Muskel umhüllen.

Äußere Beckenbodenmuskulatur

Die **äußere Schicht** der Beckenbodenmuskulatur wird von dem M. sphincter ani externus, M. bulbospongiosus, M. ischiocavernosus und M. transversus perinei superficialis gebildet (**Abb. 1.2**). Der **M.** **sphincter ani externus** und der **M. bulbospongiosus** bilden eine „8" um Introitus vaginae und Rektum. Der **M. ischiocavernosus** bedeckt die Schwellkörper. Der **M. transversus perinei superficialis** entsteht aus Fasern des M. transversus perinei profundus, die ohne Haltefunktion in den Damm ausstrahlen.

1.1.3 Halteapparat

Die Stellung des Uterus im Becken wird durch den **Halteapparat** (**Abb. 1.3**) des Beckens bestimmt. Dieser besteht aus dem Lig. latum uteri mit einem basalen Abschnitt, der als Lig. cardinale bezeichnet wird. Das **Lig. latum uteri** liegt als Peritonealduplikatur zwischen den Seitenwänden des Uterus und der seitlichen Beckenwand. In der oberen Kante verlaufen die Tuben (vgl. auch **Abb. 1.8**, S. 8). Im **Lig. cardinale** (Parametrium) finden sich die Vasa uterina, die Lymphbahnen der Zervix, Nerven und der Ureter (in **Abb. 1.3** nicht explizit dargestellt).

 Praxistipp

> Für Operationen im kleinen Becken ist die Kenntnis über den Verlauf des Ureters wichtig, da dieser sehr leicht verletzt werden kann. Der Ureter zieht ventral der A. iliaca in das kleine Becken. In der Basis des Lig. latum verläuft er nach medial und vorne. Er unterkreuzt die A. uterina und verläuft 1–2 cm lateral der Zervix zur Blasenhinterwand (**Abb. 1.3**).

Von der Zervixhinterwand ziehen die **Ligg. sacrouterinae** auf der Höhe der Wirbel S2 und S3 in die

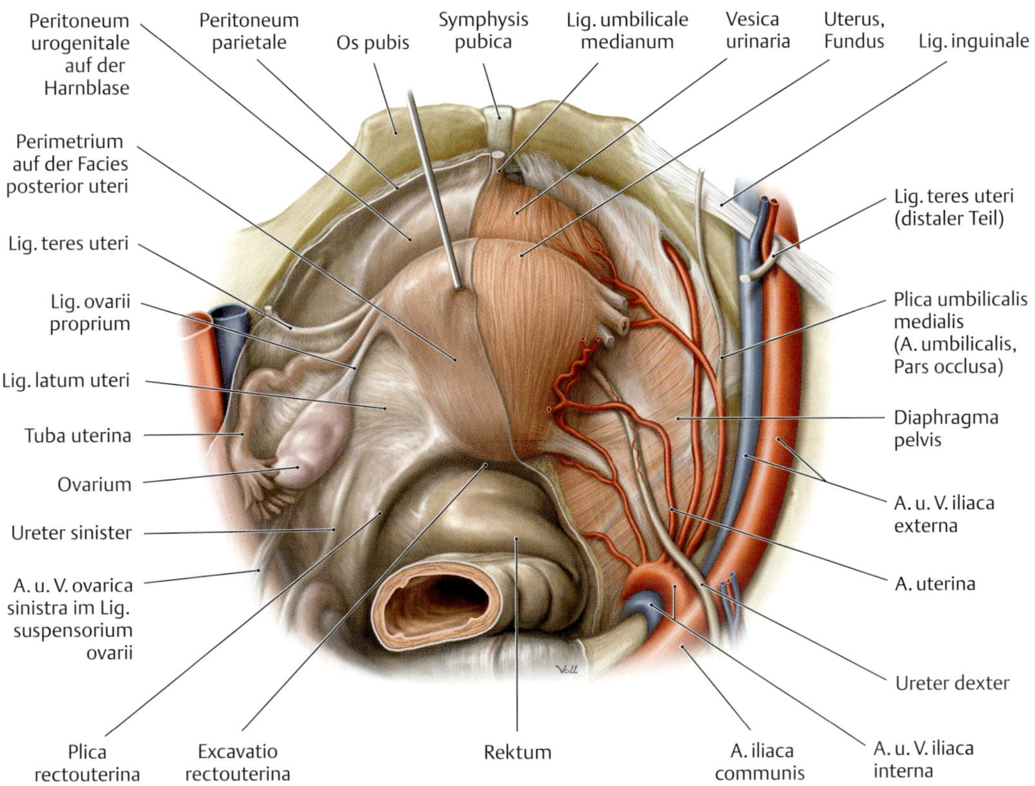

Peritoneum urogenitale auf der Harnblase

Peritoneum parietale

Os pubis

Symphysis pubica

Lig. umbilicale medianum

Vesica urinaria

Uterus, Fundus

Lig. inguinale

Perimetrium auf der Facies posterior uteri

Lig. teres uteri

Lig. ovarii proprium

Lig. latum uteri

Tuba uterina

Ovarium

Ureter sinister

A. u. V. ovarica sinistra im Lig. suspensorium ovarii

Plica rectouterina

Excavatio rectouterina

Rektum

A. iliaca communis

Lig. teres uteri (distaler Teil)

Plica umbilicalis medialis (A. umbilicalis, Pars occlusa)

Diaphragma pelvis

A. u. V. iliaca externa

A. uterina

Ureter dexter

A. u. V. iliaca interna

Abb. 1.3   Halteapparat des weiblichen Beckens mit Ureterverlauf und Gefäßversorgung des weiblichen Genitales. Ansicht von kranial.

präsakrale Faszie ein. Das **Lig. rotundum** (Lig. teres uteri, **Abb. 1.3**) zieht vom Tubenwinkel ventral durch den Leistenkanal in das Bindegewebe der großen Schamlippen.

1.1.4 Innere weibliche Geschlechtsorgane
Vagina
Die **Vagina** (Scheide) ist ca. **8–10 cm lang**. Sie grenzt vorne an die Harnblase bzw. die Harnröhre sowie hinten an das Rektum (**Abb. 1.4**). Der Scheidenein- gang wird bei Frauen, die noch keinen Geschlechts- verkehr hatten, durch das **Hymen** (Jungfernhäut- chen) verengt. Die Portio uteri (s. u.) wird von der Vagina umfasst, es bildet sich so das vordere und hintere Scheidengewölbe (**Fornix vaginae**, Pars pos- terior und Pars anterior). Das hintere Scheidenge- wölbe grenzt an die **Excavatio rectouterina** (Dou- glas-Raum), den tiefsten Punkt in der weiblichen Peritonealhöhle.

Praxistipp
Entzündungen und maligne Prozesse im Bauchraum können der Schwerkraft folgend in den Douglas-Raum absteigen, „abtropfen" und sich dort abkapseln. Seine Bezeichnung geht
auf den Erstbeschreiber, den englischen Anatomen, Chirurgen und Geburtshelfer James Douglas, zurück.

Die Vagina wird von einem **mehrschichtigen, unver- hornenden Plattenepithel** ausgekleidet, das unter dem hormonellen Einfluss der geschlechtsreifen Frau zyklischen Veränderungen unterliegt. Das **Scheidenepithel** gliedert sich in **4 Schichten**:
– Basalzellen
– Parabasalzellen
– Intermediärzellen (kleine und große)
– Superfizialzellen.
Die Zellen der oberflächlichsten Schicht (**Superfi- zialschicht**) sind **reich an Glykogen**, das durch die Laktobazillen der Vagina (**Döderleinbakterien**) zu Milchsäure verstoffwechselt wird. Die Milchsäure ist für den **sauren pH-Wert** der Vagina (ca. 4,0) ver- antwortlich. Dieses **Vaginalmilieu** schützt vor pa- thogener Keimbesiedelung. Die Scheidenwand ent- hält **keine Drüsen**. Das Vaginalsekret ist ein **Transsu- dat** der Vaginalwand, es besteht zusätzlich aus ab- geschilferten Epithelzellen und aus Zervikalsekret (s. u.).

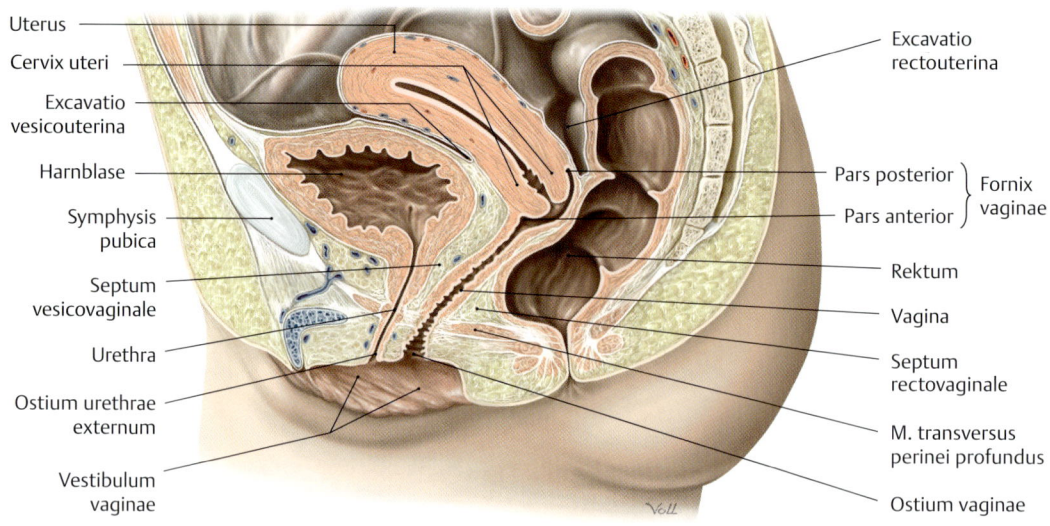

Uterus

Cervix uteri

Excavatio vesicouterina

Harnblase

Symphysis pubica

Septum vesicovaginale

Urethra

Ostium urethrae externum

Vestibulum vaginae

Excavatio rectouterina

Pars posterior ⎫ Fornix
Pars anterior ⎬ vaginae

Rektum

Vagina

Septum rectovaginale

M. transversus perinei profundus

Ostium vaginae

Abb. 1.4 Weibliches Becken. Mediansagittalschnitt, Ansicht von links. Durch das feste Beckenbindegewebe ist die Vagina mit den Nachbarstrukturen verbunden: nach ventral über das **Septum vesicovaginale**, nach dorsal über das **Septum rectovaginale** und zu den Seiten über das **Parakolpium** (hier nicht dargestellt).

Uterus

Der **Uterus** (Gebärmutter) ist birnenförmig, ca. **6–8 cm lang** und liegt zwischen Blase und Rektum. Er besteht hauptsächlich aus Muskulatur und wird in **drei Segmente** unterteilt (**Abb. 1.5**):

– **Corpus uteri** mit **Fundus uteri** und dem beidseitigen Abgang der Tuben

– **Isthmus uteri** mit dem inneren Muttermund (**Ostium uteri internum**) am kaudalen Ende; der Isthmus uteri besteht hauptsächlich aus Bindegewebe

– **Cervix uteri** (Gebärmutterhals, Zervix), die mit ihrem kaudalen Teil, der **Portio uteri**, in die

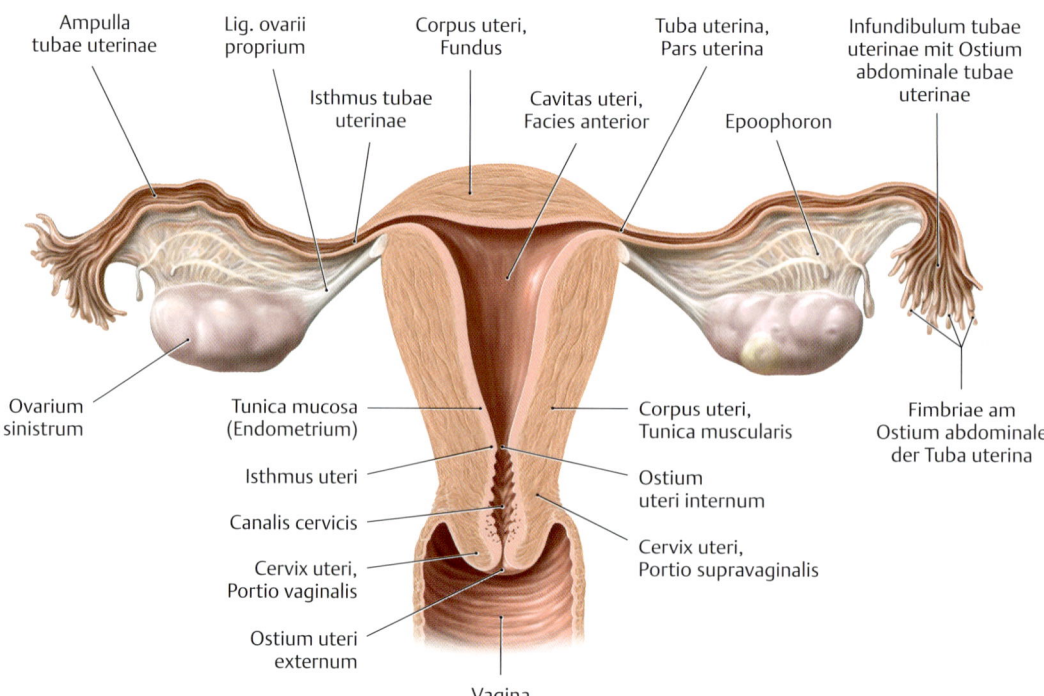

Ampulla tubae uterinae

Lig. ovarii proprium

Isthmus tubae uterinae

Corpus uteri, Fundus

Cavitas uteri, Facies anterior

Tuba uterina, Pars uterina

Epoophoron

Infundibulum tubae uterinae mit Ostium abdominale tubae uterinae

Ovarium sinistrum

Tunica mucosa (Endometrium)

Isthmus uteri

Canalis cervicis

Cervix uteri, Portio vaginalis

Ostium uteri externum

Vagina

Corpus uteri, Tunica muscularis

Ostium uteri internum

Cervix uteri, Portio supravaginalis

Fimbriae am Ostium abdominale der Tuba uterina

Abb. 1.5 Querschnitt durch das innere weibliche Genitale. Ansicht von dorsal.

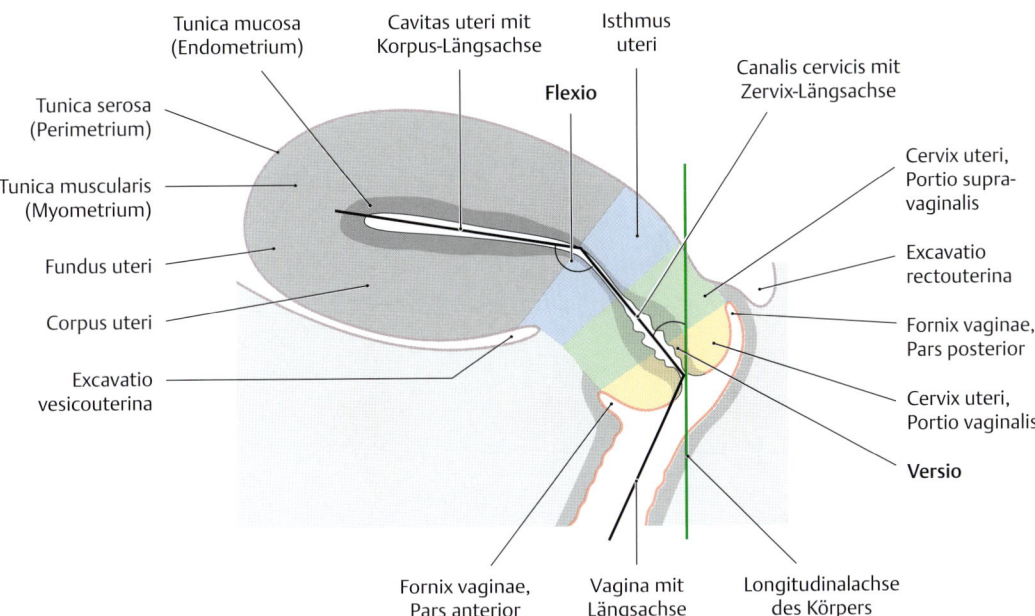

Tunica mucosa
(Endometrium)

Cavitas uteri mit
Korpus-Längsachse

Isthmus
uteri

Canalis cervicis mit
Zervix-Längsachse

Flexio

Tunica serosa
(Perimetrium)

Cervix uteri,
Portio supra-
vaginalis

Tunica muscularis
(Myometrium)

Excavatio
rectouterina

Fundus uteri

Corpus uteri

Fornix vaginae,
Pars posterior

Excavatio
vesicouterina

Cervix uteri,
Portio vaginalis

Versio

Fornix vaginae,
Pars anterior

Vagina mit
Längsachse

Longitudinalachse
des Körpers

Abb. 1.6 Uterus – Lagebeschreibung im Becken (Mediansagittalschnitt, Ansicht von links; vgl. Abb. **Abb. 1.4**).

Vagina mündet; die Mündung entspricht dem äußeren Muttermund (**Ostium uteri externum**). Physiologischerweise bildet die **Längsachse des Uterus** mit der **Längsachse der Vagina** einen nach vorne offenen, stumpfen Winkel (**Anteversio** uteri). Das Corpus uteri ist gegen die Cervix uteri ebenfalls nach vorne abgeknickt (**Anteflexio** uteri, **Abb. 1.6**).

Je nach Lage des Uterus in Bezug zum kleinen Becken spricht man von einer **Antepositio** (Uterus nach vorne geneigt) oder einer **Postpositio** (Uterus nach hinten geneigt). Die Neigung nach links oder rechts wird als **Sinistro-** oder **Dextropositio** bezeichnet.

Bei der selteneren **Retroversio** und **Retroflexio** uteri ist der Uterus nach hinten geneigt (**Abb. 10.13**, S. 237). Dies ist nicht pathologisch, kann aber Beschwerden z.B. beim Geschlechtsverkehr verursachen. Die Lage des Uterus sollte in dem gynäkologischen Untersuchungsbefund vermerkt werden (s. auch S. 85).

Zwischen Uterus und Blase liegt die **Excavatio vesicouterina**, die durch den Peritonealumschlag vom Uterus auf die Blase gebildet wird. Zwischen Uterus und Rektum liegt die **Excavatio rectouterina**.

Die **Wand des Corpus uteri** besteht von außen nach innen aus **3 Schichten** (**Abb. 1.6**):

– **Perimetrium:** Peritonealüberzug (Tunica serosa)
– **Myometrium:** Muskulatur (Tunica muscularis)
– **Endometrium:** drüsenreiche Schleimhaut (Tunica mucosa) mit **Lamina basalis** und **Lamina funtionalis**.

Innerhalb des Zyklus der geschlechtsreifen Frau verändert sich der Aufbau des Endometriums unter dem Hormoneinfluss, mit der Menstruation wird die Lamina functionalis abgestoßen (S. 45).

Die **Cervix uteri** besteht hauptsächlich aus Bindegewebe. Der Zervikalkanal (Endozervix) ist mit einem **einschichtigen Zylinderepithel** ausgekleidet. Es bildet ein Sekret (pH-Wert 7–8), das für die Spermienpenetration in der Zyklusmitte wichtig ist. In Höhe des äußeren Muttermundes trifft das Zylinderepithel auf das unverhornende Plattenepithel der Vagina, die Grenze der beiden Epithelarten wird als **Transformationszone** oder **Übergangszone** bezeichnet. Unter dem Einfluss der Sexualhormone verschiebt sich diese Zone: Unter Östrogeneinfluss im geschlechtsreifen Alter befindet sich die Transformationszone auf der Portio (sog. **Ektopie**). Bei Kleinkindern und Frauen in der Postmenopause liegt die Transformationszone hingegen im Zervikalkanal.

> **MERKE**
>
> Die **Transformationszone** ist Ausgangspunkt vieler benigner und maligner Veränderungen. Für die **Krebsvorsorge** ist daher die Kenntnis über die Lage der Transformationszone von großer Bedeutung (vgl. S. 81).

Tuba uterina (Salpinx)

Die paarigen **Tubae uterinae** (Eileiter) gehen beidseits knapp unterhalb des Fundus uteri vom Uterus ab und verlaufen in der oberen Kante des Lig. latum über **ca. 10–14 cm** in Richtung Ovar und enden mit

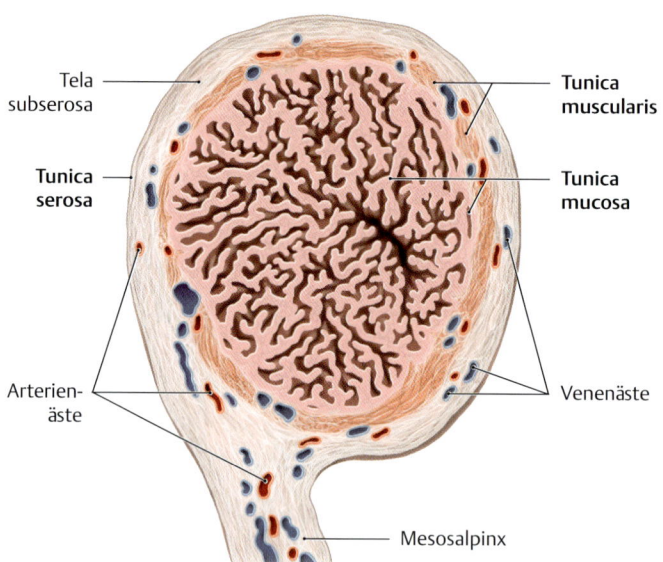

Abb. 1.7 Wandaufbau der Tuba uterina. Querschnitt durch die Ampulla tubae uterinae mit dreischichtigem Wandaufbau.

dem **Infundibulum** (Ostium abdominale tubae) frei beweglich im Bauchraum (**Abb. 1.5** bzw. **Abb. 1.8**). Das Infundibulum ist von **Fimbrien** umgeben, die nach der Ovulation die Eizelle auffangen. Die Eizelle wandert dann in die **Ampulla tubae uterinae** (ca. 6–7 cm lang), wo die Befruchtung stattfindet. Der anschließende **Isthmus tubae uterinae** ist ca. 3–6 cm lang, relativ eng und geht in die **Pars uterina** über – der Anteil der Tuben, der in der Uteruswand liegt.

Die Eileiter sind von einem **einschichtigen Epithel** ausgekleidet, das z.T. Kinozilien trägt und teilweise sezernierend ist. Die Kinozilien schlagen uteruswärts. Die Tubenmuskulatur (**Tunica muscularis**, **Abb. 1.7**) unterteilt sich in eine **äußere Längs-** und

eine **innere Ringmuskulaturschicht**. Deren Kontraktionen unterstützen – zusammen mit dem uteruswärts gerichteten Kinozilienschlag – den Eizellen- bzw. Embryonentransport.

Ovar (Oophoron)

Die Ovarien sind die paarigen **weiblichen Keimdrüsen**. Bei der geschlechtsreifen Frau sind sie etwa 2,5–5 cm lang, 1–3 cm breit und ca. 0,5–1 cm dick. Die Ovarien sind aus **3 Schichten** aufgebaut (**Abb. 3.4**, S. 43):

− **Tunica albuginea**, die die Rindenschicht umschließt
− **Rindenschicht** mit den verschiedenen Reifungsstadien der Eizellen

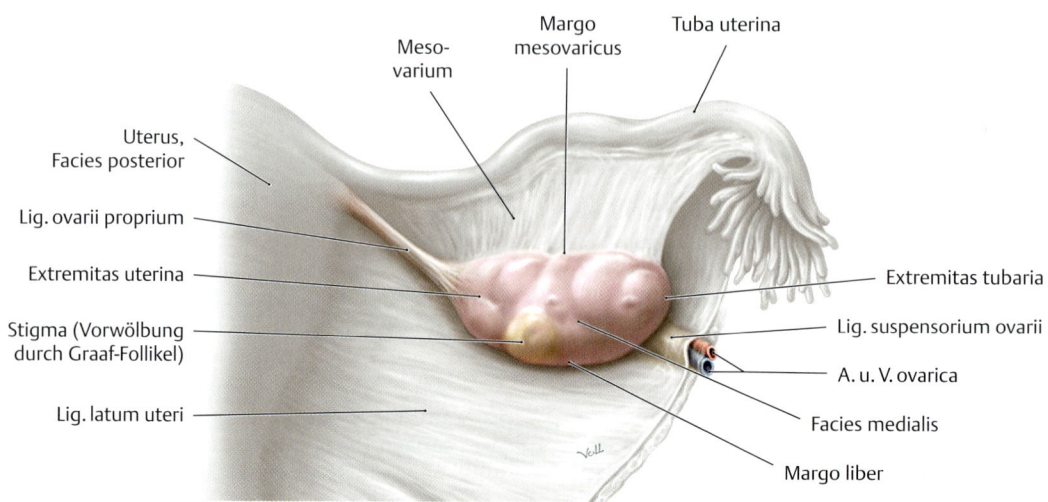

Abb. 1.8 Halteapparat des Ovars.

– **Markzone**, die zentral gelegen ist und aus Bindegewebe, Gefäßen und glatten Muskelzellen besteht.

Vor dem Eisprung wölbt sich der reife Follikel in die Tunica albuginea vor und perforiert diese. Die Eizelle wird mit der sie umgebenden Zellschicht (Corona radiatia) herausgeschleudert und im Normalfall vom Infundibulum der Tube aufgenommen. Der Überrest des Follikels wandelt sich in den Gelbkörper (Corpus luteum, S. 44) um.

Die Ovarien haben einen eigenen **Halteapparat** (**Abb. 1.8**): Sie sind jeweils durch das **Mesovarium** (eine Peritonealduplikatur) mit dem Lig. latum uteri verbunden. Das **Lig. ovarii proprium** verläuft vom Tubenwinkel zum unteren Ovarpol. Das **Lig. suspensorium ovarii** (Lig. infundibulum pelvicum) zieht vom Ovar zur seitlichen Beckenwand und enthält die das Ovar versorgenden **Vasa ovarica**.

1.1.5 Äußere weibliche Geschlechtsorgane
Vulva

Mit dem Begriff **Vulva** wird das **äußere weibliche Genitale** zusammengefasst (**Abb. 1.9**). Die Vulva wird nach oben durch den **Mons pubis** begrenzt, ein suprasymphysäres Fettpolster. Links und rechts liegen die **Labia majora** (große Schamlippen). Diese bestehen aus Haut, Fettgewebe, Bindegewebe, glatter Muskulatur, Nerven und Gefäßen.

Zwischen ihnen liegen die **Labia minora** (kleine Schamlippen), die aus einem **venösen Schwellkörpersystem** (Bulbi vestibuli) sowie gefäß- und nervenreichem Bindegewebe bestehen. Die laterale Oberfläche der Labia minora wird von verhornendem, die mediale Oberfläche von unverhorndem Plattenepithel überzogen. Vorne gehen die kleinen

Schamlippen in die **Frenula clitoridis** und die **Klitoris** über, dammwärts in das **Frenulum labiorum pudendi**. Von ihnen umgeben werden die **Urethra** (Harnröhre) und das **Vestibulum vaginae** (Scheidenvorhof).

Die **Klitoris** besteht aus **zwei Schwellkörpern** (Corpora clitoridis), die sich zur **Glans clitoridis** vereinigen, welche reich an Nervenfasern ist.

Im **Scheidenvorhof** (Vestibulum vaginae) münden alle **Drüsen des äußeren Genitale** und befeuchten die Scheide (**Abb. 1.9**). Die **Gll. paraurethrales** münden neben der Harnröhrenöffnung. Ihre Ausführungsgänge (Ductus paraurethrales) werden auch als **Skene-Gänge** bezeichnet. Die **Gll. vestibulares minores** liegen verstreut über die Wand des ganzen Scheidenvorhofes. Die **Bartholin-Drüsen** (Gll. vestibulares majores) liegen unter dem M. bulbospongiosus und münden an der medialen Basis der kleinen Schamlippen.

Praxistipp

Die Bartholin-Drüsen sind häufig Ausgangspunkt für Entzündungen: Das Sekret der Drüse kann sich durch eine Verlegung des Ausführungsganges stauen (meist schmerzlos) und entzünden (schmerzhaft). Erreger sind v.a. Bakterien der Darmflora, seltener Gonokokken (S. 138).

1.1.6 Leitungsbahnen
Blutversorgung

Die **arterielle Blutversorgung** (**Abb. 1.10a**) des **inneren Genitale** erfolgt hauptsächlich durch Äste der A. iliaca interna (vgl. **Abb. 1.3**, S. 5) und durch die A. ovarica (aus der Aorta abdominalis). Die **Vagina**

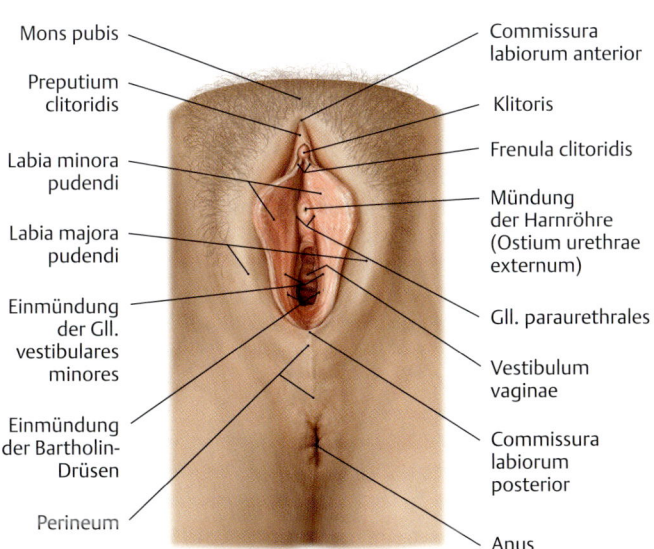

Mons pubis

Preputium clitoridis

Labia minora pudendi

Labia majora pudendi

Einmündung der Gll. vestibulares minores

Einmündung der Bartholin- Drüsen

Perineum

Commissura labiorum anterior

Klitoris

Frenula clitoridis

Mündung der Harnröhre (Ostium urethrae externum)

Gll. paraurethrales

Vestibulum vaginae

Commissura labiorum posterior

Anus

Abb. 1.9   Vulva mit Scheidenvorhof und Vorhofdrüsen.

1

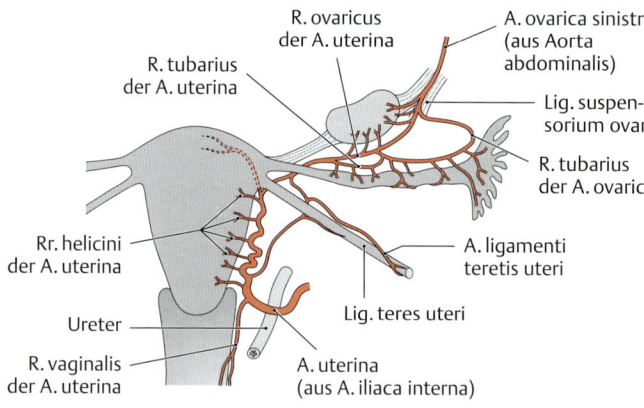

a

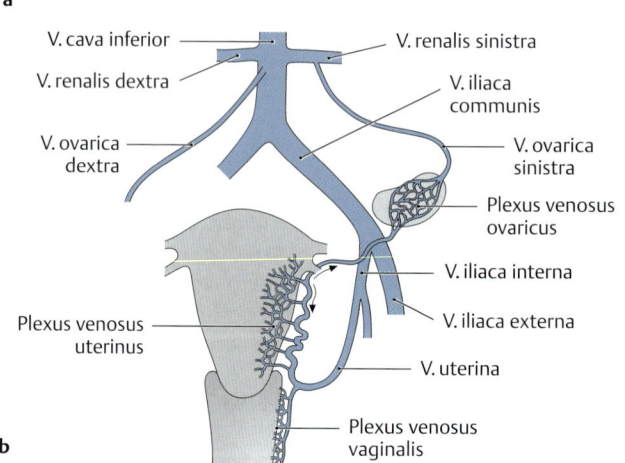

b

Abb. 1.10   **Blutgefäße des inneren weiblichen Genitale.** Arterielle Versorgung (**a**) und venöser Abfluss (**b**).

wird vom R. vaginalis, einem Ast aus der A. uterina, den Rr. vaginales aus der A. pudenda interna (ein Ast der A. iliaca interna) und der A. vesicalis inferior (ein weiterer Ast der A. iliaca interna) versorgt. Die A. uterina versorgt den **Uterus**. Äste der A. uterina bilden mit Ästen der A. ovarica Anastomosen, die die Durchblutung von **Tuben** und **Ovarien** gewährleisten.

Die Arterien werden durch **gleichnamige Venen** begleitet. Der venöse Abfluss (**Abb. 1.10b**) führt über die V. uterina in die V. iliaca interna.

> **MERKE**
>
> Die linke **V. ovarica** mündet in die linke V. renalis, die rechte V. ovarica mündet direkt in die V. cava inferior (**Abb. 1.10b**).
> Die **A. ovarica** hingegen entstammt beidseits aus der Aorta abdominalis.

Nervenbahnen
Der **Plexus uterovaginalis** und der **Plexus ovaricus** versorgen den Uterus, das obere Scheidendrittel und die Ovarien mit **sympathischen Nervenfasern**.

Die **parasympathische Innervation** des inneren Genitale erfolgt über **Sakralnerven (S2–S4)** des N. pelvicus.

Lymphgefäße und Lymphknoten
Die Lymphbahnen von Tuben und Ovarien und dem Corpus uteri ziehen entlang der Vasa ovarica zu den **Nll. lumbales**, die direkt an der Aorta abdominalis liegen (**Abb. 1.11**). Die Lymphgefäße der Vorderwand des Uterus ziehen mit dem Lig. teres uteri zu den **Nll. inguinales superficiales**. Die Lymphgefäße der Seitenwand des Uterus, der Zervix und der oberen zwei Drittel der Vagina ziehen zu den **Nll. iliaci externi**. Das untere Drittel der Vagina und die Vulva werden durch die **Nll. inguinales superficiales** drainiert.

 Praxistipp
Die Kenntnis der Lage der Lymphknoten und der Lymphgefäße ist von klinischer Relevanz, da bei gynäkologisch-onkologischen Operationen die Lymphknoten und die Lymphgefäße in der Regel mit entfernt werden.

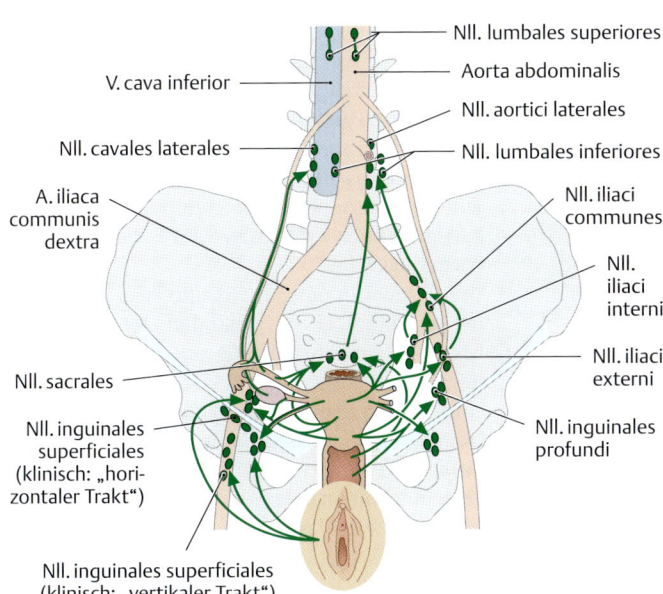

NII. lumbales superiores
Aorta abdominalis
NII. aortici laterales
V. cava inferior
NII. cavales laterales
NII. lumbales inferiores
A. iliaca communis dextra
NII. iliaci communes
NII. iliaci interni
NII. iliaci externi
NII. sacrales
NII. inguinales superficiales (klinisch: „horizontaler Trakt")
NII. inguinales profundi
NII. inguinales superficiales (klinisch: „vertikaler Trakt")

Abb. 1.11 Lymphabfluss des inneren und äußeren weiblichen Genitale. Die Lymphe des gesamten Genitale wird über verschiedene parietale Lymphknotengruppen schließlich in die lumbalen Lymphknoten geleitet, die entlang der Aorta abdominalis und der V. cava inferior lokalisiert sind.

1.2 Fehlbildungen der weiblichen Geschlechtsorgane

Key Point
Fehlbildungen der weiblichen Geschlechtsorgane entstehen, wenn die Müller-Gänge bei der Embryonalentwicklung nicht oder nur unvollständig verschmelzen. Die Grundlagen der Bildung der Geschlechtsorgane im Rahmen der Embryonalentwicklung werden ab S. 19 beschrieben.

1.2.1 Hymenalatresie (Hymen imperforatus)

Definition I Bei der Hymenalatresie ist das weibliche Genitale membranös verschlossen.
Pathogenese I Während der Embryonalentwicklung trennt das Hymen die Vagina vom Sinus urogenitalis. Der physiologischerweise auftretende Durchbruch am Müller-Hügel unterbleibt bei der Hymenalatresie. Die Genitalorgane selbst sind in der Regel normal angelegt.
Klinik I Bis zur Pubertät treten keine Symptome auf. Nach **Eintritt der Menarche** sammelt sich jedoch das Blut, das nicht abfließen kann, zunächst in der Vagina (**Hämatokolpos**), später im Uterus (**Hämatometra**) und in den Tuben (**Hämatosalpinx**). Die betroffenen Mädchen haben also nach außen hin keine Menstruationsblutung (**primäre Amenorrhö**, S. 51). In monatlichen Intervallen treten an Intensität zunehmende Unterbauchschmerzen sowie Krämpfe und Koliken (**Molimina menstrualia**) auf, die Symptomatik kann sich bis hin zu einem **akuten Abdomen** steigern. Begleitend kann es zu Blasen- und Stuhlentleerungsstörungen kommen.

Diagnostik I Bei der **gynäkologischen Untersuchung** findet man ein gespanntes und prall vorgewölbtes Hymen, das z.T. livide verfärbt ist. Mittels **rektaler Palpation** kann ein Unterbauchtumor unterschiedlicher Größe getastet werden. Im **abdominalen Ultraschall** sind ggf. der Hämatokolpos, die Hämatometra und die Hämatosalpinx nachweisbar.
Therapie I Das Hymen wird in Vollnarkose quer oder sternförmig **inzidiert** und digital **gedehnt**. Das angesammelte, oft teerartige Blut wird entfernt.

1.2.2 Fehlbildungen der Vagina
Pathogenese und Formen I
– **Vaginalaplasie** (Fehlen der Scheide): Man unterscheidet zwischen der vollständigen und der partiellen Vaginalaplasie.
  • Bei der **vollständigen Vaginalaplasie** (**Gynatresie**) ist die Verschmelzung der Müller-Gänge komplett ausgeblieben. Der Uterus ist meist nur rudimentär angelegt (Mayer-Rokitansky-Küster-Hauser-Syndrom, S. 12). Häufig bestehen begleitend Fehlbildungen der Nieren und der ableitenden Harnwege.
  • Bei der selteneren **partiellen Vaginalaplasie** sind die Müller-Gänge verschmolzen, aber nicht kanalisiert. Dadurch ist nur das kraniale Drittel der Vagina angelegt. Uterus und Adnexe sind normal entwickelt.
– **Vagina septa** bzw. **subsepta:** Hier ist die Vagina durch längs- oder quer verlaufende Septen unterteilt. Die Fehlbildung entsteht, wenn sich nach der Verschmelzung der Müller-Gänge das

mediane Septum nicht oder nur unvollständig zurückgebildet.

- **Vaginalatresie:** Hierbei handelt es sich um eine **erworbene** Fehlbildung, bei der das obere Scheidendrittel nicht kanalisiert ist. Ein Introitus vaginae kann vorhanden sein. Ursachen sind intra- oder extrauterine **Infektionen** mit Masern oder Scharlach.
- **Vagina duplex:** Die beiden **Müller-Gänge** sind **nicht vollständig verschmolzen** und haben sich unabhängig voneinander unter der Bildung von **zwei Vaginae** weiterentwickelt.
- **Rudimentäre zweite Vagina:** Hier hat sich ein Gang normal entwickelt, der zweite Gang hat jedoch keinen Anschluss an den Sinus urogenitalis gefunden.

Klinik I Bei der **Vaginalaplasie** und **-atresie** bestehen eine **primäre Amenorrhö** (S. 51) und **Kohabitationsbeschwerden**.

Diagnostik I Eine Verdachtsdiagnose wird durch die **gynäkologische Untersuchung** (Inspektion, Spiegeleinstellung und bimanuelle Palpation) gestellt und durch eine **Sonografie** bestätigt werden.

Bei der **Vaginalaplasie** sollte aufgrund der häufig assoziierten Fehlbildungen der Nieren und der ableitenden Harnwege zusätzlich eine **urologische Untersuchung** durchgeführt werden.

Therapie I Bei der **Vaginalaplasie** und **-atresie** wird **operativ** eine künstliche Vagina angelegt oder die vorhandene Vagina bougiert. Die Therapie der **Vagina septa** bzw. **subsepta** besteht in der **chirurgischen Resektion** der Septen.

1.2.3   Fehlbildungen des Uterus

Pathogenese I Fehlbildungen des Uterus (**Abb. 1.12**) sind gelegentlich mit Fehlbildungen der Vagina und der Harnorgane assoziiert. Da die Verschmelzung der **Müller-Gänge** von kaudal nach kranial erfolgt, ist die unvollständige Verschmelzung am häufigsten im **oberen Uterusabschnitt** zu finden.

Formen I Die **häufigsten Uterusfehlbildungen** sind:
- **Uterus arcuatus:** Der Fundus uteri ist auffallend breit und kann etwas eingedellt sein (**Abb. 1.12a**).
- **Uterus septus/Uterus subseptus:** Hier unterteilt ein mediales Septum das Cavum uteri ganz oder partiell. Äußerlich hat der Uterus eine normale Form (**Abb. 1.12b**).
- **Uterus bicornis unicollis:** Es sind zwei Uteruskörper und eine Zervix vorhanden (**Abb. 1.12c**).
- **Uterus bicornis bicollis:** Es sind zwei Uteri vorhanden, die im medialen Bereich verschmolzen sind, es gibt also auch zwei Zervizes (**Abb. 1.12d**).
- **Uterus duplex (Uterus didelphys) cum Vagina duplex:** Es sind zwei Uteri vorhanden, die sich getrennt voneinander entwickelt haben, meist auch mit zwei Vaginae (**Abb. 1.12e**).
- **Uterusaplasie:** Statt des Uterus ist nur ein bindegewebiger Strang angelegt. Gleichzeitig besteht oft eine Vaginalaplasie. Diese Kombination von Fehlbildungen nennt man **Mayer-Rokitansky-Küster-Hauser-Syndrom (MRKHS)**, häufig assoziiert sind Fehlbildungen der Niere und der ableitenden Harnwege.
- **Uterus unicornis/bicornis mit rudimentärem Horn:** Dieser entsteht bei der normalen Entwicklung des einen Uterushornes und nur rudimentärer Entwicklung des anderen (**Abb. 1.12f**). Die Nebenhörner können mit oder ohne Endometrium ausgekleidet sein. Ist ein Endometrium vorhanden, kann es zu Beginn der Ovarialfunktion mit der Periodenblutung aufgrund des fehlenden Abflusses zu einer Retention (Hämatometra) kommen. Rudimentäre Hörner sind besonders häufig mit ipsilateralen Fehlanlagen des Harntraktes kombiniert.

Klinik I **Dysmenorrhö** und **Zyklusstörungen** bis hin zur **primären Amenorrhö** bei Uterusaplasie. Es kann zu Störungen der Befruchtung kommen; die Patientinnen können **steril** sein. Auch **Aborte** und **geburtshilfliche Komplikationen** (S. 445) können auftreten.

Die Patientinnen mit einem **MRKHS** fallen oft erst in der Pubertät mit einer primären Amenorrhö auf.

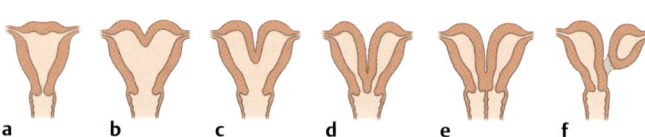

a   Uterus arcuatus
b   Uterus subseptus
c   Uterus bicornis unicollis
d   Uterus bicornis bicollis
e   Uterus duplex (didelphys)
f   Uterus unicornis / bicornis mit rudimentärem Horn

Abb. 1.12   Häufige Uterusfehlbildungen.

Der weibliche Phänotyp ist normal entwickelt, da die Eierstöcke regelrecht angelegt sind und Hormone produzieren.

> **MERKE**
>
> Bei etwa **25 %** der Frauen mit Uterusfehlbildung treten **Sterilität** oder **Schwangerschaftskomplikationen** auf.

Diagnostik I Durch die **gynäkologische Untersuchung** (Inspektion, Spiegeleinstellung und bimanuelle Palpation) wird die Verdachtsdiagnose gestellt, die mithilfe der **Sonografie** bestätigt werden kann. Wird eine Uterusfehlbildung diagnostiziert, muss der Harntrakt zum Ausschluss von assoziierten Fehlbildungen mit untersucht werden.

Therapie I Beim Uterus septus und subseptus wird eine **hysteroskopische Septumresektion** durchgeführt.

Die Patientinnen mit **MRKHS** müssen über die **endgültige Infertilität** sorgfältig aufgeklärt werden. Eine funktionsfähige Scheide kann entweder durch **Bougieren** der rudimentären Scheide oder durch das operative Anlegen einer **künstlichen Scheide** erlangt werden.

1.3 Anatomie und Fehlbildungen der weiblichen Brust

Die anatomischen Grundlagen der Brust werden im Kapitel 11 „Brustdrüse (Mamma)" ab S. 245 ausführlich dargestellt, die angeborenen Fehlbildungen ab S. 259.

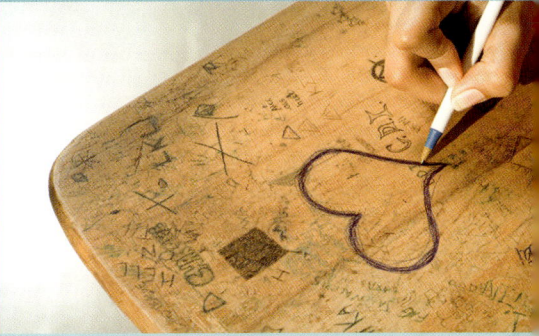

Sexuelle Differenzierung und ihre Störungen

Besorgte Mutter

Mit 16 noch keine Periode

Carla war ein normales Baby, erkrankte einmal an Windpocken und als Kleinkind an einer Nierenbecken-entzündung, mit 10 Jahren wurde ihr der Blinddarm entfernt. Als Carla 15 war, litt sie an depressiven Ver-stimmungen und ihr Essverhalten veränderte sich: Sie aß relativ wenig, nahm dabei aber nicht an Gewicht ab. Frau P. dachte zunächst, ihre Tochter könnte an Mager-sucht erkrankt sein. Nach einer Kur normalisierte sich Carlas Zustand, sie aß ausreichend und ihr Gemütszu-stand verbesserte sich. Allerdings hatte sie mit 16 Jah-ren immer noch keine Periode – ihre ältere Schwester hatte bereits mit 14 Jahren ihre erste Regelblutung be-kommen. Frau P. machte sich deshalb erneut Sorgen um ihre jüngste Tochter und ging mit ihr zum Frauen-arzt.

Äußerlich normal entwickelt, aber innerlich?

Damals erklärte die Gynäkologin Frau P., dass man bei Carla wegen der noch nicht eingesetzten Menstru-ationsblutung von einer verzögerten Entwicklung der Pubertät („Pubertas tarda") spricht. Im Ultraschall waren ihre inneren Geschlechtsorgane normal darstell-bar, die Eierstöcke allerdings etwas verkleinert und ohne Follikel, sondern von eher solider Struktur. Der Hormonstatus zeigte, dass die Eierstöcke nicht ausrei-chend Östrogen produzierten: Der Laborwert lag unter der Nachweisgrenze und war damit auf einem prä-pubertären Niveau. Nach einer weiteren Untersuchung – die Ärztin hatte von einem „GnRH-Kurztest" gespro-chen – diagnostizierte sie einen „primärer Hypogona-dismus", d.h. eine verminderte Funktion der Eierstö-cke, die von den Ovarien selbst ausgeht. Carlas Kno-chenalter lag erst bei 13 Jahren. Alle anderen Unter-suchungen, wie eine Chromosomenanalyse und ein Ultraschall der restlichen Bauchorgane, blieben unauf-fällig.

Lebenslange Hormontherapie

Die häufigste Ursache für eine Unterfunktion der Keim-drüsen bei Mädchen ist das Ullrich-Turner-Syndrom, hinter dem sich ein X0-Karyotyp verbirgt. Carla war äu-ßerlich jedoch normal entwickelt und hatte einen voll-ständigen weiblichen Chromosomensatz, sodass die Ärztin das Turner-Syndrom ausschloss. Ungewöhnlich für eine Gonadendysgenesie war zudem, dass die Eier-stöcke sonografisch darstellbar waren; dort hätte man lediglich bindegewebige Stränge (sog. Stranggon-aden) erwartet, die im Ultraschall meist nicht zu sehen sind. Die Möglichkeit einer bioptischen Abklärung wur-de mit Frau P. besprochen, man vereinbarte jedoch, diesbezüglich zunächst noch abzuwarten. Stattdessen verschrieb die Gynäkologin Carla Östrogentabletten. „Wenn die Eierstöcke nicht ausreichend funktionieren, fehlen dem Körper weibliche Sexualhormone, was un-ter anderem auch den Knochenaufbau verzögern kann. Deshalb musst du ab jetzt jeden Tag eine Tablet-te nehmen, die diese Hormone enthält. Das müsste dazu führen, dass deine Pubertät einsetzt und sich dei-ne Knochen normal entwickeln", erklärte die Ärztin Carla.

Schwangerschaft auf Umwegen

In den nächsten Jahren ging Carla alle sechs Monate zur Kontrolluntersuchung und ihre Gynäkologin war zufrieden: Die Hormontherapie schlug an. Mit 18 Jah-ren hatten Carlas Brust und Schambehaarung wie bei ihren Freundinnen fast das Stadium eines Erwachsenen erreicht.

Kurz vor dem Abitur kommt Carla mit ihrer Mutter er-neut in die Praxis der Frauenärztin. Dem Mädchen geht es gut, sie ist nur etwas nervös wegen der anstehenden Prüfungen. Die Gynäkologin stellt fest, dass die Puber-tätsentwicklung vollständig abgeschlossen ist, und ver-schreibt Carla ein neues Hormonpräparat, das in der ersten Zyklushälfte Östrogene und in der zweiten Hälf-te zusätzlich Gelbkörperhormone (Gestagene) enthält. „Die Gelbkörperhormone sollen bewirken, dass eine regelmäßige Menstruationsblutung einsetzt. Dieses Medikament wird ab jetzt immer deinen Zyklus steuern", erläutert die Ärztin Carla und gibt ihr das Rezept. „Carla, geh doch schon mal in die Apotheke und hol das Medikament, ich komme gleich nach", bit-tet Frau P. ihre Tochter. Als Carla das Sprechzimmer verlassen hat, wendet sich Frau P. noch einmal an die Ärztin: „Meine Tochter hat mit dem Abitur so viel Stress, deshalb wollte ich Sie etwas unter vier Au-gen fragen: Ist Carla eine normale Frau?" Die Ärztin antwortet der besorgten Mutter: „Ja, sie ist eine Frau, allerdings leider mit der Einschränkung, dass sie unfruchtbar ist, weil ihre Eierstöcke selbst keine Hormone und keine Eizellen produzieren. Das heißt aber nicht, dass sie niemals ein Kind austragen kann. Allerdings wird sie dafür dann auf die Eizelle einer Spen-derin angewiesen sein ..."

2 Sexuelle Differenzierung und ihre Störungen

2.1 Normale Geschlechtsentwicklung

Key Point
Ob sich eine befruchtete Eizelle zu einem weiblichen oder männlichen Individuum entwickelt, wird durch ihre „Grundausstattung" (An- oder Abwesenheit eines Y-Chromosoms) und die entsprechend nachfolgend in Gang gesetzten Prozesse bestimmt.
Störungen dieser Differenzierung können alle Stadien betreffen, die jeweils resultierenden Erscheinungsbilder werden ab S. 21 ausführlich beschrieben.

Bei der normalen Geschlechtsentwicklung lassen sich folgende Ebenen voneinander abgrenzen:
1. **Chromosomale Geschlecht:** Dieses wird bei der Befruchtung durch die jeweils vorhandenen Geschlechtschromosomen festgelegt (**genetisches Geschlecht**: XX = weiblich, XY = männlich)

2. **Gonadales Geschlecht:** Die bipotente Gonade differenziert sich in der Embryonalperiode durch Impulse der Geschlechtschromosomen zu weiblichen (Ovar) oder männlichen Anlagen (Hoden) (→ **Geschlechtsdeterminierung**)
3. **Phänotypisches Geschlecht:** Die inneren und äußeren Genitalien sowie der sekundären Geschlechtsmerkmale entwickeln sich anhand der durch das gonadale Geschlecht bestimmten Hormonsituation (→ **Geschlechtsdifferenzierung**)
4. **Psychisches Geschlecht:** Identifizierung des Individuums mit seinem phänotypischen Geschlecht (→ **sexuelle Selbstdifferenzierung**).

2.1.1 Gametogenese
Unter dem Begriff **Gametogenese** werden die Entwicklung und Reifung der Keimzellen, die bei der späteren Befruchtung aufeinandertreffen, zusammengefasst. Beim weiblichen Geschlecht werden diese Vorgänge als **Oogenese**, beim männlichen Geschlecht als **Spermatogenese** bezeichnet (**Abb. 2.1**).

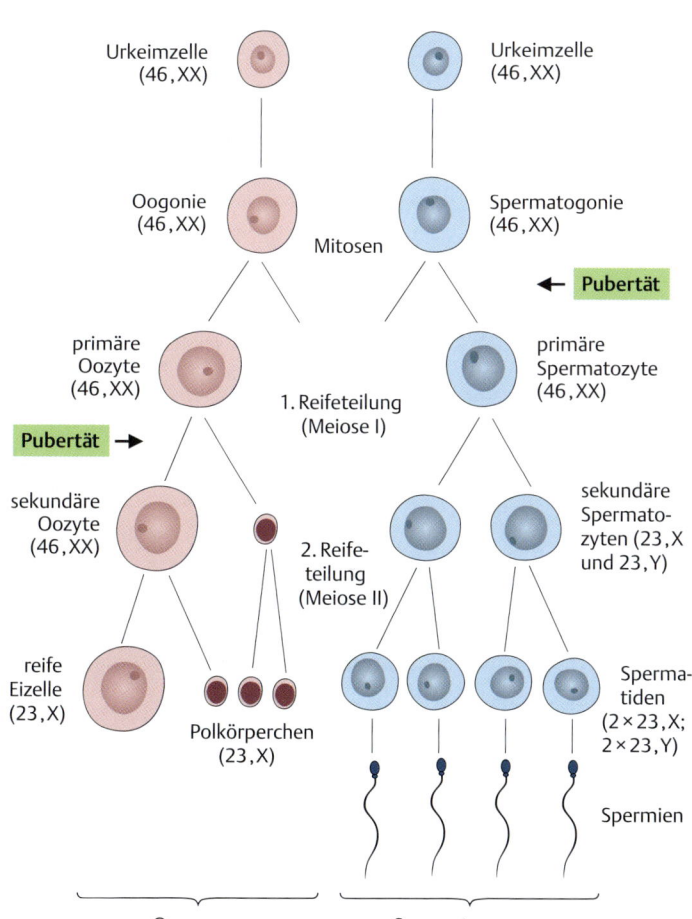

Abb. 2.1   Gametogenese. Prinzipiell verläuft die Entwicklung der weiblichen und männlichen Keimzellen sehr ähnlich, die einzelnen Stadien werden jedoch zu verschiedenen Zeitpunkten und bei der männlichen Spermiogenese ohne Unterbrechung durchlaufen.

2

Oogenese

Beim weiblichen Embryo differenzieren sich in der 5./6. Schwangerschaftswoche (SSW) die in die Gonadenanlagen eingewanderten **Urkeimzellen** zu ca. 6 Millionen **Oogonien**. Bis etwa zur 24. SSW vermehren sich diese durch mitotische Teilung auf bis zu 7 Millionen. Durch den Eintritt in die Prophase der **1. Reifeteilung** (Meiose I) differenzieren sich bis etwa zur 28.–30. SSW zwischen 700 000 und 2 Millionen Oogonien weiter zu **primären Oozyten** und verbleiben zunächst in diesem Ruhestadium (zwischen Pro- und Metaphase I, sog. Diktyotän, **Abb. 2.2**). Zusammen mit den umgebenden Follikelepithelzellen bilden sie sog. **Primärfollikel**. Die übrigen Oogonien degenerieren. Und auch die Anzahl der Primärfollikel nimmt bis zum Beginn der Pubertät weiter auf ungefähr 400 000 ab (vgl. S. 44).

Kurz vor dem Eisprung (Ovulation, S. 44) wird die 1. meiotische Reifeteilung wieder aufgenommen. Erst nachdem ein Spermium eingedrungen ist, erfolgt die **2. Reifeteilung** (Meiose II). So entwickelt sich aus einer Keimzelle eine reife Eizelle mit zwei oder drei **Polkörperchen** (das dritte Polkörperchen entsteht, wenn auch das in der Meiose I entstandene erste Polkörperchen die 2. Reifeteilung vollzieht). Diese Polkörperchen besitzen wie die Eizellen einen haploiden (23,X) Chromosomensatz, weisen aber kaum Zytoplasma vor und degenerieren zu funktionslosen Zellen.

> **MERKE**
>
> Die **Oogenese** vollzieht sich überwiegend im **Embryonalstadium**, abgeschlossen wird sie jedoch erst kurze Zeit **nach der Ovulation**.

Spermatogenese

Die Spermatogenese des männlichen Individuums beginnt – im Gegensatz zur Keimzellreifung der Frau – erst mit der Pubertät. Dann laufen die Reifeteilungen der **Spermatogonien** jedoch kontinuierlich, d.h. ohne zwischenzeitliche Unterbrechung, ab. Aus einer männlichen Urkeimzelle entstehen vier haploide **Spermatiden** (jeweils zwei mit 23,X bzw. 23,Y), die sich zu **reifen Spermien** weiterentwickeln (**Abb. 2.1**).

Dieser Prozess findet unter dem Einfluss der in den Leydig-Zellen des Hodens gebildeten **Androgene** statt. Die letzten Schritte der Spermienreifung

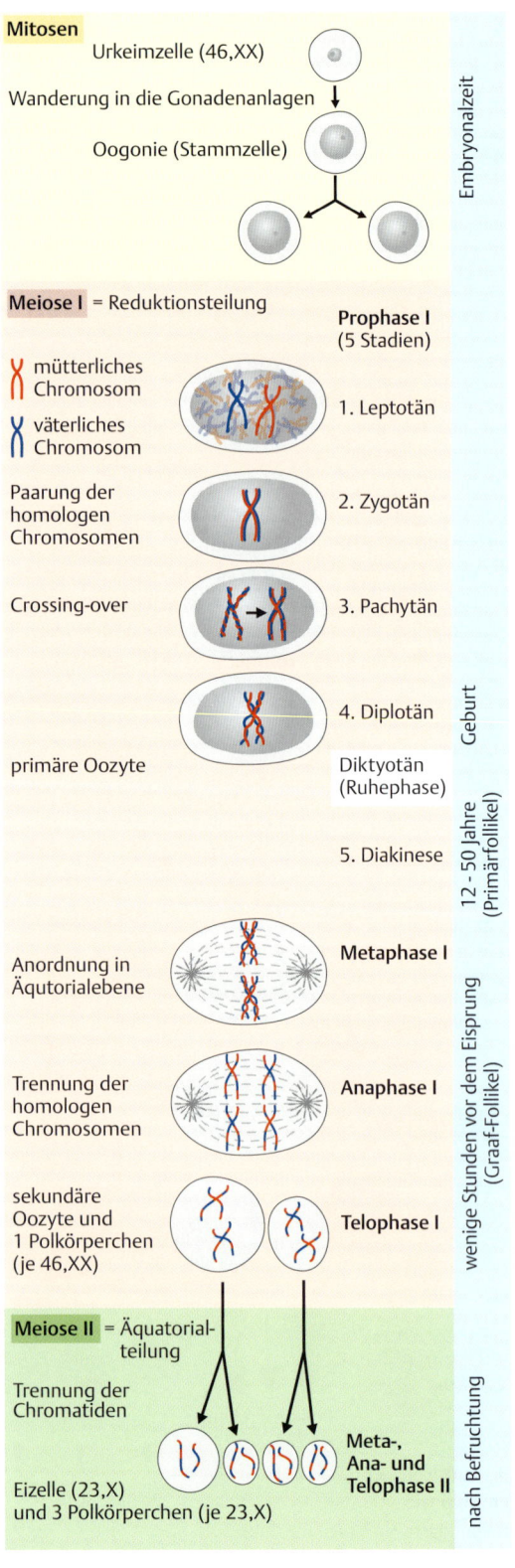

Abb. 2.2   Oogenese. Bei der Geburt befindet sich die Oozyte in einem Ruhestadium am Ende der noch nicht abgeschlossenen Meiose I (Diktyotän). Erst kurz vor der Ovulation – und damit nach Erlangen der Geschlechtsreife – wird diese 1. Reifeteilung wieder aufgenommen. Die Meiose II erfolgt nach der Befruchtung, d.h. nach Eindringen eines Spermiums.

(**Kapazitation**) erfolgen jedoch wiederum erst nach der Ejakulation und der Aufnahme der Spermien in den weiblichen Genitaltrakt (S. 339).

> **MERKE**
>
> Beim **Mann** werden ab der Pubertät **immer neue** Samenzellen gebildet. Bei der **Frau** hingegen entstehen nach der Geburt **keine neuen** Oozyten mehr.

2.1.2 Chromosomale Geschlechtsdifferenzierung

> **MERKE**
>
> Die Körperzellen des Menschen enthalten auf (normalerweise) **46 Chromosomen** die gesamte Erbinformation.

Anzahl und Struktur dieser Chromosomen (**Karyotyp**) bestimmen u.a. auch das **chromosomale Geschlecht (Kerngeschlecht)** des Individuums: In der Regel umfasst der Chromosomensatz **22 Autosomenpaare** (je ein strukturell gleiches mütterliches und väterliches = 44 Chromosomen) und **2 Geschlechtschromosomen** (X- bzw. Y-Chromosom = Gonosomen). Menschen mit zwei intakten X-Chromosomen sind bezüglich ihres chromosomalen Geschlechts **weiblich**, Menschen mit je einem intakten X- und Y-Chromosom sind **männlich**.

> **MERKE**
>
> Das **chromosomale Geschlecht** wird festgelegt, sobald die Eizelle durch ein X- oder ein Y-Chromosom-tragendes Spermium befruchtet wird.

2.1.3 Normale Differenzierung der Geschlechtsorgane

Indifferentes Stadium

Zu Beginn der Embryonalentwicklung ist das **Genitalsystem** bei beiden Geschlechtern noch **indifferent**. Zunächst entstehen bis zur 6. Entwicklungswoche die paarigen Urnierengänge (**Wolff-Gänge**), die in den **Sinus urogenitalis** münden (**Abb. 2.3**). Die Wolff-Gänge induzieren die Bildung der **Müller-Gänge** (Ductus paramesonephridicus), die am Ende der 8. Entwicklungswoche am **Müller-Hügel** ebenfalls in den Sinus urogenitalis münden.

> **MERKE**
>
> Bis zum Ende der **8. Entwicklungswoche** verläuft die embryonale Entwicklung des Urogenitalsystems bei beiden Geschlechtern noch **identisch**.

Männliche Entwicklung

Auf dem kurzen Arm des Y-Chromosoms befindet sich das sog. **SRY-Gen**, welches für den **testisdeterminierenden Faktor (TDF)** kodiert. Unter dem Einfluss dieses Faktors differenziert sich bei männlichen Individuen in der 7.–8. Embryonalwoche die bipotente Gonadenanlage zum **Hoden**. Die Leydig-Zwischenzellen des embryonalen und fetalen Hodens sezernieren – unter dem Einfluss von hCG – v.a. **Testosteron**. Diese hohen Testosteronspiegel induzieren die Ausbildung von **Samenleiter, Samenbläschen** und **Nebenhoden** aus dem **Wolff-Gang** (**Abb. 2.3**). In der Peripherie wird das Testosteron durch die α-Reduktase in **Dihydrotestosteron (DHT)** umgewandelt, welches eine **Virilisierung des äußeren Genitales** mit der Entwicklung von Penis und Skrotum bewirkt.

Die **Müller-Gänge** bilden sich unter dem Einfluss des in den Sertoli-Zellen der Hodenkanälchen gebildeten **Anti-Müller-Hormons** (**AMH**, auch „Oviduktrepressorfaktor", S. 30) zurück (**Abb. 2.3**). AMH kann bei männlichen Feten bzw. Neugeborenen nachgewiesen werden, dies wird diagnostisch z.B. im Rahmen der Abklärung einer Intersexualität genutzt (S. 22).

> **EXKURS**
>
> **AMH als Marker der weiblichen Fertilität**
>
> Eine gewisse AMH-Produktion findet auch in den Ovarien statt, bei weiblichen Neugeborenen ist AMH jedoch fast nicht nachzuweisen. Erst im weiteren Verlauf steigen die Werte an und erreichen ihr Maximum nach der Pubertät. Bei erwachsenen Frauen wird AMH in den Sekundär- und Tertiärfollikeln (S. 41) in hoher Konzentration, in den antralen Follikeln in abnehmender Konzentration produziert. In präovulatorischen Follikeln ist AMH kaum noch nachzuweisen. AMH besitzt eine hemmende Wirkung auf die Rekrutierung und Selektion der Follikel und ist damit ein wesentlicher Regulator der Follikelreifung während der fruchtbaren Phase im Leben einer Frau. Im Rahmen der Fertilitätsdiagnostik dient es als Marker der ovariellen Reserve und damit der Einschätzung der Fruchtbarkeit einer Patientin (S. 325).

> **MERKE**
>
> Die Differenzierung der Gonadenanlage wird durch die **An- oder Abwesenheit des Y-Chromosoms** festgelegt. Für eine Entwicklung in Richtung des **männlichen** Geschlechts ist zudem das zeitlich aufeinander abgestimmte Zusammenwirken von **TDF**, **AMH** und **Androgenen** wesentlich.

2

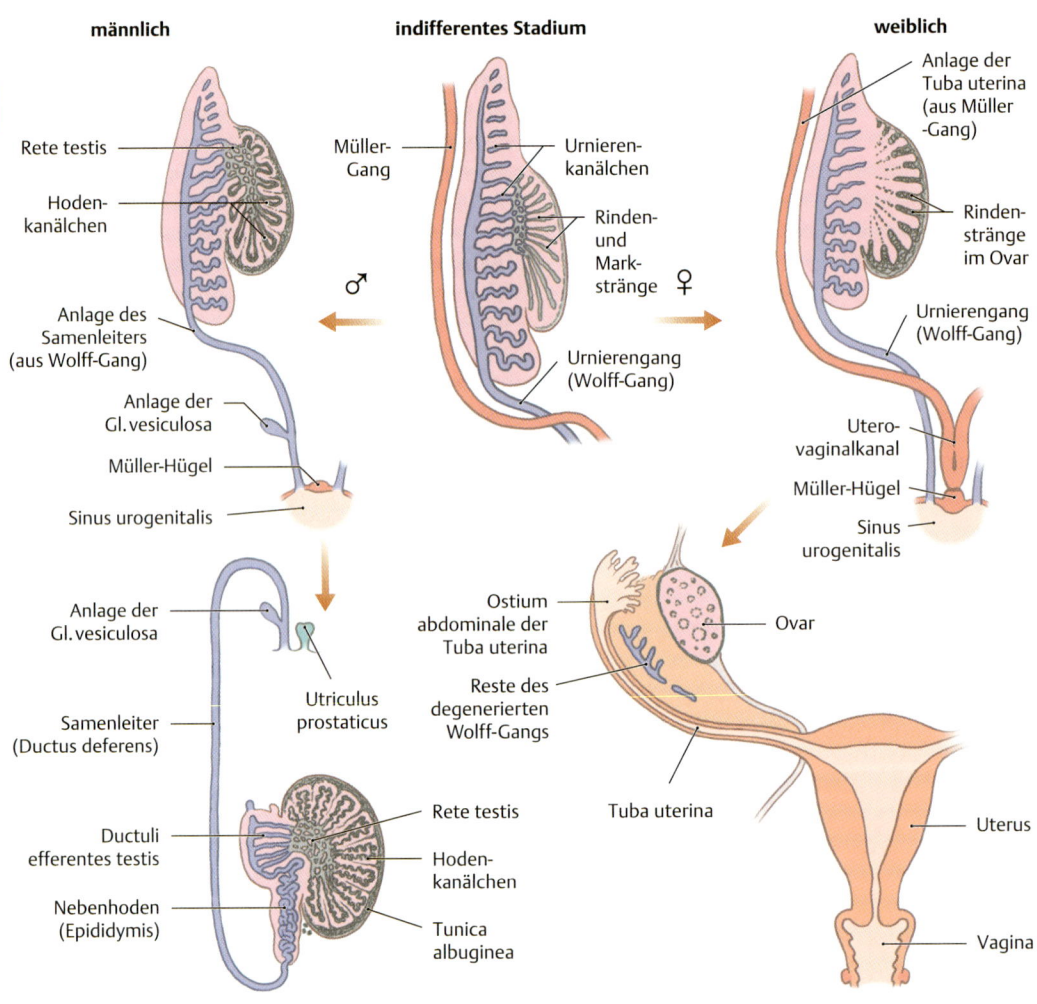

männlich   indifferentes Stadium   weiblich

Rete testis

Hoden-
kanälchen

Anlage des
Samenleiters
(aus Wolff-Gang)

Anlage der
Gl. vesiculosa

Müller-Hügel

Sinus urogenitalis

Müller-
Gang

Urnieren-
kanälchen

Rinden-
und
Mark-
stränge ♀

Urnierengang
(Wolff-Gang)

♂

Anlage der
Tuba uterina
(aus Müller
-Gang)

Rinden-
stränge
im Ovar

Urnierengang
(Wolff-Gang)

Utero-
vaginalkanal

Müller-Hügel

Sinus
urogenitalis

Anlage der
Gl. vesiculosa

Samenleiter
(Ductus deferens)

Ductuli
efferentes testis

Nebenhoden
(Epididymis)

Utriculus
prostaticus

Rete testis

Hoden-
kanälchen

Tunica
albuginea

Ostium
abdominale der
Tuba uterina

Reste des
degenerierten
Wolff-Gangs

Tuba uterina

Ovar

Uterus

Vagina

Abb. 2.3   Entwicklung der Genitalwege durch Differenzierung von Müller- und Wolff-Gang.

Weibliche Entwicklung

In Abwesenheit der genannten Y-Chromosom-ab-
hängigen Faktoren entwickeln sich beim weiblichen Embryo ab der 5. Embryonalwoche aus der indifferenten Gonadenanlage das **Ovar** und die **inneren weiblichen Geschlechtsorgane**. Für Letztgenannte sind die **Müller-Gänge** die wesentlichen zugrundeliegenden Strukturen (**Abb. 2.3**): Aus deren
oberen Anteil entstehen bei weiblichen Individuen
die **Tuben**. Aus dem mittleren und unteren Anteil
der Müller-Gänge entsteht der **Genitalstrang**, aus
dem sich später über die Zwischenstufe des **Utero-
vaginalkanals** der **Uterus** und die oberen zwei Drittel der **Vagina** bilden. Das untere Drittel der Vagina
entsteht aus dem **Sinus urogenitalis**.
Die **Wolff-Gang-Strukturen** bilden sich zurück, da
im weiblichen Organismus kein Testosteron als sta-
bilisierender Faktor vorhanden ist.

Von der **6.–8. Embryonalwoche** an differenzieren
sich aus den distalen Abschnitten des Sinus urogenitalis mit der Klitoris und den großen und kleinen
Labien die **äußeren weiblichen Geschlechtsorgane**.

> **MERKE**
>
> **Fehlbildungen** der weiblichen Geschlechtsorgane ent-
> stehen beispielsweise, wenn die **Müller-Gänge** bei der
> Embryonalentwicklung nicht oder nur unvollständig
> verschmelzen (S. 11).

2.2 Störungen der Geschlechts-entwicklung

Key Point
Störungen der Geschlechtsentwicklung können dazu führen, dass bei einem Neugeborenen das Geschlecht nicht eindeutig zugewiesen werden kann. Das deutsche Personenstandsrecht erfordert die Geschlechts-zuordnung innerhalb der 1. Lebenswoche. Ein uneindeutiges Genitale ist immer eine erhebliche psychosoziale Belastung für Eltern und Familie.

2.2.1 Grundlagen
Definition
Der angeborene Zustand einer atypischen Entwicklung von chromosomalem, gonadalem oder anatomischem Geschlecht wird als **Störung der Geschlechtsentwicklung** (**DSD** = „Disorders of sex development") definiert.

Ätiologie
Ursachen, die einer Störung der Geschlechtsentwicklung zugrunde liegen können, sind in **Tab. 2.1** zusammengefasst.

Leitsymptome
Typische Symptome, die den Verdacht auf eine Störung der Geschlechtsentwicklung lenken, sind:
– äußerlich nicht klar zuzuordnendes, uneindeutiges Genitale
– weiblicher Phänotyp mit vergrößerter Klitoris (> 0,9 cm, vgl. **Abb. 2.9**, S. 27), Verschmelzung der großen Schamlippen im posterioren Bereich

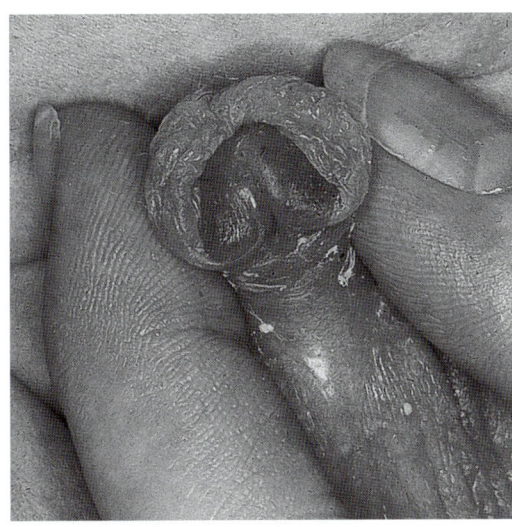

Abb. 2.4 Hypospadie. Die Urethra mündet nicht an der Spitze des Penis, sondern an der Ventralseite des Schafts.

oder tastbarer Resistenz im Bereich von Leiste oder Schamlippen (→ Hinweis auf eine vorhandene, aber nicht komplett deszendierte Hodenanlage)
– männlicher Phänotyp mit beidseitigem Hodenhochstand, Mikropenis (< 2,5 cm) oder Hypospadie (**Abb. 2.4**)
– Genitalbefund und pränatal festgestellter Karyotyp stimmen nicht überein
– Familienanamnese mit Störung der Geschlechtsentwicklung.

Tabelle 2.1

Ursachen für eine gestörte Geschlechtsentwicklung

Ursachen	Pathogenese
numerische Chromosomen-aberrationen (abweichende Chromosomenzahl)	– **meiotische Non-disjunction:** falsche Aufteilung der Chromosomen während der Meiose → Gameten mit keinem bzw. zwei Ausführungen des betroffenen Chromosoms → nach der Konjugation mit einem „normalen" Gameten des anderen Geschlechts beinhaltet der Karyotyp aller Zellen des Embryos demzufolge das entsprechende Chromosom entweder nur einmal (**Monosomie**) oder dreimal (**Trisomie**). Beispiele: 45,X0 (Ulrich-Turner-Syndrom, S. 24), 47,XXX (Triplo-X-Frauen, S. 25). – **mitotische Non-disjunction:** Fehlverteilung eines Chromosoms während der ersten Zellteilungen nach der Befruchtung → zwei oder mehrere Zelllinien mit unterschiedlichem Chromosomensatz (**Mosaike**). Beispiel: Ulrich-Turner-Syndrom mit 45,X0- und parallel 46,XX- oder 46,XY-Zelllinie (S. 24)
strukturelle Chromosomen-aberrationen	Verlust (z.B. durch Deletion, Defizienz, Bildung eines sog. Isochromosoms) oder Zugewinn eines Chromosomenstücks (z.B. durch Translokation)
Punktmutationen einzelner Gene	Austausch, Verlust oder Einfügen einzelner Basen mit in ihrer Funktion beeinträchtigten Genprodukten (z.B. Enzyme oder Rezeptoren). Beispiel: AGS (S. 26)
pathologische Hormon-wirkungen	exogen (z.B. durch Hormoneinnahme) oder endogen (z.B. aufgrund von hormonproduzierenden Tumoren). Beispiel: transplazentare Virilisierung (S. 28)
psychische Faktoren	Beispiel: psychogene Intersexualität (Transsexualität, S. 31)

Praxistipp

Beim Verdacht auf eine Inkongruenz zwischen Phänotyp und Genotyp/Karyotyp sollte diese Tatsache dem Kind und dem Elternpaar gegenüber möglichst nicht erwähnt werden, bis die Diagnostik komplett abgeschlossen ist und eine Geschlechtszuordnung vorgenommen werden kann.

Diagnostik

MERKE

Die der Geschlechtsentwicklung zugrunde liegende Störung sollte **möglichst schnell** geklärt werden, um
- eine drohende **Stoffwechselentgleisung bei Nebennierenrindeninsuffizienz** (Salzverlustsyndrom bei AGS, S. 26) rechtzeitig **erkennen und behandeln** zu können und
- in einem interdisziplinären Team eine **Geschlechtszuweisung** unter Beteiligung der Eltern zu ermöglichen.

Tabelle 2.2

Diagnostische Abklärung von Störungen der Geschlechtsentwicklung (DSD)	
Methode	**Fragestellungen/Schwerpunkte**
Anamnese	– Einnahme von **androgen wirksamen Präparaten** (Anabolika, Gestagene) oder Auftreten von **Virilisierungserscheinungen** (S. 59) während der Schwangerschaft – **Familienanamnese/-stammbaum** (z.T. sind bei DSD monogenetische Erbgänge bekannt)
klinische Untersuchung	– **äußeres Genital** – Dokumentation von **weiteren Fehlbildungen**
Sonografie	– **Transvaginal-** und/oder **Transrektalsonografie:** Darstellung des inneren Genitals (Uterus und/oder Vagina vorhanden, Hoden oder Ovar?) – **Abdominalsonografie:** v.a. Nieren, ableitende Harnwege, Nebennieren
Labor-/Hormonuntersuchungen	– **initial:** 17-Hydroxyprogesteron (17-OHP), Testosteron, LH, FSH, Natrium, Kalium und Blutzucker (u.a. zur Abklärung eines möglichen Salzverlustsyndroms, S. 27) – **im Verlauf:** Kortisol, Estradiol, Androstendion, Dihydrotestosteron (DHT), Inhibin B und AMH – **hCG-Test:** Messung von **Testosteron**, **DHT** und **Androstendion** (Letzteres bei V.a. testikuläre Androgenbiosynthese-Störung, S. 29) als Ausgangswert sowie nach Injektion von hCG (humanes Choriongonadotropin, S. 349); der Test wird zur Differenzierung zwischen primärem und sekundärem Hypogonadismus (S. 52) sowie zwischen Pubertas tarda (S. 33) und primärer Leydig-Zell-Insuffizienz (S. 30), bilateralem Kryptorchismus und Anorchie durchgeführt – **hMG-Test:** Messung von **Estradiol** (bei V.a. ovotestikuläre Störung der Geschlechtsentwicklung, S. 31); bei vorhandenem ovariellen Gewebe steigt die Estradiolkonzentration nach Stimulation mit hMG (humanes Menopausengonadotropin) durch vermehrte Produktion an – **ACTH-Test:** Ein überschießender Anstieg des **17α-Hydroxyprogesterons** nach ACTH-(adrenokortikotropes Hormon-)Gabe ist pathologisch und kann Hinweis auf ein AGS (S. 26) sein (vgl. S. 325)
Zytogenetik	– **Ziel:** Klärung des **chromosomalen Geschlechts** – **FISH:** mittels Fluoreszenz-in-situ-Hybridisierung können einzelne Chromosomen, z.B. **Y-spezifisches Genmaterial** durch die Bestimmung des SRY-Gens (S. 19), nachgewiesen werden – **Karyogramm:** Darstellung des vollständigen Chromosomensatzes (Karyotyp, S. 19) von z.B. Lymphozyten oder Fibroblasten (im Rahmen der Pränataldiagnostik auch Chorion- oder Amnionzellen, S. 409 bzw. S. 410) im Metaphasenstadium der Mitose (Arrest der Zellteilung durch das Spindelgift Kolchizin), die Schwesterchromatiden sind dabei noch verbunden; neben den **Autosomen** (i.d.R. 22 Paare, angeordnet nach ihrer Länge, Lage des Zentromers und dem Bandenmuster in 7 Gruppen: A bis G) lassen sich auch die **Gonosomen** charakterisieren und damit das chromosomale Geschlecht bestimmen – **Wangenschleimhautabstrich:** Screeningmethode zum Nachweis des **Barr-Körperchens** (= X-Chromatin, Geschlechtschromatin; bei mind. zwei vorhandenen X-Chromosomen ist eines davon inaktiviert, es verbleibt im kondensierten Zustand in der Interphase zwischen zwei Mitosen und kann durch Anfärbung als Chromatinverdichtung nachgewiesen werden); aufgrund der o.g. Methoden mittlerweile eher obsolet – **Blutausstrich:** weitere Screeningmethode; segmentkernige neutrophile Granulozyten weisen inaktiviertes zweites X-Chromosom (s.o.) als trommelschlegelartiges Kernanhangsgebilde (**Drumstick**) auf
Molekulargenetik	**Mutationsanalysen** zur Eruierung von Gendefekten (→ ein konkreter Mutationsnachweis ermöglicht neben einer ggf. **spezifischeren Therapie** in einer weiteren Schwangerschaft die **gezielte Pränataldiagnostik**)
weiterführende Diagnostik	– **Ziel:** eindeutige Klärung der **anatomischen Gegebenheiten** – **Genitografie** (Kontrastmitteldarstellung der inneren ableitenden Harnwege und der Vagina) – **MRT** – **Vaginoskopie** (S. 94) – **Zystoskopie** (S. 229) – **Laparoskopie** (inkl. Gonadenbiopsie, wenn notwendig)

2

Geschlechtszuordnung

Auf Grundlage der diagnostischen Ergebnisse sollte die Geschlechtszuordnung unter Einbeziehung von Experten, nach Möglichkeit in einem Zentrum mit einem **erfahrenen multidisziplinären Team** (Neonatologen, Kinderendokrinologen, Kinderchirurgen oder Kinderurologen, klinischen Psychologen oder Kinder- und Jugendpsychiater, Gynäkologen, Genetiker, Sozialarbeiter, Pflegenden und Ethikern) gemeinsam mit den Eltern und deren Beratern erfolgen.

> **MERKE**
>
> Wesentliches Kriterium für die Geschlechtszuordnung ist die **potenzielle spätere Sexualfunktion**.

Therapie

Das Therapiekonzept wird **interdisziplinär** festgelegt (s.o.) und zusammen mit den Eltern besprochen.

Da **keine kausalen** Behandlungsmöglichkeiten bestehen, wird entweder medikamentös oder chirurgisch vorgegangen:

- **Medikamentöse Therapie:**
  - Bei Vorliegen einer **Nebennierenrindeninsuffizienz** muss diese baldmöglichst medikamentös therapiert werden.
  - Um das Ansprechen des Penis auf Androgene zu überprüfen oder auch um eine Penisvergrößerung vor einer geplanten Operation einer Hypospadie zu erreichen, werden eine **systemische Testosteron-Therapie** oder **lokale Dihydrotestosteron-Salben** angewandt.
  - Eine **Substitutionstherapie** mit Sexualhormonen ist erst ab der Pubertät erforderlich.
- **Chirurgische Therapie:** Während im **Neugeborenenalter** in der Regel keine chirurgische Therapie indiziert ist, wird **nach der Neugeborenenzeit** eine Operation aus folgenden Gründen durchgeführt:
  - Entfernung der Gonaden, um einer malignen Entartung vorzubeugen
  - Erhaltung der Funktionsfähigkeit der Organe
  - Erhaltung der Fertilität.

 Praxistipp

Die Rekonstruktion des weiblichen äußeren Genitales (funktionstüchtige Vagina, medikamentöse Einleitung der Feminisierung) ist deutlich einfacher zu realisieren als die Rekonstruktion eines funktionstüchtigen Penis in Verbindung mit einer ausreichenden Virilisierung.

2.2.2 Gonadendysgenesien

Definition I Das **angeborene Fehlen funktionstüchtiger Gonaden** wird als Gonadendysgenesie bezeichnet. Stattdessen sind diese nur bindegewebig rudimentär angelegt (sog. **Streak-** bzw. **Stranggonaden**) und beinhalten **keine Keimzellen**.

Ätiopathogenese I Ursache sind **numerische Chromosomenaberrationen** und/oder **Mutationen in einzelnen Genen** (vgl. **Tab. 2.1**, S. 21).

Die Ausprägung der inneren und äußeren Geschlechtsorgane ist abhängig vom **Anteil des funktionstüchtigen Hodengewebes** und der dementsprechend produzierten Menge an Testosteron bzw. Anti-Müller-Hormon. Anhand der Tatsache, ob Hodengewebe vorhanden ist, lassen sich pathogenetisch unterscheiden:

- Bei den **reinen Gonadendysgenesien** – Ullrich-Turner-Syndrom (45,X0, s.u.), 46,XX- (S. 24) und 46,XY-Gonadendysgenesie (S. 25) – ist **kein** Hodengewebe nachweisbar. Die Individuen sind phänotypisch weiblich: Vulva, Vagina, Uterus und Tuben sind normal angelegt, aufgrund des vorhandenen Östrogenmangels bleiben sie jedoch im Verlauf hypoplastisch auf einem präpubertären Entwicklungsstand.
- Demgegenüber ist bei den **gemischten Gonadendysgenesien** Hodengewebe **vorhanden**. Es liegt entweder einseitig normal und kontralateral dysgenetisch oder beidseits dysgenetisch oder einseitig dysgenetisch mit kontralateraler Stranggonade vor. In letzterem Fall ist die Ursache meist ein Mosaik (46,XY; 45,X0).
- Darüber hinaus gibt es die **Gonadendysgenesie als Teilsymptom**, wenn Mutationen in Genen auftreten, die für die frühe Gonadenentwicklung verantwortlich sind.

Formen I Folgende Formen der Gonadendysgenesie werden unterschieden:

- 45,X0-Gonadendysgenesie (Ullrich-Turner-Syndrom)
- 46,XX-Gonadendysgenesie (z.T. für sich genommen auch als „reine" Gonadendysgenesie bezeichnet)
- 46,XY-Gonadendysgenesie (Swyer-Syndrom)
- 47,XXY-Syndrom (Klinefelter-Syndrom)
- 47,XXX-Syndrom (Triplo-X-Syndrom)

Klinik I Leitsymptome der Gonadendysgenesien sind:

- niedrige Östrogenspiegel bei erhöhten Gonadotropinspiegeln (hypergonadotroper Hypogonadismus, S. 55)
- primäre Amenorrhö (S. 51)
- mangelhafte bzw. fehlende Sexualentwicklung (Pubertas tarda, S. 33).

Ullrich-Turner-Syndrom (45,X0)

Definition und Ätiopathogenese I Ursächlich für das Ullrich-Turner-Syndrom ist eine **Fehlverteilung der Gonosomen**. In 50 % der Fälle fehlt in allen Körperzellen ein X- oder Y-Chromosom, was als **gonosomale Monosomie** (45,X0) bezeichnet wird (→ Verlust eines Gonosoms in einem sehr frühen postmeiotischen Zellteilungsschritt). In den anderen Fällen ist das X-Chromosom **strukturell auffällig** oder es sind **gonosomale Mosaike** der betroffenen Zelllinie (45,X0) mit einer 46,XY- oder einer 46,XX-Zelllinie vorhanden (→ Verlust eines Gonosoms in einem späteren Teilungsschritt).

> **MERKE**
>
> Zum **Überleben** einer befruchteten Eizelle bedarf es **mindestens eines X-Chromosoms**.

Epidemiologie I Etwa 3 % der weiblichen Embryonen sind betroffen, nur ca. 1 % überleben bis zur Geburt.

> **MERKE**
>
> Das **Ullrich-Turner-Syndrom** ist die **häufigste Chromosomenanomalie** bei Frauen (1 : 2500).

Klinik I Meist besteht bei **primärer Amenorrhö** (S. 51) eine **Sterilität** (S. 319), das **äußere Genital** ist **infantil**. Die Patientinnen sind **kleinwüchsig** und haben einen **schildförmigen Thorax** mit weit auseinander stehenden Mamillen (**Abb. 2.5**). Als **Pterygium colli** bezeichnet man ein flügelhaftes Abstehen der seitlichen Halsweichteile. Häufig finden sich ein **tiefer Nackenhaaransatz** sowie **Cubiti valgi**. Weiterhin kommen gehäuft **kongenitale Herzfehler** (z.B. Aortenisthmusstenose) sowie **multiple Naevi** und **Lymphödeme** an Händen und Fußrücken vor.

Diagnostik I Bereits im pränatalen Ultraschall können ein **Hygroma colli** (vermehrte Wasseransammlung im Halsbereich) oder einen **Hydrops fetalis** (vgl. **Abb. 14.32**, S. 398) auffallen. Dies kann Anlass zur Durchführung einer **prä- oder postnatalen Chromosomenanalyse** sein (vgl. **Tab. 2.2**, S. 22). Die Hormonanalyse zeigt erhöhte LH- und FSH-Werte bei erniedrigtem Estradiol (**hypergonadotroper Hypogonadismus**, s. Leitsymptome der Gonadendysgenesien, S. 23).

Therapie I Eine frühzeitige Therapie mit **Wachstumshormonen** ab dem **Kleinkindalter** kann die Endgröße um ca. 8–10 cm steigern.
Ab der Pubertät ist die Substitution von **Östrogenen und Gestagenen** notwendig. Zunächst erfolgt eine niedrig dosierte Östrogengabe, um ein Wachstum von Brustdrüse, Uterus und Vagina zu erreichen. Der zyklische Zusatz von Gestagen transformiert das Endometrium und löst die Menstruation aus.

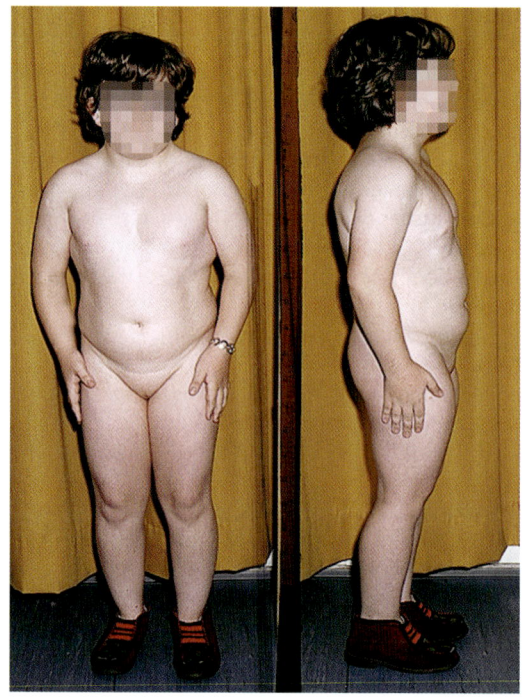

Abb. 2.5   12-jähriges Mädchen mit Ullrich-Turner-Syndrom. Auffällig sind der proportionierte Kleinwuchs mit gedrungenem Körperbau, Flügelfell und breitem Schildthorax.

> **MERKE**
>
> Durch die Hormonsubstitution kann die bestehende **Sterilität nicht beseitigt**, aber eine deutliche Verbesserung der körperlichen und psychischen Merkmale sowie eine **Osteoporose- und Atheroseprophylaxe** erreicht werden.

46,XX-Gonadendysgenesie („reine" Gonadendysgenesie)

Definition I Trotz **normalem weiblichem Genotyp** (46,XX) weisen die Patientinnen **Stranggonaden** in Kombination mit einem **primären Ovarialinsuffizienz** (S. 54) auf.

Epidemiologie I Das Vorkommen der XX-Gonadendysgenesie ist **selten**. Sie kann **heterogen sporadisch** oder **familiär** auftreten.

Ätiopathogenese I Die familiäre Form entsteht durch eine **Mutation im FSH-Rezeptor**, die ein beschleunigtes Zugrundegehen der Granulosazellen und in der Folge der Oozyten nach sich zieht.

Klinik I Typisch ist die **primäre Amenorrhö** mit fehlender Ausbildung der sekundären Geschlechtsmerkmale. Da beide Gonosomen vorhanden sind, ist das **Längenwachstum** der Betroffenen **normal**.

Diagnostik I Laborchemisch zeigt sich ein **hypergonadotroper Hypogonadismus**, die Östrogenspiegel sind stark erniedrigt. Die **Chromosomenanalyse**

zeigt den zugrundeliegenden Karyotyp. Wenn der Verdacht auf eine entsprechende Genmutationen besteht, können verfeinerte **zytogenetische** oder **molekulargenetische Untersuchungen** durchgeführt werden.
Therapie I **Ab der Pubertät** ist die zyklische Gabe von **Östrogenen** und **Gestagenen** notwendig (vgl. Ullrich-Turner-Syndrom, s.o.).

46,XY-Gonadendysgenesie (Swyer-Syndrom)
Definition I Beim **Swyer-Syndrom** findet sich ein normaler **männlicher Karyotyp** (XY) und ein eindeutig **weiblicher Phänotyp**.
Ätiopathogenese I Die Hodenentwicklung ist während der frühen Embryonalphase als Folge eines **fehlangelegten TDF** (testisdeterminierender Faktor, s.o.) ausgeblieben. Bei ca. 30 % der XY-Gonadendysgenesien ist eine **Mutation im SRY-Gen** nachweisbar, diese Form folgt einem **x-chromosomal-rezessivem Erbgang**.
Klinik I Die betroffenen Mädchen haben eine **primäre Amenorrhö**. Da die vorhandenen **Stranggonaden** kein Anti-Müller-Hormon (AMH) produzieren, sind **Uterus**, **Tuben** und **Vagina** regelrecht entwickelt. Das Brustwachstum bleibt aus. Das Längenwachstum ist normal. Es können Zeichen einer **Androgenisierung** auftreten (tiefe Stimme, Hirsutismus, maskuline Skelettentwicklung).
Diagnostik und Therapie I Diese erfolgen analog zur XX-Gonadendysgenesie (s.o.).

> **MERKE**
> Aufgrund des bei einem XY-Karyotyp deutlich **erhöhten Entartungsrisikos** der Stranggonaden (→ malignes Gonadoblastom) ist eine prophylaktisch Entfernung in Erwägung zu ziehen.

Triplo-X-Frauen (XXX-Syndrom)
Definition I Beim Triplo-X-Syndrom handelt es sich um eine **numerische Chromosomenabberation**, das X-Chromosom kommt drei- oder mehrfach vor.
Epidemiologie I Die Häufigkeit wird mit 1 : 1000 angegeben.
Ätiopathogenese I Da das durchschnittliche Alter der Eltern erhöht ist, wird eine zugrunde liegende **Non-disjunction** während der Meiose angenommen (vgl. Tab. 2.1, S. 21).
Klinik und Therapie I

> **MERKE**
> Bei der überwiegenden Zahl der Frauen sind **Phänotyp, Pubertät** und **Fertilität unauffällig**, daher nimmt das Triplo-X-Syndrom unter den Gonadendysgenesien eine Sonderstellung ein.

Häufig kann es jedoch zu einer **vorzeitigen Einschränkung der ovariellen Funktion** kommen. Bei mehr als 3 X-Chromosomen ist das Risiko einer **primären Amenorrhö** erhöht. Die **intellektuelle Entwicklung** (v.a. die Sprachentwicklung) kann **retardiert** sein, i.d.R. ist diesbezüglich eine sprachliche und intellektuelle Förderung der Mädchen und Frauen ausreichend. Weiteres Merkmal kann ein **Climacterium praecox** (S. 54) sein.

Klinefelter-Syndrom (XXY-Syndrom)
Definition I Auch das Klinefelter-Syndrom ist (analog zum Triplo-X-Syndrom, s.o.) eine **numerische Chromosomenabberation**. Meist liegt der **Karyotyp XXY** vor, aber auch Konstellationen mit mehr als 2 X-Chromosomen und Mosaike sind möglich.
Epidemiologie I Die Häufigkeit liegt bei 1 : 500 bis 1 : 1000.
Ätiopathogenese I Vermutlich kommt es während der Meiose zu einer **Non-disjunction** (vgl. Tab. 2.1, S. 21) und so zu einer Fehlverteilung der Gonosomen.
Klinik I Der **Phänotyp** ist **männlich**, die **Körpergröße** ist oft **überdurchschnittlich**. Augenfällig sind häufig eine **Gynäkomastie**, eine **Adipositas** und ein unterentwickeltes äußeres Genitale mit **sehr kleinen Hoden**. Bei **hypergonadotropem Hypogonadismus** (S. 55) liegt i.d.R. eine **Sterilität** vor.
Therapie I Es sollte eine **Hormonsubstitution mit Androgenen** erfolgen. Aufgrund des nicht vorhandenen Keimepithels in den Hoden lässt sich keine Fertilität herstellen.

2.2.3 Intersexualität
Synonym I Hermaphroditismus, Zwittertum.
Definition I Bei der Intersexualität finden sich **Merkmale beider Geschlechter in einem Individuum**, nach der Geburt eines Kindes kann kein eindeutiges Geschlecht zugeordnet werden. Die Entwicklung der Genitalorgane entspricht in der Regel nicht dem Gonadenbefund bzw. dem chromosomalen Geschlecht.
Epidemiologie I Die Häufigkeit wird für alle Formen mit insgesamt ca. 1:1000 angenommen.
Klassifikation I Nach symptomatischen Gesichtspunkten werden diese Störungen der Geschlechtsentwicklung in **3 Gruppen** eingeteilt:
- **Pseudohermaphroditismus femininus:** Karyotyp weiblich (46,XX), Phänotyp männlich (s.u.)
- **Pseudohermaphroditismus masculinus:** Karyotyp männlich (46,XY), Phänotyp weiblich (S. 28)
- **Hermaphroditismus verus:** Karyotyp variabel (meist 46,XX), weibliche und männliche Gonaden parallel vorhanden (S. 31).
Bezüglich des **Grades der Ausbildung der Intersexualitätsform** können schematisch **nach Overzier**

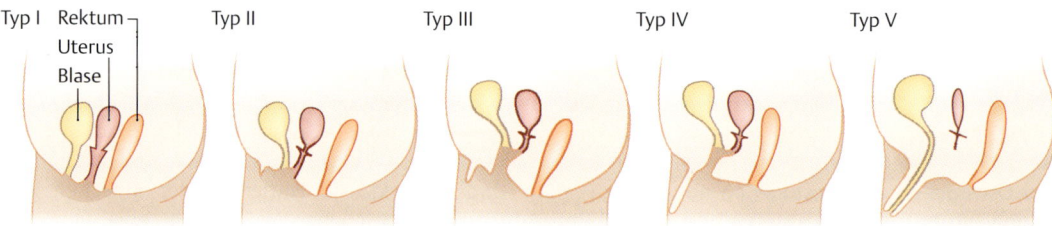
Typ I   Rektum   Typ II   Typ III   Typ IV   Typ V
Uterus
Blase

Abb. 2.6   **Grundtypen des intersexuellen Genitalsystems (nach Overzier).**

5 Grundtypen (**Abb. 2.6**) unterschieden werden, die vom rein weiblichen bis zum rein männlichen Phänotyp reichen:
- **Typ I:** rein weiblicher Phänotyp
- **Typ II:** gemeinsames Ostium urethrae externum für Urethra und Vagina
- **Typ III:** Sinus urogenitalis persistiert für beide Mündungen
- **Typ IV:** Vagina mündet proximal in die Urethra, dabei kann ein Phallus mit peniler Urethra oder Hypospadie (**Abb. 2.4**, S. 21) ausgebildet sein
- **Typ V:** rein männlicher Phänotyp mit mehr oder weniger ausgeprägtem Uterus.

Pseudohermaphroditismus femininus
Synonym | Weiblicher Scheinzwitter.
Definition | Der **Karyotyp** ist **weiblich** (46,XX), es liegen ausschließlich **weibliche Gonaden** (Ovarien) vor, das **äußere Genitale** jedoch aufgrund übermäßiger Androgenwirkung **intersexuell** oder **männlich**.
Ätiopathogenese | Mögliche Ursachen des Pseudohermaphroditismus femininus sind:
- Chromosomenanomalien
- autosomal-rezessiv vererbte Enzymdefekte mit Störungen der Kortisolbiosynthese (häufigste Ursache: **AGS**, s.u.)
- vermehrter Einfluss virilisierender Hormone während der Schwangerschaft (endogene oder exogene **transplazentare Virilisierung**, S. 28).

Adrenogenitales Syndrom (AGS)
Definition | Beim adrenogenitalen Syndrom kommt es aufgrund **genetisch bedingter Enzymdefekte** in der **Kortisolbiosynthese** zu einer sekundären Erhöhung der Androgenspiegel. Bei chromosomal **weiblichen Feten** (46,XX) führt dies zu einer Virilisierung des äußeren Genitales (**Pseudohermaphroditis femininus**). Männliche Feten weisen meist keine Auffälligkeiten auf.

> **MERKE**
> Das **AGS** ist mit > 50 % die **häufigste Ursache** für ein **intersexuelles Genitale**. Es kommt bei ca. 1 : 7000 Neugeborenen vor.

Ätiopathogenese und Klinik | Das AGS ist bedingt durch verschiedene **Defekte in der Steroidsynthese** (**Abb. 2.7**), die **autosomal-rezessiv** vererbt werden. Primär führen diese Enzymdefekte zu einer Synthesestörung des Kortisols, seltener können auch die **Mineralokortikoide** betroffen sein (Salzverlustsyndrom, s.u.). Durch den **Kortisolmangel** bleibt die negative Rückkopplung auf den Hypothalamus und den Hypophysenvorderlappen aus, sodass in der Hypophyse **vermehrt ACTH** freigesetzt wird. Der erhöhte ACTH-Spiegel führt zu einer **Nebennierenrindenhyperplasie**, die wiederum eine vermehrte Bildung von **Androgenen** nach sich zieht. Abhängig vom Zeitpunkt und Ausmaß der gesteigerten Androgenwirkung führt das AGS zu einem reduzierten Gonadotropinstimulus der Ovarien (→ **Amenorrhö** und **hypoplastische innere Ovarien**) sowie zu einer **Virilisierung** bzw. Maskulinisierung der äußeren Geschlechtsorgane.
Die unterschiedliche Ausprägung der Virilisierung bzw. Maskulinisierung beim AGS wird **nach Prader** in **5 Typen** klassifiziert (**Abb. 2.8**):
- **Typ I:** leichte Klitorishypertrophie
- **Typ II:** stärkere Klitorishypertrophie, die äußeren Öffnungen von Urethra und Vagina sind noch getrennt
- **Typ III und IV:** gemeinsame äußere, unterschiedlich weite Öffnung von Urethra und Vagina, in der Tiefe sind die Öffnungen noch getrennt; die Phalluslänge nimmt zu
- **Typ V:** vollständige Vermännlichung des äußeren Genitales.
In Abhängigkeit vom betroffenen Enzym variiert die **klinische Symptomatik** des AGS:
- **21-Hydroxylase-Defekt** (mit ca. 95 % die häufigste Form, **Abb. 2.9**): **Männliche Feten** weisen keine Abnormalitäten auf. Die betroffenen **Mädchen** müssen häufig unmittelbar nach der Geburt behandelt werden (s.u.), da es sonst aufgrund der

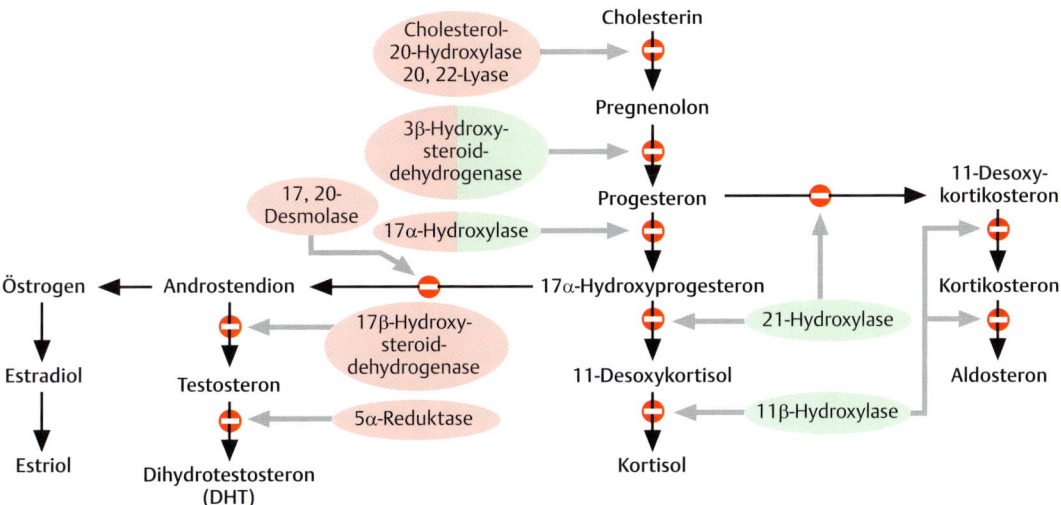

Abb. 2.7 Steroidsynthese – Enzymdefekte. Die beim AGS (→ Pseudohermaphroditismus femininus) betroffenen Enzyme sind grün hinterlegt, die bei einer Form des Pseudohermaphroditismus masculinus (S. 29) betroffenen rot.

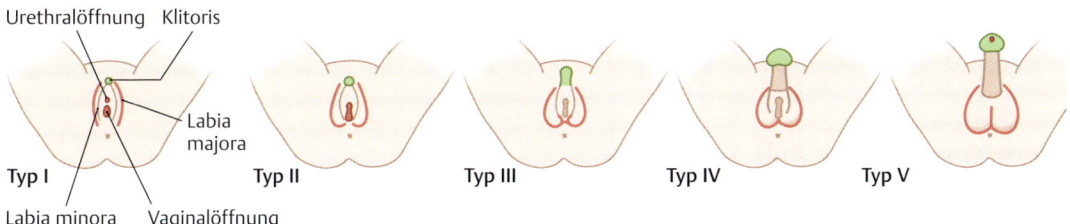

Abb. 2.8 Ausprägung der Maskulinisierung beim AGS nach Prader.

vermehrt anfallenden Androgene zu einem Fortschreiten der bereits pränatal vorhandenen **Virilisierungserscheinungen** kommt. Darüber hinaus tritt bei ca. 50 % eine schwere Störung der Aldosteronbiosynthese mit **Salzverlustsyndrom** auf. Die Neugeborenen sind apathisch, erbrechen und gedeihen schlecht. Zwischen der 3. und 5. Lebenswoche kann es mit Exsikkose, Azidose, Hyponatriämie und Hypokaliämie zu **lebensbedrohlichen Symptomen** kommen. Mildere Formen des 21-Hydroxylase-Defektes

treten oft erst während der Pubertät in Erscheinung (sog. **Late-onset-AGS**): Es kommt zu einer Virilisierung mit Seborrhö, Akne, Hirsutismus (S. 58), Zyklusstörungen und anovulatorischen Zyklen.

> **MERKE**
>
> Insgesamt sind bei einem **21-Hydroxylase-Defekt** 3 Verlaufsformen möglich:
> – klassisches AGS ohne Salzverlustsyndrom
> – klassisches AGS mit Salzverlustsyndrom
> – Late-onset-AGS.

– **3β-Hydroxysteroiddehydrogenase-Defekt:** Dieser Enzymdefekt betrifft alle biologisch aktiven Steroide, die in Ovar und Nebennierenrinde synthetisiert werden. Folglich ist die Bildung von **Androgenen**, **Östrogenen** und **Kortikoiden vermindert**. Die produzierten Androgene sind zudem nur schwach wirksam. Aufgrund dieser Hormonkonstellation sind die Neugeborenen schwer krank. **Männlichen Betroffene** zeigen i.d.R. ein intersexuelles Genitale im Sinne eines Pseudohermaphroditismus masculinus (S. 28).

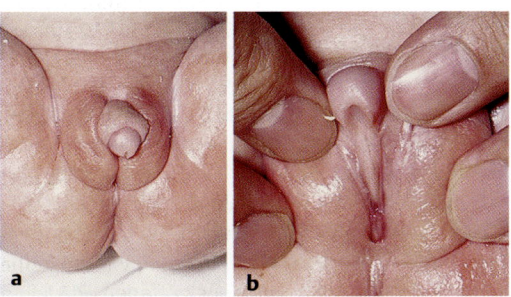

Abb. 2.9 Genitalbefund (Prader Typ III) bei einem 6 Wochen alten Mädchen mit AGS bei 21-Hydroxylase-Mangel.

Bei **weiblichen Betroffenen** kommt es zu einer milden Virilisierung.

- **17α-Hydroxylase-Defekt:** Hier sind die Glukokortikoid- und die Sexualsteroidsynthese gestört. Die Mineralokortikoidspiegel sind im Gegenzug erhöht, da ihr Syntheseweg nicht blockiert ist. **Weibliche Neugeborene** sehen meist **unauffällig** aus. In der Pubertät bleibt jedoch aufgrund des Östrogenmangels die Entwicklung der sekundären weiblichen Geschlechtsorgane aus. **Männliche Betroffene** weisen aufgrund des Androgenmangels ein **intersexuelles Genitale** auf. Aufgrund der verstärkten Mineralokortikoidwirkung tritt bei beiden Geschlechtern typischerweise eine **Hypertonie** auf.
- **11β-Hydroxylase-Defekt:** Bei diesem eher seltenen Defekt ist die Bildung von Gluko- und Mineralokortikoiden gestört. Desoxykortisol und (stark mineralokortikoid wirkendes) Desoxykortikosteron häufen sich an, wodurch es zusätzlich zu den androgenbedingten **Virilisierungserscheinungen** bei **Mädchen** (ähnliches Bild wie beim 21-Hydroxylase-Defekt, s.o.) bei **beiden Geschlechtern** zur Ausbildung einer **Hypertonie** (analog zum 17α-Hydroxylase-Defekt, s.o.) kommen kann.

Diagnostik ❘ Neben der Bestimmung des **chromosomalen Geschlechts** sollten zum Ausschluss eines AGS folgende Untersuchungen durchgeführt werden:

- **Hormonanalyse:** 17α-Hydroxyprogesteron (17-OHP → bei 21-Hydroxylase-Defekt deutlich erhöht), Dihydrotestosteron (DHT), 11-Desoxykortisol
- **Urindiagnostik:** Pregnantriol (Abbauprodukt des 17α-Hydroxyprogesterons → bei 21-Hydroxylase-Defekt ↑), Tetrahydro-11-Desoxykortisol (Abbauprodukt des 11-Desoxykortikosterons → bei 11β-Hydroxylase-Defekt ↑)
- **Blutuntersuchung:** Hyperkaliämie mit metabolischer Azidose und Hyponatriämie als Hinweis auf ein Salzverlustsyndrom (s.o.)
- **ACTH-Test** (S. 325): Abgrenzung der beim 21-Hydroxylase-Defekt möglichen Unterformen
- **Guthrie-Test:** Die Testung auf einen 21-Hydroxylase-Defekt gehört seit 2000 zum Neugeborenenscreening (S. 485).

Bei einem konkreten Verdacht auf ein AGS sollte eine **Mutationsanalyse** durchgeführt werden (**Tab. 2.2**, S. 22).

Therapie ❘ Bei einem **klassischen AGS** ist meist eine lebenslange Substitution von **Glukokortikoiden** (z.B. Hydrocortison) notwendig. Hierdurch wird der überschießenden ACTH-Produktion gegengesteuert und die Sekretion von Androgenen und Kortisolvorstufen reduziert. Ziel der Therapie ist eine Verhinderung der weiteren Virilisierung (bei prä

nataler Diagnose kann dies bereits intrauterin geschehen, s.u.). Bei zusätzlichem **Salzverlust** werden außerdem **Mineralokortikoide** (z.B. Fludrocortison) substituiert und die **Elektrolytstörungen ausgeglichen**.

Beim **Late-onset-AGS** wird die Hypophyse durch Gabe eines **Glukokortikoids** supprimiert. Gegen die Virilisierungserscheinungen wird ein **Antiandrogen** verordnet.

Unter angemessener Therapie können die **Androgenisierungserscheinungen der Haut reversibel** sein. Bei einer Normalisierung der Ovarialfunktion ist eine **Fertilität** der Patientinnen möglich.

Prophylaxe ❘ Aufgrund des autosomal-rezessiven Erbganges des AGS besteht für die Eltern ein **Wiederholungsrisiko von 25 %** ein weiteres Kind zu bekommen, das vom AGS betroffen ist. Prophylaktisch kann in einem solchen Fall bereits ab dem 1. Trimenon eine **Steroidbehandlung** (z.B. Dexamethason) durchgeführt werden, um bei weiblichen Feten die Virilisierung zu verhindern. Wenn sich im weiteren Verlauf pränataldiagnostisch herausstellt, dass das Kind entweder nicht vom AGS betroffen oder ein Junge ist, kann die Behandlung beendet werden. Bei betroffenen Mädchen sollte sie allerdings bis zum Ende der Schwangerschaft fortgesetzt werden.

Transplazentare Virilisierung

Definition ❘ Hierunter versteht man eine **Virilisierung des äußeren Genitale** weiblicher Feten durch eine **transplazentare Androgenzufuhr** aus dem mütterlichen Kreislauf während der Schwangerschaft. Die Entwicklung des inneren Genitale (Uterus, Tuben und Vagina) wird nicht gestört.

Ätiopathogenese ❘ Zum einen können **exogen** zugeführte Androgene und Gestagene mit androgener Restwirkung sowie androgen wirkende Substanzen (Danazol, Anabolika) Auslöser sein. Falls dies nicht der Fall ist, müssen mögliche **endogene** Ursachen bei der Schwangeren wie androgenproduzierende Tumoren (z.B. Nebennierenrindentumor, Androblastom des Ovars) oder Enzymdefekte (z.B. heterogene AGS-Merkmalsträgerin, s.o.) ausgeschlossen werden.

Klinik ❘ Abhängig von Zeitpunkt, Dosis und Dauer der hormonellen Einwirkung können alle Stadien des **intersexuellen Genitales** auftreten (**Abb. 2.6**, S. 26). Während die Genitalveränderungen bestehen bleiben, kann es in der Pubertät zu einer **normalen Entwicklung der sekundären weiblichen Geschlechtsmerkmale** kommen.

Diagnostik ❘ Hormonanalysen zum **Ausschluss eines AGS** (s.o.) bzw. siehe **Tab. 2.2**, S.22.

Therapie ❘ Da Karyotyp und inneres Genitale weiblich sind, wird i.d.R. das **äußere virilisierte Genitale**

(ggf. plastisch-operativ) an das weibliche Geschlecht angepasst.

Pseudohermaphroditismus masculinus

Synonym I Männlicher Scheinzwitter.

Definition I Der Karyotyp ist männlich (46, XY), es liegt ausschließlich Hodengewebe vor, das äußere Genitale ist jedoch intersexuell oder weiblich.

Epidemiologie I Diese Anomalie kommt insgesamt sehr selten vor.

Ätiopathogenese I Ursächlich können eine fehlende Androgenwirkung am Zielorgan durch einen Androgenrezeptor-Defekt, eine verminderte bzw. fehlende Androgensynthese durch Enzymdefekte im Steroidstoffwechsel sowie eine fehlende Wirkung des AMH (S. 19) oder des LH zugrunde liegen. Folgende Formen des Pseudohermaphroditismus masculinus werden unterschieden:

- Chromosomenanomalien
- totale oder partielle testikuläre Feminisierung (s.u.)
- Störungen der Androgenbiosynthese (S. 29)
- Oviduktpersistenz (S. 30)
- gonadale LH-Resistenz (S. 30)
- transplazentare Feminisierung (analog zur Virilisierung, S. 28).

Totale oder partielle testikuläre Feminisierung

Definition I Aufgrund eines defekten Androgenrezeptors kommt es bei chromosomal männlichen Individuen (46,XY) zu einer vollständigen oder partiellen Androgenresistenz, vorhandene Androgene können nicht oder nur mangelhaft am Zielorgan wirken. Da die sexuelle Identität aufgrund der fehlenden Androgenwirkung – trotz Anlage funktionstüchtiger Hoden – weiblich ist, spricht man auch von einer testikulären Femininisierung.

Epidemiologie I Die Häufigkeit wird mit ca. 1 : 20 000 angegeben.

> **MERKE**
>
> Die vollständige Androgenresistenz bei 46,XX-Karyotyp ist die **häufigste Form** des **Pseudohermaphroditismus masculinus**.

Ätiopathogenese I Die Ursache ist eine Mutation im X-chromosomal gelegenen Androgenrezeptor-Gen, diese wird von gesunden Frauen X-chromosomalrezessiv vererbt.

Klinik I Der Phänotyp weiblich mit normaler Brustentwicklung. Die spärliche bis fehlende Achsel- und Schambehaarung hat zu der Bezeichnung „hairless women" geführt. Die Vagina ist verkürzt und endet blind. Uterus und Tuben sind aufgrund der testikulären AMH-Sekretion nicht angelegt, daher besteht eine primäre Amenorrhö. Die Gonaden sind Hoden,

sie liegen intraabdominal, inguinal oder intralabial. Das Größenwachstum und die Intelligenz der Betroffenen sind eher überdurchschnittlich.

> **Praxistipp**
>
> Da der beschriebene äußerliche Phänotyp dem heutigen Schönheitsideal entspricht, kommt die testikuläre Feminisierung beispielweise unter großen, schlanken „Models" nicht selten vor.

In Abhängigkeit von der Ausprägung des Rezeptordefekts sind die o.g. Merkmale bei einer partiellen Androgenresistenz entsprechend weiter in Richtung Intersexualität verschoben.

Diagnostik I Palpatorisch und sonografisch sind weder Uterus noch Tuben nachweisbar. Zur Diagnosefindung wird der Karyotyp bestimmt, ein Androgenresistenztest durchgeführt und das Androgenrezeptorgen untersucht. LH und Estradiol entsprechen der frühen Follikelphase (S. 41).

> **MERKE**
>
> Die **Testosteronwerte** sind bei der testikulären Feminisierung im **normalen männlichen Bereich** – für den weiblichen Phänotyp im Vergleich zu den Normalwerten bei Frauen aber **deutlich erhöht**.

Therapie I Es muss eine Beratung der Patientin darüber erfolgen, dass keine Menstruation und keine Schwangerschaft eintreten können. Geschlechtsverkehr ist in der Regel möglich. Wenn die Vagina zu kurz ist, kann ein plastischer Eingriff durchgeführt werden. Wenn die Hoden intraabdominal oder inguinal liegen, sollten diese wegen des Risikos der malignen Entartung entfernt werden. Es sollte, um die Entwicklung in die weibliche Richtung weiterlaufen zu lassen eine langfristige Östrogen-Gestagen-Substitution erfolgen. Eine psychotherapeutische Begleitung kann aufgrund der möglicherweise nach Aufklärung über den Befund bestehenden starken inneren Konflikte hilfreich sein.

Störungen der Androgenbiosynthese

Definition I Durch Enzymdefekte im Rahmen der Androgenbiosynthese ist bei männlichen Individuen (46,XY) die Bildung von Testosteron und/oder Dihydrotestosteron (DHT) gestört, was zur Verweiblichung der äußeren Genitale führt.

Ätiopathogenese I Die Enzymdefekte können auf allen 5 Ebenen (bzw. inkl. DHT-Synthese 6 Ebenen, s.u.) der Androgenbiosynthese auftreten (**Abb. 2.7**, S. 27 bzw. siehe auch **Abb. 3.2**, S. 39):

- Cholesterol-20-Hydroxylase- oder 20,22-Lyase-Defekt
- 3β-Hydroxysteroiddehydrogenase-Defekt

- 17α-Hydroxylase-Defekt
- 17, 20-Desmolase-Defekt
- 17β-Hydroxysteroiddehydrogenase-Defekt
- 5α-Reduktase-Defekt.

Klinik | In Abhängigkeit vom Enzymdefekt und dem entsprechenden Ausmaß des Androgendefizits kann die Ausbildung der **inneren männlichen Geschlechtsorgane ausbleiben** oder **hypoplastisch** sein. Da die **AMH-Produktion** des Hodens ungestört ist, wird die Differenzierung der Müller-Gänge (**Abb. 2.3**, S. 20) in Richtung **weiblicher Organe** (z.B. Tuben oder Uterus) jedoch in jedem Falle **unterbunden**.

Auch die Entwicklung des **äußeren Genitale** ist abhängig vom Ausmaß des Androgendefizits, es kann wiederum **rein weiblich** oder **intersexuell** sein.

Weitere Folgen des Androgenmangels werden mit Beginn der **Pubertät** deutlich: Bei nicht ausreichenden Androgenspiegeln ist **keine normale Spermatogenese** (S. 18) in den vorhandenen Hoden möglich. Zudem deszendieren diese i.d.R. nicht (**Kryptorchismus**) und das Hodengewebe geht zugrunde.

EXKURS

Der **5α-Reduktase-Defekt** wird teilweise auch als eigenständiges Krankheitsbild behandelt. Das betroffene Enzym vermittelt den letzten Schritt der Androgensynthese: die Konversion von Testosteron zu Dihydrotestosteron (DHT, **Abb. 2.7**, S. 27). DHT ist für die externe Virilisierung erforderlich ist – eine **inkomplette Maskulinisierung** ist die Folge. Da die vorgeschaltete Testosteronbildung jedoch normal verläuft und v. a. ab der Pubertät bei steigenden Plasmaspiegeln das Testosterons seine anabole Wirkung normal entfaltet, nehmen in dieser Zeit die Muskelmasse und entsprechend auch die sportliche Leistungsfähigkeit zu. Die Brustentwicklung wird beeinträchtigt, die Stimmlage wird tiefer und eine Klitorishypertrophie tritt auf, was i. d. R. zur **Infragestellung der sexuellen Identität** bei den von Geburt an als weiblich eingestuften Individuen führt. Teilweise wird dann eine Personenstandsänderung mit entsprechender hormoneller und ggf. auch chirurgischer Therapie angestrebt.

Je nach Lokalisation des Enzymdefektes können die Symptome der gestörten Sexualentwicklung mit weiteren **Störungen des Steroidstoffwechsels** kombiniert sein:

- begleitende **NNR-Insuffizienz** (→ Kortisolmangel)
- **Salzverlustsyndrom** (→ zusätzlicher Mineralokortikoidmangel, S. 27)
- **hypokaliämischer Alkalose** und **Hypertonie** (→ bei gesteigerter Mineralokortikoidsynthese, S. 28).

Therapie | Die Geschlechtszuordnung erfolgt je nach Vorhandensein eines ausreichend hormon-

produzierenden Hodens und nach dem Aspekt des äußeren Genitales.

Praxistipp

Wenn eine plastische Rekonstruktion möglich ist, sollte die Zuordnung zum männlichen Geschlecht erfolgen. Wenn sich die Hoden nicht in den (ggf. neu gebildeten) Hodensack verlagern lassen, sollten diese wegen des Entartungsrisikos entfernt werden.

Oviduktpersistenz

Definition und Ätiopathogenese | Bei der Oviduktpersistenz kann das vom Hoden gebildete **AMH** (= „Oviduktrepressorfaktor", S. 19) aufgrund einer **in zu geringem Umfang gebildeten Menge** oder einer **Resistenz der Zielorgane (Müller-Gänge)** nicht ausreichend wirken. Die Müller-Gänge bilden sich während der sexuellen Differenzierung nicht zurück.

Epidemiologie | Das Krankheitsbild tritt nur **sehr selten** auf.

Klinik | Bei den chromosomal und gonadal männlichen Patienten sind **Tubenanlagen** und ein **hypoplastischer Uterus** nachweisbar.

Therapie | **Entfernung von Uterus und Tuben**, eine weitere Therapie ist in der Regel nicht notwendig.

Gonadale LH-Resistenz

Definition | Bei der sehr seltenen **Leydig-Zell-Hypoplasie** können sich die Leydig-Zellen aufgrund einer **Mutation des LH-Rezeptors** nicht entwickeln, es tritt ein Mangel an von ihnen produziertem Testosteron auf. Bei kompletter LH-Resistenz der Gonaden ist sogar eine **Leydig-Zell-Agenesie** möglich, der **Phänotyp** ist dann trotz männlichem Karyotyps (XY) **vollständig weiblich**.

Ätiopathogenese | Im Rahmen der männlichen Embryonalentwicklung wird durch Bindung von hCG an den LH-Rezeptor der Leydig-Zellen die fetale Testosteronproduktion aktiviert. Bei Mutationen im LH-Rezeptor-Gen kommt es deshalb zu einer **gestörten Testosteronbildung**.

Klinik | Das **äußere Genital** wird aufgrund des Testosteronmangels **nicht bzw. nicht ausreichend virilisiert**. Der Phänotyp ist in Abhängigkeit vom Grad der Entwicklung des Hodengewebes sehr variabel und kann vom nahezu unauffälligen männlichen, über ein intersexuelles bis hin zum weiblichen Genitale reichen.

Auch die Ausbildung des **inneren Genitale** ist abhängig vom Umfang an vorhandenem Keimepithel: Im Extremfall sind bei einer **Leydig-Zell-Agenesie keine** inneren Geschlechtsorgane angelegt. Durch die fehlende Testosteronbildung unterbleibt die Entwicklung der Wolff-Gänge, durch das von den

Sertoli-Zellen produzierte AMH wird jedoch auch die Differenzierung der Müller-Gänge unterbunden. Bei einer **Leydig-Zell-Hypoplasie** sind wie beim äußeren Genitale alle Ausprägungen der Intersexualität möglich.

Diagnostik | Neben der allgemeinen **körperlichen** und **gynäkologischen Untersuchung** wird ein **hCG-Test** (vgl. **Tab. 2.2**, S. 22) durchgeführt: Das niedrige basale Testosteron steigt auch nach hCG-Stimulation nicht an. Der zugrunde liegende Gendefekt kann **molekulargenetisch** nachgewiesen werden. Nach der Pubertät zeigt sich laborchemisch ein **hypergonadotroper Hypogonadismus**.

Therapie | Die Behandlung erfolgt in Abhängigkeit von der Ausprägung des Befundes: Bei lediglich gering verminderter Virilisierung der **männlichen** Individuen (z.B. Mikropenis oder Hypospadie) kann eine **Testosteronsubstitution** (ggf. in Kombination mit einer **plastischen Operation**) erfolgreich sein. Bei überwiegend **weiblich** ausgeprägtem Befund (46,XY-Patientinnen mit nachgewiesenem LH-Rezeptordefekt) wird empfohlen, die **Gonaden** aufgrund des Entartungsrisikos **zu entfernen** und ab der Pubertät eine zyklische **Östrogen-Gestagen-Substitution** durchzuführen.

Hermaphroditismus verus

Synonym | Ovotestikuläre Störung, echtes Zwittertum.

Definition | Bei einem „echten Zwitter" ist sowohl **testikuläres** als auch **ovarielles Gewebe** im Körper vorhanden. Sie liegen entweder getrennt voneinander vor oder bilden ein gemeinsames Organ (**Ovotestis**). Der **Karyotyp** ist **variabel**, meist liegt eine XX-, selten ein XY-Konstitution oder ein XX/XY-Mosaik vor.

Epidemiologie | Der Hermaphroditismus verus ist **sehr selten**.

Ätiopathogenese | Die Ursache ist **unbekannt**.

Klinik | In Abhängigkeit von der gonadalen Hormonproduktion sind verschiedene Ausprägungen der Intersexualität möglich. Überwiegend zeigen sich **weibliche Merkmale** mit Ausbildung eines (meist hypoplastischen) Uterus, einer Vagina, Brustentwicklung und weiblichem Behaarungstyp. Am häufigsten wird Typ II nach Prader (**Abb. 2.8**, S. 27) nachgewiesen. Bei ca. zwei Drittel der Betroffenen werden **Regelblutungen** beobachtet. Die **Gonaden** liegen **intraabdominal** oder **labioskrotal**. **Leistenhernien** treten vermehrt auf. Die Betroffenen sind **steril**.

Diagnostik | Mithilfe einer **Chromosomenanalyse** wird der zugrundeliegenden Karyotyp bestimmt. Die **definitive Diagnosesicherung** erfolgt durch den **histologischen Nachweis** von testikulärem und ovariellem Keimgewebe.

Therapie | Die Geschlechtszuordnung erfolgt je nach vorherrschendem Phänotyp. **Ab der Pubertät** werden kontinuierlich **Östrogene** oder **Testosteron** substituiert. Aufgrund des Risikos der malignen Entartung sollte **Hodengewebe** oder ein **Ovotestis entfernt** werden.

Transsexualität

Als **psychogene Form** der Intersexualität (vgl. **Tab. 2.1**, S. 21) handelt es sich bei der Transsexualität um eine **Diskrepanz zwischen somatischem und psychischem Geschlecht**, die häufig schon in der Kindheit auffällig ist und sich nach Einsetzen der Pubertät noch verstärkt. Eine angestrebte somatische und personenstandsrechtliche Geschlechtsumwandlung wird seit 1980 durch das **Transsexuellengesetz (TSG)** geregelt.

2.2.4 Genitalfehlbildungen

Die ausführliche Darstellung der Genitalfehlbildungen erfolgt ab S. 11.

2.3 Physiologie und Störungen der Pubertät

Key Point
Das Leben einer Frau wird in verschiedene Lebensphasen aufgeteilt. Diese verlaufen von der Geburt über die Kindheit, Pubertät, Geschlechtsreife, Menopause mit nachfolgendem Klimakterium und Senium bis zum Tod. Im folgenden Abschnitt wird auf den physiologischen Ablauf und die Störungen der Pubertät näher eingegangen. Die Veränderungen während des Klimateriums und in der Postmenopause werden ab S. 65 ausführlich dargestellt.

2.3.1 Physiologischer Ablauf der Pubertät

Die weibliche Geschlechtsreifung (lat. „pubertas") beginnt in unserem Kulturkreis derzeit etwa **ab dem 8. Lebensjahr**. Die Pubertät wird genetisch gesteuert, unterliegt jedoch soziokulturellen Einflussfaktoren. Seit Mitte des 19. Jahrhunderts setzt die erste Regelblutung (Menarche) immer früher ein, wobei die Ursache hierfür ebenso wie die Frage des „Startfaktors" der Pubertät nicht endgültig geklärt sind.

Die **pulsatile Freisetzung** des hypothalamischen Gonadotropin-Releasing-Hormons (**GnRH**) ist der Taktgeber des weiblichen Zyklus (S. 37). Dieser Rhythmus beginnt sich im Laufe der Pubertät zu entwickeln. Die Phasen der pubertären Entwicklung haben eine **regelhafte Abfolge** (Thelarche/Pubarche → Wachstumsschub → Menarche, s.u.), wobei die körperliche Entwicklung Ausdruck einer hormonellen Reifung ist. Thelarche und Pubarche folgen zeitlich sehr eng aufeinander.

Körperliche Veränderungen
Die körperlichen Veränderungen der Brust **Abb. 11.3**, S. 247) und der **Schambehaarung** (**Abb. 2.10**) werden nach dem britischen Pädiater **James Tanner** eingeteilt und dienen der Abschätzung des Stadiums der Geschlechtsentwicklung.

> **MERKE**
>
> Die **Brust- und Schamhaarentwicklung** beginnt **etwa 2–3 Jahre vor** dem Wachstumsschub und der ersten Regelblutung.

Thelarche (Brustentwicklung) ❙ Die beginnende ovarielle **Östrogen**produktion lässt den Brustdrüsenkörper anschwellen. Später reifen unter dem Einfluss von **Prolaktin** die Gangsysteme aus.
Pubarche (Wachstum der Schamhaare) ❙ Kurz nach dem Beginn der Brustdrüsenentwicklung beginnt das Wachstum der Schamhaare im Genitalbereich, etwas später auch das der Achselbehaarung. Das Haarwachstum ist Ausdruck einer beginnenden **Androgen**produktion der Nebennierenrinde und des Ovars (Adrenarche und Gonadarche, s.u.).
Wachstumsschub ❙ Ungefähr ein Jahr nach Einsetzen der Thelarche beginnt ein Schub des Körperwachstums, der durch die Ausbildung der **Insulin-like growth factor (IGF)-Achse** bedingt ist. Zu dieser gehören neben dem namensgebenden Hormon selbst noch **IGF-Bindungsproteine**, **Insulin** und das Wachstumshormon **Somatotropin (STH)**. Auch die **Sexualsteroide** spielen bei der Skelettreifung eine wesentliche Rolle.
Menarche (erste Menstruationsblutung) ❙ Die erste Periode findet gegen Ende der pubertären Entwicklung statt und wird in Deutschland derzeit zwischen dem 10.–16. Lebensjahr beobachtet. Es handelt sich dabei in den meisten Fällen um eine **Östrogenentzugsblutung** (S. 46). Ebenso wie sich die Ovulation (Eisprung) erst im Laufe der ersten Zyklen einstellt, ist auch die Ausprägung des Gelbkörpers in den ersten pubertären Perioden insuffizient. Zykluslängen und Blutungsstärken schwanken deshalb zunächst noch.

 Praxistipp
Für die Auslösung der Menarche scheint die Überschreitung eines gewissen Körpergewichts (ca. 40–50 kg) notwendig zu sein. Essstörungen können hierauf einen Einfluss haben.

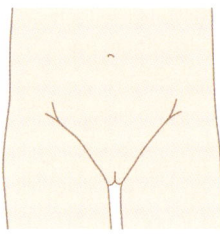

P1
keine Behaarung (höchstens leichter Flaum über dem Mons pubis)

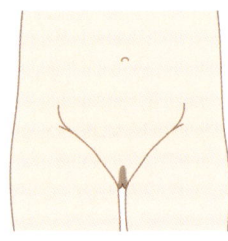

P2
wenige Schamhaare um große Schamlippen

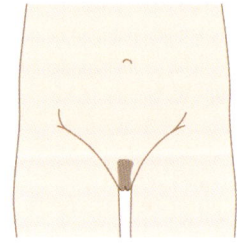

P3
Behaarung wird kräftiger, streut nach lateral, ist aber von umschriebener Ausdehnung

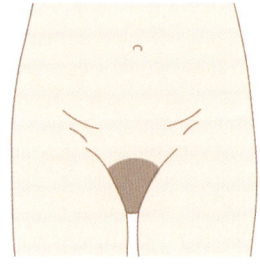

P4
Strukur der Schamhaare wie beim Erwachsenen, aber noch spärlicher und geringer ausgedehnt

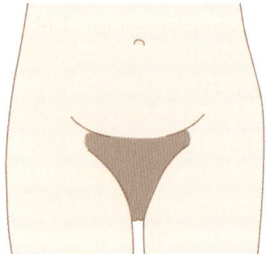

P5
typisches Erwachsenenmuster mit trianguläre Verteilung

Abb. 2.10 Entwicklung der Schambehaarung (Tanner-Stadien).

Hormonelle Veränderungen

Adrenarche | Der Begriff Adrenarche bezeichnet die **Reifung der Zona reticularis der Nebennierenrinde**. Ihr Trigger ist bislang unbekannt. In dieser innersten Schicht des adrenalen Kortex entstehen etwa ab dem 8. Lebensjahr bestimmte 19-Kohlenstoffsteroide aus Cholesterolvorstufen: die sog. **Androgene** (S. 39). Ihre Konzentration bestimmt das Schamhaarwachstum (Pubarche, s.o.). Die Adrenarche geht der Pubarche um ca. 1 Jahr voraus und erfolgt zunächst unabhängig von der hypophysären ACTH-Produktion.

Gonadarche | In der späteren Pubertät entwickelt sich in Reaktion auf die verstetigte pulsatile Freisetzung von GnRH aus dem Hypothalamus eine **geregelte LH/FSH-Sekretion** (zunächst in den nächtlichen REM-Schlafphasen). Die am Ende der hormonellen Achse (**Abb. 3.1**, S. 37) stehenden **Ovarien** beginnen nun mit der zyklischen Produktion von **Estradiol** und mit der Follikelreifung.

2.3.2 Störungen der Pubertät

Pubertas praecox

Definition und Formen | Die Entwicklung der sekundären Geschlechtsmerkmale **vor dem 8. Lebensjahr** bezeichnet man als vorzeitige Pubertät (**Pubertas praecox**). Hierbei ist eine zerebral bedingte „echte" Form (**Pubertas praecox vera**) von einer „Pseudoform" (**Pseudopubertas praecox**) zu unterscheiden, bei der peripher Sexualsteroide in Ovar oder Nebennierenrinde autonom produziert werden.

Ätiopathogenese | In 70 % der Fälle kann keine eigentliche Ursache gefunden werden (**idiopathische Pubertas praecox**). Bei der **Pubertas praecox vera** besteht eine vorzeitige Aktivierung der Hypothalamus-Hypophysen-Gonaden-Achse. In den übrigen Fällen dieser Form kommen zerebrale Tumoren, hypothalamische Hamartome, entzündliche ZNS-Erkrankungen und kongenitale Hirnfehlbildungen in Frage.

Häufige Ursachen der **Pseudoform** sind benigne, vorübergehend östrogenproduzierende Ovarialzysten, selten hormonaktive Tumoren der Nebenniere oder des Ovars. Im Bereich der Nebenniere kann ein adrenogenitales Syndrom (AGS, S. 26) Auslöser einer Pseudopubertas praecox sein. Eine iatrogene oder akzidentelle Verursachung (östrogenhaltige Medikamente) muss ebenfalls bedacht werden.

In sehr seltenen Fällen tritt die vorzeitige Pubertät im Rahmen von **syndromatischen Erkrankungen** wie dem McCune-Albright-Syndrom (typische Trias: Pubertas praecox, fibröse Knochendysplasie und Café-au-lait-Flecken) oder der Neurofibromatose auf.

Klinik | Klinisch unterscheiden sich die beiden Krankheitsbilder dadurch, dass bei der **Pubertas praecox vera** alle Schritte der Pubertät regelhaft aufeinanderfolgen und lediglich ihr Beginn zu früh liegt. Problematisch sind v.a. die zu frühe Knochenreife (→ vorzeitiger Schluss der Epiphysenfugen) und der damit verbundene Kleinwuchs.

Bei der **Pseudoform** kommt es zu einem isolierten, zu frühen Ausreifen eines körperlichen Merkmals (z.B. der Brustentwicklung) in Abhängigkeit vom autonom produzierten Hormon.

Diagnostik | Neben der **Eigenanamnese**, die den Beginn körperlicher Pubertätszeichen und etwaige zerebrale Erkrankungen erfragen sollte, spielt die **Familienanamnese** (Meilensteine der Pubertätsentwicklung z.B. bei der Mutter) eine wichtige Rolle, da vorzeitige Pubertätsentwicklungen familiär gehäuft vorkommen.

Eine **körperliche Untersuchung** sollte eine **kindergynäkologische Untersuchung** und einen **Abdomen-Ultraschall** mit einschließen, bei dem der Reifegrad der inneren Genitale bestimmt sowie nach etwaigen hormonaktiven Tumoren gesucht wird. Eine eingehende **neurologische Untersuchung** (ggf. inkl. Bildgebung) gehört ebenso zur Diagnostik wie die eingehende **Untersuchung der Haut** (Café-au-lait-Flecken bei McCune-Albright-Syndrom oder Neurofibromatose).

Bei Verdacht auf eine Pubertas praecox ist der **GnRH-Test** das entscheidende differenzialdiagnostische Hilfsmittel: Bei der **Pseudoform** ist die GnRH-Produktion supprimiert.

Therapie | Die Therapie richtet sich nach der Grunderkrankung und gehört ebenso wie die Diagnostik in die Hände eines **erfahrenen, interdisziplinären kindergynäkologischen Teams**. Es kommen **GnRH-Analoga** zum Einsatz, die zu einer Herabregulation der hypophysären GnRH-Rezeptoren führen.

Pubertas tarda

Definiton | Eine verzögerte Pubertät (**Pubertas tarda**) liegt dann vor, wenn keine äußeren Merkmale der Pubertät **bis zum 14. Lebensjahr** vorliegen bzw. **bis zum 16. Lebensjahr** keine Menarche stattgefunden hat. Von einer Pubertas tarda spricht man auch, wenn ein **Stillstand** der einmal begonnenen Pubertätsentwicklung zu verzeichnen ist oder der Zeitraum von Thelarche bis Menarche **mehr als 5 Jahre** beträgt.

Ätiopathogenese und Formen | Ist die Ursache einer solchen Pubertätsverzögerung auf Ebene der zentralen Gonadotropinsekretion zu finden, spricht man von einem **hypogonadotroper Hypogonadismus** (S. 52). Ursache hierfür können eine genetische Mutation (z.B. olfaktogenitales Syndrom = Kallmann-Syndrom), Hypophysentumoren, aber auch schwere Allgemeinerkrankungen, Hochleistungssport oder eine länger dauernde Unterernährung im Rahmen einer Anorexie sein.

Wenn zwar die Gonadotropinsekretion ausreichend ist, die Ovarien jedoch nicht zur Östrogenproduktion fähig sind (z.B. Streakgonaden des Ullrich-Turner-Syndroms, S. 24) liegt ein **hypergonadotroper Hypogonadismus** (S. 55) vor.

Schließlich kann eine ausbleibende Menarche auch auf eine **Fehlbildung des Erfolgsorgans Uterus** hinweisen. Beispielsweise kommt es beim Mayer-Rokitansky-Küster-Hauser-Syndrom (S. 12) zu einer Vaginalaplasie und einer lediglich rudimentären Anlage des Uterus. Mit Ausnahme der Menarche sind dann alle anderen körperlichen Reifungszeichen normal.

Klinik I Die Klinik ist durch eine **ausbleibende Schambehaarung** bzw. **Brustentwicklung** oder durch eine **primäre Amenorhö** (S. 51) gekennzeichnet.

Diagnostik I Die wichtigste Ausschlussdiagnose ist die **konstitutionelle Entwicklungsverzögerung** (erblich bedingte „Spätzünder", die den Rückstand in der Regel bis zum Erwachsenenalter ohne Behandlung wieder aufholen) – **Eigen- und Familienanamnese** sind hier essenziell. Zur differenzialdiagnostischen Abklärung der **primären Amenorrhö**

siehe S. 52. Ein **GnRH-Test** ist auch bei der Pubertas tarda zur Beurteilung der Hypothalamus-Hypophysen-Ovar-Achse (**Abb. 3.1**, S. 37) sinnvoll. Ein extensiv erhöhtes **Prolaktin** kann Hinweis auf ein Prolaktinom (S. 56) sein. Bei Hinweisen auf einen zentralnervösen Prozess sollte eine entsprechende **Bildgebung** erfolgen. Das **Knochenalter** sollte radiologisch bestimmt werden. Bei Anlagestörungen der Gonaden oder beim Mayer-Rokitansky-Küster-Hauser-Syndrom, die an sich durch eine **diagnostische Laparoskopie** zu diagnostizieren sind, können auch Fehlanlagen v.a. der ableitenden Harnwege vorkommen. Auch hier schafft eine entsprechende Bildgebung Klarheit.

Therapie I Ist eine konstitutionelle Entwicklungsverzögerung ausgeschlossen, gehört die hormonelle Behandlung einer Pubertas tarda in die Hände eines **erfahrenen pädiatrischen Endokrinologen**. Die Therapie eines Hypogonadismus besteht in einer Substitution von **Östrogen/Gestagen** oder **Testosteron**. Bereits eine geringe Überdosierung der **Östrogene** kann zu einem vorzeitigen Verschluss der Wachstumsfugen und damit zum Kleinwuchs führen.

Die Therapie des Mayer-Rokitansky-Küster-Hauser-Syndroms ist **chirurgisch** und besteht in der meist laparoskopischen Anlage einer Neo-Vagina (S. 13).

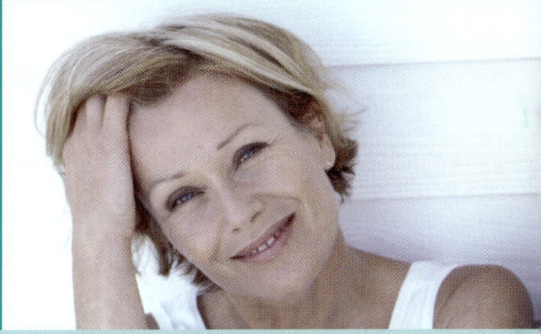

Gynäkologische Endokrinologie

Neues Lebensgefühl

Störende Zwischenblutungen

Schon seit über zwei Jahren hat Frau Hold immer wieder Zwischenblutungen, die meist in der Mitte des Zyklus beginnen und dann bis zur nächsten regulären Periode andauern. Dieser Zustand belastet sie sehr, weil sie sich unter anderem in ihren Freizeitaktivitäten eingeschränkt fühlt: „Mir macht es keinen Spaß, mit den Blutungen ins Schwimmbad, geschweige denn in die Sauna zu gehen", erklärt Frau Hold, die bislang nicht schwanger war, aber auch keinen Kinderwunsch hat, ihrem Frauenarzt. Eine Verätzung mit Silbernitrat am Muttermund sollte die stark durchblutete Haut veröden, die Behandlung brachte jedoch keinen Erfolg. Vor drei Monaten hat die Patientin die Pille abgesetzt. Die Zwischenblutungen blieben unverändert, zusätzlich bekam sie aber eine unreine Haut und die Körperbehaarung wurde stärker.

Hormonelle Abklärung

Im Ultraschall fallen dem Gynäkologen auf beiden Seiten sehr viele kleine Follikel auf, die vor allem am Rand der Eierstöcke liegen. Zusätzlich finden sich an beiden Eierstöcken 2 Zysten von 2–3 cm Durchmesser, die Eierstöcke sind dadurch leicht vergrößert. Ansonsten gibt es, wie auch in der gynäkologischen Untersuchung, keine Auffälligkeiten. Eine Hormonanalyse soll Licht ins Dunkel bringen: Der Arzt möchte klären, ob die endokrine Funktion der Ovarien beeinträchtigt ist oder ob es andere hormonelle Ursachen für die Zwischenblutungen gibt. Zwei Wochen nachdem die Blutprobe von Frau Hold ins Labor geschickt wurde, kommt die Patientin wieder in die Praxis, um die Befunde zu besprechen. „Die Werte der Hormone, die die Keimdrüsen von außen stimulieren (die sogenannten Gonadotropine LH und FSH), sind normal, das Testosteron, das männliche Hormon, ist jedoch leicht erhöht. Das heißt, das Problem liegt eher in der Hormonproduktion der Eierstöcke selbst", erklärt der Gynäkologe Frau Hold und fährt fort: „Wahrscheinlich ist das auch der Grund für die unreine Haut und die vermehrte Körperbehaarung nach Absetzen der Pille."

Ist der Langzeitzyklus gefährlich?

Der Arzt verschreibt Frau Hold eine Mikropille mit einem verhältnismäßig hohen Gestagenanteil im Langzeitzyklus: „Sie nehmen die Pille ohne die übliche Pause durchgehend ein, dann dürfte es zu keiner Blutung und damit auch zu keiner Zwischenblutung mehr kommen." Die Patientin fragt, ob das nicht gefährlich sei, wenn die Menstruationsblutung komplett unterdrückt werde. Der Arzt kann sie beruhigen: „Der normale 21/7-Rhythmus der Pilleneinnahme, d.h. die Einnahme über 21 Tage gefolgt von einer einwöchigen Pause, in der es dann zur Blutung kommt, orientiert sich am ‚natürlichen' Ablauf. Ein Auslassen dieser Abbruchblutungen scheint aber nach unserem derzeitigen Wissensstand keinen nachteiligen Effekt – auch nicht auf die Fruchtbarkeit im Anschluss an eine solche Therapie – zu haben." Die Patientin fragt weiter, ob sich durch die Hormoneinnahme auch die Zysten am Eierstock zurückbilden würden. Der Arzt erklärt Frau Hold, dass es gut sein könne, dass die Zysten verschwinden: „Durch die Pille schwankt der Hormonspiegel weniger, deshalb bilden sich weniger oft Zysten als bei Frauen, die keine Pille nehmen." Frau Hold und der Gynäkologe vereinbaren, dass sie in sechs Monaten erneut zu ihm in die Praxis kommt, um ein erstes Resümee zu ziehen. „Wenn Sie Beschwerden oder Fragen haben, können Sie natürlich auch davor jederzeit anrufen oder vorbeikommen", bietet der Arzt seiner Patientin an.

Erfolg versprechende Therapie

Ein halbes Jahr später stellt Frau Hold sich wieder in der Sprechstunde vor. „Seit zwei Monaten habe ich keine Zwischenblutungen mehr, das ist ein ganz neues Lebensgefühl", berichtet die Patientin. „Auch meine Haut ist in den letzten Wochen deutlich besser geworden", fügt sie erfreut hinzu. Der Frauenarzt führt noch einmal eine Ultraschalluntersuchung durch: Die Eierstöcke sind unauffällig und die Gebärmutterschleimhaut ist flach: „Das sieht gut aus, Frau Hold. Ich würde sagen, dass Sie diese Mikropille weiter durchgehend nehmen. In sechs Monaten kommen Sie dann wieder und ich schaue mir den Befund noch einmal an. Wenn alles in Ordnung ist, können Sie danach probehalber eine Pillenpause einlegen."

3   Gynäkologische Endokrinologie

3.1 Regulation der Ovarialfunktion

Key Point

Ab dem Zeitpunkt der Geschlechtsreife wird im Ovar zyklisch ein sprungbereiter Follikel gebildet mit anschließender Ovulation (Eisprung) einer reifen, befruchtungsfähigen Eizelle. Ferner werden im Ovar Sexualsteroide produziert und sezerniert. Die neuroendokrine Steuerung der Ovarialfunktion ist sehr komplex und erfolgt im Wesentlichen über das ZNS. Zwischen Hypothalamus, Hypophyse und den Ovarien bestehen innerhalb eines Regelkreises zahlreiche Wechselwirkungen, auf die im Folgenden eingegangen wird.

Die Regulation der Ovarialfunktion erfolgt über die pulsatile Sekretion von luteinisierendem Hormon (**LH**) und follikelstimulierendem Hormon (**FSH**) aus dem Hypophysenvorderlappen (HVL = Adenohypophyse), welche von der pulsatilen Freisetzung des hypothalamischen Gonadotropin-Releasing-Hormons (**GnRH**) kontrolliert wird.

Als Zielorgane dieser zentralen Impulse produzieren die Ovarien **Sexualsteroide**, deren Blutspiegel wiederum in Form eines Feedback-Mechanismus über entsprechende Rezeptoren an Hypothalamus und Hypophyse zurückgemeldet werden (**Abb. 3.1**). Neben diesen an der Regulation der Ovarialfunktion hauptsächlich beteiligten Hormonen sollen bei den im Folgenden beschriebenen anatomischen Stationen des weiblichen Hormonsystems an entsprechender Stelle auch die beiden weiteren gynäkologisch relevanten Hormone **Oxytozin** und **Prolaktin** kurz erläutert werden.

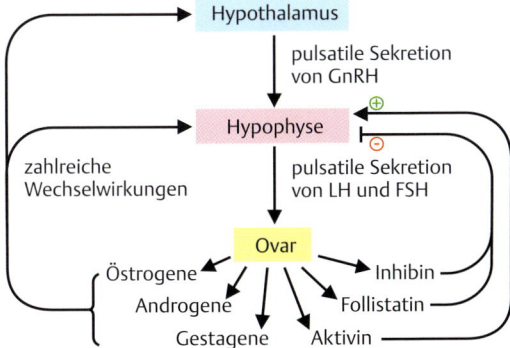

Abb. 3.1   Vereinfachte schematische Darstellung des Regelkreises zwischen Hypothalamus, Hypophyse und Ovar.

3.1.1   Hormone des Hypothalamus
Gonadotropin-Releasing-Hormon (GnRH)

Struktur, Sekretion und Funktion ❙ Die neuroendokrine Sekretion des Peptidhormons Gonadotropin-Releasing-Hormon (GnRH, Syn.: Gonadoliberin) erfolgt in pulsatiler Weise aus dem **Nucleus arcuatus** des Hypothalamus. Es gelangt über den hypophysären Pfortaderkreislauf in den **vorderen Hypophysenlappen**, wo es an entsprechende Rezeptoren bindet und die Synthese, Speicherung und Sekretion der Gonadotropine FSH und LH stimuliert (**Abb. 3.1**).

Steuerung der Sekretion ❙ Frequenz und Amplitude der GnRH-Sekretion werden vom sog. „**GnRH-Pulsgenerator**" im Bereich des mediobasalen Hypothalamus reguliert, der seinerseits von den Sexualsteroiden kontrolliert (Feedback-Mechanismus, s.o) sowie von einer Reihe von Neurotransmittern (z.B. Dopamin, Katecholamine) und Endorphinen beeinflusst wird.

Die **Pulsfrequenz** ist zyklusabhängig und beträgt in der frühen Follikelphase (S. 41) 1 Puls pro 60–90 min, während sie in der Lutealphase (S. 44) unter Progesteroneinfluss auf 1 Puls pro 180 min (3 h) absinkt, aber eine höhere Amplitude aufweist als in der Follikelphase. Durch die Veränderung der Frequenz kann die ebenfalls pulsatile Sekretion der Gonadotropine und damit deren Konzentrationsverhältnis zueinander variiert werden. So kommt es in der Lutealphase zu einer vermehrten Synthese und Ausschüttung von FSH, was für die Rekrutierung einer neuen Follikelkohorte für den Folgezyklus wichtig ist.

> **MERKE**
>
> Der **pulsatile Charakter** der GnRH-Sekretion ist eine unabdingbare Voraussetzung für den **geregelten Ablauf** des ovariellen Zyklus.

Störungen der Sekretion ❙ Die regelgerechte pulsatile Sekretion des GnRH und damit der Gonadotropine kann durch verschiedene Faktoren gestört werden und zur **zentralen bzw. hypothalamischen Ovarialinsuffizienz** führen (im Gegensatz zur primären Ovarialinsuffizienz liegt die Ursache hierbei nicht in den Ovarien selbst, sondern in einem der übergeordneten Regulationszentren, vgl. hierzu S. 52). So ist bekannt, dass Frauen aufgrund von Essstörungen, Hungerzuständen, exzessiver sportlicher Betätigung, Stress und Laktation eine Amenorrhö (d.h. ein Ausbleiben der Menstruation, S. 51) entwickeln können. Auch hirnorganische Prozesse (z.B. Tumoren) können die hypothalamische Steuerung außer Kraft setzen.

Im **Klimakterium** hingegen kommt es zu einer physiologischen Störung der Gonadotropinfreisetzung

3

und damit des weiblichen Zyklus: Die altersabhängige Abnahme der Primordialfollikel im Ovar (S. 66) führt dazu, dass immer weniger Follikel heranreifen – die Feedback-Kontrolle durch ovariell produziertes Estradiol und Progesteron wird unregelmäßig. Wenn keine Follikel mehr vorhanden sind, führt der Ausfall der ovariellen Hormonproduktion zu einem starken Anstieg des LH und v.a. des FSH (Wegfall des negativen Feedback-Effekts): Die Postmenopause ist erreicht (vgl. hierzu S. 66).

Wird GnRH kontinuierlich von außen verabreicht (z.B. durch die Gabe eines GnRH-Analogons wie Buserelin, Goserelin, Leuprorelin oder Triptorelin in Depotform), kommt es initial zur Entleerung der FSH- und LH-Speicher (sog. „Flare-up"-Effekt), danach jedoch zum Sistieren der hypophysären Gonadotropinsekretion – in der Folge pausiert der ovarielle Zyklus für die Dauer der Behandlung. Es resultiert ein relativer Östrogenmangel, der wiederum therapeutisch genutzt werden kann (z.B. bei Endometriose, S. 153, Pubertas praecox, S. 33, oder zur Therapie eines östrogenabhängigen Mammakarzinoms, S. 288). Auch im Rahmen der künstlichen Befruchtung ist diese „Downregulation" der Ovarien ein Teil der hormonellen Therapie (S. 332). Möglicherweise auftretende unerwünschte Nebenwirkungen wie Hitzewallungen oder Libidoverlust entsprechen den Symptomen einer Ovarialinsuffizienz (S. 54) bzw. einer Frau im Klimakterium (S. 66).

GnRH-Analoga werden darüber hinaus diagnostisch zur Differenzierung von Zyklus- und Fertilitätsstörungen eingesetzt (sog. GnRH-Test), weitere Details hierzu siehe S. 325.

Oxytozin

Neben GnRH wird im Hypothalamus als weiteres gynäkologisch relevantes Hormon auch Oxytozin gebildet. Dieses gelangt über axonalen Transport zum Hypophysenhinterlappen (HHL = Neurohypophyse) und wird dort gespeichert. Auslöser zur Sekretion sind v.a. mechanische Reize an Vagina und Uterus (sog. Ferguson-Reflex) sowie an den Mamillen – an diesen Organen entfaltet das Hormon wiederum auch seine Hauptwirkungen in Form von Kontraktionen des Myometriums (→ gegen Ende der Schwangerschaft und unter der Geburt: Auslösung und Anpassung der Wehentätigkeit, S. 369) bzw. des Myoepithels der Brustdrüse zur Milchabgabe beim Stillen des Kindes (S. 480). Darüber hinaus wird Oxytozin eine wesentliche Rolle bei der Verhaltenssteuerung im Rahmen der Mutter-Kind-Beziehung wie auch zwischen Geschlechtspartnern zugesprochen – in beiden Fällen scheint es einen festigenden Einfluss auf die jeweilige Bindung zu haben.

3.1.2 Hormone der Hypophyse

Follikelstimulierendes Hormon (FSH) und luteinisierendes Hormon (LH)

Struktur, Sekretion und Funktion I Im Hypophysenvorderlappen (HVL) werden unter pulsatilem GnRH-Einfluss (s.o.) die Gonadotropine FSH und LH gebildet, gespeichert und in den Blutkreislauf sezerniert. Die beiden Hormone vermitteln ihre Wirkung am Ovar durch Bindung an spezifische Rezeptoren, die sich u.a. auf den Plasmamembranen der Granulosazellen (FSH- und LH-Rezeptoren) und Thekazellen (LH-Rezeptoren) je nach Zyklusphase in unterschiedlicher Dichte befinden. Tab. 3.1 zeigt eine Übersicht der Gonadotropinwirkungen auf die Ovarien. Eine detaillierte Beschreibung ihres Einflusses auf den ovariellen Zyklus folgt ab S. 41.

Steuerung der Sekretion I Synthese, Speicherung und Sekretion der Gonadotropine werden durch die im Ovar produzierten Sexualsteroide über Feedback-Mechanismen beeinflusst (S. 40). Darüber hinaus werden FSH-Synthese und -Sekretion durch die gonadalen Peptide Aktivin, Inhibin und Follistatin moduliert, deren vielfältige Wirkungen noch nicht vollständig geklärt sind. Während Aktivin die FSH-Sekretion stimuliert, wirken Inhibin, welches in den Granulosazellen des dominanten Follikels gebildet wird, und Follistatin, welches Aktivin bindet, hemmend auf die FSH-Sekretion (Abb. 3.1).

Prolaktin

Prolaktin wird zum größten Teil in den laktotropen Zellen des HVL gebildet, jedoch auch im Endo- und Myometrium sowie während einer Schwangerschaft in der Dezidua. Die Ausschüttung von Prolaktin erfolgt im zirkadianen Rhythmus mit 2- bis 3-fach höheren nächtlichen Spiegeln. Die Freisetzung steht unter der direkten Hemmung des im Hypothalamus gebildeten Prolaktin-Inhibiting-Factor (PIF), der wahrscheinlich mit Dopamin identisch ist. Sekretionsfördernd wirken hingegen TRH, VIP,

Tabelle 3.1	
Wirkungen von FSH und LH auf die Ovarien	
FSH (Syn.: Follitropin)	**LH (Syn.: Lutropin)**
– Förderung der **Follikelreifung** (v.a. Wachstum der Sekundär- und Tertiärfollikel) – Förderung der **Östrogensynthese** (v.a. Follikelphase)	– Unterstützung der FSH-geförderten **Follikelreifung** und **Östrogensynthese** – Auslösung der **Ovulation** (durch steilen Konzentrationsanstieg in der Zyklusmitte = LH-Peak; Abb. 3.4, S. 43) – Förderung der **Progesteronsynthese** (in Tertiärfollikel und Corpus luteum)

Angiotensin II und Endorphine. Auch die Einnahme von Medikamenten (z.B. Metoclopramid), eine Hypothyreose oder körperlicher Stress können zu erhöhten Prolaktinspiegeln führen.
Prolaktin fördert **Wachstum und Differenzierung der weiblichen Brustdrüse** und ist das Schlüsselhormon für die Aufrechterhaltung der Milchproduktion (**Galaktopoese**, S. 480). Aufgrund der hemmenden Wirkung auf die Sekretion der Gonadotropine kann eine Hyperprolaktinämie zur Amenorrhö (S. 51) führen, wie am Beispiel der Laktationsamenorrhö bei stillenden Müttern deutlich wird (S. 309).

3.1.3 Hormone des Ovars

In den Ovarien der Frau werden v.a. die weiblichen Sexualsteroide (**Östrogene und Gestagene**), aber auch männliche Geschlechtshormone (**Androgene**) sowie die gonadalen Peptide **Aktivin, Inhibin und Follistatin** (s.o.) gebildet.

Struktur, Sekretion und Funktion I Sämtliche Sexualhormone leiten sich als Steroidhormone vom Sterangerüst des **Cholesterins** ab (**Abb. 3.2**). Unter **LH**-Kontrolle werden in den äußeren Zellen der ovariellen Follikel (**Thekazellen**) **Androgene** gebildet. Nach Abspaltung einer Kohlenstoffseitenkette entsteht zunächst Pregnenolon, welches entweder in 17α-Hydroxypregnenolon oder in **Progesteron** umgewandelt wird. Beide Metaboliten werden – Progesteron über 17α-Hydroxyprogesteron und 17α-Hydroxypregnenolon über Dehydroepiandrosteron (DHEA) – in **Androstendion** umgewandelt. Aus Androstendion entsteht **Testosteron**.
Diese beiden letztgenannten Vertreter der Androgene diffundieren durch die Basalmembran in die inneren Zellschichten der Follikel (**Granulosazellen**) und werden dort unter **FSH**-Einfluss (FSH bindet an die Granulosazellen und bewirkt die Enzyminduk-

tion der Aromatase) in die Östrogene **Estradiol** und schwächer wirksames **Estron** umgewandelt.

> **MERKE**
>
> Die Synthese von **Östrogenen** erfolgt stets über die Bildung von **Androgenen**.

Östrogene werden bei der Frau außer im Ovar auch in der Nebennierenrinde (NNR) sowie im Fettgewebe und in der Leber, im Laufe einer Schwangerschaft darüber hinaus in der Plazenta (hier entsteht v.a. **Estriol**, S. 348) gebildet. Während und nach dem Klimakterium werden Androgene im Binde-, Fett- und Muskelgewebe durch dort vorhandene Aromatasen in Östrogene umgewandelt (S. 66).
Der wichtigste Vertreter der Gestagene ist das **Progesteron**. Es wird im Gelbkörper (Corpus luteum, S. 44), in geringen Mengen auch in der NNR bzw. während der Schwangerschaft in der Plazenta (S. 348) gebildet. Die zahlreichen Wirkungen von Östrogenen und Gestagenen auf den weiblichen Körper sind in **Tab. 3.2** dargestellt.

> **MERKE**
>
> Präovulatorisch (**1. Zyklushälfte**) ist unter **Östrogen**einfluss reichlich Zervixsekret vorhanden, der Schleim ist glasklar, spinnbar, stark wasser- und kochsalzhaltig und gut für Spermien passierbar.
> In der **2. Zyklushälfte** (postovulatorisch) ist der Zervixschleim unter **Progesteron**einfluss spärlich, viskös, wasserarm und für Spermien schlecht penetrierbar.

Auch die **Androgenproduktion** erfolgt bei der Frau außer in den Ovarien (Thekazellen und Stroma) in der Zona reticularis der NNR. Die Ovarien produzieren hauptsächlich Androstendion und DHEA, während nur wenig Testosteron gebildet wird. Bei Frauen im fertilen Alter entsteht etwa die Hälfte

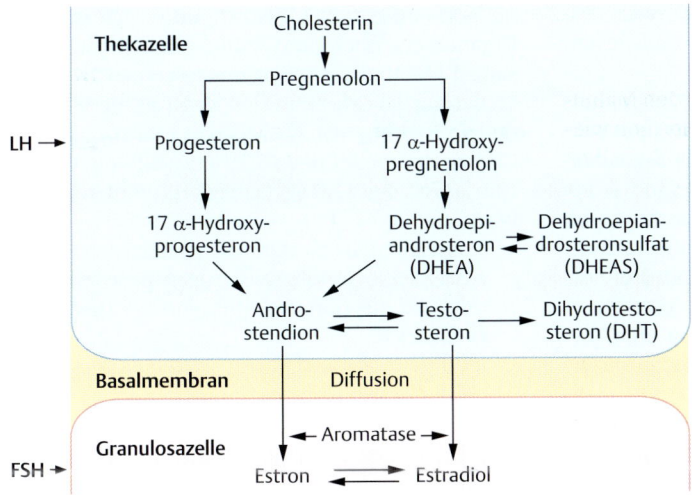

Abb. 3.2 Ovarielle Synthese der Sexualsteroide. Die Bildung der Androgene erfolgt in den Thekazellen der Follikel. Nach Diffusion von Androstendion und Testosteron durch die Basalmembran in die Granulosazellen erfolgt die Aromatisierung der Androgene in die Östrogene Estron und Estradiol.

3

Tabelle 3.2

Wirkungen der Östrogene und Gestagene auf den weiblichen Körper

	Östrogene	Gestagene
Brustdrüse	beide Hormone zusammen: Wachstum, Förderung der Proliferations- und Sekretionsbereitschaft der Alveoli	
Uterus	− Aufbau einer neuen Schleimhaut (**Proliferation**) − Dickenwachstum der Uterusmuskulatur − während einer Schwangerschaft: • Stimulierung der Progesteronsynthese in der Plazenta (S. 348) • Vorbereitung des Uterus auf die Geburt (→ Stimulierung von Durchblutung und Wachstum, Ausbildung von Gap junctions zwischen den Myometriumzellen)	− Umwandlung der Uterusschleimhaut in ein drüsenreiches Gewebe (**sekretorische Transformation** → Vorbereitung auf eine mögliche Schwangerschaft) − Glykogeneinlagerung in die Deziduazellen − während einer Schwangerschaft („**Schwangerschaftsschutzhormon**"): • Verhinderung der regressiven Veränderungen des Endometriums • Abnahme des Tonus des Myometriums (Ruhigstellung) • kurz vor der Geburt: Induktion der Bildung von Oxytozinrezeptoren (wichtig für Wehenauslösung, S. 43)
Zervix	− präovulatorisch: • Öffnung des Muttermundes • Zunahme der Menge und Spinnbarkeit, Abnahme der Viskosität des Zervixsekrets (**Farnkrautphänomen** bei Eintrocknen des Schleims auf einem Objektträger, **Abb. 13.8b**, S. 328)	− postovulatorisch: • Verschluss des Muttermundes • Abnahme der Menge und Spinnbarkeit, Zunahme der Viskosität des Zervixschleims (→ schlecht für Spermien passierbar)
Vagina	− Proliferation des Vaginalepithels, Aufbau bis zur Oberflächenschicht	− regressive Veränderungen mit Aufbau der Intermediärzellschicht
sonstiges	− Steuerung von Wachstum und Differenzierung der primären weiblichen Geschlechtsmerkmale (Uterus, Tuben, Ovarien, Vagina; S. 20) − während der Pubertät: Ausbildung der sekundären Geschlechtsmerkmale (Brustentwicklung, hohe Stimmlage, weibliches Behaarungs- und Fettverteilungsmuster; S. 32) − positiver Einfluss auf Fettstoffwechsel (Gesamtcholesterin und LDL ↓, HDL ↑) − regenerativer Effekt auf Haut und Schleimhäute − Stimulation der Osteoblasten (→ Knochenaufbau)	− Anstieg der Körpertemperatur um 0,4–0,6 °C in der zweiten Zyklushälfte nach der Ovulation (**Abb. 3.3**, S. 42; mögliche Kontrazeptionsmethode, S. 308, bzw. relevant für Sterilitätsdiagnostik, S. 324)

des Testosterons aus der peripheren Umwandlung von Androstendion, während je ein Viertel in der NNR und den Ovarien synthetisiert wird. Die NNR produziert hauptsächlich DHEA und dessen Sulfat (DHEAS).

Nur 1 % des Testosterons liegt als freies (wirksames) Hormon vor, während 19 % des zirkulierenden Testosterons an Albumin und 80 % an das **sexualhormonbindende Globulin (SHBG)**, welches in der Leber entsteht, gebunden wird. Die Synthese von SHBG wird durch Androgene und Insulin vermindert und durch Östrogene und Schilddrüsenhormone gesteigert. Erhöhte Androgenspiegel (Hyperandrogenämie, S. 57) führen somit über eine Verminderung der SHBG-Synthese zum weiteren Anstieg des freien Testosterons und damit zur Steigerung des Hyperandrogenismus (Circulus vitiosus). Androgene dienen im weiblichen Organismus v.a. als Vorstufen für die Östrogensynthese (s.o.), darüber hinaus beeinflussen sie das Verteilungsmuster der Sekundärbehaarung. Seine starke androgene Wirkung entfaltet Testosteron in den meisten Organen erst nach Umwandlung in den hochwirksamen Metaboliten **Dihydrotestosteron (DHT)**.

Steuerung der Sekretion I Die Kontrolle der Bildung und Freisetzung von **Östrogenen** erfolgt durch die Gonadotropine LH und FSH, deren Bildung wiederum durch den Östrogenspiegel im Blut reguliert wird:

− Bis zu einem bestimmten Schwellenwert wirken ansteigende periphere Östrogenspiegel inhibierend auf die Gonadotropinsynthese (**negatives Feedback**).

− Ab diesem Schwellenwert wird die Gonadotropinsynthese hingegen stimuliert (**positives Feedback**). Der präovulatorisch hohe Östrogenspiegel löst deshalb einen FSH- bzw. einen LH-Peak aus.

3

Tabelle 3.3

Normalwerte der gynäkologisch relevanten Hormone der hypothalamisch-hypophysär-ovariellen Achse				
Hormon	Pubertät	Geschlechtsreife		Postmenopause
		Follikelphase	Lutealphase	
FSH	2–3 mIE/ml	2–10 mIE/ml (präovulatorisch bis > 20 mIE/ml)	2–8 mIE/ml	> 20 mIE/ml
LH	bis 10 mIE/ml	3–10 mIE/ml (präovulatorisch bis > 60 mIE/ml = LH-Peak)	2–8 mIE/ml	> 20 mIE/ml
Estradiol	bis 30 pg/ml	bis 350 pg/ml	ca. 150–200 pg/ml	bis 30 pg/ml
Progesteron	bis 2 ng/ml	< 1 ng/ml	> 12 ng/ml	< 1 ng/ml
Testosteron	unabhängig von der Zyklusphase: 0,4–0,8 ng/ml			
Oxytozin	unabhängig von der Entwicklungsphase: 1–2 mIE/ml (in der Stillzeit: 5–15 mIE/ml)			
Prolaktin	unabhängig von der Entwicklungsphase: 4–22 ng/ml			

Die **Progesteron**-Ausschüttung wird durch LH stimuliert, hohe Progesteronspiegel wirken negativ rückkoppelnd auf die Freisetzung der Gonadotropine (**negatives Feedback**).

Die Synthese der **Androgene** in den Ovarien wird durch LH kontrolliert, die in der NNR durch ACTH. Abschließend sind in **Tab. 3.3** die **Normalwerte** der am hypothalamisch-hypophysär-ovariellen Regelkreis beteiligten Hormone aufgeführt.

> **Praxistipp**
> Die Messung von GnRH ist in der klinischen Routine nicht relevant – wirksame und messbare Mengen kommen nur im venösen Blut der Hypophyse vor.

3.1.4 Ovarieller Zyklus

Unter dem beschriebenen hormonellen Einfluss reift in der ersten Phase des ovariellen Zyklus (**Follikelphase**) ein Follikel zum sprungreifen Graaf-Follikel heran (**Abb. 3.3**). Bei einer durchschnittlichen (**regelhaften**) **Zykluslänge** von **28 Tagen** erfolgt der Eisprung (**Ovulation**) am 14. Zyklustag. Da die Follikelphase individuell jedoch unterschiedlich lange andauern kann, variiert die gesamte Zykluslänge physiologischerweise zwischen **21 und 35 Tagen**.

> **MERKE**
> Demgegenüber umfasst die zweite Zyklusphase (**Gelbkörper- oder Lutealphase**) unabhängig von der gesamten Zykluslänge relativ konstant **14 Tage**.

Parallel zu diesen beiden auf die Ovarien bezogenen Zyklusphasen treten zyklische Veränderungen am **Endometrium** auf: Dort folgt auf die **Proliferationsphase** (1.–14. Tag, bezogen auf eine durchschnittliche Zykluslänge von 28 Tagen) die **Sekretions-** phase (15.–28. Tag). Weitere Einzelheiten hierzu ab S. 45.

> **MERKE**
> 1. **Zyklushälfte: Follikelphase** (Ovar) ↔ **Proliferationsphase** (Endometrium)
> 2. **Zyklushälfte: Lutealphase** (Ovar) ↔ **Sekretionsphase** (Endometrium)

Obwohl der weibliche Zyklus vom Ablauf her mit der Menstruationsblutung endet, wird der **1. Tag der Blutung** definitionsgemäß als **1. Zyklustag** bezeichnet. Der letzte Zyklustag (in der Regel also der 28. Tag) ist dementsprechend der Tag vor der nächsten Menstruationsblutung.

Follikelreifung

Im Ovar befinden sich in der reproduktiven Phase zu jedem Zeitpunkt Follikel in unterschiedlichen Entwicklungsstadien (**Abb. 3.4**). Die Reifung der Follikel bis zur Ovulation erfolgt über mehrere Zyklen und dauert knapp 3 Monate. Die frühen Stadien, **Primordial-** (eine von flachen Granulosazellen umgebene Eizelle; entsteht bereits pränatal, die Eizelle verharrt in der meiotischen Prophase, S. 18) und **Primärfollikel** (von einer einzelnen Schicht kubischer Granulosazellen umgebene Eizelle), reifen kontinuierlich und gonadotropinunabhängig heran.

Im weiteren Verlauf entwickeln sich daraus **Sekundärfollikel**, die mehrere Granulosazellschichten sowie eine Thekazellschicht aufweisen und Anschluss an das Gefäßsystem erlangen, über welches die Gonadotropine im weiteren Verlauf die Follikelreifung fördern können. Aus den Sekundärfollikeln entwickeln sich die **Tertiärfollikel**: Die Eizelle liegt nun exzentrisch in einer Ansammlung von Granulosazellen (Cumulus oophorus).

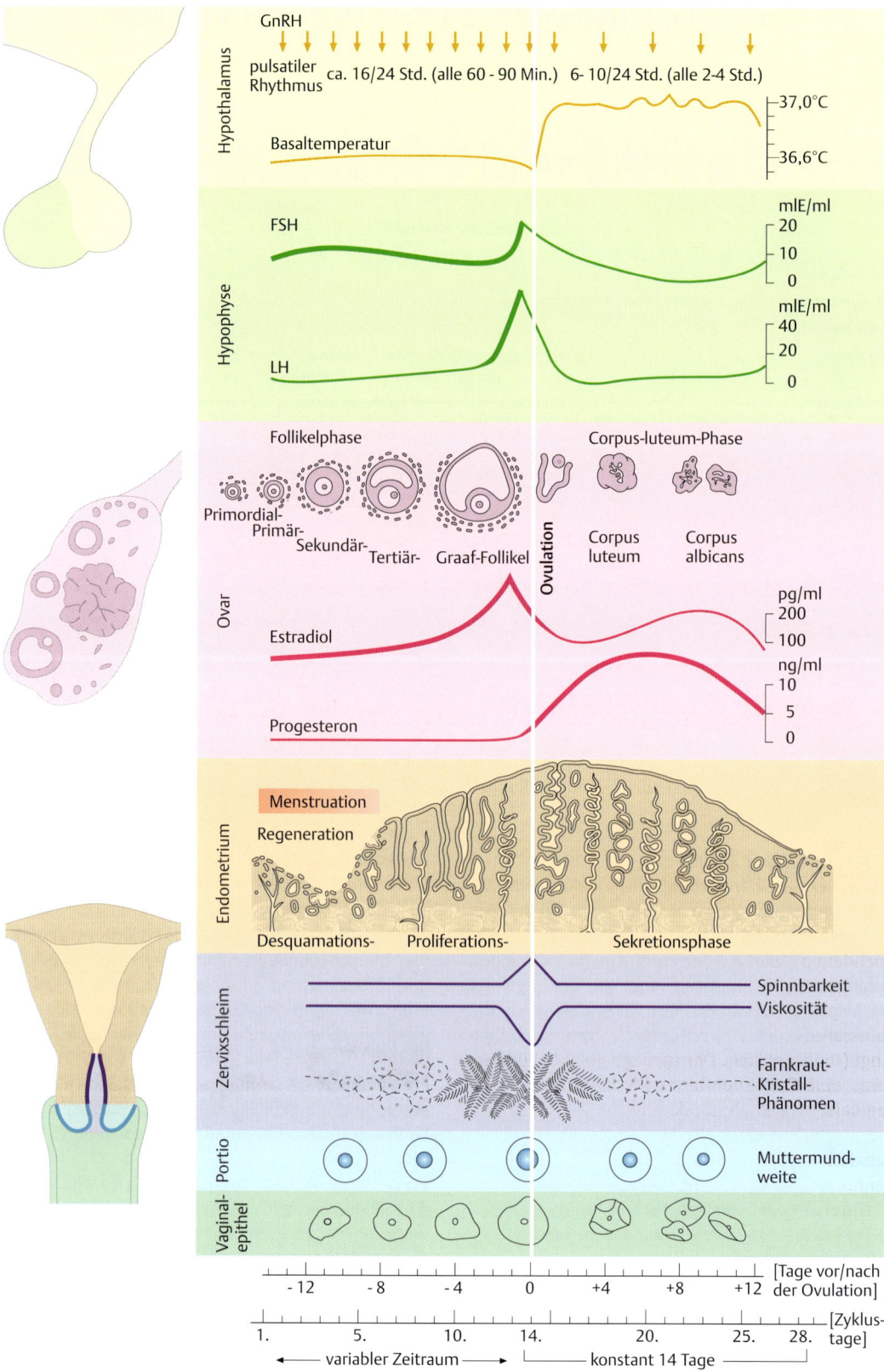

Abb. 3.3   Hormonelle und morphologische Veränderungen während des Zyklus.

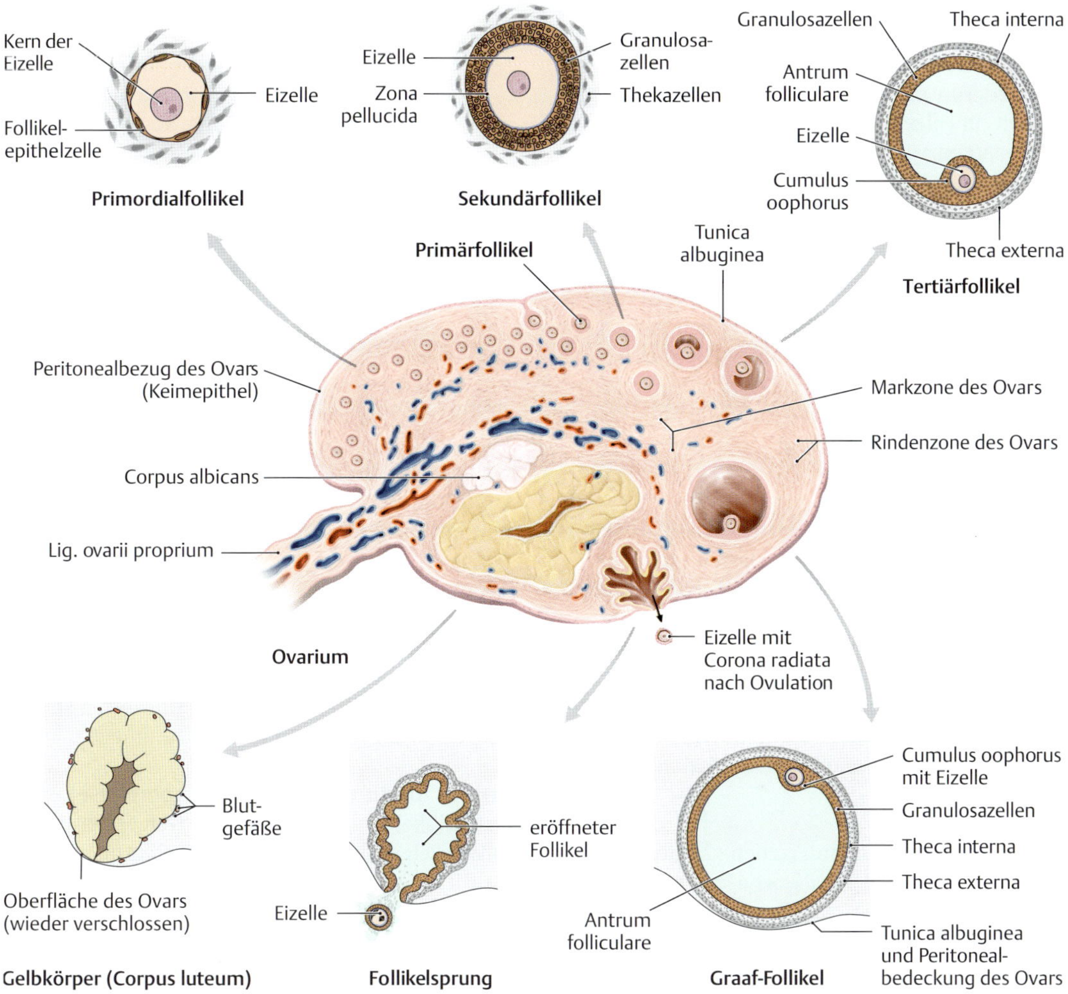

3

Kern der Eizelle

Eizelle

Follikel-epithelzelle

Primordialfollikel

Eizelle

Zona pellucida

Granulosa-zellen

Thekazellen

Sekundärfollikel

Primärfollikel

Tunica albuginea

Granulosazellen

Theca interna

Antrum folliculare

Eizelle

Cumulus oophorus

Theca externa

Tertiärfollikel

Peritonealbezug des Ovars (Keimepithel)

Corpus albicans

Lig. ovarii proprium

Markzone des Ovars

Rindenzone des Ovars

Ovarium

Eizelle mit Corona radiata nach Ovulation

Blut-gefäße

Oberfläche des Ovars (wieder verschlossen)

Eizelle

eröffneter Follikel

Antrum folliculare

Cumulus oophorus mit Eizelle

Granulosazellen

Theca interna

Theca externa

Tunica albuginea und Peritoneal-bedeckung des Ovars

Gelbkörper (Corpus luteum)

Follikelsprung

Graaf-Follikel

Abb. 3.4   Follikelreifung im Ovar. Im Uhrzeigersinn sind einzelne Entwicklungsstadien vergrößert hervorgehoben, die Verhältnisse sind nicht maßstabsgerecht dargestellt.

Nachdem parallel eine ganze Kohorte von Follikeln herangereift ist, bildet sich während der ovariellen **Follikelphase** zwischen dem 5. und 7. Zyklustag ein **dominanter Follikel** heraus, der zur Sprungreife gelangt (**Graaf-Follikel**). Der sprungbereite Follikel erreicht eine Größe von bis zu 25 mm und lässt sich vaginalsonografisch gut darstellen (**Abb. 3.5**).

Die **große Mehrzahl der Follikel** wird jedoch aus dem Ruhestadium oder den frühen Reifungsstadien heraus **atretisch**. Dies hat v.a. hormonelle Gründe:

– Unter LH-Einfluss werden in den Thekazellen **Androgene** gebildet, die durch die Basalmembran in die Granulosazellen diffundieren und mithilfe einer Aromatase in **Estradiol** und **Estron** umgewandelt werden (**Abb. 3.2**, S. 39). Ab dem 7. Zyklustag steigt die Estradiolkonzentration im Blut, die primär aus dem dominanten Follikel stammt, deshalb stark an. Diese wirkt sich hem-

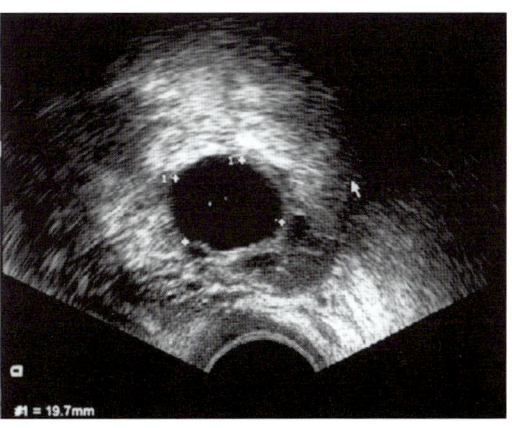

Abb. 3.5   Graaf-Follikel im vaginalsonografischen Bild. Durchmesser ca. 20 mm, Aufnahme im Sagittalschnitt.

mend auf die FSH-Sekretion in der Hypophyse aus (**negativer Feedback-Effekt**), während die LH-Sekretion gefördert wird (**Abb. 3.3**). Dies hat wiederum eine verstärkte Bildung von Androgenen zur Folge, die in den Granulosazellen des dominanten Follikels zu Östrogenen aromatisiert werden können (s.o.).

– In den kleineren Follikeln ist die Aromataseaktivität deutlich geringer ausgeprägt als im dominanten Follikel, sodass in ihnen ein androgenes Milieu vorherrscht, welches die weitere Follikelreifung beeinträchtigt und letztlich zur Atresie der kleineren Follikel führt. Hierdurch wird gewährleistet, dass pro Zyklus normalerweise nur eine einzelne Eizelle zur Ovulation kommt (**monofollikuläre Reifung**).

Praxistipp

Den beschriebenen negativen Feedback-Effekt der in den Follikel produzierten Hormone macht man sich bei der hormonellen Kontrazeption (S. 297) zunutze. Durch die tägliche Einnahme von Ovulationshemmern, welche Ethinylestradiol oder Mestranol und synthetische Gestagene enthalten, wird die pulsatile Sekretion der Gonadotropine supprimiert, sodass Follikelreifung und Ovulation gehemmt werden.

Die maximale Anzahl an Eizellen (7 Mio. Eizellen) wird in der **16.–20. Fetalwoche** erreicht. Danach verringert sich der Eizellvorrat kontinuierlich (durch Atresie, s.o.), sodass zum Zeitpunkt der **Geburt** ca. 700 000 bis 2 Mio. und zum Zeitpunkt der **Pubertät** nur noch ca. 400 000 Eizellen in den Ovarien vorhanden sind (S. 18).

> **MERKE**
>
> In Abhängigkeit von Beginn und Ende der „fruchtbaren Jahre", von der Anzahl der Schwangerschaften und der Dauer der Stillperioden treten im Leben einer Frau bis zu **500 Ovulationen** auf.

Ovulation

Wenn der Plasmaspiegel der v.a. im dominanten Follikel produzierten Östrogene für eine gewisse Zeit einen kritischen Schwellenwert überschreitet, kommt es zu einem steilen LH-Anstieg und infolge der bereits beschriebenen **positiven Rückkopplung** zur Auslösung der Ovulation, die ca. 12–40 h nach dem Beginn des LH-Gipfels (**LH-Peak**) stattfindet (**Abb. 3.3**, S. 42).

Praxistipp

Da sich LH sowohl im Blut als auch im Urin gut nachweisen lässt, können Paare mit Kinderwunsch die Chance auf eine Konzeption durch Geschlechtsverkehr zum optimalen Zeitpunkt erhöhen (VZO, S. 329). Die höchste Schwangerschaftswahrscheinlichkeit besteht an den beiden Tagen vor der Ovulation (Messung des maximalen LH-Wertes), gefolgt vom Tag der Ovulation.

Der Anstieg des LH führt zur Fortsetzung der Meiose (**Reduktionsteilung**) der Eizelle, welche die Voraussetzung für ihre Befruchtung ist (vgl. S. 18), sowie zur **Luteinisierung** der Granulosazellen: Die Granulosazellen werden größer und weisen gelbe Lipidtröpfchen auf. Es werden vermehrt Gelbkörperhormon (**Progesteron**) und **Prostaglandine** gebildet.

An der sich anschließenden **Ovulation** sind proteolytische Enzyme, Kollagenasen und Prostaglandine beteiligt, unter deren Einfluss die Wand des Follikels fokal aufgelöst wird. Die Eizelle wird mit der Follikelflüssigkeit aus dem rupturierten Follikel gespült und von der Tube aufgenommen.

Corpus luteum (Luteal-/Gelbkörperphase)

Der Follikel, aus dem die Eizelle freigesetzt wurde, entwickelt sich zunächst durch Einblutung in seine Restbestandteile zum **Corpus rubrum**, welches sich unter LH-Einfluss zum Gelbkörper (**Corpus luteum**) umwandelt (**Abb. 3.4**, S. 43). Das Corpus luteum wird in jedem Zyklus neu gebildet und ist stark vaskularisiert. Die luteinisierten Zellen bilden große Mengen von **Progesteron** aus LDL-Cholesterin (s.o.). Die Funktion des Corpus luteum bleibt für 12–14 Tage erhalten. Kommt es nicht zum Eintritt einer Schwangerschaft, so geht der Gelbkörper zugrunde (**Luteolyse**) und vernarbt schließlich zum **Corpus albicans**.

Hat jedoch eine Befruchtung stattgefunden, wird die Funktion des Corpus luteum durch das vom Trophoblasten (S. 342) gebildete Schwangerschaftshormon (humanes Chorion-Gonadotropin, hCG) erhalten. Der Gelbkörper wandelt sich in das **Corpus luteum graviditatis** um und produziert die zur Erhaltung der Schwangerschaft notwendigen Östrogene und Gestagene. Die normalerweise auftretenden regressiven Veränderungen des Endometriums werden verhindert und die befruchtete Eizelle kann sich einnisten. Ab der 6.–12. SSW übernimmt die inzwischen gut ausgebildete Plazenta die Progesteronproduktion und der Gelbkörper degeneriert auch in diesem Fall zu einem Corpus albicans. Weitere Einzelheiten hierzu siehe ab S. 340.

3.2 Endometrialer Zyklus und Menstruation

Key Point

Das Endometrium ist ein dynamisches Gewebe: Es reagiert sehr rasch auf die zyklischen Veränderungen der Serumspiegel von Estradiol und Progesteron im weiblichen Zyklus. Zudem produziert der Uterus selbst zahlreiche für den Menstruationszyklus und die Vorbereitung einer Schwangerschaft wichtige Stoffe.

Funktionell lässt sich am Endometrium das Stratum functionale (**Funktionalis**), welches während der Menstruation weitgehend abgestoßen wird, vom darunterliegenden Stratum basale (**Basalis**) unterscheiden, aus dem sich die Schleimhaut regeneriert.

Neben seiner Funktion als Zielorgan der im Rahmen des ovariellen Zyklus produzierten Hormone ist der Uterus selbst Produktionsort für eine Reihe von Stoffen, die beim menstruellen Zyklus und bei der Nidation einer befruchteten Eizelle eine wichtige Rolle spielen. So werden im Endometrium zyklusabhängig u.a. **Prostaglandine** (PGE, PGF2α), **Zytokine**, **Wachstumsfaktoren** (EGF, IGF1) und **Prolaktin** gebildet.

Anhand der wiederkehrenden Veränderungen des Endometriums lassen sich die nachfolgend beschriebenen **3 Phasen** des Menstruationszyklus voneinander abgrenzen: Proliferations-, Sekretions- und Desquamationsphase (**Abb. 3.3**, S. 42).

3.2.1 Proliferationsphase

Das im Anschluss an die vorausgehende Menstruation flache und defekte Endometrium wird in der ovariellen Follikelphase unter der Wirkung des in den heranreifenden Follikeln gebildeten **Estradiols** repariert und von der Basalschicht ausgehend regeneriert (**Abb. 3.6a**). Die Mitoseraten im Oberflächen- und Drüsenepithel sowie im vaskulären Endothel und im Stroma nimmt zu und erreicht am 8.–10. Zyklustag ihr Maximum. Die Drüsen liegen eng beieinander, sind gerade und gleichmäßig verteilt. Gleichzeitig kommt es zu einer Zunahme der Angiogenese im Bereich der oberen Funktionalschicht: In die sich verdickende Uterusschleimhaut wachsen sog. **Spiralarterien** ein.

Zur Zyklusmitte hin verlängern und schlängeln sich die Drüsentubuli (**Abb. 3.3**, S. 42), sie sind von einem mehrreihigen, hochzylindrischen Epithel ausgekleidet.

3.2.2 Sekretionsphase

Nach dem Eisprung wird das proliferierte Endometrium in der ovariellen Lutealphase unter dem Einfluss von **Progesteron** sekretorisch transformiert und bereitet sich so auf die Einnistung einer befruchteten Eizelle vor. Es lassen sich zwei Schichten voneinander abgrenzen: Die obere **Kompakta** besteht hauptsächlich aus Stromazellen. Die darunterliegende **Spongiosa** setzt sich aus geschlängelten, sägeblattförmigen und dichtliegenden Drüsen zusammen. Die Spiralarterien sind voll ausgebildet. Wenn keine Schwangerschaft eintritt, geht das Corpus luteum im Ovar zugrunde (S. 44). Das resultierende Absinken der Progesteron- und Estradiolspiegel löst eine Kaskade von molekularen und zellulären Interaktionen aus, welche die **Auflösung der Funktionalis** und deren **Abstoßung von der Basalis** in Gang setzen. Hierzu zählen die Freisetzung von Zytokinen, Prostaglandinen und VEGF (Vascular Endothelial Growth Factor), die Akkumulation

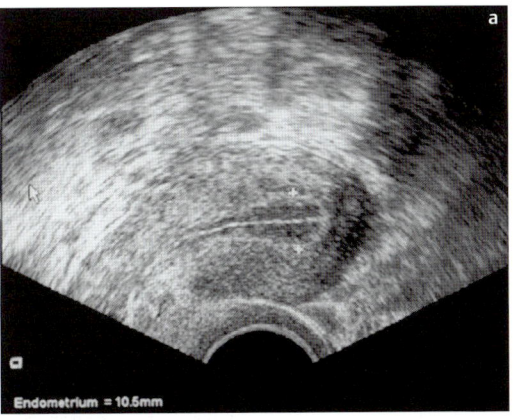
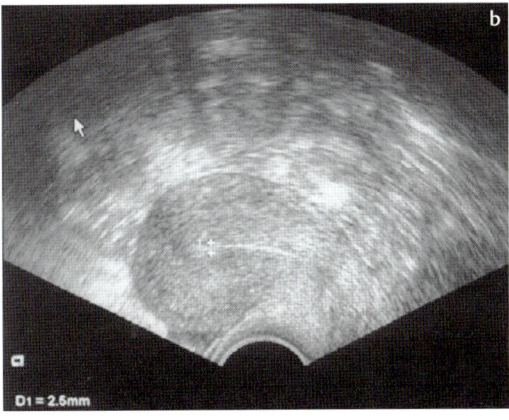

Abb. 3.6 Vaginalsonografisches Bild des präovulatorisch hoch aufgebauten (a) sowie zum Vergleich des postmenstruell schmalen Endometriums (b).

3

von Leukozyten, welche Proteasen freisetzen, sowie die Aktivierung von Matrix-Metalloproteinasen und anderen lytischen Enzymen.

Intermittierende Kontraktionen der Muskulatur der Spiralarterien (Vasospasmen) und Thrombosen in den Arteriolen haben eine Mangeldurchblutung des Gewebes zur Folge, die zusammen mit den freigesetzten proteolytischen Enzymen zu einer Schädigung der Schleimhaut führt (**ischämische Gewebsnekrose**).

3.2.3 Desquamationsphase

Die intermittierenden Gefäßkonstriktionen werden durch kurze Relaxationsperioden der Spiralarterien unterbrochen, während derer die Blutung einsetzt und die Funktionalis letztlich abgestoßen wird (**Desquamation**). Es kommt zur **Menstruation** und damit zur natürlichen Hormonentzugsblutung. Im vaginalsonografischen Bild ist das Endometrium nur noch als schmale Linie nachweisbar (**Abb. 3.6b**).

> **MERKE**
>
> Die Menstruation dauert im Allgemeinen **4–5 Tage**, wobei die Blutung in den ersten beiden Tagen am stärksten ist. Insgesamt kann der Blutverlust **bis zu 100 ml** betragen.

Die **Kontrolle des Blutverlustes** beruht zu einem wesentlichen Teil auf der adäquaten Konstriktion der Blutgefäße in der Basalschicht durch **vasoaktive Substanzen**, die selbst wiederum von **Östrogenen** und **Progesteron** reguliert werden. Die lokale Balance zwischen Fibrinolyse und Gerinnung spielt bei der Limitation des menstruellen Blutverlustes eine große Rolle.

3.3 Blutungsanomalien

Key Point

Abweichungen vom normalen Blutungsmuster (Eumenorrhö) können Rhythmik, Stärke oder Dauer der Menstruationsblutung betreffen, aber auch das Auftreten von Zusatzblutungen bedeuten – sie werden zusammenfassend als Blutungsanomalien bezeichnet (Tab. 3.4 und Abb. 3.7). Isoliert sowie einhergehend mit anderen Blutungsstörungen kann es darüber hinaus zur schmerzhaften Menstruation (Dysmenorrhö) kommen.

> **MERKE**
>
> Wenn die Menstruation 3–7 Tage dauert, alle 25–31 Tage eintritt, nicht übermäßig stark oder schwach ist (d.h. dass ca. 2–5 Binden/Tampons pro 24 h verbraucht werden) sowie keine Zusatzblutungen oder stärkere Schmerzen auftreten, spricht man von einer **Eumenorrhö**.

3.3.1 Ursachen von Blutungsanomalien

Ursächlich kommen bei Blutungsstörungen zahlreiche **endokrine** (→ dysfunktionelle Blutungen, s.u.), **anatomische bzw. organische und iatrogene Faktoren** infrage (Tab. 3.5). Bei allen Frauen im reproduktiven Alter sollte immer an das mögliche Vorliegen einer **Schwangerschaft** gedacht werden. Schwere Grunderkrankungen lassen sich meist bereits anamnestisch eruieren.

Dysfunktionelle Blutung

Definition I Liegt der abnormalen uterinen Blutung eine hormonelle Störung zugrunde, spricht man

Tabelle 3.4

Blutungsanomalien

Kriterium	Ausprägung	Beschreibung
Rhythmik (Häufigkeit der Blutung)	normale Zykluslänge	25–31 Tage
	Oligomenorrhö	> 35 Tage
	Polymenorrhö	< 21 Tage
Blutungsstärke	normal	30–100 ml
	Hypomenorrhö	„zu schwache" Blutung
	Hypermenorrhö	> 100 ml
Blutungsdauer	normal	4 ± 2 Tage
	Menorrhagie	> 7 Tage (> 14 Tage: Dauerblutung)
	Brachymenorrhö	< 3 Tage
Zusatzblutungen	Spotting	prä-/postmenstruelle Schmierblutung
	Mittelblutung	Blutung mit Assoziation zur Ovulation
Sonstige	Metrorrhagie	unregelmäßige, zyklusunabhängige, meist verlängerte Blutung
	Menometrorrhagie	Sonderform der Metrorrhagie in der Perimenopause

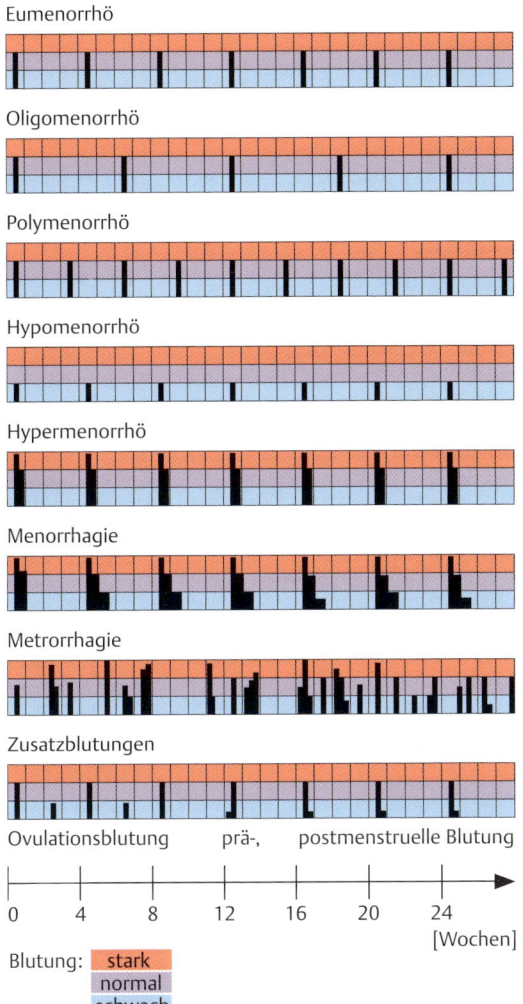

Abb. 3.7   Blutungsanomalien. Zur Dokumentation des Blutungstyps hat sich das **Kaltenbach-Schema** bewährt, dort werden Blutungsstärke, -dauer und -rhythmus im Zeitverlauf festgehalten (ein senkrechter Teilstrich entspricht einer Woche; die Höhe der Säulen entspricht der Stärke der Blutungen: schwach/normal/stark).

von einer **dysfunktionellen Blutung**. Diese können sowohl in **ovulatorischen** als auch in **anovulatorischen** (d.h. in solchen, in denen der Eisprung ausbleibt) **Zyklen** auftreten.

Es handelt sich dabei um eine typische **Ausschlussdiagnose**, wenn sich die Blutungsanomalie nicht durch die in Tab. 3.5 genannten organischen oder iatrogenen Ursachen, systemischen Erkrankungen oder eine Schwangerschaft erklären lässt. Die betroffenen Frauen sind in ihrer Leistungsfähigkeit (z.B. aufgrund der begleitenden Anämie) und Lebensqualität oft stark eingeschränkt.

Anovulatorische dysfunktionelle Blutung

Ätiopathogenese I Anovulatorische dysfunktionelle Blutungsstörungen treten gehäuft in den ersten Jahren nach der Menarche (sog. **„juvenile Blutung"**) und in den Jahren vor der Menopause sowie bei Frauen mit polyzystischem Ovarsyndrom (PCOS, S. 60), Schilddrüsenfunktionsstörung oder Hyperprolaktinämie (S. 56) auf.

Aufgrund des nicht stattfindenden Eisprungs bleibt der Follikel bestehen (**„Follikelpersistenz"**, Abb. 3.8a), die fehlende Umwandlung in einen Corpus luteum führt zu einem **Gestagenmangel**. Das Endometrium unterliegt damit fast ausschließlich östrogenen Einflüssen, wobei die Serumspiegel des Estradiols unterschiedlich hoch sein können. Es kommt zur **ungehemmten Proliferation des Endometriums** und in der Folge zu einer Zunahme der Endometriumdicke, welche sich vaginalsonografisch gut darstellen lässt (Abb. 3.8b).

Aufgrund des Gestagenmangels fehlt zudem eine ausreichende Stabilisierung der Arteriolen durch die perivaskulären Stromazellen. Die Gefäße und

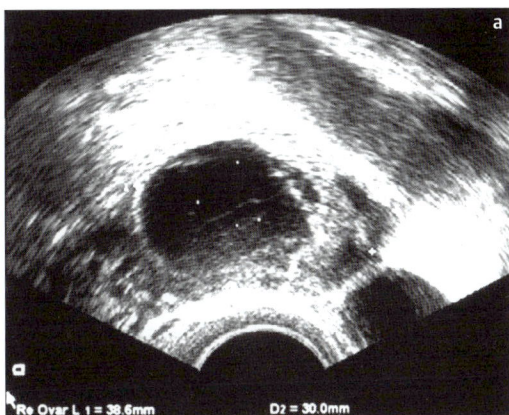

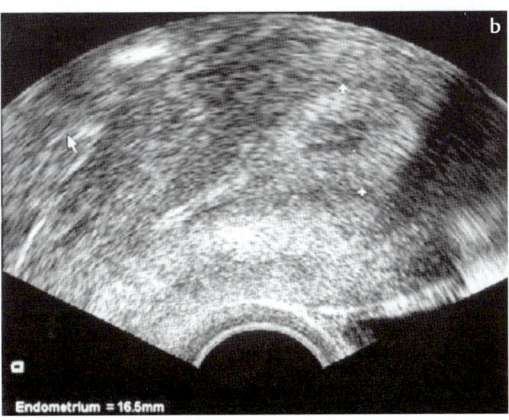

Abb. 3.8   Follikelpersistenz (vaginalsonografischer Befund). a Im rechten Ovar ist der Follikel mit 30 × 38 mm größer als ein sprungreifer Follikel. **b** Das Endometrium ist durch den Östrogeneinfluss sehr hoch aufgebaut.

3

Tabelle 3.5

Beispielhafte Ursachen von Blutungsstörungen

Ursachen	typisches klinisches Bild
anatomische bzw. organische Faktoren	
— Gravidität (insbes. EUG, Abortus imminens, Abortus incipiens)	Blutungen ohne bestimmtes Muster, von schwach bis überperiodenstark
— Polypen (zervikal, endometrial)	Kontaktblutungen (Blutungen nach dem Geschlechtsverkehr), Hypermenorrhö
— Ektopie	Kontaktblutungen (s.o.)
— Endometritis	Metrorrhagie, Spotting
— Myome (insbes. submuköse Myome)	verlängerte, verstärkte Blutung (Menorrhagie), regelmäßig, d.h. ungestörter Zyklusablauf
— Adenomyosis uteri (S. 153)	selten schwache vaginale Blutung unabhängig vom Zyklus, Menorrhagie
— Endometriumhyperplasie, Endometriumkarzinom	starke, anhaltende Blutungen, oft nicht zyklisch
— Zervixkarzinom	Schmier- und Kontaktblutungen, z.T. aber auch starke vaginale Blutungen; typischerweise nicht zyklisch
— Gerinnungsdefekt	Menorrhagie, Metrorrhagie, Hypermenorrhö
— schwere Systemerkrankungen (z.B Nieren-/Leberfunktionsstörung; Thrombozytopenie)	Menorrhagie, Metrorrhagie, Hypermenorrhö
iatrogene Faktoren	
— Trauma	schwache bis starke, anhaltende Blutungen, zyklusunabhängig
— Fremdkörper (z.B. Intrauterinpessare = IUP, S. 310)	schwache bis starke, anhaltende Blutungen, zyklusunabhängig
— Einnahme von Medikamenten (z.B. Glukokortikoide, Antikoagulanzien)	Menorrhagie, Metrorrhagie, Hypermenorrhö
endokrine (funktionelle) Faktoren	
— Ovarialtumor (hormonproduzierend)	schwache bis starke, anhaltende Blutungen, zyklusunabhängig
— Hypo-/Hyperthyreose	Menorrhagie, Metrorrhagie

das umgebende Bindegewebe sind „brüchig", es resultieren fokale oberflächliche Blutungen aus dem Endometrium, die sich klinisch in Form einer lang anhaltenden **Hypermenorrhö** (**Abb. 3.7** bzw. S. 49) äußern. Die normalerweise biphasische Basaltemperaturkurve (vgl. **Abb. 3.3**, S. 42) wird monophasisch: Der gestagengetriggerte Temperaturanstieg nach dem Eisprung bleibt aus.

Bei langfristigem Östrogeneinfluss und chronischem Mangel an Gelbkörperhormon kann es zur Entstehung einer **Endometriumhyperplasie** (glandulär-zystisch oder adenomatös), sehr selten mit Übergang in ein Endometriumkarzinom kommen (v.a. in den Jahren vor der Menopause, s. auch S. 190).

Therapie | Sofern möglich, steht als therapeutischer Ansatz zunächst die **Behandlung der Grunderkrankung**, die zur chronischen Anovulation geführt hat, im Vordergrund. So kann es in einigen Fällen ausreichen, eine Schilddrüsenfunktionsstörung und/ oder eine Hyperprolaktinämie zu behandeln. Bei übergewichtigen Patientinnen mit PCOS empfiehlt sich in den meisten Fällen zunächst eine „Lifestyle"-Intervention mit Umstellung der Ernährung und Zunahme der körperlichen Aktivität.

Sind diese Maßnahmen nicht erfolgreich, kann die zyklische Gabe eines **Gestagens** für 14 Tage die uterinen Blutungen rhythmisieren. Da es sich dabei jedoch nicht um eine kausale Therapie handelt, bleibt die Anovulation bestehen. Eine starke persistierende Blutung kann eine operative Intervention (**Hysteroskopie** und **fraktionierte Abrasio**, S. 91) notwendig machen. Im Falle eines Kinderwunsches ist eine **ovarielle Stimulationstherapie mit Ovulationsinduktion** (S. 329) erforderlich, um ein regelrechtes Follikelwachstum mit nachfolgendem Eisprung zu erreichen.

Ovulatorische dysfunktionelle Blutung

Ätiopathogenese | Ovulatorische dysfunktionelle Blutungen kommen vorwiegend zwischen dem 20.–40. Lebensjahr vor. Eine Ursache kann nicht immer gefunden werden. Möglicher Auslöser kann z.B. eine ovarielle, hormonell aktive Zyste (sog. **Funktionszyste**) sein, die man im Ultraschall oft nicht von einem Follikel unterschieden kann, da sie nur ca. 2–3 cm groß wird. Die Zysten verschwinden meist mit der nächsten Periodenblutung. Wahrscheinlich bestehen in vielen Fällen **lokale Störungen der endometrialen Hämostase**, sodass die Balance zischen Fibrinolyse und Koagulation verändert ist.

Therapie | Bei starker, akuter Blutung können Prostaglandinsynthesehemmer (z.B. Naproxen), die den menstruellen Blutverlust um 20–40 % reduzieren (→ Naproxen normalisiert die erhöhte Freisetzung der Prostaglandine in der Gebärmutter und kann dadurch den Blutverlust reduzieren), und Antifibrinolytika (z.B. Tranexamsäure) mit Erfolg eingesetzt werden.

Die Einlage eines gestagenhaltigen Intrauterinpessars (S. 302) ist besonders bei Frauen mit länger bestehenden Blutungen, die bereits Kinder geboren haben, zu empfehlen. Zwar kommt es in den ersten Monaten zu unregelmäßigen Blutungen, jedoch verringert sich der Blutverlust langfristig um 75–95 %. Bei der Hälfte der Frauen tritt innerhalb von 12 Monaten eine Amenorrhö ein, was viele Frauen als vorteilhaft empfinden. Durch die kontinuierliche Hormonfreisetzung, die antiöstrogen und antimitotisch wirkt, atrophiert das Endometrium. Die Einnahme von Ovulationshemmern (S. 298) führt ebenfalls durch Atrophie des Endometriums und deziduale Stromaveränderungen zur signifikanten Reduktion des Blutverlustes.

3.3.2 Diagnostik bei Blutungsanomalien

Zur diagnostischen Abklärung von Blutungsanomalien kommen üblicherweise folgende Methoden zur Anwendung:
- Zykluskalender
- allgemeine gynäkologische Untersuchung (S. 77)
- Zytologie (S. 81)
- Kolposkopie (S. 84)
- labordiagnostische Abklärung funktioneller Ursachen
- Hysteroskopie (S. 92)
- Abrasio (S. 91).

3.3.3 Störungen der Rhythmik bzw. Häufigkeit der Blutung

Definition | Hierunter versteht man Störungen des Blutungsintervalls, sie werden auch als „Regeltempostörungen" bezeichnet. Bei meist erhaltenem zyklischem (d.h. regelmäßig wiederkehrendem) Ablauf tritt die Menstruation zu häufig (Polymenorrhö, Abstand zwischen zwei Blutungen < 21 Tage) oder zu selten (Oligomenorrhö, Abstand > 35 Tage bis zu 3 Monate) auf (Tab. 3.4 bzw. Abb. 3.7, S. 47). Eine Extremvariante ist die Amenorrhö, bei der die Blutung nach Vollendung des 15. Lebensjahres noch gar nicht aufgetreten ist (primäre Form) oder nach bereits abgelaufenen Menstruationszyklen über > 3 Monate ausbleibt, ohne dass eine Schwangerschaft vorliegt (sekundäre Form). Weitere Einzelheiten zur Amenorrhö S.51.

Oligomenorrhö

Ursachen der vergrößerten Blutungsintervalle können hypophysäre Störungen (z.B. Essstörungen, Hyperprolaktinämie, S. 56) oder auch ovarielle Funktionsstörungen sein (PCOS, S. 60) sein. Behandelt wird die Grunderkrankung verhaltenstherapeutisch (Regulation des Essverhaltens), medikamentös (Prolaktinhemmer) oder mit oralen Kontrazeptiva (bei PCOS).

Polymenorrhö

Organische Ursachen häufiger Blutungen sind beispielsweise Entzündungen (S. 145) oder submuköse Myome (S. 195). Funktionell können anovulatorische Zyklen (s.o.), verkürzte Follikelphasen oder eine Corpus-luteum-Insuffizienz (S. 320) den Zyklus verkürzen. Weitere Ursachen sind Stress oder die Perimenopause (S. 67). Die Therapie erfolgt ursachenspezifisch (siehe jeweils dort).

3.3.4 Störungen der Blutungsstärke und -dauer

Definition | Diese Blutungsanomalien betreffen das Blutungsmuster bzw. die Ausprägung der Blutung bei – wie bei den o.g. Tempostörungen – erhaltenem zyklischem Ablauf (Tab. 3.4 bzw. Abb. 3.7, S. 47). Man spricht auch von „Regeltypusstörungen". Die Blutung ist abgeschwächt (Hypomenorrhö, < 2 Binden oder Tampons/Tag, assoziiert mit einem verminderten Endometriumufbau), verstärkt (Hypermenorrhö, > 5 Binden oder Tampons/Tag, z.T. Koagelabgang), verkürzt (Brachymenorrhö, < 3 Tage) oder verlängert (Menorrhagie, > 7 Tage, häufig auch verstärkt). Ab einer Blutungszeit von 14 Tagen spricht man von einer Dauerblutung.

Hypomenorrhö

Auslöser einer Hypomenorrhö ist eine niedrige Östrogenkonzentration während des Zyklus bei geringer Östrogenproduktion im Ovar oder durch hormonelle Kontrazeptiva, die die endogene Hormonproduktion supprimieren (→ geringere Menge und kürzerer Zeitraum).

> **MERKE**
>
> Bei gleichzeitigem Auftreten einer **Hypomenorrhö** mit Gewichtsabnahme an **Essstörung** denken!

Hypermenorrhö

Die häufigsten Ursachen einer Hypermenorrhö sind Polypen und Myome der Gebärmutter (S. 195). In der Perimenopause kommt die Hypermenorrhö durch die östrogenbedingte Proliferation des Endometriums als Folge von anovulatorischen Zyklen gehäuft vor (vgl. S. 48).

3

Differenzialdiagnostisch muss immer an eine **Schwangerschaft** oder eine postpartale **Retention von Plazentaresten** (S. 463) gedacht werden. Auch die **Blutgerinnung beeinflussende Medikamente** (z.B. Marcumar), **hämatologische Erkrankungen** (Blutgerinnungsstörungen) oder **Erkrankungen des Uterus** (Endomyometritis oder Endometriumkarzinom, S. 191) können eine Hypermenorrhö zur Folge haben.
Die Therapie ist **operativ** (Hysteroskopie, fraktionierte Abrasio, Endometriumsablation) oder **medikamentös** (z.B. orale Kontrazeptiva).

Brachymenorrhö
Bei einer Brachymenorrhö liegen häufig **hormonelle Ursachen** (Ovarialinsuffizienz, z.B. bei Magersucht) zugrunde.
Eine absolute Therapieindikation gibt es nicht. Ursächliche hormonelle Störungen können durch die Gabe von **Sequenzpräparaten** (Östrogen – Gestagen, S. 301) bzw. **Kombinationspräparaten** behoben werden.

Menorrhagie
Die Ursache von Menorrhagien ist häufig ein **hormonell dysreguliertes Endometrium**, z.B. nach einem länger andauernden Östrogeneinfluss (z.B. bei Follikelpersistenz, S. 47). Weitere Ursachen sind **Erkrankungen des Uterus** (Endometritis, Endomyometritis oder Endometriumkarzinom, S. 191). Die Therapie erfolgt **ursachenspezifisch** und möglichst **kausal** (z.B. Sequenz- oder Kombinationspräparate bei hormoneller Dysregulation oder Antibiotika bei Infektion).

3.3.5 Zusatzblutungen
Definition ▍ Zusatzblutungen sind Blutungen, die zusätzlich zur normalen Menstruation auftreten. Im zeitlichen Bezug zur Regelblutung werden sie als **prämenstruelle** (2–3 Tage vor Eintritt der Menstruation) oder **postmenstruelle** (direkt danach oder mit kurzem Intervall dazwischen) **Schmierblutung** („Spotting") bezeichnet. Eine weitere Form der Zusatzblutungen ist die **Mittelblutung** („Ovulationsblutung"), die in der Zyklusmitte in Assoziation mit dem Eisprung auftritt (**Tab. 3.4** und **Abb. 3.7**, S. 47).

> **MERKE**
>
> **Zusatzblutungen** können durch organische Veränderungen des Uterus, die die Kontraktionsfähigkeit beeinträchtigen und den zyklischen Auf- und Abbau des Endometriums stören, bedingt sein. Hier muss auch an eine **maligne Veränderung** gedacht werden und im Zweifelsfall immer eine **operative Abklärung** erfolgen (Hysteroskopie und fraktionierte Abrasio).

Prämenstruelle Schmierblutung
Ursache der prämenstruellen Schmierblutung ist ein **Gelbkörperhormonmangel** (Corpus-luteum-Insuffizienz), der zum vorzeitigen Einsetzen einer schwachen Blutung aus dem Endometrium führt. Hier kann die Gabe eines **Gestagenpräparates** (Einnahme ca. 2 Tage nach der Ovulation bis 2 Tage vor der erwarteten Menstruation) das Blutungsmuster normalisieren.

Postmenstruelle Schmierblutung
Die postmenstruelle Schmierblutung ist Folge einer **zu langsamen Regeneration des Endometriums** und kann durch die Gabe eines **Östrogenpräparates** vom 1.–14. Zyklustag (Ovulationszeitpunkt) gebessert werden.

Mittelblutung
Im Falle einer Mittelblutung kommt es bei einigen disponierten Frauen durch den **präovulatorischen Estradiolabfall** zu einer meist leichten Östrogenentzugsblutung, die ebenfalls mit **Östrogenen** behandelt werden kann (Substitution vom ca. 12.–16. Zyklustag).

3.3.6 Metrorrhagie
Definition ▍ Bei der **Metrorrhagie** handelt es sich um eine unregelmäßige, zyklusunabhängige, meist verlängerte Blutung. In der Perimenopause (S. 67) spricht man bei einer solchen Symptomatik von einer **Menometrorrhagie**.

> **MERKE**
>
> Die **Metrorrhagie** ist immer **karzinomverdächtig**.

Auch **gestörte Früh- oder Extrauterinschwangerschaften** (S. 360 bzw. S. 366) können Ursachen für Metrorrhagien sein. Differenzialdiagnostisch muss an **lokal-entzündliche Geschehen** gedacht werden (z.B. Zervizitis, S. 144). Vor allem bei der Menometrorrhagie muss die Blutungsursache immer durch eine Hysteroskopie und fraktionierte Abrasio gesichert werden. Die Therapie erfolgt ursachenspezifisch.

3.3.7 Dysmenorrhö
Definition ▍ Hierunter versteht man eine **stark schmerzhafte Menstruation**, die bereits ab dem Zeitpunkt der Menarche besteht (**primäre Dysmenorrhö**) oder erst später, z.B. im Zusammenhang mit einer Endometriose (S. 153), auftritt (**sekundäre Dysmenorrhö**).
Klinik ▍ Die Dysmenorrhö äußert sich durch krampfartige Unterbauchschmerzen, Übelkeit und Kreislaufstörungen. Die Beschwerden beginnen häufig schon ein paar Tage vor der Blutung und sind am 1. und 2. Blutungstag am stärksten.

Primäre Dysmenorrhö
Ätiopathogenese I Bei der primären Dysmenorrhö besteht meist eine lokale Überproduktion von Prostaglandinen, welche Kontraktionen der Uterusmuskulatur fördern, rhythmische, ischämische Reaktionen durch Vasokonstriktion kleiner Arterien in der Uteruswand hervorrufen und zu verstärkten Schmerzen und Entzündungsreaktionen führen, die teilweise mit Fieber verbunden sind.

Aber auch anatomische Ursachen wie Uterusfehlbildungen, Gynatresien (angeborene Verschlüsse im Bereich des weiblichen Geschlechtstraktes, S. 11) und Lageanomalien des Uterus (z.B. Retroflexio, S. 237) können eine primäre Dysmenorrhö verursachen.

Neben den organischen Ursachen können auch psychische Faktoren (z.B. Konflikte in Bezug auf die weibliche Rolle in der Gesellschaft und die Bewältigung der Probleme des Erwachsenwerdens) eine Rolle spielen und zusammen mit den organischen Ursachen die Beschwerden verstärken (s. auch S. 114).

Diagnostik I Neben der Zyklusanamnese sind eine allgemeine sowie eine gynäkologische Anamnese zu erheben. Die gynäkologische Untersuchung mit einem vaginalen Ultraschall ergänzt die Diagnostik. Laparoskopie und Hysteroskopie können die Diagnosefindung unterstützen.

Therapie I Wenn kein Kinderwunsch besteht und keine Kontraindikationen vorhanden sind (vgl. hierzu S. 305), ist die Einnahme von oralen Kontrazeptiva als Therapie der Wahl anzusehen. Sie senken die uterinen Prostaglandinspiegel, die sonst v.a. in der zweiten Zyklushälfte ansteigen. Die Endometriumsproliferation wird gehemmt und so auch die Blutungsstärke reduziert.

Symptomatische Therapiemaßnahmen mit krampflösenden Medikamenten, Prostaglandininhibitoren und nichtsteroidalen Antiphlogistika werden unterstützend eingesetzt. Als alternative Maßnahmen kommen Wärmeanwendungen, ausreichende körperliche Bewegung und Entspannungstechniken (wie Yoga) zur Anwendung. In Einzelfällen kann eine psychotherapeutische Begleitung hilfreich sein. Bei anatomischen Ursachen sind z.T. operative Maßnahmen (z.B. bei der Gynatresie) erforderlich.

Sekundäre Dysmenorrhö
Ätiopathogenese I Die sekundäre Dysmenorrhö wird im Wesentlichen durch später „erworbene" Krankheitsbilder verursacht. Sie ist Leitsymptom der Endometriose (insbesondere der Adenomyosis uteri, S. 153), kommt aber auch bei Myomen (insbesondere submukösen), Zervikalstenose, Endometritis (S. 145) und Varikosis pelvis vor. Weiterhin

können Patientinnen mit Partnerkonflikten, unerfülltem Kinderwunsch und Sexualstörungen die Menstruation als ungewöhnlich schmerzhaft erleben (vgl. hierzu S. 114).

Diagnostik I Siehe primäre Dysmenorrhö.

Therapie I Die Therapie erfolgt durch Behandlung der auslösenden Grunderkrankung, was jedoch, wie im Falle der Endometriose und bei Uterus myomatosus, nicht immer vollständig und langfristig möglich ist. In diesem Fall können hormonelle Kontrazeptiva bei den meisten Frauen eine signifikante Schmerzlinderung herbeiführen.

3.3.8 Prämenstruelles Syndrom (PMS)
Das Krankheitsbild des prämenstruellen Syndroms wird ausführlich ab S. 113 dargestellt.

3.4 Amenorrhö

Key Point
Die Amenorrhö bezeichnet das vollständige Ausbleiben der Periodenblutung bei einer geschlechtsreifen Frau. Mit dieser Blutungsstörung kann je nach Ausgangssituation eine große Verunsicherung verbunden sein: Einerseits weil eine Beeinträchtigung der Fortpflanzungsfähigkeit befürchtet wird, andererseits weil eine (ggf. ungewollte) Schwangerschaft im Raum steht. Differenzialdiagnostisch gilt es, eine Vielzahl möglicher pathologischer Ursachen abzuklären.

Definition I Von einer primären Amenorrhö spricht man, wenn bis zur Vollendung des 15. Lebensjahres noch keine spontane Regelblutung (Menarche) eingetreten ist. Sistieren hingegen zunächst vorhandene Menstruationsblutungen für mind. 3 Monate, liegt eine sekundäre Amenorrhö vor.

3.4.1 Ursachen der Amenorrhö
Die häufigste physiologische Ursache für eine sekundäre Amenorrhö ist das Vorliegen einer Schwangerschaft. Auch bei einer Amenorrhö während der Laktation (Stillamenorrhö, S. 309) oder nach der Menopause (S. 66) handelt es sich um einen physiologischen Zustand.

Demgegenüber stehen zahlreiche Ursachen für eine Amenorrhö mit pathologischer Bedeutung (**Tab. 3.6**): Die Störung kann im Bereich des Hypothalamus oder der Hypophyse (also „zentral", S. 52), auf ovarieller (S. 54) oder uteriner Ebene (S. 55) liegen. Auch Beeinträchtigungen im Prolaktin- (S. 56) oder Androgenhaushalt (S. 57) können sich negativ auf die Ovarialfunktion auswirken, sodass es zu einer Oligo- oder Amenorrhö kommt. Ferner kön-

3

Tabelle 3.6

Pathologische Ursachen einer Amenorrhö

Lokalisation	Äiologie
ZNS/ Hypothalamus	− Stress − Essstörungen (Anorexie, Bulimie) − Leistungssport − Kallmann-Syndrom (olfaktogenitales Syndrom) − Entzündungen − Tumoren − Trauma − Medikamente (z.B. Antidepressiva, Neuroleptika, Protonenpumpeninhibitoren und Kalziumantagonisten, S. 56)
Hypophyse	− Hypophysenadenome (z.B. Prolaktinom, S. 56) − Kraniopharyngeome (→ Kompression der Hypophyse) − Morbus Cushing − Entzündungen − Sheehan-Syndrom
Ovar	− Gonadendysgenesien (S. 23) − polyzystisches Ovarsyndrom (PCOS, S. 60) − Tumoren (S. 204) − Climacterium praecox (S. 54)

Uterus/ Vagina	− anatomische Anomalien
	  • Mayer-Rokitansky-Küster-Hauser-Syndrom (MRKH-Syndrom, S. 12)
	  • Hymenalatresie (S. 11)
	  • vaginale Fehlbildungen mit Obliteration (S. 11)
	− Pseudohermaphroditismus masculinus (testikuläre Feminisierung, S. 29)
	− Asherman-Syndrom (S. 55)
	− Endometriumverlust nach Kürretage (S. 91)

weitere endokrine Organe	− adrenogenitales Syndrom (AGS, S. 26) − Cushing-Syndrom − Morbus Addison − Diabetes oder Adipositas/metabolisches Syndrom mit Insulinresistenz (→ Hyperinsulinämie) − Nebennierenrindentumoren − Hypothyreose

Tabelle 3.7

WHO-Klassifikation der Amenorrhö

Klasse	Beschreibung
WHO I	hypogonadotrope, normoprolaktinämische Amenorrhö
WHO II	normogonadotrope, normoprolaktinämische Amenorrhö
WHO III	hypergonadotrope Amenorrhö
WHO IV	normogonadotrope, anatomisch bedingte Amenorrhö
WHO V	hyperprolaktinämische Amenorrhö
WHO VI	dysfunktionelle Amenorrhö
WHO VII	durch Kompression hervorgerufene hypogonadotrope Amenorrhö

3.4.3 Zentrale Amenorrhö

Angeborene und erworbene Störungen im Bereich des **Hypothalamus** und/oder der **Hypophyse** können eine **zentrale Ovarialinsuffizienz** (Hypogonadismus) verursachen, die zur Anovulation und Amenorrhö führt. Hierbei spielen organische Prozesse, wie raumfordernde Tumoren, Entzündungen, Traumen, aber auch psychische Einflüsse eine Rolle. Die Gonadotropinkonzentrationen (LH/FSH) können je nach Ursache, Lokalisation und Ausprägung abnorm niedrig sein oder auch im physiologischen Bereich liegen.

MERKE

Man spricht in diesem Zusammenhang auch von einer **sekundären Ovarialinsuffizienz**, die im Gegensatz zur primären Form ihren Ursprung nicht in den Ovarien selbst (S. 54), sondern in einem der übergeordneten Zentren hat.

Hypothalamische Amenorrhö

Ätiopathogenese und Klinik Bei Patientinnen mit einer hypothalamischen Ovarialinsuffizienz (**hypogonadotroper Hypogonadismus**, vgl. S. 37) besteht meist eine **Störung der pulsatilen GnRH-Sekretion**. Häufig sind die Patientinnen im familiären oder beruflichen Umfeld einem enormen **Stress** ausgesetzt, der diese Störung verursachen kann. Ferner finden sich anamnestisch gehäuft **psychogene Störungen des Essverhaltens** (Anorexia nervosa, Bulimie, S. 114) oder **extreme sportliche Betätigung**. Intensives körperliches Training hat einen negativen Einfluss auf die pulsatile GnRH-Sekretion, wobei das Ausmaß der Störung von der Dauer der sportlichen Betätigung und dem körperlichen Trainingszustand der Patientin abhängt. Auch die durch eine Essstörung oder extensive körperliche Betätigung bedingte **Reduktion der Körperfettmasse** stört die Pulsatilität der GnRH-Sekretion. Hierbei spielt der Kon-

nen Funktionsstörungen im Bereich anderer endokriner Organe (z.B. Nebennierenrinde, Pankreas, Schilddrüse) zu einer Amenorrhö führen.

3.4.2 Diagnostisches Vorgehen bei Amenorrhö

Der Ablauf der Amenorrhö-Diagnostik ist in **Abb. 3.9** dargestellt. Die in dem Flussdiagramm enthaltene **WHO-Einteilung** der Amenorrhö wird in **Tab. 3.7** aufgeschlüsselt, die genannten **Hormontests** werden im Kapitel „Sterilität und Infertilität" ab S. 324 erläutert.

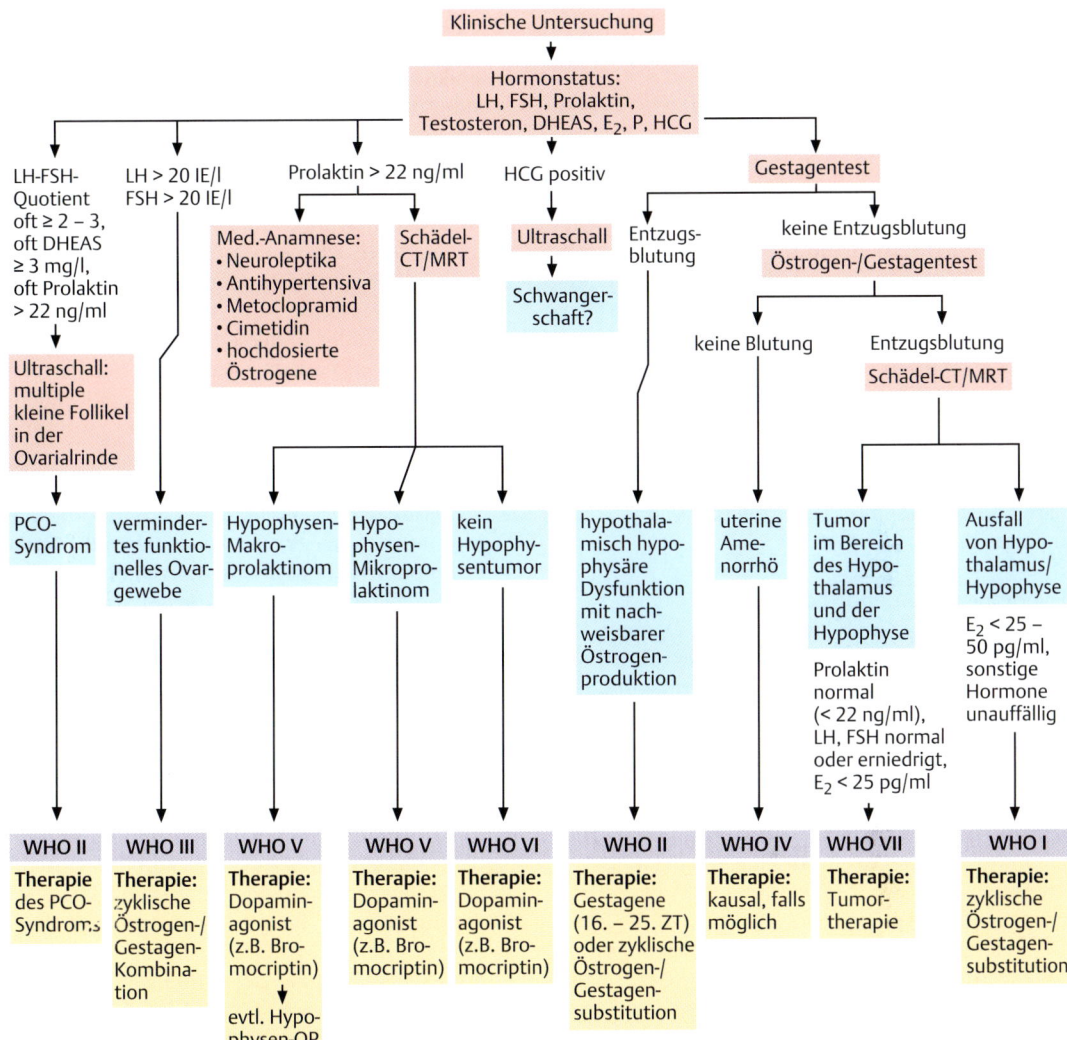

Abb. 3.9 Algorithmus zur Amenorrhö-Diagnostik und Therapie. DHEAS = Dehydroepiandrosteronsulfat, E_2 = Estradiol, P = Prolaktin, HCG = humanes Chorion-Gonadotropin, ZT = Zyklustag.

zentrationsabfall des von den Fettzellen gebildeten **Leptins**, welches die pulsatile GnRH-Sekretion fördert, eine wichtige Rolle.

EXKURS

Essstörungen sind mittlerweile ein Massenphänomen: 20 % der Kinder zwischen 11 und 17 Jahren leiden unter den Symptomen einer Essstörung. Mädchen sind sehr viel häufiger betroffen (90 %) als Jungen. Die Anorexia nervosa geht mit einer Mortalitätsrate von 7–10 % einher und stellt somit eine sehr ernst zu nehmende Krankheit dar. Weitere Einzelheiten zu diesem Krankheitsbild siehe S. 114.

Seltener als durch die o.g. funktionellen Ursachen kann die hypothalamische Amenorrhö auch orga-

nisch bedingt sein. So können beispielsweise **Entzündungen** (z.B. Meningoenzephalitis), **Tumoren** oder angeborene genetische Defekte wie das **Kallmann-Syndrom (olfaktogenitales Syndrom)** zur hypothalamischen Ovarialinsuffizienz führen. Bei Letzterem besteht aufgrund einer Störung der Migration von GnRH-Neuronen in den Hypothalamus während der Embryonalentwicklung ein GnRH-Mangel. Da auch olfaktorische Zellen betroffen sind, weisen die Patientinnen begleitend typischerweise eine Störung des Geruchsinns im Sinne einer Hyp- oder Anosmie auf.

Verschiedene **Medikamente** (**Tab. 3.6**) können durch Interaktion mit der Dopaminsekretion im Hypothalamus ebenfalls eine Amenorrhö verursachen (S. 56).

Diagnostik I Zu diagnostischem Prozedere und WHO-Einteilung siehe **Abb. 3.9** und **Tab. 3.7**. Mithilfe eines **GnRH-Tests** kann der Schweregrad der hypothalamischen Ovarialinsuffizienz ermittelt werden (S. 325). **Differenzialdiagnostisch** müssen Läsionen im Bereich der Hypophyse ausgeschlossen werden.
Therapie I Wenn bei der Patientin kein Kinderwunsch besteht, sollte eine **Hormonersatztherapie** durchgeführt werden, um die langfristigen Folgen des Östrogenmangels zu verhindern. Bei Kinderwunsch kann eine **Stimulationsbehandlung** der Ovarien zum Erfolg führen. Die Behandlung erfolgt entweder mittels pulsatiler GnRH-Stimulation (subkutane Applikation von GnRH mithilfe einer Pumpe) oder durch die tägliche subkutane Injektion von FSH (S. 329). Bei den psychogenen Essverhaltensstörungen empfiehlt sich eine **interdisziplinäre Behandlung** unter Einbeziehung von Psychotherapeuten.

Hypophysäre Amenorrhö

Ätiopathogenese und Klinik I Eine hypophysäre Amenorrhö wird am häufigsten durch prolaktinsezernierende Hypophysenadenome (**Prolaktinome**, S. 56) ausgelöst. Die regelrechte Gonadotropinsekretion kann jedoch auch durch andere hirnorganische Prozesse, wie z.B. **Kraniopharyngeome**, welche die Hypophyse komprimieren, einen **Morbus Cushing** (ACTH-produzierender Tumor des HVL → Hyperandrogenämie → chronische Anovulation → Progesteronmangel → Oligo- oder Amenorrhö) oder **Entzündungen**, gestört sein (**Tab. 3.6**, S. 52).
Eine weitere mögliche Ursache einer hypophysären Amenorrhö ist das **Sheehan-Syndrom**. Dabei handelt es sich um eine Verminderung oder einen Ausfall der sekretorischen Leistung des Hypophysenvorderlappens infolge einer Gewebehypoxie, die im Zusammenhang mit einer starken Blutung während oder nach der Geburt eines Kindes bei der Mutter auftritt. Es resultiert ein Mangel an verschiedenen Hormonen, insbesondere an Wachstumshormonen und Gonadotropinen, es können aber auch ACTH und TSH (thyreoideastimulierendes Hormon) betroffen sein. Klinisch macht sich das Krankheitsbild durch Adynamie und fehlenden Milcheinschuss nach der Entbindung sowie langfristig durch Amenorrhö, Verminderung der Sekundärbehaarung und Libidoverlust bemerkbar.
Diagnostik I Zu diagnostischem Prozedere und WHO-Einteilung siehe **Abb. 3.9** und **Tab. 3.7**.
Therapie I Fehlende periphere Hormone werden z.B. durch ein **zyklisches Östrogen-Gestagen-Präparat** substituiert. Zur Therapie des Prolaktinoms und der Hyperprolaktinämie siehe S. 57.

3.4.4 Ovarielle Amenorrhö

Die ovarielle Amenorrhö ist Zeichen einer **primären Ovarialinsuffizienz**, d.h., die der Amenorrhö zugrunde liegende Störung befindet sich auf ovarieller Ebene und ist nicht durch übergeordnete Zentren verursacht (vgl. hierzu S. 52).
Ätiopathogenese und Klinik I Der Funktionsverlust der Ovarien kann **angeboren** sein (z.B. bei den weiter unten beschriebenen Chromosomenanomalien sowie beim PCOS, S. 60) oder durch den Einfluss verschiedener Noxen (z.B. beim „Climacterium praecox", s.u.) oder Krankheitsbilder (z.B. Ovarialtumoren, S. 204) **erworben** werden. In bestimmten Lebensphasen der Frau – z.B. während der Kindheit und in der Postmenopause sowie während Schwangerschaften und Stillperioden – ist eine primäre Ovarialinsuffizienz **physiologisch**.

– **Strukturelle oder numerische Chromosomenaberrationen:** Junge Frauen, bei denen eine primäre Amenorrhö besteht oder kurze Zeit nach der Menarche eine sekundäre Amenorrhö aufgrund einer primären Ovarialinsuffizienz auftritt, weisen gehäuft Anomalien der Geschlechtschromosomen auf. In einigen Fällen können Anamnese und klinische Untersuchung bereits wichtige Hinweise geben. Bei 30–40 % der Jugendlichen mit primärer Amenorrhö liegt eine **Gonadendysgenesie** vor, d.h., ihre Gonaden weisen keine funktionstüchtigen Keimzellen auf und sind laparoskopisch häufig als weißliche, bindegewebige Stränge (sog. **Streakgonaden**) darstellbar. Der Zeitpunkt des Keimdrüsenuntergangs liegt meist in der frühen Embryonalzeit. In ca. 50 % der Fälle sind numerische Anomalien, wie z.B. das **Turner-Syndrom** (45,X0, S. 24) Ursache der Gonadendysgenesie, in ca. 25 % **Mosaike** (z.B. 45,X0/46,XX, S. 24). Strukturelle Gonadendysgenesien bei numerisch normalem Karyotyp, wie das **Swyer-Syndrom** (46,XY, S. 25) oder die **„reine" Gonadendysgenesie** (46,XX, S. 24), verursachen etwa 25 % der Gonadendysgenesien.

> **MERKE**
>
> Störungen der gonadalen Entwicklung können sowohl zu einer **primären** als auch zu einer **sekundären Amenorrhö** führen.

– **Climacterium praecox:** Der Begriff „Climacterium praecox" (engl.: POF-Syndrome [POF: Premature Ovarian Failure]) bezeichnet das vorzeitige Sistieren der physiologischen Ovarialfunktion vor dem 40. Lebensjahr (das Durchschnittsalter der Menopause liegt bei europäischen Frauen bei ca. 52 Jahren, S. 66), wobei die Angaben hinsichtlich des Alters in der Literatur zwischen dem 35.–43. Lebensjahr schwanken. Es handelt sich um eine primäre Ovarialinsuffizienz, die mit den typischen Symptomen eines Östrogenmangels (S. 67) und deshalb auch mit einer **sekundären Amenorrhö** einhergeht. Die Gonadotropinsekretion steigt an, um die Ovarien maximal zu stimulieren (**hypergonadotroper Hypogonadismus**). Die Inzidenz beträgt 0,3–1 % der Frauen im reproduktiven Alter.

Es gibt viele Faktoren, die das Auftreten einer vorzeitigen Menopause begünstigen können. In einigen Fällen liefert bereits die Anamnese wichtige Hinweise: Hierzu gehört die Exposition gegenüber **exogenen Noxen**, wie Chemotherapeutika, ionisierenden Strahlen, aber auch Chemikalien (polyzyklische aromatische Kohlenwasserstoffe), Nikotin und Drogen. Weitere Ursachen stellen **Autoimmunerkrankungen** (insbesondere endokriner Organe), **Viruserkrankungen** (z.B. Mumpsoophoritis), **Stoffwechselstörungen** (z.B. Galaktosämie) und **Chromosomenanomalien** (z.B. Turner-Syndrom) dar. Ferner ist eine **familiäre Häufung** des Krankheitsbildes bekannt.

Diagnostik | Die primäre Ovarialinsuffizienz ist durch eine **fehlende Follikelreifung** gekennzeichnet (bei der vaginalen Ultraschalluntersuchung sehen die Ovarien solide aus und haben keine erkennbaren antralen Follikel). Es finden sich **niedrige Estradiol- und Inhibinspiegel**, während **FSH und LH erhöht** sind (→ typischer Laborbefund bei **hypergonadotropem Hypogonadismus**). Zu diagnostischem Prozedere und WHO-Einteilung siehe **Abb. 3.9** und **Tab. 3.7** (S. 52).

Therapie | Strukturelle oder numerische Chromosomenaberrationen: Die therapeutischen Möglichkeiten werden beim jeweiligen Krankheitsbild ab S. 24 ausführlich erläutert.

Climacterium praecox: Die akuten klimakterischen Symptome und langfristigen Folgen des Östrogenmangels können durch eine **Hormonsubstitution** zufriedenstellend kontrolliert werden (S. 69). Problematisch ist die Situation jedoch bei den Frauen, die zum Zeitpunkt der vorzeitigen Menopause ihre **Familienplanung** noch nicht abgeschlossen haben: Wenn keine funktionsfähigen Follikel mehr zur Verfügung stehen, kann selbst durch eine hochdosierte Stimulationstherapie keine Eizellreifung mehr induziert werden. Falls jedoch noch funktionsfähige Follikel vorhanden sind, kann sich in seltenen Fällen der hormonale Regelkreis unter einer **zyklischen Hormonsubstitution** kurzfristig so weit normalisieren, dass vereinzelt spontane Eizellreifungen mit Ovulation möglichen werden.

3.4.5 Uterine Amenorrhö
Asherman-Syndrom

Definition | Partielle oder totale **Verklebung** (sog. Synechie) **des Cavum uteri** infolge einer Zerstörung des Endometriums.

Ätiopathogenese | Ursache des Asherman-Syndroms ist häufig eine zu kräftig durchgeführte **Kürettage** (z.B. postpartal bei starker Nachblutung). Während des Eingriffs kommt es zu Verletzungen der tiefen Endometriumschichten (Basalis) mit nachfolgender intrauteriner Narbenbildung und Ausbildung von Synechien, welche das Cavum uteri teilweise oder komplett obliterieren können. Aber auch **andere uterine Eingriffe** (wie Kaiserschnitte und Myomenukleationen) oder **Infektionen** (z.B. Genitaltuberkulose und Schistosomiasis) können Ursache solcher Verklebungen sein.

Klinik | Je nach Schweregrad kommt es bei den Patientinnen zur Hypomenorrhö oder **sekundären Amenorrhö**, Dysmenorrhö, zu rezidivierenden Aborten oder Sterilität aufgrund von Implantationsversagen (S. 322).

Diagnostik | Zu diagnostischem Prozedere und WHO-Einteilung siehe **Abb. 3.9** und **Tab. 3.7** (S. 52). Der Nachweis der Synechien erfolgt **hysteroskopisch**.

Therapie | Als Therapieoption steht zunächst die **operative Entfernung** der Synechien im Vordergrund. Postoperativ erfolgt dann eine **hochdosierte Östrogentherapie** über mehrere Wochen, gefolgt von einer 14-tägigen **Gestagengabe**. Die hormonelle Therapie muss im Einzelfall mehrfach wiederholt werden.

Prognose | Es ist davon auszugehen, dass 70–80 % der Patientinnen erfolgreich behandelt werden und nachfolgend (ggf. erneut) eine Schwangerschaft austragen können.

Angeborene Anomalien des Genitaltraktes

Durch Störungen der embryonalen Entwicklung kann es zur Ausbildung von angeborenen Fehlbildungen des inneren Genitales kommen, die wiederum teilweise eine **primäre Amenorrhö** zur Folge haben. Beispiele hierfür sind das **Mayer-Rokitansky-Küster-Hauser-Syndrom** (MRKH-Syndrom, S. 12) und die **testikuläre Feminisierung** (S. 29). Auch eine **Hymenalatresie** (S. 11) sowie **vaginale Fehlbildungen mit Obliteration** (S. 11) führen zur primären Amenorrhö.

3

3.5 Hyperprolaktinämie

Key Point

Erhöhte Prolaktinspiegel kommen beim Menschen physiologischerweise während des Schlafes, der Schwangerschaft und der Laktation vor. Demgegenüber gibt es verschiedene pathologische Formen der Hyperprolaktinämie, die sich v.a. durch eine Störung der Fortpflanzungsfunktion bemerkbar machen.

> **MERKE**
>
> Die **Hyperprolaktinämie** ist eine der häufigsten Ursachen für **ovarielle Funktionsstörungen** (S. 51).

Definition | Prolaktinspiegel von **> 22 ng/ml** können zu einer Störung der pulsatilen GnRH-Freisetzung und somit zu einer ovariellen Insuffizienz führen.

Ätiopathogenese | Zahlreiche Faktoren können Ursache eines pathologischen Anstiegs des Prolaktinspiegels sein:

- Prolaktinproduzierende Tumoren (**Prolaktinome**) sind die häufigsten Hypophysenadenome (ca. 50 %) und bis auf wenige Ausnahmen immer gutartig. Man unterscheidet hinsichtlich ihrer Größe die **Mikro-** (< 10 mm) von den **Makroprolaktinomen** (≥ 10 mm, **Abb. 3.10**).
- Kommt es aufgrund eines **Traumas** oder durch das Wachstum eines **nicht prolaktinproduzierenden Tumors** zur Kompression oder gar zum Abriss des Hypophysenstiels, entfällt der hemmende Einfluss von Dopamin (S. 38) und der Prolaktinspiegel steigt an (**Begleithyperprolaktinämie**).
- Es gibt etliche **Medikamente**, die – meist durch Interaktion mit der Dopaminsekretion – zur Hyperprolaktinämie führen können. Hierzu zählen im Wesentlichen Antidepressiva und Neuroleptika, aber auch Protonenpumpeninhibitoren und Kalziumantagonisten. Teilweise kann es hierdurch zu einem sehr starken Anstieg des Prolaktinspiegels kommen.

> **MERKE**
>
> Bei der Abklärung einer **Hyperprolaktinämie** ist die **Medikamentenanamnese** deshalb von besonders großer Bedeutung und sollte eine der ersten diagnostischen Maßnahmen darstellen.

- Starke körperliche Anstrengung und seelische Belastungen („**Stress**") können ebenfalls zum Anstieg des Prolaktinspiegels führen.
- Auch eine **Hypothyreose** kann in einigen Fällen mit einer Hyperprolaktinämie einhergehen. Durch eine Schilddrüsenunterfunktion kommt

es zur verstärkten kompensatorischen Produktion von TSH-Releasing-Hormon (TRH) im Hypothalamus. Dieses wirkt nicht nur stimulierend auf die TSH-Sekretion in der Hypophyse, sondern fördert auch die Prolaktinsekretion, sodass eine Hyperprolaktinämie resultiert.

Klinik | Eine Hyperprolaktinämie kann über die Beeinträchtigung der pulsatilen GnRH-Freisetzung die Follikelreifung stören, was zu Gelbkörperinsuffizienz (Corpus-luteum-Insuffizienz, S. 320) oder Anovulation mit nachfolgender **Oligo- oder Amenorrhö** bzw. im Extremfall zur **Sterilität** führen kann. Die ovarielle Sekretion der Östrogene ist stark vermindert.

Weitere hinweisende Symptome auf erhöhte Prolaktinspiegel sind der pathologische Austritt von Muttermilch oder muttermilchartigem Sekret aus der Mamille (**Galaktorrhö**) sowie **Androgenisierungserscheinungen** (v.a. bedingt durch eine Erhöhung der adrenalen Androgene, aber auch durch ein relatives Überwiegen der Androgene bei verminderter ovarieller Östrogenproduktion, s.o.).

Bei großen Prolaktinomen kann es aufgrund ihrer anatomischen Nähe zu Beeinträchtigungen des Sehnervs mit daraus resultierenden **Gesichtsfeldausfällen** kommen.

> **MERKE**
>
> Auch andere Faktoren, wie z.B. benigne und maligne Tumoren der Brustdrüse, können zu einer **Galaktorrhö** führen – diese müssen differenzialdiagnostisch in jedem Falle berücksichtigt werden.
>
> Andererseits kann das Symptom auch bei exzessiv erhöhten Prolaktinwerten fehlen: Eine nicht vorhandene Galaktorrhö schließt deshalb wiederum eine Hyperprolaktinämie keinesfalls aus.

Diagnostik | **Anamnese** und **körperliche Untersuchung** inklusive Inspektion und Palpation der Mammae (→ Galaktorrhö?) können bereits erste Hinweise geben. Der Nachweis einer Hyperprolaktinämie erfolgt durch Bestimmung der **Prolaktinkonzentration im Serum**.

> **MERKE**
>
> Die Wahrscheinlichkeit für das Vorliegen eines **Prolaktinoms** steigt mit der Höhe des Prolaktinspiegels.

Praxistipp

Aufgrund des zirkadianen Rhythmus des Prolaktinspiegels mit erhöhten nächtlichen Werten (S. 38) sollte die Blutabnahme frühestens 1–2 h nach dem Aufstehen erfolgen. Weiterhin ist zu beachten, dass Stress (z.B. durch starken Schmerz oder eine

Hypoglykämie) einen Prolaktinanstieg bewirken kann.

Bei allen Patientinnen, die eine ausgeprägte Hyperprolaktinämie (Spiegel von > 100 ng/ml) aufweisen, sollte eine bildgebende Diagnostik zum Ausschluss eines Hypophysentumors durchgeführt werden – es sei denn, es findet sich bereits anamnestisch eine andere Ursache. Aufgrund ihrer großen Genauigkeit und der fehlenden Strahlenbelastung eignet sich hierzu am besten die Kernspintomografie (MRT).

Da Gesichtsfeldausfälle von den Patientinnen erst ab einer bestimmten Größe der Raumforderung wahrgenommen werden, ist eine augenärztliche Untersuchung mit Gesichtsfeldbestimmung in einigen Fällen sinnvoll.

Therapie I Die Behandlung der Hyperprolaktinämie richtet sich in erster Linie nach der klinischen Symptomatik und nach der Ursache. Durch die Behandlung einer Schilddrüsenfunktionsstörung kommt es beispielsweise begleitend zum Absinken des Prolaktinspiegels.

Prolaktinome können in den meisten Fällen erfolgreich mit Dopaminagonisten (sog. „Prolaktinhemmer", z.B. Bromocriptin) therapiert werden. Unter der medikamentösen Behandlung kommt es fast immer zum Regress der Adenome (**Abb. 3.10**) sowie zum Absinken des Prolaktinspiegels, wodurch sich die Ovarialfunktion wieder normalisiert. Eine operative Therapie (transsphenoidale selektive Adenomektomie) ist dann angezeigt, wenn die medikamentöse Therapie keinen Erfolg hat oder wenn der Tumor eine gewisse Größe überschreitet bzw.

wenn durch die Lokalisation des Adenoms (auch unter einer medikamentösen Therapie) persistierende Gesichtsfeldausfälle oder andere neurologische Symptome verursacht werden.

3.6 Hyperandrogenämie

Key Point

Viele Symptome, mit denen sich Frauen in der gynäkologischen Praxis vorstellen, wie beispielsweise Zyklusstörungen, Anovulation, Sterilität, Akne, Hirsutismus und Alopezie, haben ihren Ursprung in einer gesteigerten Androgenproduktion (Hyperandrogenämie). Die zugrunde liegenden Störungen sind vergleichsweise häufig und kommen in jedem Lebensalter vor. Profunde Kenntnisse über den Androgenhaushalt sind deshalb für Frauenärzte sehr wichtig (vgl. hierzu S. 39). Aufgrund der hohen Inzidenz des polyzystischen Ovarsyndroms (PCOS) wird auf dieses Krankheitsbild nachfolgend besonders eingegangen.

Ätiopathogenese I Die Ursachen einer Hyperandrogenämie sind vielfältig und können sowohl in der Nebennierenrinde („adrenal") als auch in den Ovarien („ovariell") lokalisiert sein (**Tab. 3.8**). Beispielhaft seien hier einige zugrunde liegende Pathomechanismen aufgeführt:
- Durch eine angeborene enzymatische Störung im Bereich der NNR kann die Biosynthese des Kortisols gestört sein, was kompensatorisch

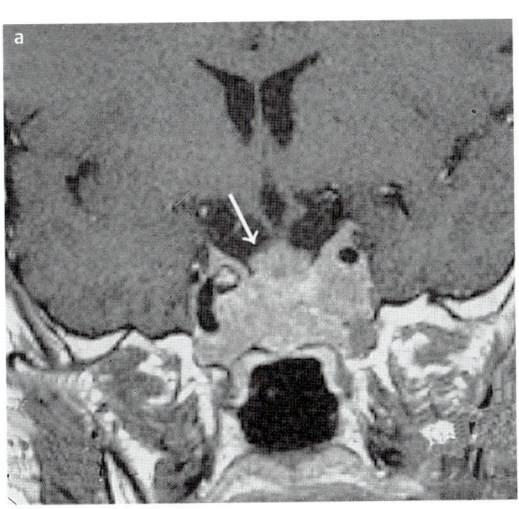

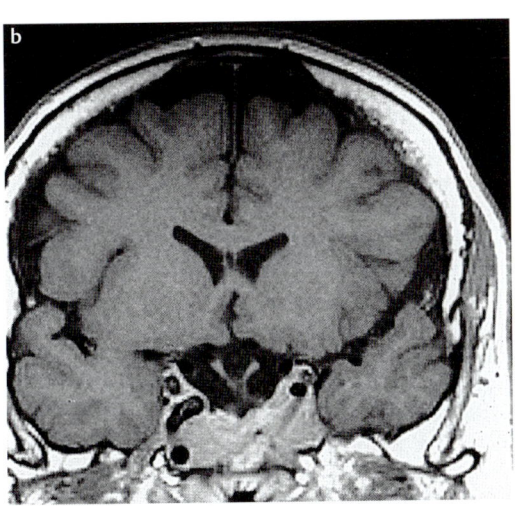

Abb. 3.10   Makroprolaktinom (MRT-Befund). a Vor Therapiebeginn zeigt sich ein bis zum Chiasma opticum reichendes, blumenkohlartiges Hypophysenadenom (→). **b** Bereits nach 2-monatiger Behandlung mit dem Dopaminagonisten Bromocriptin (7,5 mg/d) ist eine deutliche Regression des Tumors nachweisbar.

3

Tabelle 3.8	
Ursachen einer Hyperandrogenämie	
adrenale Hyperandrogenämie	**ovarielle Hyperandrogenämie**
– adrenogenitales Syndrom (AGS, S. 26) – chronischer Stress – Hyperinsulinämie – androgenproduzierende Tumoren der NNR – ACTH-produzierende Tumoren	– Aromatasedefekt – polyzystisches Ovarsyndrom (PCOS, S. 60) – Übergewicht (v.a. zentrale Adipositas → Hyperinsulinämie) – Einnahme von Valproinsäure – androgenproduzierende Tumoren des Ovars – gesteigerte LH-Sekretion (auch aus Tumoren) – gesteigerte hCG-Sekretion (Blasenmole oder Chorionkarzinom, S. 343, Bronchialkarzinom)

eine gesteigerte Sekretion von ACTH zur Folge hat (**adrenogenitales Syndrom**, S. 26). Hierdurch wird die adrenale Androgensynthese stimuliert.

– Durch einen Defekt der **ovariellen Aromatase**, die Androgene in Östrogene umwandelt, können Androgene dort kumulieren.

– Beim **polyzystischen Ovarsyndrom** (PCOS) steigert der **erhöhte LH-Spiegel** die ovarielle Androgensynthese (S. 60).

– **Insulin** kann, wie das luteinisierende Hormon (LH), im Ovar die Androgensynthese stimulieren und wird daher auch als **Co-Gonadotropin** bezeichnet. Dementsprechend kommt es bei einer Hyperinsulinämie, z.B. im Rahmen einer **zentralen Adipositas**, meist auch zu einer Hyperandrogenämie mit den typischen klinischen Zeichen.

– Die Einnahme des Antiepileptikums **Valproinsäure** führt bei einigen Patientinnen zu Androgenisierungserscheinungen. Es wird vermutet, dass die mit der Behandlung einhergehende Zunahme des Körpergewichts und die daraus resultierende Insulinresistenz mit Hyperinsulinämie hierbei der entscheidende Faktor ist.

– Sehr selten können auch **hormonaktive Adenome oder Karzinome** der NNR oder der Ovarien Ursache einer Hyperandrogenämie sein. Solche Tumoren gehen meist mit exzessiven Androgenspiegeln einher. Ferner gibt es Karzinome, die **ektop** Hormone produzieren (z.B. können Bronchialkarzinome ACTH und Chorionkarzinome hCG bzw. LH bilden), welche wiederum zu einer Stimulation der adrenalen bzw. ovariellen Androgensynthese führen.

Klinik | Das am häufigsten beklagte Symptom der Hyperandrogenämie ist der **Hirsutismus**, bei dem Vellushaare (dünne, kurze, nicht pigmentierte Haare) in bestimmten androgenabhängigen Körperregionen in Terminalhaare (stärkere, längere, pigmentierte Haare) umgewandelt werden, was für Frauen in diesen Bereichen untypisch ist. Betroffen sind die Gesichtsregion (Oberlippe, Kinn, Wangen, Hals, **Abb. 3.11**), Sternum, Mammae (peri-

areolär), Schultern, Oberarme, Linea alba, Os sacrum, Gesäß und Oberschenkel.

Der Schweregrad des Hirsutismus sowie der spätere Behandlungserfolg können mithilfe bestimmter Klassifikationen, wie z.B. dem „Ferriman-Gallwey-Score" (**Abb. 3.12**), evaluiert werden. Dieser beschreibt die Verteilung der Terminalbehaarung in neun Körperregionen anhand einer Skala von 0 (keine) bis 4 Punkten (dicht behaart) – maximal sind also 36 Punkte möglich. Bei der Bewertung des Ergebnisses muss immer die ethnische Herkunft der Patientin berücksichtigt werden, ab 8 Punkten wird ein Hirsutismus diagnostiziert.

Im Bereich der Kopfhaut haben Androgene einen gegenteiligen Effekt, d.h., Androgene begünstigen in androgenabhängigen Arealen (Frontal- und Parietalregion) die Umwandlung von Terminalhaaren in Vellushaare. Bei der **androgenetischen Alopezie** kommt es insbesondere in der Parietalregion zur zunehmenden Ausdünnung der Haardichte, sodass die Kopfhaut sichtbar wird, im Frontalbereich jedoch noch Haare erhalten bleiben. Man unterscheidet diesen sog. **weiblichen Typ** (ca. 95%, **Abb. 3.13**) von einem **männlichen Typ** (ca. 5%). Letzterer tritt

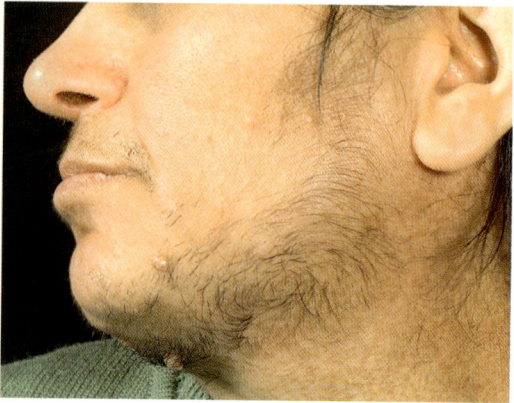

Abb. 3.11   Hirsutismus. Männliches Verteilungsmuster der Terminalhaare bei einer Frau im Gesichts- und Halsbereich.

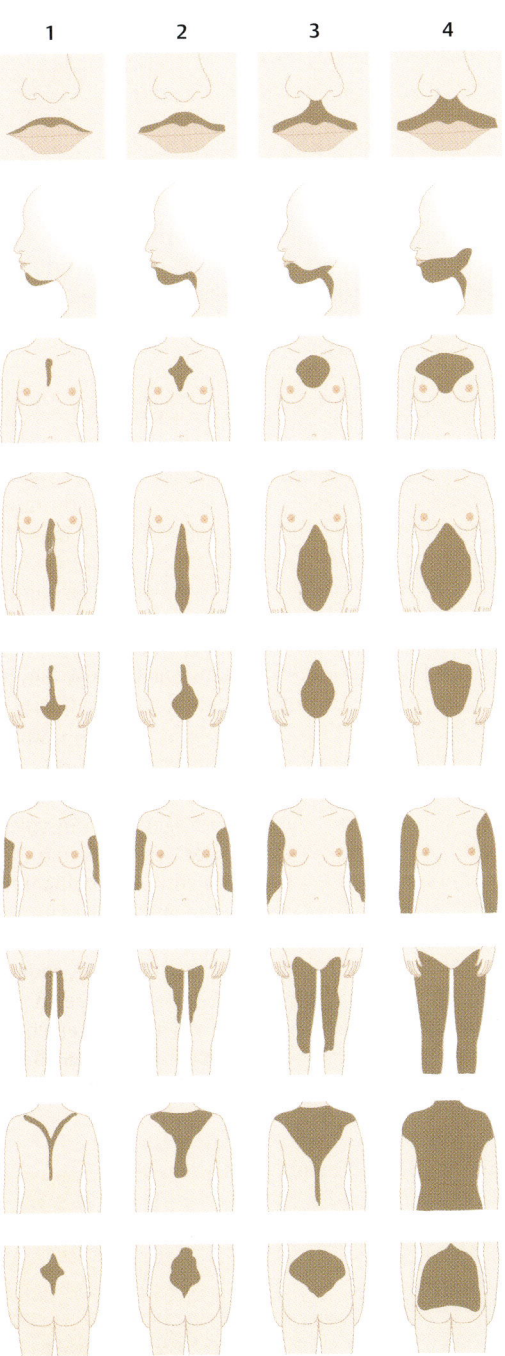

Abb. 3.12 Ferriman-Gallwey-Score zur klinischen Beurteilung des Hirsutismus.

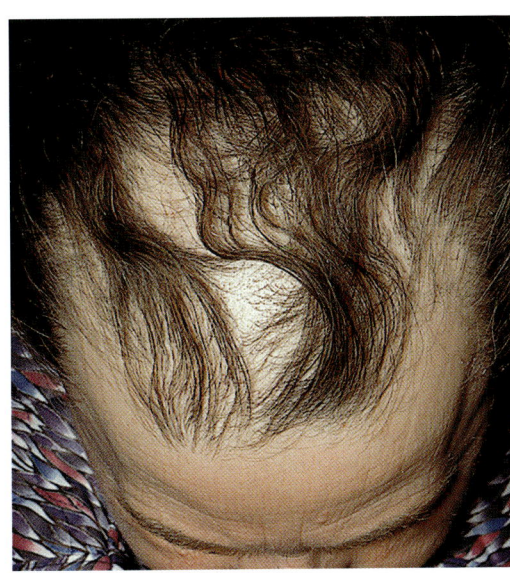

Abb. 3.13 Androgenetische Alopezie bei einer 55-jährigen, postmenopausalen Patientin. An der Stirnhaargrenze bleiben die Haare bei dieser weiblichen Form typischerweise noch saumartig stehen.

EXKURS

Therapie trotz „normaler" Blutwerte
Als Ursache für die androgenetische Alopezie gelten eine genetisch determinierte gesteigerte periphere Konversion von Testosteron in DHT sowie eine gesteigerte Bindung von DHT an den Androgenrezeptor. So ist zu erklären, dass die Androgenspiegel von Frauen mit androgenetischer Alopezie durchaus im Normbereich liegen können, aber dennoch auch bei ihnen ein Behandlungsbedarf besteht.

Im Extremfall kann es zu einer **Virilisierung** der Frau kommen. Hierunter versteht man eine starke Androgenisierung, die sehr selten vorkommt und mit einer Klitorishypertrophie, Stimmvertiefung und/oder Zunahme der Muskelmasse einhergeht. Sie ist Ausdruck einer exzessiven Androgenwirkung, z.B. bedingt durch einen androgenproduzierenden Tumor der NNR oder der Ovarien.
Weitere typische Symptome der Hyperandrogenämie sind:
— **Seborrhö:** Die Sebum-Produktion (Sebum: Hauttalg) ist androgenabhängig und somit bei der Hyperandrogenämie gesteigert.
— **Akne:** In Zusammenhang mit einer Besiedlung der Talgdrüsen mit Propionibakterien und Staphylokokken sowie einer gesteigerten lokalen Produktion von Fettsäuren aus Triglyzeriden kommt es zu Entzündungsreaktionen und Aknebildung in den betroffenen androgenabhängigen Hautarealen (Gesicht, obere Thoraxapertur [Rücken, Dekolletee] und äußerer Oberarmbereich).

fast ausschließlich bei exzessiven Androgenspiegeln (z.B. bei androgenproduzierenden Tumoren) auf und führt zum Haarausfall im Stirn- und Scheitelbeinbereich.

- **Acanthosis nigricans (Schwarzwucherhaut):** Als solche bezeichnet man eine Hyperpigmentierung und Verdickung der Haut im Bereich der Achseln, des Nackens, der Ellenbeugen, der Kniekehlen und/oder des Genitoanalbereichs, die bei übergewichtigen, „hirsuten" Frauen als klinischer Marker für eine Insulinresistenz mit Hyperinsulinämie gilt.
- **Zyklusstörungen** (S. 46)
- **Sterilität** (S. 320)
- **Galaktorrhö** (S. 259).

Diagnostik I Eine **allgemeine** und **gynäkologische Untersuchung** zeigt die Verteilung des Hirsutismus an den jeweiligen Prädilektionsstellen. Bei Patientinnen mit klinischen Zeichen der Hyperandrogenämie ist eine **Hormonbasisuntersuchung** mit der Bestimmung von LH, FSH, E_2, Progesteron, Prolaktin, TSH, Testosteron, DHEAS, Androstendion und SHBG sinnvoll.

EXKURS

Diskrepanz zwischen Labor und Klinik

Nicht immer korrelieren die gemessenen Androgenspiegel mit dem klinischen Erscheinungsbild der Patientin. So kann in einigen Fällen eine deutliche Hyperandrogenämie bestehen, die sich kutan nicht bemerkbar macht, andererseits können Patientinnen mit ausgeprägtem Hirsutismus normale Testosteronspiegel aufweisen.

Die Ursachen hierfür liegen zum einen in der unterschiedlichen Dichte von Haarfollikeln bzw. Androgenrezeptoren in der Haut: So haben z. B. Asiatinnen auch bei exzessiv hohen Androgenspiegeln nur äußerst selten einen Hirsutismus, da die Anzahl von Haarfollikeln bei ihnen sehr gering ist. Zum anderen ist die Androgenwirkung in den Zielzellen von lokalen Enzymaktivitäten (z. B. Umwandlung in DHT) abhängig und individuell unterschiedlich.

Therapie I Die Therapie der Hyperandrogenämie richtet sich nach der zugrunde liegenden Ursache:
- Bei vorwiegend adrenaler Androgenämie führt die Langzeittherapie mit **Glukokortikoiden** zur Senkung der Androgenwerte im Serum.
- Bei ovariell bedingter Hyperandrogenämie ist die Therapie mit einer **antiandrogen wirksamen Pille** die beste Lösung. Bei Kinderwunsch wird mit einer **FSH-Monotherapie** das Follikelwachstum stimuliert. Die ovarielle Androgenproduktion lässt sich vorübergehend auch durch die **laparoskopische Koagulation der Ovarkapsel** reduzieren.

In Zusammenarbeit mit der Dermatologie wird symptomatisch über eine **Elektro- oder Laserepilation** therapiert.

3.6.1 Polyzystisches Ovarsyndrom (PCOS)

Definition I Das kombinierte Auftreten von Adipositas, Hirsutismus, Oligomenorrhö und vergrößerten, zystisch veränderten Ovarien wurde erstmal 1935 von den Ärzten Irving Stein und Michael Leventhal beschrieben und über lange Zeit als **Stein-Leventhal-Syndrom** bezeichnet.

Die aktuelle Definition des polyzystischen Ovarsyndroms (PCO-Syndrom bzw. PCOS) zeigt **Tab. 3.9**. Obwohl bei den Patientinnen häufig eine **Adipositas** mit oder ohne **Insulinresistenz** besteht, sind diese Kriterien nicht Bestandteil der Definition.

Epidemiologie I Das PCOS betrifft 6–7 % aller Frauen im reproduktiven Alter und stellt eine der häufigsten endokrinen Störungen der Frau dar. In der Gruppe der Frauen mit Zyklusstörungen liegt die Prävalenz bei 80 %.

Ätiopathogenese I Das PCOS ist eine **angeborene, multifaktorielle** Erkrankung, die erst mit Beginn der **Pubertät** symptomatisch wird. Die familiäre Häufung der Erkrankung lässt auf den Einfluss einer **genetischen Prädisposition** bei der Entstehung des PCOS schließen, wobei das klinische Bild von vielen weiteren äußeren Faktoren abhängig sein dürfte.

Die Ätiologie des PCOS ist bis heute nicht vollständig geklärt. **Primäre Dysfunktionen im Ovar**, **Störungen der hypothalamo-hypophysär-ovariellen Achse** oder eine **Hyperinsulinämie** werden ursächlich mit dem PCOS in Zusammenhang gebracht (**Abb. 3.14**).

Bei Frauen mit PCOS kommt es durch eine **verminderte Sensitivität des GnRH-Pulsgenerators** gegenüber den negativen Feedback-Mechanismen der Sexualsteroide zu einem Anstieg der hypothalamischen GnRH-Pulsfrequenz (vgl. hierzu S. 37). Dies führt selektiv zu einer **gesteigerten LH-Pulsfrequenz und -amplitude**, während die FSH-Spiegel gleichbleibend den Normalwerten für die mittlere Follikelphase entsprechen. Bei den meisten betroffenen Patientinnen ist ein Anstieg des LH/FSH-Quotienten (> 2) nachweisbar (s. Diagnostik).

Die erhöhten LH-Serumspiegel **steigern die Androgensythese** in den Thekazellen, wobei die Androge-

Tabelle 3.9
Diagnostische Kriterien eines PCOS (Internationale Konsensus-Konferenz in Rotterdam, 2003)
1. Oligo- und/oder Anovulation
2. klinische und/oder biochemische Zeichen eines Hyperandrogenismus
3. mind. 1 Ovar mit ≥ 12 Follikeln (2–9 mm) und/oder vergrößertes Ovar (Volumen ≥ 10 ml)
Ausschluss anderer Ursachen (z. B. AGS [S. 26], Cushing-Syndrom, Hyperprolaktinämie [S. 56], androgenproduzierender Tumor [S. 58]).
Ein PCOS liegt vor, wenn mind. 2 der 3 Kriterien vorhanden sind und andere Ursachen ausgeschlossen wurden.

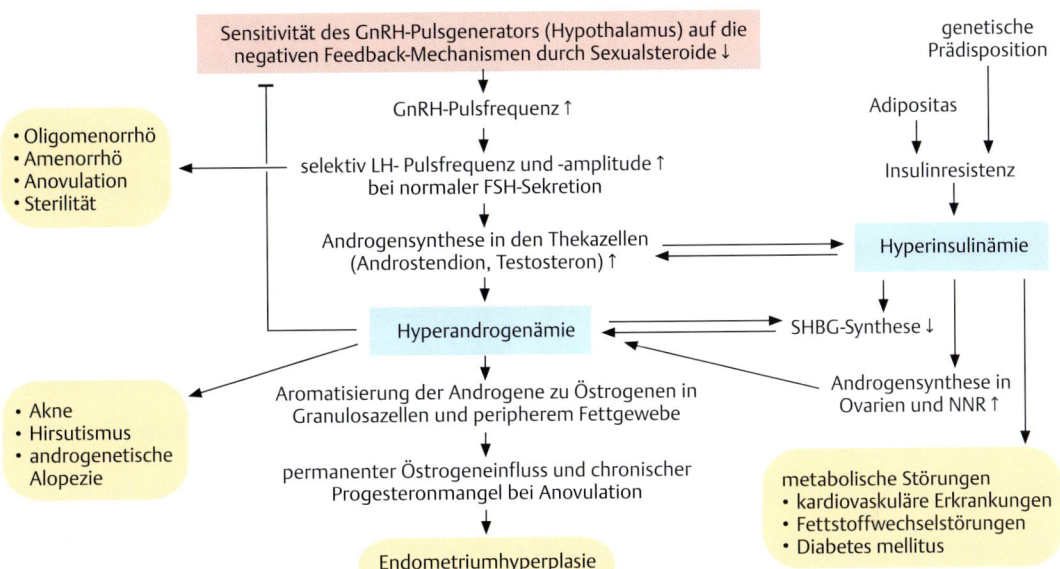

Abb. 3.14 Pathomechanismen des PCOS.

ne z.T. in den Granulosazellen der vielen im Arrest befindlichen Follikel zu Östrogenen aromatisiert werden. Die erhöhten Androgenspiegel führen wiederum zu einer **verminderten Sensitivität des GnRH-Pulsgenerators** (s.o.), sodass ein Teufelskreis entsteht.

Frauen mit PCOS weisen sehr häufig eine Insulinresistenz mit der Folge einer **Hyperinsulinämie** auf, wobei die Ovarien sowie die Nebennieren im Gegensatz zur Skelettmuskulatur nicht insulinresistent sind und auf den Insulinexzess mit einer gesteigerten Androgenbiosynthese reagieren. Ferner vermindert Insulin nicht nur die SHBG-Synthese in der Leber, welches das freie Testosteron bindet, sondern hat zusätzlich auch einen direkten Einfluss auf die Gonadotropinsekretion.

> **MERKE**
>
> Zusammenfassend können also folgende **Pathomechanismen** an der Entstehung des **PCOS** beteiligt sein:
> - **Störung des hypothalamisch-hypophysär-ovariellen Regelkreises** mit gesteigerter LH-Sekretion und verstärkter ovarieller Androgenproduktion
> - Insulinresistenz mit **Hyperinsulinämie** und verstärkter ovarieller und adrenerger Androgensynthese
> - **enzymatischer Defekt der Steroidbiosynthese** im Ovar und/oder der NNR mit verstärkter Androgenbildung.

Klinik I

- **Zyklusstörungen:** Das PCOS ist gekennzeichnet durch eine chronische Anovulation in Kombination mit einem Hyperandrogenismus (**hyperandrogenämische Ovarialinsuffizienz**). Aufgrund der chronischen Anovulation besteht bei den betroffenen Frauen ein anhaltender **Progesteronmangel**, sodass die regelmäßige sekretorische Umwandlung des Endometriums ausbleibt, was sich klinisch in einer **Oligo-** oder **Amenorrhö** äußert. Bei einigen Frauen kann es jedoch auch zu unregelmäßigen, in großen Abständen (3–12 Monate) auftretenden starken **Durchbruchsblutungen** kommen: Durch die alleinige Östrogenproduktion proliferiert das Endometrium, kann aber ab einer bestimmten Dicke nicht mehr richtig ernährt werden und wird deshalb abgestoßen.

- **Maligne Entartung:** Durch die gesteigerte ovarielle Androgensynthese und die Aromatisierung der Androgene zu Östrogenen im Fettgewebe (insbesondere bei bestehender Adipositas) besteht bei den Frauen ein langfristig **erhöhter Östrogeneinfluss**, was letztlich zu einer **Endometriumhyperplasie** und in einigen Fällen zur Entwicklung eines **Endometriumkarzinoms** führen kann.

- **Fertilität:** Die Oligo- oder Anovulation bei Patientinnen mit PCOS führt durch die verminderte Ovulationsfrequenz in vielen Fällen zur **Sterilität**. Darüber hinaus besteht bei Frauen mit PCOS und Insulinresistenz in der Schwangerschaft ein um 30–40 % **erhöhtes Abortrisiko**

3

bzw. kann es zu **Komplikationen während einer Schwangerschaft** kommen. So entwickeln Frauen mit PCOS signifikant häufiger eine schwangerschaftsinduzierte Hypertonie, einen Gestationsdiabetes oder eine Präklampsie; auch das Risiko einer Frühgeburtlichkeit ist erhöht.

- **Myome:** In einer kürzlich veröffentlichen Kohortenstudie wurde zusätzlich eine gesteigerte Rate an Myomen des Uterus bei Patientinnen mit PCOS gefunden.
- **Kutane Manifestationen** treten in Form von **Akne**, **Hirsutismus** (S. 58) und/oder **androgenetischer Alopezie** (S. 58) auf.
- **Metabolische Störungen:** Mit zunehmendem Alter steigt bei Patientinnen mit PCOS das Risiko für metabolische Komplikationen. Im 4. Lebensjahrzehnt weist ungefähr ein Drittel eine **gestörte Glukosetoleranz** (Prädiabetes) auf (im Vergleich zu gesunden Frauen mit gleichem Gewicht besteht bei Patientinnen mit einem PCOS ein 2–3-fach höheres Risiko hierzu; auch normalgewichtige Frauen [Lean-PCOS, s. u.] können davon betroffen sein), knapp 10 % haben bereits einen klinisch manifesten **Diabetes mellitus**.
- Ferner ist das PCOS mit einem erhöhten Risiko für kardiovaskuläre Erkrankungen, abdominale (= zentrale) Adipositas, Hypertonie, Dyslipoproteinämie, Fettleber und Schlafapnoe verbunden.
- **Psychologische Störungen:** Anhand einiger kleinerer Studien gibt es Hinweise auf eine erhöhte Prävalenz von **Depressionen** sowie eine Verminderung der Lebensqualität und sexuellen Zufriedenheit.

> **MERKE**
>
> Das **PCOS** ist die Hauptursache für eine **anovulatorische Sterilität** (vgl. S. 47).

Diagnostik | Vor allem aufgrund der im Rahmen des PCOS drohenden Langzeitrisiken ist eine zügige Diagnostik sehr wichtig. Wesentliche diagnostische Maßnahmen sind hierbei:

- **Anamnese:** Die Patientinnen berichten meist über Zyklusstörungen im Sinne einer Oligomenorrhö oder Amenorrhö, die bereits kurz nach der Menarche auftreten.
- **Körperliche Untersuchung:** Hier ist auf die klinischen Zeichen eines Hyperandrogenismus wie Akne und Hirsutismus sowie Haarausfall in androgenabhängigen Bezirken des Kopfes (Parietalregion, vgl. **Abb. 3.13**, S. 59) zu achten, die meist mit Einsetzen der Pubertät beginnen und im Laufe der Zeit an Stärke zunehmen. In vielen Fällen besteht Übergewicht bis hin zur

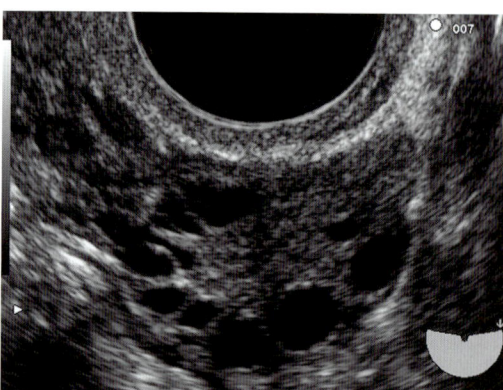

Abb. 3.15   Sonografischer Befund bei PCOS. Die Follikel sind randständig, perlschnurartig angeordnet.

Adipositas, sodass auch der Body-Mass-Index sowie der Bauchumfang gemessen werden sollten. In seltenen Fällen weisen auch schlanke Patientinnen ein PCOS auf, hier spricht man von einem sog. **Lean-PCOS**.

- **Sonografie:** Meist zeigen sich beidseitig multiple, bis 10 mm **große Follikel**, die überwiegend **randständig, „perlschnurartig"** (**Abb. 3.15**), manchmal aber auch im **gesamten Ovar** darzustellen sind. Die Ovarien sind meist etwas vergrößert und weisen einen größeren Stromaanteil auf. Die sonografisch ermittelte Größe der Ovarien bzw. das Ovarvolumen sowie Anzahl und Größe der Follikel dienen als Kriterien für die Diagnosestellung des PCOS (**Tab. 3.9**).

Durch den chronischen Progesteronmangel bei Anovulation und tonisch erhöhtem Estradiol kann es bei den betroffenen Frauen zur ebenfalls im Ultraschallbild nachweisbaren **Endometriumhyperplasie** bis hin zur malignen Entartung kommen.

EXKURS

Da es sich bei den sonografisch echoarmen Befunden im Bereich der Ovarien nicht um Zysten, sondern um Follikel im Arrest handelt, wäre der Begriff des **polyfollikulären Ovarsyndroms** dem des PCOS vorzuziehen; dieser konnte sich in der Nomenklatur jedoch nicht durchsetzen.

- **Labor:** Wie bei allen Patientinnen mit klinischen Zeichen eines Hyperandrogenismus ist eine **Hormonbasisuntersuchung** mit der Bestimmung von LH, FSH, E_2, Progesteron, Prolaktin, TSH (s. u.), Testosteron, DHEAS, Androstendion und SHBG sinnvoll. Die **LH/FSH-Ratio** ist zumeist erhöht (> 2), oft liegt eine Hyperandrogenämie mit **niedrigen SHBG-Spiegeln** vor.

Bei 30–40 % der Frauen mit PCOS besteht eine

verminderte Glukosetoleranz mit einer erhöhten 2h-Glukosekonzentration von > 140 mg/dl im empfohlenen **oralen Glukosetoleranztest** (OGTT: Einnahme von 75 g Glukose und Blutentnahmen über mind. 2 h zur Bestimmung des Blutzuckerspiegels, vgl. **Abb. 14.30**, S. 392).

Praxistipp

Da der Nüchternblutzucker bei den betroffenen Frauen häufig normal ist, sollte bei allen Patientinnen mit PCOS ein OGTT zur Diagnostik einer verminderten Glukosetoleranz durchgeführt werden.

Bei Frauen mit PCOS sollte auch der **Prolaktinspiegel** bestimmt werden: Knapp ein Drittel der Betroffenen hat eine leichte Hyperprolaktinämie, was auf eine hypothalamisch-hypophysäre Dysfunktion im Rahmen des PCOS hinweist. Ferner ist bekannt, dass die Patientinnen häufig eine Dyslipoproteinämie mit erhöhtem LDL-Cholesterin, erhöhten Triglyzeriden und niedrigem HDL-Cholesterin aufweisen, sodass die Bestimmung dieser **Lipidparameter** empfohlen wird.

- **Differenzialdiagnostik:** Die Symptome des PCOS sind relativ unspezifisch und können auch durch andere Erkrankungen hervorgerufen werden, die eine **Hyperandrogenämie** verursachen – diese müssen vor Beginn einer Therapie ausgeschlossen werden:
  - Da Zyklusstörungen und Sterilität häufig durch **Schilddrüsenerkrankungen** hervorgerufen werden, sollte differenzialdiagnostisch auch **TSH** bestimmt werden.
  - Beim Vorliegen eines **Late-onset AGS** (S. 27) werden durch einen partiellen Enzymdefekt in der Nebennierenrinde verstärkt Androgene gebildet, die zu Androgenisierungserscheinungen führen können. Mit dem **ACTH-Test** (S. 325) kann die Diagnose eingegrenzt werden.
  - **Androgenproduzierende Tumoren** im Bereich der Ovarien oder der Nebennierenrinde sind extrem selten, führen jedoch ebenfalls zu Androgenisierungserscheinungen. Diese sind im Vergleich zum Auftreten beim PCOS meist **rascher progredient** und **stärker ausgeprägt**: Sie verursachen zusätzlich eine Virilisierung der betroffenen Frauen (Zunahme der Muskelmasse, Stimmvertiefung, Klitorishypertrophie und ausgeprägter Haarausfall vom männlichen Typ, vgl. hierzu S. 58). Bei sehr hohen Testosteron- und DHEAS-Werten sollte mithilfe von **bildgebenden Verfahren** nach einem Tumor gesucht werden.

Therapie । Die Behandlung des PCOS richtet sich nach der Symptomatik der betroffenen Frauen sowie dem Therapieziel und ist individuell festzulegen. Durch unterschiedliche **medikamentöse** und **nichtmedikamentöse Ansätze** wird versucht, die reproduktiven, kutanen, metabolischen und psychologischen Störungen zu verbessern.

MERKE

Eine **definitive Heilung** des PCOS ist jedoch **nicht** möglich.

- Die **Änderung der Lebensgewohnheiten** stellt die „First-line"-Therapie beim PCOS dar und ist allen betroffenen Patientinnen anzuraten. In einigen Studien konnte gezeigt werden, dass allein durch **Ernährungsumstellung**, **Gewichtsreduktion** und **Zunahme der körperlichen Aktivität** die Insulinsensitivität und Ovulationsrate gesteigert werden konnte. Bereits eine geringfügige Gewichtsreduktion kann die Progressionsrate einer gestörten Glukosetoleranz zum Typ 2-Diabetes mellitus deutlich vermindern. Leider ist die Akzeptanz der Patientinnen für diese Form der Therapie in den meisten Fällen nicht ausreichend, sodass nur wenige Patientinnen nachhaltig ihre Lebensgewohnheiten ändern.

Praxistipp

Dennoch ist es wichtig, bei einem PCOS nicht nur Zyklusstörungen, Folgen des Hyperandrogenismus und Fertilitätsprobleme zu therapieren, sondern insbesondere auch die metabolischen Erkrankungen aufgrund der durch sie drohenden Langzeitfolgen zu behandeln.

- **Hormonelle Therapie:**
  - **Patientinnen mit Kinderwunsch:** Falls die Sterilitätsproblematik bei der Patientin im Vordergrund steht, so ist in den meisten Fällen eine **Stimulationstherapie mit Hormonen** angezeigt. **Clomifen** gilt hierbei seit langer Zeit als Therapie der Wahl beim PCOS. Es wirkt im Hypothalamus antiöstrogen und fördert die hypophysäre Gonadotropinsekretion. Da es bei der Stimulation es zu einer **polyfollikulären Entwicklung** und der Entstehung von Mehrlingsschwangerschaften kommen kann, sollte die Stimulationstherapie nur von einem erfahrenem Gynäkologen oder Reproduktionsmediziner überwacht und die Patientin über das Risiko der polyfollikulären Entwicklung sorgfältig aufgeklärt werden. Ob die kombinierte Gabe von Clomifen und

Metformin (s.u.) der alleinigen Clomifen-Therapie hinsichtlich der Schwangerschaftsrate überlegen ist, konnte bislang nicht geklärt werden.

Wenn die betroffenen Frauen auf die Clomifen-Behandlung nicht ansprechen (**Clomifen-Resistenz**), kann alternativ eine Stimulationstherapie mit **FSH** durchgeführt werden. Zunächst sollten niedrige Dosen angewandt werden, um das auch in diesem Fall bestehende Risiko von höhergradigen Mehrlingsschwangerschaften zu reduzieren. Bei mangelnder Reaktion der Ovarien kann die Dosis in kleinen Schritten und wöchentlichen Abständen gesteigert werden.

Auch **Aromatase-Inhibitoren** können zur Stimulationstherapie bei bestehendem PCOS eingesetzt werden. Erste Studien deuten darauf hin, dass unter dieser Therapie höhere Schwangerschaftsraten bei geringeren Nebenwirkungen zu erwarten sind.

Praxistipp

Vor Beginn einer Stimulationstherapie sollten vorhandene metabolische Störungen so weit wie möglich behandelt werden. Durch eine Gewichtsreduktion lassen sich beispielsweise die benötigte Stimulationsdosis und das Risiko für Komplikationen in einer Schwangerschaft vermindern.

- Bei **Patientinnen ohne Kinderwunsch** geht es im Rahmen der hormonellen PCOS-Behandlung im Wesentlichen darum, die klinischen Symptome zu therapieren und die Langzeitrisiken wie Herz-Kreislauf-Erkrankungen, Diabetes mellitus und Endometriumkarzinom zu minimieren.

  Die zyklische Einnahme von **Ovulationshemmern** (S. 298) verhindert die Entstehung einer Endometriumhyperplasie und führt zu regelmäßigen Hormonentzugsblutungen im pillenfreien Intervall. Durch die längerfristige Einnahme kann auch das Risiko der Entwicklung eines Endometriumkarzinoms deutlich reduziert werden (vgl. hierzu S. 72). Zusätzlich bewirken die Suppression der ovariellen Androgensynthese und die östrogeninduzierte, gesteigerte hepatische SHBG-Synthese eine signifikante Reduktion von freiem Testosteron im Serum und damit eine deutliche Besserung der kutanen Manifestationen des Hyperandrogenismus.

Praxistipp

Während bei der Akne ein rascher Therapieerfolg binnen 1–3 Monaten zu erwarten ist, kommt es beim Hirsutismus erst nach 6–12 Monaten zur Besserung der Symptome. Bei androgenetischer Alopezie hingegen kann es bereits als Erfolg gewertet werden, wenn der bestehende Haarausfall nicht voranschreitet.

Die stärkste antiandrogene Wirksamkeit ist bei der Einnahme von **Kombinationspräparaten** zu erwarten ist, welche neben einem Östrogen antiandrogen wirksame Gestagene (wie z.B. Dienogest, Cyproteronacetat oder Drospirenon) enthalten. Wird die Therapie abgesetzt, so treten die Symptome erneut auf. Bestehen bei den Patientinnen Kontraindikationen gegen die Einnahme von Östrogenen (wie z.B. Adipositas, Hypertriglyzeridämie, Thrombophilie, Diabetes mellitus mit Gefäßschäden, vgl. S. 305), kann eine zyklische **Gestagen-Monotherapie** zum Schutz des Endometriums angewandt werden. Die Patientinnen nehmen in diesem Falle alle 1–3 Monate ein Gestagen für die Dauer von 12–14 Tagen ein. Unter dieser Therapie ist allerdings keine Besserung der Androgenisierungserscheinungen zu erwarten.

- **Metformin:** Auch Metformin wird in den letzten Jahren immer häufiger bei Frauen mit PCOS eingesetzt. Als orales Antidiabetikum führt es zu einer **Reduktion der Hyperinsulinämie** und damit zur **Zunahme der Ovulationsrate**. Weiterhin wird eine direkte Hemmung der 17α-Hydroxylase mit der Folge einer **verminderten Synthese von Androstendion und Testosteron** in den Thekazellen vermutet. Es kommt zu einer Senkung der Testosteronspiegel, die jedoch im Vergleich zur Behandlung mit Ovulationshemmern deutlich geringer ausfällt. Dennoch wurde gezeigt, dass eine 6-monatige Metformin-Behandlung bei Patientinnen mit PCOS zu einer signifikanten Besserung des Hirsutismus führen kann.

MERKE

Metformin ist aktuell noch nicht für die Therapie des PCOS zugelassen, sodass es sich bei der Behandlung um einen „Off-Label-Use" handelt.

- **Spironolacton:** Das vorwiegend in den USA eingesetzte Diuretikum Spironolacton hat ebenfalls antiandrogene Eigenschaften. Mit einer Dosierung von 2 × 50–100 mg kann eine effektive Besserung des Hirsutismus erreicht werden. Häufig wird es auch in Kombination mit Ovulationshemmern angewandt.

– **Topische Therapie:** Neben diesen systemischen Behandlungen können auch lokale Therapieansätze zur Besserung der **kutanen Symptome** führen:
  - Von einer **Lasertherapie** profitieren vorwiegend Frauen mit hellem Hautkolorit und dunkler Behaarung.
  - Durch **Eflornithin** (einen Hemmstoff des Enzyms Ornithin-Decarboxylase, welches an der Regulation von Zellwachstum und -differenzierung u.a. auch im Haarfollikel beteiligt ist) kann bei Hirsutismus das Haarwachstum im Gesichtsbereich (Oberlippe, Kinn, Wangen) verlangsamt werden.
  - **Minoxidil** hingegen stimuliert durch einen bislang noch nicht genau geklärten Wirkmechanismus das Haarwachstum und wird deshalb lokal bei der androgenetischen Alopezie im Bereich der kahlen Kopfhautstellen angewandt.
– **Operative Therapie:**
  - Die Erstbeschreiber des PCOS, Stein und Leventhal, setzten eine **Keilresektion der Ovarien** (bilateral ovarian wedge resection) als therapeutische Maßnahme beim PCOS mit Erfolg ein. Durch diesen Eingriff wird die Anzahl der androgenproduzierenden Thekazellen in den Ovarien reduziert und es kommt – zumindest vorübergehend – zur Besserung der Hyperandrogenämie sowie zur Zunahme der Ovulationsrate.

> **MERKE**
>
> Die **Keilresektion der Ovarien** gilt bei der Behandlung des PCOS mittlerweile als **obsolet**.

  - Das **laparoskopische ovarielle Drilling** (**LOD**) verfolgt den gleichen Therapieansatz, ist jedoch weniger invasiv als die Keilresektion. Mithilfe eines Lasers oder einer monopolaren Nadel wird die Oberfläche der Ovarien (Ovarialkapsel) an mehreren Stellen (ca. 5–10) „gestichelt" bzw. inzidiert. Dabei werden die beim PCOS vorkommenden überflüssigen Follikel anpunktiert (engl. to drill = anbohren). Hinsichtlich der Regulation der Ovulationsrate wird das LOD als gleichwertig gegenüber der Clomifen- oder FSH-Stimulationstherapie angesehen. Allerdings ist zu beachten, dass es zur irreversiblen Schädigung einer gewissen Anzahl von Follikeln sowie zu postoperativen Adhäsionen im kleinen Becken kommen kann. Letztere können selbst wiederum Ursachen einer Sterilität sein. Nicht zuletzt aufgrund

seiner Invasivität (die im Vergleich zur Keilresektion zwar reduziert ist, aber nach wie vor besteht) gilt das LOD als „Second-line"-Therapie, wenn die ovarielle Follikelreifung unter Stimulation mit Clomifen oder FSH ausbleibt.

3.7 Klimakterium und Postmenopause

Key Point

Bei den Wechseljahren (Klimakterium) handelt es sich um eine Zeit der hormonellen Umstellung, die am Ende der fruchtbaren Phase im Leben einer Frau steht. Die Veränderungen in dieser und der darauffolgenden Zeit (Postmenopause) stellen an sich einen physiologischen Vorgang dar. Bei vielen Frauen kommt es jedoch zu einer Reihe von Beschwerden und gesundheitlichen Störungen, die die Lebensqualität der Betroffenen deutlich beeinträchtigen können. Nicht unerheblich ist dabei auch die psychische Belastung, die mit dem unwiderruflichen Ende der Fertilität und dem in den westlichen Ländern mit dem Alterungsprozess häufig assoziierten Verlust der sexuellen Attraktivität einhergehen. Neben einer möglichen Hormonsubstitution stellt deshalb auch die seelische Betreuung der Patientinnen ein wesentliches Element der Behandlung dar.

3.7.1 Einleitung

Durch die stetig zunehmende Lebenserwartung und die damit verbundene Überalterung der Gesellschaft steigt die Anzahl der Frauen, die sich in der Postmenopause befinden, kontinuierlich an. Die durchschnittliche Lebenserwartung neugeborener Mädchen beträgt zurzeit 82,1 Jahre und liegt damit knapp 6 Jahre über der von neugeborenen Jungen. Bei einem mittleren Menopausenalter von 52 Jahren (s.u.) nimmt die Postmenopause heutzutage mehr als ein Drittel der Lebenszeit von Frauen ein – es wird geschätzt, dass sich im Jahr 2025 weltweit 1,1 Milliarden Frauen in dieser Phase befinden. In Deutschland sind aktuell ca. 10 Mio. Frauen mit dem damit verbundenen Zustand des physiologischen Östrogenmangels konfrontiert.

Die kurz- und langfristigen Folgen des Östrogenmangels nach der Menopause sind weitreichend und schränken viele Frauen in erheblichem Maße ein. Hierzu gehören v.a. **psychovegetative Symptome**, aber auch **negative Effekte** auf die **Knochen** und das **Herz-Kreislauf-System**.

Die adäquate Behandlung der Östrogenmangelerscheinungen besteht meist in einer **Östrogen-**

3

bzw. **Östrogen-Gestagen-Substitutionstherapie**. Hierbei müssen unerwünschte Nebenwirkungen, Risiken und Kontraindikationen genau beachtet und mit der Patientin individuell besprochen werden.

> **MERKE**
>
> Ziel jeglicher Bemühungen sollte es sein, die **Gesundheit** der Frauen bei **optimaler Lebensqualität** möglichst **lange** zu erhalten.

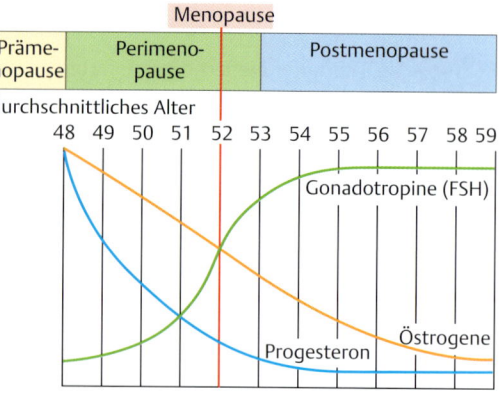

Abb. 3.16 Veränderungen des Hormonhaushalts im Klimakterium.

3.7.2 Begriffsdefinitionen

Menopause | Die letzte spontane (durch endogene Hormonproduktion hervorgerufene) **Menstruationsblutung** im Leben einer Frau. Der Zeitpunkt der Menopause lässt sich nur retrospektiv, d.h. nach mindestens 12-monatiger Amenorrhö feststellen. Das durchschnittliche Alter der Frauen zum Zeitpunkt der Menopause liegt bei **ca. 52 Jahren**.

Klimakterium (oder Perimenopause) | Durch unregelmäßige Zyklen gekennzeichnete Übergangsphase, in der das Ovar einen Großteil seiner endokrinen Funktion einstellt, beginnend im Anschluss an die Prämenopause bis 12 Monate nach der Menopause. Diese Lebensphase kann bis zu 10 Jahren dauern.

Prämenopause | Zeitraum von 10 Jahren vor dem Beginn des Klimakteriums.

Postmenopause | Zeitraum, der 1 Jahr nach der Menopause beginnt und bis zum Senium reicht. Die ersten 5 Jahre werden dabei als „frühe Postmenopause" bezeichnet.

Senium | Lebensphase ab dem 65. Lebensjahr.

Climacterium praecox | Vorzeitiges Erlöschen der Ovarialfunktion vor dem 40. Lebensjahr – auch als prämature Menopause bezeichnet (vgl. S. 54).

3.7.3 Physiologische Grundlagen

Die zum Zeitpunkt der Geburt vorhandene Anzahl an Oozyten (ca. 0,7–2 Mio. Primordialfollikel) nimmt in der Folgezeit stetig ab. Während der fertilen Lebensphase der Frau, die mit der Menarche beginnt und mit der Menopause endet, kommt es in Abhängigkeit von der Anzahl an Schwangerschaften bzw. Stillphasen zu bis zu 500 **Ovulationen**. Follikel, welche nicht das Stadium des sprunggreifen Graaf-Follikels erreichen, gehen durch Atresie zugrunde (vgl. hierzu S. 18).

Ab dem 35. Lebensjahr beschleunigt sich der **Follikelverlust** deutlich, dabei treten jedoch erhebliche individuelle Unterschiede auf: Im Alter von 45 Jahren weisen einige Frauen noch 1 000 Primordialfollikel auf, während sie bei anderen nur noch vereinzelt vorhanden sind. Aufgrund der unregelmäßigen Feedback-Kontrolle durch ovariell produzierte Hormone kommt es zu Störungen der Gonadotropinfreisetzung und des Zyklus. Sind schließlich keine Follikel mehr vorhanden, führt der Ausfall der ovariellen Produktion von Estradiol und Progesteron zu einem starken Anstieg des LH und vor allem des FSH (Ausfall des negativen Feedbacks, **Abb. 3.16**): Die **Postmenopause** ist erreicht.

Nachdem die ovarielle Estradiolsynthese versiegt ist, resultiert ein **Östrogenmangel**. Geringe Mengen Estradiol werden jedoch auch weiterhin durch periphere Aromatisierung von Androgenen, die aus den Nebennieren und Ovarien stammen, im Fettgewebe der postmenopausalen Frau gebildet.

Wenn der beschriebene Vorgang des Erlöschens der Ovarialfunktion vorzeitig eintritt, wird dies als **Climacterium praecox** bezeichnet. Es handelt sich dabei um eine primäre Ovarialinsuffizienz, die mit den typischen Symptomen eines Östrogenmangels (s.u.) einhergeht. Die Inzidenz beträgt 0,3–1 % der Frauen im reproduktiven Alter (S. 54).

3.7.4 Symptomatik

Klimakterisches Syndrom

Unter dem Begriff des **„klimakterischen Syndroms"** wird eine Vielzahl von Symptomen zusammengefasst (**Tab. 3.10**).

> **MERKE**
>
> Die **Leitsymptome** der Perimenopause und frühen Postmenopause stellen **episodische Hitzewallungen** und **Schweißausbrüche** dar.

Mehr als 70 % der Frauen weisen diese sog. **vasomotorischen Symptome** im Jahr vor und in den ersten 3 Jahren nach der Menopause auf. Die Beschwerden treten häufig zuerst nachts, später auch tagsüber auf. Hinsichtlich der Intensität der vasomotorischen Symptome gibt es große interindividuelle Unterschiede.

Tabelle 3.10	
Klimakterische Beschwerden bei Frauen im Alter zwischen 45 und 54 Jahren	
Beschwerden	**Häufigkeit**
– Nervosität, Reizbarkeit	90 %
– Müdigkeit, Lethargie, Leistungsabfall	80 %
– Hitzewallungen, Schweißausbrüche – depressive Verstimmung, Weinkrämpfe – Kopfschmerzen	70 %
– Vergesslichkeit, Konzentrations- schwäche	65 %
– Gewichtszunahme	60 %
– Schlafstörungen – Gelenk- und Muskelschmerzen	50 %
– Obstipation – Herzbeschwerden	40 %
– Libidoverlust	30 %
– Parästhesie	25 %
– Schwindel	20 %

Ausgelöst werden sie durch ein **rasches Absinken des Estradiolspiegels**, auch wenn häufig keine absolut niedrigen Estradiolwerte erreicht werden. Die Symptome sind umso stärker, je höher der Ausgangswert des Estradiols ursprünglich war. So kommt es beispielsweise auch bereits vor der Menopause nach bilateraler Ovarektomie (Kastration), unter einer Antiöstrogenbehandlung oder nach einer Entbindung zu den entsprechenden Beschwerden.

Die **Hitzewallungen** werden zumeist als auf- oder absteigende Wärmewellen (**Flashes**) empfunden, die oft mit einem wellenförmigen Erröten (**Flushes**) einhergehen und dann in **Schweißausbrüchen** enden. Das Hitzegefühl beginnt meist im Brustbereich und breitet sich dann über die Arme, den Hals und das Gesicht aus. Bei starken klimakterischen Beschwerden können mehr als 20 solcher Episoden pro Tag auftreten. Sie dauern üblicherweise einige Minuten, in Einzelfällen jedoch auch bis zu einer Stunde an. Etwa ein Drittel der Frauen leidet 3 Jahre oder länger unter rezidivierenden Hitzewallungen. Die vasomotorischen Beschwerden werden in vielen Fällen von **(psycho-)vegetativen Symptomen** wie Nervosität, Herzbeschwerden, Angstzuständen, depressiven Verstimmungen, Schwindel und Parästhesien begleitet.

Nächtliche Hitzewallungen führen häufig zu **Schlafstörungen**, allerdings können Schlafstörungen auch ohne vasomotorische Symptome auftreten. Häufig ist die Einschlafzeit verlängert, die Gesamtschlafzeit reduziert und von Schlaf-Wach-Zyklen unterbrochen, wobei die Schlaftiefe ebenfalls abnimmt. Die Frauen bemerken eine deutliche Leistungs-minderung und Abnahme ihrer kognitiven Leistungen.

Urogenitaltrakt

Prämenopausale **Blutungsstörungen** (dysfunktionelle Blutungen/Menometrorrhagie) kommen durch die abfallenden Östrogenspiegel und das Ungleichgewicht von Östrogenen zu Gestagenen zustande.

Der Östrogenmangel führt zu einer bereits in der Prämenopause beginnenden **Größenabnahme des Uterus**. Vorhandene Myome bilden sich zurück (Regression). Das **Endometrium** wird **atrophisch**, was sich sonografisch als strichförmige echoreiche Linie (doppelte Endometriumdicke < 5 mm) darstellen lässt (**Abb. 3.17**, vgl. hierzu **Abb. 3.6**, S. 45). Die endozervikalen Drüsen werden ebenfalls atrophisch, sodass der **Zervixmukus reduziert** wird. Die Grenze zwischen Platten- und Drüsenepithel (Transformationszone) zieht sich in den Zervikalkanal zurück, was bei der Abstrichentnahme von Zervixzellen im Rahmen einer Krebsvorsorgeuntersuchung (S. 81) berücksichtigt werden muss. Die Atrophie des Vaginalepithels kann zur **Dyspareunie** führen (s.u.). Zusätzlich kommt es durch den Verlust an glykogenhaltigen Superfizialzellen zu Veränderungen des Vaginalmilieus mit einem **Anstieg des pH-Wertes** und einer **erhöhten Anfälligkeit für Infektionen**, wie z.B. bakterielle Vaginosen (S. 142) oder Pilzinfektionen.

Im Bereich des **Urethraltraktes** kommt es bei etwa 10 % der 60-jährigen Frauen ebenfalls zu einer östrogenmangelbedingten Atrophie des Epithels, wodurch die Entwicklung einer **bakteriellen** oder **abakteriellen Urethritis** und **Zystitis** begünstigt wird. Die Patientinnen leiden unter Pollakisurie, Dysurie, Nykturie und Harndrang.

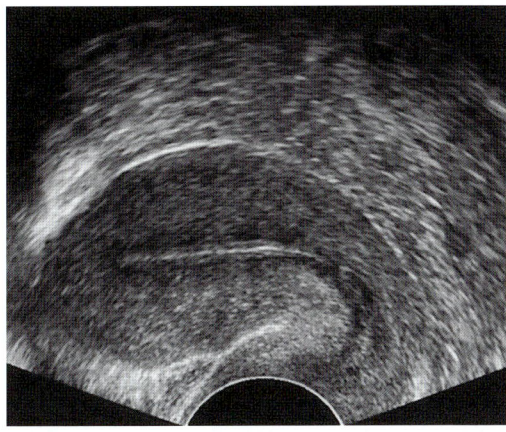

Abb. 3.17   Vaginalsonografisches Bild des Uterus einer Patientin im Klimakterium. Anteflektierter, antevertierter Uterus mit strichförmigem Endometrium, welches sich als echoreiche (weiße) Linie darstellt.

Sexualität

In der Peri- und Postmenopause kann es durch hormonale Veränderungen zum **Libidoverlust** und zur Beeinträchtigung der Sexualität kommen. Die Atrophie der Schleimhäute des Urogenitaltrakts (s.o.) kann sich durch eine Verminderung der Elastizität und Schleimhautverletzungen beim Koitus als **Dyspareunie** bemerkbar machen. Die Ursachen für das Nachlassen des sexuellen Interesses sind jedoch vielfältig und betreffen u.a. Partnerkonflikte, emotionale und soziokulturelle Faktoren. Es kann folglich nicht davon ausgegangen werden, dass eine Hormontherapie alle Sexualstörungen lösen kann; dies ist nur in Einzelfällen möglich.

Körpergewicht

Es ist bekannt, dass sich der Grundumsatz nach der Menopause um 420 kJ pro Tag (0,4–0,5 %) vermindert. In Analogie beobachtet man bei Frauen im Alter zwischen dem 45.–54. Lebensjahr teilweise eine **starke Zunahme des Körpergewichts**, was einerseits durch eine gesteigerte (oder gleichbleibende) Nahrungszufuhr, andererseits durch eine Verminderung der körperlichen Aktivität zu erklären ist. In dieser Altersgruppe ist bereits ein Drittel der Frauen entweder übergewichtig (BMI 25–30 kg/m^2) oder adipös (BMI > 30 kg/m^2). Eine Hormontherapie (S. 69) erhöht das Körpergewicht nicht wesentlich. Die kurzfristige Gewichtszunahme um 1–2 kg unter einer Hormonsubstitution beruht auf einer (erwünschten) Rehydratisierung.

Knochen

Das Risiko, eine **Osteoporose** zu entwickeln, nimmt nach der Menopause stetig zu. Es handelt sich dabei um eine Skeletterkrankung, die durch eine reduzierte Knochenmineraldichte und gestörte Mikroarchitektur des Knochens gekennzeichnet und mit einem **erhöhten Frakturrisiko** verbunden ist.

> **MERKE**
>
> Bei etwa 35 % der postmenopausalen Frauen besteht eine **manifeste Osteoporose**, bei ca. 50 % mit der **Osteopenie** eine Vorstufe davon. Von allen Frauen im Alter von 50 Jahren werden ca. 15 % in ihrem weiteren Leben einen Oberschenkelhalsbruch, 15 % eine Unterarmfraktur und 25–40 % eine Wirbelkörperfraktur erleiden.

Durch **Wirbelkörperfrakturen** kommt es akut zu Schmerzen, langfristig aber zu Haltungsschäden, Größenminderung und zur Ausbildung der typischen Kyphose in der Brustwirbelsäule (**„Witwenbuckel"**, **Abb. 3.18**), was die Lebensqualität stark beeinträchtigt.

Die postmenopausale Osteoporose beruht hauptsächlich auf einer **verstärkten Osteoklastenaktivi-**

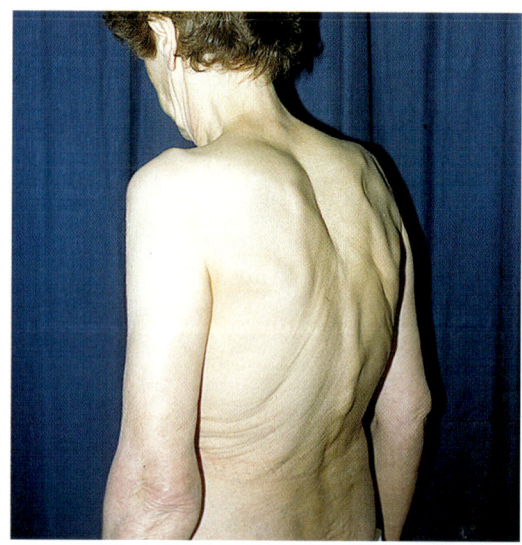

Abb. 3.18   Postmenopausale Osteoporose. Infolge von Wirbelkörperfrakturen kommt es zur Verminderung der Körpergröße sowie zur Bildung von typischen Hautfalten, die von der Wirbelsäule ausgehend nach rechts und links unten ziehen („Tannenbaumphänomen"). Weiterhin zeigt sich bei der Patientin ein angedeuteter „Witwenbuckel".

tät, die sich vorwiegend im Bereich der Spongiosa (weniger in der Kompakta) bemerkbar macht. **Estradiol** und **Kalzitonin** können die Osteoklastenaktivität hemmen, was therapeutisch genutzt wird (S. 71).

Kardiovaskuläres System

Es gilt als sicher, dass dem Östrogenmangel bei der Entwicklung von **ischämischen Herz-Kreislauf-Erkrankungen**, wie der koronaren Herzkrankheit (KHK), eine große Bedeutung zukommt. Kardiovaskuläre Erkrankungen stellen bei Frauen die häufigste Todesursache dar und übertrafen 2007 beispielsweise die Sterberate aufgrund von Mammakarzinomen um etwa das 17-Fache.

Nach der Menopause kommt es bei ca. 30 % der Frauen zur Entwicklung einer **Atherosklerose**. Analog erhöhen eine frühe Menopause sowie eine beidseitige Ovarektomie ebenfalls das Risiko für eine KHK, hierbei spielt insbesondere die Entwicklung einer **Hyper- und Dyslipoproteinämie** eine entscheidende Rolle. Nach dem Wegfall der Östrogene kommt es bei einigen Frauen durch eine verminderte LDL-Clearance in der Leber zum **Anstieg der LDL**, die oxidiert und von Makrophagen in der Intima aufgenommen werden. Mit der Ablagerung von Schaumzellen beginnt der Prozess der Plaquebildung und Atherosklerose.

Weitere Veränderungen

Wie auch in anderen Körperbereichen (z.B. urogenital, s.o.) hat ein Östrogenmangel Auswirkungen auf die Mukosa von Mund und Nase. Aufgrund einer verringerten Durchblutung entsteht bei den Frauen ein Gefühl der Trockenheit. Auch im Bereich der Kornea kommt es zu atrophischen Veränderungen und häufig zu einer Unterfunktion der Tränendrüsen. Bei etwa einem Drittel der postmenopausalen Frauen ist die Tränenflüssigkeit reduziert, was zu einer Keratokonjunctivitis sicca führen kann und die Augen gegenüber exogenen Noxen empfindlicher macht.

3.7.5 Diagnostik

Eine sorgfältige Anamnese ist der wichtigste Bestandteil der Diagnostik. Die Koinzidenz von Alter und den typischen Östrogenmangelsymptomen ist für eine Diagnose oft ausreichend.

Die Ausprägung der klimakterischen Symptome kann mithilfe von Selbstbeurteilungsbögen, z.B. der Menopause Rating Scale II (MRS II), beurteilt werden. Die Patientin bewertet hierbei initial sowie im weiteren Behandlungsverlauf die Ausprägung ihrer klimakterischen Beschwerden auf einer Skala von 0 (leicht) bis 1,0 (sehr stark). Anhand der numerischen und grafischen Dokumentation lässt sich neben dem Schweregrad der Beschwerden auch ein Therapieerfolg schnell und optisch gut erfassen. Je höher der Wert auf der Selbstbeurteilungsskala, desto geringer ist die Lebensqualität der Patientin.

Die gynäkologische Untersuchung mit Untersuchung der Vaginalzytologie (Östrogenisierung der Vaginalepithelzellen → Atrophie?) unterstützt die Diagnose.

Eine Hormonbestimmung (FSH und Estradiol) ist nur sinnvoll, wenn es um die Bestätigung der Diagnose des vorzeitigen Klimakteriums geht (FSH > 20 mIU/ml und Estradiol < 30 pg/ml, S. 41). Die Werte sollten mindestens 3-mal innerhalb 1 Jahres bestimmt werden, um eine sichere Diagnose zu treffen.

> **MERKE**
>
> Da die Estradiolspiegel stark schwanken können und im Einzelfall nicht mit der Stärke der Symptome korrelieren, leisten **Estradiolbestimmungen** allein **keinen** Beitrag zur **Therapieentscheidung**.

Differenzialdiagnostisch sollte bei entsprechenden Symptomen auch an eine Schilddrüsenfunktionsstörung gedacht und deshalb der TSH-Spiegel bestimmt werden.

EXKURS

Etwa 12 % aller Frauen im Alter zwischen 35 und 65 Jahren sowie 20 % aller Frauen im Alter von > 65 Jahren leiden an **Schilddrüsenerkrankungen**, deren Symptome den psychovegetativen Beschwerden in der Peri- und Postmenopause sehr ähnlich sein können. Dazu zählen Leistungsschwäche, Antriebslosigkeit und Müdigkeit, aber im Falle einer Hyperthyreose auch Tachykardie, Unruhe und Wärmeempfindlichkeit.

3.7.6 Therapie

Zur medikamentösen Linderung der klimakterischen und postmenopausalen Symptome können folgende Substanzen eingesetzt werden:
- Hormone (Östrogene und/oder Gestagene, s.u.)
- selektive Östrogenrezeptor-Modulatoren (SERM)
- Bisphosphonate
- Vitamin E
- Clonidin
- selektive Serotonin- (SSRI) bzw. Noradrenalin-Reuptake-Hemmer (SNRI)
- Phytoöstrogene (Isoflavone)
- Pflanzenextrakte (z.B. Traubensilberkerze oder Johanniskraut).

Auch Entspannungsübungen, regelmäßige körperliche Aktivität und die Vermeidung von Noxen (z.B. Koffein, Nikotin) können entscheidend zur Verbesserung klimakterischer Symptome beitragen.

Hormonsubstitutionstherapie

Indikationen und Kontraindikationen ❙ Die primären Indikationen für den Beginn einer Hormonsubstitutionstherapie (HST oder engl. HRT: hormone replacement therapy) sind akute klimakterische Beschwerden und atrophische Erscheinungen, die die Lebensqualität beeinträchtigen.

Eine medizinische Notwendigkeit zur Substitution besteht bei:
- Climacterium praecox
- Klimakterium nach Operation (z.B. Entfernung des Ovars → Oophorektomie) oder Bestrahlung
- primärer Ovarialinsuffizienz
- beginnender Osteoporose oder familiärer Osteoporoseneigung.

Die Behandlung sollte differenziert auf der Basis einer individuellen Nutzen-Risiko-Analyse und unter Beachtung der absoluten und relativen Kontraindikationen erfolgen (Tab. 3.11).

Die Indikation sollte jährlich überprüft werden, da sich der Zustand der Patientin durch das Auftreten von Risikofaktoren (z.B. familiäre Belastung → Herzinfarkt, Osteoporose, Thrombosen, Mammakarzinom; Nikotinabusus, Immobilisation) und Begleiterkrankungen (Diabetes mellitus, Adipositas,

3

Tabelle 3.11	
Absolute und relative Kontraindikationen gegen die Hormonersatztherapie	
absolute Kontraindikationen	**relative Kontraindikationen**
– akute Thrombose – idiopathische Thrombose in der Vorgeschichte – Endometriumkarzinom (S. 191) – Mammakarzinom (S. 268) – akute Pankreatitis – ungeklärte vaginale Blutung – Porphyria cutanea tarda – schwere Leberschäden	– Schlaganfall in der Vorgeschichte – Herzinfarkt in der Vorgeschichte – Leberfunktionsstörung – Cholestase – Gallensteine – Hypertriglyzeridämie – Pankreatitis – gastrointestinale Störungen – östrogeninduzierter Hochdruck – Thrombose unter Östrogentherapie – Thrombophilie – Uterus myomatosus (S. 195) – Endometriose (S. 153) – Migräne – Epilepsie – akute intermittierende Porphyrie

Hypertonie etc.) mit zunehmendem Alter ändern kann.

MERKE

Bei rechtzeitigem Beginn der Hormontherapie in der Peri- und frühen Postmenopause **überwiegt** bei den meisten Frauen der **Nutzen** die Risiken, sofern Indikationen und Kontraindikationen beachtet werden.

Kritischere Stimmen gegenüber einer HST führen Studienergebnisse der letzten Jahre an (z.B. „Women Health Initiative" [WHI 2002] oder „Million Women Study"), die v.a. bei der kombinierten Substitution von Östrogen und Gestagen (s.u.) Hinweise auf ein erhöhtes Risiko der Entwicklung eines Mammakarzinoms lieferten. Zu weiteren Informationen hierzu siehe **Tab. 3.12**, S. 72.

Präparate und Applikationsformen I

– **Östrogene:** Bei der Hormontherapie werden fast ausschließlich **„natürliche" Östrogene** angewendet, die ein günstigeres Wirkungs-Nebenwirkungs-Profil aufweisen als das bei dem Ovulationshemmern verwendete Ethinylestradiol. Am wirksamsten sind **Estradiol** und **Estradiolvalerat**, das als Estradiol wirksam wird, sowie **Estronsulfat**, welches ebenfalls in Estràdiol umgewandelt wird. Estriol ist erheblich schwächer wirksam als Estradiol. Die Applikation der Östrogene erfolgt oral, transdermal (Pflaster oder Gel), vaginal oder in Form von injizierbaren Depotpräparaten. Grundsätzlich empfiehlt es

sich, mit einer Standarddosis, z.B. 0,5–1 mg Estradiol oral zu beginnen, nach 3-monatiger Therapie den Behandlungserfolg zu überprüfen und ggf. die Dosis anzupassen um den optimalen Effekt zu erzielen.

– **Gestagene:** Bei allen Frauen mit **intaktem Uterus** ist auf einen regelmäßigen **Gestagenzusatz** zu achten, da die Östrogenmonotherapie bei langfristiger Anwendung zu Endometriumhyperplasien (mit und ohne Atypien) und letztlich auch zum Endometriumkarzinom führen kann. Die Zugabe des Gestagens erfolgt entweder **zyklisch, sequenziell oder kontinuierlich** (**Abb. 3.19**), wobei darauf geachtet werden sollte, dass der Gestagenzusatz für mind. 14 Tage pro Zyklus erfolgt.

Bei schlechter Verträglichkeit des Gestagens können in Einzelfällen auch **Langzyklen** angewandt werden, d.h., das Gestagen wird nur alle 3–6 Monate für 14 Tage zusätzlich gegeben (**Abb. 3.19e**). In diesem Fall sollten jedoch regelmäßig Ultraschalluntersuchungen zur Kontrolle des Endometriums erfolgen.

Da die zusätzliche Gestagengabe fast ausschließlich zum Schutz des Endometriums erfolgt, ist bei Frauen **ohne Uterus** (z.B. nach Hysterektomie) bei Östrogenmangel eine **Östrogenmonotherapie** zu empfehlen, sofern keine weiteren Zusatzindikationen (s.u.) bestehen.

Eine Indikation für eine **Gestagenmonotherapie** ist hingegen die sich klinisch durch eine Verkürzung der Zykluslänge bemerkbar machende **Corpus-luteum-Insuffizienz** (S. 320), die in der Prä- und Perimenopause auftritt, **bevor** sich schließlich der Östrogenmangel bemerkbar macht. In dieser Phase reicht es zunächst meist aus, den Progesteronmangel durch die zyklische Gabe eines Gestagenmonopräparates auszugleichen

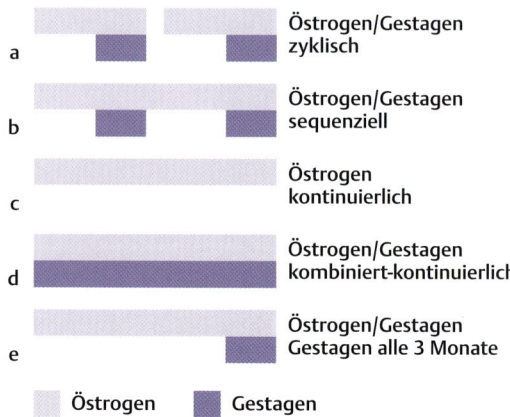

Abb. 3.19 Schematische Darstellung der Östrogen-Gestagensubstitutionstherapie.

(von Zyklustag 15–26). Hierdurch werden die Zyklen „stabilisiert" und eine Endometriumhyperplasie infolge eines chronischen Gestagenmangels sicher verhindert. Auch **Hitzewallungen** lassen sich bei Kontraindikationen gegen eine HST (**Tab. 3.11**, S. 70) durch eine alleinige **hochdosierte Gestagentherapie** deutlich reduzieren (z.B. Medroxyprogesteronacetat 10–40 mg, Megestrolacetat 10–40 mg oder Chlormadinonacetat 15–20 mg).

> **MERKE**
>
> Die große Zahl der zur Verfügung stehenden Östrogene und Gestagene, der Dosierungen und Applikationsarten ermöglicht eine weitgehende **Individualisierung** der Hormontherapie, wobei immer mit der **niedrigsten effektiven Dosis** behandelt werden sollte. Eine grundsätzliche Einschränkung der Therapiedauer gibt es nicht.

Praxistipp

In jedem Fall sollte bei einer postmenopausalen Osteoporose zusätzlich zu der sich als unumstritten wirksam erwiesenen HST (→ signifikante Senkung des Frakturrisikos, Zugewinn an Knochenmasse unter längerfristiger HST ca. 6–8%, cave: nach Absetzen: wieder beschleunigter Knochenabbau möglich) eine Basistherapie mit Kalzium (1000–1500 mg/d) und Vitamin D (400–800 I.E./d) erfolgen. Ferner sollten alle Patientinnen dazu angehalten werden, das Skelett durch regelmäßiges körperliches Training zu belasten und zu stabilisieren.

Risiken und Nebenwirkungen I Die häufigsten **Nebenwirkungen**, die von Patientinnen unter einer HST angegeben werden, sind:
- Brustspannen
- Gewichtszunahme
- Depressionen
- Blähungen
- Kopfschmerzen
- Reizbarkeit
- Bauchschmerzen
- unregelmäßige Blutungen.

Eine **individuelle Disposition** ist dabei von wesentlicher Bedeutung. Einige Nebenwirkungen lassen sich durch ein **Einschleichen der Dosis** vermindern, andere, wie Magen-Darm-Störungen oder Brustspannen, verschwinden nach kurzer Zeit von selbst. Inwieweit eine Hormontherapie die Wahrscheinlichkeit für das Auftreten **vaskulärer Ereignisse** (venöse Thrombosen, Insulte) erhöht oder das Risiko, an einem **Malignom** (Mamma-/Genital-/Kolonkar-

zinom) zu erkranken, beeinflusst, zeigt die Übersicht in **Tab. 3.12**.

Selektive Östrogenrezeptor-Modulatoren (SERM)

Selektive Östrogenrezeptor-Modulatoren sind Substanzen, die in unterschiedlichen Zielorganen östrogene (agonistische) oder antiöstrogene (antagonistische) Wirkungen entfalten. Sie kommen vorwiegend dann zum Einsatz, wenn die Therapie mit **Östrogenen kontraindiziert** (**Tab. 3.11**, S. 70) ist oder wenn **östrogene Nebenwirkungen** auftreten, die von der Patientin nicht toleriert werden. Durch die Einnahme von Raloxifen ist eine Senkung der Häufigkeit von Wirbelkörperfrakturen um 35–50% möglich, das Risiko für Oberschenkelhalsbrüche wird jedoch nicht beeinflusst. Ein weiterer positiver Aspekt bei der Therapie mit Raloxifen ist dessen **Schutzeffekt** gegenüber dem Auftreten eines **rezeptorpositiven Mammakarzinoms**. Als unerwünschte Nebenwirkung sind eine Verschlechterung klimakterischer Beschwerden, wie Hitzewallung und Schlafstörungen, bekannt sowie ein Anstieg des Thromboserisikos.

Bisphosphonate

Bisphosphonate werden eingesetzt, um die Inzidenz Osteoporose-induzierter Frakturen zu senken und die damit in Zusammenhang stehende Morbidität und Mortalität. Zugelassene Indikationen sind: **Therapie und Prophylaxe der postmenopausalen Osteoporose** (auch der steroidinduzierten). Bisphosphonate verringern die Osteoklastenaktivität, reduzieren die Anzahl der Osteoklasten und erhöhen die der Osteoblasten. Die Therapie führt zu einer Steigerung des Knochenmineralgehalts und einem Erhalt der trabekulären Strukturen der Spongiosa, sodass die Frakturrate im Bereich der Wirbelkörper und des Oberschenkelhalses um 40–50% vermindert wird. Die Steigerung der Knochendichte beträgt im Durchschnitt 3–4% pro Jahr. Nach Absetzen der Therapie kommt es zu einer Abnahme der Knochendichte, die jedoch langsamer fortschreitet als nach Beendigung einer HST. Bisphosphonate werden sehr schlecht resorbiert und die orale Einnahme kann zu gastrointestinalen und ösophagealen Beschwerden führen, sodass in einigen Fällen der parenteralen Gabe der Vorzug gegeben werden sollte.

Alternative Methoden

Nichthormonale Therapien werden angewendet, wenn **Kontraindikationen** gegen eine Hormontherapie bestehen oder diese aus anderen Gründen **abgelehnt** wird. Auch **leichte** klimakterische Beschwerden, die die Lebensqualität noch nicht so

3

Tabelle 3.12

Einfluss der Hormonsubstitutionstherapie auf das Risiko für vaskuläre Ereignisse oder Malignome

Komplikationen/ Risiken	erhöhtes/erniedrigtes Risiko	Bemerkungen
venöse Thrombosen	↑	— 2–4-fach erhöhtes relatives Risiko (v. a. bei älteren Frauen klinisch relevant) — v. a. in ersten Behandlungsmonaten — betrifft v. a. Frauen mit Prädisposition (z. B. Thrombophilie → anamnestische Abklärung der Risikofaktoren!) — dosisabhängig — geringeres Risiko bei transdermaler als bei oraler Therapie
Hirninsulte	↑	— Risiko steigt mit zunehmendem Alter — v. a. ischämische Insulte (hämorrhagische eher selten) — dosisabhängig — wichtigste zusätzliche Risikofaktoren: Hypertonie, Rauchen und Diabetes mellitus
Mammakarzinom (S. 268)	↑	— 20–30 % erhöhtes Risiko (v. a. durch Gestagenzusatz) — lebenslanges Risiko für Brustkrebs korreliert mit kumulativer Exposition gegenüber endogenen und exogenen Sexualhormonen — aber: Mortalität des Mammakarzinoms ↓ (Erklärung für scheinbaren Widerspruch: bei den unter einer HST diagnostizierten zusätzlichen Brustkrebsfällen handelt es sich v. a. um lokalisierte, besser differenzierte, weniger aggressive und nichtmetastasierte Tumoren mit besserer Prognose handelt; Frauen, die Sexualhormone einnehmen, werden häufiger untersucht → Screeningeffekt)
Ovarialkarzinom (S. 212)	↑ (?)	— Studienergebnisse z. T. widersprüchlich
Endometriumkarzinom (S. 191)	↑ / ↓	— > 2-fach erhöhtes Risiko durch **Östrogene** (dosis- und zeitabhängig) — zyklische oder kontinuierliche Zugabe eines **Gestagens** führt zur Differenzierung des Endometriums und antagonisiert die östrogeninduzierte Erhöhung des relativen Risikos → bei kombiniert-kontinuierlicher HST wird Risiko reduziert
Zervix- (S. 181), **Vulva-** (S. 168) **und Vaginalkarzinom** (S. 175)	kein Einfluss	— einzige Ausnahme: **Adenokarzinom der Zervix**: Risiko ↑ durch alleinige Östrogentherapie
Kolonkarzinom	↓	— 35 % erniedrigtes Risiko — Zusammenhang unklar, zumal Kolonkarzinome meist keine Östrogen- oder Progesteronrezeptoren aufweisen (evtl. vasokonstriktorischer Effekt der Östrogene auf Mesenterialarterien; überall sonst: vasodilatatorisch!)

stark beeinträchtigen, dass eine Hormontherapie indiziert wäre, sind eine Indikation für einen Versuch mit alternativen Methoden.

— In randomisierten Studien konnte gezeigt werden, dass die Behandlung mit einigen selektiven Serotonin- und noradrenergen Wiederaufnahmehemmern (SSRI und SNRI) die vasomotorischen Beschwerden wirksam reduziert werden können.

— Die tägliche Gabe von 800 I.E. Vitamin E kann einen positiven Effekt haben.

— Das Sympatholytikum Clonidin führt zu einer Besserung der vasomotorischen Symptome um 40 %.

— Bezüglich der Behandlung mit Phytoöstrogenen (z. B. aus Soja und Rotklee gewonnene Isoflavone, u.a. Daidzein, Genistein) liegen widersprüchliche Ergebnisse vor. Die positiven Wirkungen der Phytoöstrogene auf vasomotorische Beschwerden unterscheiden sich meist nicht von denen eines Placebos, lediglich 25 % der Studien fanden einen die Placebowirkung übersteigenden Effekt. Bei leichten vasomotorischen Symptomen kann auf Wunsch der Patientin ein Therapieversuch mit Isoflavonen (50 mg/d) unternommen werden. In kleinen Studien wurde eine signifikante Zunahme der Knochendichte gefunden, jedoch liegen keine Daten zum Frakturrisiko vor. Urogenitale Symptome werden durch Isoflavone nicht gebessert.

— Pflanzenextrakte von z.B. Cimicifuga racemosa (Traubensilberkerze) oder Johanniskraut werden von vielen Patientinnen als „natürlich" angesehen. Sie führen ebenfalls in vielen Fällen zu einer gewissen Besserung der Hitzewallungen, wobei es unmöglich ist, exakte Dosierungen der Inhaltsstoffe zu definieren. Studien zu den Langzeitrisiken liegen nicht vor. Eine kürzlich veröffentlichte Studie fand keine signifikante Besserung vasomotorischer Beschwerden durch pflanzliche Präparate, die über eine Placebowirkung hinausgehen.

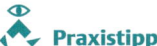

Praxistipp

Durch die Vermeidung von Noxen (Verzicht auf Koffein und Nikotin) oder die Anwendung von Entspannungsübungen können die Patientinnen den Therapieeffekt verbessern. Zudem sollte auf geeignete Kleidung und regelmäßige körperliche Aktivität geachtet werden.

3

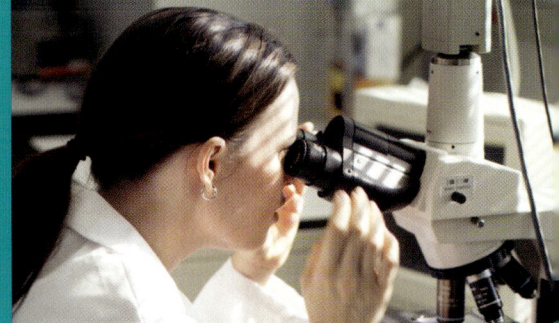

Untersuchungsmethoden in der Gynäkologie

Das erste Mal beim Frauenarzt

Mulmiges Gefühl

Mit zitterndem Finger drückt Lisa den Klingelknopf der Frauenarztpraxis. Die Tür surrt und Lisa tritt in den Empfangsbereich, ihr mulmiges Gefühl im Bauch wird immer stärker. Nach der Anmeldung und einer kurzen Wartezeit sitzt die 16-Jährige schüchtern im Sprechzimmer der Gynäkologin gegenüber. „Sie müssen keine Angst haben. Der erste Besuch beim Frauenarzt ist immer ein bisschen komisch, aber die Untersuchungen sind höchstens etwas unangenehm und tun in der Regel nicht weh – man gewöhnt sich mit der Zeit daran", versucht die Ärztin Lisa zu beruhigen und erklärt ihr den weiteren Ablauf einer solchen Erstvorstellung.

Lisa möchte die „Pille"

Langsam lösen sich Lisas Finger, die bis jetzt ihren Rucksack krampfhaft umklammerten. Sie nickt, als die Frauenärztin sie fragt, ob sie mit der Anamnese beginnen könne. Lisa ist 175 cm groß, wiegt 60 kg, hat eine leichte Akne und möchte die „Pille" verschrieben bekommen. Sie hat ihre Periode seit dem 12. Lebensjahr. Anfangs kamen die Blutungen unregelmäßig, aber seit zwei Jahren alle 30 Tage. Die Blutungsdauer beträgt um die fünf Tage, wobei die Patientin am ersten Blutungstag häufiger leichte Unterleibsschmerzen hat. Zur Blutungsintensität gibt sie an, maximal fünf kleine Tampons pro Tag zu benutzen. Seit drei Monaten hat Lisa einen festen Freund, Geschlechtsverkehr hatte sie aber noch nicht. Die Familienanamnese ist unauffällig, es sind weder Thrombosen noch Embolien in der Verwandtschaft bekannt.

Der berüchtigte Stuhl

„Das hört sich alles gut an. So weit habe ich keine Bedenken dagegen, dass Sie die Pille einnehmen", stellt die Ärztin freundlich lächelnd fest. „Ich würde Sie jetzt gerne untersuchen. Dafür müssten Sie sich bitte untenherum entkleiden, das können Sie gerne hier hinter dem Vorhang machen." Sie zeigt auf eine Umkleidekabine in der Ecke des Untersuchungszimmers. Kurze Zeit später sitzt Lisa aufgeregt auf dem gynäkologischen Stuhl, von dem sie schon von ihrer älteren Schwester gehört hat. „Entspannen Sie sich, lehnen Sie sich ganz locker zurück und schieben Sie Ihr Becken noch etwas nach vorne. Sagen Sie mir jederzeit Bescheid, wenn Ihnen etwas unangenehm ist", beruhigt die Ärztin Lisa, während sie das Spekulum in das Scheidengewölbe der Patientin einführt. Die Gynäkologin inspiziert das Genital und überprüft, ob es Farbveränderungen, Narben oder andere pathologische Veränderungen gibt. Abschließend nimmt die Ärztin für die zytologische Untersuchung mit einem Tupfer einen Abstrich vom Eingang des Gebärmutterhalses und tastet Gebärmutter und Eierstöcke ab. Nachdem Lisa danach erleichtert vom gynäkologischen Stuhl gestiegen ist und sich Schlüpfer und Rock wieder angezogen und danach das T-Shirt und den BH abgestreift hat, untersucht die Ärztin noch ihre Brust.

Halb so schlimm

„Es spricht nach wie vor nichts gegen die Einnahme der Pille. Ich stelle Ihnen ein Rezept für ein Präparat aus, das sich günstig auf Ihre leichte Akne und wahrscheinlich auch auf Ihre Menstruationsschmerzen auswirken wird", erklärt die Ärztin der Patientin und fügt hinzu: „Wichtig ist, dass Sie die Pilleneinnahme am ersten Blutungstag des Zyklus beginnen und dass Sie ab jetzt ein Mal im Jahr routinemäßig zum Frauenarzt gehen." Lisa nickt erleichtert. Zusätzlich gibt die Gynäkologin ihr noch zu bedenken, dass ein hormonelles Kontrazeptivum vor Schwangerschaften, nicht aber vor sexuell übertragbaren Krankheiten schütze – dafür sei im Zweifel am besten ein Kondom geeignet. Zuletzt informiert die Ärztin die junge Frau noch über eine HPV-Impfung, die sinnvollerweise vor dem ersten Geschlechtsverkehr stattfinden müsse. Sie verabschiedet sich von ihrer Patientin mit einem freundlichen Händedruck und bringt sie noch zur Tür des Untersuchungszimmers. Lisa verlässt die Praxis mit einem Lächeln und denkt dabei erleichtert: „War ja zum Glück alles gar nicht so schlimm ..."

4 Untersuchungsmethoden in der Gynäkologie

Key Point

In diesem Kapitel werden die Besonderheiten einer gynäkologisch-geburtshilflichen Anamnese, die Bestandteile der gynäkologischen Untersuchung, verschiedene weiterführende Untersuchungsverfahren und deren Indikationen erläutert sowie ein Überblick über mögliche Befunde gegeben.

4.1 Anamnese

Die Anamnese bildet zusammen mit der klinischen Untersuchung die Basis der Diagnosefindung und Behandlung. Die meisten Aspekte der Anamneseerhebung in der Gynäkologie unterscheiden sich nicht von denen anderer Fachgebiete. An dieser Stelle sollen nur die Punkte hervorgehoben werden, die bei der **gynäkologisch-geburtshilflichen Anamnese** besondere Bedeutung haben (**Tab. 4.1**).

4.2 Gynäkologische Untersuchung

Die gynäkologische Untersuchung wird im Anschluss an die Anamneseerhebung durchgeführt und beinhaltet (in bewährter Reihenfolge):
- Inspektion und Palpation von Abdomen und Leistenregion
- Inspektion des äußeren Genitales
- Spekulumuntersuchung (ggf. mit Abstrichentnahme und Kolposkopie)
- bimanuelle Tastuntersuchung
- rektale bzw. rektovaginale Untersuchung
- Inspektion und Palpation der Mammae (S. 250, kann auch direkt auf die Anamneseerhebung folgen).

Je nach Indikation sind **ergänzende Untersuchungen** (z.B. Vaginalsonografie, transabdominale Sonografie, Mammasonografie, Mammografie) erforderlich.

Während der Untersuchung ist es wichtig, auf eine angemessene Atmosphäre zu achten. Zur Assistenz und aus juristischen Gründen wird empfohlen, die gynäkologische Untersuchung in Anwesenheit

Tabelle 4.1

Gynäkologisch-geburtshilfliche Anamnese	
Eigenanamnese	**zu erfragende Einzelheiten/Kommentar**
aktuelle Beschwerden/ Grund des Arztbesuchs	offene Fragen an die Patientin (möglichst ausreden lassen)
Schmerzen	Stärke, Dauer, Lokalisation, Charakter, Beziehung zu bestimmten Ereignissen (z.B. Zyklus, Kohabitation) oder Nachbarorganen
Zyklus	Menarche, Tag der letzten Periode, Zykluslänge, Blutungsdauer, Blutungsstärke (Möglichkeiten der Objektivierung: Anzahl oder Häufigkeit des Wechsels der Vorlagen bzw. Tampons inkl. verwendeter Größe), Zwischenblutungen, Dysmenorrhö (S. 50), Menopause (S. 66)
Fluor	Menge, Konsistenz, Farbe, Geruch
Schwangerschaften/Geburten	Anzahl und Verlauf der vorausgegangenen Schwangerschaften, Schwangerschaftsalter bei Entbindung, Geburtsmodus, Komplikationen, Aborte (spontan/induziert, Schwangerschaftswoche)
gynäkologische Vorerkrankungen (inkl. Zeitpunkt und Therapie)	Operationen, Infektionen (bakteriell, z.B. Adnexitis, S. 145; viral, z.B. HPV, S. 132), gynäkologische Tumorerkrankungen
Operationen im Bereich des Abdomens (inkl. Zeitpunkt und Therapie)	Risiko von Adhäsionen, Darmerkrankungen als Schmerzursache oder auch Ausschluss bestimmter Erkrankungen wie Appendizitis als aktuelle Ursache von Beschwerden
Kontrazeption	ja/nein, Methode
Kinderwunsch	ja/nein, Dauer, Sexualverhalten, bereits durchgeführte diagnostische/therapeutische Verfahren (inkl. Partnerschaftsdiagnostik) und deren Ergebnisse
Sexualität	Partner vorhanden, Häufigkeit Geschlechtsverkehr, Schmerzen, Orgasmus
Miktion	Harninkontinenz (→ Hinweis auf Deszensus, S. 239)
Defäkation	Obstipation (→ evtl. Hinweis auf Deszensus, S. 239)
Suchtanamnese	Nikotin (→ relevant im Hinblick auf eine Gravidität bzw. hormonelle Kontrazeption), Alkoholabusus/Drogenkonsum (→ relevant im Hinblick auf eine Gravidität)
Sozialanamnese	Partnerschaft/Familiensituation, berufliche Situation (Art der Arbeit, Arbeitszeiten, Noxen am Arbeitsplatz [→ relevant im Hinblick auf eine Gravidität])
Familienanamnese	zu erfragende Einzelheiten
Tumorerkrankungen	Mammakarzinom (S. 268), Ovarialkarzinom (S. 212), Kolonkarzinom (→ HNPCC erhöhtes Risiko für Endometrium- und Ovarialkarzinom, S. 192 bzw. S. 212)

Tabelle 4.2	
Inhalte der als Leistung der gesetzlichen Krankenkassen vorgesehenen Krebsfrüherkennungsuntersuchungen bei der Frau (nach den Richtlinien des Bundesausschusses der Ärzte und Krankenkassen über die Früherkennung von Krebserkrankungen, 2010)	
Rhythmus	**Untersuchungen**
ab 20 Jahre jährlich	− Anamnese − Inspektion der Vulva − Spiegeleinstellung der Portio − zytologischer Abstrich aus dem Zervikalkanal und von der Portiooberfläche − bimanuelle Tastuntersuchung
ab 30 Jahre zusätzlich jährlich	− klinische Untersuchung der Mammae und regionären Lymphknoten − Anleitung zur Selbstuntersuchung der Brust
ab 35 Jahre alle 2 Jahre	− Früherkennung Hautkrebs
ab 50 Jahre bis zur Vollendung des 55. Lebensjahres jährlich	− Stuhluntersuchung auf okkultes Blut (Schnelltest)
ab 55 Jahre	− 2 Koloskopien im Abstand von mindestens 10 Jahren (bzw. wenn keine Koloskopie durchgeführt wurde, 2-jährlich Schnelltest auf okkultes Blut im Stuhl)
ab 50 bis zum Ende des 70. Lebensjahres alle 2 Jahre	− Früherkennung von Brustkrebserkrankungen in speziellen Mammografie-Screeningprogrammen

einer weiblichen Hilfsperson durchzuführen (insbesondere wenn der Untersucher männlich ist). Um die Intimsphäre beim Ablegen der Kleidung zu wahren, muss für die Patientin eine Kabine zur Verfügung stehen. Brust und Genitale sollten nicht gleichzeitig entkleidet sein. Sämtliche bei der Untersuchung erhobenen Befunde müssen sorgfältig dokumentiert werden.

Die gesetzlichen Krankenkassen bieten Frauen ab dem 20. Lebensjahr **jährliche Krebsfrüherkennungsuntersuchungen** an, deren Inhalte in Abhängigkeit vom Alter der Frau variieren (**Tab. 4.2**).

4.2.1 Lagerung
Für die typische gynäkologische Untersuchung wird die Frau in der Regel in **Steinschnittlage** auf einem **gynäkologischen Stuhl** (**Abb. 4.1**) gelagert. Diese Position ist für die meisten Frauen physisch nicht unangenehm, die Exposition des Genitalbereiches erfordert aber einen angemessenen Untersuchungsrahmen und ein entsprechendes Verhalten des Untersuchers.

4.2.2 Inspektion und Palpation
Die gynäkologische Untersuchung sollte mit der **Inspektion** und dem **Abtasten von Abdomen und Leistenregion** beginnen. Danach schließt sich die **Inspektion des äußeren Genitales** an. **Tab. 4.3** enthält eine Übersicht über die Befunde, auf die dabei geachtet werden muss.

Um eine vollständige Beurteilung der Vulva zu ermöglichen, müssen der Sulcus zwischen den Labia minora und majora, das Präputium der Klitoris und der Introitus vaginae (**Abb. 1.9**, S. 9) digital entfaltet werden. Veränderungen der Haut (z.B. Kondylome, VIN) können durch Betupfen mit **3–5 %-iger Essiglö-**

sung oder **Toluidinblau** besser gesehen bzw. beurteilt werden (S. 84).

4.2.3 Spekulumeinstellung
Die Spekulumeinstellung (Spiegeleinstellung) ermöglicht die Beurteilung von **Vagina** und **Portio**. Während der Spekulumeinstellung können folgende Untersuchungen durchgeführt werden:
− Entnahme von Fluor vaginalis für den Nativabstrich (S. 80)
− zytologische Abstriche (S. 81)
− Chlamydien-, HPV-Abstrich etc. (S. 83)
− Kolposkopie mit Essig- und Jodprobe (S. 84).

> **MERKE**
>
> Damit die Abstriche nicht verfälscht werden, muss die **Spekulumeinstellung** der gynäkologischen Tastuntersuchung **vorangehen**.

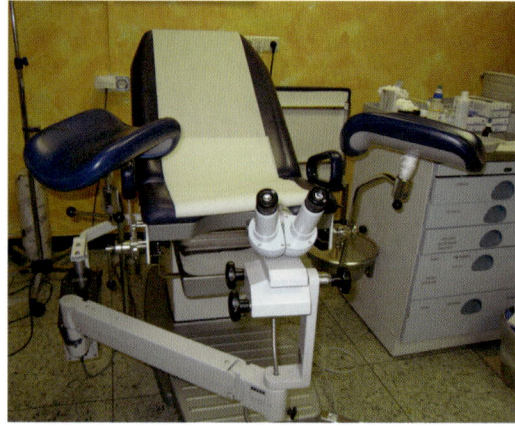

Abb. 4.1   Gynäkologischer Untersuchungsstuhl mit Kolposkop.

Tabelle 4.3		
Mögliche Befunde bei der Inspektion und Palpation von Abdomen und Leistenregion sowie der Inspektion des äußeren Genitales		
untersuchte Region	**mögliche Befunde**	**mögliche Ursachen**
Abdomen	— Abdomen aufgetrieben — Abwehrspannung — Tastbefunde/pathologische Resistenzen — Operationsnarben — guter/schlechter Ernährungszustand	— Tumor — Aszites — Entzündung
Leistenregion	— Lymphome — Hernien	
Vulva **Haut der Schamlippen und des Introitus**	— Erythroplakie — Leukoplakie — Kondylome — Ulzera — Rötung — Kratzartefakte	s. **Tab. 4.6** auf S. 87
Schamlippen	— Größe, Symmetrie — Schwellungen	s. **Tab. 4.6**
Introitus vaginae	— Stenosen — Hymenalsaum	— Lichen sclerosus — frische Verletzung
Klitoris	— Klitorishypertrophie	s. **Tab. 4.6**
Schambehaarung	— fehlende horizontale Begrenzung am Abdomen	— Hyperandrogenämie (S. 57)

Durchführung | Für die Inspektion von Vagina und Portio wird die Vagina mit **Spekula** entfaltet (**Abb. 4.2**):

— Bei Verwendung von **zweiblättrigen Spekula** wird zuerst das hintere, rinnenförmige Blatt schräg über den Damm in den Introitus eingeführt und unter Drehung in Richtung Damm in den vorderen Teil der Vagina vorgeschoben. Anschließend wird das vordere, plattförmige Blatt eingeführt, woraufhin das hintere unter Sicht im hinteren Scheidengewölbe platziert werden kann.

— **Entenschnabelspekula** werden in schrägem Durchmesser und geschlossenem Zustand eingeführt, dann jedoch während des Vorschiebens langsam geöffnet (Sicht!) und in die Waagerechte gedreht. Die Branchen werden so fixiert, dass die Portio gut einsehbar ist.

Praxistipp
Bei der wachen Patientin ist die Verwendung selbsthaltender Entenschnabelspekula weit verbreitet, da hier im Vergleich zu den zweiblättrigen Instrumenten unnötige Bewegungen der Spekula vermieden werden und zudem keine Hilfsperson zum Halten der Spekula bei Abstrichentnahmen etc. notwendig ist.

Beim Einführen der Instrumente muss auf **folgende Punkte geachtet** werden, da die Untersuchung sonst sehr leicht unangenehm für die Frau wird und Abwehrspannung auslösen kann:

— Gleitmittel (Gel, bei Unverträglichkeit auch Flüssigkeit) auf das Spekulum aufbringen
— Instrumente im schrägen Durchmesser des längs gestellten Vulvaspaltes ohne Druck auf Urethra und Klitoris einführen
— Einklemmen der Schamlippen vermeiden.

Die Spekula kommen an der vorderen (ventralen) und hinteren (dorsalen) Scheidenwand zu liegen. Zur Inspektion dieser Vaginalbereiche müssen die Spekulablätter folglich um 90 ° gedreht werden.

MERKE
Befunde in der **Scheide** können aufgrund mangelnder Sorgfalt bei der Inspektion **leicht übersehen** werden.

EXKURS
Auch bei **intaktem Hymen (Virgo intacta)** kann bei der erwachsenen Frau mit entsprechend schmalen und langen Spekula eine Spekulumeinstellung ohne Verletzung des Hymens durchgeführt werden. Die Tastuntersuchung des inneren Genitales wird in diesem Fall transrektal durchgeführt.

Normalbefund | Die normale Scheidenhaut hat eine rosa Farbe und weist eine quergestellte flache Faltenbildung auf (**Rugae**, **Tab. 4.6**, S. 87). Die Portio ist je nach Lebensalter und Hormonstatus von Platten-

4

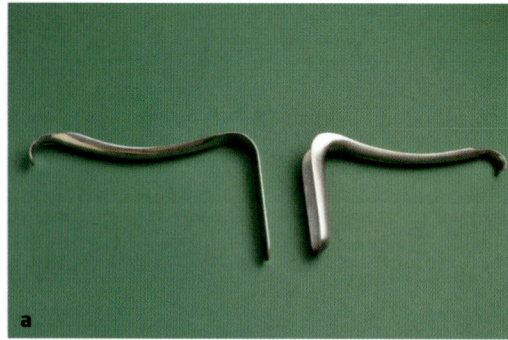

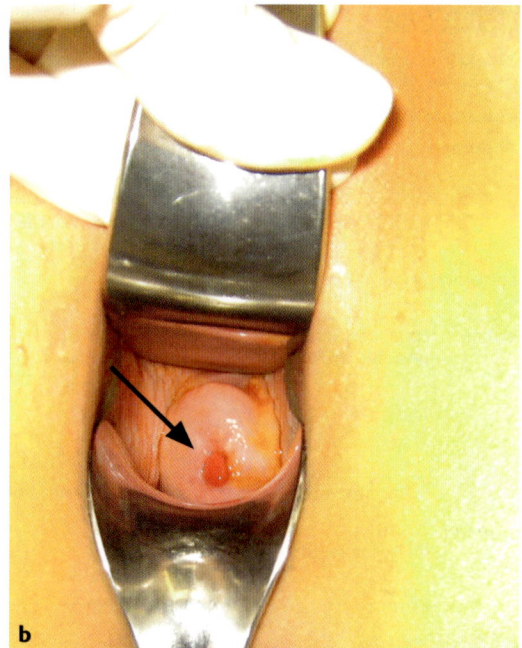

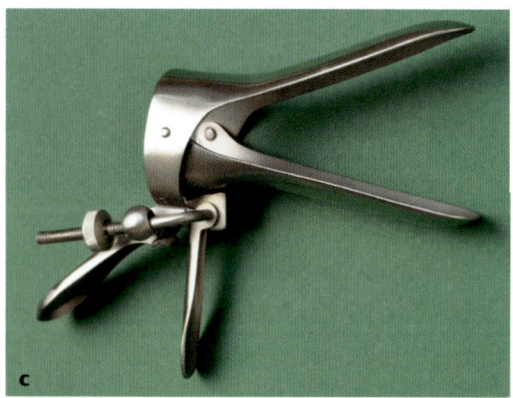

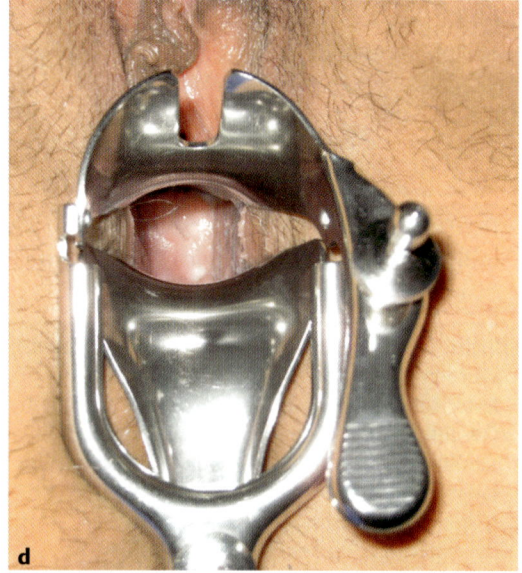

Abb. 4.2 Spekula und typische Ansichten während ihrer Anwendung. a, b Zweiblättriges Spekulum. Der Pfeil zeigt auf einen kleinen Zervixpolypen. **c, d** Entenschnabelspekulum.

epithel überzogen (= **glatte Portio**) oder das Zylinderepithel der Zervixschleimhaut geht auf die Außenseite über (= **Ektopie**, S. 7). Normvarianten und mögliche pathologische Befunde sind ebenfalls in **Tab. 4.6** angegeben.

Nativdiagnostik
Indikationen I Das Anfertigen eines Nativpräparates dient der Beurteilung der **mikrobiologischen Vagi-**nalflora und gibt einen Hinweis auf den **hormonellen Status** der Frau (Zyklusdiagnostik).

Durchführung I Zur mikrobiologischen Beurteilung des Fluors wird während der Spekulumeinstellung z.B. mit einer Plastik- oder Metallöse Vaginalsekret aus dem seitlichen oder hinteren Scheidengewölbe entnommen, auf einen Objektträger aufgebracht, mit einem Tropfen **physiologischer Kochsalzlösung (NaCl 0,9%)** vermischt und mit einem Deckgläschen versehen. Die Beurteilung erfolgt mithilfe eines Phasenkontrastmikroskops und kann durch Vermischen des Sekrets mit einem Tropfen Methylenblau (0,1 %) erleichtert werden.

Normalbefund I Das Nativpräparat enthält im Normalfall abgeschilferte Vaginalepithelzellen und Döderleinbakterien, die sich als längliche „Stäbchen" präsentieren (Abb. 4.3a).

Auffälligkeiten I Bei Verdacht auf eine Soorkolpitis (Vaginalmykose, Abb. 4.3b und S. 142) können die Vaginalepithelzellen durch Vermischung mit 10 %-iger KOH-Lösung (Kalilauge) lysiert werden, woraufhin die Pseudohyphen besser gesehen werden können. Bei einer Aminkolpitis (bakterielle Vaginose durch Gardnerella vaginalis, s. auch S. 142) wird der typische fischartige Geruch durch Zugabe von Kalilauge verstärkt. Hier zeigen sich im Ausstrich nach Methylenblaufärbung typischerweise sog. Clue Cells (Schlüsselzellen), d. h. mit blau angefärbten Bakterien (Gardnerella vaginalis) beladene Epithelzellen (Abb. 4.3c).

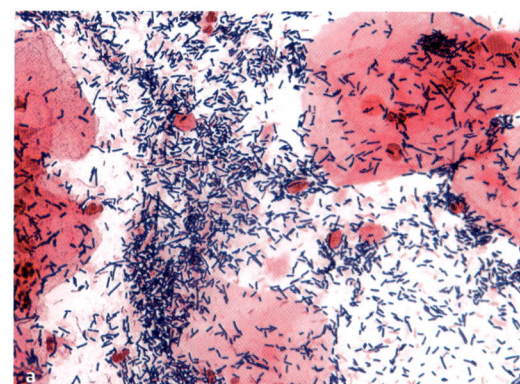

> **MERKE**
>
> Leukozyten, Clue Cells und Pseudohyphen sind typische Befunde bei **Kolpitiden** (S. 141). Wenn keine Komplikationen oder ein rezidivierender Verlauf vorliegen, ist das Nativpräparat diagnostisch ausreichend, um die Kolpitis zu behandeln.

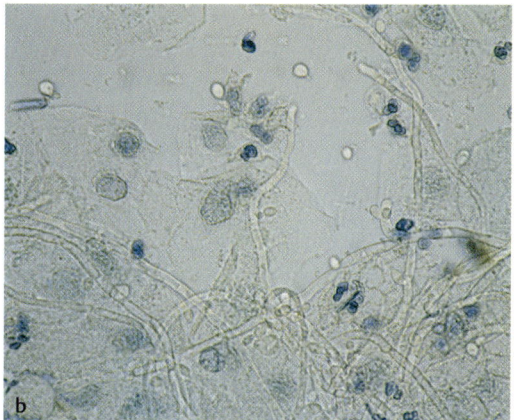

Setzt sich die Vaginalflora nicht – wie physiologisch (s. o.) – überwiegend aus Döderleinbakterien zusammen, sondern dominieren andere Bakterien der normalen Vaginalflora, können diese im Nativpräparat als kleine „Pünktchen" gesehen werden. Sind gleichzeitig keine Zeichen einer Kolpitis (z. B. Leukozyten, s. o.) nachweisbar, spricht man von einer Mischflora.

Zytologie
Indikationen I Die zytologische Untersuchung ist ein wichtiger Bestandteil der gynäkologischen Erstuntersuchung und der Krebsvorsorgeuntersuchung (Tab. 4.2, S. 78). Sie ist zudem bei konkretem Verdacht auf eine maligne Veränderung sowie zur Verlaufskontrolle nach Konisation (S. 92) indiziert.

Die Entwicklung eines invasiven Zervixkarzinoms (S. 181) über die nichtinvasiven Vorstufen dauert in den meisten Fällen einige Jahre. Daher kann durch regelmäßige Entnahme von Zervixabstrichen und ggf. nachfolgende Therapie (Tab. 4.4) die Häufigkeit des Zervixkarzinoms signifikant gesenkt werden. Die Sensitivität einer einmaligen zytologischen Untersuchung hängt sowohl vom Zytologen als auch von der Entnahmetechnik ab und liegt bei 50–80 %. Durch die regelmäßige (jährliche)

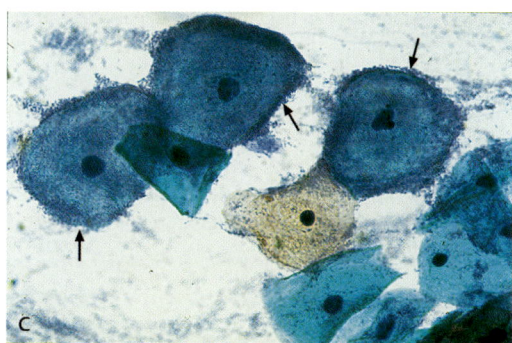

Abb. 4.3 Nativpräparate. a Normale Vaginalflora (Gram-Färbung) mit großen, stäbchenförmigen Laktobazillen (Lactobacillus jensenii → Döderleinbakterien). **b Vaginalmykose** (Candida albicans, Methylenblaufärbung). **c Aminkolpitis** (Clue Cells, Methylenblaufärbung).

Wiederholung wird die Sensitivität der zytologischen Untersuchung noch erhöht.

Durchführung I Im Bereich der Transformationszone (Grenze zwischen Zylinder- und Plattenepithel, vgl. S. 7) entstehen die meisten malignen Veränderungen der Zervix. Durch mit Druck ausgeführte, reibende Bewegungen über die gesamte Portio-

4

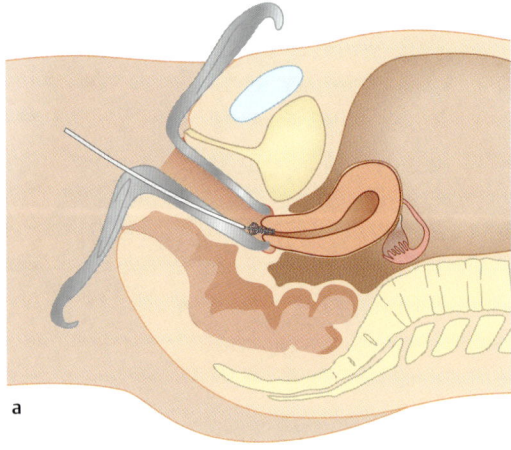

a

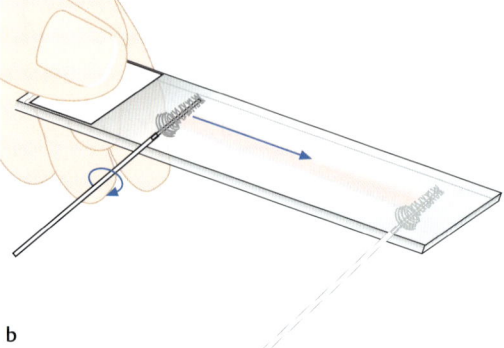

b

Abb. 4.4   Zervixabstrich. a Abstrichentnahme aus dem Zervikalkanal. **b** Abrollen des Abstrichmaterials auf den Objektträger.

oberfläche bzw. Drehbewegung im Zervikalkanal mit Watteträger, Bürstchen oder Spatel werden Zellen von der Epitheloberfläche abgeschilfert (**Abb. 4.4**). Diese Zellen werden dann mithilfe der in den 40er-Jahren von **Papanicolaou** entwickelten Methode gefärbt.

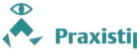 **Praxistipp**

Im klinischen Sprachgebrauch wird diese Untersuchung häufig mit der Abkürzung „PAP" oder als „PAP-Abstrich" bezeichnet.

Wichtige **Voraussetzungen** für die Durchführung sind:
— Die Abstrichentnahme muss grundsätzlich unter Sicht (Spekulumeinstellung), vor der Kolposkopie mit Essig- oder Jodprobe und vor der Tastuntersuchung erfolgen.
— Seit der letzten vaginalen Medikamentenapplikation oder dem letzten Geschlechtsverkehr sollten mind. 24 h vergangen sein.

— Der Abstrich sollte außerdem nicht während der Menstruationsblutung entnommen werden, da dann die Beurteilung erschwert ist.
Auch an der **Vulva** können von klinisch auffälligen Arealen zytologische Abstriche entnommen werden. Die Treffsicherheit liegt hier allerdings deutlich niedriger als bei der Portio.
Beurteilung | Der Zytologe beurteilt den Zellabstrich nach bestimmten **Kriterien**, die Zellkerne und Zytoplasma betreffen, wie z.B.:
— Unterschiede der Zellkernform und -größe (Anisokaryose)
— Kern-Plasma-Relation
— Mitosen
— Mehrkernigkeit.
Als **Koilozyten** werden Plattenepithelzellen mit perinukleärer Vakuolenbildung bezeichnet. Sie weisen auf eine aktive HPV-Infektion hin (S. 133). Die Vakuolen enthalten die produzierten Viruspartikel.
In Deutschland hat es sich durchgesetzt, Zervixabstriche nach der **modifizierten Münchner Nomenklatur** zu klassifizieren. Diese ist zusammen mit den jeweils empfohlenen weiteren diagnostischen und therapeutischen Maßnahmen in **Tab. 4.4** aufgeführt.

MERKE

Der **zytologische Befund** ist nicht gleichbedeutend mit einem **histologischen Befund**, es besteht lediglich der **Verdacht**, dass ein bestimmter histologischer Befund vorliegt.

EXKURS

PAP IIw und **PAP IIk** sind in der Praxis übliche Zusätze, die in der Münchner Klassifikation nicht vorgesehen sind. Der Zytologe weist damit auf mögliche **Zellveränderungen** hin:
— **PAP IIw** = erhebliche entzündliche oder degenerative Zellveränderungen, die keine sichere Beurteilung erlauben („w" → aktuell **w**iederholen")
— **PAP IIk** = Zeichen einer HPV-Infektion; ähnlich wie beim PAP IIID sollten hier engmaschige zytologische Kontrollen vorgenommen werden („k" → engmaschig **k**ontrollieren).

Dünnschichtzytologie (Thin-Prep)
Bei der **konventionellen Zytologie** (s.o.) wird die Qualität entscheidend durch die Entnahmetechnik beeinflusst. Überlagerungen der Zellen auf dem Objektträger schränken die Beurteilung ein. Zudem gehen etwa 80 % des Materials verloren, da es am Entnahmeinstrument hängen bleibt.

Tabelle 4.4

Modifizierte Münchner Nomenklatur der Zervixzytologie und empfohlenes Vorgehen

PAP-Gruppe	Befund	mögliche korrespondierende Histologie	weitere Maßnahmen
PAP I	unauffälliges Zellbild		– Kontrolle in 1 Jahr
PAP II	entzündliche, metaplastische oder degenerative Zellveränderungen		– Kontrolle in 1 Jahr
PAP III	schwere entzündliche oder degenerative Veränderungen, Malignität nicht auszuschließen		je nach klinischem Befund: – Behandlung und kurzfristige zytologische Kontrolle oder – Histologie (Portio-PE[1], evtl. fraktionierte Abrasio, S. 91)
PAP IIIG	auffällige Endometriumzellen		– Histologie (fraktionierte Abrasio)
PAP IIID	Dyskariosen in Superfizial- und Intermediärzellen	CIN I, CIN II (CIN = zervikale intraepitheliale Neoplasien, S. 179)	– Kolposkopie – Zytologie in 3 Monaten – bei Persistenz > 1 Jahr: Histologie (Portio-PE[1]) – HPV-Status (S. 132)
PAP IVa	Dyskariosen tieferer Schichten	CIN III (→ Carcinoma in situ, S. 179)	– Kolposkopie – Histologie (Portio-PE[1])
PAP IVb	Dyskariosen tieferer Schichten, invasives Karzinom nicht auszuschließen	CIN III oder Karzinom	– Kolposkopie – Histologie (Portio-PE[1])
PAP V	Zellen eines Karzinoms	Karzinom	– Histologie (Portio-PE[1])

Auch niedriggradige Veränderungen (PAP IIID, PAP IIw, s. Exkurs) können im Einzelfall auf ein bereits invasives Zervixkarzinom zurückzuführen sein.
*[1] Die Befunde PAP IIID, PAP IVa, PAP IVb und PAP V werden möglichst durch eine **Portio-PE** (Probeexzision im Bereich der Portio, S. 91), die ohne Narkose mit einer Knipsbiopsiezange entnommen werden kann, abgeklärt. Nur wenn die Kolposkopie unauffällig ist und damit nicht klar ist, wo der suspekte Bezirk lokalisiert ist, oder die Histologie zu dem erwarteten Befund passt, wird eine **diagnostische Konisation** vorgenommen (Ausnahme: Bei PAP IIID kann zunächst mind. 6 Monate abgewartet werden).*

Dies wird bei der **Dünnschichtzytologie** dadurch verhindert, dass die Zellen, die mit einem speziellen Bürstchen (Zytobrush) entnommen werden, zunächst in eine hämolytische und mukolytische Flüssigkeit abgespült und anschließend filtriert oder abzentrifugiert und gleichmäßig auf den Objektträger aufgebracht werden. Die Färbung wird ebenfalls nach **Papanicolaou** (s.o.) durchgeführt.

In Studien konnte gezeigt werden, dass die Nachweisrate von Krebsvorstufen bei der Dünnschichtzytologie höher liegt als bei der konventionellen Zytologie und die Zahl unklarer Befunde reduziert werden konnte.

Abstriche zum Nachweis von Krankheitserregern

Praxistipp
Bei der Abstrichentnahme muss stets darauf geachtet werden, dass der Abstrich nicht mit der Außenseite des Abstrichröhrchens oder einem anderen Gegenstand bzw. einem anderen als dem zu untersuchenden Körperteil in Berührung kommt.

Mikrobiologischer Abstrich ❙ Ein konventioneller mikrobiologischer Abstrich auf **Bakterien** und **Pilze** aus der **Scheide** ist zum Nachweis oder Ausschluss einer Kolpitis selten notwendig, da die Nativdiagnostik in der Regel die notwendigen Informationen schneller und kosteneffektiver liefert.

Chlamydienabstrich ❙ Ein Chlamydienabstrich wird bei der erwachsenen Frau typischerweise aus dem **Zervikalkanal** entnommen (bei Männern und Kindern vergleichsweise aus der Urethra). Dazu sollte zunächst das äußere Drittel des Zervikalkanals mit einem 1. Watteträger von Schleim befreit werden. Die Abstrichentnahme erfolgt mit einem 2. Watteträger, der anschließend in das dafür vorgesehene spezielle Transportmedium gegeben wird. Da sich die Bakterien intrazellulär vermehren (s. auch S. 131), muss ein gewisser Druck aufgewendet werden, um ausreichend Zellmaterial zu gewinnen.

HPV-Abstrich ❙ Um ausreichend Zellmaterial zu gewinnen, wird ein HPV-Abstrich typischerweise mit einem Bürstchen (spezielle kommerziell erhältliche Abstrichröhrchen) von der **Portio** oder der **Vulva** entnommen. HPV-Abstriche sind als Ergänzung bei Frauen mit einem pathologischen zytologischen Abstrich (vgl. **Tab. 4.4**) und Frauen über 30 Jahre

4

Tabelle 4.5	
Kolposkopische Befunde	
normale Befunde	**auffällige Befunde**
– originäres Plattenepithel – Ektopie (Zylinderepithel, **Abb. 4.6a**) – Transformationszone (Grenze zwischen Zylinder- und Plattenepithel)	– essigweißes Plattenepithel – Leukoplakie (Hyperkeratose) – Mosaik (helle Felder [=verdicktes Epithel] durchzogen von einem wabenartigen „Netz" der rötlich durchscheinenden Stromapapillen, **Abb. 4.5**) – Punktierung (Leukoplakie mit gefäßführenden Papillen, **Abb. 4.5**) – atypische Gefäße (korkenzieherartig, gewunden, wirr verlaufend)

sinnvoll. Die Kenntnis über eine HPV-Infektion mit **High-Risk-Typen** (u. a. **HPV 16 und 18**, s. auch S. 133) erleichtert die Risikoeinschätzung für das Vorliegen bzw. die Entwicklung einer Dysplasie.

Herpesabstrich I Bei klinisch nicht sicher einzuordnenden **Ulzerationen** des Genitales kann ein Herpesabstrich von den Läsionen sinnvoll sein (s. auch S. 134). Da der Virus über PCR oder seltener über Zellkultur nachgewiesen wird, müssen spezielle Abstrichröhrchen verwendet werden.

Gonokokkenabstrich I Gonokokkenabstriche werden aus der **Urethra** und dem **Zervikalkanal** entnommen. Es können konventionelle bakteriologische Abstrichmedien verwendet werden. Da Gonokokken (s. auch S. 127) sehr empfindlich sind, muss ein schneller Transport ins Labor sichergestellt werden.

Kolposkopie

Bei der Kolposkopie wird die mittels Spekulum dargestellte **Portio** unter Verwendung einer binokularen Lupe (**Abb. 4.1**, S. 78) mit **10–40-facher Vergrößerung** beurteilt (**Abb. 4.5** und **Abb. 4.6**). Dadurch lassen sich Veränderungen des Epithels besser erkennen als mit bloßem Auge. Auch für die Lupenbetrachtung von **Vaginalschleimhaut** und **Vulva** wird der Begriff Kolposkopie verwandt. Mögliche Untersuchungsbefunde sind in **Tab. 4.5** aufgeführt.

> **Praxistipp**
>
> Um zur Bedienung des Kolposkops eine freie Hand zu haben, sollte entweder ein Entenschnabelspekulum benutzt werden oder eine Assistenz zum Halten des vorderen Blatts anwesend sein. Wichtig ist, dass die Transformationszone gut eingesehen werden kann.

Um suspekte Befunde noch besser darstellen zu können, kann die Kolposkopie durch folgende Tests erweitert werden:

– **Essigprobe:** Durch Betupfen des Portio-, Vaginal- bzw. Vulvaepithels mit **3–5%iger Essigsäure** färben sich das Zylinderepithel (physiologisch, **Abb. 4.6b**) und bestimmte pathologische Veränderun-

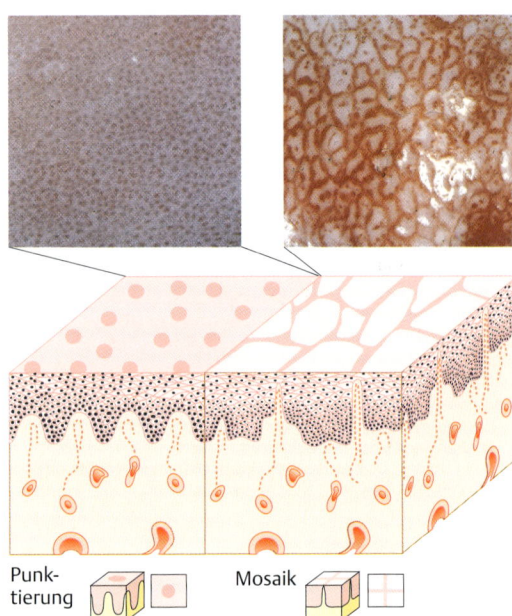

Punktierung   Mosaik

Abb. 4.5   Kolposkopische Befunde bei dysplastischem Epithel. Im Falle einer geringgradigen Atypie sieht man die noch gut erhaltenen Stromapapillen rötlich durchschimmern (**Punktierung**). Bei höhergradigen Atypien werden die Papillen durch den Wachstumsdruck seitlich komprimiert, sie erscheinen an der Oberfläche nur noch als rötliche Leisten (**Mosaik**). Beide klinischen Beispiele entsprechen dem Befund nach Essigprobe, bei der Punktierung liegt eine CIN-I–II-Läsion vor, beim Mosaik eine CIN-III-Läsion.

gen der Haut weiß an (z. B. dysplastische Bereiche des Plattenepithels, **Abb. 4.5**). Das normale Plattenepithel reagiert nicht. Um die Reaktion ausreichend beurteilen zu können, muss die Essigsäure 1–2 min einwirken.

MERKE

Die **Essigprobe** muss stets **vor** den farbigen Proben durchgeführt werden, da sie sonst nicht beurteilt werden kann.

– **Schiller-Jodprobe:** Das unverhornte Plattenepithel von Portio und Vagina enthält Glykogen. Durch das Betupfen des Epithels mit **4%iger**

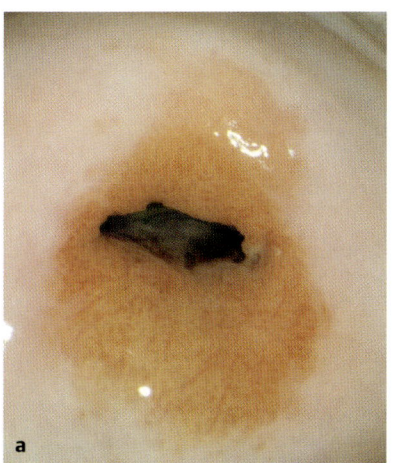

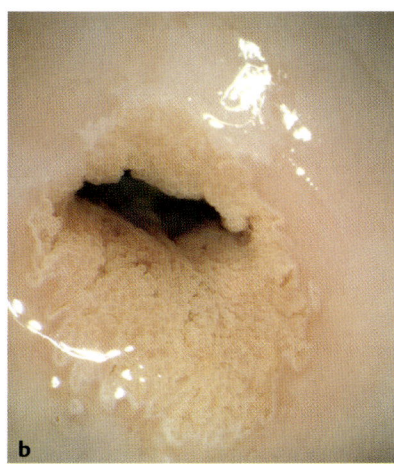

Abb. 4.6 Kolposkopische Darstellung einer Ektopie der Portio.
a Abrupter Übergang vom rosafarbenen glatten Plattenepithel auf das durch eine zottenähnliche Oberflächenstruktur gekennzeichnete rötliche Zylinderepithel. **b** Nach Essigprobe weißlich verfärbtes Zylinderepithel.

4

Lugol-Jodlösung kommt es zu einer intensiven Braunfärbung („jodpositiv"). Pathologisch verändertes Plattenepithel enthält kein Glykogen, ist daher „jodnegativ" und bleibt hell. Das Zylinderepithel des Zervikalkanals und der Transformationszone ist physiologisch „jodnegativ".

- **Toluidinprobe (Syn.: Collins-Test):** Zur weiteren Differenzierung von pathologischen Veränderungen im Bereich der Vulva kann **1 %ige Toluidinblaulösung** aufgetragen werden (Einwirkzeit: 2–3 min). Nach Abwaschen der Toluidinblaulösung mit **2 %iger Essigsäure** bleiben pathologische Veränderungen blau gefärbt, normales Epithel färbt sich nicht an.

Durch die Kombination von Zytologie und Kolposkopie (einschließlich der o. g. Proben) kann bei entsprechender Erfahrung des Untersuchers eine hohe diagnostische Sicherheit erreicht werden. Auffällige Areale können **gezielt biopsiert** werden (S. 91). Der alleinige kolposkopische und zytologische Befund reicht jedoch nicht aus, um eine Epitheldysplasie nachzuweisen, hierzu ist die **Histologie** erforderlich (S. 91).

4.2.4 Bimanuelle Palpation

Mit der bimanuellen Tastuntersuchung können Größe, Form, Lage, Konsistenz, Oberflächenbeschaffenheit und Mobilität von **Uterus** und **Adnexen** beurteilt werden.

Es bedarf einer großen praktischen Erfahrung, um die Untersuchung mit hoher Treffsicherheit durchzuführen. Adipöse oder angespannte Bauchdecken können die Untersuchung erschweren oder unmöglich machen.

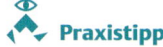

Praxistipp

Vor der bimanuellen Tastuntersuchung sollte die Harnblase entleert werden.

Durchführung I Während mit der einen Hand die Labien gespreizt werden, wird erst der Zeigefinger und dann – wenn möglich – der Mittelfinger der sog. inneren Hand, ohne Druck auf Urethra oder Klitoris auszuüben, über den Damm in die Vagina eingeführt. Durch das Palpieren mit zwei Fingern bekommt man eine bessere räumliche Vorstellung der Verhältnisse.

Zunächst werden **Vagina** und **Portio** abgetastet. Danach bilden Zeige- und Mittelfinger der inneren Hand unter der Portio ein Widerlager für die äußere Hand, um Größe, Form, Lage, Konsistenz, Oberflächenbeschaffenheit und Beweglichkeit des **Uterus** zu erfassen (**Abb. 4.7a**).

Die **Adnexe** werden in gleicher Weise palpiert, wobei die Finger der inneren Hand ipsilateral neben die Portio positioniert werden (**Abb. 4.7b**). Die normal großen Ovarien sind häufig nicht zu ertasten, in der Postmenopause gilt ein tastbares Ovar als pathologisch und tumorverdächtig.

Typische Befunde der bimanuellen Palpation sind in **Tab. 4.6** angegeben.

4.2.5 Rektale und rektovaginale Untersuchung

Durch die rektale bzw. rektovaginale Untersuchung, bei der jeweils ein Finger der inneren Hand in die Vagina und das Rektum eingeführt wird (**Abb. 4.8**), können pathologische Befunde im **Douglas-Raum** und im **Spatium rectovaginale** besser erfasst werden als bei der rein vaginalen bimanuellen Untersuchung (**Tab. 4.6**). Die Funktion der äußeren Untersuchungshand ist identisch. Indiziert ist diese ergänzende Untersuchung bei Patientinnen mit **Zerivxkarzinom** und **suspekten Ovarialtumoren**.

4

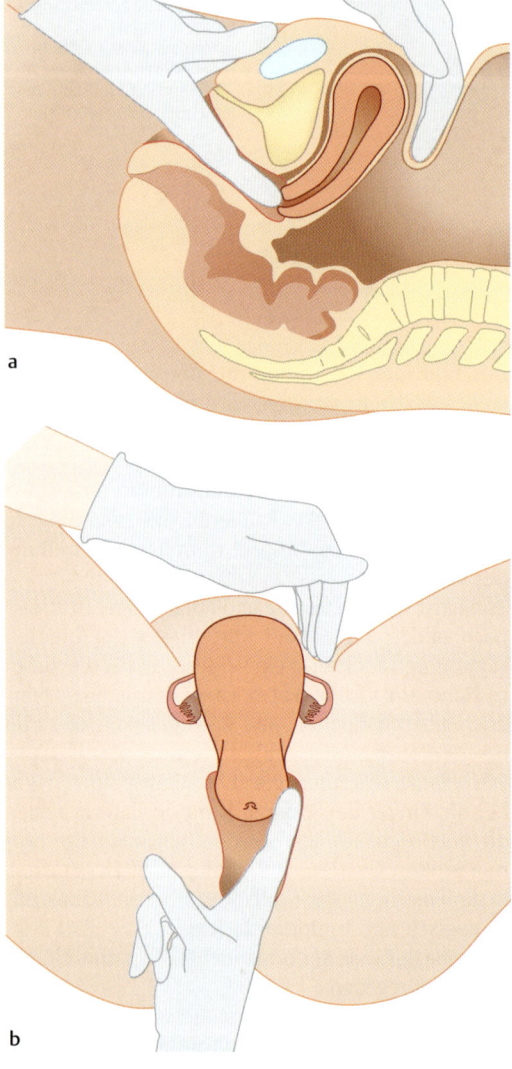

a

b

Abb. 4.7   Bimanuelle Tastuntersuchung. a Palpation des Uterus. Die Finger der inneren Hand bilden unter der Portio ein Widerlager für die äußere Hand, die den Uterus abtastet. **b Palpation der Adnexe.** Die Finger der inneren Hand sind im lateralen Scheidengewölbe positioniert, die äußere Hand tastet ihnen entgegen.

 MERKE

Die **Parametrien** können nur mithilfe der **rektalen** oder **rektovaginalen Untersuchung** suffizient beurteilt werden.

Zusammenfassend zeigt **Tab. 4.6** einer Übersicht der im Rahmen einer gynäkologischen Untersuchung erhebbaren normalen und patholgischen Befunde.

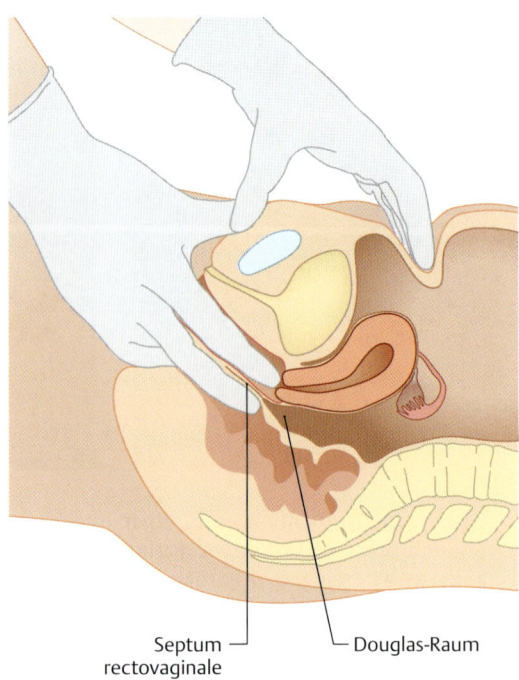

Septum ⎤   ⎢⎻ Douglas-Raum
rectovaginale

Abb. 4.8   Rektovaginale Untersuchung. Mit dem in die Vagina eingeführten Zeigefinger und dem in Anus bzw. Rektum eingeführten Mittelfinger der inneren Hand können der Douglas-Raum, das Septum rectovaginale und die Parametrien beurteilt werden. Die äußere Hand fungiert dabei wie bei der bimanuellen Untersuchung von Uterus und Adnexen als Widerlager.

4.3 Bildgebende Diagnostik

4.3.1 Sonografie

Die Sonografie spielt sowohl in der gynäkologischen als auch in der geburtshilflichen Diagnostik eine wichtige Rolle. Je nach Indikation empfiehlt es sich, entweder transvaginal und/oder transabdominal zu sonografieren.

Transvaginale Sonografie

Die transvaginale Sonografie ist die führende Methode bei der bildgebenden Diagnostik im Bereich des **inneren Genitales**. Durch die Nähe der Ultraschallsonde zu den zu untersuchenden Organen können hohe Ultraschallfrequenzen verwendet werden (5–7,5 MHz), wodurch eine deutlich höhere Auflösung erreicht wird als bei der transabdominellen Sonografie (S. 88).

👁
↖ **Praxistipp**
   Die Transvaginalsonografie wird bei leerer Blase in Steinschnittlage auf einem gynäkologischen Untersuchungsstuhl oder auf einer Liege bei aufgestellten Beinen durchgeführt.

Tabelle 4.6

Typische Befunde bei der gynäkologischen Untersuchung (Auswahl)

Organ	normal	Normvariante	pathologisch	Hinweis auf
Vulva	unauffällig		Klitorishypertrophie	Hyperandrogenämie (S. 57)
			Erythroplakie	VIN (vulväre intraepitheliale Neoplasien, S. 166)
			Leukoplakie	VIN
			Kondylome (Condylomata acuminata)	Papillomavirus-(HPV-)Infektion (S. 132)
			Ulzera	Herpes (HSV, S. 134), Lues (S. 128), Morbus Behçet (S. 165), Vulvakarzinom (S. 168)
			Rötung	Infektion
			Schwellung seitlich hintere Kommissur	Bartholin-Abszess (S. 138)
			Kratzartefakte	Infektion, altersbedingte postmenopausale atrophische Veränderungen (→ Juckreiz), Lichen sclerosus (S. 164)
Vagina	glatt, quer gestellte Rugae	Scheidenseptum	Polyp	
			Kondylome (s.o.)	Papillomavirus-(HPV-)Infektion (S. 132)
			Strikturen nach Operation	
			pathologischer Fluor	Kolpitis (S. 141)
			Rötung	Kolpitis
Portio (Spekulum)	glatt	Ovula Nabothi	Leukoplakie	CIN (zervikale intraepitheliale Neoplasien, S. 178)
	Ektopie	Emmetrisse nach Geburten	Kontaktblutung	CIN, Zervixkarzinom (S. 181)
			Erosion	Herpes (HSV, S. 134), Zervixkarzinom
			Tumor	
			Polyp	
			Rötung	Zervizitis (S. 144)
			eitriges Sekret	Zervizitis
Portio (Palpation)	derb, glatt	unregelmäßig durch Ovula Nabothi und Emmetrisse	steinhart	Zervixkarzinom
			aufgetrieben	Sekretverhalt, Tumor
			Portioschiebeschmerz	Infektion, EUG (S. 366)
Uterus	anteflektiert, antevertiert, derb, glatt, mobil, normal groß	retroflektiert, sinistro-/dextroponiert	unregelmäßig geformt	Uterus myomatosus (S. 195)
			weich	Gravidität, Tumor
			fixiert	Tumor, Endometriose (S. 153)
			schmerzhaft	Infektion
			vergrößert	Uterus myomatosus, Tumor
Adnexe (prämenopausal)	frei, Ovarien normalgroß		Tumor	
			Schmerzen	Infektion, EUG (S. 366)
Adnexe (postmenopausal)	frei, Ovarien nicht tastbar		Tumor, Ovarien tastbar	Tumor
Parametrien	glatt		straff, knotig	Tumor, Endometriose (S. 153)

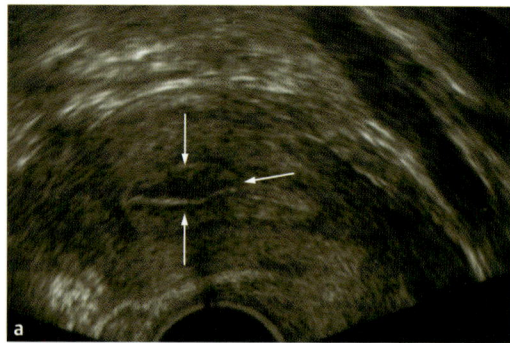

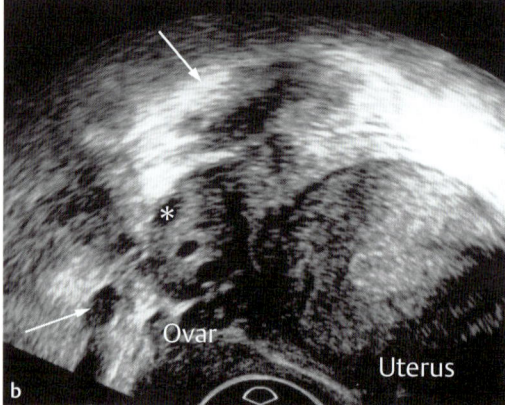

Abb. 4.9   Transvaginalsonografie von Uterus (a) und Ovar (b). a Form, Lage und Größe des Uterus sind normal, das Myometrium ist homogen, relativ echoarm und von echoreicher Serosa begrenzt. Das durch die beiden senkrechten Pfeile gekennzeichnete Endometrium befindet sich in der Proliferationsphase und stellt sich entsprechend echoarm dar. Das typische 3-schichtige Bild ergibt sich durch den echoreich zur Darstellung kommenden Cavumspalt (→). **b** Sagittalschnitt mit Uterus (rechts) und Ovar (links daneben). Das Ovar liegt als echoarme Struktur mit atretischen Follikeln (*) bei normaler Position unmittelbar an den Beckenwandgefäßen (→).

Normalbefund ❙ Zu typischen Normalbefunden der Zielorgane **Uterus** und **Ovarien** siehe **Abb. 4.9**. Die normale Tube kann bei der Routinesonografie nicht dargestellt werden. Physiologische Veränderungen im Bereich des inneren Genitales, die während der Sonografie auffallen können, sind in **Tab. 4.7** angegeben.

Zur Ermittlung der **Endometriumdicke** wird von einer Myometrium-Endometrium-Grenze zur anderen gemessen – es gehen also die Durchmesser beider Endometriumschichten in die Berechnung ein.

Pathologische Veränderungen ❙ **Tab. 4.7** gibt einen Überblick über häufige pathologische Veränderungen des **inneren Genitales**, die sonografisch dargestellt werden können, sowie häufige **assoziierte Erkrankungen**. Gelegentlich fallen bei der Transvagi-

nalsonografie auch Veränderungen der **Blase** als Zufallsbefunde auf.

Hysterosalpingokontrastsonografie ❙ Nach Einlage eines geblockten Katheters wird Kontrastmittel in das Cavum uteri injiziert. Bei durchgängigen **Tuben** kann das Abfließen durch die Tuben vaginalsonografisch beobachtet werden (**Abb. 13.6**, S. 327). Gleichzeitig kann das **Cavum uteri** in seiner Form zum Ausschluss von Polypen oder Septen beurteilt werden. Die Kontrastmittelsonografie hat die früher übliche Röntgendarstellung zur Untersuchung der Tubendurchgängigkeit zur Sterilitätsabklärung (S. 327) abgelöst. Aufgrund der Gefahr der Keimaszension ist die Hysterosalpingokontrastsonografie bei Vorliegen einer entzündlichen Genitalerkrankung kontraindiziert. Ebenso in der zweiten Zyklushälfte, um ein evtl. befruchtetes Ei nicht zu gefährden.

Transabdominale Sonografie

Die transabdominale Sonografie (**Abb. 4.10**) ist das Verfahren der Wahl zur Darstellung von **Strukturen, die über das kleine Becken hinausreichen** (z. B. zur Beurteilung eines großen Uterus myomatosus bzw. großer Ovarialtumoren oder auch während der fortgeschrittenen Schwangerschaft). Hier reicht die Eindringtiefe der transvaginalen Sonografie nicht mehr aus, um die Organstrukturen zu erfassen. Außerdem kommt die transabdominale Sonografie zur Beurteilung der Strukturen des kleinen Beckens zum Einsatz, wenn eine transvaginale Sonografie nicht durchgeführt werden kann (z. B. bei intaktem Hymen oder Scheidenstenosen).

 Praxistipp
Bei der transabdominalen Sonografie dient die gefüllte Blase als Schallfenster, so kann in vielen Fällen die Darstellung des Genitales verbessert werden.

4.3.2   Radiologische Verfahren in der Gynäkologie

Für die bildgebende Diagnostik physiologischer und funktioneller Veränderungen sowie vieler gutartiger Erkrankungen ist die Ultraschalldiagnostik ausreichend oder den Schnittbildverfahren sogar überlegen. **Computertomografie (CT)** und **Magnetresonanztomografie (MRT)** des Abdomens sowie verschiedene andere radiologische Verfahren werden insbesondere bei den malignen Tumorerkrankungen und zur Klärung spezieller Fragestellungen eingesetzt (**Tab. 4.8**).

Tabelle 4.7

Sonografische Beurteilung des inneren Genitales

Organ	Beurteilungs-kriterien	physiologische Veränderungen	häufige pathologische Veränderungen	häufige assoziierte Erkrankungen/Befunde
Uterus	Größe		Vergrößerung	Uterus myomatosus (S. 195)
	Lage	Retroflexio (S. 237)		
	äußere Begrenzung		atypische Form	Uterusfehlbildungen (S. 12)
			unregelmäßig	Uterus myomatosus
Zervix	Zervikalkanalweite, Durchmesser der Zervix	Ovula Nabothi (zystische Raumforderung)	aufgetrieben	Zervixkarzinom (S. 181)
Myo-metrium	Homogenität		Raumforderung	Uterus myomatosus
			inhomogen	Adenomyosis uteri (S. 153)
	Dicke		verdickte Hinterwand	Adenomyosis uteri
Endo-metrium	Dicke, Schichtung	Veränderungen von Dicke und Echogenität während des Menstruationszyklus (**Abb. 4.9a** und **Abb. 4.10a**)	Raumforderung	Polyp (S. 188), Endometriumkarzinom (S. 191)
			hohe Endometrium-dicke peri- oder postmenopausal	Hyperplasie (S. 190), Polyp, Endometriumkarzinom
Douglas-Raum	Flüssigkeit	prämenopausal sind geringe Flüssigkeits-mengen normal	Aszites	Tumor
Tuben	normalerweise nicht zu sehen	keine	zystische Raum-forderung	Hydrosalpinx (S. 146)
Ovarien	Darstellbarkeit	fehlende Darstellung ist postmenopausal normal		
	Größe	physiologische Follikel-bildung/Corpus luteum	Raumforderung	Zyste (**Abb. 4.10b** bzw. S. 207), Neoplasie (S. 212)
	Funktionszeichen (kleine Zysten < 1 cm)		keine Funktionszeichen	Ovarialinsuffizienz
			zu viele Funktions-zeichen	Polyzystische Ovarien (PCOS, S. 60), Überstimulation (S. 334)

4

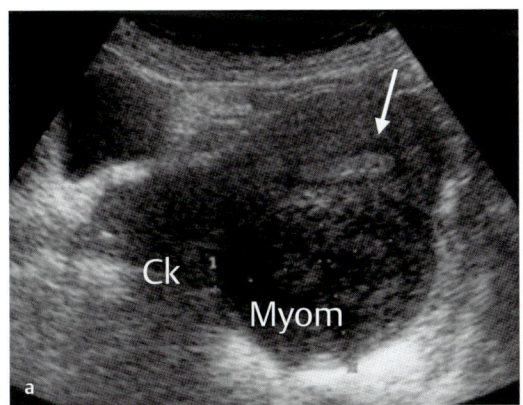

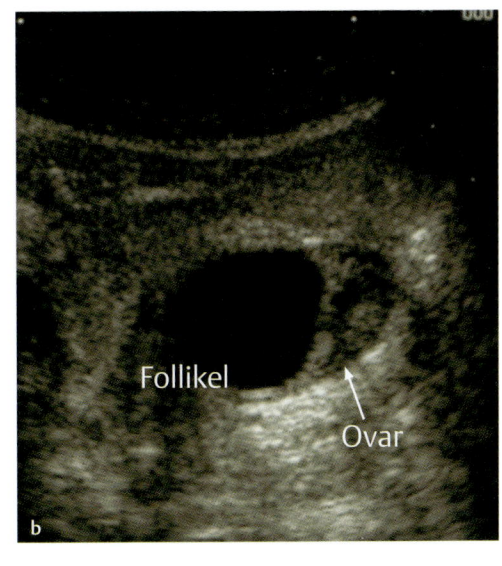

Abb. 4.10 Transabdominalsonografie von Uterus und Ovar. a Uterus mit Hinterwandmyom. Das Endometrium (→) ist entsprechend der Sekretionsphase echoreich. * = Blase, Ck = Zervix. **b** Ovar mit Follikelzyste.

Tabelle 4.8

Indikationen verschiedener radiologischer Verfahren in der Gynäkologie.

Verfahren	Erkrankungen/Symptome	Fragestellung/Ziel
Röntgen-Thorax	– Mammakarzinom (S. 268) – alle Genitalkarzinome	Staging → Lungen-/Lymphknotenmetastasen?
	– zusätzliche internistische Erkrankungen	Herzgröße? Stauungszeichen? Pneumonie? Emphysem? Atelektasen? Pleuraerguss?
Mammografie	– suspekter Tastbefund (Knoten) → V.a. Karzinom (S. 254) – Screening	**Malignitätszeichen** (→ unscharf begrenzt, sternförmig, Mikrokalk, polymorpher/gruppierter Kalk)? **Benignitätszeichen** (→ oval, gelappt, scharf konturiert, Makrokalk, monomorpher Kalk)?
Abdomenübersichtsaufnahme	– Lost IUP (in den Bauchraum disloziertes Intrauterinpessar, S. 310)	Lokalisation?
	– akutes Abdomen	Ileus (→ Spiegelbildung)? Perforation (→ freie Luft)?
	– (Dermoid) → heute meist MRT	
i.v.-Pyelogramm	– maligne Genitalerkrankungen – große gutartige Neubildungen (Uterus myomatosus, Ovarialtumor)	Stenosen (→ Stau)? Lokalisation des Ureters? präoperativer Ausschluss von Doppelfehlbildungen
MRT	– Endometriumkarzinom (S. 191)	Staging →vergrößerte Lymphknoten? Leberfiliae? Tiefe der Wandinfiltration? Zervixinfiltration?
	– Zervixkarzinom (S. 181)	Staging →vergrößerte Lymphknoten? Leberfiliae? Beteiligung der Parametrien? Abgrenzung zu Blase und Darm?
	– Ovarialkarzinom (S. 212)	Staging →vergrößerte Lymphknoten? Leberfiliae?
	– Adenomyosis uteri (S. 153)	Breite der Übergangszone zwischen Endo- und Myometrium?
	– Dermoid (S. 219)	fettreicher Zysteninhalt?
CT	– Endometriumkarzinom	Staging (alternativ zu MRT) → vergrößerte Lymphknoten? Leberfiliae? Tiefe der Wandinfiltration? Zervixinfiltration?
	– Zervixkarzinom	Staging (alternativ zu MRT) → vergrößerte Lymphknoten? Leberfiliae? Beteiligung der Parametrien? Abgrenzung zu Blase und Darm?
	– Ovarialkarzinom	Staging (alternativ zu MRT) → vergrößerte Lymphknoten? Leberfiliae?
	– Abszess (S. 146)	
Knochenszintigrafie	– Mammakarzinom	Staging → Knochenmetastasen?
Lebersonografie	– Mammakarzinom – alle Genitalkarzinome	Staging → Lebermetastasen?

4.4 Labordiagnostik

Laboruntersuchungen sind ein wichtiges Mittel in der Diagnostik. In der Gynäkologie haben folgende Laborparameter einen besonders hohen Stellenwert:

– **C-reaktives Protein (CRP):** bildet ein gutes diagnostisches Werkzeug bei Verdacht auf entzündliche Prozesse im kleinen Becken, kann aber auch bei Tumorerkrankungen, Myomnekrosen oder stielgedrehten Tumoren erhöht sein
– **Hämoglobin**: Bestimmung zum Ausschluss einer Anämie bei Patientinnen mit Blutungsstörungen oder postpartal
– **Urinuntersuchung:** Diagnostik von Harnwegsinfektionen („U-Stix", Urinbakteriologie)

– **humanes Choriongonadotropin (hCG):**
  • Nachweis im Urin bzw. Serum zur Feststellung und Verlaufskontrolle einer Schwangerschaft (S. 349 bzw. S. 404)
  • Tumormarker für Chorionkarzinome (S. 220)
– **Tumormarker:**
  • **CA 125:** Verwendung zur Diagnostik und Verlaufskontrolle bei Ovarialkarzinom (S. 214) und Endometriumkarzinom (S. 193) – es können allerdings auch bei Endometriose, Lebererkrankungen, Entzündungen im Abdomen mit Beteiligung des Peritoneums und bei großen gutartigen Ovarialtumoren erhöhte Werte gefunden werden
  • **CEA:** Bestimmung bei Ovarialkarzinom (S. 214); seltener erhöht als CA 125, weist

dann aber auf eine muzinöse Tumordifferenzierung hin
- **AFP:** Marker für entodermale Sinuszellkarzinome (S. 220)
- **SCC:** wird bei Frauen mit Zervix- und Vulvakarzinomen bestimmt (S. 170 bzw. S. 184), liegt bei der Primärdiagnose aber fast immer im Normalbereich
- **hCG:** s.o.
- Bestimmung des Menopausenstatus durch **FSH** und **Estradiol** (S. 69)
- Hormonbestimmungen in der gynäkologischen Endokrinologie siehe S. 41.

4.5 Gewebeentnahmen

4.5.1 Probeexzision im Bereich des äußeren Genitales

Indikation | Indikationen für eine Gewebeentnahme im Bereich des äußeren Genitales können Leukoplakie, Erythroplakie, Ulkus, Tumorbildung oder auch der Verdacht auf einen Lichen sclerosus (S. 164) sein.

Durchführung | Wenn die Indikation zur histologischen Abklärung von Hautveränderungen der Vulva besteht, sollte die Biopsie **alle Hautschichten** erfassen. Besonderes geeignet sind sog. **Punch-Biopsien** (→ Hautstanzbiopsie, **Abb. 4.11**), bei denen ein runder Gewebszylinder mit einem Durchmesser von 2, 4 oder 6 mm in Lokalanästhesie ausge-

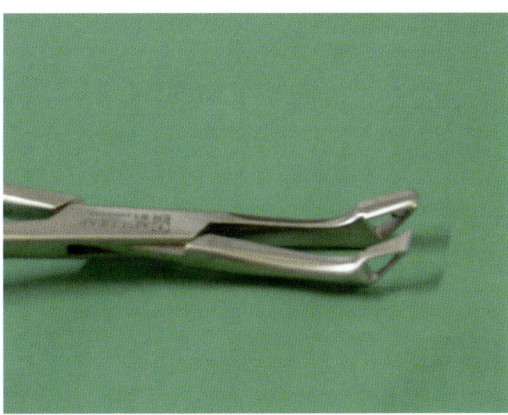

Abb. 4.12 Knipsbiopsiezange zur Entnahme von Gewebeproben der Portio oder von Tumoren des Genitales.

stochen wird. Blutungen können z.B. durch Betupfen mit Silbernitrat oder durch eine Einzelknopfnaht gestillt werden.

4.5.2 Probeexzision an der Portio oder Vagina

Indikation | Biopsien der Portio und Vagina werden im Wesentlichen aufgrund auffälliger kolposkopischer und zytologischer Befunde durchgeführt (vgl. **Tab. 4.4** und **Tab. 4.5**). Ulzerationen und Tumorbildung sind weitere mögliche Gründe.

Durchführung | Die histologische Sicherung von Befunden an der Portio oder der Vagina erfolgt meist mithilfe einer **Knipsbiopsie** über spezielle Zangen (**Abb. 4.12**). Blutungen werden z.B. durch Betupfen mit Silbernitrat, Albothyl, Nähte oder Vaginaltamponaden gestillt.

4.5.3 Fraktionierte Abrasio (Kürettage)

Indikation | Mögliche Gründe für eine fraktionierte Abrasio sind die Postmenopausenblutung (S. 498), prämenopausale Blutungsstörungen wie Menometrorrhagie (S. 50) oder Hypermenorrhö (S. 49) und sonografische Auffälligkeiten des Endometriums. Primär handelt es sich bei der fraktionierten Abrasio um einen diagnostischen Eingriff, sie sollte daher mit einer **Hysteroskopie** (S. 92) kombiniert werden. Bei akuten Blutungen kann sie aber auch therapeutisch der Verminderung und Verkürzung der Blutungsdauer dienen (S. 499)

Durchführung | Bei der fraktionierten Abrasio wird in Lokal- oder Allgemeinanästhesie aus dem **Zervikalkanal** und dem **Cavum uteri** nacheinander mit einer **Kürette** (**Abb. 4.13**) die **oberflächliche Schleimhaut** herausgeschabt. Die Fraktionierung zwischen Zervix und Corpus dient der getrennten histologischen Untersuchung des Gewebes und damit der Differenzierung zwischen pathologischen Befunden der beiden Anteile des Uterus. **Risiken** des Ein-

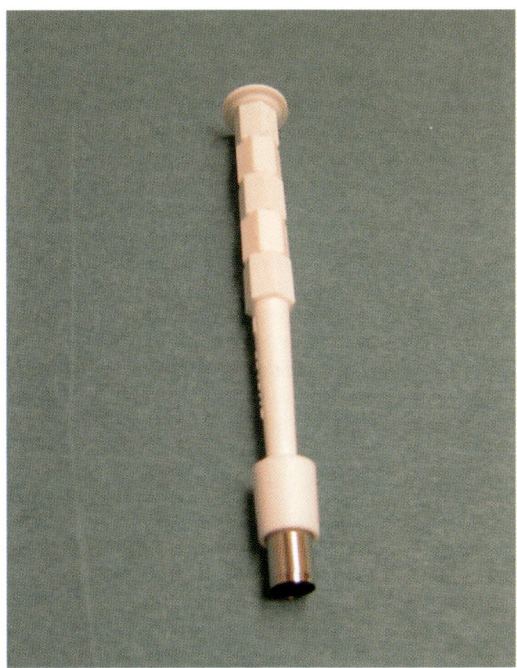

Abb. 4.11 Instrument zur Entnahme einer Hautstanzbiopsie (Durchmesser 4 mm).

4

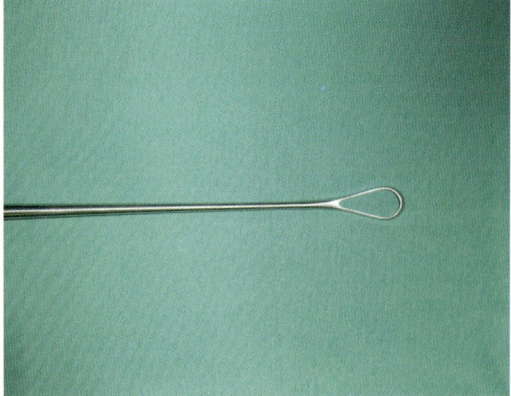

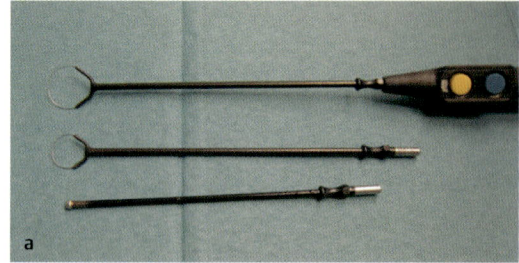

Abb. 4.13   Kürette zur Entfernung des Endometriums (Stratum functionalis) aus dem Corpus uteri. Damit die Kürette eingeführt werden kann, muss der Zervikalkanal mit sog. Hegar-Stiften aufgedehnt werden.

griffes sind Blutungen, Infektion oder eine Perforation des Uterus. Weiterhin kann es bei tieferen Verletzungen der Schleimhaut zu Verklebungen (Synechien) der Uterushöhle kommen (**Asherman-Syndrom**).

Die **Strichkürettage** wird mit einem einzigen Kürettenstrich durchgeführt, d.h. die Kürette wird einmal in das Corpus uteri eingebracht und dann unter Andrücken an die Wand herausgezogen. Damit wird nur ein schmaler oberflächlicher Streifen des Korpusendometriums entfernt. Das Verfahren dient zur histologischen Beurteilung des Endometriums und zu seiner zyklusgerechten Differenzierung in der Sterilitätstherapie.

4.5.4 Konisation

Indikation | Früher wurde die Konisation als diagnostischer Eingriff zur histologischen Abklärung eines **auffälligen PAP-Abstriches** eingesetzt. Heutzutage erfolgt dies in den meisten Fällen bereits über eine Portio-Biopsie (s.o.). Wenn aufgrund eines **CIN III** oder eines **persistierenden CIN II** eine Konisation durchgeführt wird, ist dies eher als therapeutischer Eingriff zu verstehen.

Durchführung | Bei der Konisation wird das **Portio- und Zervixepithel** mit darunterliegendem **Stroma** um die **Transformationszone** herum mit einem Skalpell oder meist mit einer Hochfrequenzschlinge entfernt (**Abb. 4.14**). Daran schließt sich die Kürettage des Zervikalkanals an (s.o.). Starke Blutungen, die auch noch nach mehreren Tagen bis Wochen auftreten können, stellen das **Hauptrisiko** des Eingriffs dar.

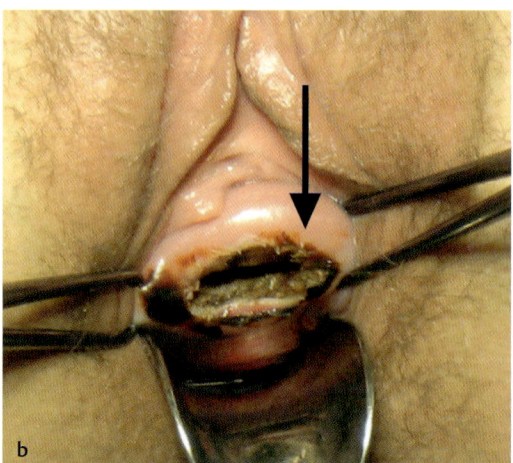

Abb. 4.14   Konisation. a Hochfrequenzschlingen zur Konisation (oben) und Kugelansatz zur anschließenden Blutstillung (unten). **b** Klinischer Befund der Portio bei Z. n. Schlingenkonisation mit koaguliertem Wundrand und verbliebenen Färbungsresten nach Iodprobe (→).

4.5.5 Gewebeentnahme im Bereich der Mamma

Die verschiedenen Möglichkeiten zur histologischen Abklärung von Befunden im Bereich der **Mamma** (Stanzbiopsie, Vakuumbiopsie, operative bzw. „offene" Probenexstirpation) werden ab S. 257 beschrieben.

4.6 Hysteroskopie (HSK)

Die Hysteroskopie ist eine **endoskopische Untersuchung** zur Beurteilung des Cavum uteri (**Abb. 4.15**). Es können anatomische Abweichungen wie Septen und Synechien sowie Endometriumspolypen bzw. -karzinome und submuköse Myome erkannt werden. Zudem können verlorene Intrauterinpessare lokalisiert und geborgen werden.

Indikationen | Sterilität, Blutungsstörungen, auffällige Endometriumsbefunde im Ultraschall oder „Lost IUP" (S. 90).

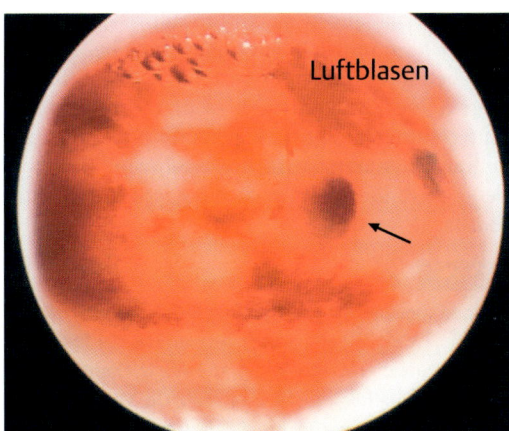

Abb. 4.15 Hysteroskopischer Operationsitus. Normales Cavum uteri, der Pfeil zeigt auf den linken Tubenabgang.

Durchführung ❙ Durch den Zervikalkanal wird eine dünne Optik eingeführt, das Cavum uteri wird durch Gasinsufflation (CO_2) oder Einleiten von Flüssigkeit (z. B. 0,9 % NaCl, 5 % Glucose) entfaltet.
Die Hysteroskopie ist **komplikationsarm**. Selten kommt es zur Perforation des Uterus (evtl. mit Verletzung umgebender Organe) oder zu Infektionen (< 1 %).

4.7 Laparoskopie (LSK)

Die Laparoskopie, die von manchen Gynäkologen auch als **Pelviskopie** bezeichnet wird, ermöglicht es, das innere Genitale und die übrigen Organe des Bauchraumes makroskopisch zu beurteilen. In der Gynäkologie werden heutzutage zahlreiche Erkrankungen laparoskopisch operiert. Der Übergang von der diagnostischen zur operativen Laparoskopie ist fließend und sollte während jedes Eingriffs technisch möglich sein.
Indikationen ❙ Typische Indikationen für die **diagnostische Laparoskopie** in der Gynäkologie sind in **Tab. 4.9** angegeben.
Zu den Indikationen einer **operativen Laparoskopie** gehören u. a.:
– **Ovarialzysten, gutartige Ovarialneoplasien** (S. 207) → Ausschälung, evtl. Adnexektomie.
– **Myome** (S. 195 und **Abb. 4.16**) → laparoskopische Enukleation, Hysterektomie
– **Endometriose** (S. 153) → Koagulation von Endometrioseherden, Adhäsiolyse, Entfernung von Schokoladenzysten
– **Extrauteringravidität** (EUG, S. 366) → tubenerhaltende Operation
– Wunsch nach **Sterilisation** bei abgeschlossener Familienplanung (S. 312) → bipolare Koagulation der Tuben, Salpingektomie, Anbringen eines

Tabelle 4.9

Typische Indikationen für die diagnostische Laparoskopie in der Gynäkologie

Indikation	Fragestellung/Kommentar
Sterilität	– Tubendurchgängigkeit? → Abklärung mittels Chromopertubation (d. h. Blauinstillation über die Cervix uteri und Beobachtung des Farbaustritts aus den Fimbrientrichtern, S. 326) – Endometriose? – Verwachsungen?
Unterbauch-schmerzen	– Endometriose? – Verwachsungen? – Anzeichen für Entzündungen?
Adnexitis	– zur Entnahme mikrobiologischer Abstriche – bei unklarer klinischer Symptomatik zum Ausschluss von Differenzialdiagnosen wie z. B. Appendizitis
Unterbauch-tumor	– wenn durch Ultraschall, CT oder MRT keine Organzuordnung oder Differenzierung möglich ist

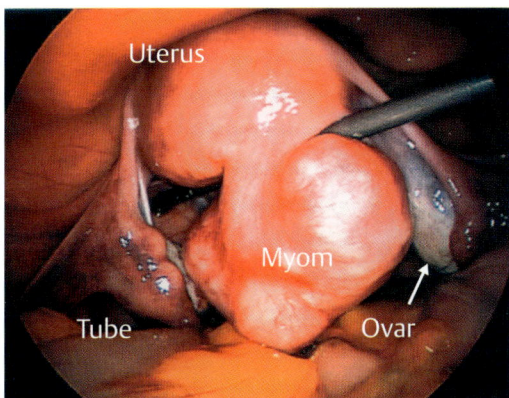

Abb. 4.16 Laparoskopisches Bild einer Patientin mit einem subserösen, gestielten Myom.

speziellen Gummirings (Fallopian Ring) oder von Metall- oder Kunststoffklipsen
– **Refertilisierungswunsch** (S. 312)
Durchführung ❙ Durch einen 1–2 cm langen Schnitt in der unteren Nabelgrube wird über einen Trokar eine Optik in die Bauchhöhle eingebracht. Das Abdomen wird dabei durch Insufflation von CO_2 entfaltet. Über Hilfseinstiche im seitlichen Unterbauch oder suprasymphysär können Instrumente eingeführt werden, mit deren Hilfe die Organe besser inspiziert und Proben oder Abstriche entnommen werden können.
Mögliche, aber seltene **Komplikationen** sind Infektionen, Verletzungen von Darm und Blutgefäßen in der Bauchdecke oder den großen Gefäßen im Retroperitoneum.

4.8 Untersuchung bei Kindern

Zur gynäkologischen Untersuchung von Kindern gehören eine **allgemeine körperliche Untersuchung** inklusive Bestimmung der Thanner-Stadien der Pubertätsentwicklung (S. 32) und die **Inspektion von Genitale und Anus** (z.B. in Knie-Ellenbogen-Lage). Bei entsprechender Indikation folgen **Vaginoskopie** (Untersuchung mit einem Rundspekulum mit Lichtquelle, über das auch verschiedene Instrumente eingeführt werden können) bzw. **Spekulumeinstellung** der Vagina (entsprechend kleine Spekula verwenden!), vorsichtige **bimanuelle Tastuntersuchung**, wobei mit dem kleinen Finger rektal palpiert wird, und **transabdominale Sonografie** des kleinen Beckens (bei gefüllter Blase!). Das Kind kann dabei je nach Alter und Situation auf den gynäkologischen Stuhl, eine Untersuchungsliege (Beine des Kindes aufstellen!) oder auf dem Schoß der Bezugsperson gelagert werden.

Die Untersuchungen sind hypothetisch alle beim **wachen Kind** möglich. Allerdings ist es bei kleinen Mädchen aufgrund zu erwartender Abwehrbewegungen und dadurch verursachter Schmerzreize häufig sinnvoll, Vaginoskopie und Spekulumeinstellung in **Kurznarkose** vorzunehmen. Die Notwendigkeit dieser Untersuchung muss sorgfältig überdacht werden.

> **MERKE**
>
> Bei den meisten gynäkologischen Problemen mit Kindesalter ist die Diagnose über **Anamnese**, die **Inspektion** der äußeren Genitale ggf. mit **Abstrichentnahme** und **Ultraschalldiagnostik** zu stellen. Die Vaginoskopie, Spekulumeinstellung und rektale Untersuchung sind meist nicht notwendig.

Häufige Symptome bzw. Fragestellungen sind inklusive Diagnostik und Therapie in **Tab. 4.10** aufgeführt.

Tabelle 4.10

Häufige Symptome bzw. Fragestellungen bei präpubertären Kindern und sinnvoller diagnostischer Ablauf

Symptom/ Fragestellung	diagnostische Maßnahmen	typische Krankheitsbilder	Ursachen	Behandlung
Fluor vaginalis	– Inspektion Genitale und Hymen – Nativabstrich – bakteriologischer Abstrich – Ultraschall	Kolpitis (S. 144)	– Schmierinfektion (falsche Reinigung beim Toilettengang) – Fremdkörper – Begleitkolpitis bei Allgemeininfektionen (z.B. Streptokokken)	– Antibiotika oral – ggf. Fremdkörperentfernung
vaginale Blutung	Inspektion Genitale und Hymen	Kolpitis	– Schmierinfektion (falsche Reinigung beim Toilettengang) – Fremdkörper – Begleitkolpitis bei Allgemeininfektionen (z.B. Streptokokken)	– Antibiotika oral – ggf. Fremdkörperentfernung
	Ultraschall	Tumor (selten)	– Ovarialtumor (S. 204) – maligner Tumor der Vagina (S. 175) – Hypophysentumor	je nach Ursache
	allgemeine körperliche Untersuchung			
	ggf. Hormonuntersuchung	Pubertas praecox (S. 33)	häufig idiopathisch oder konstitutionell	kausal oder GnRH-Analoga
Juckreiz Schmerzen	– Inspektion Genitale und Hymen – Nativabstrich – bakteriologischer Abstrich – Ultraschall	Kolpitis Vulvitis (S. 138)	– Schmierinfektion (z.B. falsche Reinigung beim Toilettengang) – Fremdkörper – Begleitkolpitis bei Allgemeininfektionen (z.B. Streptokokken)	– Antibiotika oral – ggf. Fremdkörperentfernung
	ggf. Hautprobe	Lichen sclerosus et atrophicans (S. 164)		Kortisonsalbe
	„Klebestreifen" Anus	Enterobiasis (S. 140)	perorale Infektion mit Eiern von Enterobius vermicularis (Oxyuren)	Mebendazol
Labiensynechie	– Inspektion – Anamnese (Harnwegsinfekt, Restharn) – Urinuntersuchung		physiologischer Östrogenmangel	nur bei Miktionsproblemen (Infektionen, Restharn, retrograde Miktion in der Vagina) besteht die Indikation für eine lokale Östrogengabe (Salbe)
V. a. Missbrauch	– Inspektion Genitale, Hymen und Anus – ggf. STD-Diagnostik – ggf. Abstrich für DNA-Nachweis			je nach Befund

4

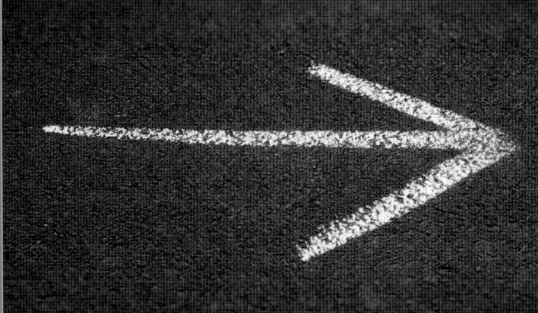

Leitsymptome in der Gynäkologie

Dauergast mit Folgen

Mit starken Blutungen in die Notaufnahme

„In Behandlungszimmer 3 liegt eine Patientin namens Ahrens. Sie leidet seit gestern unter starken Blutungen mit Koagelabgang", informiert die Krankenpflegerin den diensthabenden Gynäkologen der städtischen Notaufnahme. Der Arzt macht sich auf den Weg zu der eben eingelieferten Patientin. Die 38-Jährige gibt an, ihre letzte Menstruationsblutung vor sieben Wochen und bis dahin immer einen regelmäßigen Zyklus gehabt zu haben. Frau Ahrens ist Mutter von drei Kindern; außerdem hatte sie zwei Fehlgeburten, wobei die letzte etwas über ein Jahr her ist. Sonst ergibt die Anamnese keine Besonderheiten, Frau Ahrens hat keine wesentlichen Vor- oder Begleiterkrankungen. „Zuallererst sollten wir einen Schwangerschaftstest machen, um dies als eine der häufigsten Ursachen für genitale Blutungen auszuschließen", erklärt der Arzt seiner Patientin. Frau Ahrens hält eine Schwangerschaft für ausgeschlossen. Der Arzt besteht jedoch auf dem Test, der sich letztendlich als negativ herausstellt. Frau Ahrens ist etwas verärgert über diesen „Überfall", sie zweifelt an der Kompetenz des Arztes und lässt ihn das auch spüren.

Enttarnung des Übeltäters

Bei der Tastuntersuchung und Spekulumeinstellung kann der Arzt bis auf die übermäßige Blutung aus dem Muttermund nichts Auffälliges bemerken. In der Zwischenzeit reicht die Krankenpflegerin das Ergebnis der weiteren Laboruntersuchung herein: Das kleine Blutbild ist unauffällig. Sonografisch ist eine normale Gebärmutter nachweisbar, im rechten Eierstock aber eine 3,8 cm große, echoleere Zyste, das linke Ovar ist unauffällig. Während der Ultraschalluntersuchung versucht der Gynäkologe das Vertrauensverhältnis zu seiner Patientin wiederaufzubauen und erklärt ihr alles sehr genau: „Während Ihres letzten Zyklus hat kein Eisprung stattgefunden, wodurch die nachfolgenden Abläufe gestört wurden." Er zeigt auf einen schwarzen Punkt und fügt hinzu: „Das nicht gesprungene Ei hat sich zu einer Zyste entwickelt, man spricht

von einem persistierenden Follikel. Durch die von ihm und dem restlichen Körper in Reaktion darauf gebildeten Hormone wurde Ihre Gebärmutterschleimhaut in den letzten Wochen immer höher aufgebaut, bis es zu einem kritischen Punkt kam, an dem die Hormone die Schleimhaut nicht mehr ausreichend stabilisieren konnten. Und das hat dann zu der starken Blutung geführt."

Blutung stoppen

Nach dieser ausführlichen Erklärung ist Frau Ahrens sich sicher, dass sie sich getäuscht hat. Sie glaubt wieder an die Fähigkeiten des Gynäkologen. In deutlich freundlicherem Tonfall fragt sie: „Und was kann man jetzt dagegen machen?" Der Arzt erklärt der Patientin, dass akut eine Hormonbehandlung die Blutung stoppen soll und im Anschluss die Zyste beobachtet werden müsse. „Mittelfristig müssten Sie mit Ihrem Frauenarzt über eine andauernde Hormonbehandlung – zum Beispiel mithilfe der Pille oder einem Gelbkörperhormon in der zweiten Zyklushälfte – sprechen, damit das zukünftig nicht noch einmal passieren kann." Zuletzt weist der Arzt Frau Ahrens noch darauf hin, dass es nach der aktuellen Hormonbehandlung, also nach dem Absetzen der Tabletten, erneut zu einer Blutung kommen werde, die Patientin solle sich davon nicht erschrecken lassen.

Zwei Fliegen mit einer Klappe

Zwei Tage nach der Hormoneinnahme hört die Blutung auf. Frau Ahrens nimmt die Tabletten insgesamt zehn Tage, wobei sie danach – wie ihr der Arzt gesagt hatte – eine relativ kräftige Abbruchblutung bekommt. Einige Wochen später stellt sich die Patientin bei ihrer niedergelassenen Frauenärztin vor. „Sie hatten ja gesagt, dass Sie und Ihr Mann zurzeit ohnehin nach einer geeigneten Verhütungsmethode suchen. Ich würde Ihnen raten, die Pille zu nehmen. Medizinisch spricht nichts dagegen und die Hormoneinnahme beugt gleichzeitig einer erneuten Follikelpersistenz vor", schlägt die Gynäkologin ihrer Patientin vor. Frau Ahrens stimmt zu und freut sich darüber, gleich zwei Fliegen mit einer Klappe schlagen zu können.

5 Leitsymptome in der Gynäkologie

In der gynäkologischen Sprechstunde treten bestimmte Symptome besonders häufig auf. Dazu gehören v.a. **Unterbauchschmerzen, Genitalblutungen** und **Fluor genitalis**. Da diese Beschwerden zudem auch gehäuft von Notfallpatientinnen geäußert werden, die im Rahmen des ärztlichen Notdienstes oder in Krankenhausambulanzen von nicht gynäkologischen (Fach-)Ärzten behandelt werden, beschreibt dieses Kapitel die **wichtigsten Leitsymptome** mit ihren **Differenzialdiagnosen**.

5.1 Unterbauchschmerzen

Key Point
Unterbauchschmerzen sind in der gynäkologischen Sprechstunde ein sehr häufiges klinisches Symptom, das durch zahlreiche Erkrankungen verursacht werden kann. Als mögliche Ursachen müssen neben gynäkologischen auch urologische, chirurgische und seltener orthopädische Krankheitsbilder bedacht werden. Aus differenzialdiagnostischer Sicht ist die Unterscheidung in akute und chronische Unterbauchschmerzen relevant.

5.1.1 Akute Unterbauchschmerzen

Pathogenese ▌ Die Ursachen akuter Bauchschmerzen können **gynäkologischer** (**Tab. 5.1**) oder **nicht gynäkologischer** Natur sein (**Tab. 5.2**).

Tabelle 5.1				
Häufige gynäkologische Ursachen für akut auftretende Unterbauchschmerzen in der gynäkologischen Sprechstunde und ihre typischen Befunde in Labor und Ultraschall				
gynäkologischer Untersuchungs-befund	**wichtigste Hinweise**		**häufige Begleit-symptome**	**Anmerkungen**
	Labor	**Transvaginalsonografie**		
PID (pelvic inflammatory disease)/Adnexitis (S. 145)				
– PSS[1] – Druckschmerz Adnexe – auffälliges Nativpräparat	CRP meist erhöht	– freie Flüssigkeit (nicht obligat) – bei Raumforderungen im Adnexbereich an Abszesse denken	Kolpitis	– liegendes Intrauterinpessar (IUP) sollte entfernt werden – meist prämenopausale Patientinnen – häufig begleitende Zystitis
Ovarialzyste (S. 207)				
– Druckschmerz Adnexe – Tumor tastbar	normal	– echoarme Raumforderung – bei Ruptur: freie Flüssigkeit und evtl. schlaffe Zyste oder flottierende „Gewebesegel" im Adnexbereich	Zyklusstörung	– Ovarialzysten sind häufig mobil und werden daher bei der Palpation „übersehen" – bei erhöhtem CRP, Abwehrspannung oder akutem Abdomen an **Stieldrehung** denken – bei **Ruptur**: Bestimmung von Hämoglobin
Myom (nekrotisierend oder Stieldrehung, S. 195)				
Druckschmerz Uterus	CRP häufig erhöht	echoarme Raumforderung		– nekrotisierendes Myom mit Beschwerden nur während Gravidität typisch, sonst sehr selten – stielgedrehtes Myom sehr selten
Extrauteringravidität (EUG, S. 366)				
– häufig PSS[1] – häufig Druckschmerz Adnexe – evtl. Blutung ex CK[2]	hCG positiv	– freie Flüssigkeit – leeres Cavum uteri – bei 50 % der Fälle EUG sonografisch darstellbar	– Amenorrhö – Zyklusstörung	exakte Anamneseerhebung
Abort (S. 360)				
– evtl. dolenter Uterus – meist Blutung ex CK[2]	hCG positiv	Gravidität oder inhomogenes Material im Cavum uteri und kein Anhalt für EUG (s.o.)	– Amenorrhö – Zyklusstörung	exakte Anamneseerhebung

[1] PSS = Portioschiebeschmerz; [2] ex CK = aus dem Zervikalkanal

5

Tabelle 5.2				
Häufige nicht gynäkologische Ursachen für akut auftretende Unterbauchschmerzen in der gynäkologischen Sprechstunde und ihre typischen Befunde in Labor und Ultraschall				
gynäkologischer Untersuchungs-befund	**wichtigste Hinweise**		**häufige Begleitsymptome**	**Anmerkungen**
	Labor	**Transvaginalsonografie**		
Harnwegsinfekt (HWI)				
unspezifisch	— Nitrit posi-tiv — Leukozyt-urie — Hämaturie — Bakteurie — CRP meist normal	normal	Kolpitis	
Nephrolithiasis				
unspezifisch	Hämaturie	normal	evtl. Harnstau	
Appendizitis				
— häufig PSS[1] — häufig dolente Adnexe	CRP erhöht	— Genitale normal — evtl. freie Flüssigkeit	— rechtsseitige Schmerzen (McBurney) — Übelkeit/Erbrechen sind wich-tige klinische Hinweiszeichen	
Divertikulitis				
— unspezifisch — evtl. PSS[1] — Druckschmerz Adnexe links	CRP erhöht	meist normal	— häufig Obstipation — meist linksseitige Schmerzen	meist > 40 Jahre
Obstipation				
— unspezifisch — evtl. gefülltes Ko-lon/Rektum tast-bar	normal	normal		Anamnese!

[1] PSS = Portioschiebeschmerz

MERKE

Bei **akuten Unterbauchschmerzen** ist eine **rasche** Diagnostik und Therapie erforderlich. Nur wenige Krankheitsbilder treten in der Gynäkologie und Ge-burtshilfe unter dem klinischen Aspekt eines **akuten Abdomens** auf, meist handelt es sich dann um gynä-kologische Notfälle (S. 504). Ist eine gynäkologische Ursache aufgrund der Anamnese und Untersuchungs-befunde nicht absolut sicher, sollten in die Abklärung immer auch **Abdominalchirurgen** einbezogen werden.

Klinik | Schmerzcharakter sowie Lokalisation, Stär-ke und Beginn des Schmerzes sind neben den wei-teren Symptomen häufig charakteristisch für die ursächliche Erkrankung (**Tab. 5.1** bzw. **Tab. 5.2**).
Diagnostik | In der Praxis haben sich neben einer symptomorientierten Anamnese (Schmerzcharak-ter und -beginn sowie Alter, Verhütung, letzte Menstruation) folgende **diagnostische Maßnahmen** zur Abklärung akuter Unterbauchschmerzen be-währt:
— Schwangerschaftstest (< 50 Jahre)

— kleines Blutbild, CRP
— Temperatur
— Puls und Blutdruck
— Urinuntersuchung auf Leukozyten, Erythrozy-ten, Bakterien, Nitrit
— Nativpräparat
— gynäkologische Untersuchung mit Spekulum-einstellung (S. 78) und bimanueller Palpation (S. 85)
— Transvaginalsonografie (S. 86).
Gemeinsam mit den anamnestischen Angaben lässt sich mithilfe dieser Untersuchungen in fast allen Fällen die richtige Diagnose stellen.
Therapie | Die Therapie der akuten Unterbauch-schmerzen erfolgt möglichst kausal anhand der zu-grundeliegenden Ursache (**Tab. 5.3**).

5.1.2 Chronische Unterbauchschmerzen

Definition | Der chronische Unterbauchschmerz ist definiert als (zyklusabhängiger oder -unabhängi-ger) Schmerz, der länger als 6 Monate besteht.
Pathogenese | Die möglichen Ursachen, die in Be-tracht gezogen werden müssen, sind noch vielfälti-

Tabelle 5.3

Therapie des akuten Unterbauchschmerzes in Abhängigkeit von der Ursache	
Ursache/Diagnose	**Therapie**
PID[1]/Adnexitis	Antibiose
Ovarialzyste	
— mäßige Schmerzen, Zyste < 5–7 cm	Bettruhe
— starke Schmerzen oder sehr große Zyste	Operation (meist per Laparoskopie)
— rupturiert	— bei Hb-Abfall: Laparoskopie zur Blutstillung — Hb stabil: Bettruhe — bei persistierenden Beschwerden: Operation (meist per Laparoskopie)
— stielgedreht	sofortige Laparoskopie, da sonst Gefahr des Organverlustes durch Nekrose
Myom (nekrotisierend, stielgedreht)	Schmerztherapie, Operation bei V. a. Stieldrehung
Extrauteringravidität (EUG)	Laparoskopie
Abort	A. incipiens/incompletus (S. 364): Ausschabung A. imminens (S. 362): Bettruhe
Harnwegsinfekt (HWI)	Antibiose
Nephrolithiasis	akut Spasmolytika, je nach Befund evtl. Antibiose, Lithotrypsie
Appendizitis	Operation
Divertikulitis	Nahrungskarenz, Antibiose
Obstipation	Abführmaßnahmen

[1] PID = pelvic inflammatory disease

ger als bei akut auftretenden Unterbauchschmerzen. In **Tab. 5.4** sind die **gynäkologischen Ursachen** von chronischen Unterbauchschmerzen und ihre Therapien zusammengefasst, die **nicht gynäkologischen Ursachen** in **Tab. 5.5**. Die Darstellung psychosomatisch bedingter chronischer Unterbauchschmerzen erfolgt ab S. 118.
Klinik | Das Auftreten kann **zyklusabhängig** (z.B. Endometriose) oder **zyklusunabhängig** sein (z.B.

Adhäsionen bei Z. n. Operation). Liegt eine chronische Entzündung oder ein Tumor als Ursache vor, können die chronischen Schmerzen mit **Fluor genitalis** (S. 102) oder **Blutungen** (S. 497) einhergehen.
Diagnostik | **Sozial-** und **Sexualanamnese** sind neben ausführlicher **Zyklus-, Miktions-** und **Defäkationsanamnese** bei Patientinnen mit chronischen Unterbauchschmerzen von besonderer Bedeutung. Die Reihenfolge der diagnostischen Maßnahmen

Tabelle 5.4

Gynäkologische Ursachen chronischer Unterbauchschmerzen
Endometriose bzw. Adenomyosis uteri (S. 153)
Endosalpingiose (versprengtes Tubenepithel)
Myome (S. 195)
Polypen (S. 188)
Intrauterinpessar (IUP, S. 310)
chronische Entzündungen
Adhäsionen
Adnextumor (S. 204)
Ovarian-remnant-Syndrom (Reste von Ovarien nach Ovarektomie oder ektopes Ovargewebe)
Varikosis pelvis (Pelvic congestion syndrome)
Fehlbildungen des inneren Genitale (S. 12)
Zervikalstenosen
Lageveränderungen des Genitale (Retroversio uteri, Deszensus, Prolaps, S. 236)
Neoplasie

Tabelle 5.5

Nicht gynäkologische Ursachen chronischer Unterbauchschmerzen	
gastroenterologische Ursachen	— Obstipation — Reizdarmsyndrom — Morbus Crohn, Colitis ulcerosa — Divertikel — Hernien — Laktoseintoleranz — Porphyrie — Neoplasie
urologische Ursachen	— (chronische) Zystitis — interstitielle Zystitis — Urethralsyndrom — Steine
orthopädische Ursachen (selten)	
neurologische Ursachen (selten)	
psychiatrische Ursachen	— Depression
psychosomatische Ursachen	S. 118

richtet sich nach der aus den anamnestischen Daten erhobenen Verdachtsdiagnose. Als **Basisuntersuchungen** sind in der Regel folgende Untersuchungen sinnvoll:

- vollständige gynäkologische Untersuchung (S. 77)
- Transvaginalsonografie (S. 86)
- kleines Blutbild, CRP
- hCG
- Urinuntersuchung (Streifentest, evtl. Kultur)
- Schmerzpunkte, Triggerpunkte
- Schmerztagebuch ggf. in Kombination mit Menstruationskalender.

Die **Laparoskopie, Koloskopie** und **Zystoskopie** sowie bildgebende Verfahren wie **CT/MRT** zur Untersuchung von Abdomen/Wirbelsäule werden in der Abklärung des chronischen Unterbauchschmerzes häufig eingesetzt.

> **MERKE**
>
> Bei über der Hälfte der Patientinnen mit chronischen Unterbauchschmerzen lässt sich keine organische Ursache finden.

Praxistipp

Der chronische Unterbauchschmerz ist in vielen Fällen ein multifaktorielles Krankheitsbild mit Wechselwirkungen zwischen somatischen und psychischen Faktoren. Daher sollte nicht jeder im Rahmen der abklärenden diagnostischen Untersuchungen erhobene pathologische Befund als (ausschließlich) kausal angesehen werden.

5.2 Vaginale Blutung

Blutungsstörungen, d.h. jede vaginale Blutung außerhalb der normalen Menstruation, gehören zu den häufigsten Symptomen, mit denen Frauen einen Gynäkologen aufsuchen. Das Lebensalter der Patientin beeinflusst die Wahrscheinlichkeit für die jeweilige Ursache, entsprechend ist der diagnostische Ablauf anzupassen.

Die ausführliche Darstellung der vaginalen Blutung **außerhalb** einer Schwangerschaft erfolgt ab S. 46 (hormonell bedingte Blutungsstörungen) bzw. ab S. 497 (Notfallsituationen). Die Abklärung einer vaginalen Blutung **während** einer Schwangerschaft wird ab S. 500 dargestellt.

5.3 Fluor genitalis

Definition ❙ Unter **Fluor genitalis** wird die vermehrte Absonderung von Flüssigkeit aus dem weiblichen Genitale verstanden. Es muss der **physiologische** Fluor vom **pathologischen** Fluor genitalis, der durch Erkrankungen verursacht wird, unterschieden werden.

Pathogenese ❙ Die Flüssigkeitsabsonderung des Genitale setzt sich **physiologisch** aus abgeschilferten Zellen und Sekreten der Drüsen der Vulva, des Vestibulums, der Vagina und der Zervix zusammen. Der **pathologische Fluor** genitalis kann ebenfalls von der Vulva, Vagina und Zervix, aber zusätzlich auch aus dem Cavum uteri oder sehr selten aus den Tuben stammen (**Tab. 5.6** und **Abb. 5.1**). Bei einem Teil der Frauen kann für einen vermehrten Fluor genitalis keine organische Ursache gefunden werden; hier kommt eine **psychogene Ursache** infrage (S. 118).

> **MERKE**
>
> Die **Kolpitis** ist die häufigste Ursache für einen pathologischen Fluor genitalis.

Bestimmte **Allgemeinerkrankungen** bzw. deren Behandlung gehen häufig mit dem Symptom Fluor genitalis einher. So kann eine eitrige Kolpitis bei Sepsis (→ Therapie: lokale Desinfektion), eine Soorkolpitis nach Antibiotikatherapie (→ Therapie: Antimykotika) und eine Begleitkolpitis bei nasopharyngealer Infektion (→ meist keine Therapie notwendig) entstehen.

Klinik ❙ Die Menge des physiologischen Fluor genitalis variiert u.a. in Abhängigkeit von der **hormonellen Situation** und der **sexuellen Erregung** (funktionelle Sekretion/Transsudationsfluor). Die Bewertung der Menge abgesonderter Flüssigkeit durch die Frau ist subjektiv. Auch die physiologische Vermehrung der Flüssigkeitsabsonderung in der **Schwangerschaft** oder der **Zyklusmitte** kann subjektiv als anormal empfunden werden.

Praxistipp

Die Antrocknung von physiologischem Fluor auf der Wäsche oder Slipeinlage hat häufig eine gelbliche Farbe, was nicht als Krankheitssymptom gewertet werden darf.

Erste Hinweise auf eine evtl. pathologische Ursache des Fluor genitalis geben dessen **Farbe** (weißlich, gelblich, grünlich, bräunlich, blutig), **Konsistenz** (dünnflüssig, bröckelig, schaumig) und **Geruch** (geruchlos bis übel riechend). Je nach Ursache kann der Fluor von **Juckreiz** oder **schmerzhaftem Brennen** begleitet sein (**Tab. 5.6**).

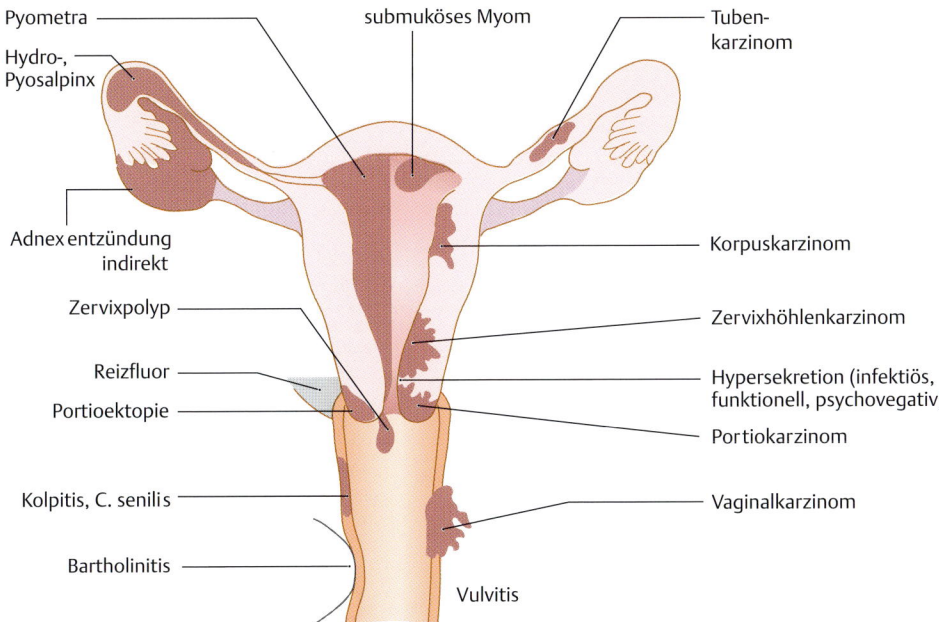

Abb. 5.1   Mögliche Ursachen eines Fluor genitalis.

Diagnostik Mithilfe folgender diagnostischer Schritte sollen der Entstehungsort und die Ursachen des Fluor genitalis geklärt werden (**Tab. 5.6**):

– **Anamnese**
  • Geruch, Menge, Farbe und Konsistenz des Fluors
  • zyklusabhängiges Auftreten
  • begleitend Juckreiz, Schmerzen
  • Medikamente (Antibiotika, Hormone)
  • Hygieneverhalten (Intimsprays, Tampons, Vaginalspülungen)
  • Sexualanamnese (z.B. Juckreiz beim Partner)
– **Inspektion der Vulva**
  • Flüssigkeitsmenge, Farbe, Hautrötung, Schwellung, Kratzeffekte, Exanthem, Ulzerationen, Leukoplakie, Erythroplakie
– **Spekulumeinstellung**
  • Flüssigkeitsmenge, Farbe, Geruch, Konsistenz des Fluors
  • Scheidenhaut: Rötung, Beläge, Tumor
  • Zervix/Portio: Flüssigkeitsabgang aus dem Zervikalkanal, Rötung, Ektopie, Tumor
– **Nativabstrich**
  • Nachweis von Döderleinbakterien (Normalbefund) oder pathologischen Befunden wie Leukozyten, Clue Cells (bei Gardnerella-Infektion, S. 142), Bakterien, Pilzhyphen

Praxistipp
Der Nachweis von Sprosszellen im Nativpräparat zeigt die saprophytäre Kolonisation,

nicht aber die Infektion durch Candidaarten an (S. 142).

– **fakultative diagnostische Maßnahmen**
  • Chlamydien- und mikrobiologische Abstriche bei eitriger Zervizitis oder V.a. aszendierende Infektion
  • Zytologie der Zervix nur bei klinischem Tumorverdacht (Beurteilbarkeit kann durch Entzündung erschwert sein, daher bei florider Kolpitis/Zervizitis keine Screeningzytologie)
  • Herpes-Abstrich (nur selten sinnvoll, z.B. bei unklaren ulzerierenden Läsionen)
  • Transvaginalsonografie bei V.a. korporalen oder tubaren Fluor (selten).

Therapie Die Therapie des pathologischen Fluors erfolgt möglichst kausal in Abhängigkeit von der jeweiligen Ursache (**Tab. 5.6**).

5.3.1   Fluor bei Kindern

Bei präpubertären Mädchen müssen neben der bakteriellen Kolpitis und Soorkolpitis **intravaginale Fremdkörper** durch Anamnese, Ultraschall und ggf. Vaginoskopie ausgeschlossen werden. Aber auch bei präpubertären Mädchen ist eine geringe Flüssigkeitsabsonderung des Genitale normal.

MERKE

Bei rezidivierenden Entzündungen sollte an die Möglichkeit des **sexuellen Missbrauchs** (S. 117) gedacht werden.

Tabelle 5.6

Pathologischer Fluor genitalis – mögliche Ursachen, typisches klinisches Bild und Therapie in Abhängigkeit vom Entstehungsort

Ursache	Fluor	Diagnostik	Therapie	Anmerkungen
Vulva				
Vulvitis	Symptome und Maßnahmen in Abhängigkeit von der zugrunde liegenden Ursache (z.B. Soorvulvitis, Follikulitis, Skabies etc., ab S. 138)			meist andere Symptome im Vordergrund (Juckreiz, Schmerzen)
Bartholinitis bzw. Bartholin-Abszess (S. 138)	durch begleitende Kolpitis möglich	Inspektion	– Bartholinitis: antibiotisch und Kühlen – Abszess: Marsupialisation	meist andere Symptome im Vordergrund (Schmerzen)
Kondylome (S. 133)	milchig	– Inspektion – Biospie	– mechanische Entfernung (z.B. Kryotherapie, chirurgische Exzision) – Imiquimod	selten
maligner Tumor (S. 168)	fötide riechend	– Inspektion – Biospie	je nach Tumor und Stadium	Fluor sehr selten führendes Symptom
Vagina				
Soorkolpitis (S. 142)	– weiß, bröckelig – neutraler Geruch	Nativpräparat	Antimykotikum (lokal)	häufig begleitend Juckreiz (DD: VIN, S. 166)
Aminkolpitis (S. 142)	– reichlich, dünnflüssiger Fluor – weiß-grau – Fischgeruch bei alkalischem pH-Wert	Nativpräparat	Metronidazol (oral)	
Trichomonaden (S. 143)	– reichlich – schaumig und grünlich (nicht immer) – punktförmige Rötung der Vaginalhaut	Nativpräparat	Metronidazol (oral)	Partnerbehandlung
Kondylome	milchig oder je nach begleitender Kolpitis	– Inspektion – Biospie	mechanische Entfernung (z.B. Kryotherapie, chirurgische Exzision)	Fluor häufig Begleiterscheinung
unspezifische Kolpitis (S. 144)	meist eitrig	– Nativpräparat – wenn therapierefraktär, auch mikrobiologischer Abstrich	– sonst lokale Antiseptika und/oder Laktobazillen – ansäuernde Lokaltherapie	bei Nachweis von A-Streptokokken/ Staph. aureus → antibiotische Therapie obligat
maligner Tumor (S. 175)	– fötide riechend – fleischwasserfarben oder blutig	– Inspektion – Biospie	je nach Tumor und Stadium	Fluor sehr selten führendes Symptom
Zervix				
Zervitis (Chlamydien, Gonokokken, Streptokokken, S. 144)	eitrig	– Nativpräparat – mikrobiologischer Abstrich	Antibiose	– aszendierende Infektion ausschließen (Palpation, CRP) – physiologischer zervikaler Fluor ist schleimig und glasig
Portioektopie (S. 7)	schleimig, milchig oder blutig durch Kontaktblutungen	Inspektion	keine	selten Ursache für Fluor
Polyp (S. 178)	milchig oder je nach begleitender Kolpitis	– Inspektion – nach Entfernung: Histologie	chirurgische Entfernung	selten Ursache für Fluor

Tabelle 5.6				
Pathologischer Fluor genitalis – mögliche Ursachen, typisches klinisches Bild und Therapie in Abhängigkeit vom Entstehungsort (Forts.)				
Ursache	**Fluor**	**Diagnostik**	**Therapie**	**Anmerkungen**
maligner Tumor (S. 181)	− fötide riechend − fleischwasserfarben oder blutig	− Inspektion − Biopsie	je nach Tumor und Stadium	Fluor oder Blutung treten meist erst in höheren Tumorstadien des Zervixkarzinoms auf
Corpus uteri				
zerfallendes Myom oder Myom in Status nascendi (S. 189)	− häufig blutig − fötide riechend	− Inspektion − Sonografie	Operation	seltene Ursache von Fluor
Endometritis (S. 145)	− blutig/eitrig − fötide riechend	− Palpation (dolenter Uterus) − Transvaginalsonografie (Tumor, IUP, Abortreste) − Leukozyten, CRP (häufig erhöht)	Antibiose	seltene Ursache von Fluor
maligner Tumor (S. 191)	fleischwasserfarben oder blutig	− Palpation − Sonografie − Biopsie − Hysteroskopie − fraktionierte Abrasio	je nach Tumor und Stadium	− selten − typisches Symptom eher Blutungsstörung
Tuben				
Hydrosalpinx, Pyosalpinx (S. 146) oder Tubenkarzinom (S. 203)			− OP − bei Pyosalpinx zusätzlich Antibiose	extrem selten

5.4 Schmerzen am äußeren Genitale

Isolierte Schmerzen am äußeren Genitale ohne weitere klinische Symptome werden nur durch wenige Krankheitsbilder verursacht:

- **Herpes genitalis** (S. 134): Hier bestehen starke lokale Schmerzen, die häufig den typischen bläschenförmigen Effloreszenzen vorausgehen. **Cave:** Nicht selten wird daher zunächst fälschlicherweise eine Kolpitis diagnostiziert und behandelt.
- **Bartholinitis, Bartholin-Abszess:** Diese verursachen lokalisierte Schmerzen und Schwellungen an der seitlichen Vulva in Höhe der hinteren Kommissur.
- **Uretersteine:** Diese können ursächlich für (meist einseitig) stechende Schmerzen der großen Labien sein.
- **Tumoren:** Selten sind sie die Ursache von Schmerzen.
- **Kolpitis** (S. 141): Bei gleichzeitigem Auftreten von Juckreiz (s.u.), Brennen oder Fluor genitalis (s.o.) ist eine Entzündung der Scheide wahrscheinlich.

5.5 Juckreiz

> **MERKE**
>
> Die **häufigste Ursache** für Juckreiz (Pruritus) im Bereich des äußeren Genitale ist die **Soorkolpitis**. Bei der klinischen Untersuchung zeigt sich meist ein bröckeliger, weißlicher, geruchloser Fluor in der Vagina. Die Pseudohyphen im Nativpräparat sind als beweisend anzusehen.

Die **Soorkolpitis** kann mit einer **Soorvulvitis** (→ Rötung der Labien) einhergehen. Eine isolierte Soorvulvitis ohne Nachweis einer Soorkolpitis ist möglich, aber selten. An folgende **Differenzialdiagnosen** muss insbesondere bei chronischem Juckreiz und Versagen einer antimykotischen Therapie gedacht werden (**Tab. 5.7**).

Praxistipp
Bei der Anwendung von Vaginalovula (Vaginalzäpfchen) kann die Wachsgrundlage ebenfalls Juckreiz und Feuchtigkeitsgefühl an der Vulva auslösen.

Tabelle 5.7

Abklärung Juckreiz der Vulva

Krankheitsbild	Befund bei Inspektion	diagnostische Maßnahme	Therapie
Soorkolpitis (S. 142)	bröckeliger Fluor vaginalis	Nativpräparat mit Nachweis von Pseudohyphen	antimykotische Ovula/Creme für Vagina und Vulva
Soorvulvitis (S. 138)	Rötung der Vulva	meist begleitende Soorkolpitis (s.o.)	s.o.
Kolpitis (S. 141)	starker Fluor vaginalis	Nativpräparat	je nach Erreger (am wahrscheinlichsten Aminkolpitis und Trichonomaden → Metronidazol oral)
vulväre intraepitheliale Neoplasie (VIN, S. 166)	Erythroplakie, Leukoplakie, pigmentierte Läsionen, erhabene Läsionen	Biopsie	in Abhängigkeit des Grades der VIN meist operative Entfernung
Lichen sclerosus (S. 164)	atrophische Haut, Stenose des Introitus und Atrophie der Labia minora möglich	Hautbiopsie	Kortisoncreme
Kontaktallergie	häufig Ekzem	Anamnese (u.a. Intimhygiene)	Meidung von Allergenen (Seifen, Waschlotion, Deodorant, Slipeinlagen); evtl. Kortisoncreme
„trockene Haut"	rissige Haut	Anamnese (u.a. Intimhygiene)	pH-neutrale Waschlotionen, fetthaltige Creme
Diabetes mellitus	unspezifisch	oraler Glukose-Toleranz-Test (OGTT)	spezifische Therapie mit Diät und Medikation je nach Diabetestyp und Blutzuckerwerten
psychosomatisch (S. 118)	unspezifisch	Ausschluss organischer Ursachen	Psychotherapie

Tabelle 5.8

Weitere Leitsymptome in der Gynäkologie

Symptom	häufige Ursache/Verdachtsdiagnose	wichtigste diagnostische Maßnahmen
Bauchumfangszunahme	— Ovarialtumor	— Palpation, Ultraschall
	— Schwangerschaft	— hCG, Palpation, Ultraschall
	— Uterus myomatotus	— Palpation, Ultraschall
sekundäre Amenorrhö (S. 51)	— Schwangerschaft	— hCG, Ultraschall
	— Zyklusstörung	— hCG, Ultraschall, Hormonbestimmung
	— Climakterium praecox (selten, S. 54)	— Ultraschall, Hormonbestimmung
primäre Amenorrhö (S. 51)	— Pubertas tarda	— Inspektion
	— Uterusaplasie	— Inspektion, Ultraschall
	— Gynatresie, z.B. Hymenalatresie (S. 11)	— Inspektion, Ultraschall
	— „hairless women" (S. 29)	— Inspektion, Ultraschall, Hormonbestimmung
Brustschmerzen/ -spannen	— Mastopathie (S. 263)	— Inspektion, Ultraschall
	— Zyklusstörung	— Anamnese
	— Schwangerschaft	— Inspektion, hCG
	— Entzündung	— Inspektion, Ultraschall
	— Tumor	— Inspektion, Ultraschall

5

5.6 Dysurie

MERKE

Die Dysurie ist das Kardinalsymptom einer **Harnwegsinfektion**.

Allerdings können Schmerzen und Brennen beim Wasserlassen ohne Harnwegsinfekt auch bei Kolpitis, Ulzerationen oder Verletzungen der Vulva auftreten, wenn der Urin über die erkrankten Hautareale fließt.

5.7 Weitere gynäkologische Leitsymptome

Neben den bereits vorgestellten Symptomen Schmerz, vaginale Blutung, Fluor, Juckreiz und Dysurie gibt es einige weitere Leitsymptome, deren Auftreten charakteristisch für bestimmte gynäkologische Krankheitsbilder ist (**Tab. 5.8**).

Die Leitsymptome der Brust werden im Kapitel 11 „Brustdrüse (Mamma)" ab S. 247 ausführlich dargestellt.

5

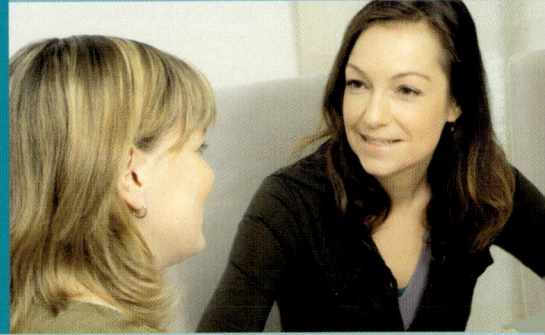

Kapitel **6**

Gynäkologische Psychosomatik

Sorgen, die Bauchschmerzen bereiten

Lange Vorgeschichte

„Die Unterbauchschmerzen habe ich, wie Sie wissen, ja schon lange. Aber seit der letzten Bauchspiegelung vor einem halben Jahr werden sie immer stärker. Es zieht und sticht und dazu bekomme ich immer wieder Krämpfe. Zum Essen habe ich gar keine Lust mehr, weil die Schmerzen danach immer noch schlimmer werden. Und schlafen kann ich auch nicht mehr richtig", teilt Frau Maschke mit versteinerter Miene und leerem Blick dem Gynäkologen mit, der die Patientin in der Klinik aufnimmt. Die 45-Jährige ist aus der ambulanten Sprechstunde dort bereits bekannt. Vor 14 Jahren wurde ihr nach sechs Fehlgeburten die Gebärmutter entfernt, seitdem klagt sie vermehrt über Unterbauchschmerzen. Durch die OP sind damals Verwachsungen entstanden, die eine mögliche Ursache für die Schmerzen sein können. Zahlreiche Laparoskopien und Operationen zur Lösung der Adhäsionen haben den Zustand von Frau Maschke nicht verbessern können, die Linderung der Schmerzen war immer nur von kurzer Dauer. Eine medikamentöse Schmerztherapie hatte die Patientin abgelehnt, sie möchte nicht auf Dauer „Chemie schlucken".

Angespannte Gesamtsituation

Frau Maschke arbeitet seit zehn Jahren als Verkäuferin in einem Geschäft für Campingausrüstung. Sie mochte ihre Arbeit und war mit viel Engagement dabei; allerdings gab es in den letzten Monaten Probleme innerhalb der Geschäftsführung, die das Arbeitsklima beeinträchtigten. Deshalb macht ihr der Job kaum mehr Spaß. Und auch in Verbindung mit ihrem Lebenspartner deutet die Patientin Schwierigkeiten an. Sie befürchtet, dass unter den Unterbauchschmerzen ihr Sexualleben leide, was die Beziehung zusätzlich belastet. Außerdem macht sich Frau Maschke große Sorgen um ihren Bruder, bei dem vor zwei Wochen ein Gaumenkarzinom diagnostiziert wurde und der in den letzten Wochen bis auf 43 kg abgemagert ist: „Ich will ihn nicht auch noch verlieren..." Der Arzt möchte genauer wissen, was das bedeutet. Daraufhin erzählt die Patientin, dass in den 80er-Jahren ihr älterer Bruder verstarb,

ohne dass sie sich von ihm verabschieden konnte: „Es hieß, es sei ein Unfall gewesen. Aber genau konnte es nie geklärt werden. Er stürzte bei einer Klettertour mit Freunden an einem steilen Bergabschnitt, als unerwartet ein Gewitter hereinbrach. Seit seinem Tod leidet meine Mutter unter schweren Depressionen." Im weiteren Gespräch kommt heraus, dass die Patientin unterschwellig das Gefühl hat, auch ihre Mutter durch deren Depressionen verloren zu haben.

„Ich bin doch nicht verrückt!"

Der Arzt versucht der Patientin zu erklären, dass sich eine angespannte Lebenssituation oder einschneidende Erlebnisse in körperlichen Beschwerden wie Unterbauchschmerzen ausdrücken können. Frau Maschke wünschte sich früher nichts sehnlicher als ein Kind; seitdem ihre Gebärmutter entfernt werden musste, klammert sie dieses Thema konsequent aus. Dem Arzt scheint das kein Zufall zu sein. Die Verleugnung des ursprünglichen Kinderwunsches könnte eine Komponente sein, die zu den Unterbauchschmerzen beiträgt, davon möchte die Patientin aber nichts hören. Erst gegen Ende des Gesprächs gesteht Frau Maschke, dass sie zurzeit nicht abschalten könne und ihr das Leben keinen Spaß mehr mache – Suizidgedanken habe sie aber nicht. Die Patientin wird zunächst stationär in der Frauenklinik aufgenommen, in eine psychosomatische Klinik möchte sie auf keinen Fall: „Ich bin doch nicht verrückt!"

Lost to follow-up

Nach einem dreitägigen stationären Aufenthalt wird die Patientin wieder entlassen. Es konnten keine organischen Ursachen für ihre Schmerzen gefunden werden. In den nächsten Monaten folgen zwar ambulante Gespräche, aber Frau Maschke lehnt sowohl antidepressiv wirkende Medikamente wie auch eine dringend indizierte Kur in einer psychosomatischen Klinik, damit sich die Beschwerden nicht weiter festsetzen, ab. Nach einem halben Jahr kommt Frau Maschke auch nicht mehr in die ambulante Sprechstunde, was aber bei Patienten, die eine psychosomatische Ursache für ihre Beschwerden nicht annehmen wollen, leider häufiger vorkommt...

6 Gynäkologische Psychosomatik

6.1 Einleitung und Grundlagen

Key Point

In der Gynäkologie wird eine Zunahme psychosomatisch bedingter Symptome beobachtet. 25–75 % der gynäkologischen Konsultationen sind auf psychosomatische Erkrankungen zurückzuführen. Deshalb ist eine Integration der Psychosomatik in der Patientenbehandlung besonders wichtig.

Medizingeschichtlich lassen sich schon früh Zusammenhänge zwischen der Gynäkologie und Psychiatrie finden. In der antiken Mythologie findet sich die Vorstellung vom Uterus als einem „wandernden" Organ, das den weiblichen Körper in „Unordnung" bringen kann. Die Gebärmutter wurde als eine Ursache der Hysterie angenommen.
Die klassische psychosomatische Medizin befasste sich mit Erkrankungen und Symptomen, die aufgrund ungelöster intrapsychischer Konflikte entstanden.

MERKE

Heute geht die psychosomatische Sichtweise von einem Krankheitskonzept aus, das die Patientin und das gesamte soziale Umfeld in die pathogenetischen und therapeutischen Überlegungen mit einbezieht. Deshalb sprechen wir von einem **biopsychosozialen Ansatz** – ein ganzheitliches Denken wird angestrebt.

6.1.1 Biopsychosoziales Krankheitskonzept

Diesem Krankheitskonzept werden folgende **Theorien** zugrunde gelegt:
- Psychische, soziale, emotionale und interpersonale Faktoren haben **ätiologische Bedeutung** bei vielen Symptomen und Erkrankungen.
- Kranksein schließt das **Erleben** von Krankheit mit ein.
- Krankheit und Kranksein beeinflussen das **soziale Umfeld**.

MERKE

In der Psychosomatik geht es im engeren Sinne um seelische Störungen, die sich auf den Körper auswirken können (**psychosomatisch**, „somatoforme Störungen"), und im weiteren Sinne um Erkrankungen der Organe, deren Verarbeitung das Seelenheil beeinträchtigen kann (**somatopsychisch**).

In diesem Konzept kommt der **psychischen Dimension** von Krankheit zunehmend auch in der somatischen Sprechstunde Beachtung zu. In der klassischen Psychosomatik wurde vielfach untersucht, ob bestimmte Erkrankungen mit einer spezifischen Persönlichkeitsstruktur verbunden sind.
In der **psychosomatischen Gynäkologie** dagegen geht man davon aus, dass weder eine spezifische Persönlichkeitsstruktur noch eindeutige Konfliktkonstellationen auslösend für bestimmte gynäkologisch-psychosomatische Symptome sind. Vielmehr sind die **individuelle Biografie** und die **aktuelle Lebenssituation der Frau** zu betrachten. Vor diesem Hintergrund lassen sich die psychosomatischen Symptome am ehesten verstehen.
Psychosomatische Symptome stellen häufig auch einen **Schutz für das gefährdete Körperselbst** dar. Gelingt es gemeinsam mit der Patientin, die Bedeutung der Symptomatik herauszufinden, kann entweder eine Nachreifung der Persönlichkeit oder eine aktive Veränderung der krankmachenden Bedingungen die Symptomatik überflüssig machen.

6.1.2 Besonderheiten der Arzt-Patientin-Beziehung in der Gynäkologie

Jede Patientin bringt in die Behandlungssituation nicht nur ihre Krankheit als bedrängendes akutes Ereignis mit ein, sondern gleichermaßen eine Summe an Vorerfahrungen mit ihrem Körper und mit medizinischen Institutionen.
Die **gynäkologische Behandlungssituation** unterscheidet sich von vielen anderen medizinischen Interventionen, denn es wird hier ein besonders ichnaher, emotionaler Bereich berührt. An den gynäkologischen Organen zu erkranken bedeutet für die Patientin in der Regel eine große **psychische Belastung**.

Praxistipp

Vom Gynäkologen erfordert dies ein besonderes Gespür für Intimität und Distanz. Um ein Vertrauensverhältnis zwischen Arzt und Patientin aufbauen zu können, sollte außerdem für das Gespräch ausreichend Zeit eingeplant und von ärztlicher Seite aus medizinisches Fachvokabular vermieden werden.

Eine frühzeitige Konfrontation mit der **Psychogenese** führt meist zu einer Verschlechterung der Beschwerden. Begriffe wie psychisch und psychosomatisch sollten der Patientin genau erklärt werden, um eine **Stigmatisierung** zu **vermeiden**.
Die Gefühle der Patientin gegenüber dem Arzt werden als **Übertragung** bezeichnet. Die unbewusste Abwehr dieser Gefühle ist der **Widerstand**. Die Gefühle, die durch die Patientin im Arzt ausgelöst werden, nennt man **Gegenübertragung**. Sie ist sowohl Ausdruck der Biografie des Arztes als auch diagnostisches und therapeutisches Werkzeug in der Psychotherapie.

6

6.1.3 Mögliche Hinweise für eine psychosomatische Genese

Das **Fehlen einer somatischen Ursache**, die die Beschwerden hinreichend erklärt, kann ein Hinweis auf eine psychosomatische Ursache sein. Weitere mögliche **Hinweise für eine psychosomatische Genese** können sein:
- wechselnde Untersuchungsbefunde
- häufiger Arztwechsel
- lang andauernde Krankheitsgeschichte
- Therapieresistenz oder plötzliches Verschwinden der Symptome ohne Therapie
- begleitende psychovegetative Störungen (Schlafstörungen, Schweißausbrüche, Herzbeschwerden)
- belastende Lebensumstände (Partner, Familie, Beruf) im zeitlichen Zusammenhang mit aktuellen Beschwerden
- zusätzliche psychische Beschwerden (z.B. Ängste, Zwänge, Depressionen)
- starke Beeinflussbarkeit durch außen (Suggestibilität).

Folgende **gynäkologischen Symptome** sind in unterschiedlicher Ausprägung **psychisch (mit-)bedingt:**
- Sexualstörungen (S. 116)
- Hyperemesis gravidarum (S. 384)
- chronische Unterbauchschmerzen (S. 100)
- klimakterische Beschwerden (S. 66)
- Fluor genitalis, Pruritus vulvae (S. 102 bzw. S. 105)
- Dysmenorrhö (S. 50)
- vorzeitige Wehen, Geburtsstörungen (S. 369)
- Störungen der Laktation (S. 481)
- sekundäre Amenorrhö (S. 51)
- Sterilität, Infertilität (S. 319)
- Blasenentleerungsstörungen (S. 236).

> **MERKE**
>
> Die ursächlich psychischen Konflikte der genannten Symptome sind der Patientin dabei meist nicht bewusst.

6.2 Psychosomatik der Lebensübergänge

Key Point

Pubertät und Klimakterium markieren als einschneidende Ereignisse Anfang und Ende der weiblichen Fortpflanzungsfähigkeit. Diese Übergangsphasen stellen besondere Anforderungen an die Frau und bedingen oftmals die Neuorganisation der Persönlichkeit.

Folgende **Lebensphasen** werden bei Frauen unterschieden:
- Kindheit (bis zum Eintritt der Menarche)
- Pubertät
- reproduktionsfähiges Alter
- Klimakterium
- Postklimakterium, Senium.

Weitere Ereignisse im weiblichen Lebenszyklus (Schwangerschaft, Geburt, Mutterschaft) erfordern ebenso **psychosoziale Adaptationsvorgänge**. Sie bieten Frauen die Chance, besondere weibliche Kompetenzen zu entfalten, können jedoch auch mit Krisen verbunden sein.

Praxistipp

Die Aufgabe des Arztes ist es, die Patientin in der Entwicklung der eigenen Kompetenz für ihren Körper zu bestärken und zu unterstützen, ohne sie in Phasen der Veränderung zu pathologisieren.

6.2.1 Pubertät und Adoleszenz

Für die Ausbildung einer vertrauensvollen und tragfähigen Beziehung zum eigenen Körper und zur eigenen Sexualität sind **Erfahrungen der Kindheit und Adoleszenz** von entscheidender Bedeutung.

Bedingt durch die **sexuelle Liberalisierung** hat sich die psychosexuelle Entwicklung von Mädchen und Jungen in den vergangenen 30 Jahren gewandelt. Beobachtet werden kann das beispielsweise an der frühen Aufnahme von heterosexuellen Kontakten, v.a. bei Mädchen. Besonders in der Pubertät können sexuelle Identitätskonflikte auftreten und für die Adoleszentin eine starke seelische Belastung bedeuten. Wichtige Themen in der gynäkologischen Sprechstunde betreffen die **körperliche Entwicklung** („Ist auch alles ‚normal' bei mir?") und die Frage nach Möglichkeiten für eine **Kontrazeption** (vgl. hierzu S. 19 bzw. S. 297). Junge Mädchen wenden oft keine kontrazeptiven Methoden an, da sie unbewusst die Möglichkeit einer Schwangerschaft verleugnen. Bei Jugendlichen können Verlegenheit und Scham zur Nichtanwendung beitragen.

Praxistipp

Unaufgeklärtheit und Unwissenheit müssen ärztlicherseits erkannt und durch Aufklärung behoben werden. Auch die Verhütung von sexuell übertragbaren Krankheiten (STD, ab S. 125) sollte thematisiert werden.

6.2.2 Klimakterium

In unserem Kulturkreis wird dem Klimakterium (s. auch S. 65) mit einer **negativen Einstellung** begegnet. Es herrscht im Wesentlichen das **Ideal der Jugend und Gesundheit**. Einschränkungen (z.B. Abschied von der reproduktiven Lebensphase) werden schuldhaft verarbeitet und viele Frauen erleben sich im Klimakterium deshalb als defizitär. Subjektiv wird der Verlust der Reproduktionsfähigkeit mit dem Verlust an sexueller Attraktivität verbunden. Klimakterische Beschwerden haben auch eine **soziokulturelle Komponente**: In Kulturen, in denen mit dem Alter der Frau auch ihr **gesellschaftlicher Status** steigt, sind klimakterische Beschwerden seltener als in der westlichen Industriegesellschaft. Aber auch hier lassen sich Unterschiede in der psychischen Verarbeitung des Klimakteriums beobachten: Frauen mit höherem sozialen Status geben weniger Wechseljahrsbeschwerden an.

Aufgrund hormoneller Umstellungen (Östrogendefizit durch ovarielle Insuffizienz, S. 54) verändern sich der Körper und das Körpergefühl. Die **psychischen Symptome des Klimakteriums** sind:

- Schlaflosigkeit
- Depression
- Reizbarkeit
- Passivität
- Schwindel
- Palpitationen
- Erschöpfungszustände.

Als **Therapiemöglichkeiten** stehen das ärztliche Gespräch, evtl. die hormonelle Substitution und ggf. die Psychotherapie zur Verfügung.

6.2.3 Senium

Hohes Lebensalter wird in unserer Gesellschaft weitgehend mit sexueller Abstinenz assoziiert. Durchgeführte Untersuchungen zeigen zwar eine Abnahme der sexuellen Aktivität mit dem Anstieg des Lebensalters, das sexuelle Interesse nimmt dabei jedoch in geringerem Maße ab als die sexuelle Aktivität (**Interest-activity-gap**).

Tatsächlich verändert sich die sexuelle Reaktionsfähigkeit (Erregbarkeit und Orgasmusfähigkeit) von Frauen nur wenig: Frauen, die in früherem Lebensalter eine erfüllte Sexualität hatten, bewahren sich diese oftmals bis ins hohe Alter. Körperliche Alterungsprozesse und Allgemeinerkrankungen können die sexuelle Aktivität einschränken. Nicht zu unterschätzen ist auch der Einfluss der Erziehung.

> **MERKE**
>
> In der gynäkologischen Sprechstunde sollte die **Sexualität im Alter** nicht aus dem ärztlichen Gespräch ausgeklammert werden.

Durch einfache **anamnestische Fragen** kann ein Gesprächsangebot signalisiert und die gegenseitige Scham überwunden werden:

- Sind Sie sexuell aktiv?
- Sind Sie mit Ihrem Sexualleben zufrieden?
- Haben Sie Schmerzen beim Geschlechtsverkehr?

Die **physiologischen Veränderungen** im Alter (z.B. vaginale Atrophie) sind den Patientinnen oft nicht bekannt. Es besteht häufig ein **Wissensdefizit**. Alternativen zum Koitus in Bezug auf sexuelle Aktivität (z.B. Austausch von Zärtlichkeiten) sollten ggf. aufgezeigt werden.

6.3 Der Menstruationszyklus aus psychosomatischer Sicht

 Key Point

Auch die Interpretation der Menstruation unterliegt kulturellen und sozialen Einflüssen und damit ebenfalls einem stetigen Wandel – hierdurch wird das bestehende Frauenbild beeinflusst. Die monatliche Regelblutung ist ein wichtiger Bestandteil weiblicher Identität. Da funktionell eine enge Wechselbeziehung zwischen hormonellen Regelkreisen und der Psyche besteht, sind Zyklusstörungen (S. 46) häufig psychosomatisch (mit-)bedingt.

 Praxistipp

Wie kaum eine Erkrankung in der psychosomatischen Gynäkologie scheinen Zyklusstörungen die Mutter-Tochter-Beziehung widerzuspiegeln. Im ärztlichen Gespräch sowie in der psychotherapeutischen Arbeit wird daher die Beziehung zur Mutter ein Schwerpunkt sein.

6.3.1 Prämenstruelles Syndrom (PMS)

Definition ▎ Das prämenstruelle Syndrom (PMS) ist definiert als komplexes Beschwerdebild, das in der **2. Zyklushälfte** auftritt und dessen Symptomatik mit Einsetzen der Menstruation wieder verschwindet.

Epidemiologie ▎ Das PMS ist ein **häufig** geäußertes Beschwerdebild. Bis 50 % aller Frauen leiden prämenstruell unter Veränderungen, die Elemente des PMS enthalten. Betroffen sind eher Frauen ab dem 30. Lebensjahr.

Pathogenese ▎ Die Ursache des PMS ist weitgehend ungeklärt, vermutlich sind **psychovegetative** und **endokrine Faktoren** beteiligt. Eine Hypothese hierzu beruht auf einem gestörten Zusammenspiel der verschiedenen Hormone, die zu Flüssigkeits- und Elektrolytverschiebungen im Körper führen. Häufig kann eine **negative Einstellung** zur Menstruation wie auch zum Körper allgemein beobachtet werden.

Klinik ▎ Die Klinik umfasst **somatische** und **psychische Symptome** in sehr unterschiedlicher Ausprägung.

Die wichtigsten Symptome des PMS sind in **Tab. 6.1** aufgeführt.

6

Tabelle 6.1	
Symptome des PMS	
somatische Symptome	psychische Symptome
– Migräne	– Gefühlsschwankungen
– Durchfälle	– Antriebslosigkeit
– Ödemneigung	– Reizbarkeit
– Völlegefühl	– Hyperaktivität
– Dyspareunie (S. 68)	– Affektlabilität
– Mastodynie (S. 248)	– Angstzustände
– Erschöpfung	– Depressivität
– Übelkeit	– Heißhungerattacken
– Rückenschmerzen	
– Unterbauchschmerzen (S. 99 und S. 100)	
– Hypotonie	

MERKE

Eine extreme Ausprägung der psychischen Symptomatik wird **prämenstruelles dysphorisches Syndrom (PMDS)** genannt.

Diagnostik | Die Diagnostik erfolgt im Wesentlichen über die **Anamneseerhebung** und subjektive Schilderung der Patientin. Das Führen eines **PMS-Kalenders** über eine begrenzte Zeit (2–3 Monate) kann dabei hilfreich sein. Dort werden typische Symptome mithilfe einer numerischen Skalierung der Beschwerden vermerkt, um einen Bezug zu den Zyklustagen herzustellen. Spezifische Laboruntersuchungen oder diagnostische Verfahren sind nicht erforderlich.

Therapie | Hilfreich sind eine Abschirmung vor äußeren Belastungen, Entspannungsverfahren, evtl. diätetische und physiotherapeutische Maßnahmen sowie sportliche Aktivität.
Ergänzend kann eine **hormonale** (orale Kontrazeptiva, S. 297) bzw. **symptomatische** (nichtsteroidale Antiphlogistika, Diuretika) **Medikation** oder selektive Serotoninwiederaufnahmehemmer (SSRI) notwendig sein. Bei ausgeprägtem Beschwerdebild empfiehlt sich eine Weiterleitung in **psychotherapeutische Mitbehandlung**.

Prognose | Leichtgradige Ausprägungen des PMS sind **gut behandelbar**. Besteht eine starke psychische Beeinträchtigung, ist bei der Gabe eines SSRI in der Lutealphase des Zyklus ebenfalls mit einem guten Ansprechen zu rechnen.

6.3.2 Dysmenorrhö

Definition | Dysmenorrhö ist ein häufiges Beschwerdebild während der **Adoleszenz**, es meint die primär (seit der Menarche) oder sekundär **schmerzhafte Menstruation**. Bei Stabilisierung des Zyklus lässt die Dysmenorrhö oft wieder nach.

Pathogenese | Die Ursache kann **organisch** (z. B. Endometriose, Tumor, Entzündungen, Zervixstenose, Uterusfehlbildung, genitale Hypoplasie, Intrauterinpessar) oder **funktionell** (hormonale – relatives Östrogendefizit, S. 50 – und vegetative Störungen) sein. Aus psychosomatischer Sicht wird bei den betroffenen Frauen häufig eine **negative Attribution** der Menstruation beobachtet. **Stress** und **psychische Belastungen** verstärken die Symptomatik.

Klinik | Die betroffenen Frauen und Mädchen beschreiben **krampfartige Schmerzen**, die in **Intervallen** auftreten und von **vegetativen Symptomen** wie Hypotonie und Übelkeit begleitet sind.

Therapie | Sind die **körperliche Schonung** und physikalische Maßnahmen (z. B. Wärme) nicht ausreichend, können **nichtsteroidale Analgetika** (z. B. Ibuprofen) und evtl. **Ovulationshemmer** verabreicht werden. Ein **ärztliches Gespräch** gemäß psychosomatischer Grundversorgung ist empfehlenswert, ggf. auch die Weiterleitung in eine **Psychotherapie**, wobei sich hier verhaltentherapeutische Ansätze als geeignet erwiesen haben.

6.3.3 Amenorrhö

Das Krankheitsbild der Amenorrhö mit ihren Unterformen wird ausführlich ab S. 51 dargestellt. Hier soll auf die Amenorrhö als **Symptom einer Anorexia nervosa** (s. u.) eingegangen werden, da diese Patientinnen in vielen Fällen zunächst den Gynäkologen aufsuchen, wenn im Zusammenhang mit der Anorexie eine **sekundäre Amenorrhö** auftritt. Diese ist **hypothalamisch bedingt** und ein Diagnosekriterium der Erkrankung. Die pulsatile Ausschüttung des GnRH (Gonadotropin-Releasing-Hormon) aus dem Hypothalamus (S. 37) ist aufgehoben. Als Ursache wird eine veränderte Dopamin- und Endorphinaktivität angenommen; Serotonin ist vermindert.

MERKE

In Zusammenhang mit einer Amenorrhö ist die **Anorexia nervosa** ein wichtiges psychiatrisches Krankheitsbild in der gynäkologischen Praxis.

6.3.4 Anorexia nervosa

Definition | Bei der Anorexia nervosa (Magersucht) handelt es sich um eine **psychogene Essstörung** mit verzerrter Einstellung gegenüber Nahrungsaufnahme (Nahrungsverweigerung bei häufig erhaltenem Appetit), Angst vor Übergewicht, gestörter Körperwahrnehmung und Krankheitsverleugnung.

Epidemiologie | Sie betrifft v. a. **junge Frauen** (in westlichen Industrieländern) mit einem Altersgipfel zwischen dem 10.–25. Lebensjahr. Die Prävalenz liegt etwa bei 1 % für weibliche und 0,08 % für männliche Patienten (mit steigender Tendenz).

Pathogenese I Mögliche Ursachen sind **soziokulturelle Faktoren** (Schönheitsideal Schlankheit), **familiäre Konfliktsituationen**, **Leistungsdruck** sowie **mangelnde Konfliktlösungsstrategien** in der Adoleszenz. Krankheitsauslösend können psychische Traumen auf jeder Stufe der Entwicklung sein.

> **MERKE**
>
> **Je später** in der Entwicklung eine Störung auftritt, **umso milder** ist in der Regel auch der Krankheitsverlauf der **Anorexia nervosa**.

Klinik I Typisch für das Krankheitsbild der Anorexia nervosa ist die **Nahrungsvermeidung** mit der Folge eines **starken Gewichtsverlusts**, evtl. bis zur Kachexie (Lebensgefahr!). Weitere typische Merkmale sind Amenorrhö (s.o.), Hypotonie und Hypoglykämie.

Diagnostik I Das klinische Bild und die Anamnese geben die entscheidenden Hinweise. **Differenzialdiagnostisch** kommen organische Ursachen des Gewichtsverlusts bzw. psychotische Störungen infrage.

Therapie I Gewichtsrekonstruktion (bei lebensbedrohlichen Zuständen evtl. ohne Zustimmung der Patientin und meist stationär), **Psychotherapie**, Familientherapie. Eine **Hormonsubstitution** ist indiziert, um der durch Östrogenmangel bedingten Osteoporose vorzubeugen. Als Psychotherapieform eignet sich die kognitive Verhaltenstherapie in der Gruppe.

Prognose I Die **Letalität** beträgt **ca.10 %**. Die Anorexia nervosa kann in eine **Bulimia nervosa** (sog. Ess-Brech-Sucht) übergehen oder sich aus dieser entwickeln (fließende Übergänge).

6.4 Kinderwunsch aus psychosomatischer Sicht

Key Point

Psychodynamisch betrachtet wird durch Kinder die eigene Unsterblichkeit gesichert. Für viele Frauen bieten Kinder eine Möglichkeit, ihre weibliche Identität auszuleben. Mit der Geburt eigener Kinder reduziert sich die Abhängigkeit von den eigenen Eltern. Die Gründung der Familie führt zu einer Abgrenzung von der eigenen Herkunftsfamilie. Durch jede Schwangerschaft wird jedoch auch die Beziehung zur eigenen Mutter reaktiviert.

Der gemeinsame Kinderwunsch eines Paares ist das Ergebnis eines Reifungsprozesses. Selbst bei ausgeprägtem Kinderwunsch besteht immer auch Ambi-

valenz. Diese gehört zum Kinderwunsch dazu – die **Paardynamik** wird sich ändern.

Praxistipp

In der psychosomatisch orientierten Sprechstunde sollte es möglich sein, die anstehenden Veränderungen für das Paar zu thematisieren und damit zur Entlastung der Partner beizutragen.

6.4.1 Schwangerschaft

Die psychischen Veränderungen, die eine Frau im Laufe einer Schwangerschaft durchlebt, werden ab S. 394 dargestellt.

ab S. 394

6.4.2 Sterilität

In diesem Abschnitt wird der unerfüllte Kinderwunsch aus psychosomatischer Sicht behandelt, allgemeine Angaben zu Sterilität und Infertilität befinden sich in einem separaten, gleichnamigen Kapitel ab S. 319.

ab S. 319

Epidemiologie und Pathogenese I Eine **psychogene Sterilität** besteht bei **ca. 5 %** der sterilen Paare und kann, trotz eines bewussten Kinderwunsches, durch eine unbewusste Ablehnung (Angst) gegenüber der Schwangerschaft oder Geburt begründet sein.

Klinik I Die ungewollte Kinderlosigkeit **mindert** oft das **Selbstwertgefühl**, nicht selten kommt es daher zur Entwicklung einer **reaktiven Depression**.

Diagnostik I Zur psychosomatischen Diagnostik dient das **Erstgespräch gemäß psychosomatischer Grundversorgung** mit Fokus auf Sterilitätsproblem, Partnerschaft und Sexualität. Sinnvoll kann die Einbeziehung eines Psychologen oder Psychotherapeuten in die Betreuung des Paares sein. Die Unfruchtbarkeit stellt in fast allen Gesellschaften eine erhebliche **Stigmatisierung** dar und wird vor Verwandten oder Freunden eher verheimlicht als offen angesprochen. Die Sterilität ist für das Paar mit einer **narzistischen Kränkung** verbunden. Häufig wird diese Kränkung jedoch von beiden Partnern sehr unterschiedlich erlebt. In der psychosomatisch orientierten **Sterilitätssprechstunde** wird angestrebt, sich zunächst ein Bild über den **Charakter des Kinderwunsches** zu verschaffen:

- Wie lange besteht der Kinderwunsch?
- Wie lange sind Sie in Behandlung?
- Was ist der Grund für Ihre Sterilität (Frage nach subjektiver Krankheitstheorie)?
- Bei wie vielen Ärzten waren Sie in Behandlung?
- Wer leidet mehr unter der Kinderlosigkeit (Mann oder Frau)?
- Was hat sich seit der Sterilität in Ihrem Leben verändert?

6

- Wie zufrieden sind Sie mit Ihrer Sexualität (Frequenz des Geschlechtsverkehrs, Anorgasmie, Dyspareunie, Erleben der Sexualität)?
- Leiden Sie unter körperlichen Symptomen, wie z.B. Kopfschmerz, Magenbeschwerden, Unterbauchschmerzen v.a. bei „Stress" (Frage nach psychosomatischer Begleitsymptomatik)?
- Sind Sie schon einmal in psychotherapeutischer Behandlung gewesen?
- Wenn Sie Ihre Kindheit betrachten, was möchten Sie Ihrem Kind weitergeben und was möchten Sie ihm ersparen?
- Welche Alternativen zum leiblichen Kind kommen für Sie in Betracht (z.B. Adoption, Pflegekind)?
- Wo sind für Sie die Grenzen der Therapie?
- Was denken Sie, wie lange Sie die Therapie durchführen werden?
- Wie schätzen Sie die Erfolgschancen der Therapie ein?
- Wie ginge es weiter ohne Kind?

Therapie ▌ Die **Sterilitätstherapie** (S. 328) sollte, wenn möglich, **ambulant** erfolgen. Nach Beendigung der Therapie mit oder ohne Kind ist in der nachfolgenden ärztlichen Betreuung auf die **Sterilitätskrise** weiterhin einzugehen.

6.5 Funktionelle Sexualstörungen

Key Point

Sexualität ist ein komplexes psychosoziales Phänomen und erfüllt beim Menschen wichtige kommunikative Funktionen. Psychische Stabilität und Wohlbefinden hängen wesentlich von der sexuellen Zufriedenheit ab. Von Patientinnenseite wird der behandelnde Gynäkologe bei Vorliegen von Sexualstörungen als primärer Ansprechpartner betrachtet. In der gynäkologischen Ausbildung wird dieser Tatsache jedoch nicht Rechnung getragen.

Definition ▌ Sexuelle Funktionsstörung (synonym: sexuelle Dysfunktion, funktionelle Sexualstörung) sind Störungen im Ablauf des sexuellen Reaktionszyklus, die von den Betroffenen und ihren Partnern als nachteilig empfunden werden.

Pathogenese ▌ Eine eindeutige somatische Ursache liegt meist nicht vor. Sexuelle Funktionsstörungen sind immer auch ein **Spiegel der Gesellschaft** und ihrer Einstellung zur Sexualität. Die Ablehnung des Geschlechtsverkehrs stellt für den abgelehnten Partner eine narzisstische Kränkung dar. Die Verweigerung ist Ausdruck eines Konfliktes zwischen dem Beziehungsideal und der Beziehungsrealität.

MERKE

Sexualstörungen sind meist **psychisch** bedingt.

Somatische Ursachen sollten anamnestisch ausgeschlossen werden. In **5–10 %** der Fälle liegt eine **organische Ursache** der Funktionsstörung vor:
- gynäkologische Erkrankungen
- Fehlbildungen des Genitale (z.B. Mayer-Rokitansky-Küster-Hauser-Syndrom, S. 12)
- internistische Erkrankungen (z.B. Diabetes mellitus, arterieller Hypertonus)
- psychiatrische Erkrankungen
- Alkoholismus und andere Suchterkrankungen
- neurologische Erkrankungen
- posttraumatische bzw. postinfektiöse Zustände
- hormonelle Störungen
- Medikamenteneinnahme (z.B. Psychopharmaka, Betablocker).

Klinik und Formen ▌ Bei der Frau betreffen die Sexualstörungen oft Libido, vaginale Lubrikation („Feuchtwerden der Vagina") und Orgasmus. Folgende **Formen der Sexualstörung** werden unterschieden:
- **Störung der Erregungsphase:** Erektionsstörung bzw. Impotenz beim Mann; fehlende Lubrikation bei der Frau
- **Orgasmusstörungen:**
  - **Störung der Kontrolle über den Zeitpunkt des Orgasmus:** subjektiv zu frühe oder zu späte Ejakulation beim Mann (**Ejaculatio praecox** bzw. **retarda**); subjektiv zu später Orgasmus bei der Frau (früher unter dem Begriff der **Frigidität** subsumiert)
  - **Fehlen des Orgasmus:** beim Mann auch als fehlende Ejakulation (**Ejaculatio deficiens**), bei der Frau als **Anorgasmie** bezeichnet
- **Vaginismus:** unwillkürliche krampfartige Verengung der Vagina beim Versuch der Immissio penis, aber z.B. auch beim Versuch, sich einen Tampon einzuführen
- **Dyspareunie** (s.u.).

Zumindest zeitweilig leidet jedes zweite Paar unter sexuellen Funktionsstörungen. Sexuelle **Appetenzstörungen** (Alibidinie: Libidomangel, Lustlosigkeit) sind zurzeit die häufigste sexuelle Funktionsstörung. 75 % der Patienten, die über Lustlosigkeit klagen, sind Frauen.

Praxistipp

Funktionelle Sexualstörungen sind von organisch bedingten Dysfunktionen abzugrenzen. Somatische Ursachen (5–10 %) sollten anamnestisch ausgeschlossen werden.

Diagnostik ▌ Im **Gespräch** sollte die Bedeutung der Funktionsstörung auf den Lebenskontext erfragt werden. Dabei muss auch immer die Partnerbeziehung, in der die sexuelle Funktionsstörung manifest wird, bedacht werden. Man kann die Störung als eine Kommunikationsstörung in der Paarbeziehung auffassen. Bei der Gesprächsführung ist es wichtig, die Schamgrenzen der Patientin zu respektieren.

Therapie ▌ Eine **Sexualtherapie** sollte nur von sexualtherapeutisch geschulten Ärzten nach entsprechender Diagnostik durchgeführt werden. In der Therapie von Appetenzstörungen ist anzustreben, die symbolische Bedeutung der Verweigerung zu entschlüsseln. **Voraussetzung** zur sexualtherapeutischen Behandlung/Beratung ist die **Bereitschaft** beider Partner, sich mit der Sexualstörung auseinanderzusetzen. Bei organischen Ursachen ist zusätzlich die entsprechende medizinische Therapie einzusetzen.

EXKURS·

Sexualtherapeutische Techniken
Typische sexualtherapeutische Techniken (z.B. **nach Masters und Johnson**) bei Funktionsstörungen sind: Bearbeitung des Körperselbstbildes, selbst erkundende Masturbation, systematische Desensibilisierung von Ängsten in der Partnerschaft, affektives Kommunikationstraining, zeitweises Koitusverbot sowie ggf. Trennungshilfen; evtl. psychotherapeutische Bearbeitung des zugrunde liegenden Konflikts; häufig in Form einer Paartherapie, da meist eine Beziehungsstörung zugrunde liegt.

Die Beratung kann in der gynäkologischen Praxis erfolgen. Auch Sexualstörungen bei **Jugendlichen** sind oft durch eingehende **Beratung** und **Aufklärung** zu therapieren. Trotz sexueller Liberalisierung existieren ausgeprägte Hemmungen, über Sexualität zu sprechen.

Eine sexuelle Funktionsstörung kann mit einer **neurotischen Störung** oder einer anderen **psychischen Erkrankung** einhergehen. Sie kann in psychosexuellen Entwicklungsdefiziten wurzeln.

Genitale Schmerzen beim Geschlechtsverkehr (**Dyspareunie**) erfordern eine gynäkologische Abklärung. Brennende und stechende Schmerzen können ein Hinweis auf genitale Infektionen sein. Die häufigste Schmerzursache ist jedoch eine mangelnde vaginale Lubrikation, die zu Schmerzen beim Koitus führt.

6.6 Sexueller Missbrauch/ Vergewaltigung

Key Point
In der gynäkologischen Praxis wird der Arzt immer wieder mit direkten und indirekten Folgen sexueller Gewalt an Mädchen und Frauen konfrontiert. Häufig sind es die Frauenärzte, die im Rahmen der forensischen Untersuchung (sog. Stuprumbegutachtung) erste Kontaktpersonen für die Opfer sexueller Gewalt sind (vgl. hierzu S. 507). Aber auch in der regulären gynäkologischen Sprechstunde sind Kenntnisse dieses belastenden und schwierigen Themenkomplexes unverzichtbar.

Definition ▌ Sexuelle Handlungen, die unter Strafe gestellt sind, bezeichnet man als **sexuellen Missbrauch**. Bei **Kindern** ist der sexuelle Missbrauch definiert als das Ausnutzen eines Kindes zur sexuellen Befriedigung durch eine erwachsene oder deutlich ältere Person. Dies ist für das Kind ein traumatisches Ereignis und möglicherweise ein Faktor, der das Entstehen psychischer Erkrankungen mitbedingt. Zur Definition der **Vergewaltigung** und **sexuellen Nötigung** sowie deren weitere Beschreibung siehe S. 507.

Epidemiologie ▌ In Befragungen Erwachsener zu Erfahrung von sexueller Gewalt in Kindheit und Jugend wurde bei Frauen eine Prävalenzrate von **25 %** ermittelt.

Pathogenese ▌ Als **Risikofaktor** gilt das Aufwachsen in einer **problematischen Familienatmosphäre**. Hier ist bemerkenswert, dass dies sowohl für intra- wie extrafamiliären Missbrauch gilt. Mädchen in der **Präpubertät** sind stärker gefährdet als jüngere oder ältere Kinder.

Klinik ▌ Durch die **psychische und physische Traumatisierung** können sexuelle Erfahrungen sehr angstbesetzt bleiben und zu Sexualstörungen sowie Verhaltensauffälligkeiten, psychosomatischen Beschwerden und Entwicklungsstörungen führen. Bei den **Folgeschäden** ist generell zu unterscheiden zwischen kurz-, mittel- und langfristigen Schädigungen. Die Wahrscheinlichkeit von psychischen Folgeschäden ist erhöht, wenn:
- Sexuelle Handlungen wiederholt und über einen längeren Zeitraum vorgenommen wurden.
- Gewalt angewendet wurde.
- Penetrationen vorgenommen wurden.
- Der Missbrauch durch eine nahestehende Person erfolgte.
- Keine Unterstützung des Kindes durch die Eltern erfolgte.
- Das Kind nur über unzureichende Coping-Strategien verfügt.

6

Diagnostik I Der Missbrauch wird entweder durch das Kind selbst **angesprochen** oder äußert sich in **Verhaltensauffälligkeiten**. Das Kind sollte in nicht direktiver und nicht suggestiver Weise aufgefordert werden, von dem Ereignis zu berichten.

> **MERKE**
>
> Es ist zu beachten, dass **Verhaltensauffälligkeiten** auch eine Vielzahl von anderen Ursachen haben können.

Weiteres Vorgehen und Therapie I Sollte sich der Missbrauch bestätigen, ist zu entscheiden, ob das Kind weiter in der Familie verbleiben kann. Auf jeden Fall muss es **vom Täter getrennt** werden und von den **Eltern genügend Stabilität** erfahren (soweit es sich bei dem Täter nicht um diese handelt), ggf. sind die zuständigen Behörden (**Jugendamt**) einzuschalten.

6.7 Psychogener Fluor genitalis/ Psychogener Pruritus genitalis

Sowohl der **Fluor genitalis** (siehe auch S. 102) als auch der **Pruritus genitalis** (siehe auch S. 105) können lokale, systemische und/oder psychogene Ursachen haben. Fluor genitalis ist ein **häufiges Beschwerdebild** in der gynäkologischen Praxis (20–25 % aller Patientinnen).

> **MERKE**
>
> Bei einem Viertel der betroffenen Frauen kann keine **organische Ursache** für das Auftreten des **Fluors** gefunden werden.

Für die Pathogenese, Diagnose und Therapie ist daher eine zusammenfassende Betrachtung von gynäkologischen, internistischen und psychosomatischen Befunden erforderlich. Die **Behandlung** von Patientinnen mit psychosomatisch bedingtem Fluor genitalis bzw. Pruritus vulvae gestaltet sich oft sehr **schwierig** und langwierig.

6.8 Chronische Unterbauchschmerzen aus psychosomatischer Sicht

Key Point
Der chronische Unterbauchschmerz führt zu einer deutlichen Einschränkung der Lebensqualität. Bei einem Teil der Patientinnen können körperliche Veränderungen/Störungen als überwiegend ursächlich angesehen werden (S. 100). Bei anderen Patientinnen können emotionale Konflikte oder psychosoziale Belastungen als entscheidende ursächliche Faktoren gelten.

In diesem Abschnitt erfolgt die Darstellung chronischer Unterbauchschmerzen aus psychosomatischer Sicht. Zu allgemeinen Informationen zu diesem gynäkologischen Leitsymptom siehe S. 100.

Epidemiologie I Unter chronischen Unterbauchschmerzen leiden **etwa 10 %** aller Patientinnen, die ambulant einen Gynäkologen aufsuchen. Auf **60–80 %** dieser Patientinnen treffen die Diagnosekriterien der **somatoformen Schmerzstörung** zu.

Pathogenese I In der Biografie dieser Patientinnen finden sich gehäuft bedeutsame **Verlusterlebnisse** (Scheidung, Tod von wichtigen Bezugspersonen). Häufig wird eine **depressive Verstimmung** der Patientinnen beobachtet. Manche Autoren postulieren eine erhöhte Prävalenz von **sexuellen Missbrauchserfahrungen** bei Patientinnen mit chronischem Unterbauchschmerz.

Klinik I Der chronische Unterbauchschmerz stellt das Hauptsymptom dar, das aber von einer Vielzahl **weiterer psychosomatischer Beschwerden** begleitet werden kann, wie z.B. von Störungen der Sexualität, der Verdauung (Magenfunktion, Obstipation) und der Kreislaufregulation. Neben Kopfschmerzen und Schlafstörungen können außerdem Zyklusstörungen, z.B. Dysmenorrhö (S. 114), PMS (S. 113), und ein psychogener Fluor (s. o.) auftreten.

Diagnostik I Zunächst sind **organische Schmerzursachen** (S. 100) **auszuschließen**. Anschließend erfolgt ein **ärztliches Gespräch** gemäß psychosomatischer Grundversorgung (Fokus: Belastung, Partnerschaft, Verluste, frühe Traumen).

> **MERKE**
>
> Da **psychosomatische** und **organische Ursachen** für den chronischen Unterbauchschmerz **gleichzeitig** auftreten können, dürfen bei Vorliegen pathologischer Organbefunde psychosomatische Ursachen nicht automatisch ausgeschlossen werden.

Therapie I Angestrebt werden sollte ein **interdisziplinärer therapeutischer Ansatz**. Im Vordergrund steht das **ärztliche Gespräch** mit dem Aufbau einer tragfähigen Arzt-Patientin-Beziehung. Es ist zu berücksichtigen, dass die organbezogene Krankheitsvorstellung, zu der viele Patientinnen neigen, zusammen mit dem körperlich empfundenen Schmerz eine psychoprotektive Funktion haben kann. Das Ansprechen psychischer Zusammenhänge soll deshalb nur individuell angepasst und schrittweise erfolgen. Die Führung eines **Schmerzkalenders** ist sinnvoll.

Balneotherapie, **Physiotherapie** und **Entspannungsverfahren**, wie z.B. autogenes Training und progressive Muskelrelaxation nach Jacobson, sind als körperorientierte Verfahren empfohlen.

Die **operative Diagnostik** (Laparoskopie) sollte bei pathologischem Befund (z.B. Adhäsionen oder Endometriose) auch **therapeutisch** eingesetzt werden.

Praxistipp

Bezüglich der Laparoskopie ist jedoch zu betonen, dass eine Gefahr in der somatischen Fixierung bei wiederholten Operationen besteht. Postoperativ berichten die Patientinnen zwar über kurzzeitige Besserung der Symptomatik, häufig wird aber ein Wiederauftreten oder eine Verschiebung der Beschwerden beobachtet, wenn eine psychosomatische Ursache vorliegt.

Wenn möglich sollte die **Therapie ambulant** erfolgen. Besteht die Schmerzsymptomatik schon sehr lange, kann auch der stationäre Aufenthalt in einer psychosomatischen Fachklinik sinnvoll sein.

6.9 Miktionsstörungen aus psychosomatischer Sicht

Key Point

Miktionsstörungen sind ein häufiges Problem in der gynäkologischen Sprechstunde (vgl. S. 232). Etwa ein Drittel der Patientinnen klagt über häufigen Harndrang, 3 % geben eine Harninkontinenz an. In der Diagnostik und Therapie der Miktionsstörungen überschneidet sich das Tätigkeitsgebiet der Urologie mit dem der Gynäkologie.

Typische **psychosomatische Krankheitsbilder**, die im Folgenden näher erläutert werden, sind:
- Bladder-Pain-Syndrom („Reizblase")
- chronisch rezidivierende Zystitis
- interstitielle Zystitis.

Auch bei **Harnverhalt** und **Urgeinkontinenz** kann eine psychosomatische Mitbeteiligung bestehen. Das Ausmaß der Miktionsstörung kann von einfachen **Anpassungsstörungen** in Stress-Situationen bis hin zu ausgeprägten **Somatisierungsstörungen** reichen.

6.9.1 Bladder-Pain-Syndrom („Reizblase")

Definition I Der Begriff „Reizblase" ist eine ungenaue Bezeichnung für einen v.a. bei Frauen zwischen dem 30. und 50. Lebensjahr vorkommenden **chronischen Reizzustand** des unteren Harntrakts. Besser ist die heute übliche Bezeichnung des **Bladder-Pain-Syndroms**.

Pathogenese I Ursächlich kommen eine Störung des **psychovegetativen Systems** oder ein **lokales**

Östrogendefizit infrage. Die Miktionsstörung kann auch Ausdruck einer **Somatisierungsstörung** sein.

Klinik I Als Symptome finden sich Dysurie, imperative Miktion, Pollakisurie sowie suprapubische diffuse Schmerzen beim Sitzen.

> **MERKE**
>
> Häufig besteht eine **ausgeprägte Diskrepanz** zwischen Beschwerden und Befunden.

Diagnostik I Diagnostisch wegweisend ist das **Anamnesegespräch**, dabei sind Einfühlungsvermögen und Diskretion von ärztlicher Seite notwendig: Den Patientinnen fällt es meist schwer, über die Miktionsstörung zu sprechen, da der Bereich der Miktion schambesetzt ist. Bei Inkontinenzproblematik ist diagnostisch eine **urodynamische Untersuchung** (S. 229) indiziert. Differenzialdiagnostisch muss eine **akute Zystitis** ausgeschlossen werden.

Therapie I Zunächst sollte ein **ärztliches Gespräch** gemäß psychosomatischer Grundversorgung erfolgen, je nach Bedarf kann die Weiterleitung in eine **Psychotherapie** erwogen werden.

6.9.2 Chronisch-rezidivierende Zystitiden

Aus psychosomatischer Sicht nehmen **chronisch-rezidivierende Zystitiden** und **interstitielle Zystitiden** eine **Zwischenposition** zwischen somatischer und psychischer Genese ein. Sie treten häufig im Zusammenhang mit Beziehungsstörungen auf. Meistens beginnen die Beschwerden nach Geschlechtsverkehr. Die Beschwerden führen zur Einschränkung des Sexuallebens. Im Sinne eines **sekundären Krankheitsgewinns** kann die Symptomatik zur Vermeidung eines nicht gewünschten sexuellen Kontaktes dienen und damit Hinweise auf eine sexuelle Funktionsstörung geben. Des Weiteren werden häufig **funktionelle Beschwerden** (Rückenschmerzen, Unterbauchschmerzen, PMS usw.) als Begleitsymptomatik angegeben. Zur Diagnostik sollten auf jeden Fall eine ausführliche **Sexualanamnese** sowie eine **biografische Anamnese** im Hinblick auf mögliche psychosomatische Zusammenhänge erfolgen.

6.9.3 Urgeinkontinenz

Während die **Belastungsinkontinenz** weitgehend organische Ursachen hat (S. 233), liegen bei der **Urgeinkontinenz** in mehr als 80 % der Fälle zentralnervöse Regulationsstörungen vor (S. 234). Ein **Miktionsprotokoll** (24-Stunden-Aufzeichnung) ist hilfreich.

6

Praxistipp

Anhand des Miktionsprotokolls kann die Patientin behutsam an Zusammenhänge der Blasenstörung mit abgewehrten Konflikten und Emotionen herangeführt werden. Dies soll nicht direktiv geschehen und von der Patientin selbst entdeckt und thematisiert werden.

6.10 Psychosomatik der operativen Gynäkologie

Key Point

Nicht nur in der gynäkologischen Onkologie sind wir mit den psychischen Auswirkungen des Organverlustes konfrontiert. Auch operative Interventionen, die nicht aufgrund einer malignen Erkrankung stattfinden, sind von Veränderungen des Körperbildes und des Selbstverständnisses der Frau begleitet.

Folgende **Lebensbereiche** sind bei gynäkologischen Operationen betroffen und können potenziell **beeinträchtigt** werden:
– Organfunktion
– Sexualität und Partnerschaft
– Körperbild („body image")
– Selbstwertgefühl.

Wie der Verlust der Fruchtbarkeit als Operationsfolge verarbeitet wird, hängt auch von der **individuellen Lebenssituation** der Frau ab. Folgende Fragen können Auskunft darüber geben:
– Welche Bedeutung hat Fruchtbarkeit im sozialen Umfeld der Patientin?
– Ist die Familienplanung abgeschlossen?
– Finden sich in der Biografie der Patientin wiederholt Verlusterlebnisse?
– Ist das Erleben der Sexualität sehr an die Fruchtbarkeit gekoppelt?

Mit den Veränderungen, die die **Gebärmutter** im Verlauf eines Frauenlebens durchmacht – z.B. Menarche, Menstruationszyklus, Schwangerschaft, Menopause – wird verständlich, dass es sich um ein stark **emotional besetztes Organ** handelt. Die Mehrzahl der operierten Frauen verarbeitet eine **Hysterektomie** (S. 185) jedoch unproblematisch.

Auch die beidseitige **Ovarektomie** (S. 186) bedeutet den endgültigen Fortfall der Fortpflanzungsfähigkeit und zusätzlich der ovariellen Funktion. Bei jungen Frauen sollte eine zyklusadaptierte hormonelle Substitution mit Östrogen-Progesteron-Kombinationspräparaten erfolgen, um den negativen Auswirkungen des Östrogenmangels auf Knochendichte und Gefäßsystem vorzubeugen.

Die **Brustdrüse** ist ein auch von außen sichtbares Organ weiblicher Identifikation. Sie symbolisiert Attraktivität und Mütterlichkeit, aber auch Potenz und sexuelle Lust. Diese Bedeutung der weiblichen Brust impliziert die Entwertung von Frauen, die an der Brust operiert wurden. Nicht überraschend sind demzufolge die psychosomatischen Langzeitfolgen einer **Mammaoperation**. Dabei geht es insbesondere um somatische Ausdrucksformen einer **depressiven Reaktion** (Schlafstörungen, Erschöpfung, Schwindel, Herz-Kreislauf-Beschwerden). Häufig tritt postoperativ eine Beziehungsstörung auf.

Die **onkologischen Patientinnen** stellen eine Sondergruppe dar (s.u.). Die existenzielle Bedrohung durch die Krebserkrankung führt zur Verstärkung der psychischen Operationsauswirkungen. Kommt es zu Störungen im Bewältigungsprozess, äußern diese sich zumeist als **reaktive Depression** und/oder Sexualstörungen.

Je klarer und dringlicher die **Operationsindikation** und je **aufgeklärter** die Patientin ist, umso weniger konflikthaft wird die Operation verarbeitet. Bei Frauen mit psychosomatischen oder neurotischen Vorerkrankungen ist die Indikation sehr sorgfältig zu prüfen. Es ist hilfreich, präoperativ mit der Patientin zu thematisieren, was die Operation mit sich bringt und was ihre Erwartungen sind.

In der Behandlung negativer psychischer Operationsfolgen sind das **ärztliche Gespräch** gemäß der psychosomatischen Grundversorgung und **psychotherapeutische Ansätze** sinnvoll.

Praxistipp

Die größte Belastung stellt der Zeitpunkt der Diagnosestellung dar. Oftmals sind die Frauen in der Ausnahmesituation, in der sie sich befinden, nicht in der Lage, das gesamte Ausmaß an Information aufzunehmen, mit dem sie konfrontiert werden. Dies ist bei der Mitteilung von Ergebnissen (z.B. eines histologischen Befundes) zu berücksichtigen.

6.10.1 Psychoonkologie

Die Psychoonkologie beschäftigt sich mit den **Auswirkungen** der Krebserkrankung auf die **Psyche** sowie den Einflüssen **sozialer Beziehungen** auf den **Krankheitsverlauf**.

Es werden reaktive Depressionen und Ängste postoperativ beobachtet, auch Störungen im Bereich von Partnerschaft und Sexualität können auftreten. Häufig folgt der emotionale Rückzug aus sozialen Kontakten und Beziehungen mit konsekutiver Stigmatisierung der Patientin. Erfolgreiches **Coping** ist für den Verlauf vieler Erkrankungen von entscheidender Bedeutung und setzt, neben der Stabilität

Tabelle 6.2	
Coping-Mechanismen bei der Krankheitsbewältigung	
eher günstige Strategien	eher ungünstige Strategien
positiver Lebenssinn	destruktiver Lebenssinn
konstruktiver Krankheitssinn	destruktiver Krankheitssinn
Aggressionsabbau ohne Verlust der Selbstkontrolle	Autoaggression
Wertung der Krankheit als Herausforderung	stoische Akzeptanz der Erkrankung
aktive Problemorientiertheit, interne Kontrollüberzeugung	Hilf- und Orientierungslosigkeit
kämpferische Haltung	Depressivität
soziale Unterstützung	unzureichende soziale Unterstützung

einer therapeutischen Beziehung, v.a. unterstützende Faktoren des sozialen Umfeldes (z.B. Selbsthilfegruppen), ein von Schuldzuweisungen freies Krankheitskonzept und ein günstiges Krankheitsverhalten voraus. Trotz hilfreicher **Coping-Mechanismen** (**Tab. 6.2**) kann jedoch der Erfolg nicht vorhergesagt werden.

Eine wichtige Funktion in der Unterstützung Krebskranker hat die Teilnahme an **Selbsthilfegruppen**. Vor allem der subjektiv erlebte Autonomieverlust kann durch die Selbsthilfegruppe gemindert werden. In der **Psychotherapie** werden bei onkologischen Patientinnen eher **stützende Verfahren** angewendet. Seltener ist die tiefenpsychologische und aufdeckende Psychotherapie indiziert. An begleitenden psychotherapeutischen Verfahren hat sich die Anwendung von **Entspannungsverfahren** bewährt, folgende werden in der Onkologie eingesetzt:

– progressive Muskelrelaxation nach Jacobson
– Biofeedback
– Visualisierung nach Simonton
– autogenes Training
– Heileurythmie
– Hypnose
– künstlerische Therapien (Mal-, Musiktherapie).

Den **Prozess des Sterbens** zu begleiten ist eine der schwierigsten Aufgaben ärztlicher Tätigkeit.

Praxistipp

Im Prozess der Krankheitsbewältigung sind ärztlicherseits bedingungslose Wertschätzung der Patientin, einfühlendes Verhalten und Echtheit gefordert. In organisatorischen Fragen wird vonseiten der Patientin Zuverlässigkeit gefordert.

Bei an Krebs erkrankten Frauen nimmt häufig die sexuelle Appetenz ab. Das Bedürfnis nach Zärtlichkeit und Geborgenheit durch körperliche Nähe nimmt jedoch zu. Hier kann eine **Sexualberatung** des Paares **präventiv** zur Vermeidung von Partnerkonflikten hilfreich sein.

6

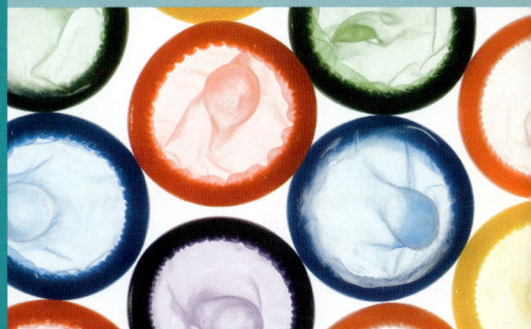

Kapitel 7

Sexuell übertragbare Erkrankungen und entzündliche Erkrankungen

Ungebetene Gäste

Zur Sicherheit zum Arzt

Britta H. hat seit einigen Tagen Schmerzen im Unterbauch, die seit gestern schlimmer werden. Das Ganze kommt der 21-Jährigen komisch vor, weil sie das in dieser Intensität noch nie hatte. Aber zum Arzt zu gehen hält sie eigentlich für übertrieben und hofft: „Das geht schon wieder weg…" Als dann aber noch ein extrem unangenehmes Brennen beim Wasserlassen hinzukommt, macht sie sicherheitshalber doch einen Termin bei ihrem Gynäkologen aus. Die junge Frau hat Glück, zwei Stunden später kann sie „dazwischengeschoben werden" und der Gynäkologe erhebt neben den akuten Beschwerden die weitere Anamnese: Die junge Patientin war noch nicht schwanger und verhütet mit Kondom, weil sie keinen festen Partner hat. Vor einiger Zeit wurden bei Frau H. die Mandeln entfernt und ihre letzte Periode hatte sie vor zehn Tagen. Ihr Stuhlgang ist normal. Auf die gezielte Nachfrage des Arztes hin bestätigt Britta H. einen leichten Ausfluss und verneint einen Juckreiz im Genitalbereich.

Schmerzhafte Untersuchung

Die körperliche Untersuchung tut der jungen Frau weh, vor allem beim Abtasten der Eileiter und als der Frauenarzt den Uterus bewegt – man spricht in diesem Zusammenhang von einem „Portioschiebeschmerz", der den Arzt eine Entzündung im Bereich des inneren Genitales vermuten lässt. Die Sonografie bleibt ohne auffälligen Befund, worauf der Arzt die Patientin beruhigt: „Das ist ein gutes Zeichen! Damit kann ich eingetretene Komplikationen wie beispielsweise eine Eiteransammlungen ausschließen." Unter dem Mikroskop untersucht er entnommenes Scheidensekret, es zeigt sich eine deutliche Leukozytenvermehrung.

Befundbesprechung

„Die Befunde sprechen für eine akute Eileiterentzündung, die bisher aber ohne Komplikationen verlaufen ist", erklärt der Arzt der Patientin, die gleich wissen möchte, ob solch eine Entzündung durch Geschlechtsverkehr übertragen werde. „Typischerweise beginnt die Entzündung im Bereich der Scheide und steigt dann über die Gebärmutter bis zu den Eileitern auf. Die Bakterien, die für eine solche Scheideninfektion verantwortlich sind, entstammen meist dem eigenen Körper, vermutlich kamen sie aus dem Darm", klärt der Gynäkologe die junge Frau auf, weist sie aber auch darauf hin, dass sexuelle Aktivität das Risiko solcher Entzündungen steigere. Zur Behandlung schreibt der Arzt Frau H. drei Antibiotika auf und legt ihr nahe, die Tabletten unbedingt sehr konsequent einzunehmen, da sonst das Risiko einer weiteren Schädigung der Eileiter bestünde, was zur Unfruchtbarkeit führen könne. „In drei Tagen kommen Sie bitte wieder in meine Praxis, damit ich sehen kann, ob die Therapie anschlägt", rät der Arzt seiner Patientin und verabschiedet sich von ihr.

Erste Anzeichen der Besserung

Drei Tage später kommt Britta H. etwas blass in die Frauenarztpraxis. Ihre gynäkologischen Beschwerden sind deutlich besser geworden, aber die Antibiose zeigt unangenehme Nebenwirkungen: Sie hat Durchfall bekommen. Der Frauenarzt beruhigt die Patientin, dass solche Nebenwirkungen leider nicht außergewöhnlich seien. Die Antibiose soll insgesamt über 14 Tage laufen: „Ich rate Ihnen eindringlich, die Behandlung durchzuhalten, um die Gefahr der Eileiterschädigung zu reduzieren", appelliert der Arzt noch einmal an seine Patientin, die ihm verspricht, sich an seine Anweisungen zu halten. Insgeheim ist Britta H. sehr froh, dass sie sich doch für einen Arztbesuch entschieden hat und damit Schlimmeres verhindert werden konnte.

7 Sexuell übertragbare Erkrankungen und entzündliche Erkrankungen

7.1 Sexuell übertragbare Erkrankungen (STD)

Key Point

Nachdem die sexuell übertragbaren Erkrankungen nach Einführung der Antibiotika in ihrer Häufigkeit zunächst stark zurückgegangen waren, steigt die Inzidenz insbesondere der Syphilis und Gonorrhö seit etwa 10 Jahren wieder deutlich an. Insgesamt sind aber trotzdem viele der klassischen Geschlechtskrankheiten relativ selten, sodass selbst viele Frauenärzte nicht jede der Erkrankungen in ihrer akuten Phase gesehen haben.

Synonym I Venerische Erkrankungen, Geschlechtskrankheiten, STD = sexual transmitted diseases.

Definition I Zu den durch **Sexualkontakte** übertragenen Erkrankungen (sog. genitale Kontaktinfektionen) gehört neben den „klassischen" Geschlechtskrankheiten wie Gonorrhö, Syphilis, Ulcus molle, Lymphogranuloma venereum und Granuloma venereum eine **Vielzahl anderer Infektionen**, die durch unterschiedlichste Erreger verursacht werden (**Tab. 7.1**).

Epidemiologie I Weltweit infizieren sich jährlich schätzungsweise 1 Million Menschen neu mit einer sexuell übertragbaren Erkrankung. Etwa 60 % der Infektionen betreffen Patienten unter 25 Jahren.

Vor dem 20. Lebensjahr ist das Risiko einer Infektion bei Mädchen doppelt so hoch verglichen mit gleichaltrigen Jungen. Dies wird auf die Begünstigung von Infektionen durch die entwicklungsbedingte Zervixektopie (S. 7), die frühere Aufnahme sexueller Kontakte und die höhere Frequenz älterer Partner zurückgeführt.

Die in Deutschland vormals üblichen Melde- und Behandlungspflichten für die klassischen sexuell übertragbaren Erkrankungen wurden mit dem 2001 in Kraft getretenen **Infektionsschutzgesetz (IfSG)** neu geregelt.

MERKE

Namentlich meldepflichtig sind nur noch die **akuten Virushepatitis B** und **C**.
Infektionen mit **HIV** und die **Syphilis** müssen **anonym** an das Robert Koch-Institut in Berlin gemeldet werden. Für die anderen STD besteht **keine** Meldepflicht (weitere Informationen: www.rki.de).

Tabelle 7.1

Sexuell übertragbare Erkrankungen (STD)

Erkrankung	Erreger	Klinik	Komplikationen	Diagnostik	Therapie	Besonderheiten
1. klassische STD						
Gonorrhö (S. 127)	Neisseria gonorrhoeae	− eitriger Fluor − Dysurie − Urethritis − Zervizitis − Adnexitis − Bartholinitis − Peritonitis Proktitis	− Sterilität − chronische Unterbauchschmerzen − Fitz-Hugh-Curtis-Syndrom − Arthritis − Konjunktivitis	Kultur	Cephalosporin	Kofaktor für HIV oder Syphilis
Syphilis (S. 128)	Treponema pallidum	− schmerzloses Ulkus − Exanthem − Enanthem − Gummen	− kardiovaskuläre Syphilis − Neurosyphilis − Lues connata	− Screening: TPHA-Test − Bestätigung: FTA-abs-Test	Penicillin	Kofaktor für HIV
Ulcus molle (S. 130)	Haemophilus ducreyi	− Ulzera − abszedierende Lymphadenitis	− Narben − Gewebsnekrosen	− mikroskopischer Nachweis − Kultur	Antibiotika, z.B. Erythromycin	
Lymphogranuloma venereum (S. 130)	Clamydia trachomatis L1–L3	− Ulzera − abszedierende Lymphadenitis	− Narben − Fistel	− Serologie − Kultur	z.B. Tetrazyklin	
Granuloma venereum (S. 130)	Klebsiella granulomatis	chronisch granulierende und ulzerierende Entzündung	Narben	mikroskopischer Nachweis (Donovan-Körper)	z.B. Tetrazyklin	

Tabelle 7.1

Sexuell übertragbare Erkrankungen (STD) (Forts.)

Erkrankung	Erreger	Klinik	Komplika-tionen	Diagnostik	Therapie	Besonder-heiten
2. Weitere überwiegend sexuell übertragene Erkrankungen						
Chlamydien-infektion (S. 131)	Chlamydia trachomatis D–K	– Urethritis – Zervizitis – Adnexitis – Bartholinitis	– tubare Sterilität – Fitz-Hugh-Curtis-Syndrom – EUG – Neugeborene: Konjunktivitis	– PCR – Antigennachweis mit ELISA	– Tetrazyklin – während Schwangerschaft: Erythromycin	Kofaktor für Gonorrhö
Mykoplas-meninfektion (S. 132)	– Mycoplasma hominis – Ureaplasma urealyticum	Kolpitis	Frühgeburtlichkeit	Kultur	z. B. Tetrazyklin	
HPV-Infektion (S. 132)	HPV Low-Risk-Typen	Condylomata acuminata	– Rezidive	– klinisch – Histologie – HPV-Abstrich	– Imiquimod – Kryotherapie – Laser	Kofaktor für alle STD
	HPV High-Risk-Typen		– CIN, VIN, VaIN, AIN – Karzinome	HPV-Abstrich	– keine – Behandlung der Komplikation	
Herpes genitalis (S. 134)	– HSV-1 (20–30%) – HSV-2 (70–80%)	– Schmerzen – gruppierte Bläschen und sich daraus entwickelnde Ulzera	Infektion des Neugeborenen mit schwerem Verlauf	– Kultur – molekularbiologischer Nachweis	Virostatika (z. B. Aciclovir)	Kofaktor für HPV, HIV
Tricho-moniasis (S. 143)	Trichomonas vaginalis	Kolpitis mit ausgeprägtem Fluor	Zystitis	Nativabstrich	Metronidazol	Kofaktor für HPV, HIV
3. Übertragung durch sexuelle Kontakte möglich						
– mit genitaler Manifestation						
Aminkolpitis (S. 142)	Gardnerella vaginalis	Kolpitis mit blasigem Fluor	aufsteigende Infektion	– klinisch – Nativabstrich – mikrobiologische Kultur	Metrinodazol	meist endogene Infektion
Molluscum contagiosum (S. 139)	Pockenvirus	Dellwarzen		klinisch	Kürretage	
Candida-infektion	– Candida albicans – Candida glabrata – andere Candidaarten	– Soorvulvitis (S. 138) – Soorkolpitis (S. 142)		– Nativabstrich – mikrobiologische Kultur	Antimykotika, z. B. Cotrimazol	meist endogene Infektion
Skabies (S. 139)	Krätzmilbe (Sarcoptes scabiei homini)	Juckreiz		mikroskopischer Nachweis	z. B. Permethrin	enger Hautkontakt
Phthiriasis (S. 138)	Filzlaus (Phthirus pubis)	Juckreiz		klinische Untersuchung	z. B. Permethrin	meist durch Sexualkontakte

Tabelle 7.1

Sexuell übertragbare Erkrankungen (STD) (Forts.)						
Erkrankung	**Erreger**	**Klinik**	**Komplikationen**	**Diagnostik**	**Therapie**	**Besonderheiten**
— mit vorwiegend extragenitaler Manifestation						
HIV-Infektion (S. 135)	— HIV-1 — HIV-2	nach latenter Infektion AIDS	— opportunistische Infektion — Tumoren — letaler Ausgang	— AK-Nachweis mit ELISA/Westernblot — PCR — Zellkultur	Virostatika	— Kofaktor für alle STD — 20 % der Infektion durch heterosexuelle Kontakte
Hepatits B (S. 137)	HBV (DNA-Virus)	Hepatitis	— chronische Infektion — Leberzirrhose	Serologie	Virostatika	sexuelle Übertragung am häufigsten
Hepatitis C (S. 137)	HCV (RNA-Virus)	Hepatitis	— chronische Infektion — Leberzirrhose (20 %) — Leberzellkarzinom	Serologie	Interferon	sexuelle Übertragung selten

Bei den **klassischen** Geschlechtskrankheiten ist die Symptomatik – zumindest in der ersten Erkrankungsphase – wesentlich im **Urogenitaltrakt** zu finden. Bei anderen STD wie Hepatitis B oder HIV spielen die Symptome im Genitalbereich eine geringere Rolle.

7.1.1 Bakterielle STD
Gonorrhö
Synonym I Tripper, Morbus Neisser, im Klinkjargon „GO".
Erreger I Die Gonorrhö wird durch das Bakterium **Neisseria gonorrhoeae** hervorgerufen. Es handelt es sich dabei um gramnegative, aerobe Diplokokken (**Gonokokken**).
Übertragung I Die Übertragung erfolgt fast ausschließlich durch **Sexualkontakte**. Da Gonokokken sehr empfindlich sind, können andere Infektionswege, z.B. indirekt durch gemeinsame Toilettenbenutzung, praktisch ausgeschlossen werden. Schmierinfektionen sind (selten) möglich.
Epidemiologie I Nachdem die Häufigkeit der Gonorrhö über viele Jahrzehnte deutlich rückläufig war, steigt die Zahl der Infektionen in den letzten Jahren an. Die Krankheit kommt besonders bei jungen, sexuell aktiven Menschen mit häufigem Partnerwechsel vor.
Klinik I Etwa 3 Tage (2–7 Tage) nach der Infektion treten klinische Symptome wie **eitriger Fluor** und **Dysurie** auf (S. 107).

MERKE

In vielen Fällen (> 50 %) verläuft die Infektion mit Gonokokken aber auch **asymptomatisch**.

Es werden zwei **Formen** der Gonorrhö unterschieden:
— **untere Gonorrhö:** mit Urethritis, Zervizitis (jeweils eitrige Form, **Abb. 7.1** bzw. S. 144) und – seltener – Bartholinitis (das klinische Bild unterscheidet sich nicht von einer Entzündung mit anderen Keimen, S. 138) einschließlich eines Bartholin-Abszesses. Das Vaginalepithel ist bei prämenopausalen Frauen in der Regel nicht betroffen, bei Kindern und postmenopausalen Frauen ist eine Infektion der Scheide hingegen möglich. Auch Infektionen der Rektumschleimhaut und des Pharynx treten auf.
— **obere Gonorrhö:** Hierzu kommt es bei Aszension der Infektion mit Ausbildung einer Adnexitis (S. 145) und der Gefahr einer lokalisierten

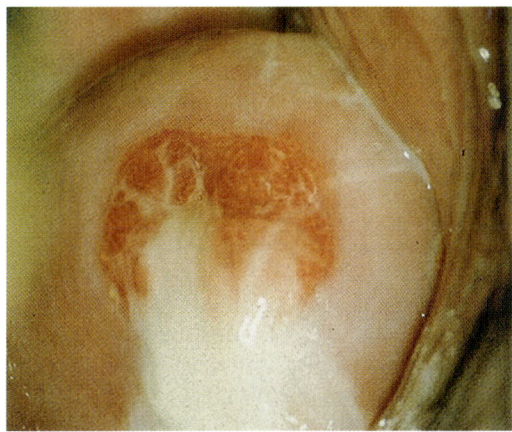

Abb. 7.1 Zervizitis durch Gonokokken. Aus der geröteten Zervix fließt gelbliches, leukozytenhaltiges Sekret.

7

oder generalisierten Peritonitis. Die obere Gonorrhö ist in der Regel mit einer ausgeprägten Symptomatik (Unterbauchschmerzen, Fieber, Zeichen der Peritonitis) verbunden.

Komplikationen | Durch die obere Gonorrhö kann es zu Adhäsionen im kleinen Becken und zu Schädigung der Tuben mit Folge einer **tubaren Sterilität** und **chronischen Unterbauchschmerzen** kommen. Teilweise tritt eine begleitende Perihepatitis auf, die zu Verwachsungen zwischen Leber und der vorderer Bauchwand führen kann (**Fitz-Hugh-Curtis-Syndrom**, Abb. 7.5, S. 132). Als Spätkomplikation bei unbehandelter Gonorrhö ist das Auftreten einer Monarthritis (**Gonarthritis**) möglich. Bei Neugeborenen unbehandelter Mütter besteht die Gefahr einer Konjunktivitis (**Gonoblenorrhö**, S. 396).

Diagnostik | Je nach klinischem Infektionsort bei der **gynäkologischen Untersuchung** wird die Gonorrhö durch den **kullturellen Nachweis** aus **Zervikal-, Urethral-** oder auch **Analabstrich** (selten) in Selektionsmedien (**Thayer-Martin**) diagnostiziert.

Praxistipp

Der Ausschluss einer möglicherweise simultan übertragenen Infektion mit Chlamydien durch einen Zervixabstrich, Treponema pallidum und HIV durch serologische Untersuchungen ist sinnvoll.

Aufgrund ihrer hohen Empfindlichkeit müssen für Gonokokken spezielle **Transportmedien** verwendet werden und ein möglichst rascher Transport ins Labor erfolgen. Im **Direktpräparat** können die Gonokokken als intrazellulär gelegene Diplokokken gesehen werden. Das Direktpräparat ist allerdings weder beweisend (→ apathogene Neisserien, Verwechslung mit anderen Bakterien) noch bei fehlendem Nachweis als Ausschluss einer Gonorrhö zu werten. Die **Serologie** ist von untergeordneter Bedeutung, der **molekularbiologische Nachweis** (PCR) der Gonokokken ist möglich.

Therapie | Die untere Gonorrhö kann mit einer einmaligen parenteralen Antibiotikagabe behandelt werden. Die obere Gonorrhö verlangt eine antibiotische Therapie von mind. 7 Tagen.

> **MERKE**
>
> Der **Sexualpartner** muss mitbehandelt werden.

Penicillin war durch seine starke bakterizide Wirkung jahrzehntelang das Medikament der Wahl in der Behandlung der Gonorhö. Aufgrund der relativ verbreiteten **Penicillinresistenz** (4–17% der Stämme) sind heute **Cephalosporine** (z.B. Ceftriaxon) die Antibiotika der Wahl.

Die Kombination mit **Doxycyclin** ist zu erwägen, da Koinfektionen mit Chlamydien häufig sind. Gonokokken selbst weisen häufig eine Resistenz gegen Tetrazykline auf (bis zu 20% der Stämme). Alternativ können auch Chinolone eingesetzt werden, allerdings ist auch hier mit resistenten Stämmen (bis zu 65%) zu rechnen.

Praxistipp

Aufgrund der häufig vorkommenden Resistenzen sollte die Wirksamkeit der eingesetzten Antibiotika ggf. durch ein Antibiogramm überprüft werden.

Prophylaxe | Durch den Gebrauch von **Kondomen** kann die Übertragung der Gonorrhö relativ sicher verhindert werden.

Syphilis

Synonym | Lues, harter Schanker.

Erreger | Der bakterielle Erreger der Syphilis, **Treponema pallidum ssp. pallidum**, gehört zur Familie der Spirochäten. Er ist für den Menschen **obligat pathogen**. Die gramnegativen Bakterien sind spiralig gewunden und zeigen im Lichtmikroskop (Dunkelfeld) eine Rotation um die Längsachse.

Übertragung | Treponema pallidum wird am häufigsten durch **ungeschützte sexuelle Kontakte** übertragen, Schmierinfektion sind selten. Die Erreger dringen durch kleine Läsionen in der Haut oder der Schleimhaut in den Körper ein.

> **MERKE**
>
> Das **Ulcus durum** der primären Syphilis und die **Hautefloreszenzen im Stadium II** sind **infektiös**. Im Stadium III ist die Syphilis nicht mehr ansteckend.

Daneben kann es auch in der **Schwangerschaft** zur Infektion des Fetus kommen, die zur angeborenen Syphilis führt. Es besteht (anonyme) **Meldepflicht**.

Epidemiologie | Die Syphilis ist weltweit verbreitet. Ihre Häufigkeit steigt seit Längerem wieder an. Im Jahr 2005 wurden in Deutschland 3,9 Erkrankungen auf 100 000 Einwohner gemeldet. Männer sind dabei etwa doppelt so häufig betroffen wie Frauen. Koinfektionen von HIV (S. 135) und Lues mit ihrem gegenseitigen negativen Einfluss auf den Krankheitsverlauf nehmen an Bedeutung zu.

> **MERKE**
>
> **Lues-Ulzera** begünstigen eine Infektion mit **HIV**.

Klinik | Nach einer Inkubationszeit von durchschnittlich 2–3 Wochen (1–13 Wochen) kommt es in etwa der Hälfte der Fälle zu einer **symptomatischen Infektion**. Diese akute Infektion kann in eine chronische Erkrankung verschiedener Organe übergehen. **Spontanheilungen** werden in ca. 30 % der Fälle beobachtet.

Die Syphilis lässt sich in verschiedene **Erkrankungsstadien** einteilen:

- **Lues I (primäre Syphilis):** An der Stelle der primären Infektion entsteht eine derbe Induration, aus der sich ein **schmerzloses** Ulkus (**Ulcus durum**, **Abb. 7.2a**) mit regionaler Lymphknotenschwellung entwickelt. Dieser Primäraffekt kann im Bereich des Genitales (Vulva, Zervix) oder auch an anderen Körperstellen (oral, rektal) auftreten. Das Ulkus heilt innerhalb von 4–6 Wochen ab.
- **Lues II (sekundäre Syphilis):** Durch hämatogene und lymphogene Ausbreitung des Erregers kann sich 4–10 Wochen später die sekundäre Syphilis anschließen. Neben Allgemeinsymptomen kommt es zum Auftreten eines **makulo-papulösen Exanthems** (**Abb. 7.2b**) und **Enanthems**. Typisch ist ein fleckförmiger, psoriasisartiger Ausschlag an Handtellern und Fußsohlen. Im Bereich des Genitales können **Condylomata lata** auftreten. Die Effloreszenzen sind **hochkontagiös**. Nach etwa zwei Jahren bilden sich die Hauterscheinungen zurück.
- **Lues III (tertiäre Syphilis):** Nach ein bis mehreren Jahren der Symptomfreiheit kann es zur tertiären Lues mit tuberösen Hautveränderungen und ulzerienden Granulomen (**Gummen**) kommen. Nervensystem, Gefäße und Weichgewebe werden in das Krankheitsgeschehen miteinbezogen. Die Gefäßmanifestation kann in Form einer **Mesaortitis luetica** auftreten und zur Bildung eines Aortenaneurysmas führen. Auch noch 10–30 Jahre nach der Infektion kann es in diesem Bereich zu einer Spontanruptur kommen. Die **Neurolues** (z.T. auch als „Lues IV" oder „quartäre Syphilis" bezeichnet) ist durch **progressive Paralyse** (Hirnatrophie mit Demenz

und Halluzinationen) und **Tabes dorsalis** (Schädigung der Rückenmarkshinterstränge mit ataktischen Gangstörungen) charakterisiert.

> **MERKE**
>
> **Neuro- und kardiovaskuläre Syphilis** sind heutzutage **selten**.

Komplikationen I Bei **HIV-positiven Patienten** werden gehäuft besonders schwere Verlaufsformen (**Syphilis maligna**) mit frühzeitig im Rahmen der Lues II auftretenden Gewebsnekrosen beobachtet. Durch **intrauterine Übertragung** kann es ab dem 4.–5. Schwangerschaftsmonat zu einem Abort, Totgeburt oder **Lues connata praecox** (Rhinitis, Hepatitis, Hauterscheinungen) und im späteren Kindesalter zur **Lues connata tarda** (Sattelnase, Parrot-Furchen durch Epiphysenlösung der Ulna, Hutchinson-Trias mit Innenohrschwerhörigkeit, Tonnenzähnen und Keratitis parenchymatosa) kommen (vgl. S. 396).

Diagnostik I In der Regel erfolgt die Diagnose über den **Antikörpernachweis**. Anhand dieser serologischen Tests können darüber hinaus die Therapiebedürftigkeit bzw. deren Ansprechen kontrolliert werden:

- **TPHA-Test:** Der Treponema-pallidum-Hämagglutination-Test wird als **Screeningtest** eingesetzt und wird ca. 3–5 Wochen nach der Infektion positiv. Antikörper im Serum der Patienten führen zur Agglutination von mit Treponemen versehenen Schaferythrozyten. Der TPHA-Test kann auch nach behandelter Infektion lebenslang positiv bleiben.
- **FTA-Test und FTA-abs-Test:** Die Fluoreszenz-Treponemen-Antikörper-Absorptionstests sind zur **Bestätigung der Diagnose** geeignet und werden ca. 3–4 Wochen nach der Infektion positiv. Mit Treponema pallidum beschichtete Objektträger werden nach Vorinkubation (zur Entfernung von Antikörpern gegen apathogene Spirochä-

7

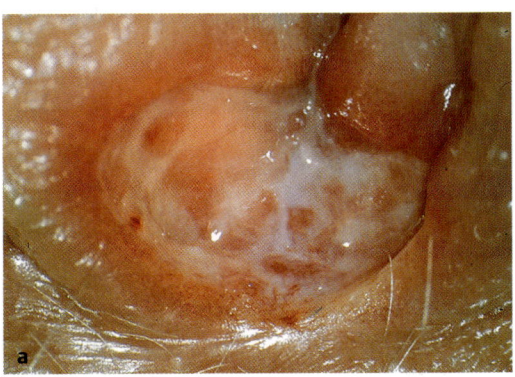
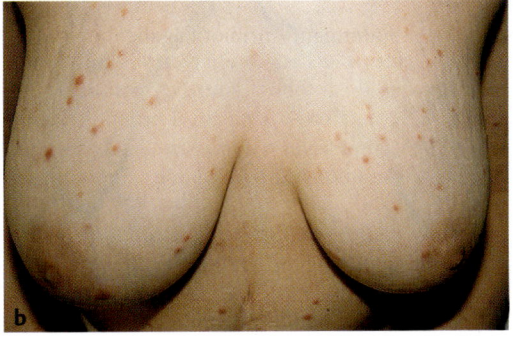

Abb. 7.2   Charakteristische klinische Befunde der Syphilis bei 20-jähriger Patientin (Infektion durch Ehemann). **a** Primäraffekt (Lues I). **b** Exanthem (Lues II) 4 Wochen später trotz Makrolidbehandlung bei Penicillinallergie.

ten) mit Patientenserum inkubiert. Die an die Treponema pallidum gebundenen Antikörper des Patienten werden mithilfe von fluoreszenzmarkierten Anti-Human-Antikörpern sichtbar gemacht. Mit dem IgM-FTA-Abs-Test, bei dem die IgM-Antikörper nachgewiesen werden, kann die aktive Infektion belegt werden. IgM-Antikörper gegen Treponema pallidum persistieren nur einige Monate.

- VDRL-Test oder KBR: Der unspezifische Veneral-Disease-Research-Laboratory-Standard (Cardiolipin-Mikroflockungstest bzw. Komplementbindungsreaktion) dient zur Beurteilung der Aktivität der Syphilis und kann damit zur Therapiekontrolle eingesetzt werden.

In der Dunkelfeldmikroskopie können die Spirochäten in Lymphflüssigkeit, die aus den syphilitischen Hautläsionen durch mechanische Reizung des Gewebes gewonnen und daher auch Reizsekret genannt wird, gesehen und damit direkt nachgewiesen werden. Der Nachweis setzt einige Erfahrung voraus und die Gefahr der Verwechslung mit apathogenen Arten besteht. Daher spielt die Dunkelfeldmikroskopie im klinischen Alltag eine untergeordnete Rolle. Treponema pallidum kann nicht auf Nährboden kultiviert werden.

Therapie I Die unkomplizierte Syphilis wird mit Penicillin (z.B. Procain-Benzylpenicillin Depot 2,4 Mio. I.E. i.m.) über 10–14 Tage behandelt. Bei der Spätsyphilis wird die Behandlung auf 2–3 Wochen verlängert und die Dosis verdoppelt. Daneben können Cephalosporine der 3. Generation, Erythromycin oder Doxycyclin eingesetzt werden. Wiederholte serologische Kontrollen (VDRL, IgM) sind zum Nachweis des Therapieerfolges notwendig. Es sollte eine Partnerbehandlung erfolgen.

> **MERKE**
>
> **Spontanheilungen** sind möglich. Aufgrund der großer Ansteckungsgefahr und Organschädigungen im Rahmen der Lues III ist eine **antibiotische Behandlung** aber **zwingend**.

Aufgrund eines raschen Erregerzerfalls durch die antibiotische Behandlung kann es als Reaktion auf die freigesetzten Toxine zu Symptomen wie Schüttelfrost und Fieber kommen. Diese sog. Jarisch-Herxheimer-Reaktion wird mit Kortison behandelt.

Prophylaxe I Die Verwendung von Kondomen bietet einen relativ guten Schutz gegen Übertragung der Syphilis.

Ulcus molle

Synonym I Weicher Schanker, Chancroid.

Erreger I Das Ulcus molle wird durch das gramnegative Stäbchenbakterium Haemophilus ducreyi hervorgerufen.

Übertragung I Das Ulcus molle wird (fast ausschließlich) durch Sexualkontakte übertragen.

Epidemiologie I In Mitteleuropa sehr selten.

Klinik I Nach einer Inkubationszeit von 2–7 Tagen kommt es an der Eintrittsstelle zur Bildung von schmerzhaften Papeln, die rasch in flache, weiche Ulzera übergehen. Die schmerzhaft geschwollenen regionalen Lymphknoten (sog. Bubonen) neigen zur Abszedierung.

Komplikationen I Es können ausgedehnte Gewebsnekrosen auftreten.

Diagnostik I Der mikroskopische Nachweis von fischzugartig angeordneten Stäbchen im Grampräparat gilt als ausreichender Beweis. Die Kultur ist möglich.

Therapie I Antibiotika, z.B. Erythromycin, Azithromycin, Tetrazyklin, Chinolone, Ceftriaxon.

Lymphogranuloma venereum

Synonym I Lymphogranuloma inguinale, Morbus Durand-Nicolas-Favre, LGV

Erreger I Die Erreger des Lymphogranuloma venereum sind Chlamydien der Spezies trachomatis (Serotyp L1-L3, vgl. S. 131).

Übertragung I Die Eintrittspforte kann genital, anal oder oral sein.

Epidemiologie I Das Lymphogranuloma venereum kommt v.a. in tropischen Regionen von Südostasien, Afrika, Lateinamerika und in den Südstaaten der USA endemisch vor, in Mitteleuropa sehr selten (in Deutschland wurde von 2003–2005 über 61 Fälle berichtet).

Klinik I Nach einer Inkubationszeit von 1–6 Wochen bilden sich an der Infektionsstelle rasch ulzerierende Bläschen aus, die nach 10–14 Tagen abheilen. Die schmerzhaft geschwollenen regionalen Lymphknoten neigen zur Abszedierung. Die chronisch eitrige Lymphadenits kann zu Narben- und Fistelbildung sowie Ödemen bis hin zur Elephantiasis (stark ausgeprägte Lymphödeme, v.a. an den Extremitäten) führen.

Diagnostik I Serologisch oder kulturell in Speziallabors.

Therapie I Doxycyclin für mind. 7 Tage. Im Spätstadium ggf. chirurgische Therapie.

Granuloma venereum

Synonym I Wucherbeule, Donovanosis, Granuloma inguinale (im angloamerikanischen Sprachraum).

Erreger I Das Granuloma venereum wird wahrscheinlich durch das stäbchenförmige Bakterium Klebsiella granulomatis (früher: Calymmatobacterium granulomatis) verursacht.

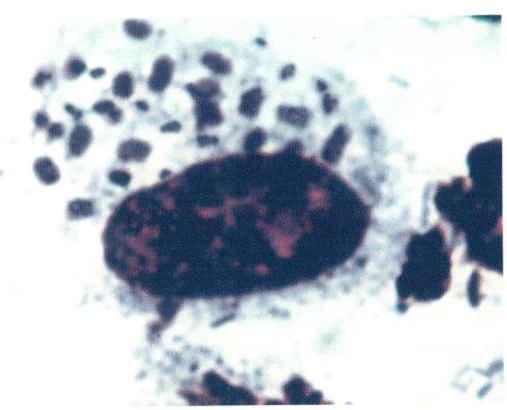

Abb. 7.3   Donovan-Körper. Einschlusskörper mit Erregern des Granuloma venereum in einem Granulozyten (Giemsafärbung).

Übertragung I Das Granuloma venereum wird durch Kontakt mit den Läsionen (s. u.) übertragen.
Epidemiologie I Sehr selten (USA: 100 Fälle/Jahr).
Klinik I Nach einer Inkubationszeit von 1 Woche bis zu 3 Monaten breitet sich die **chronisch granulierende und ulzerierende Entzündung** langsam über das gesamte Genitale aus und heilt unter **Narbenbildung** ab.
Diagnostik I Im **Ausstrichpräparat** können in der Giemsafärbung sog. **Donovan-Körper** (intrazytoplasmatisch gelegene, bipolar gefärbte Stäbchen, **Abb. 7.3**) in den Leukozyten gesehen werden.
Therapie I Antibiotika, z. B. Tetrazyklin oder Makrolide.

Chlamydieninfektionen

Erreger I Von den obligat intrazellulär wachsenden, gramnegativen Bakterien **Chlamydia trachomatis** sind die **Serotypen D–K** diejenigen, die – neben den das Lymphogranuloma venereum (S. 130) verursachenden Serotypen L1–L3 – verantwortlich sind für urogenitale Infektionen.
Übertragung I Mögliche Übertragungswege sind **sexuelle Kontakte**, seltener Schmierinfektion. Dabei bilden bei Frauen die **Endozervix** (bzw. selten die Urethra) und bei Männern der Nebenhoden und die Urethra Keimreservoire für die Chlamydien.
Epidemiologie I

> **MERKE**
>
> Chlamydia trachomatis gehört **weltweit** zu den **häufigsten Erregern** sexuell übertragbarer Erkrankungen.

Die Prävalenz der floriden genitalen Chlamydieninfektion (mit Erregernachweis) beträgt in Deutschland ca. 2–10 % der **jungen, sexuell aktiven** Frauen und Männer. Da keine Meldepflicht besteht und die Erkrankung häufig asymptomatisch verläuft (s. u.),

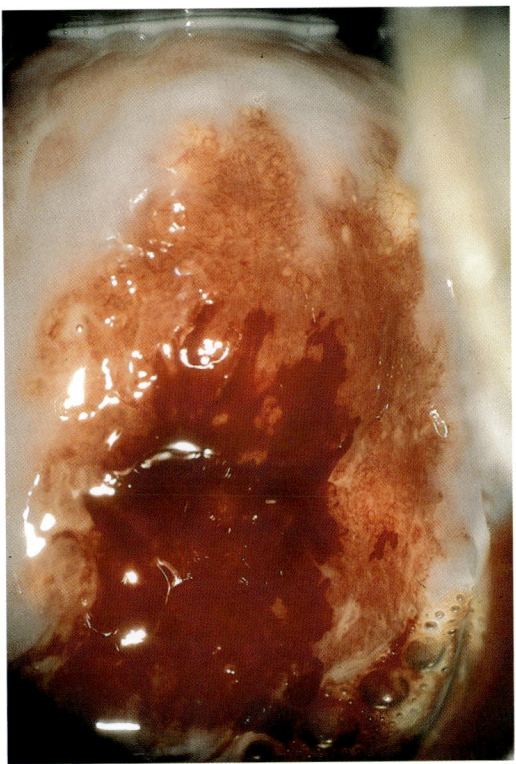

Abb. 7.4   Zervizitis durch Chlamydien mit Berührungsblutung bei 22-jähriger Patientin.

geht man allerdings davon aus, dass diese Zahlen eher unterschätzt sind.
Klinik I 1–3 Wochen nach der Erstinfektion ist zunächst die **Zervikalschleimhaut** betroffen (**Abb. 7.4**). Aufgrund der geringen Innervation dieses Bereichs bestehen bei den Frauen jedoch bis auf einen **eitrigen Fluor** häufig kaum Beschwerden. Auch die chlamydienbedingte **Urethritis** verursacht meist nur unspezifische Symptome (z. B. Harndrang, Pollakisurie und Dysurie).

> **MERKE**
>
> Bei Frauen verlaufen 80–90 % der Chlamydieninfektionen **asymptomatisch**.

Komplikationen I Aufsteigende Infektionen, die zu Endometritis, Salpingitis und Perihepatitis (sog. **Fitz-Hugh-Curtis-Syndrom**, **Abb. 7.5**) führen können, sind möglich.

> **MERKE**
>
> Die (unerkannte) Chlamydieninfektion ist eine der häufigsten Ursachen für **tubare Sterilität** (S. 321) und **Extrauteringraviditäten** (S. 366).

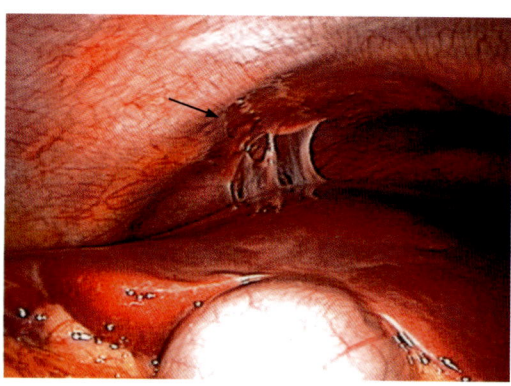

Abb. 7.5   Fitz-Hugh-Curtis-Syndrom. Laparaskopischer Befund mit Verwachsungen (↑) zwischen Leber (unten) und vorderer Bauchwand nach abgelaufener Perihepatitis (typisch für Chlamydien- und Gonokokkeninfektionen). Vorne weißlich im Bild ist die Gallenblase sichtbar.

Infektionen eines **Neugeborenen** unter der Geburt (Risiko 60–70 % bei Chlamydiennachweis in der Zervix der Mutter) können postpartal **schwere Verläufe** zeigen, z.B. mit Einschlusskörperchenkonjunktivitis, atypischer Pneumonie und Gedeihstörungen (bei Keimbesiedlung des Magen-Darm-Traktes, vgl. S. 396).
Diagnostik ❙ Bei der **klinischen Untersuchung** zeigt sich eine vulnerable, ödematös geschwollene und gerötete Zervix (**Abb. 7.4**). Der Erregernachweis erfolgt heutzutage meist mittels **PCR** oder **ELISA**. Die kulturelle Anzucht in Spezialmedien (**Mac-Coy-Zellen**) und der **fluoreszenz-serologische Nachweis** spielen eher eine untergeordnete Rolle.
Therapie ❙ Mittel der Wahl außerhalb einer Schwangerschaft ist **Doxycyclin**, währenddessen (ab der 14. SSW) **Erythromycin**. Wichtig ist immer eine gleichzeitige **Partnerbehandlung**.

Mykoplasmen- und Ureaplasmeninfektion
Erreger ❙ Mykoplasmen und Ureaplasmen sind die kleinsten selbstständig (d.h. auch außerhalb von Wirtszellen) vermehrungsfähigen, zellwandlosen Bakterien, die auf der Epitheloberfläche des Urogenitaltraktes haften. Sie gehören zur Bakterienklasse der Mollicutes, die extra- oder intrazellulär und aerob oder fakultativ anaerob leben können.

Praxistipp

> Im allgemeinen Sprachgebrauch wird der Begriff „Mykoplasmen" häufig für alle Mitglieder der Mollicutes gemeinsam verwendet.

Als Krankheitserreger spielen insbesondere die Arten **Mycoplasma hominis** und **Ureaplasma urealyticum** (harnstoffspaltend) eine Rolle.

Übertragung ❙ Mykoplasmen als Erreger von Infektionen des Genitaltraktes werden überwiegend durch Sexualkontakte übertragen.
Epidemiologie ❙ Die Kolonisation des Urogenitaltraktes mit Mykoplasmen ist **weit verbreitet** (bis zu 70 % der Frauen), ihre Häufigkeit steigt mit sexueller Aktivität und einer Störung der Vaginalflora in der Häufigkeit an.
Klinik ❙ Mykoplasmen werden mit den Krankheitsbildern **Urethritis** (beim Mann mit Prostatitis) und **Frühgeburtlichkeit** in Verbindung gebracht. Bei der **Kolpitis** und **Infektionen des oberen inneren Genitales** (Adnexitis und weitere Formen der PID, S. 144) können Mykoplasmen neben anderen Erregern gefunden werden. In seltenen Fällen sollen sie auch eigenständig schwere Infektionen auslösen.
Diagnostik ❙ Mykoplasmen können **kulturell** nachgewiesen werden. Da sie sehr empfindlich sind, sollten die zu untersuchenden Materialien schnell ins Labor verbracht werden.
Therapie ❙ Die gezielte antibiotische Behandlung von Mykoplasmen ist nur bei Nachweis hoher Keimzahlen und darauf zurückzuführenden Beschwerden gerechtfertigt. Es können **Tetrazykline**, **Azithromycin** und **Chinolone** eingesetzt werden. Gegen Ureaplasma urealyticum kann auch **Erythromycin** und bei Infektionen mit Mycoplasma hominis **Clindamycin** eingesetzt werden. Gegen Antibiotika, die in die Zellwandsynthese eingreifen (z.B. Penicillin), sind die Mykoplasmen resistent.

7.1.2 Virale STD
Humane Papillomviren (HPV)
Erreger ❙ Die humanen Papillomviren sind kleine **DNA-Viren** aus der Gruppe der Papovaviren. Es sind über 100 verschiedene Genotypen der HPV bekannt, von denen über 50 zu Infektionen im Genitalbereich führen können. Die humanen Papillomaviren befallen ausschließlich **Epithelzellen** und induzieren deren Proliferation. Die verschiedenen Genotypen werden nach den auslösenden klinischen Erkrankungen in **Low-Risk-** und **High-Risk-Typen** eingeteilt (**Tab. 7.2**).
Während die Virus-DNA bei den **persistierenden Infektionen** in **freier Form** in der Wirtszelle vorliegt, kommt es im Rahmen der **Krebsentstehung** durch HPV der High-Risk-Typen zur **Integration** der Virus-DNA **in das Genom**. Genmutationen der Wirtszellen haben eine permanente Transkription der Virusproteine E6 und E7 zur Folge, die eine zentrale Rolle bei der **malignen Transformation** der Epithelzellen spielen. Diese Proteine bewirken über Tumorsupressorgene (E7 bindet an p53) und Onkogene (E6 bindet an Rb-Gen) die Stimulation der Zellteilung.

7

Tabelle 7.2		
HPV-Genotypen und ihre klinische Relevanz		
Risikogruppe	**Genotypen**	**(mit)verursachte Krankheitsbilder**
Low-Risk-Typen	**6, 11** (40, 42, 44, 54, 61)	— spitze Kondylome (Condyloma acuminata) — niedriggradige Dysplasien
High-Risk-Typen	**16, 18** (31, 33, 35, 39, 45, 51, 52, 56, 58, 59, 66)	— hochgradige Dysplasien — Zervixkarzinom

Übertragung ❘ Die Übertragung der HPV erfolgt in der Regel durch **sexuelle Kontakte**, Schmierinfektionen sind aber genauso wie die perinatale Infektion des Neugeborenen möglich.

Epidemiologie ❘ Genitoanale HPV-Infektionen gehören zu den häufigsten sexuell übertragbaren Erkrankungen. Die **Durchseuchung** mit HPV bei Erwachsenen wird mit **60–80 %** angenommen. In den meisten Fällen verläuft die Infektion **asymptomatisch** oder **subklinisch**. So können bei etwa 1 % der sexuell aktiven Bevölkerung unter 45 Jahren Kondylome festgestellt werden. Die Infektion kann auch ohne klinische Zeichen als latente Infektion persistieren. Die Häufigkeit einer latenten HPV-Infektion liegt bei Frauen im Alter von 20–25 Jahren bei 15–20 %. In bis zu 90 % der Fälle kommt es jedoch innerhalb der nächsten Monate zu einer **spontanen Remission**.

Condylomata acuminata

Klinik ❘ Das klinische Aussehen der durch Low-Risk-HPV-Typen ausgelösten spitzen Kondylome ist sehr variabel. Typischerweise zeigen sie sich als einzeln liegende oder hahnenkamm- und beetartig angeordnete **papilläre, hyperkeratotische Hautwucherungen** mit einer Höhe von wenigen Millimetern (**Abb. 7.6**). Allerdings können sie auch eine Größe von **mehreren Zentimetern** erreichen oder als sog. **flache Kondylome** auftreten. Die Farbe kann hautfarben und hyperpigmentiert sein. Flache Kondylome werden bei der Inspektion leicht übersehen.

Praxistipp

Insbesondere bei den pigmentierten Läsionen und Riesenkondylomen müssen maligne Neoplasien differenzialdiagnostisch ausgeschlossen werden: Ein hoch differenziertes verruköses Plattenepithelkarzinom kann klinisch ähnlich wie ein großes Kondylom imponieren. Nicht selten gibt es auch die klinische Fehleinschätzung von intraepithelialen Neoplasien der Vulva als Kondylom.

Kondylome können über viele Jahre persistieren. **Spontanheilungen** werden in bis zu 30 % der Fälle beobachtet.

Kondylome verursachen meisten kaum Beschwerden. **Juckreiz**, **vermehrter Fluor** und **Blutungen** durch die Vulnerabilität der Kondylome können auftreten.

Bei Frauen finden sich Kondylome am häufigsten an **Vulva**, **Introitus** und **Perineum** (**Abb. 7.6**). Seltener sind Vagina, Zervix, Urethra, Anus und Analkanal betroffen.

Diagnostik ❘ Condylomata acuminata sind anhand ihrer **typischen Erscheinungsform** bereits makroskopisch zu diagnostizieren. Bei größeren verrukösen Effloreszenzen, papulös oder makulös pigmentierten Läsionen, Leukoplakien oder immunsupprimierten Patienten sollte aber eine **Probeexzision** zum histologischen Ausschluss einer malignen oder prämalignen Veränderung erfolgen.

Die Infektion der Epithelzellen mit HPV führt bei Virusproduktion durch die Zellen zu einer charakteristischen perinukleären Vakuolenbildung, den sog. **Koilozyten**. Diese können sowohl bei **zytologischen** als auch **histologischen Untersuchungen** gesehen werden.

Die HPV können molekularbiologisch über **PCR** oder den **Hybrid-Capture-2-Test** nachgewiesen

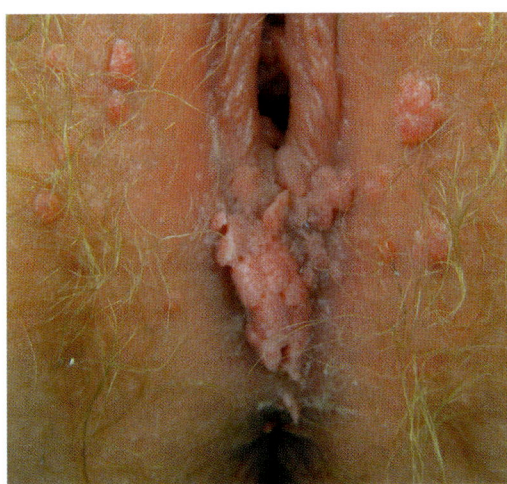

Abb. 7.6 Condylomata acuminata im Bereich des Perineums.

und genotypisiert werden. Für die Diagnose der Condylomata acuminata ist dieser Nachweis aber nicht erforderlich.

Flache Kondylome und subklinische Läsionen werden durch Betupfen der Haut mit **3 %iger** oder **5 %-iger Essigsäurelösung** über eine weißliche Veränderung der Epitheloberfläche besser sichtbar (Lupenbetrachtung notwendig, vgl. S. 84). Eine **zytologische** und **kolpokopische Untersuchung** des Genitales sollte durchgeführt werden, da bis zu 10 % der von Kondylomen betroffenen Frauen zugleich eine intraepitheliale Neoplasie aufweisen.

Differenzialdiagnostisch müssen neben malignen Erkrankungen, Fibromen, dermalen Nävi, seborrhoischen Warzen, Mollusca contagiosa, Condylomata lata und die nicht behandlungsbedürftige Micropapillomatosis labialis vulvae des Introitus von den Condylomata acuminata abgegrenzt werden.

Therapie ⏐ Eine kausale Therapie der Kondylome ist bisher nicht möglich. Die bestehenden Behandlungsmöglichkeiten beruhen einerseits auf der **mechanischen Zerstörung** der Warzen durch Kryotherapie, Betupfen mit Trichloressigsäure, chirurgische Abtragung oder Vaporisation mit dem CO_2-Laser. Eine **Rezidivrate** von bis zu 75 % ist bei diesen Methoden beschrieben. Diese hohe Rate erklärt sich durch latente Virusinfektion in den Epithelzellen der nicht behandelten Areale.

Das früher verwendete Podophyllotoxin, mit dem die Warzen über einige Tage bestrichen wurden, sollte wegen seines Toxizität und der relativ geringen Wirksamkeit nicht mehr eingesetzt werden. Im Bereich des äußeren Genitales, aber nicht bei vaginalem, zervikalem oder intraanalem Befall können die Kondylome lokal mit dem Immunmodulator **Imiquimod** (5 %ige Creme, z.B. Aldara) therapiert werden. Die Behandlung wird durch die Patientin selbst 3-mal pro Woche für 16 Wochen durchgeführt. Als Nebenwirkungen wird eine Reizung der Haut beschrieben. Bei erfolgreicher Behandlung ist die Rezidivrate geringer als bei den anderen Behandlungsmöglichkeiten.

Prophylaxe ⏐ Die Verwendung von **Kondomen** kann das Risiko einer Infektion senken, aber nicht sicher verhindern, da nicht die gesamte Haut des Genitales umschlossen wird. Zur möglichen **Impfung** s. High-Risk-HPV-Typen.

Infektion mit High-Risk-HPV-Typen

Klinik ⏐ Die Infektion mit HPV der High-Risk-Typen verursacht keine eigenständigen klinischen Symptome, aber in > 99 % der **Zervixkarzinome** (S. 181) und regelmäßig sowohl in den **invasiven Karzinomen** als auch den **intraepithelialen Neoplasien**

des **äußeren Genitales** (S. 166) bei jüngeren Frauen werden diese onkogenen Viren nachgewiesen.

Diagnostik ⏐ Molekularbiologische Untersuchung und Genotypisierung über **PCR** oder **Hybrid-Capture-2-Test**.

Therapie ⏐ Eine Möglichkeit zur kausalen Therapie gibt es bisher nicht. Ziel ist es, die durch die persistierende Infektion verursachten Dysplasien zu erkennen und zu therapieren, um die Entstehung von Tumoren zu verhindern.

Prophylaxe ⏐ Seit 2007 stehen zwei **Impfstoffe** gegen HPV-16 und -18 (Cervarix) bzw. HPV-6, -11, -16, -18 (Gardasil) zur Verfügung. In den Zulassungsstudien konnten diese Impfstoffe die Entstehung der HPV-16/18-induzierten intraepithelialen Neoplasien der Zervix fast vollständig verhindern. Das Risiko von HPV-6/11-assoziierten Kondylomen soll um 90 % reduziert werden. Von der Impfung wird eine deutliche Reduktion der Inzidenz von invasiven Neoplasien der Zervix und auch der Vulva erwartet. Allerdings ist die bisherige Nachbeobachtungszeit für eine abschließende Beurteilung zu kurz. Zielgruppe für die Impfung sind zunächst **junge Mädchen** (12–17 Jahre) vor Beginn der sexuellen Aktivität.

Herpes genitalis

Erreger ⏐ Der Herpes genitalis wird überwiegend durch den **Herpes simplex Virus Typ 2** (HSV-2, 70–80 %), aber auch durch den **Herpes simplex Virus Typ 1** (HSV-1, 20–30 %) verursacht. Die beiden Virentypen besitzen eine 50 %ige Homologie, können serologisch aber durch verschiedene Antikörper unterschieden werden. Es besteht eine partielle Kreuzimmunität. Orale Herpesinfektionen werden fast ausschließlich von HSV-1 hervorgerufen.

> **MERKE**
>
> **HSV-1** gilt eher als Erreger der **oralen**,
> **HSV-2** eher als der der **genitalen** Herpesinfektionen.

Übertragung ⏐ Die Übertragung des Herpes genitalis erfolgt durch **Schmierinfektion** bei Haut-Haut-Kontakt. **Indirekte Infektionen** über Gegenstände wie Toiletten oder Handtücher sind aufgrund der Empfindlichkeit des Virus selten, aber nicht vollständig auszuschließen. Der Inhalt der Herpesbläschen und die Ulzera sind hoch kontagiös. Allerdings können auch ohne sichtbare Hautveränderungen Viren ausgeschieden werden. Vermutlich ist dies die häufigste Ursache der Übertragung des Herpesvirus bei **Sexualkontakten**.

Epidemiologie ⏐ Antikörper gegen HSV-1 können in 80–90 % und gegen HSV-2 in 10–20 % der untersuchten Erwachsenen nachgewiesen werden.

Klinik | Bei den Herpesinfektionen muss die primäre Infektion von den Rezidiven abgegrenzt werden:
- **Primärer Herpes genitalis:** Nach einer Inkubationszeit von 3–8 Tagen (max. 14 Tage) kommt es zu einer schmerzhaften Schwellung und Rötung des Genitales. Es bilden sich rasch ulzerierende, gruppiert liegende Bläschen (**Abb. 7.7**). Bis zur Abheilung können bei der primären Infektion bis zu 2 Wochen vergehen.

Praxistipp

Da Schmerzen, Schwellung und Rötung der für die Herpesinfektion so typischen Bläschenbildung vorangehen, kommt es nicht selten zunächst zur „Fehldiagnose" einer Pilzinfektion oder bakteriellen Vulvitis/Kolpitis.

Bei primären Herpesinfektionen wird HSV-1 etwas häufiger als bei den Rezidiven (s.u.) nachgewiesen. Bei Patienten, die aufgrund einer oralen Herpesinfektion bereits über Antikörper gegen HSV-1 verfügen, sind sowohl die lokalen als auch die systemischen Krankheitssymptome weniger ausgeprägt.
Nach Abheilung können die Herpesviren in den Ganglien der Hinterwurzel, in die diese über die sensorischen Nervenbahnen gelangen, persistieren. Durch verschiedene Faktoren wie psychische Belastung, Infektionen, Fieber, lokale Traumen, hormonelle Veränderungen, Immunsuppression kann es zur Reaktivierung und zum **klinischen Rezidiv** (betrifft 85 % der primären Infektionen) kommen.
- **Rezidivierender Herpes genitalis:** Ähnlich wie bei der primären Infektion bilden sich gruppiert liegende, ulzerierende Bläschen. Die Ausdehnung der Läsionen ist allerdings meist geringer. Allgemeine Krankheitssymptome fehlen. Prodomalsymptome wie Schmerzen, Juckreiz oder Hyperästhesie treten hingegen häufig auf.

Komplikationen | Insbesondere bei **primärer** Herpesinfektion unter der Geburt kann es zur Übertragung des Virus mit konsekutiven, sehr schwer verlaufenden **Infektionen des Neugeborenen** kommen (vgl. S. 398).

Diagnostik | Das **typische klinische Bild** macht in vielen Fällen eine **Labordiagnostik** entbehrlich. Der Erregernachweis gelingt durch Anzüchtung auf **Zellkultur** mit anschließender **Typisierung durch Immunseren** oder durch molekularbiologischen Nachweis über **PCR/Hybridisierung**. Eine **serologische Untersuchung** des Patientenserums ist nur in seltenen Fällen zur Bestimmung des Immunstatus sowie zur Differenzierung zwischen primärer und rezidivierender Infektion sinnvoll.

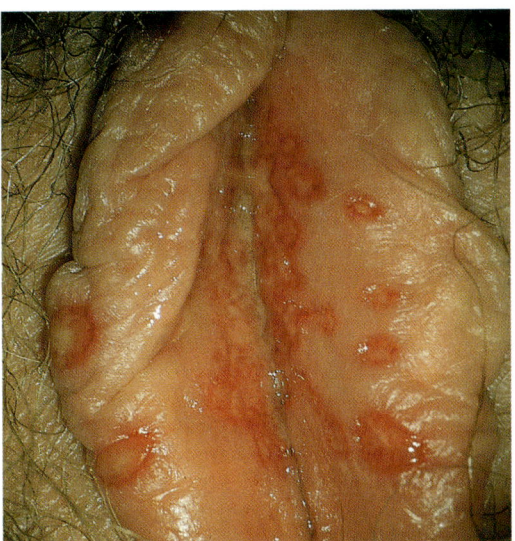

Abb. 7.7   Primärer Herpes genitalis bei 20-jähriger Patientin (8 Tage nach Infektion). Starke Schmerzen, Dysurie, geschwollene Leistenlymphknoten. Isolierung von HSV-2, keine Antikörper gegen Herpesviren nachweisbar.

Therapie | Die primäre Herpes-genitalis-Infektionen und ausgedehnte Rezidive werden mit **systemischer Gabe** von **Virostatika** für mind. 5 Tage behandelt. **Aciclovir** ist dabei das am häufigsten eingesetzte Medikament. Wichtig ist der frühzeitige Beginn der Behandlung, um den Krankheitsverlauf entscheidend abzuschwächen. Aufgrund der starken Schmerzen ist bei primären Infektionen oft eine **Analgesie** angezeigt. Die Schmerzen können so ausgeprägt sein, dass z.B. eine Periduralanästhesie sinnvoll ist. Harnverhalt aufgrund starker Dysurie kann die Anlage eines **Urinkatheters** erfordern. Bei kleinen umschriebenen Rezidiven kann auch eine **Lokaltherapie** mit Aciclovir durchgeführt werden.

Prophylaxe | Die Verwendung von **Kondomen** kann das Risiko einer Infektion senken, aber nicht sicher verhindern, da nicht die gesamte Haut des Genitales umschlossen wird.

HIV-Infektion

Erreger | Das humane Immundefizienzvirus HIV ist ein **Retrovirus** aus der Gruppe der **Lentiviren**, von dem zwei Typen, **HIV-1** und das seltenere **HIV-2**, unterschieden werden können. Die **Virus-RNA** wird in der Wirtszelle mithilfe der viralen reversen Transkriptase in DNA umgeschrieben. Aufgrund der hohen Verwandelbarkeit ändert das Virus ständig seine Hülle.

Übertragung | Die Virusübertragung kann über verschiedene Wege erfolgen. Hauptrisiken sind **Sexualkontakte**, **Verletzung mit kontaminierten Gegen-**

ständen wie Spritzen (i. v. Drogenabusus, medizinisches Personal) und die **peripartale Übertragung** von der Mutter auf das Kind (ca. 20 % ohne antiretrovirale Therapie und prophylaktische Sektio). Das Übertragungsrisiko durch **Blutkonserven** liegt bei $>1{:}10^6$. Der Virus kann in Blut, Muttermilch, Sperma, Vaginalsekret und im Gewebe nachgewiesen werden.

Das **Risiko der Übertragung** ist abhängig von der **Viruslast** und liegt je nach Phase der HIV-Infektion beim vaginalen Geschlechtsverkehr vom Mann auf die Frau zwischen 1:50 (akute Infektion und anschließende 3 Wochen) und 1:10 000 (Latenzphase der asymptomatischen Infektion). Während der HIV-Progression und im AIDS-Stadium nimmt das Übertragungsrisiko wieder zu (1:100–1:1000). **Lokale Entzündungen** und **STD** vervielfachen das Übertragungsrisiko (S. 128). Daneben können Infektionen bei der HIV-infizierten Person die Viruslast und damit das Übertragungsrisiko steigern. Der **anale Geschlechtsverkehr** hat ein höheres Übertragungsrisiko aufgrund der höheren Verletzungsgefahr, hoher Viruslast an der Darmschleimhaut und der Präsenz von HIV-Zielzellen in der Darmmukosa. **Epidemiologie |** Im Jahr 2006 waren weltweit schätzungsweise 2,4 Millionen Menschen mit HIV infiziert und die Zahl der Neuinfektionen lag bei knapp 300 000. In Westeuropa steigt die Zahl der Neuinfektionen nach einer stabilen Phase in der 1990er Jahren wieder. In Deutschland wurden 2010 ca. 3000 Neuinfektionen beobachtet, davon entfallen ca. 300 auf Frauen. Etwa 20 % dieser Infektionen sind auf heterosexuelle Kontakte zurückzuführen und 70 % auf Männer, die Geschlechtsverkehr mit Männern hatten. **Diagnostik |** Als Suchtest wird ein **ELISA** (positiv 1–2 Monate nach Infektion) zum Nachweis von HIV-Antikörpern eingesetzt. Zur Bestätigung wird ein **Westernblot** (positiv 2–3 Wochen nach Infektion) verwendet.

> **MERKE**
>
> Die Durchführung eines **HIV-Tests** verlangt die **Aufklärung** und das **Einverständnis** der untersuchten Person.

Das **HIV-p24-Antigen** kann bereits einige Tage nach der Infektion im Blut nachgewiesen werden. Der Nachweis über **Zellkultur** oder **PCR** ist möglich, wird aber nur in bestimmten Fällen zur Diagnose einer HIV-Infektion durchgeführt.

Klinik und Therapie | Für die allgemeinen Beschreibungen der Symptomatik und der Behandlungsmöglichkeiten der HIV-Infektion wird auf die entsprechenden internistischen Lehrbücher verwiesen. Aus gynäkologischer Sicht relevante Aspekte werden nachfolgend beschrieben:

- Bei HIV-infizierten Frauen findet sich ein deutlich erhöhtes Risiko für **Condylomata acuminata**. Die Behandlungsmöglichkeiten unterscheiden sich nicht von denen anderer Patientinnen. Allerdings muss in nahezu allen Fällen mit **Rezidiven** gerechnet werden, da das Immunsystem bei der Elimination einer latenten HPV-Infektion die entscheidende Rolle spielt.
- Weiterhin besteht bei HIV-infizierten Frauen aufgrund der hohen Inzidenz von Koinfektion mit High-Risk-HPV-Typen ein hohes Risiko für die Entwicklung **intraepithelialer** und **invasiver Neoplasien** der Zervix und der Vulva. Regelmäßige gynäkologische Untersuchungen mit Kolposkopie und Entnahme von zytologischen Abstrichen sind wichtige präventive Maßnahmen. Treten Dysplasien oder Karzinome auf, unterschieden sich die Therapieprinzipien nicht von denen nicht infizierter Patientinnen. Allerdings werden **lokal ausgedehnte** intraepitheliale Neoplasien und **Rezidive** häufiger beobachtet als in Vergleichskollektiven.
- Da die antiretrovirale Therapie die Wirksamkeit **oraler Kontrazeptiva** herabsetzen kann und bei einem **Kupfer-IUP** (S. 311) die Gefahr einer aufsteigenden Infektion besteht, sind alternativ die **Sterilisation** (S. 312) und **Levonorgesterel-freisetzende IUPs** (S. 311) sicherere kontrazeptive Maßnahmen. Barrieremethoden sollten mit Ausnahme des **Kondoms** als Infektionsschutz (s. u.) nicht empfohlen werden.
- HIV-infizierte Frauen leiden relativ häufig unter **Zyklusstörungen**, deren Behandlung durch die Grunderkrankung und deren medikamentöse Behandlung erschwert sein kann (herabgesetzte Wirkung von Hormonpräparaten durch Enzyminduktion der Leber, therapieassoziierte Thrombozytopenie).
- In der **Schwangerschaft** besteht das Risiko der **intra- oder peripartalen Übertragung** des Virus auf das Kind. Durch antiretrovirale Therapie in der Schwangerschaft, ggf. prophylaktische Sektio und Stillverzicht kann dieses Risiko von 20 % auf unter 1 % gesenkt werden (vgl. S. 399). In der Schwangerschaft sind zusätzlich zu den üblichen Vorsorgeuntersuchungen weitere Untersuchungen zu empfehlen. Die Betreuung und Entbindung HIV-positiver Schwangere verlangen eine hohes Maß an technischer und logistischer Ausstattung und geschulte Mitarbeiter, sodass dies in spezialisierten Zentren erfolgen sollte.
- Aufgrund der stetigen Weiterentwicklung in der Therapie der HIV-Infektion ist die Kooperation mit **spezialisierten Ärzten** notwendig.

Prophylaxe ▮

Die sog. **Postexpositionsprophylaxe (PEP)** kann nach einer akzidentiellen Exposition von HIV das Risiko einer Infektion durch sofortiges Entfernen HIV-haltiger Materialien (Spülen) und Einnahme antiretroviraler Medikamente (für 4 Wochen) vermindert werden. Die medikamentöse Prophylaxe sollte wenige Stunden nach Exposition beginnen. **Indikationen** zu HIV-PEP stellen folgende Situationen dar:

- ungeschützter vaginaler oder analer Geschlechtsverkehr mit einer HIV-infizierten Person
- Kontakt von Schleimhaut und verletzter/geschädigter Haut mit Flüssigkeiten mit hoher Viruslast
- PEP anbieten bei ungeschütztem oralem Verkehr mit Aufnahme von Sperma eines HIV-infizierten Partners
- bei ungeschütztem Verkehr/sonstiger potenzieller Exposition und unbekanntem HIV-Status PEP nur, wenn Indexperson eine Wahrscheinlichkeit für eine HIV-Infektion von mind. 10–20 % aufweist
- berufliche Exposition: Verletzung mit Hohlraumnadel und evtl. bei oberflächlicher Verletzung mit HIV-kontaminiertem Objekt (z.B. chirurgische Nadel).

Hepatitis B

Erreger ▮ Der Erreger der Hepatitis B (**HBV**) ist ein **DNA-Virus** mit relativ labiler Hülle. Das lipidhaltige Oberflächenantigen **HBsAg** (s → „surface"), das Kernantigen **HBcAg** (c → „core"), das vom Virus ins Blut abgegebene **HBeAg** (e → „envelope") bzw. die entsprechenden Antikörper spielen in der Diagnostik eine wichtige Rolle (s.u.).
Übertragung ▮ Die Hepatitis B wird **parenteral** und auch durch **sexuelle Kontakte** übertragen. Das Virus findet sich in hoher Konzentration im Blut, aber auch in Vaginalsekret, Sperma, Tränenflüssigkeit, Speichel und Kolostrum (erste Muttermilch, S. 480).

Epidemiologie ▮ Die Durchseuchung der Bevölkerung beträgt in Deutschland 5–10 %, davon sind etwa 0,5–1 % Träger des HBsAg und damit infektiös. Bei Personen anderer Herkunftsländer muss mit Infektionsraten bis 90 % gerechnet werden.
Klinik ▮ Die klinische Symptomatik der Hepatitis B ist sehr variabel. Neben den häufig **asymptomatischen Verläufen** kann sich das Bild einer **akuten Hepatitis** zeigen. Bei Erwachsenen entwickelt sich in 5–10 % der Fälle eine **chronische Infektion**.
Komplikationen ▮ Aus einer chronischen Infektion kann sich eine **Leberzirrhose** entwickeln. Es besteht das Risiko der **perinatalen Übertragung** (bis 95 %, wenn Mutter HBsAg positiv), das Kind hat dann mit 90 % ein sehr hohes Risiko für die Entwicklung einer chronischen Hepatitis B. Ein verpflichtendes **Screening** nach der 32. SSW wurde 1993 eingeführt.
Diagnostik ▮ Die Hepatitis B wird durch **serologische Untersuchungen** nachgewiesen. Die Bestimmung der **Transaminasen** und des **Bilirubins** kann zur Beurteilung der Leberfunktion sinnvoll sein.
Therapie ▮ Bei fulminanter akuter Hepatits sowie der chronischen Form ist die Behandlung mit **Virostatika** möglich (siehe entsprechende Spezialliteratur). Neugeborene HBsAg-positiver Mütter müssen **kombiniert aktiv** und **passiv** gegen Hepatitis B **geimpft** werden.
Prophylaxe ▮ Bereits seit 1982 wird die **Impfung** gegen Hepatitis (Totimpfung mit HBsAg) für Risikogruppen durchgeführt. In der Zwischenzeit gehört die Impfung gegen Hepatitis B auch zu den Impfempfehlungen für Kinder.

Hepatitis C

Die Durchseuchung der Allgemeinbevölkerung mit Hepatitis C wird auf etwa 0,5 % geschätzt, davon sind etwa 85 % HCV-PCR-positiv, d.h. infektiöse Virusträger. Die sexuelle Übertragung von Hepatitis C kann nicht ausgeschlossen werden, das Risiko ist aber gering und offensichtlich abhängig von der Sexualpraktiken (Verletzungsrisiko) und der Viruslast. Das Risiko der peripartalen Übertragung der Hepatitis C liegt zwischen 3–5 %.

7.2 Entzündliche Erkrankungen der weiblichen Beckenorgane

Key Point

Bei den entzündlichen Erkrankungen der weiblichen Beckenorgane kann sowohl unter pathophysiologischen als auch unter therapeutischen Gesichtspunkten zwischen den Infektionen des äußeren Genitales einschließlich der Vagina und denen des inneren Genitales unterschieden werden.

7.2.1   Entzündungen des äußeren Genitales
Vulvitis

Definition | Entzündungen im Bereich der Labia majora, Labia minora, des Introitus und der Bartholin-Drüsen werden als **Vulvitis** bezeichnet.

> **MERKE**
>
> An der Vulva können **alle entzündlichen Hauterkrankungen** und anderen **Dermatosen**, die auch im Bereich der übrigen Körperhaut auftreten (z.B. allergische oder toxische Dermatose), beobachtet werden.

Fehlende Fachkenntnis kann hier zur Diagnoseverschleppung führen. Aufgrund der sensiblen Versorgung der Vulva gehen Erkrankungen und Infektionen des äußeren Genitales häufig mit **Schmerzen** und **Juckreiz** einher. Die Nähe zum Anus mit zahlreichen, potenziell pathogenen Erregern erklärt die Anfälligkeit des weiblichen Genitaltraktes für Infektionen. Dies kann sowohl durch falsche Hygiene (Schmierinfektionen des äußeren Genitales) als auch übertriebene Hygiene (trockene, rissige Haut begünstigt Infektionen, Kontaktekzeme) gefördert werden.

Nach Ausschluss von organischen Ursachen muss bei der Vulvitis auch eine **psychogene Entwicklung** des seltenen **essenziellen Pruritus** in Betracht gezogen werden.

Candidavulvitis (Soorvulvitis)
Die isolierte Candidainfektion (Soor) der Vulva ist selten, in der Regel handelt es sich um eine Kombination von **Soorkolpitis** (S. 142) und **-vulvitis**. Die Infektion durch Pilze (v.a. **Candida albicans**) gehört zu den häufigsten Infektionen der Vulva. Die typischen Symptome sind **Juckreiz**, **Schwellung** und **Hautrötung**. Durch Antibiotika, Diabetes mellitus, orale Kontrazeptiva und Immunsuppression wird das Auftreten einer Kandidose begünstigt. Eine lokale Behandlung mit **Antimykotika** (z.B. Cotrimazol) ist in der Regel ausreichend. Zu weiteren Einzelheiten der genitalen Candidainfektion siehe S. 142.

Follikulitis und Furunkel/Karbunkel
Die Infektion von **Haarwurzeln** und **Talgdrüsen** kann zu eitrigen Infektionen mit Bildung von Pusteln oder Abszessen führen. In der Regel werden diese Entzündungen durch **Staphylococcus aureus** verursacht. Das klinische Bild gleicht den entsprechenden Krankheitsbildern im Bereich der restlichen Körperhaut. Die Follikulits wird je nach Schwere des Krankheitsbildes mit **Antiseptika** oder der systemischen Gabe von **Antibiotika** behandelt. Furunkel/Karbunkel müssen **chirurgisch „gespalten"** werden, d.h. durch ausreichend große Inzision wird dem Eiter der Abfluss nach außen er-

möglicht. Die weitere Behandlung besteht bis zur Abheilung aus **Bädern** oder **Wundspülungen**.

Vulvitis durch A-Streptokokken
Die Vulvitis durch A-Streptokokken ist relativ selten. Sie wird insbesondere bei jungen Mädchen beobachtet, da die Infektion bei ihnen durch Fehlen von Östrogenen und Laktobazillen begünstigt wird. Die Übertragung erfolgt durch **Schmierinfektionen** aus dem Nasen-Rachen-Raum in den Bereich des Genitales. Die Symptome bestehen in einer **Rötung** der Vulva und einem **leukozytären Fluor**. Die A-Streptokokkenvulvitis wird durch Antibiotika behandelt.

Bei älteren Frauen kann insbesondere nach Operationen oder Bestrahlung im Bereich der Vulva (Vulvakarzinompatientinnen, S. 168) in seltenen Fällen ein **Erysipel** der Vulva auftreten. Die Klinik (scharfe abgrenzte Rötung, Schmerzen, Fieber) und Behandlung (Antibiotikum der 1. Wahl: Penicillin) unterscheidet sich nicht vom Erysipel anderer Lokalisation.

Bartholin-Abszess
Erreger | Als Erreger der Bartholinitis bzw. des Bartholin-Abszesses (Eiteransammlung im verschlossenen Ausführungsgang der Bartholin-Drüse) werden **Staphylokokken**, **Streptokokken**, **E. coli**, **Anaerobier** und **Gonokokken** (S. 127) gefunden.

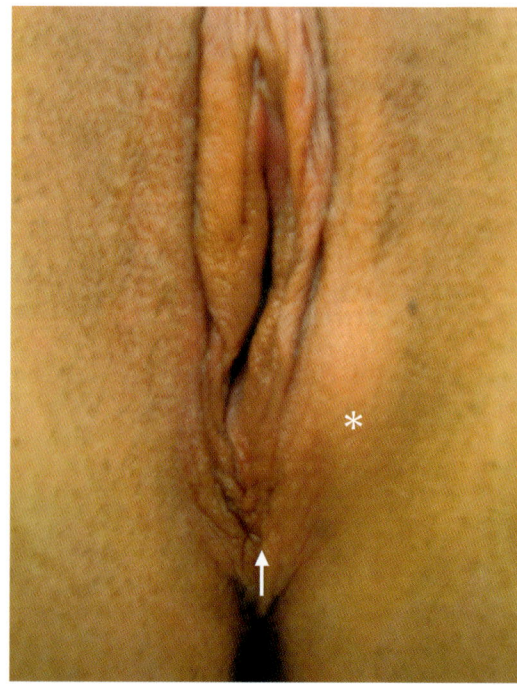

Abb. 7.8   Bartholinitis links. Die Vulva ist im dorsalen Anteil an typischer Lokalisation angeschwollen (*); beachte Abweichung von den Medianlinie (Pfeil).

Häufigkeit I Die Erkrankungen betrifft überwiegend **jüngere Frauen** der 3. und 4. Lebensdekade.

Pathogenese I Die Bartholin-Drüsen liegen seitlich und etwas dorsal des Introitus in der Tiefe des Dammgewebes (**Abb. 1.9**, S. 9). Ihr Ausführungsgang mündet seitlich im dorsalen Teil des Introitus und kann u.U. als rötliches Pünktchen gesehen werden. Infolge einer Infektion mit o.g. Erregern (**Bartholinitis**) kann es durch Verklebung des Ausführungsganges und Retention zur Entstehung eines sog. „**Bartolin-Abszesses**" bzw. – in korrekter Nomenklatur – eines **Empyems** kommen.

Klinik I Der Bartholin-Abszess ist **sehr schmerzhaft** und tritt meist **einseitig** auf (kontralaterale Rezidive sind aber typisch). Es zeigt sich eine charakteristische **Schwellung** und **Rötung** im dorsalen Anteil der großen Labie (**Abb. 7.8**).

Therapie I Bei einer Bartholinitis ohne Ausbildung eines Empyems kann durch **systemische antibiotische Behandlung** und **lokale Kühlung** versucht werden, die Abszessbildung zu verhindern.
Der typische Bartholin-Abszess wird mittels Inzision im Introitus im Bereich der Mündung des Ausführungsganges und Ausnähen der Wundränder (**Marsupialisation**, **Abb. 7.9**) behandelt. Die weitere Therapie besteht in **Bädern** oder **Wundspülungen** bis zur Abheilung des Prozesses. Eine antibiotische Behandlung ist nur bei Nachweis von Gonokokken erforderlich.

Molluscum contagiosum (Dellwarze)

Dellwarzen zeigen sich als multiple, 2–10 mm große Warzen (**Abb. 7.10**) mit zentraler Eindellung, die

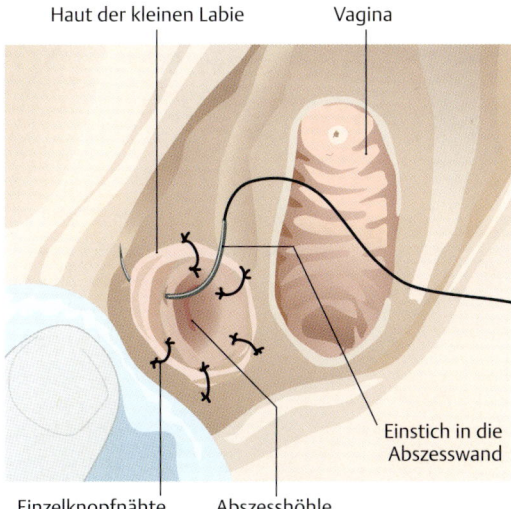

Haut der kleinen Labie   Vagina

Einstich in die Abszesswand

Einzelknopfnähte   Abszesshöhle

Abb. 7.9 Prinzip der Marsupialisation bei einem Bartholin-Abszess. Die Drüse wird seitlich breit eröffnet und die innere Drüsenwand an die äußere Haut der Vulva genäht, um die Abszesshöhle zur Abheilung offen zu halten.

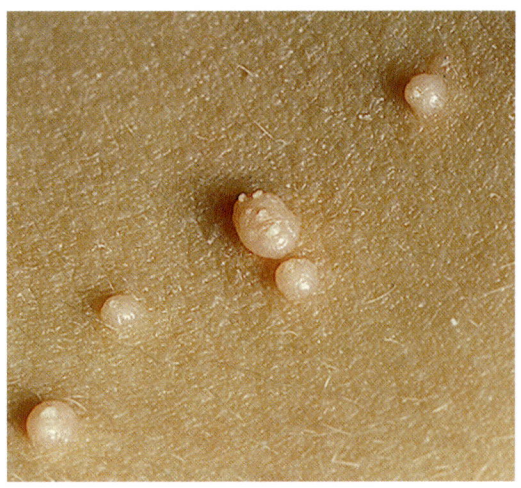

Abb. 7.10 Molluscum contagiosum. Typische Molluscum-Körperchen in den Kuppeln der Papeln.

insbesondere bei Kindern auch am Genitale auftreten können. Erreger ist ein **Pockenvirus**. Durch Ungeübte werden Mollusca contagiosa häufig mit Condylomata acuminata (S. 133) verwechselt. Die Rate an **Spontanheilungen** ist hoch. Andernfalls können die Warzen **mechanisch**, z.B. durch Kürretage, **entfernt** werden. Alternativ sind auch Laserbehandlung, Kryotherapie oder Elektrokoagulation möglich.

Skabies (Krätze)

Der Erreger der in Deutschland relativ selten beobachteten Skabies ist die **Krätzmilbe** (Sarcoptes scabiei homini). Diese Ektoparasiten werden durch **Körperkontakt**, aber auch über Kleidung und andere **Textilien** von Mensch zu Mensch übertragen. Die Weibchen bohren sich innerhalb weniger Minuten in die Haut des Wirtes ein, wo sie (ebenso wie die Larven) Gänge bohren. Der Befall mit Krätzmilben geht in der Regel mit **starkem Juckreiz** einher, der in der Regel 2–6 Wochen nach dem Erstbefall auftritt. **Prädilektionsstellen** sind die Brustwarzen, Leistenregion, Fingerzwischenräume, Handgelenke und beim Mann der Penis. Die Milbengänge können als **Papeln** erkannt werden (**Abb. 7.11**). Durch Sensibilisierung auf Milbenantigen kommt es zu einem **generalisierten Exanthem**.
Im mazerierten Inhalt der eröffneten Bohrgänge können die Milben bzw. deren Eier **mikroskopisch** nachgewiesen werden. Möglich ist auch die Diagnose anhand von **Gewebeproben**. Zur Therapie der Krätze werden gegen Ektoparasiten wirksame **Externa** wie Permethrin, Allethrin, Benzylbenzoat oder Ivermectin eingesetzt.

7

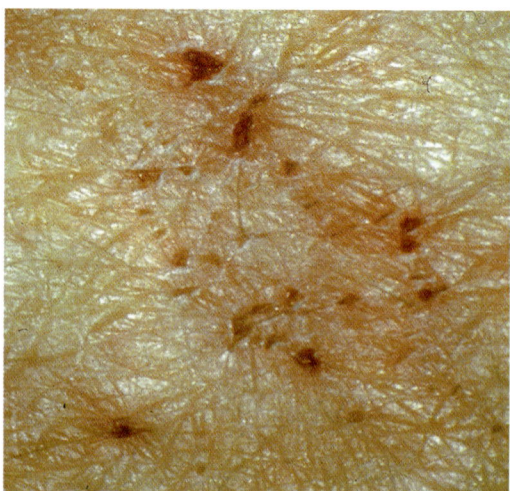

Abb. 7.11 Skabies bei 41 jähriger Patientin.

Filzlausvulvitis (Phthiriasis)

Die **Filzlaus** (Phthirus pubis, **Abb. 7.12**) ist ein 1–15 mm großes, blutsaugendes Insekt, das die Schambehaarung, Achsel- und Barthaare sowie sehr selten auch die Wimpern, Augenbrauen und Kopfhaare befällt. Die Filzlaus ist auf den Menschen spezialisiert und überlebt selbstständig nur 24 h. Die Übertragung erfolgt durch **Sexualkontakte**, ist aber auch über **Textilien** (z.B. auch Matratzen/Decken) möglich. Der Befall ist in Deutschland relativ selten. Ein Stich der Filzlaus verursacht **starken Juckreiz**, der insbesondere bei Wärme (im Bett) zunehmend sein kann. Die Läuse bzw. ihre Nissen können kol-

poskopisch nachgewiesen werden (**Abb. 7.12**). Zur Behandlung werden **Externa** wie Permethrin, Allethrin oder Pyrethrumextrakt eingesetzt. Die **Rasur** der betroffenen Regionen ist hilfreich.

Oxyuriasis

Auch der Befall mit **Madenwürmern** (Oxyuren) kann bedingt durch den ausgelösten Juckreiz und der Nähe zum Genitale zu entzündlichen Superinfektionen der Vulva führen. Behandelt wird die Parasitose mit **Mebendazol** oder **Pyrantel** und entsprechenden Hygienemaßnahmen.

Acne inversa

Die Acne inversa ist eine durch Besiedelung mit Hautbakterien verursachte **Entzündung von Talgdrüsen und Terminalhaarfollikeln**, die im Bereich der Achselhöhlen, inguinal, perianal und an der Vulva auftritt. Durch den jahrelangen Krankheitsverlauf können ausgedehnte Narben und Fistelgänge entstehen (**Abb. 7.13**). Eine Behandlung kann mit **Antibiotika**, **Retinoiden** oder auch **Antiandrogenen** versucht werden. Therapeutisch kann auch die **chirurgische Entfernung** der betroffenen Hautregionen erfolgen.

Pruritus vulvae

Mit dem Symptom **Juckreiz** stellen sich zahlreiche Patientinnen in der gynäkologischen Praxis vor. In vielen Fällen ist dies auf eine der beschriebenen

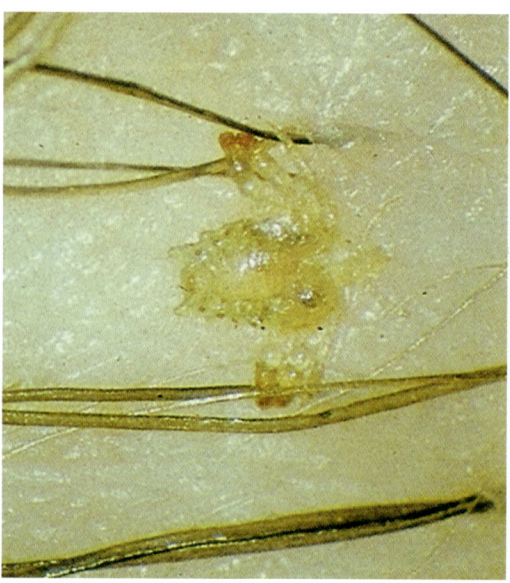

Abb. 7.12 Filzlaus. Der Ektoparasit hat sich im Bereich des Mons pubis an zwei Schamhaare gekrallt.

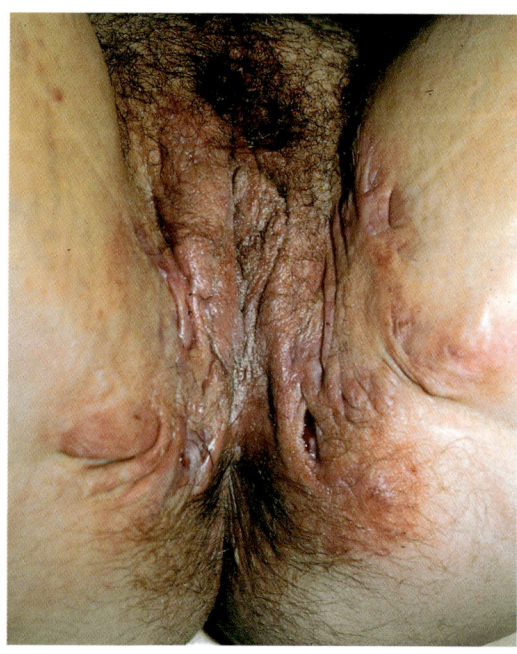

Abb. 7.13 Acne inversa mit wulstartigen Gängen, furunkelartigen Knoten und tiefen Narben nach mehrjährigem Krankheitsverlauf.

infektiösen Krankheitsbilder oder eine entzündliche Erkrankung der Vagina zurückzuführen. Daneben können auch intraepitheliale Neoplasien, das Vulvakarzinom, Lichen sclerosus, verschiedene Dermatosen, Allgemeinerkrankungen wie Diabetes mellitus und psychosomatische Störungen mit Juckreiz der Vulva einhergehen. Die weitere differenzialdiagnostische Abklärung des gynäkologischen Leitsymptoms wird ab S. 105 ausführlich dargestellt.

Vestibulitis

Schmerzhafte Missempfindungen, Brennen und **Schmerzen beim Geschlechtsverkehr** im Bereich des **Introitus vaginae** werden als Vestibulitis bezeichnet. Insbesondere junge Frauen sind von dem Syndrom betroffen. Die Häufigkeit liegt bei bis zu 3–9 %. Meist ist der klinische Untersuchungsbefund relativ blande. Es findet sich berührungsempfindliches Epithel und evtl. eine Rötung insbesondere der Ausführungsgänge der Batholin-Drüsen. Über Ursachen und Therapiemöglichkeiten dieses Krankheitsbildes ist relativ wenig bekannt. Eine HPV-Infektion (S. 132), rezidivierende Pilzinfektionen, intraepitheliale Neoplasien und Dermatosen sollten ausgeschlossen werden. Meist werden **lokal** hautpflegende Salben, Östrogene, Lokalanästhetika, Steroide, Gleitmittel und gelegentlich oberflächliche Denaturierung des Epithels angewandt. In Nordamerika wird häufig eine **oxalatarme Ernährung** empfohlen und die **chirurgische Entfernung** des betroffenen Hautareals durchgeführt.

Kolpitis

Definition I Eine Entzündung der **Vagina** wird als **Kolpitis** bezeichnet.

Das wichtigste Symptom der Kolpitis ist der **pathologische Fluor vaginalis** (zur differenzialdiagnostischen Abklärung siehe S. 102). **Pilzinfektionen** mit Candidaarten, die **Aminkolpitis** und die Infektion durch **Trichomonaden** sind die häufigsten klinischen Erscheinungsformen.

Grundlagen

Die Vagina der erwachsenen Frau ist von Laktobakterien, sog. **Döderleinbakterien**, besiedelt. Die „Milchsäurebakterien" verstoffwechseln das Glykogen aus den Vaginaleptihelzellen über Maltose und Dextrose zu Milchsäure (**Abb. 7.14**). Die Folge ist ein **saures Vaginalmilieu** mit einem pH-Wert von 3,8–4,5, das die Vermehrung pathogener Keime hemmt. Die Entwicklung der physiologischen Döderleinflora der Vagina ist östrogenabhängig.

Neben den Laktobakterien finden sich in der Scheide zahlreiche andere **Keime der Haut- und Darmflora**, wie Streptokokken, Staphylococcus epidermidis, Korynebakterien und Peptostreptokokken. Auch **potenziell pathogene Keime** können in geringer Konzentration zur physiologischen Flora einer asymptomatischen, gesunden Frau gehören. Hier sind insbesondere Candidaarten, Gardnerella vaginalis und Mykoplasmen zu nennen. Diese Keime führen erst dann zu einer Infektion der Scheide (**Kolpitis**), wenn ihre Keimzahl durch Störung der Laktobakterienflora ansteigen kann.

Folgende Faktoren können **Störungen der Vaginalflora** und damit die Entwicklung einer Kolpitis begünstigen:

- Menstrualblut und Zervixschleim durch Alkalisierung (→ Hemmung der Laktobakterien)
- Östrogenmangel (→ vermindertes Glykogenangebot)
- Diabetes mellitus
- Antibiotika (→ Hemmung der Laktobakterien)
- Fremdkörper (auch Pessare und Tampons)
- Vaginalspülungen
- Sexualverkehr
- lokale Kontrazeption.

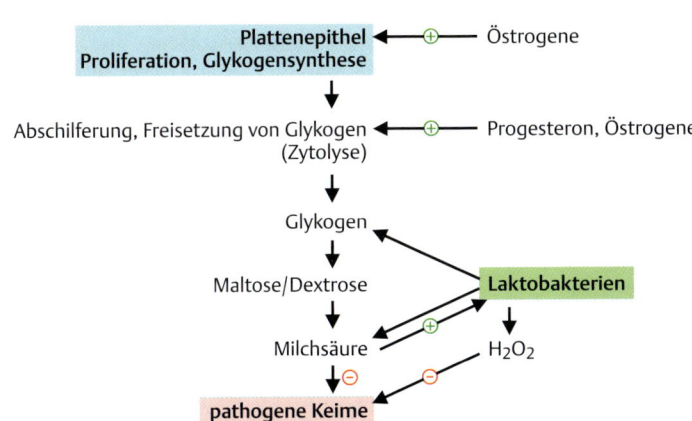

Abb. 7.14 Regulation der physiologischen Vaginalflora. Östrogene fördern über die Freisetzung von Glykogen aus dem Plattenepithel die Besiedlung mit Laktobakterien, die die Vagina durch das entstehende saure Milieu vor Infektion schützen.

Candidakolpitis (Soorkolpitis)

Erreger ❙ Pilzinfektionen der Vagina werden in 80–90 % der Fälle durch **Candida albicans** (seltener auch andere Candidaarten wie Candida glabrata) verursacht.

Übertragung ❙ Hefepilze kolonisieren bei vielen Menschen als harmlose Schmarotzer Haut und Schleimhäute (z.B. im Darm), bei etwa 15 % der Frauen auch Vulva und Vagina. Die Candidakolpitis ist daher in der Regel als **endogene** Infektion zu verstehen. Eine **Störung der Vaginalflora** ermöglicht die Vermehrung der Keimzahl. Begünstigende Faktoren sind **hormonelle Einflüsse** (orale Kontrazeptiva, Schwangerschaft), **Antibiotikatherapie** und **Immunschwäche** (s. Grundlagen der Kolpitis).

Epidemiologie ❙ Die Candidakolpitis ist eine sehr häufige Erkrankung, von der etwa 5–8 % der gynäkologischen Patientinnen betroffen sind.

Klinik ❙ **Juckreiz** im Bereich der Vulva und Vagina stehen neben **Brennen**, **Schmerzen** und **Ausfluss** im Vordergrund der Beschwerden. In der Regel treten Soorkolpitis und -vulvitis gemeinsam auf (S. 138). Bei der isolierten Soorkolpitis sind die Beschwerden geringer ausgeprägt als bei der Soorvulvitis.

Diagnostik ❙ Bei der **gynäkologischen Untersuchung** zeigt sich ein weißer, bröckeliger Fluor (**Abb. 7.15**). Im **mikroskopischen Direktpräparat** sind die Pseudomyzelien als beweisend anzusehen (**Abb. 4.3b**, S. 81). Die Lyse der abgeschilferten Plattenepithelzellen auf dem Objektträger mit einigen Tropfen einer 10 %igen KaOH-Lösung kann das Erkennen der Pilze erleichtern. Der Nachweis von Sprosszellen (einzeln liegende Hefezellen) weist dagegen nur auf eine Kolonisation durch Hefen

hin. Der **mikrobiologische Nachweis** ist nur notwendig, wenn das klinische Bild und das Direktpräparat nicht aussagekräftig sind.

Therapie ❙ Die Therapie der Wahl ist in unkomplizierten Fällen die lokale Anwendung von **Nystatin- und Imidazolpräparaten** in der Vagina und an der Vulva für meist 5–7 Tage. Die systemische Behandlung ist mit **Fluconazol** möglich, wird aber häufig erst bei rezidivierenden Soorkolpitiden angewandt. Eine Partnerbehandlung ist nicht sinnvoll, da es sich um eine endogene Infektion handelt. Die Rezidivrate ist hoch.

Bei chronisch rezidivierender Soorkolpitis kann die **mehrwöchige Stoßtherapie** mit Fluconazol oder die regelmäßige **prophylaktische antimykotische Behandlung** in Intervallen sinnvoll sein.

Aminkolpitis (bakterielle Vaginose)

Erreger ❙ Die bakterielle Vaginose ist gekennzeichnet durch eine Verschiebung der Zusammensetzung der Vaginalflora zugunsten der **Anaerobier** und insbesondere **Gardnerella vaginalis**. Letzteres ist ein kurzes gramnegatives unbewegliches Stäbchen von geringer Pathogenität, das 1955 von Gardner und Dukes beschrieben wurde. Stoffwechselprodukte von Gardnerella vaginalis fördern das Wachstum der Anaerobier, sodass die Aminkolpitis als **synergistischer Prozess** mit **Verdrängung der Laktobakterien** verstanden werden kann.

Übertragung ❙ Für die Entstehung der bakteriellen Vaginose ist die **Störung der Vaginalflora** durch Einbringen von Bakterien des Partners bei **Sexualkontakten** und von Bakterien aus dem **Perianalbereich** verantwortlich. Eine **Antibiotikatherapie** und **Blutungen** können ebenfalls durch die Verminderung der Laktobakterien die Entwicklung einer bakteriellen Vaginose fördern.

Epidemiologie ❙ Die bakterielle Vaginose ist die **häufigste Form** der Kolpitis und wird bei 5–8 % der Frauen gesehen.

Klinik ❙ Betroffene Frauen klagen über einen **dünnflüssigen, grau-weißlichen Ausfluss**, der im alkalischen Milieu einen charakteristischen **fischartigen Geruch** aufweist. Stärkerer Juckreiz und entzündliche Symptome wie eine Rötung fehlen meist.

Komplikationen ❙ Die bakterielle Vaginose kann **aufsteigende Infektion** begünstigen (**Abb. 7.18**, S. 144).

Diagnostik ❙ Bei der **klinischen Untersuchung** fällt meist schon der dünnflüssige Fluor auf, der auch blasig sein kann (**Abb. 7.16**). Der pH-Wert der Vagina liegt bei 4,8–5,5. Die wichtigste diagnostische Untersuchung ist die **direkte mikroskopische Untersuchung** des Vaginalsekretes, bei der Leukozyten, massenhaft Bakterien und die charakteristischen Schlüsselzellen (**Clue cells**, **Abb. 4.3c**, S. 81) gesehen werden können. Clue cells sind Epithelzellen, die

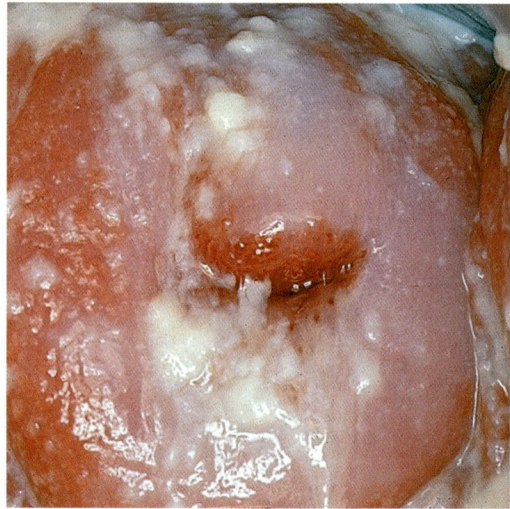

Abb. 7.15 Akute Soorkolpitis. Die Portio ist stark gerötet und weiß-bröckelig belegt.

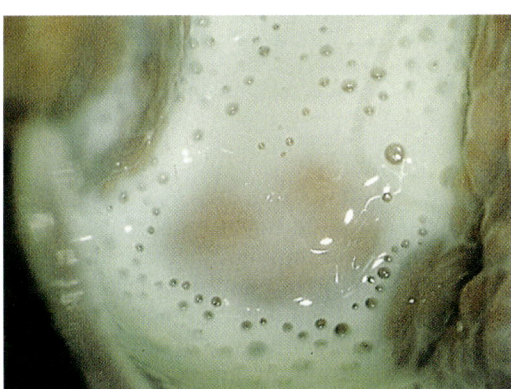

Abb. 7.16 Aminkolpitis mit blasigem Fluor bei 28-jähriger Schwangeren in der 30. SSW.

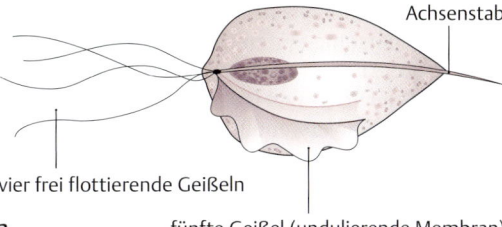

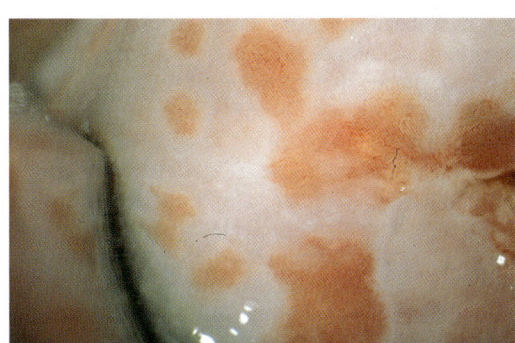

Abb. 7.17 Trichomonadenkolpitis. a Schemazeichnung des Erregers. **b** Fleckförmige Rötung der Vaginalschleimhaut.

7

von einem dichten Rasen mit Gardnerella vaginalis und anderen Bakterien bedeckt sind.

> **MERKE**
>
> In unkomplizierten Fällen der Aminkolpitis sind die **Klinik** und der **Direktnachweis** als beweisend anzusehen.

Die Vermischung des Vaginalsekretes mit einigen Tropfen **10 %iger KaOH-Lauge** verstärkt den Geruch des Fluors. Die **kulturelle Untersuchung** des Fluors ist in der Regel nicht sinnvoll: Es handelt sich bei der bakteriellen Vaginose um Mischinfektionen und die Ergebnisse der Kultivierung sind häufig nicht repräsentativ.
Therapie | Die Therapie der Wahl mit einer 95 %igen Heilungsrate sind die systemische oder lokale Gabe von **5-Nitroimidazolen**: z.B. Metronidazol (2 × 400 mg für 5 Tage oder 1 × 2 g p.o.). Clindamycin oder Amoxicillin sind Alternativen mit geringerem Therapieerfolg. Eine Partnerbehandlung wird nicht empfohlen.
Prophylaxe | Die Rezidivrate der bakteriellen Vaginose ist hoch. Als präventive Maßnahmen kann die **Ansäuerung der Scheide** mit Milchsäurebakterien, Milchsäure oder Ascorbinsäure sinnvoll sein.

Trichomoniasis (Trichomonadenkolpitis)
Erreger | **Trichomonas vaginalis** ist ein begeißeltes, fakultativ pathogenes, 10–40 µm großes Protozoon (**Abb. 7.17a**). Es befällt Vagina, Drüsenausführungsgänge und Urethra sowie seltener auch die Blase, das Rektum und die Zervix.
Übertragung | Trichomonas vaginalis wird durch **Sexualkontakte** übertragen, wobei die Infektionswahrscheinlichkeit 70 % beträgt. Die Übertragung durch Schmierinfektionen oder Textilien ist sehr selten.
Epidemiologie | Der Befall mit Trichomonaden ist in Deutschland in ihrer Häufigkeit deutlich zurück-

gegangen und wird bei < 1 % der Frauen gefunden.
Klinik | Bei der Frau führt die Trichomoniasis zu einem **starken, dünnflüssigen, schaumigen Ausfluss**, der auch eine grün-gelbe Farbe annehmen kann. Daneben treten Brennen, Juckreiz, ggf. Dysurie und eine Rötung des Genitales (z.T. fleckförmig als sog. **Kolpitis granularis, Abb. 7.17b**) auf.

> **MERKE**
>
> Die Kolonisation mit Trichomonaden kann bei etwa der Hälfte der betroffenen Frauen und bei 90 % der Männer **asymptomatisch** bleiben.

Komplikationen | Häufig liegt eine begleitende **Aminkolpitis** (S. 142) vor.
Diagnostik | Schaumiger Fluor, stechender Geruch und Rötung liefern bei der **klinischen Untersuchung** wichtige Hinweise. Im **mikroskopischen Direktpräparat** fallen die Trichomonaden durch Bewegungen und reichlich umgebende Leukozyten auf. Da sie relativ kontrastarm sind, entgehen sie aber leicht dem ungeübten Betrachter. Nicht selten werden die Trichomonaden über den **zytologischen Zervixabstrich** (S. 81) diagnostiziert. Die Sensitivität zur Erfassung einer Trichomonasis liegt jedoch nur bei 50 %, sodass die Zytologie in Verdachtsfällen keine geeignete Methode ist. Trichomonas vaginalis kann in **Spezialnährmedien** angezüchtet werden, der **molekularbiologische Nachweis** ist möglich.

Therapie I Die Therapie der Wahl mit einer 90 %igen Heilungsrate ist die **systemische Gabe von 5-Nitro-imidazolen** (z.B. 1 × 2 g Metronidazol). Die Behandlung des **Sexualpartners** ist zwingend erforderlich. **Prophylaxe I** Die Verwendung von **Kondomen** kann die Übertragung von Trichomonaden verhindern.

Unspezifische Kolpitis und Colpitis senilis
Als **unspezifische Kolpitis** wird eine Störung der Vaginalflora bezeichnet, die sich nicht auf o.g. Kolpitisformen oder einen speziellen Erreger zurückführen lässt. Neben den typischen Beschwerden einer Kolpitis wie Ausfluss, Juckreiz, Brennen zeigt das **Nativpräparat** eine gestörte Vaginalflora, die durch Leukozyten und Fehlen der Döderleinbakterien gekennzeichnet ist. Bei der **mikrobiologischen Untersuchung** können dann verschiedenste Keime angezüchtet werden. **Lokal antiseptische Substanzen**, **Ansäuerung des Vaginalmilieus** oder die **Applikation von Milchsäurebakterien** sind in der Regel ausreichend. Bei Nachweis von A-Streptokokken und Staphylococcus aureus sollten jedoch **Antibiotika** eingesetzt werden.
In der Postmenopause führt der Östrogenmangel zu einer erhöhten Anfälligkeit für Scheideninfektionen. In der Behandlung dieser sog. **senilen Kolpitis** wird deshalb häufig zusätzlich eine **lokale Östrogensubstitution** angewandt (vgl. S. 67).

Vaginale Infektionen bei präpubertären Mädchen
Durch den physiologischen Östrogenmangel ist auch die infantile Vagina anfällig für Infektionen. **Keime der Darmflora** und **Streptokokken** spielen hierbei eine besondere Rolle. Schmierinfektionen sind eine häufige Ursache. Das **mikroskopische Direktpräparat** kann wie auch bei der erwachsenen Frau eingesetzt werden. Allerdings sollte die kulturelle Erregerdiagnostik großzügiger durchgeführt werden. Die Therapie der infantilen Kolpitis erfolgt durch **systemische Antibiotika**, da eine lokale Therapie in der Regel nicht praktikabel ist. Bei rezidivierenden Infektionen sollten **intravaginale Fremdkörper** durch Ultraschall und ggf. Vaginoskopie ausgeschlossen werden.

> **MERKE**
>
> Der Nachweis von **sexuell übertragbaren Erregern** sollte v.a. bei Kindern an die Möglichkeit des **sexuellen Missbrauches** (S. 117) denken lassen.

7.2.2 Entzündungen des inneren Genitales

Die Entzündung des inneren Genitales (Zervix, Uterus, Tuben, Ovar) und der umgebenden Strukturen im kleinen Becken (Parametrium, Peritoneum) wird im angloamerikanischen Sprachraum als **„pelvic inflammatory disease" (PID)** bezeichnet. Da es sich in der Regel um eine **aufsteigende, sich lokal ausbreitende Infektion** (**Abb. 7.18**) handelt, beschreibt dieser zusammenfassende Begriff den pathogenetischen Verlauf im Grunde besser als die formal strikte Trennung zwischen Zervizitis, Endometritis, Adnexitis, Parametritis etc.
Aufgrund der Besonderheiten von Symptomatik, Diagnostik und Therapie in Bezug auf die einzelnen anatomischen Strukturen soll die nachfolgende Beschreibung dennoch entsprechend „von außen nach innen" erfolgen.

Zervizitis
Definition I Die Zervizitis ist eine durch Bakterien oder Viren hervorgerufene Entzündung der **Cervix uteri**.
Pathogenese I **Chlamydia trachomatis** (S. 131), **Neisseria gonorrhoeae** (S. 127) und **Mykoplasmen** (S. 132) sind die häufigsten Verursacher der Zervizitis. Selten kann sie auch durch Herpesviren (S. 134) oder Streptokokken A hervorgerufen werden.
Epidemiologie I Die Häufigkeit des Nachweises von Infektionen mit Chlamydien (und Mykoplasmen) ist abhängig von der untersuchten Population. Bei **jungen, sexuell aktiven Frauen** werden Inzidenzen von bis zu 20 % beschrieben.
Klinik I Vermehrter oder eitriger Fluor vaginalis, Kontaktblutungen oder Blutungsstörungen, Dysurie und Harndrang sind Symptome einer Zervizitis. **Asymptomatische** Verlaufsformen sind aber häufig (80–90 % der Infektionen mit Clamydia trachomatis sowie Mykoplasmeninfektionen).

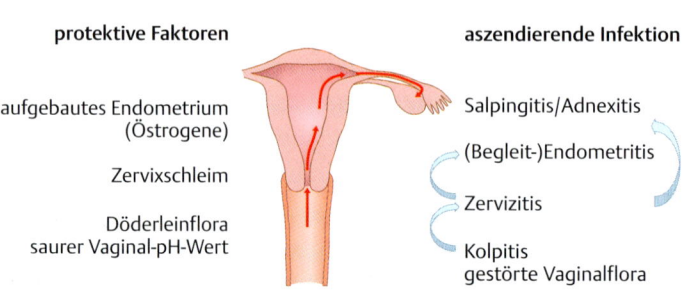

protektive Faktoren   aszendierende Infektion

aufgebautes Endometrium (Östrogene)   Salpingitis/Adnexitis

Zervixschleim   (Begleit-)Endometritis

Döderleinflora saurer Vaginal-pH-Wert   Zervizitis

    Kolpitis gestörte Vaginalflora

Abb. 7.18   Pelvic inflammatory disease (PID) – eine aszendierende Infektion im kleinen Becken.

Komplikationen | **Aufsteigende Infektion** insbesondere bei Infektionen mit Chlamydien und Gonokokken.

Diagnostik | Bei der **gynäkologischen Spekulumeinstellung** zeigen sich eine Hyperämie, Vulnerabilität und bei Chlamydien- oder Gonokokkeninfektion ein eitriger, zervikaler Fluor (**Abb. 7.1**, S. 127), in dem Leukozyten und evtl. Bakterien gesehen werden können. Bei eitrigem Fluor sollten **bakteriologische** und **Chlamydienabstriche** entnommen werden.

Therapie | Zur **ungezielten antibiotischen Therapie** kommen v. a. Doxycyclin, Erythromycin oder Levofloxacin infrage (ggf. Anpassung an die Ergebnisse der bakteriologischen Untersuchung). Die durch Herpesviren verursachte Zervizitis wird mit **Acyclovir** oder anderen Virostatika behandelt.

Differenzialdiagnosen | Eine **Zervixneoplasie** (S. 181) sollte ausgeschlossen werden (Zytologie, Kolposkopie).

Endometritis (non-puerperale)

Definition | Die non-puerperale Entzündung der **Schleimhaut des Corpus uteri** ist eine Erkrankung, die histopathologisch mit dem Nachweis von **Neutrophilen** im oberflächlichen Endometrium und **Plasmazellen** im endometrialen Stroma diagnostiziert werden kann.

Epidemiologie | Eine isolierte non-puerperale Endometritis ist selten.

Pathogenese | Wie bei der Adnexitis (s. u.) handelt es sich um **aszendierende Infektionen**. Bei Patientinnen mit Infektionen des unteren Genitaltraktes, insbesondere bei **Chlamydien-** oder **Gonokokkenzervizitis** ist das Risiko für eine Endometritis erhöht. Auch ein einliegendes **IUP** (S. 310) stellt einen Risikofaktor dar.

In der **reproduktiven Phase** findet sich ein Häufigkeitsgipfel in der **ersten Zyklushälfte**. Insgesamt geht die Endometritis häufig mit einer **Adnexitis** (etwa 40 % der Fälle) einher, tritt aber auch **isoliert** auf (s. u.). Bei Nachweis einer Adnexitis wird in mehr als der Hälfte der Fälle histopathologisch auch eine Endometritis nachgewiesen. Es wird diskutiert, ob es sich bei der Endometritis um eine eigenständige Krankheitsentität mit der Notwendigkeit eines eigenständigen Behandlungskonzeptes und unterschiedlicher Prognose handelt oder ob die Endometritis und Adnexitis zwei Seiten des gleichen Krankheitsbildes darstellen.

Die **isolierte** Endometritis (ohne Zusammenhang mit einer Schwangerschaft oder invasivem Eingriff) wird hauptsächlich bei **postmenopausalen Frauen** (Östrogenmangel) gesehen.

Klinik | Neben Unterbauchschmerzen, Druckschmerzhaftigkeit des Uterus, Fluor vaginalis finden sich häufig Blutungsstörungen.

Komplikationen | Auch in ihrer subklinischen Form soll die Endometritis das Risiko für **Infertilität**, **Implantationsversagen** und **Aborte** erhöhen. Liegt eine Zervixstenose vor, kann sich eine **Pyometra** (Eiter im Cavum uteri) entwickeln.

Diagnostik | Die Diagnose einer Endometritis erfolgt über eine **Endometriumbiopsie**. Bei der Diagnose **Adnexitis** ist die gesonderte diagnostische Abklärung einer Endometritis nicht notwendig, da bei klinischem Ansprechen der Adnexitis auf die Behandlung, die Endometritis keinen negativen Einfluss auf die Prognose und das klinische Outcome hat. Die Entnahme von **bakteriologischen Abstrichen** aus dem Cavum uteri ist problematisch, da es in der Regel zu Kontamination aus dem Bereich der Zervix kommt. Die **sonografischen Hinweise** sind unspezifisch und müssen unter Berücksichtigung des klinischen Bildes interpretiert werden: Flüssigkeitsansammlungen im Cavum uteri und echoreiche Spots können auf eine Endometritis hinweisen. Die **Entzündungsparameter** können erhöht sein.

> **MERKE**
>
> Ein unauffälliges sonografisches Bild und unauffällige Laborparameter bilden **keine Ausschlusskriterien** für eine Endometritis.

Therapie | Die Empfehlungen zur Behandlung der Endometritis entsprechen der antibiotischen Therapie der Adnexitis (s. u.).

Adnexitis

Definition | Die Adnexitis (**Salpingoophoritis**) ist eine häufig doppelseitig auftretende Entzündung von **Tube und Ovar**. Initial handelt es sich dabei meist um eine Entzündung der Tube (**Salpingitis**), die Beteiligung des Ovars (**Oophoritis**) ist nicht zwingend, sondern charakterisiert den komplizierten Verlauf.

Epidemiologie | Betroffen sind v. a. **sexuell aktive** Frauen (Inzidenz 1–2 %).

Pathogenese | Die Adnexitis wird meist durch eine **aszendierende bakterielle Infektion** verursacht. Hämatogene Infektionen sind selten. Fast immer liegt eine **Mischinfektion** vor, dabei sind die häufigsten Erreger Clamydia trachomatis (S. 131), E. coli, Gonokokken (S. 127), Streptokokken, Enterokokken und Anaerobier (anaerobe Streptokokken, Bacteroides species). Eine **gestörte Vaginalflora**, der Zeitraum der **Menstruation** (leicht geöffneter Zervikalkanal und endometriale „Wunde"), **operative Eingriffe** und **Östrogenmangel** sind **Risikofaktoren**

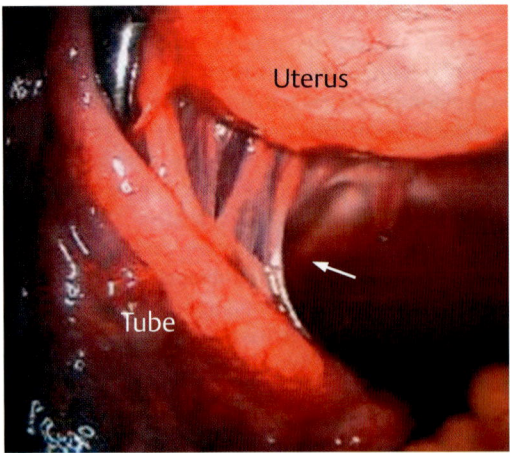

Abb. 7.19 Verwachsungen zwischen linker Tube und Uterushinterwand als Folge einer Adnexitis. Die Verwachsungen (↑) behindern die Tubenmotilität und können so zur Sterilität führen.

für die Entwicklung einer aszendierenden Infektion.

Klinik | Die Patientinnen leiden unter **Unterbauchschmerzen**, häufig begleitet von **Symptomen einer Kolpitis** (S. 141) mit vermehrtem vaginalem Fluor, Dyspareunie und Blutungsstörungen. Oft besteht zudem eine **Harnwegsinfektion**.

Für die Adnexitis bei **Chlamydieninfektion** gilt, dass die Symptome der Patientin **sehr milde** sein können (90 % der Verläufe sind **asymptomatisch**, vgl. S. 131 bzw. Klinik der Zervizitis).

Komplikationen | Die Adnexitis kann zur **Schädigung der Tuben** sowie zu **Verwachsungen** (**Abb. 7.19**) mit konsekutivem Verlust der Tubenfunktion führen und so die Ursache für **ungewollte Kinderlosigkeit** (10–25 % in einer Episode, Risiko steigt mit jeder Episode), **Tubenverschluss** (bis 50 % bei schweren Verlaufsformen) und **Extrauteringraviditäten** (5–25 %) bilden. Bei ausgeprägten Formen kann es auch zur kompletten Obliteration des kleinen Beckens kommen („frozen pelvis").

> **MERKE**
>
> Gerade bei **Chlamydieninfektionen** korreliert die klinische Symptomatik **nicht** mit dem verursachten Tubenschaden, auch bei milden oder fehlenden Symptomen können die Tuben massiv geschädigt werden.

Weiterhin ist die Entstehung einer **Hydrosalpinx** (**Abb. 7.20**) möglich: Durch die Infektion der Tube zieht sich der Fimbrientrichter nach innen und verschließt sich. In der Tube kann sich dann seröse Flüssigkeit sammeln und diese aufblähen. Eine Hydrosalpinx kann bis zu 10 cm groß werden. Sonografisch imponiert sie meist als gekammerte,

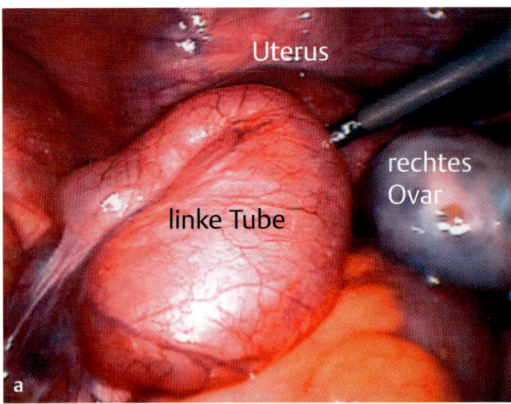

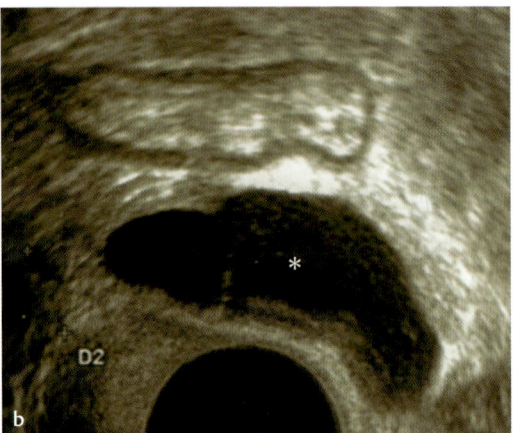

Abb. 7.20 Hydrosalpinx als Folge einer Adnexitis. **a** Laparoskopischer Situs mit stark aufgetriebener linker Tube. **b** Sonografisches Bild einer Hydrosalpinx als gekammerte, echoleere Raumforderung (*). Darüber ist eine Darmschlinge erkennbar.

echoleere, längliche Raumforderung (**Abb. 7.20b**). Differenzialdiagnosistisch ist die Abgrenzung gegen Ovarialneoplasien häufig schwierig.

In bis zu 10 % der Fälle kann die Adnexitis durch Ausbildung eines Empyems im Bereich der Tube (**Pyosalpinx**) sowie von Abszessen der Tube und des Ovars (**Tuboovarialabszess**, **Abb. 7.21**) oder auch des Douglas-Raumes (**Douglasabszess**) kompliziert werden. Letztere werden operativ drainiert. Liegt ein Pyosalpinx oder ein Tuboovarialabszess vor, so muss meist der betroffene Eileiter operativ entfernt werden. Anzustreben ist dabei der Erhalt zumindest eines Ovars. Wird ein Tubenempyem oder Tuboovarialabszess konservativ oder unter Erhalt des betroffenen Organs therapiert, besteht ein hohes Rezidivrisiko.

Darüber hinaus kann die Adnexitis mit einer **Pelviperitonitis** (**Abb. 7.22**) einhergehen, in ungünstigen Verläufen ist die Ausbildung einer **generalisierten Peritonitis** oder **Sepsis** möglich.

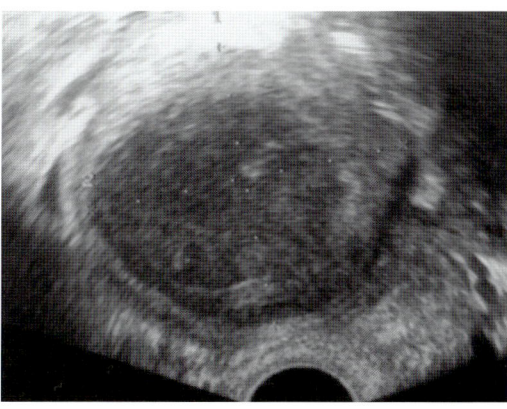

Abb. 7.21 Tuboovarialabszess. Sonografisch stellt er sich als eine inhomogene, echoarme Raumforderung mit einer dicken, hypervaskularisierten Wand dar.

Infektionen mit toxinbildenden Bakterien – insbesondere bei Infektion mit bestimmten **Clostridienstämmen** nach Abort oder Geburt – können zu schweren Infektionen führen. Das Auftreten eines **toxischen Schocksyndroms** wurde auch im Zusammenhang mit der Verwendung bestimmter **hochsaugfähiger Vaginaltampons** (vom Markt genommen) und Infektion mit bestimmten toxinbildenden **Staphylococcus-areus-Stämmen** beobachtet.

Als Folge einer akuten Adnexitis können sich durch chronisch-entzündliche Prozesse (insbesondere bei Chlamydieninfektionen) oder Verwachsungen im kleinen Becken **chronische Unterbauchschmerzen** entwickeln. Chronische Entzündungen werden bei einer Laparoskopie bei etwa 7 % der Patientinnen mit dem chronischen Unterbauchschmerzsyndrom (vgl. S. 100) gefunden.

Diagnostik ▌

– Richtungsweisend bei der **gynäkologischen bimanuellen Untersuchung** sind Schmerzen bei Palpation der Adnexregion in Kombination mit dem Portioschiebeschmerz.

– Begründet durch die Ätiologie als aufsteigende Infektion findet sich in der Regel eine **Kolpitis** und/oder eine **Zervizitis**.

– Das **Nativpräparat des Vaginalfluors** zeigt meist eine gestörte Vaginalflora mit leukozytärem Fluor. Bei einer ungestörten Döderleinflora ist die Diagnose Adnexitis kritisch zu hinterfragen.

– Die Entnahme eines **Chlamydienabstriches** und eines **bakteriologischen Abstriches** aus der Zervix ist sinnvoll. Allerdings repräsentiert die aus dem Zervikalabstrich nachgewiesene Flora vielfach nur unzureichend die verantwortlichen Erreger.

– Die **Körpertemperatur** kann erhöht sein, eine normale Körpertemperatur (einschließlich rektaler Temperatur) ist aber kein Ausschlusskriterium.

– Eine Bestimmung der **Entzündungsparameter** ist für die Verlaufskontrolle hilfreich. Das C-reaktive Protein (CRP) ist in der Regel erhöht, bei stark erhöhten CRP-Werten (> 10-Fache der Norm) sollte ein abszedierender Prozess ausgeschlossen werden. Eine Leukozytose ist nur in weniger als der Hälfte der Fälle nachzuweisen.

– Die **Ultraschalluntersuchung** des inneren Genitales zeigt in etwa der Hälfte der Fälle freie Flüssigkeit im Douglas-Raum. In unkomplizierten Fällen sind die Adnexen sonografisch häufig unauffällig. Bei einer akuten Entzündung können eine verdickte Tubenwand (> 5 mm) und auch geringe Flüssigkeitsansammlungen im Tubenlumen gesehen werden.

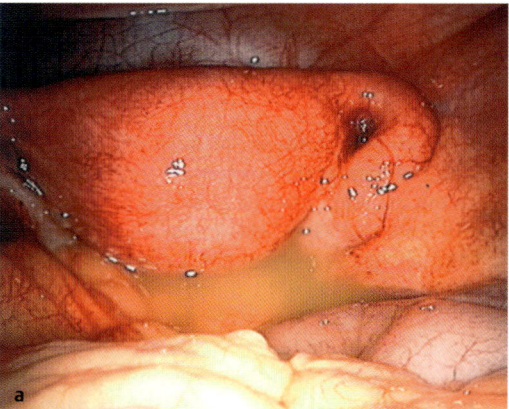

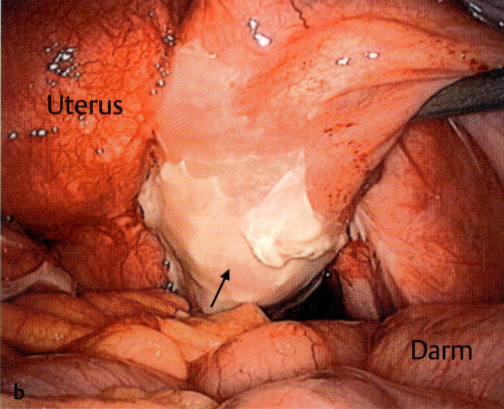

Abb. 7.22 Akute Pelviperitonitis bei PID. a Laparoskopisch sind eitriges Sekret und Gefäßinjektionen des Peritoneums nachweisbar. **b** Auch Fibrinbeläge (hier an der rechten Adnexe, ↑) sind typische Hinweiszeichen.

Praxistipp

Sonografisch weisen größere Raumforderungen im Bereich der Adnexe bzw. echoreiche oder größere Flüssigkeitsansammlungen im Bereich der Tube auf Komplikationen hin (Abszess, Pyosalpinx, Hydrosalpinx, Abb. 7.20b).

— Die klinische Diagnose kann durch eine **Laparoskopie** (Abb. 7.20) gesichert werden (Hyperämie der Tuben und des Peritoneums, Ödem der Tube, Exsudat im Douglas-Raum, Verklebung des Fimbrientrichters). Weiterhin ist diese Untersuchung bei rezidivierenden Verläufen zum Ausschluss von Abszessen und Differenzialdiagnosen sinnvoll.

Therapie I Die **antibiotische Behandlung** der Adnexitis sollte stets **kombiniert** mit mehreren Antibiotika über mind. 14 Tage erfolgen, um die häufigsten Erreger zu erfassen. Als effektiv haben sich dabei z.B. die Kombinationen Cefalosporin + Metronidazol + Doxycyclin oder Levofloxacin + Clindamycin erwiesen. Die **ungezielte Initialbehandlung** ist geboten, da bei verzögerter Behandlung einer PID ein erhöhtes Risiko für Infertilität (S. 321) und Extrauteringravidität (S. 366) gegeben ist. Die Chlamydien und die Anaerobier sollten im Spektrum der behandelten Erreger enthalten sein.

Bei unkomplizierten Fällen zeigte sich in Studien kein Unterschied im Therapieerfolg zwischen ambulanter und stationärer Behandlung.

Praxistipp

Bei Fieber, sehr hohen Entzündungswerten, ausgeprägten Beschwerden, möglichen Komplikationen oder Differenzialdiagnosen, einer nicht erfolgreichen ambulanten Behandlung oder schlechter Compliance ist eine stationäre Behandlung zu empfehlen.

MERKE

Bei Nachweis von **Chlamydien** oder **Gonokokken** ist die Behandlung des **Partners** zwingend.
Eine **intrauterine Spirale** (IUP, S. 310) sollte **entfernt** und zur **mikrobiologischen Untersuchung** eingesandt werden.

Ist eine **Schmerztherapie** erforderlich, so hat sich die Gabe von nichtsteroidalen Antiphlogistika bewährt.

Differenzialdiagnosen I Die klinischen Symptome einer Adnexitis können relativ **unspezifisch** sein. Die Abgrenzung zu anderen Krankheitsbildern, die mit **Unterbauchschmerzen** einhergehen (S. 99), ist möglicherweise schwierig, da objektive

Hinweise einer Adnexitis (z.B. erhöhte Entzündungsparameter, freie Flüssigkeit im Douglas-Raum, gestörte Vaginalflora) fehlen können.

MERKE

Aufgrund der Häufigkeit der Erkrankung, des Alters der betroffenen Patientinnen und der anatomischen Nähe des Appendix zum Genitale ist im klinischen Alltag insbesondere die Abgrenzung der **Adnexitis** und deren Komplikationen gegenüber der **Appendizitis** schwierig.

Wenn die initiale Behandlung keine Besserung der Symptome/Laborwerte bringt oder andere Ursachen durch die **klinische Untersuchung** nicht (sicher) ausgeschlossen werden können, sollte die Adnexitis durch eine **diagnostische Laparoskopie** bestätigt werden. In bis zu einem Drittel der Fälle werde dabei nicht die Diagnose Adnexitis, sondern andere Krankheitsbilder verifiziert.

Prophylaxe I Die Verwendung von **Kondomen** kann das Risiko für eine Entzündung des inneren Genitales vermindern. Inwieweit ein **Screening für Infektionen mit Clamydia trachomatis** in Bevölkerungsgruppen mit einem hohen Risiko (jung, sexuell aktiv) sinnvoll ist, wird derzeit diskutiert.

Sonderformen der Adnexitis/PID I

— **Aktinomykose:** Die Aktinomykose des Genitales ist eine seltene, chronische granulomatöse Infektion, die mit relativ wenig Beschwerden, dem klassischen Bild der PID, aber auch mit einer ausgeprägten Infiltration im Bereich des kleinen Beckens (ein fortgeschrittenes Malignom vortäuschend) einhergehen kann. Die Diagnose wird durch bakteriologische Abstriche oder anhand von Gewebeproben gestellt. Als Risikokollektiv gelten Patientinnen mit IUP (insbesondere langjährige Trägerinnen). Bei asymptomatischen IUP-Trägerinnen kann in bis zu 10 % der untersuchten Fälle die Kolonisation mit Actinomyces israellii nachgewiesen werden. Die Behandlung der Actinomykose erfolgt mit Penicillin G, anderen Penicillinen, Cefalosporinen oder Clindamycin.

— **Genitaltuberkulose:** In Mitteleuropa wird die Genitaltuberkulose heutzutage nur noch sehr selten gesehen. Allerdings ist durch den erneuten Vormarsch der Tuberkulose auch mit einem vermehrten Auftreten der Genitaltuberkulose zu rechnen. Sie wird durch eine hämatogene Streuung des Mykobakteriums aus dem Primärherd verursacht (sog. **Sekundärtuberkulose**), selten durch lymphogene Ausbreitung bei Tuberkulose das Darmes oder des Harntraktes. Insbesondere bei immunsupprimierten Patientinnen, Patientinnen aus dem außereuropäischen

Ausland oder Osteuropa und bei der Adnexitis der Virgo intacta sollte an eine Tuberkulose in Betracht gezogen werden. Die Diagnose wird durch kulturellen oder molekularbiologischen Nachweise der Mykobakterien aus Eiter/Menstrualblut, Punktaten oder Geweben gestellt. Es besteht Meldepflicht.

Parametritis

Die Infektion der **bindegewebigen Haltestrukturen des Uterus** ist relativ selten. Neben Unterbauchschmerzen imponieren bei der klinischen Untersuchung die entzündliche Infiltration und Verdickung der Strukturen. Im Ultraschall können sich die Parametrien durch die entzündliche Schwellung als echoarme Raumforderung darstellen. Die differenzialdiagnostische Abgrenzung gegen einen Tuboovarial- oder Douglasabszess (S. 146) kann daher schwierig sein. Die Behandlung erfolgt konservativ mit **Antibiotika** entsprechend der einer Adnexitis (S. 148).

7

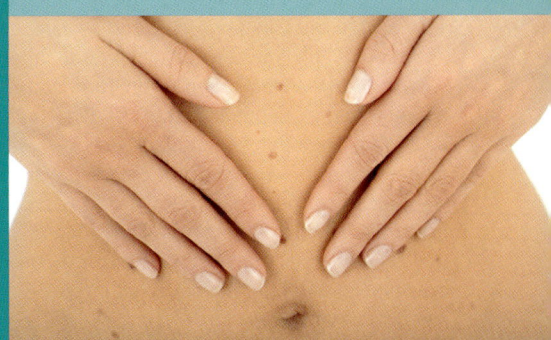

Endometriose

Schleimhautirrläufer und träge Spermien

Unerfüllter Kinderwunsch

Frau Krug setzt sich aufgeregt in den Sessel im Sprechzimmer und kommt gleich zur Sache: „Ich habe vor 18 Monaten die Pille abgesetzt und schlafe zwei Mal die Woche mit meinem Mann, werde aber nicht schwanger. Ich habe sogar schon Temperaturkurven geführt, aber es klappt einfach nicht. Bin ich unfruchtbar?" Ihre Frauenärztin beruhigt die 34-Jährige: „Es gibt sehr viele verschiedene Gründe, warum eine Frau nicht sofort schwanger wird. Lassen Sie uns ganz in Ruhe einen Schritt nach dem anderen machen und zuerst einmal Ihre gesundheitliche Vorgeschichte anschauen." Die Patientin hatte seit ihrem 16. Lebensjahr bis zum Absetzen vor 18 Monaten die Pille genommen, sie war noch nie schwanger. Mit elf Jahren wurde ihr der Blinddarm entfernt und zweimal litt Frau Krug unter einer Scheidenentzündung, hervorgerufen durch einen Pilz. Ansonsten war die Patientin gynäkologisch immer gesund. Seit Frau Krug die Pille abgesetzt hat, leidet sie aber unter zunehmenden Schmerzen, die zwei bis vier Tage vor der Blutung beginnen und bis zum Ende der Periode andauern.

En detail

Die Ärztin möchte das mit der Temperaturkurve noch genauer wissen. Frau Krug erklärt, sie habe dafür elektronische Zyklus- und Temperaturtests aus der Apotheke verwendet. Ihrer Meinung nach sieht es so aus, als würde ein Eisprung stattfinden. „Meine Aufzeichnung habe ich aber leider zu Hause vergessen", bedauert die Patientin. Der Ehemann der Patientin hat sich bis jetzt noch nicht untersuchen lassen, ob er der Grund für die ausbleibende Schwangerschaft sein könnte. Wesentliche Erkrankungen sind aber auch bei ihm in der Vorgeschichte nicht bekannt.

Typische Anamnese

Vor allem die beiden Symptome sekundäre Dysmenorrhö und Sterilität deuten für die Ärztin stark auf eine Endometriose hin. „Bei einer Endometriose befindet sich Gebärmutterschleimhaut außerhalb der Gebärmutter und siedelt sich zum Beispiel am Eileiter oder an der Blase an", erklärt sie Frau Krug und empfiehlt ihr eine Laparoskopie, die eine exakte Diagnose ermöglichen soll. Zusätzlich schlägt die Gynäkologin der Patientin vor, weitere Sterilitätsfaktoren abzuklären. Dafür rät die Frauenärztin zu einer Spiegelung der Gebärmutter, und um Beeinträchtigungen der Eileiter als Sterilitätsursache auszuschließen, könnte man in Verbindung mit einer Bauchspiegelung eine sogenannte Chromopertubation durchführen. Frau Krug möchte sich allen empfohlenen Untersuchungen unterziehen und mit ihrem Ehemann über ein Spermiogramm sprechen.

Der Weg zum erfüllten Kinderwunsch

Bereits wenige Wochen später haben Frau Krug und ihr Mann alle Untersuchungen hinter sich und die Ergebnisse liegen vor. Der Verdacht der Frauenärztin hat sich bestätigt: Im kleinen Becken und am Bauchfell von Frau Krug hat sich tatsächlich eine Endometriose gebildet. Im Moment ist die Erkrankung aber noch nicht so weit fortgeschritten, dass eine Schwangerschaft ausgeschlossen wäre. Die Eileiter waren anatomisch nicht beeinträchtigt. Durch das Spermiogramm des Mannes stellte sich heraus, dass seine Spermienanzahl und deren Beweglichkeit etwas vermindert sind.

Das Ehepaar kommt gemeinsam in die Frauenarztpraxis, um über die Chancen und Möglichkeiten einer Schwangerschaft zu sprechen. Die Ärztin empfiehlt den beiden ein Zyklusmonitoring sowie eine Insemination und erklärt: „Für eine Insemination werden zunächst die Spermien des Mannes ‚aufbereitet' und dann zum laut dem Zyklusmonitoring optimalen Zeitpunkt direkt ‚vor Ort' in die Gebärmutterhöhle der Frau eingebracht. Das erhöht die Chancen einer Schwangerschaft." Frau Krug lächelt erleichtert. Herr Krug ist noch ein wenig skeptisch und möchte wissen, was passiert, wenn die Insemination nicht klappt. „Warten Sie erst einmal ab. Sollte es auf diesem Weg nicht zu seiner Schwangerschaft kommen, gibt es noch die Möglichkeit einer In-vitro-Fertilisation, also einer Befruchtung im Reagenzglas."

8 Endometriose

Key Point

Die Endometriose wird als Auftreten endo-
metriumartiger Zellverbände außerhalb ihrer
eutopen (normalen) Lokalisation im Uterus
definiert. Es handelt sich um eine chronisch
rezidivierende, hormonabhängige Erkrankung. Häufiger Anlass für die Patientinnen zum
Arzt zu gehen sind Unterbauchschmerzen oder
ein unerfüllter Kinderwunsch.

8.1 Einteilung

Anhand der Lokalisation der Endometrioseherde
werden folgende Formen unterschieden:
- **Endometriosis genitalis interna**:
  - **Adenomyosis uteri** = Endometrioseherde im
    Myometrium. Dabei ist die Hinterwand des
    Uterus häufiger betroffen als die Vorderwand.
    Man unterscheidet eine häufiger vorkom-
    mende **diffuse** Ausbildung mit Befall des ge-
    samten Uterus bzw. der gesamten Hinter-
    wand von einer **lokalisierten** Adenomyosis
    uteri mit Bildung umschriebener tumorarti-
    ger Knoten (**Abb. 13.3**, S. 322).

EXKURS

Die **Salpingitis isthmica nodosa** imponiert makroskopisch als Verdickung der Tuben am Abgang vom Uterus. Das histologische Korrelat ist eine noduläre Hyperplasie der Muskularis und Divertikel der Tubenschleim-
haut. Die Ätiologie wird kontrovers entweder aufsteigenden bakteriellen Entzündungen oder der Endometriose zugeschrieben.

- **Endometriosis genitalis externa** = Endometriose
  im Bereich des kleinen Beckens. Hier muss zwischen der **oberflächlichen** Endometriose des Peritoneums und des Ovars, Endometriosezysten
  des Ovars und der **tief infiltrierenden** Endometriose des Spatium rectovaginale, dem Befall von
  Rektum oder Blase bzw. der tiefen Infiltration
  der Ligg. sacrouterina unterschieden werden.
  Die Endometriosis genitalis externa kann mit
  Verwachsungen insbesondere zwischen Adnexen und Beckenwand/Uterus, in ausgeprägten
  Fällen sogar mit einer Obliteration des Douglas-Raumes einhergehen.
- **Endometriosis extragenitalis** = Endometriose
  außerhalb des kleinen Beckens. Diese kann
  z.B. im Peritoneum, an der Zwerchfellunterseite,
  selten in Operationsnarben, sehr selten in Lunge,
  Leber, Lymphknoten und vielen anderen Organen auftreten (**Abb. 8.1**).

8

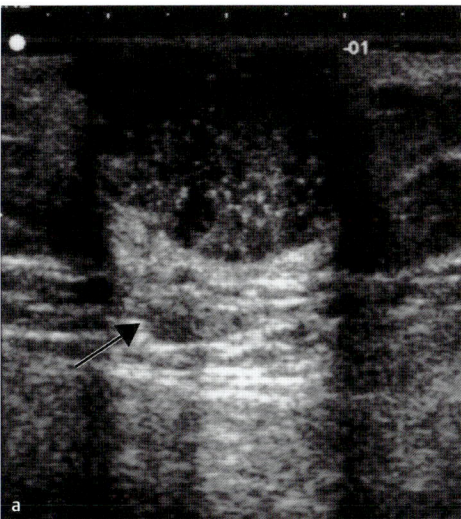

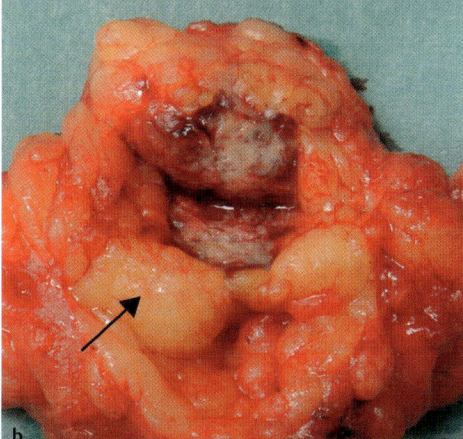

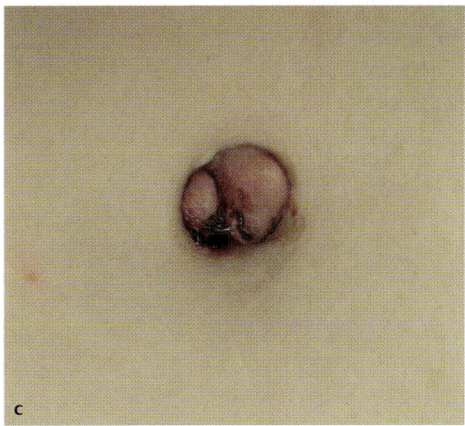

Abb. 8.1 Endometriosis extragenitalis. a, b Endo-
metriose im subkutanen Fettgewebe einer Sectionarbe
(**a** sonografische Darstellung, **b** OP-Präparat). Typischerweise
zeigt sich in der Narbenregion ein derber, dolenter Tumor mit
zyklusabhängigen Größenveränderungen. **b Endometriose**
des Bauchnabels (präoperativer Befund). Auch hier waren
zyklusabhängige Veränderungen der Größe, subjektive
Beschwerden und Blutungen Hinweiszeichen für die Endometriose. Der Befund wurde operativ entfernt und die
Diagnose histologisch gesichert.

8.2 Epidemiologie

> **MERKE**
>
> Bis zu **10 %** aller Frauen im reproduktionsfähigen Alter haben eine Endometriose.

Bei Frauen mit **Fertilitätsproblemen** oder **Unterbauchschmerzen** wird in **40–70 %** der Fälle eine Endometriose diagnostiziert. Die genaue Inzidenz ist nicht bekannt.

Häufigste Form ist die **Endometriosis genitalis externa**, gefolgt von der Adenomyosis uteri und der Endometriosis extragenitalis (**Tab. 8.1**).

Aufgrund ihrer Östrogenabhängigkeit ist die Endometriose eine Erkrankung des **reproduktiven Lebensalters** (Erkrankungsgipfel: **4. Lebensdekade**). Vor der Menarche oder nach der Menopause wird die Endometriose nur in Einzelfällen beobachtet.

8.3 Klassifikation

Der Schweregrad der im kleinen Becken lokalisierten Endometriose wird anhand der Klassifikation der **A**merican **S**ociety for **R**eproductive **M**edicine in vier Stufen unterteilt (revised ASRM-Score). Dabei werden Anzahl, Größe, Infiltrationstiefe sowie Ausmaß der Adhäsionen, die durch die Endometriose verursacht werden, berücksichtigt (**Tab. 8.2**). Die einzelnen Veränderungen werden mit Punkten belegt, der durch Addition erreichte Punktwert ergibt die Einteilung in die Grade **rASRM I** bis **rASRM IV**. Diese Klassifikation hat sich gegenüber den anderen Einteilungsschemata weitgehend durchgesetzt, bildet allerdings bestimmte Aspekte der Endometriose wie die Adenomyosis uteri, die extragenitale Endometriose oder die Endometriose

Tabelle 8.1

Verteilungsmuster der Endometriose	
Lokalisation	**Häufigkeit**
Lig. sacrouterinum	ca. 60 %
Ovar	ca. 50 %
Douglasperitoneum	ca. 30 %
Blasenperitoneum	ca. 20 %
Rektum	ca. 12 %
übrige Bereiche des Darms	ca. 7 %

Tabelle 8.2

Stadieneinteilung der Endometriose (modifiziert nach dem „revised **A**merican **S**ociety for **R**eproductive Medicine-Score", 1996).

Endometrioseherde			< 1 cm	1–3 cm	> 3 cm
Peritoneum		oberflächlich	1	2	4
		tief	2	4	6
Ovar	re	oberflächlich	1	2	4
		tief	4	16	20
	li	oberflächlich	1	2	4
		tief	4	16	20
Adhäsionen			< ⅓ eingeschlossen	⅓–⅔ eingeschlossen	> ⅔ eingeschlossen
Ovar	re	zart	1	2	4
		derb	4	8	16
	li	zart	1	2	4
		derb	4	8	16
Tube	re	zart	1	2	4
		derb	4[1]	8[1]	16
	li	zart	1	2	4
		derb	4[1]	8[1]	16
Obliteration des Douglas-Raums			partiell	vollständig	
			4	40	

[1] bei komplettem Verschluss der Tube auf 16 erhöhen

Auswertung (rASRM-Score)	
Grad 1 (minimale Endometriose):	1–5 Punkte
Grad 2 (milde Endometriose):	6–15 Punkte
Grad 3 (mäßige Endometriose)	16–40 Punkte
Grad 4 (schwere Endometriose):	> 40 Punkte

des Retroperitoneums nur unzureichend ab. In solchen Fällen wird der Befund ohne eine spezielle Stadieneinteilung einfach klinisch beschrieben.

8.4 Pathogenese

Zu den **Risikofaktoren** für eine Endometriose gehören: frühe Menarche, starke Blutungen, kurze Zykluslänge, Gynatresie (= Abflussbehinderung des Menstruationsblutes, z.B. bei Zervixstenose, Hymenalatresie, S. 11), Nulliparität, späte erste Schwangerschaft und positive Familienanamnese.

Die **Pathogenese** der Endometriose ist bis heute ungeklärt. Es existieren einige durch klinische und wissenschaftliche Beobachtungen gestützte Erklärungsmodelle:

- Am weitesten verbreitet und zurzeit am besten akzeptiert ist die **Transplantationstheorie** von Sampson (1927). Dieses Modell beruht auf der Annahme, dass sich Endometriumzellen, die durch retrograde Menstruation über die Eileiter ins Abdomen gelangen, am Peritoneum adhärieren und anschließend Endometrioseläsionen ausbilden. Da 90 % der (gesunden) Frauen mit durchgängigen Tuben eine retrograde Menstruation haben, müssen noch weitere Faktoren hinzukommen, damit eine Endometriose entstehen kann.
- Die **Metaplasietheorie** geht davon aus, dass sich Mesothelzellen in Endometriumzellen umwandeln. Grundlage dieser Hypothese ist die gemeinsame ontogenetische Abstammung des Mesothels und der Derivate des Müllerganges (Tuben, Uterus, Endometrium, Vagina) vom Zölomepithel der embryonalen Bauchhöhle.
- Die **Theorie der defekten ampullären Retention (Archimetrakonzept)** geht davon aus, dass bei Endometriosepatientinnen durch veränderte Kontraktionen des Uterus vermehrt abgeschilferte Endometriumzellen in die Bauchhöhle eintreten.
- **Entwicklung aus Stammzellen**.

Genetische und immunologische Faktoren, eine veränderte Zusammensetzung der Peritonealflüssigkeit (Zytokine, Angionesefaktoren, Wachstumsfaktoren) sowie geringere Apoptoseraten der Endometriumzellen werden als mögliche Förderer der Endometrioseentstehung diskutiert.

> **MERKE**
> Keine dieser Theorien kann alle Aspekte der Endometriose schlüssig erklären. Daher wird es für wahrscheinlich gehalten, dass die Endometriose ein **multifaktorielles Krankheitsbild** ist.

Ein **Sonderfall** ist die Narbenendometriose, von der man weiß, dass sie durch Verschleppung von Endometrium im Rahmen von Operationen entsteht (**Abb. 8.1a**, S. 153).

8.5 Klinik

Das typische klinische Bild der Endometriose wird durch folgende Symptome geprägt:
- sekundäre Dysmenorrhö (S. 51)
- zyklische Unterbauchschmerzen, die bereits einige Tage vor der Menstruation beginnen
- Dyspareunie (S. 117)
- Sterilität (S. 321).

Zudem können Blutungsstörungen (bei Adenomyosis uteri), Dysurie, Defäkationsbeschwerden oder auch ein unklares Beschwerdebild im Bereich des Abdomens auftreten (**Tab. 8.3**). Endometrioseherde in Operationsnarben können starke, zyklusabhängige Schmerzen in der Bauchdecke verursachen, bei Befall der Blase oder des Darms sind zyklusabhängige Hämaturien bzw. blutige Stühle möglich.

> **MERKE**
> - Typischerweise beginnen durch Endometriose verursachte Schmerzen **einige Tage vor der Menstruation**.
> - Das klinische Erscheinungsbild der Endometriose wird durch die **Lokalisation** der Endometrioseläsionen bestimmt.
> - Der Schweregrad der klinischen Symptomatik korreliert **nicht** mit dem Schweregrad der Erkrankung.

Endometrioseherde können auch als **Zufallsbefund** bei asymptomatischen Frauen beobachtet werden. Erst die Kombination von Endometrioseläsionen mit einer dadurch verursachten klinischen Symptomatik (Schmerzen, Verwachsungen, Infertilität etc.)

Tabelle 8.3

Symptome der Endometriose	
Symptome	**Häufigkeit**
sekundäre Dysmenorrhö	60–90 %
zyklische Unterbauchschmerzen	40–85 %
Dyspareunie	25–75 %
Sterilität	20–30 %
Menorrhagie	25–55 %
Hypermenorrhö	15–75 %
Dysurie	10–15 %
Tenesmen	5–25 %
Defäkationsbeschwerden	selten

macht die Endometriose zu einer behandlungsbedürftigen Erkrankung.

Die **maligne Entartung** einer Endometriose ist äußerst selten und insbesondere bei Auftreten eines endometrioiden Ovarialkarzinoms im Einzelfall zu diskutieren (S. 212).

EXKURS

Sterilität bei Endometriose.
Es ist nicht vollständig geklärt, über welche Mechanismen die Sterilität bei Endometriosepatientinnen verursacht wird. Bei höheren Endometriosestadien können Verwachsungen im kleinen Becken die Tubenmotilität behindern. Endometrioseläsionen in der Tubenwand (Salpingitis isthmica nodosa, S. 153) können einen Tubenverschluss verursachen. In diesen Fällen ist die Kausalität der Sterilität durch Beeinträchtigung der Tubenfunktion gut zu erklären. Aber auch Patientinnen, die nur eine gering ausgeprägte Endometriose ohne anatomische Veränderungen aufweisen, haben eine verminderte Fertilität. Hier werden u.a. folgende mögliche Ursachen diskutiert: Veränderungen des Spermientransportes, verminderte Implantation, reduzierte Fertilisierungsraten der Oozyten, Lutealphasendefekte, ovarielle Dysfunktionen (z.B. LUF[Luteinized Unruptured Follicle]-Syndrom) oder Embryotoxizität der Peritonealflüssigkeit.

8.6 Diagnostik

Zwischen dem Auftreten der ersten Symptome und der Diagnosestellung vergehen häufig mehrere Jahre. Bei Verdacht auf eine Endometriose sollten eine **gynäkologische Untersuchung** mit Inspektion, Spekulumeinstellung, bimanueller und rektovaginaler Palpation sowie eine **transvaginale Sonografie** durchgeführt werden.

Neben dem häufig nachweisbaren, aber unspezifischen **Portioschiebeschmerz** können bei der klinischen Untersuchung folgende Befunde einen konkreten Hinweis liefern:

- leicht vergrößerter, aufgelockerter Uterus bei Adenomyosis uteri
- dolente, livide Knötchen im hinteren Scheidengewölbe (seltener Befund, **Abb. 8.2**)
- schmerzhafte Knoten im Douglas-Raum bei der rektovaginalen Untersuchungen (seltener Befund).

In sehr vielen Fällen ist die gynäkologische Untersuchung jedoch unauffällig. Kleine Endometrioseherde des Peritoneums können weder im Ultraschall noch mittels CT oder MRT sicher gesehen werden.

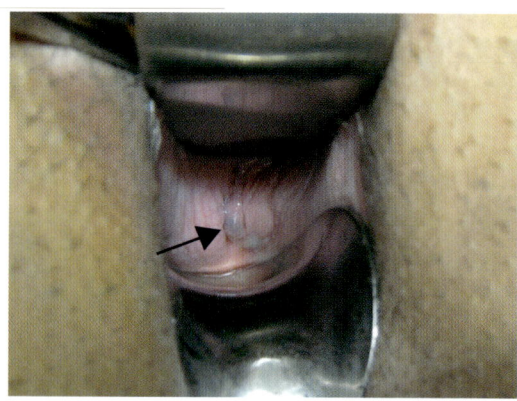

Abb. 8.2 Endometriose im Bereich des Spatium rectovaginale. Bei der Narkoseuntersuchung findet sich bei der unter Sterilität und Dyspareunie leidenden 29-jährigen Patientin ein ca. 2 cm großer Knoten im Bereich der hinteren Scheidenwand.

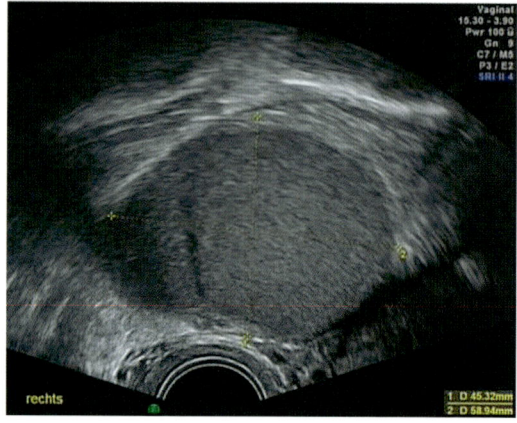

Abb. 8.3 Transvaginalsonografische Darstellung einer typischen Endometriosezyste des Ovars. Die Zyste ist glatt begrenzt, ca. 4,5 × 6 cm groß und weist homogene, feine Binnenechos auf.

MERKE

Diagnostischer Goldstandard bei der Endometriose ist die **Laparoskopie** (**Abb. 8.4**).

Endometriosezysten der Ovarien (sog. **Schokoladen- oder Teerzysten**) sind sonografisch als ca. 2–15 cm große zystische Raumforderungen mit homogenen, durch das darin enthaltene Blut bedingten Binnenechos nachweisbar (**Abb. 8.3**).

Das **makroskopische Bild** der Endometriose ist sehr variabel: Als typische Endometrioseläsionen werden **wenige Millimeter große, bräunliche und schwarze Knötchen** bezeichnet. Die braune bzw. schwarze Farbe wird durch Einblutungen oder Blutabbauprodukte wie Hämosiderin verursacht. Daneben kann sich die Endometriose auch als rötliche oder bläschenartige Veränderung am Peritoneum

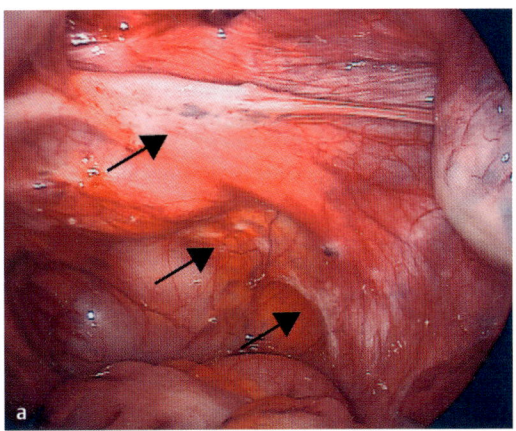

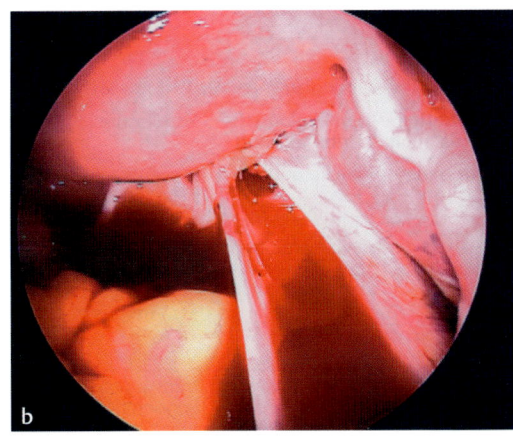

Abb. 8.4 Laparoskopie bei Endometriose. a Typische schwarz-braune bzw. weiß-narbige Veränderungen im Douglas-Raum (bei Z.n. Hysterektomie). **b** Endometriosebedingte Adhäsionen zwischen Peritoneum und Uterushinterwand in Höhe des rechten Lig. sacrouterinum.

8

zeigen. Es wird angenommen, dass die Endometrioseläsionen einen Alterungs- bzw. Entwicklungsprozess durchlaufen. Die flächigen Endometrioseherde, die durch Farbänderungen gegenüber dem normalen Peritoneum erkannt werden können, sowie die vesikulären Herde werden dabei als junge, aktive Endometrioseherde eingestuft. Die bräunlichen bzw. schwarzen Herde werden als ältere, inaktive Endometriose angesehen. Der Residualzustand entspricht nach dieser Theorie einer weißen, narbigen Veränderung, wie sie im Peritoneum von Endometriosepatientinnen regelmäßig beobachtet werden kann.

Mit zunehmender „Alterung" der Endometrioseläsionen nimmt der Anteil an Drüsen, Stroma und Gefäßen ab, der Anteil an fibrotischem Gewebe hingegen zu.

Die Endometriose unterliegt ähnlichen hormonabhängigen zyklischen Veränderungen wie das eutope Endometrium, allerdings ist die histologische Differenzierung häufig nicht zyklusphasengerecht.

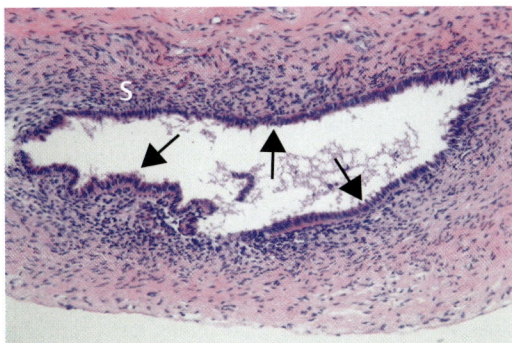

Abb. 8.5 Endometriose des Peritoneums Endometriumartige Epithel- (→) und Stromazellen (S), HE-Färbung eines Biopsiepräparates bei 10facher Vergrößerung.

Die **histopathologische Diagnose** der Endometriose verlangt sowohl den Nachweis endometrialer Stroma- als auch Epithelzellen (**Abb. 8.5**). Die bei der Laparoskopie makroskopisch gestellte Diagnose kann aber nur in etwa 60–90 % der untersuchten Läsionen auch histologisch bestätigt werden.

Praxistipp

Eine Endometriose sollte zwar mittels Biopsie histologisch gesichert werden, bei typischen makroskopischen Befunden gilt die Diagnose Endometriose aber auch dann als sicher, wenn der histologische Nachweis fehlt.

MERKE

Der **Tumormarker CA 125** kann bei Endometriosepatientinnen erhöht sein. Für den Einsatz als Screeninguntersuchung oder zur Verlaufskontrolle reicht seine Sensitivität jedoch nicht aus.

Eine Übersicht der möglichen diagnostischen Maßnahmen, die zur Abklärung typischer Erscheinungsformen der Endometriose eingesetzt werden, zeigt **Tab. 8.4**.

8.7 Therapie

MERKE

Da die Pathogenese der Endometriose nicht geklärt ist, stehen zur Behandlung nur **symptomatische**, aber **keine kausalen** Therapieansätze zur Verfügung.

Man unterscheidet dabei grundsätzlich zwischen dem **hormonellen** (konservativen) und dem **operativen** Therapieansatz.

Tabelle 8.4

Typische Erscheinungsformen der Endometriose und mögliche diagnostische Maßnahmen

Lokalisation der Läsionen	gynäkologische Untersuchung	Sonografie	MRT	CT	diagnostische Laparoskopie	Sonstiges
Peritoneum	häufig unspezifisch	meist unauffällig	meist unauffällig (nicht sinnvoll)	meist unauffällig (nicht sinnvoll)	höchste Sensitivität und Spezifität	
Uterus (Adenomyosis uteri)	evtl. vergrößerter Uterus	geringe Sensitivität, evtl. inhomogenes Myometrium, erhöhte Wanddicke	höchste Sensitivität, verbreiterte Zone zwischen Endo- und Myometrium	nicht sinnvoll	geringe Sensitivität	
Spatium rectovaginale	schmerzhafte Knoten bei rektovaginaler Untersuchung	transvaginale Sonografie meist unauffällig	häufig sinnvoll	häufig sinnvoll	eingeschränkt geeignet (als Indikator bei intraperitonealen Veränderungen; retroperitoneallokalisierte Veränderungen bleiben unendeckt)	evtl. Koloskopie
Ovar (Endometriosezyste)	Tastbefund der Adnexe: meist nicht schmerzhaft, immobil, prallelastisch	typisches Bild (**Abb. 8.3**, S. 156)	meist nicht notwendig	meist nicht notwendig	Diagnostik und zeitgleich Therapie (→ Ausschälung der Zyste)	
Beckenwand	Raumforderung bei rektovaginaler Untersuchung	meist als echoarme oder zystische Raumforderung darstellbar	häufig sinnvoll	häufig sinnvoll	eingeschränkte Aussage, da sich die Endometriose auch vollständig retroperitoneal entwickeln kann	wegen der Gefahr der Ureterstenose Ultraschall der Nieren und ggf. i.v. Urogramm/retrograde Ureterdarstellung
Darm	bei Rektumbefall Raumforderung bei rektaler Untersuchung erfassbar	transvaginale Sonografie meist unauffällig	häufig sinnvoll	häufig sinnvoll	eingeschränkt geeignet (bei intraperitonealen Veränderungen als Indikator)	Koloskopie

8.7.1   Hormonelle Therapie

Die Hormontherapie (**konservative Therapie**) macht sich das zyklische, hormonabhängige Wachstum der Endometrioseläsionen zunutze. Sowohl durch die **kontinuierliche Gabe** von Sexualhormonen (**additive** Hormontherapie) als auch durch **Entzug** der ovariellen Hormone (**ablative** Hormontherapie) kann eine Rückbildung der Endometriose erreicht werden. Die verschiedenen Hormontherapien, die sich hauptsächlich durch ihr Nebenwirkungsprofil unterscheiden, haben alle mit etwa 90 % eine hohe Erfolgsquote, die Rezidivrate ist mit 50 % allerdings ebenfalls hoch.

Praxistipp

Lassen sich die Schmerzen durch die hormonelle Therapie nicht ausreichend kontrollieren, sollte zusätzlich eine Behandlung mit Analgetika eingeleitet werden. Die Prinzipien unterscheiden sich hierbei nicht von der Schmerztherapie anderer Krankheitsbilder.

Additive Hormontherapie

Zur additiven Hormontherapie der Endometriose werden entweder **monophasische Gestagen-Östrogenkombinationen** (kontinuierliche Gabe oraler Kontrazeptiva, S. 300) oder **Gestagen-Monopräparate** eingesetzt. Gestagene können entweder kontinuierlich oral oder in Form von Depot-Injektionen (S. 302) verabreicht werden. Neben den für die hormonelle Therapie zugelassenen Einzelsubstanzen (z.B. Dienogest), werden häufig auch Präparate eingesetzt, die als orale Kontrazeptiva zugelassen sind (Off-label-use im Falle der Endometriose). Hier eignen sich sowohl die **Minipille** als auch die **monophasischen Pillen**. Üblich ist dann die Gabe Anwendung im Langzyklus ohne die 7-tägige Einnahmepause nach 3 Wochen (S. 299).

Auch die Anwendung einer **levonorgestrelhaltigen Spirale** (Mirena, S. 302) oder eines **gestagenhaltigen Implantats** (Implanon, S. 302) ist möglich, allerdings liegen hierzu im Rahmen der Endometriosetherapie noch relativ geringe Erfahrungen vor. Die

Wirkungen der hormonellen Kontrazeptiva werden auf S. 304 beschrieben.

Die **Dauer der Behandlung** beträgt mindestens 4–6 Monate. Bei guter Verträglichkeit und Wirkung ist häufig aber eine dauerhafte Therapie sinnvoll.

Die **Androgentherapie** der Endometriose hat wegen der irreversibel virilisierenden Nebenwirkungen nur noch historische Bedeutung.

Danazol, ein Äthinyltestosteronabkömmling mit antigonadotroper, progestagener, androgener Rest- und mineralokortikoider Wirkung, wird aufgrund seines im Vergleich zu den anderen Hormontherapien ungünstigeren Nebenwirkungsprofils nur noch selten eingesetzt und ist in Deutschland nicht mehr im Handel.

Ablative Hormontherapie

Zur ablativen Hormontherapie der Endometriose werden entweder GnRH-Analoga oder GnRH-Antagonisten eingesetzt:

− **GnRH-Analoga (Gonadotropin-Releasing-Hormon-Analoga)** besetzen die GnRH-Rezeptoren an der Hypophyse wie das körpereigene GnRH, können aber im Gegensatz dazu nur langsam abgebaut werden und versetzen die Patientin über eine Desensibilisierung der Hypophyse in einen hypoöstrogenen Zustand, vergleichbar mit einer vorübergehenden Menopause (s. auch S. 38). Die Gefahr einer Osteoporose (S. 68) begrenzt die mögliche Therapiedauer auf sechs Monate.

Mit der sog. **Add-back-Hormontherapie** werden die Nebenwirkungen durch niedrig dosierte Östrogensubstitution parallel zur GnRH-Analogagabe reduziert, ohne die Wirksamkeit der Therapie zu vermindern.

− **GnRH-Antagonisten** verhindern die Ausschüttung der Gonadotropine. Wie die GnRH-Analoga wirken sie über den Östrogenentzug.

8.7.2 Operative Therapie

Die operative Therapie der Endometriose bildet das zweite therapeutische Standbein, wobei das **klinische Erscheinungsbild** der Erkrankung bei der einzelnen Patientin das chirurgische Vorgehen bestimmt:

− **Endometriosezysten an den Ovarien:** Da sich das Endometriosegewebe in der Zystenwand befindet, sollte diese nach Möglichkeit komplett

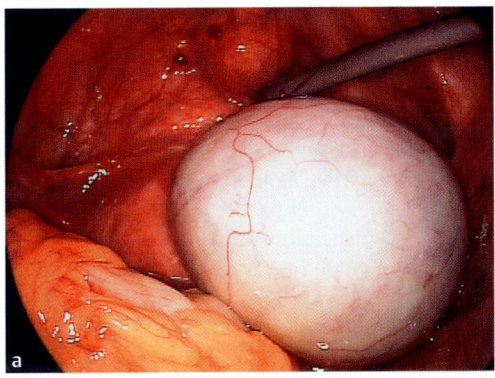
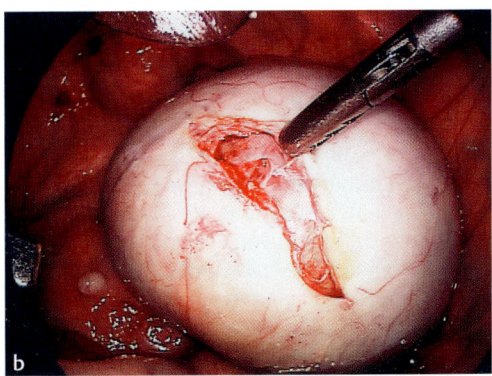
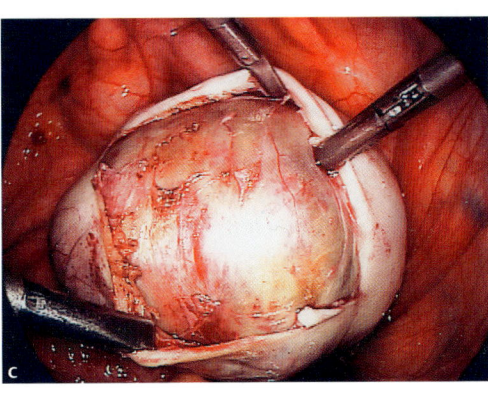
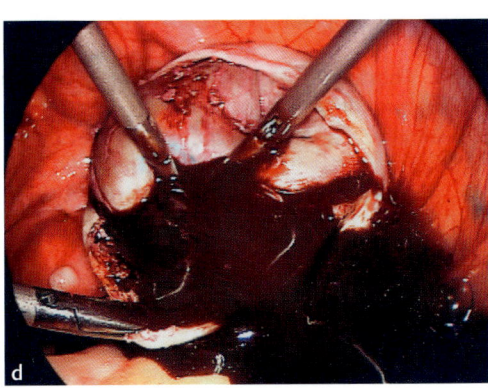

Abb. 8.6 Laparoskopische Ausschälung einer Endometriosezyste des linken Ovars. a Ausgangsbefund. **b** Spaltung der Kapsel des Ovars. **c** Abtrennen des Zystenbalgs vom umgebenden Ovargewebe. **d** Ruptur der Zyste beim Ausschälen, es entleert sich der „schokoladenartige" Inhalt.

ausgeschält werden (**Abb. 8.6**). Die Rezidivraten liegen bei 15–30%. Eine hormonelle Therapie der Endometriosezysten ist nicht sinnvoll, da eine Rückbildung nicht zu erwarten ist.

- Die **Endometrioseherde am Peritoneum** können entweder durch Koagulation, chirurgische Exzision oder mithilfe eines Lasers beseitigt werden. Dies soll zur Verringerung der Schmerzen und zur Verbesserung der Fertilität führen.
- Die **diffuse Adenomyosis uteri** kann nicht uteruserhaltend operiert werden. Versagen die konservativen Behandlungsmethoden, kann eine Hysterektomie sinnvoll sein. Bei einer fokalen Adenomyosis uteri kann die chirurgische Entfernung der tumorartigen Knoten versucht werden. Die Entfernung ist meist wesentlich schwieriger als die Ausschälung von Myomen, da die typische Adenomyosis keine Pseudokapsel aufweist.
- Ein **Endometriosebefall von Darm, Blase oder Ureter** verlangt in der Regel die Entfernung des betroffenen Organanteiles mit nachfolgender Rekonstruktion.
- Bei **Sterilitätspatientinnen** ist eine Adhäsiolyse sinnvoll.

Das Endometriosegewebe kann – vergleichbar mit malignen Tumoren – infiltrativ in die betroffenen Organe einwachsen. Zusammen mit den durch Endometriose regelmäßig verursachten Verwachsungen kann dadurch die Operation erheblich erschwert sein.

Bei **Frauen ohne abgeschlossene Familienplanung** muss die chirurgische Therapie der Endometriose möglichst unter Schonung des inneren Genitale und seiner reproduktiven Funktion erfolgen.

Nach **Abschluss der reproduktiven Lebensphase** wird häufig auch eine Hysterektomie mit oder ohne beidseitige Adnexektomie durchgeführt. Unter Östrogeneinwirkung kann es zu einem Endometrioserezidiv kommen bzw. können Beschwerden trotz der Operation persistieren.

8.7.3 Therapiestrategien bei Endometriose

Die Behandlung der Endometriose muss stets die **individuelle Situation** der Patientin (Kinderwunsch, Symptomatik, Ausmaß und Lokalisation der Endo-

metriose berücksichtigen). Operative und medikamentöse Therapie ergänzen sich in vielen Fällen. Zur Verdeutlichung seien nachfolgend beispielhaft einige solcher Therapieabläufe geschildert:

Fallbeispiel 1 | 21-jährige Patientin mit sekundärer Dysmenorrhö (3 Tage vor der Menstruation beginnend, seit etwa 1 Jahr). Gleichzeitig besteht der Wunsch nach einer sicheren Kontrazeption. Die gynäkologische Untersuchung ist unauffällig.
Therapie: Beginn mit einem gestagenhaltigen oralen Kontrazeptivum. Bleibt die Besserung der Beschwerden aus, ist eine Laparoskopie sinnvoll, um die Verdachtsdiagnose zu sichern und ggf. die vorhandenen Herde zu entfernen.

Fallbeispiel 2 | Gleiche Konstellation wie im Fall 1, bei der vaginalen Ultraschalluntersuchung zeigt sich der Verdacht auf eine Endometriosezyste im linken Ovar.
Therapie: Laparoskopische Ausschälung der Zyste und Entfernung der sichtbaren Endometrioseläsionen. Anschließend hormonelle Therapie mit einem oralem Kontrazeptivum.

Fallbeispiel 3 | 32-jährige Patientin mit seit 1 Jahr unerfülltem Kinderwunsch. Bei Sterilitätsabklärung (Laparoskopie mit Tubendurchgängigkeitsprüfung, S. 326) zeigte sich eine Endometriose genitalis externa rASRM II. Die Eileiter sind durchgängig.
Therapie: Chirurgische Entfernung der sichtbaren Endometrioseherde. Einleitung einer Betreuung in einem Kinderwunschzentrum. Eine hormonelle Therapie ist nicht sinnvoll, da diese die Wahrscheinlichkeit einer Schwangerschaft nicht erhöht.

Fallbeispiel 4 | Eine 43-jährige Patientin mit abgeschlossener Familienplanung nach 3 vaginalen Entbindungen hat verstärkte Menstruationsblutungen aufgrund einer Adenomyosis uteri, die zu einer Eisenmangelanämie geführt haben. Sowohl die Einnahme der Pille als auch die Einlage einer Gestagenspirale (S. 302) zur Verringerung der Blutungen blieben ohne Erfolg.
Therapie: Vaginale Hysterektomie.

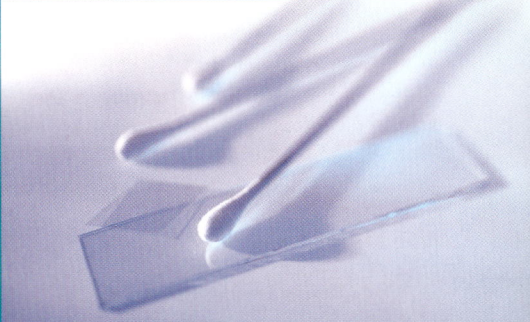

Kapitel 9

Veränderungen und Tumoren der weiblichen Geschlechtsorgane

Falsche Fährte

Hosen und Röcke: Nichts passt mehr

„Ich denke, Sie haben eine Magenschleimhautentzündung. Ich schreibe Ihnen ein Medikament auf, das die Magensäureproduktion verringert, dann kann sich der Magen beruhigen. Nehmen Sie am besten abends jeweils eine Tablette ein." Mit dem Rezept in der Hand verlässt Frau Berger die Hausarztpraxis. Die 62-Jährige kam in die Praxis, weil ihr Bauchumfang seit einigen Wochen so stark zugenommen hat, dass ihre Hosen und Röcke nicht mehr passen. Das Gewicht der zudem unter Bluthochdruck leidenden Patientin blieb dabei unverändert, wobei sie wenig Appetit hat. Wenn Frau Berger dann doch etwas isst, stellt sich schnell ein Völle- und Druckgefühl im Oberbauch ein, ihr Stuhlgang ist aber unauffällig.

Zwei Wochen später stellt sich Frau Berger wieder bei Ihrem Hausarzt vor: Trotz der regelmäßigen Einnahme der Magentablette ist ihr Zustand unverändert. Der Hausarzt wird stutzig und entscheidet sich dafür, eine Ultraschalluntersuchung durchzuführen. Neben einer Wasseransammlung im Bauchraum ist eine Raumforderung im kleinen Becken nachweisbar. Der Allgemeinmediziner klärt Frau Berger darüber auf und weist sie mit ihrem Einverständnis sofort in das Genitaltumorzentrum der Uniklinik ein.

Verdacht auf Ovarialkarzinom

In der Klinik ergibt die gynäkologische Anamnese, dass Frau Berger zwei Kinder auf normalem Wege geboren hat und eine Fehlgeburt erlitten hat. Abgesehen von einer vaginalen Hysterektomie aufgrund von starken Blutungen und Myomen im Alter von 45 Jahren war die Patientin immer gesund. Die Frauenärztin macht noch einmal eine ausführliche Ultraschalluntersuchung, dabei sieht sie im kleinen Becken einen 15 × 12 cm großen, zystisch soliden Tumor. Eine Seitenzuordnung des Tumors ist nicht möglich, weil er das ganze Becken ausfüllt. Die Leber und Nieren sind aber unauffällig. Die bimanuelle Tastuntersuchung er-

gibt einen derben immobilen Tumor, der fast bis zum Nabel reicht. Es wird noch eine Röntgen-Thorax-Untersuchung gemacht, die aber unauffällig ist. Die Gynäkologin bespricht die Befunde mit der Oberärztin: Der große suspekte Tumor und der Aszites deuten auf ein Ovarialkarzinom hin, das Ergebnis der Blutuntersuchung mit einem auffälligen Tumormarker (CA-125 > 624 U/ml, das entspricht dem 10-Fachen des Normalwertes) untermauert die Vermutung.

Befürchtungen leider bestätigt

Die Ärztin schildert Frau Berger den Verdacht und erklärt, dass eine exakte Diagnose nur operativ gestellt werden könne. Die Patientin willigt ein. Nach einer Längslaparotomie wird der Tumor am linken Ovar einschließlich des linken Eileiters und Eierstocks entfernt. Der intraoperative Schnellschnitt bestätigt die Befürchtung der Gynäkologinnen: Es handelt sich um ein seröses Ovarialkarzinom. Deshalb entscheiden sich die Ärzte in der gleichen Narkose auch den rechten Eileiter sowie Eierstock, das große Netz, den Blinddarm, Lymphknoten entlang der großen Gefäße und den befallenen Teil des Bauchfells im kleinen Becken zu entfernen.

Adjuvante Chemo

Nach der OP erhält die Ärztin den definitiven histologischen Befund und klärt Frau Berger über das Resultat auf. Das Karzinom wurde als Stadium IIC (nach FIGO-Klassifikation) eingeteilt. Damit kann die Patientin wenig anfangen, die Gynäkologin erklärt ihr: „Das heißt, dass sich der Tumor zwar auf angrenzendes Gewebe ausgedehnt hat, dabei aber nicht über das Becken hinausreicht." Die Patientin sei nach der OP zwar makroskopisch, d.h. für das menschliche Auge sichtbar, tumorfrei, aber es sei zu erwarten, dass Tumorzellen in der Bauchhöhle verblieben seien. Um auch diese zu bekämpfen, beginnt Frau Berger vier Wochen später mit dem ersten Zyklus einer ambulanten Chemotherapie.

9 Veränderungen und Tumoren der weiblichen Geschlechtsorgane

9.1 Allgemeine Onkologie

Key Point

Maligne Tumoren gehören in Deutschland – wie in der übrigen westlichen Welt – zu den häufigsten Todesursachen. Sie stehen sowohl bei Männern als auch bei Frauen (nach den Herz-Kreislauf-Erkrankungen) statistisch an zweiter Stelle. Bei Frauen spielen dabei neben den Tumoren der Brust (S. 268) Neoplasien der Genitalorgane eine führende Rolle.

9.1.1 Klassifikation und Stadieneinteilung maligner Tumoren in der Gynäkologie

Einleitend erfolgt eine kurze allgemeine Darstellung der gängigen Systeme zur Klassifikation und Einteilung der Stadien bei malignen Tumoren, um diese allen folgenden Kapiteln zugrunde legen zu können.

MERKE

Ziele der **Stadieneinteilung von Tumoren** sind u. a. eine Optimierung des Behandlungsplans, eine Vergleichbarkeit verschiedener Therapieformen und eine bessere Prognoseeinschätzung.

TNM-Klassifikation

Die weitverbreitete TNM-Klassifikation wird für das **Mammakarzinom** (S. 270) und alternativ zur FIGO-Klassifikation auch für die **gynäkologischen Karzinome** verwendet. Die TNM-Klassen sind von der FIGO (Fédération Internationale de Gynécologie et d'Obstetrique) anerkannt und korrelieren mit den FIGO-Stadien (s. u.).

Die **einzelnen Buchstaben** (T, N, M) stehen für nachfolgend beschriebene Merkmale des Tumors, wobei die Bedeutung der **numerischen Unterteilung** der einzelnen Buchstaben in der jeweiligen TNM-Klassifikation des entsprechenden Krankheitsbildes differenziert dargestellt wird.

- **T, N, M:**
  - **T0–4:** Tumorgröße (bei gynäkologischen Tumoren z.T. nicht in absoluter Größe, sondern als relative lokale Ausdehnung)
  - **N0–4:** Lymphknotenmetastasen (**N**odulus; bei gynäkologischen Tumoren N0–N1 oder N2, bei Mammakarzinomen N0–N3)
  - **M0–1:** Fernmetastasen
- wichtige **Präfixe:**
  - **c:** klinisches Tumorstadium
  - **p:** postoperatives bzw. (histo)pathologisches Tumorstadium

Tabelle 9.1

Histopathologisches Grading

Differenzie-rungsgrad	Beschreibung
GX	Differenzierungsgrad ist nicht bestimmbar
G1	gut differenziert
G2	mäßig differenziert
G3	schlecht differenziert
G4	undifferenziert

Anmerkung: G3 und G4 werden bei den gynäkologischen Tumoren zu „G3" („schlecht differenziert oder undifferenziert") zusammengefasst.

Tabelle 9.2

R–Klassifikation von Tumoren nach therapeutischer Maßnahme

Residual-tumor-stadium	Beschreibung
RX	Vorhandensein eines Residualtumors kann nicht beurteilt werden
R0	kein Tumorrest/Residualtumor vorhanden
R1	mikroskopischer Residualtumor
R2	makroskopischer Residualtumor

  - **yp:** postoperatives Tumorstadium nach präoperativer Vorbehandlung, z.B. durch Chemotherapie
- wichtige **Postfixe:**
  - **(T) is:** In-situ-Tumor
  - **(T) mic:** Mikroinvasion
  - **(N) mic:** Mikrometastase in Lymphknoten
  - **(N) sn:** Sentinel-Lymphknoten
  - **(N) i:** immunhistochemischer Nachweis von Tumorzellen in Lymphknoten
- wichtige **Zusätze:**
  - **L1:** Lymphangiosis carcinomatosa
  - **V1:** Hämangiosis carcinomatosa
  - **Pn:** perineurales Tumorwachstum
  - **G1–4, GX:** histopathologischer Differenzierungsgrad des Tumors als wichtiger Prognosefaktor (**Tab. 9.1**)
  - **R0–R2, RX:** Die R-Klassifikation gibt an, ob und wenn ja: inwieweit ein **Tumorrest** (**Residualtumor**) nach einer therapeutischen Maßnahme besteht (**Tab. 9.2**).

FIGO-Klassifikation

Insbesondere für das **Zervixkarzinom** und das **Ovarialkarzinom** wird vielfach im klinischen Alltag die FIGO-Klassifikation (**Tab. 9.3**) verwendet.

9

Tabelle 9.3	
Tumorklassifikation der Genitalorgane nach FIGO (Fédération Internationale de Gynécologie et d'Obstétrique)	
FIGO-Stadium	**Beschreibung**
I	Tumor auf Ausgangsorgan begrenzt
II	Tumor hat auf angrenzendes Gewebe übergegriffen
III	Ausdehnung bis an/auf das nächste Organ
IV	Einbruch in angrenzendes Organ oder Fernmetastasen

9.2 Vulva

Key Point
Mögliche krankhafte Veränderungen der Vulva werden v. a. durch ihren anatomischen Aufbau mit zahlreichen Drüsen, Haarfollikeln etc. bedingt. Bei Hautveränderungen und Tumoren der Vulva müssen neben typischen gynäkologischen Erkrankungen und STD (sexually transmitted diseases, S. 125) auch vulväre Manifestationen dermatologischer Krankheitsbilder in Betracht gezogen werden.

9.2.1 Vulvadystrophien

Die Nomenklatur der **nicht neoplastischen** und **nicht entzündlichen** Vulvaerkrankungen ist uneinheitlich und daher auch für den Fachkundigen verwirrend. Es wird der **Lichen sclerosus** von der **squamösen Hyperplasie** und dem **Lichen simplex chronicus** abgegrenzt. Die beiden Letzteren werden allerdings z.T. auch als ein gemeinsames Krankheitsbild (**hyperplastische Dystrophie**) aufgefasst und damit dem auch als „atrophische Dystrophie" bezeichneten Lichen sclerosus gegenübergestellt.

Lichen sclerosus
Definition I Der Lichen sclerosus ist eine chronische Erkrankung der Haut der Vulva, die zu einer **Atrophie** des äußeren Genitales führt.
Epidemiologie I Es sind hauptsächlich **postmenopausale** Frauen betroffen.

> **MERKE**
> Der Lichen sclerosus ist die **häufigste** Vulvadystrophie.

Pathogenese I Die Ursache des Lichen sclerosus ist unbekannt. Es wird diskutiert, ob es sich um eine **Autoimmunerkrankung** handelt.
Klinik I Das Hauptsymptom des Lichen sclerosus ist ein **chronischer Juckreiz**. Die Atrophie der Haut kann auch zu Introitusstenosen mit Penetrationsschmerz (**Dyspareunie**) führen.

Diagnostik I Bei der **Inspektion** der Vulva findet sich eine atrophische (pergamentartig dünne) und weißlich glänzende Haut, die durch **Kratzartefakte** oftmals **Einblutungen** und **Superinfektionen** aufweist. Die **Atrophie** der Vulva ist an den Labia minora meist besonders gut erkennbar (**Abb. 9.1**), aber auch die Labia majora werden mit einbezogen. Häufig befinden sich im Bereich der vorderen Kommissur und Klitoris **Synechien**. Die Haut im Bereich des Scheideneingangs und des Anus kann ebenfalls betroffen sein.

> **MERKE**
> Die klinische Blickdiagnose sollte zum **Ausschluss einer VIN** (S. 166) durch eine **Hautbiopsie** gesichert werden.

Differenzialdiagnostisch kann der Lichen sclerosus auch mit anderen Dermatosen (z.B. allergisch entzündliche Hautreaktionen bzw. **Tab. 9.4**, S. 165) verwechselt werden.
Therapie I Der Lichen sclerosus wird **lokal** mit **Kortisoncremes** therapiert, diese Behandlung sollte aufgrund der Gefahr einer verstärkten Hautatrophie jedoch bald ausgeschlichen werden. In der Regel wird danach – je nach Beschwerden der Patientin – bei Wiederauftreten oder prophylaktisch die lokale Behandlung in regelmäßigen Intervallen (z.B. 1-mal pro Woche) wiederholt. Außerdem gibt es Berichte über eine erfolgreiche lokale Anwendung der immunsuppressiv wirkenden **Calcineurin-Inhibitoren** Pimecrolimus und Tacrolimus.

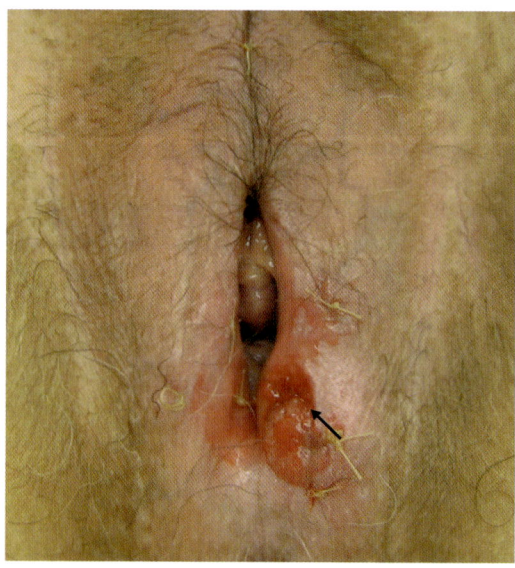

Abb. 9.1 Lichen sclerosus. Zusätzlich zu einem Plattenepithelkarzinom der Vulva (↑) hat die Patientin einen Lichen sclerosus. Die Haut der Vulva ist weißlich und atrophisch, die kleinen Labien sind durch Atrophie zurückgebildet und nicht mehr erkennbar.

Prognose I Die Erkrankung verläuft **chronisch**. Eine Heilung kann durch die Behandlung mit Kortison nicht erreicht werden. Allerdings kommt es bei präpubertären Mädchen häufig zur **Spontanheilung** während der Pubertät.

Hyperplastische Dystrophie
Definition I Unter den hyperplastischen Dystrophien der Vulva werden Veränderungen der Haut verstanden, die einhergehen mit **Hyperkeratose** (übermäßige Verhornung) und **Akanthose** (Verdickung der Epidermis durch Verbreiterung des Stratum spinosum).
Einteilung I Nach dem histologischen Bild können die **squamöse Hyperplasie** und der **Lichen simplex chronicus** unterschieden werden.
Epidemiologie I Es sind meist **peri- und postmenopausale** Frauen betroffen.
Pathogenese I Wie beim Lichen sclerosus (s.o.) ist auch hier die Ursache letztlich unbekannt. Das Krankheitsbild soll mit **Diabetes mellitus** und **gastrointestinalen Erkrankungen** assoziiert sein und ist mögliche Folge eines **juckreizbedingten chronischen Reizzustands**.
Klinik I In der Regel besteht starker **Juckreiz**.
Diagnostik I Bei der **Inspektion** zeigen sich weißliche oder gerötete ödematöse Hautareale **ohne** Atrophie- oder Schrumpfungstendenzen (DD: Lichen sclerosus, s.o.). Leukoplakien sind möglich. Die Sicherung der Diagnose erfolgt anhand des histologischen Befundes nach Entnahme einer **Hautbiopsie**.
Differenzialdiagnostisch muss dabei neben anderen **Dermatosen** und **Allgemeinerkrankungen** (**Tab. 9.4**)

Tabelle 9.4

Dermatosen und Allgemeinerkrankungen mit typischer Manifestation am Genitale	
Erkrankung	**klinisches Bild**
Lichen ruber planus	Rötung und Synechien der Vaginalhaut, Kontaktblutung, Dyspareunie durch Introitusstenose
Morbus Behçet	Ulzera der Genitalhaut
Psoriasis	erythrosquamöse Hautläsionen
Morbus Crohn	perianale Fistel
Diabetes mellitus	rezidivierende Kandidosen, Vulvadystrophie

insbesondere das Vorliegen einer **VIN** (S. 166) oder eines **invasiven Karzinoms** (S. 168) ausgeschlossen werden. In 10–15 % der Fälle werden Dysplasien nachgewiesen.
Therapie I Die Behandlung erfolgt **lokal** mit **Kortisoncremes** sowie evtl. mit den **Calcineurin-Inhibitoren** Pimecrolimus und Tacrolimus.
Prognose I Die langfristige Prognose ist im Einzelfall schwer vorherzusagen. Die Symptome bessern sich in der Regel rasch unter symptomatischer Therapie.

9.2.2 Gutartige Tumoren der Vulva
Die häufigsten Tumoren der Vulva sind **Kondylome** (S. 133) gefolgt von **Talgretentionszysten** und **Abszessen** bzw. **Zysten der Bartholin-Drüse**. Häufig sind auch eine **Mikropapillomatose** (s.u.) und **senile Hämangiome**, die als kleine rote Papeln imponieren, aber klinisch nicht relevant sind.
Echte benigne Neoplasien der Vulva sind relativ selten. Es werden hier insbesondere fibroepitheliale Polypen, Fibrome, Lipome, Neurinome und Schweißdrüsentumoren (z.B. Hidradenome) gefunden. Die Behandlung besteht jeweils in der chirurgischen Entfernung.

Praxistipp

Fibrome und Polypen werden leicht mit viral bedingten Verrucae/Kondylomen verwechselt. Dies kann zur Einleitung falscher oder unnötiger Therapien führen.

Selten findet man in den lateralen Anteilen der Vulva **Gartner-Gang-Zysten** als Reste des embryonalen Wolff-Ganges (S. 20). Die Behandlung durch Exzision ist nur bei Beschwerden notwendig.

Mikropapillomatose des Introitus
Definition I Bei der Mikropapillomatose handelt es sich um kleine, meist **multiple Papillome** im Introitus mit einem Durchmesser von 1–2 mm und einer Länge von bis zu 5 mm. Die Farbe entspricht der normalen Schleimhaut im Introitus.
Epidemiologie I Eine Mikropapillomatose findet sich häufig bei **prämenopausalen** Frauen.
Pathogenese I Die Auslöser sind unbekannt.
Klinik I In der Regel ist die Mikropapillomatose ein **Zufallsbefund ohne klinische Symptome**.
Diagnostik I Durch Inspektion mithilfe des **Kolposkops** kann die Mikropapillomatose durch ihr typisches Aussehen von pathologischen Veränderungen abgegrenzt werden. Bei der **Essigprobe** (S. 84) zeigt sie keine Reaktion, d.h., das Epithel wird nicht essigweiß.
Die wichtigste **Differenzialdiagnose** sind viral bedingte Condylomata acuminata (S. 133). Bei der

Mikropapillomatose sind die Läsionen im Durchmesser kleiner und regelmäßiger in Form und Größe.

Praxistipp

Verwechslungen der Mikropapillomatose mit Kondylomen sind häufig, was auch hier zur Einleitung falscher oder unnötiger Therapien führen kann.

Therapie ❚ Eine Behandlung ist nicht notwendig. Bestehen bei der Patientin Beschwerden, müssen andere Krankheitsbilder ausgeschlossen werden.

9.2.3 Präkanzerosen der Vulva

Definition ❚ Die echten Präkanzerosen der Vulva werden unter dem Begriff **vulväre intraepitheliale Neoplasie (VIN)** zusammengefasst und sind die potenziellen Vorstufen eines invasiven Karzinoms.
Epidemiologie ❚ In den letzten Jahren hat sich die Prävalenz der VIN verfünffacht (Häufigkeit derzeit 7 : 100 000). Von dieser Häufigkeitszunahme sind besonders Patientinnen zwischen dem **30. und 40. Lebensjahr** betroffen.
Pathogenese ❚ Die VIN des kondylomatösen und basaloiden Typs (s.u.) bzw. die VIN der jüngeren Patientinnen werden auf Infektionen mit **humanen Papillomaviren (HPV)** mit High-Risk-Typen (v.a. HPV 16, 18, 31, 35, 51) und bei der VIN I auch mit Low-Risk-Typen zurückgeführt (vgl. hierzu S. 132).

> **MERKE**
>
> Aufgrund der gemeinsamen Ätiologie einer **HPV-Infektion** sind bei den Patientinnen mit **VIN** gehäuft auch **Dysplasien der Zervix** (CIN, S. 178; bis zu 25 %), der **Vagina** (VAIN, S. 174; bis zu 5 %) und des **Anus** (PAIN → (peri-)anale intraepitheliale Neoplasie; 20–60 %) zu finden. Diese Bereiche müssen bei der sorgfältigen kolposkopischen Inspektion (s.u.) mitberücksichtigt werden.

Stadieneinteilung ❚ Die Präkanzerosen der Vulva werden nach ihrem **Schweregrad** in **VIN I–III** eingeteilt (**Tab. 9.5**).
Nach der **Zellmorphologie** werden folgende **Typen der VIN** unterschieden:
- **kondylomatöser und basaloider Typ:** meist HPV-positiv (s. Pathogenese) und jüngere Patientinnen betreffend, häufig multizentrisches Auftreten
- **differenzierter Typ (= simplex):** meist HPV-negativ, betrifft eher ältere postmenopausale Patientinnen; höheres Risiko der Progression als HPV-assoziierte Dysplasien

Klinik ❚ **Juckreiz**, **Brennen** und **Dyspareunie** (Penetrationsschmerz) sind die typischen Symptome. Bei bis zu 50 % der Fälle fehlen aber subjektive Beschwerden.
Diagnostik ❚ Die VIN kann bei der **Inspektion** der Vulva, die stets auch mit dem **Kolposkop** erfolgen sollte, imponieren als:
- Leukoplakie (**Abb. 9.3**)
- Erythroplakie
- rötliche, braun-pigmentierte oder weißliche Papeln (**Abb. 9.2a**)
- essigweißes Epithel (**Abb. 9.3**)
- Ulzeration (selten).
Die VIN tritt häufig **multizentrisch** auf.

Praxistipp

Da die klinischen Symptome und Hautveränderungen der VIN auch von Frauenärzten häufig fälschlich als Infektionen oder Dermatosen gedeutet werden, wird die Diagnose einer VIN bzw. eines frühen Vulvakarzinoms häufig über viele Monate verschleppt.

> **MERKE**
>
> Jede zweifelhafte Vulvaveränderung muss durch **Biopsie** mit anschließender **histologischer Untersuchung** abgeklärt werden.

Durch die **Essigprobe** (essigweißes Plattenepithel = verdächtig, S. 84) und **Toluidinblauprobe** (Blaufärbung der Hautveränderung nach Abwaschen der Farbe = proliferationsaktive Bereiche, S. 85) wer-

Tabelle 9.5		
Einteilung von Präkanzerosen der Vulva		
Einteilung	**Schweregrad**	**Histologie**
VIN I	leichte Dysplasie	Zellatypien im unteren Drittel des Epithels, im oberen Epithel reifes Plattenepithel
VIN II	mäßige Dysplasie	Zellatypien in den unteren zwei Dritteln des Epithels
VIN III	schwere Dysplasie und Carcinoma in situ	Zellatypien, die die gesamte Epitheldicke einnehmen, oder Zellen, die einem gut differenzierten Plattenepithelkarzinom ähnlich sind
Aufgrund eines fehlenden Unterschieds im biologischen Verhalten werden die schwere Dysplasie und das Carcinoma in situ als VIN III zusammengefasst.		

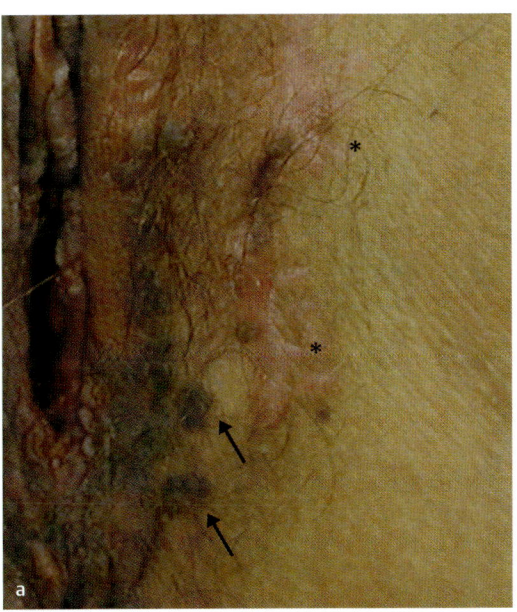 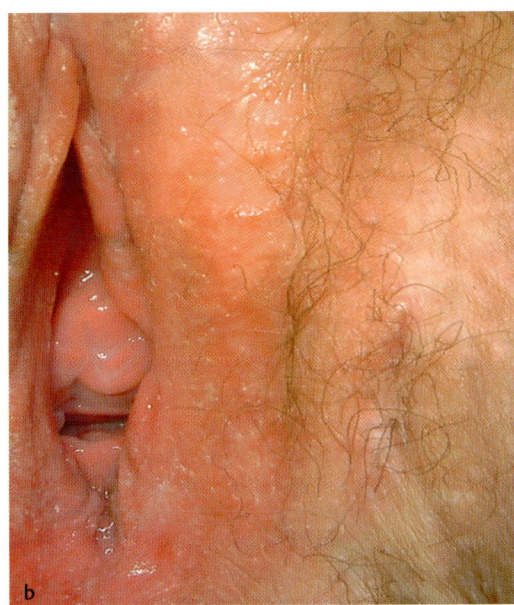

Abb. 9.2   Vulväre intraepitheliale Neoplasie (VIN). a An der gesamten Vulva sind hyperpigmentierte Läsionen (→) zu erkennen. Histologisch handelt es sich um eine VIN III (früher sog. bowenoide Papillomatose, s. Text). Weiterhin sind Narben (*) nach einer Exzisionsbiopsie mit dem Skalpell sichtbar. Die verbliebenen Herde wurden mit Laser behandelt. **b** Dieselbe Patientin 8 Wochen nach der Lasertherapie.

den die Läsionen besser abgrenzbar und deutlicher sichtbar (**Abb. 9.3**).

Die **Exfoliativzytologie** der Läsionen (PAP-Abstrich, S. 81) ist möglich, die Rate falsch negativer Ergebnisse liegt aber bei 60–70 %. Letztlich erfolgt die Diagnosestellung durch die histologische Untersuchung einer **Hautbiopsie** mit Entnahme eines Stanzzylinders oder einer Exzsionsbiopsie, die

alle Hautschichten erfasst. Die Biopsien sollten am Punctum maximum der Läsion entnommen werden. Bei großflächigen Veränderungen sind mehrere Biopsien zu entnehmen.

Therapie I Eine **VIN I** kann **beobachtet** oder – wie auch die **VIN II** – unter kolposkopischer Kontrolle nach histologischer Sicherung mit dem **CO$_2$-Laser** vaporisiert („verdampft") werden (**Abb. 9.2b**).

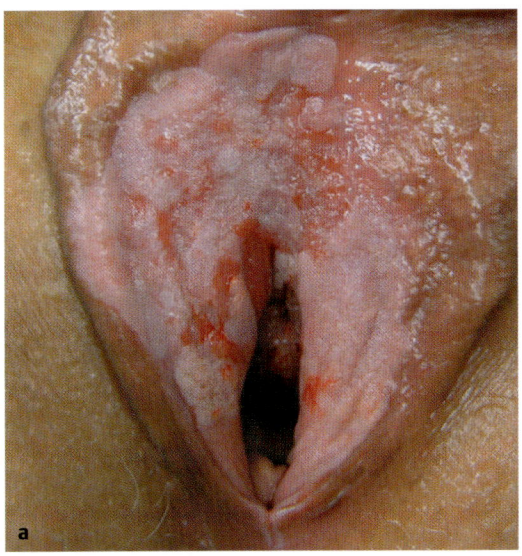 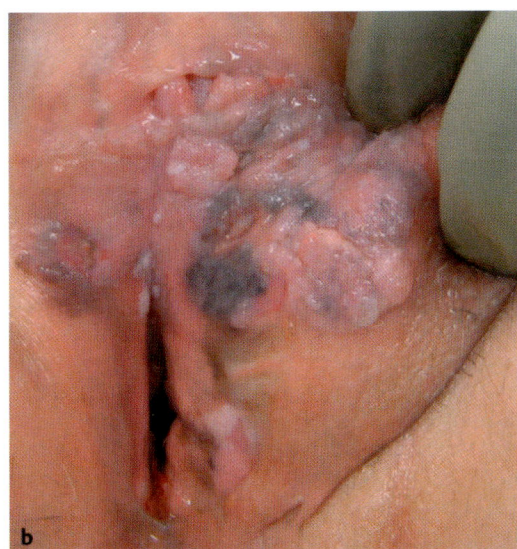

Abb. 9.3   Essigprobe bei VIN III. Bei den zwei unterschiedlichen Patientinnen (**a, b**) sind jeweils ausgedehnte Leukoplakien erkennbar. In beiden Fällen erfolgte eine Abtragung der erkrankten Hautareale. Zusätzlich zur Leukoplakie fallen in **b** hyperpigmentierte Areale auf.

Die Therapie einer **VIN III** besteht in der **oberfläch-lichen Hautexzision** mit einem Abstand von 5–10 mm zu den Seitenrändern mit dem Skalpell oder CO_2-Laser.

> **MERKE**
>
> Sowohl bei der Exzision mit dem Skalpell als auch mit dem Laser ist die **sorgfältige histologische Aufarbei-tung** des entfernten Gewebes notwendig, um ein frühes Vulvakarzinom (S. 168) nicht zu übersehen.

Die klassische chirurgische Exzision mit nachfol-gendem primärem Wundverschluss führt leicht zu ungünstigen kosmetischen und funktionellen Resultaten. Eine Defektdeckung mit einem **Spalt-hautlappen** oder **Verschiebeplastiken** ist möglich. Alternativ bietet die **Laserchirurgie** mit oberfläch-licher Exzision und anschließender sekundärer Wundheilung gute Ergebnisse.

Bei ausgedehnten oder multifokalen Läsionen kann eine „**skinning vulvektomy**" (d.h. die oberflächli-che, komplette Entfernung der Haut der Vulva, die meist mit dem Messer durchgeführt wird) not-wendig werden.

Prognose I Es gibt nur wenige Untersuchungen über den natürlichen Verlauf einer VIN. Ähnlich wie es für die CIN (S. 178) bekannt ist, wird davon ausgegangen, dass mit zunehmendem Schwere-grad der VIN das Progressionsrisiko zum Platten-epithelkarzinom steigt und die Remissionschance sinkt. So kommt es bei der **VIN I** und **II** häufig zu einer Rückbildung, die allerdings bei einer **VIN III** nur noch selten beobachtet werden kann. Insge-samt kommt es in **5–10 %** der Fälle zur **Progression.** Die **nicht HPV-assoziierte VIN** der älteren Frau (s.o.) scheint mit einem höheren Progressionsrisiko (ca. 30 %) als die **HPV-assoziierte VIN** verknüpft zu sein. Die Zahl der **Rezidive** ist hoch (bis zu 30 %), daher sind sorgfältige Nachuntersuchungen notwendig.

Sonderformen I Die früher verwendeten Bezeich-nungen **Erythroplasie Queyrat** und **bowenoide Pa-pillomatose** werden heute zur **VIN III** gezählt und sollten nicht mehr verwendet werden. Bei der Ery-throplasie Queyrat imponiert die VIN klinisch als scharf abgegrenzte Erythroplakie und bei der bo-wenoiden Papillomatose als bräunlich-pigmentier-te Papeln (**Abb. 9.2a**).

Zur VIN III werden auch der **Morbus Paget** und der **Morbus Bowen** der Vulva gezählt. Der Morbus Paget der Vulva stammt nicht vom Plattenepithel, son-dern von den Hautanhangsdrüsen ab. Er kann in 10–20 % der Fälle mit **invasiven Adenokarzinomen** der Vulva, des Rektums, der Zervix, des Urothrels und der Mamma vergesellschaftet sein.

> **MERKE**
>
> Der **Morbus Paget** der **Vulva** darf nicht mit dem Morbus Paget der **Mamille** verwechselt werden (S. 293)!

9.2.4 Bösartige Tumoren der Vulva
Vulvakarzinom

Formen I Über 90 % der Malignome der Vulva sind **Plattenepithelkarzinome** (= Vulvakarzinom). Mela-nome (< 5 %), undifferenzierte Karzinome (< 4 %), Sarkome, Basalkarzinome, Karzinome der Bartho-lin-Drüse und Adenokarzinome treten seltener auf.

Epidemiologie I Vulvakarzinome machen **etwa 5 %** aller genitalen Karzinome der Frau aus. Die Inzi-denz ist steigend, der Häufigkeitsgipfel liegt in der **7. und 8. Lebensdekade.** Allerdings hat die Inzi-denz der Vulvakarzinome gerade auch bei jüngeren Frauen (35–45 Jahre) in den letzten Jahren deutlich zugenommen.

Pathogenese I Es werden abhängig vom Alter der Patientinnen **zwei Hauptgruppen** von Auslösern des Vulvakarzinoms unterschieden:

– Bei **jüngeren Frauen** werden Vulvakarzinome auf eine Infektion mit humanen Papillomaviren (HPV) der High-Risk-Typen, insbesondere **HPV 16** zurückgeführt.

– Bei **älteren Frauen** (Durchschnittsalter 77 Jahre) treten gehäuft Begleiterkrankungen im Sinne eines **metabolischen Syndroms** auf.

Folgende weitere **Faktoren** sind mit einem **erhöh-ten Risiko** für ein Vulvakarzinom assoziiert:

– Lichen sclerosus (S. 164)
– Vulvadystrophie (S. 164)
– VIN (S. 166)
– Rauchen
– chronische mechanische Reize.

Stadieneinteilung I Vulvakarzinome werden an-hand der **TNM-Klassifikation** (**Tab. 9.6**) eingeteilt, deren Kategorien mit bestimmten **FIGO-Stadien** (**Tab. 9.7**) übereinstimmen.

Klinik I Neben der sichtbaren Tumorbildung oder Ulzerationen (**Abb. 9.4** und **Abb. 9.5**) ist **Juckreiz** das Hauptsymptom. *≠ Vaginale Desreises*

> **MERKE**
>
> Ca. **20 %** der Patientinnen mit einem Vulvakarzinom sind **beschwerdefrei**! Blutungen, Schmerzen oder Fluor sind meistens Zeichen einer bereits lokal fortgeschrittenen Erkrankung.

Lokalisation, Ausbreitung und Metastasierung I Das Plattenepithelkarzinom kann an allen Anteilen der Vulva auftreten. Die **Klitoris** ist in **10–15 %** der Fälle primär betroffen.

Das Plattenepithelkarzinom der Vulva **metastasiert früh lymphogen** in die **inguinalen** Lymphknoten

9

Tabelle 9.6

TNM-Klassifikation des Vulvakarzinoms

TNM-Kategorien (7. Auflage, 2010)	TNM-Kategorien (6. Auflage, 2002)	Tumorausbreitung
Tis		Carcinoma in situ (intraepitheliales Karzinom, vgl. VIN III, **Tab. 9.5**, S. 166)
T1	T1	Tumor begrenzt auf Vulva oder Vulva und Perineum
T1a	T1a	Tumordurchmesser ≤ 2 cm, Tiefeninfiltration ≤ 1 mm
T1b	T1b und T2	Tumordurchmesser > 2 cm, Tiefeninfiltration > 1 mm
T2	T3	Tumorausdehnung auf unteres Drittel von Vagina/Urethra oder Anus
T3	T4	Tumorinfiltration der oberen zwei Drittel von Vagina/Urethra oder Blasen- bzw. Rektumschleimhaut; Tumor am Beckenknochen fixiert
N0	N0	inguinale Lymphknoten frei
	N1	einseitige Lymphknotenmetastasen
N1a		1–2 Lymphknotenmetastasen < 5 mm
N1b		1 Lymphknotenmetastase ≥ 5 mm
	N2	beidseitige Lymphknotenmetastasen
N2a		≥ 3 Lymphknotenmetastasen < 5 mm
N2b		2 Lymphknotenmetastasen ≥ 5 mm
N2c		extrakapsuläre Ausbreitung (d.h. außerhalb der Lymphknotenkapsel)
N3		fixierte/ulzerierte Lymphknotenmetastasen
M0	M0	keine Fernmetastasen
M1	M1	Fernmetastasen (hierzu zählt auch ein Befall der pelvinen Lymphknoten)

Anmerkung: Das TNM-System des Vulvakarzinoms ist grundlegend überarbeitet worden – die aktualisierte **7. Auflage** ist seit dem **01.01.2010** gültig. Da aber der Großteil der weiteren Angaben zum Vulvakarzinom (z.B. bezüglich Prognose, Wahrscheinlichkeit für Lymphknotenmetastasen etc.) sich noch auf das zuvor gültige TNM-System (6. Auflage, 2002) beziehen, werden hier beide Fassungen des TNM-Systems aufgeführt

9

Tabelle 9.7

Gegenüberstellung von FIGO-Stadieneinteilung und TNM-Klassifikation des Vulvakarzinoms

FIGO-Stadium	TNM-Kategorien (7. Auflage, 2010)			TNM-Kategorien (6. Auflage, 2002)		
0	Tis	N0	M0			
IA	T1a	N0	M0	T1a	N0	M0
IB	T1b	N0	M0	T1b	N0	M0
II	T2	N0	M0	T2	N0	M0
III				T3	N0	M0
				T1–T3	N1	M0
IIIA	T1 oder T2	N1a oder N1b	M0			
IIIB	T1 oder T2	N2a oder N2b	M0			
IIIC	T1 oder T2	N2c	M0			
IVA	T1 oder T2	N3	M0	jedes T	N2	M0
	T3	jedes N	M0			
IVB	jedes T	jedes N	M1	jedes T	jedes N	M1

(LK) und von dort ggf. weiter zu den iliakalen Lymphknoten. Im Stadium I (T1a und T1b) finden sich in 10 % der Fälle und im Stadium III bereits in 50 % inguinale Lymphknotenmetastasen. Hämatogene Metastasen sind im Frühstadium selten. Auch die Wahrscheinlichkeit von Lymphknotenmetastasen steigt mit zunehmender Tumorgröße und Infiltrationstiefe an (**Tab. 9.8**).

MERKE

Mittig gelegene Tumoren haben einen **bilateralen** Lymphabfluss und erfordern deshalb eine **beidseitige Lymphonodektomie.**

Diagnostik I Die klinische Verdachtsdiagnose ergibt sich in der Regel bereits aus der Inspektion der Vul-

Tabelle 9.8

Stadienabhängige Häufigkeit von Lymphknoten-metastasen beim Vulvakarzinom

TNM-Kategorien (6. Auflage, 2002)	Wahrscheinlichkeit der lymphogenen Metastasierung
pT1a	0,7 %
pT1b	< 15 %
pT2	26 %
pT3	64 %
pT4	89 %

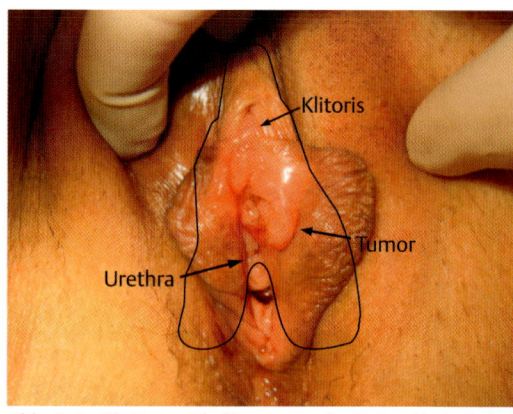

Abb. 9.4 Plattenepithelkarzinom der Vulva. Typisch sind der aufgeworfene Tumorrand und das zentrale Ulkus. **Therapieplan:** Vordere Hemivulvektomie (s. Text) und bei mittigem Tumorsitz bilaterale inguinale Lymphonodektomie; aufgrund der klitorisnahen Lage an der vorderen Kommissur ist der Erhalt der Klitoris und der kleinen Labien aus onkologischer Sicht nicht möglich. Etwa 1 cm der Urethra muss ebenfalls exzidiert werden, die Kontinenz bleibt aber erhalten. Die schwarze Linie zeigt die Schnittführung an.

va durch sichtbare Tumorbildung oder durch eine Ulzeration mit aufgeworfenem hartem Randwall (**Abb. 9.4 und Abb. 9.5**). Frühe Vulvakarzinome können auch das klinische Bild einer VIN (S. 166), kleiner Papeln oder kleiner, nicht heilender Ulzera aufweisen. Bei der vollständigen **gynäkologischen Untersuchung** mit Spekulumeinstellung, Kolposkopie, Essig-, Iodprobe müssen bei der bimanuellen Tastuntersuchung die Leistenlymphknoten palpiert werden. Ein unauffälliger Tastbefund hat allerdings nur eine geringe Aussagekraft.

Die Diagnose erfolgt bei größeremTumor **histologisch** durch **Knipsbiopsie**. Bei kleinen Tumoren (bis ca. 1 cm Durchmesser) kann die **Exzisionsbiopsie** durch vollständige Umschneiden der Läsion sinnvoll sein.

 Praxistipp

Für die histologische Untersuchung sollten die Gewebeproben aus dem Randbereich des Tumors gewonnen werden, damit nicht zentrale, potenziell nekrotische Tumoranteile gewonnen werden.

Als **Staginguntersuchung**, die durchgeführt werden, um das Ausmaß der Tumorausbreitung einschätzen zu können, sind in den frühen Tumorstadien die Sonografie der Leber und Röntgenaufnahme der Lunge ausreichend. Im klinischen Tumorstadium T2 und T3 kann eine **Zystoskopie** bzw. **Rektoskopie** sinnvoll sein. Der **Tumormarker SCC** (engl. squamous cell carcinoma antigen = Plattenepithelkarzinomantigen) hat eine geringe Sensitivität, die Bestimmung ist daher nur bei fortgeschrittenen Tumoren oder Fernmetastasen als Verlaufsparameter für das Ansprechen der Therapie sinnvoll.

Therapie I Abb. 9.6 zeigt ein Schema zur Behandlung des Vulvakarzinoms, dabei steht die **operative Entfernung** im Vordergrund:
– **Ziel** der **Operation** ist die Entfernung des Tumors im Gesunden mit einem Abstand von 1–2 cm zu den Rändern (**Abb. 9.7**). Bei klitorisnahem Tumor-

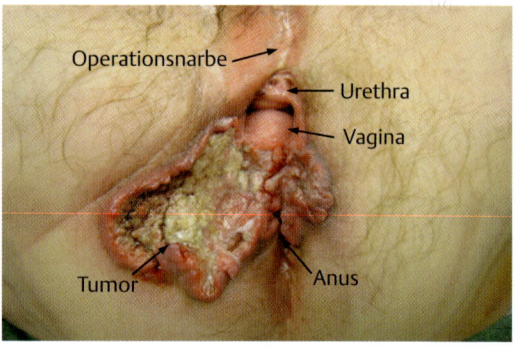

Abb. 9.5 Plattenepithelkarzinom der Vulva (lokales Rezidiv). 65-jährige Patientin mit einem seit etwa 5 Jahren verschleppten Rezidiv eines Plattenepithelkarzinoms der Vulva mit Infiltration des Rektums. Die Patientin hat in der Vorgeschichte bereits eine radikale Vulvektomie erhalten. **Therapieplan:** hintere Exenteration (s. Text) mit Entfernung des tumortragenden Gewebes und Rektums, Defektdeckung mittels Myokutanlappen.

sitz kann evtl. auch ein geringerer Sicherheitsabstand zugunsten des Funktionserhaltes toleriert werden.

Während das Vulvakarzinom traditionell meist mit vollständiger Entfernung des äußeren Genitales operiert wurde, wird heute zunehmend versucht – unter Berücksichtigung von Tumorgröße, -lokalisation und insbesondere der notwendigen Sicherheitsabstände zum Tumor – Anteile der Vulva durch eine **partielle Vulvektomie** zu erhalten. Insbesondere der **Erhalt der Klitoris** hat für die Sexualfunktion eine hohe Bedeutung.

Radikale Vulvektomie: partielle oder vollständige Entfernung des äußeren Genitales **mit** Lymphonodektomie.
Einfache Vulvektomie: partielle oder vollständige Entfernung des äußeren Genitales **ohne** Lymphonodektomie.

— Bei **Befall der Urethra** kann das untere Drittel der Urethra mit entfernt werden. In der Regel bleibt die Kontinenz erhalten. Bei **Befall des Rektums** ist eine kontinenzerhaltende Operation meist nicht möglich, stattdessen ist die kombiniert abdominal-perineale Rektumresektion (sog. **Exenteration**) mit endständigem Anus praeter indiziert.
— Ab Tumorstadium **T1b** werden bei lateralem Tumorsitz die ipsilateralen bzw. bei mittigem Tumorsitz die bilateralen inguinalen Lymphknoten entfernt. Im Stadium T1a ist die Gefahr von Lymphknotenmetastasen so gering, dass auf eine **Lymphonodektomie** verzichtet werden kann.

Ähnlich wie es beim Mammakarzinom bereits gelungen ist, wird auch beim Vulvakarzinom seit einigen Jahren untersucht, ob auf eine radikale Lymphonodektomie zugunsten der **Sentinel-LK-Biopsie** (Wächter-Lymphknoten-Biopsie, S. 284) verzichtet werden kann. Die wissenschaftliche Datenlage reicht bisher aber nicht aus, um dies als Standard definieren zu können. Aufgrund der hohen Morbidität einer radikalen inguinalen Lymphonodektomie wird betroffenen Patientinnen nach intensiver Aufklärung die Sentinel-LK-Biopsie jedoch bereits regelmäßig angeboten.

Die **Morbidität** der Vulvektomie, insbesondere der radikalen Form, ist **erheblich**. Im Vordergrund stehen folgende **Komplikationen**:
— Wundheilungsstörungen: bei älteren Patientinnen > 50 %
— Lymphödeme: 20–69 %
— Serome/Lymphozelen: ca. 30 %
— Thrombosen
— Wundinfektionen
— Harnwegsinfektionen

9

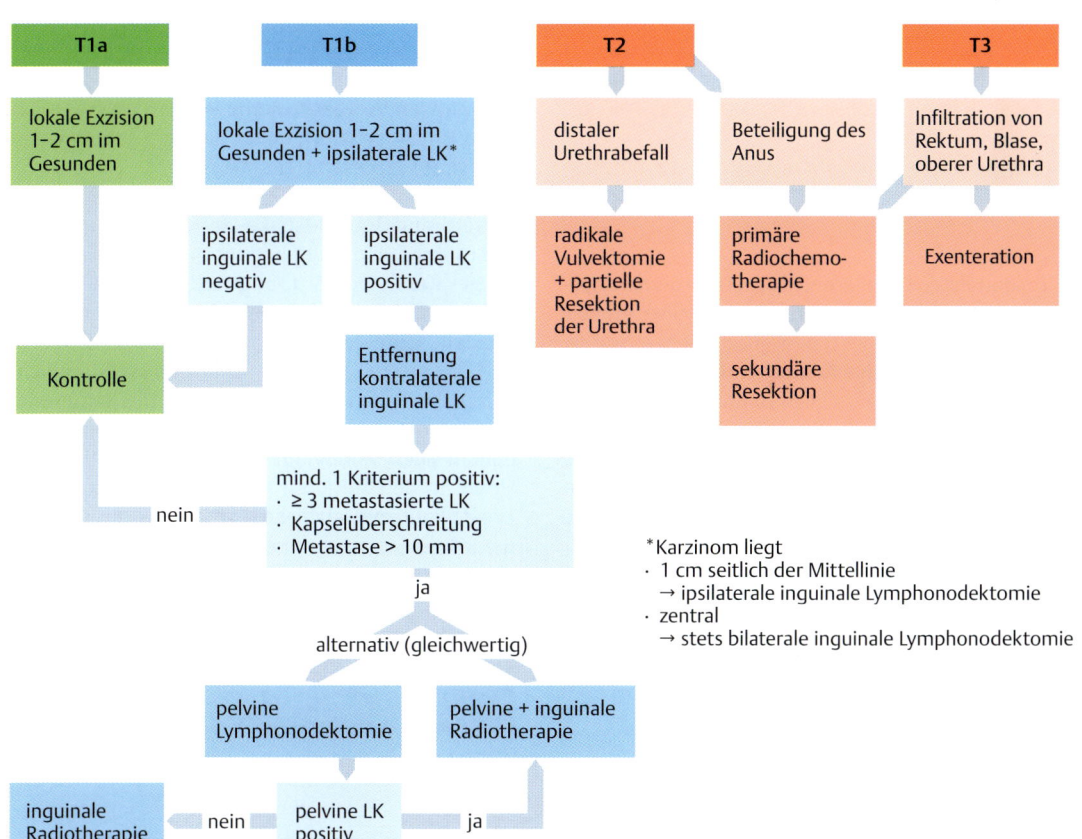

Abb. 9.6 Behandlungsschema des Vulvakarzinoms. LK = Lymphknoten.

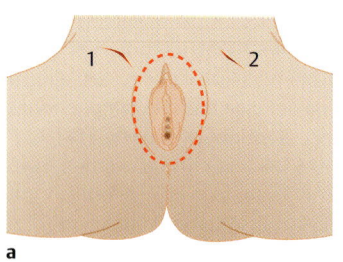 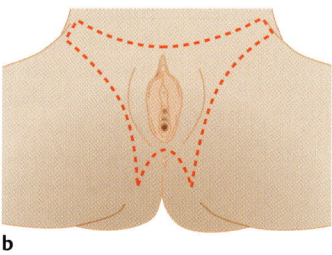 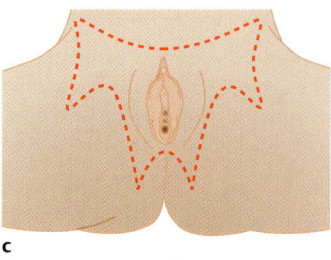

a　　　　　　　　　　　　b　　　　　　　　　　　　c

Abb. 9.7　Vulvektomie – mögliche Schnittführungen. a Schnittführung bei radikaler Vulvektomie; die Leisten können gesondert entweder entlang des Leistenbandes (1) oder längs über den großen Gefäßen (2) inzidiert werden. **b, c** Schnittführung bei radikaler Vulvektomie unter Einbeziehung der Leisten (**c** → sog. Butterfly-Inzision). Diese beiden Schnittführungen sind heutzutage nur noch sehr selten notwendig.

— sexuelle Funktionsstörungen (auch bei Erhalt der Klitoris).

Die **Strahlensensibilität** und auch die **Chemosensibiltät** des Vulvakarzinoms sind **nicht hoch**. Daher ist die alleinige primäre Strahlen- bzw. Chemotherapie häufig nicht sinnvoll.

— Die **kombinierte Radiochemotherapie** mit Cisplatin und/oder 5-Fluoruracil ist indiziert, wenn eine Operation aufgrund des fortgeschrittenen Tumorstadiums oder eingeschränkter Operationsfähigkeit der Patientin nicht möglich ist.
— Die **postoperative Strahlentherapie** ist bei > 3 Lymphknotenmetastasen, 1 Lymphknotenmetastase ≥ 5 mm, pN2c, und R1-Resektion (**Tab. 9.2**, S. 163) indiziert.
— Die **palliative Chemotherapie** ist bei Fernmetastasen indiziert.

EXKURS
In ausgewählten Einzelfällen, in denen die primäre operative Therapie des Vulvakarzinoms zu einer erheblichen Einschränkung der Lebensqualität führen würde, kann eine **präoperative Radiochemotherapie** durchgeführt werden. Diese soll den Tumor verkleinern und so eine weniger radikale Operation ermöglichen. Eine typische Indikation ist z. B. ein Tumor im Bereich des Perineums, der nahe an den Sphincter ani heranreicht; hier wäre bei einer primären Operation keine kontinenzerhaltende Operation möglich.

Die Untersuchungen der **Tumornachsorge** mit dem Ziel, Rezidive, Metastasen und Zweitmalignome frühzeitig zu erkennen, sollten in den ersten 3 Jahren alle 3 Monate, danach halbjährlich durchgeführt werden, sie umfassen:
— Anamnese
— allgemein körperliche Untersuchung
— Inspektion mit Kolposkopie von Vulva, Vagina und Portio und ggf. Zytologie
— bimanuelle und rektale Tastuntersuchung des Genitales (**Abb. 4.7** und **Abb. 4.8**, S. 86)

— Abtasten der inguinalen Lymphknotenregionen.

Prognose ▎ Die meisten Rezidive treten innerhalb der ersten 2 Jahre nach Primärdiagnose als **Lokalrezidive** an der Vulva auf (**Abb. 9.5**, S. 170). Die **Heilungsraten** liegen dann immer noch bei 40–60 %. Dagegen ist die Prognose von Rezidiven in den Leisten schlecht.

MERKE

Der wichtigste **Prognoseparameter** des Vulvakarzinoms ist der **Befall der Lymphknoten**. Weitere Prognosefaktoren sind Tumorgröße, Grading (**Tab. 9.1**, S. 163), Invasionstiefe, Lymph- und Hämangiosis carcinomatosa.

Die meisten Vulvakarzinome werden im FIGO-Stadium I diagnostiziert, daher ist die 5-Jahres-Überlebensrate insgesamt gut (**Tab. 9.9**).

Riesenkondylom Buschke-Löwenstein

Da es sich bei diesem Karzinom nicht um ein gutartiges Kondylom (S. 133), sondern um ein **gut differenziertes, verruköses Plattenepithelkarzinom** handelt, sollte der Begriff „Riesenkondylom Buschke-Löwenstein" aufgrund seiner Missverständlichkeit nicht mehr verwendet werden. Die Namensgebung resultiert daraus, dass der Tumor klinisch wie ein riesiges Kondylom imponiert. Häufig kann **HPV 6** in den Tumoren nachgewiesen werden. Da Lymphknotenmetastasen extrem selten sind, ist die lokale Exzision ausreichend.

Tabelle 9.9

Stadienabhängige Prognose des Vulvakarzinoms

FIGO-Stadium (6. Auflage)	5-Jahres-Überlebensrate
I	83 %
II	63 %
III	41 %
IV	15 %

Karzinom der Bartholin-Drüse

Karzinome der Bartholin-Drüsen sind relativ selten. Da zudem die meisten tastbaren Befunde im Bereich der Bartholin-Drüse auf Entzündungen zurückgehen (S. 138), ist eine Verschleppung der Diagnose nicht selten. In ca. 40 % der Fälle handelt es sich histologisch um **Adenokarzinome** und in weiteren 40 % um **Plattenepithelkarzinome**. Die Behandlung erfolgt durch Operation wie beim Vulvakarzinom (S. 170). Aufgrund der räumlichen Nähe der Bartholin-Drüsen zum Rektum kann z.T. eine Rektumresektion erforderlich sein.

Malignes Melanom der Vulva

Epidemiologie I Das maligne Melanom (MM) der Vulva ist ein **seltener Tumor**, der meist durch neu aufgetretene pigmentierte Hautläsionen auffällt (**Abb. 9.8**). Bis zu 5 % der Malignome der Vulva sind MM. Das mittlere Erkrankungsalter liegt in der **6. Lebensdekade**.

Formen I Folgende Formen des Vulvamelanoms können auftreten:
- superfiziell spreitendes MM (**SSM**)
- noduläres MM (**NM**)
- Lentigo-maligna-Melanom (**LMM**, 50 % der Fälle).

Stadieneinteilung I Die Vulvamelanome werden nach der **Clark-Klassifikation** eingeteilt in:
- **Clark Level I:** Tumorzellen intraepithelial
- **Clark Level II:** Invasionstiefe bis 1 mm
- **Clark Level III:** Invasionstiefe 1–2 mm
- **Clark Level IV:** Invasionstiefe > 2 mm
- **Clark Level V:** Invasion des subkutanen Fettgewebes.

Lokalisation, Ausbreitung und Metastasierung I Maligne Melanome treten an allen Anteilen der Vulva gleich häufig auf. Die Metastasierung erfolgt sowohl hämatogen als auch lymphogen.

Klinik I Juckreiz und **Dysurie** sind in abnehmender Häufigkeit die subjektiven Symptome eines malignen Melanoms der Vulva. Der Tumor kann mit Blutungen einhergehen.

Diagnostik I In den meisten Fällen zeigt sich das MM der Vulva bei der **Inspektion** als schwarz pigmentierte unscharf begrenzte Hautläsion. Die noduläre Form weist oftmals ein exophytisch ulzerierendes Wachstum auf. Essig- und Toluidinprobe bringen keinen Vorteil in der Diagnostik. Die Diagnose erfolgt **histologisch**, wenn möglich durch komplette Exzision der Hautveränderung.

Die **differenzialdiagnostische Abgrenzung** zu benignen pigmentierten Hautläsionen kann im Einzelfall schwierig sein. **Tab. 9.10** zeigt mögliche Differenzialdiagnosen zum malignen Melanom.

Therapie I Die Behandlung des MM der Vulva erfolgt **operativ** durch (je nach Lage und Größe des Tumors) partielle bzw. komplette **Vulvektomie** (S. 170). Die inguinale Lymphonodektomie verbessert die Prognose nicht und sollte daher nicht durchgeführt werden. Eine **adjuvante systemische Therapie** kann im fortgeschrittenen Tumorstadium sinnvoll sein. Die Entscheidungsstrategien entsprechen denen MM anderer Lokalisation.

Prognose I Die Prognose maligner Melanome der Vulva ist schlechter als bei MM der sonstigen Körperhaut. Sie wird durch die Infiltrationstiefe, Tumordicke, den Mitoseindex (Verhältnis von sich tei-

9

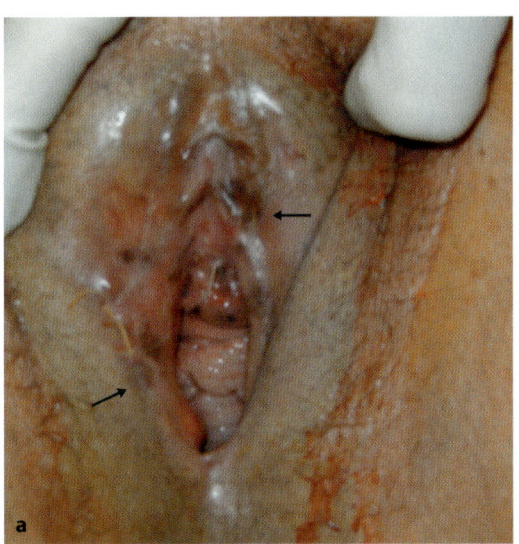

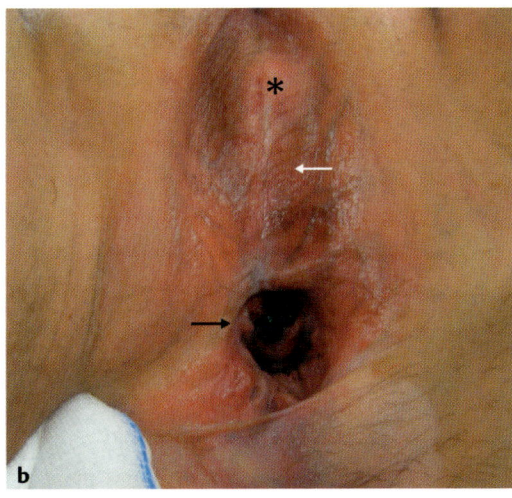

Abb. 9.8   Malignes Melanom der Vulva. a Primärdiagnose eines Vulvamelanoms. Die hyperpigmentierten Areale entsprechen dem wachsenden Tumor (↑). **b** Periurethrales Rezidiv eines Vulvamelanoms (schwarzer ↑). Die Patientin hat bereits eine partielle Vulvektomie aufgrund eines Vulvamelanoms der vorderen Kommissur erhalten: Operationsnarbe (weißer ↑), Lokalisation der resezierten Klitoris (*) die kleinen Labien sind entfernt.

Tabelle 9.10

Häufige pigmentierte Hautveränderungen der Vulva als Differenzialdiagnosen zum malignen Melanom	
Hautveränderung	Beschreibung
Lentigo simplex	kleine, hyperpigmentierte, braune bis schwarze Hautareale mit erhöhter Anzahl von Melanozyten und Epithelhyperplasie; Durchmesser < 4 mm
Melanosis vulvae	Durchmesser meist größer verglichen mit Lentigo simplex; im Bereich der gesamten Vulva, aber häufiger im Bereich des nicht verhornten Plattenepithels auftretend; histologisch ähnlich wie Lentigo, aber ohne Hyperplasie
Naevuszellnaevus	relativ häufiger Befund bei prämenopausalen Frauen
dysplastischer Naevi	meist bei Kindern oder jungen Frauen
„seniles" Hämangiom	1–3 mm große, neu aufgetretene, rötliche Hautläsionen, ohne klinische Bedeutung; meist bei älteren Frauen; häufig Verunsicherung und Verwechslung mit therapiebedürftigen Läsionen

lenden Zellen zu allen Zellen), Ulzerationen des Tumors und Entzündungsreaktionen in der Tumorumgebung beeinflusst. Innerhalb von 2 Jahren nach Diagnosestellung eines MM der Vulva versterben 60 % der Patientinnen.

9.3 Vagina

Key Point

Das Karzinom der Vagina tritt sehr selten auf und macht somit nur einen kleinen Anteil der Genitalkarzinome aus.

9.3.1 Gutartige Tumoren der Vagina

Der häufigste Tumor der Vagina sind **Kondylome** (Condylomata acuminata = Feigwarzen, S. 133), diese kommen an der Vagina allerdings seltener vor als an der Vulva (S. 165). An der seitlichen Scheidenwand können **Gartner-Gang-Zysten** als Reste des embryonalen Wolff-Ganges (S. 20) auftreten.

Wie bei der Vulva sind auch im Bereich der Vagina gutartige, behandlungsbedürftige, echte Neubildungen selten. Unterhalb der Vaginalhaut und im Bereich des Parakolpiums werden relativ häufig kleine bis ca. 3 mm im Durchmesser große derbe, weißliche Knötchen getastet. Es handelt sich dabei um kleine **Fibrome** bzw. **Myome**, die keine Therapie erfordern und kaum jemals zu Beschwerden führen. Gelegentlich werden breitbasig aufsitzende **fibroepitheliale Polypen** mit einer Größe von 0,5–4 cm gefunden, die an der Basis chirurgisch abgetragen werden.

Allgemein besteht die Therapie gutartiger Tumoren der Vagina bei Vorliegen von Beschwerden in der **chirurgischen Exzision**. Bei Tumoren im Bereich der vorderen Vaginalwand müssen stets **urologische Krankheitsbilder**, wie z.B. Urethraldivertikel, in die differenzialdiagnostischen Überlegungen einbezogen werden.

9.3.2 Präkanzerosen der Vagina

Definition | Die echten Präkanzerosen der Vagina werden unter dem Begriff **VAIN** (vaginale intraepitheliale Neoplasie) zusammengefasst und sind die potenziellen Vorstufen eines invasiven Karzinoms.

Epidemiologie | Das Vorkommen der VAIN ist deutlich seltener als das von VIN (S. 166) oder CIN (S. 178). Die Inzidenz der VAIN III liegt bei 0,2 : 100 000. Die VAIN tritt durchschnittlich im Alter von **53 Jahren** und somit ca. 10 Jahre später als die CIN auf.

Pathogenese | Die VAIN wird wie die CIN auf Infektionen mit dem **humanen Papillomavirus (HPV)** der High-Risk-Typen zurückgeführt (S. 134). Etwa 75 %

Tabelle 9.11

Einteilung von Präkanzerosen der Vagina		
Stadium	Schweregrad	Histologie
VAIN I	leichte Dysplasie	Zellatypien im unteren Drittel des Epithels; im oberen Epithel reifes Plattenepithel
VAIN II	mäßige Dysplasie	Zellatypien in den unteren zwei Dritteln des Epithels
VAIN III	schwere Dysplasie	Zellatypien bis in das obere Drittel hineinreichend
	Carcinoma in situ	Zellatypien, die gesamte Epitheldicke einnehmend, oder Zellen, die einem gut differenzierten Plattenepithelkarzinom ähnlich sind
Aufgrund eines fehlenden Unterschieds im biologischen Verhalten werden die schwere Dysplasie und das Carcinoma in situ als VAIN III zusammengefasst.		

der betroffenen Patientinnen weisen auch Dysplasien oder Karzinome an Vulva oder Zervix auf.

Stadieneinteilung | Die **Präkanzerosen der Vagina** werden, entsprechend der VIN (**Tab. 9.5**, S. 166) und CIN (**Tab. 9.16**, S. 179), nach ihrem Schweregrad in die Stadien **VAIN I–III** eingeteilt (**Tab. 9.11**).

Klinik | In den meisten Fällen bleibt die VAIN **asymptomatisch**.

Diagnostik | Die diagnostische Abklärung der VAIN erfolgt ähnlich wie bei der VIN (S. 166). Die **Essigprobe** spielt eine wichtige Rolle. Die Läsionen sind in der Regel **iodnegativ**. In etwa der Hälfte der Fälle liegen **multifokale** Läsionen vor.

Therapie | Wie bei der VIN besteht die Therapie einer **VAIN III** in der **oberflächlichen Hautexzision** mit einem Abstand von 5–10 mm zu den Seitenrändern (mit Messer oder CO_2-Laser). Bei ausgedehnten oder multifokalen Läsionen kann die oberflächliche komplette Entfernung der Vaginalhaut notwendig werden.

Eine **VAIN I** kann **beobachtet** oder – wie die **VAIN II** – nach histologischer Sicherung unter kolposkopischer Kontrolle mit dem CO_2-**Laser** vaporisiert ("verdampft") werden.

Prognose | Ähnlich wie es für die CIN bekannt ist, ist wie bei der VIN davon auszugehen, dass mit zunehmendem Schweregrad der VAIN das **Progressionsrisiko** steigt und die **Remissionschance** sinkt. In einer Untersuchung (allerdings mit kleiner Fallzahl) kam es in 5 % der Fälle trotz Therapie der VAIN zur Entwicklung eines **Vaginalkarzinoms**. Die Zahl der **Rezidive** ist mit bis zu 70 % sehr hoch. Daher sind sorgfältige Nachuntersuchungen notwendig.

9.3.3 Bösartige Tumoren der Vagina

Vaginalkarzinom

Formen | Über 90 % der primären Malignome der Vagina sind **Plattenepithelkarzinome** (= Vaginalkarzinom). Melanome, Adenokarzinome und Sarkome treten seltener auf.

Epidemiologie | Das Vaginalkarzinom ist sehr selten und macht 1–2 % der Genitalkarzinome aus. Die Inzidenz liegt bei 0,4–0,9 : 100 000. Der Häufigkeitsgipfel liegt in der **7. Lebensdekade**. In 30 % der Fälle geht eine CIN oder ein Zervixkarzinom voraus.

Pathogenese | Vaginalkarzinome werden, wie auch die Zervixkarzinome (S. 181), auf eine Infektion mit **humanen Papillomaviren (HPV)** der High-Risk-Typen zurückgeführt. Folgende Faktoren sind epidemiologisch mit einem **erhöhten Risiko** für ein Vaginalkarzinom assoziiert:

- vorangegangene auffällige Zervixzytologie (HPV-Infektion)
- Condylomata acuminata (HPV-Infektion, S. 133)
- vorausgegangene Hysterektomie
- chronische mechanische Reize.

Von **sekundären Vaginalkarzinomen** spricht man, wenn diese von benachbarten Organen ausgehen.

Stadieneinteilung | Primäre Vaginalkarzinome werden, ähnlich wie die Vulvakarzinome (S. 168), anhand der **TNM-Klassifikation** (**Tab. 9.12**) eingeteilt, deren Kategorien mit bestimmten **FIGO-Stadien** (**Tab. 9.13**) übereinstimmen. Bezüglich der TNM-Klassifikation gab es in der aktuellen Fassung von 2010 keine Änderungen im Vergleich zur Vorauflage.

Klinik | Von der Menstruation unabhängige **Blutungen** und (bräunlicher) **Ausfluss** sind die häufigsten Symptome.

Lokalisation, Ausbreitung und Metastasierung | Das Plattenepithelkarzinom der Vagina metastasiert **lymphogen** und tritt überwiegend im **oberen Drittel der Scheide** auf. 57 % der Tumoren liegen an der Scheidenhinterwand und 27 % an der Scheidenvorderwand.

Diagnostik | Die klinische Verdachtsdiagnose ergibt sich in der Regel bereits aus der **Inspektion** der Vagina durch sichtbare Tumorbildung oder Ulzeration. Allerdings werden Vaginalkarzinome oftmals erst in einem späteren Stadium erkannt, da sie bei Routineuntersuchungen leicht übersehen wer-

9

Tabelle 9.12	
TNM-Klassifikation des Vaginalkarzinoms (7. Auflage, 2010)	
TNM-Kategorie	**Tumorausbreitung**
T1	Tumor auf die Vagina begrenzt
T2	Tumor infiltriert paravaginales Gewebe, die Beckenwand wird nicht erreicht
T3	Tumor erreicht die Beckenwand
T4	Tumorinfiltration von Blasen- oder Rektumschleimhaut
N0	kein Lymphknotenbefall
N1	Lymphknotenbefall
M0	keine Fernmetastasen
M1	Fernmetastasen

Tabelle 9.13			
Gegenüberstellung von FIGO-Stadieneinteilung und TNM-Klassifikation des Vaginalkarzinoms			
FIGO-Stadium	**TNM-Kategorie**		
I	T1	N0	M0
II	T2	N0	M0
III	T3	N0	M0
	T1–T3	N1	M0
IVA	T4	N1	M0
IVB	jedes T	jedes N	M1

den können. Es wird eine vollständige **gynäkologische Untersuchung** (S. 77) mit Spekulumeinstellung, Kolposkopie, Essig- und (Schiller-)Iodprobe sowie bimanueller Tastuntersuchung inklusive rektaler Untersuchung durchgeführt. Die Sicherung der Verdachtsdiagnose erfolgt histologisch durch **Knipsbiopsie**. Wie bei einem vulvären Tumor sollten die Gewebeproben aus dem Randbereich des Tumors gewonnen werden, damit nicht zentrale, potenziell nekrotische Tumoranteile gewonnen werden. Bei kleinen Tumoren kann die **Exzisionsbiopsie** durch vollständiges Umschneiden der Läsion sinnvoll sein.

Als **Staginguntersuchung** sollten eine Sonografie der Leber und eine Röntgenaufnahme der Lunge sowie eine Zysto- und Rektoskopie durchgeführt werden. Ein MRT des kleinen Beckens kann sinnvoll sein, um die Ausbreitung des Tumors insbesondere zum Darm bzw. zur Blase besser beurteilen zu können. Der **Tumormarker SCC** hat eine geringe Sensitivität. Die Bestimmung ist daher nur bei fortgeschrittenen Tumoren oder Fernmetastasen als Verlaufsparameter für das Ansprechen der Therapie sinnvoll.

Therapie ❘ In **frühen Stadien** (Stadium I und evtl. II) können Vaginalkarzinome **operiert** werden:
- Die Tumoren der **oberen Scheidenanteile** werden durch **Kolpektomie** (Entfernung der Scheide) mit Entfernung der Parakolpien, ggf. radikaler Hysterektomie (wenn Uterus noch vorhanden) und pelviner Lymphonodektomie behandelt.
- Die Tumoren des **unteren Scheidendrittels** im Stadium I können durch **partielle Kolpektomie** mit Entfernung der Parakolpien und inguinaler Lymphonodektomie behandelt werden.

Vaginalkarzinome in höheren Tumorstadien und ungünstiger Lokalisation werden in der Regel bestrahlt (in Form einer **Brachytherapie** in Kombination mit einer **perkutanen Bestrahlung**).

> **MERKE**
>
> Da die meisten Tumoren bei Diagnosestellung bereits das umgebende Gewebe und 20 % der Tumoren sogar bereits die Beckenwand infiltrieren (FIGO III), werden die **Vaginalkarzinome** häufig **primär bestrahlt**.

Die **simultane Radiochemotherapie** erhöht die Erfolgsraten in Analogie zu den anderen Plattenepithelkarzinomen des Genitales (z.B. Vulvakarzinom, S. 172).

Die **Tumornachsorge** erfolgt wie beim Vulvakarzinom (S. 172).

Prognose ❘ Die Prognose des Vaginalkarzinoms ist vom Tumorstadium abhängig (**Tab. 9.14**). Da das Vaginalkarzinom oftmals erst in einem fortgeschritte-

Tabelle 9.14	
Stadienabhängige Prognose des Vaginalkarzinoms	
FIGO-Stadium	**5-Jahres-Überlebensraten**
I	73 %
II	58 %
III und IV	36 %

nen Stadium diagnostiziert wird, die Therapiemöglichkeiten eher schlecht und sowohl die Komplikations- als auch die Rezidivgefahr hoch ist, ist die **Prognose schlecht**: Die durchschnittliche 5-Jahres-Überlebensrate liegt bei unter 40 %.

Die meisten **Rezidive** treten innerhalb der ersten zwei Jahre nach Primärdiagnose auf. Die Prognose der Rezidive ist schlecht: Die 5-Jahres-Überlebensrate beträgt nur 12 %.

Sonderformen

Malignes Melanom der Vagina

Das maligne Melanom (MM) der Vagina ist **sehr selten** (< 1 % der Vaginalmalignome, < 1 % der malignen Melanome der Frau). Da die bei den MM der Vulva gültige Einteilung nach Clark (S. 173) für die Vaginalkarzinome nicht geeignet ist, wurde für das MM der Vagina die **Chung-Klassifikation** erstellt:
- **Chung Level I:** Tumor auf Epithel begrenzt
- **Chung Level II:** Infiltrationstiefe ≤ 1 mm
- **Chung Level III:** Infiltrationstiefe 1–2 mm
- **Chung Level IV:** Infiltrationstiefe > 2 mm.

Die **operative Entfernung** ist die Behandlung der Wahl. Die **Prognose** ist schlecht, da die meisten Tumoren erst im Chung Level IV diagnostiziert werden.

Klarzelliges Adenokarzinom der Vagina

Klarzellige Adenokarzinome der Vagina sind **sehr selten** und treten v.a. bei jungen Patientinnen auf. Die intrauterine Exposition weiblicher Feten mit **DES** (Diäthylstilbestrol) führt in 1 % der Fälle zur Entwicklung eines klarzelligen Adenokarzinoms der Vagina. Bei diesen Frauen finden sich gehäuft Auffälligkeiten des Genitales und insbesondere eine **Adenosis vaginae** (das Plattenepithel der Vagina ist durch Zylinderepithel ersetzt). DES wurde v.a. in den USA zur Therapie drohender Aborte eingesetzt und ist nach Bekanntwerden der Risikoerhöhung für das klarzellige Adenokarzinom der Vagina 1971 vom Markt genommen worden. Klarzellige Adenokarzinome haben eine deutlich bessere Prognose als Plattenepithelkarzinome der Vagina. Die 5-Jahres-Überlebensrate beträgt 93 % im Stadium I.

Vaginalsarkom

Vaginalsarkome sind sehr selten. Sie metastasieren früh hämatogen und lymphogen und haben daher eine schlechte Prognose. Eine Sonderform ist das embryonale Rhabdomyosarkom der Scheide (Sarcoma botryoides). Dieser mesodermale maligne Tumor tritt v. a. bei jüngeren Kindern auf: 90 % der Patientinnen sind bei Diagnosestellung jünger als fünf Jahre. Vaginale Blutungen sind ein typisches Symptom. Durch lokale Entfernung des Tumors mit nachfolgender Polychemotherapie kann eine 5-Jahres-Überlebensrate von 95 % erreicht werden.

9.4 Cervix uteri

Key Point

Die Transformationszone der Cervix uteri (Muttermund) stellt einen häufigen Ausgangspunkt für maligne, aber auch benigne Veränderungen der Zervix dar. Da sich die Transformationszone altersabhängig verschiebt, findet die Tumorbildung bei jüngeren Frauen eher an der Portiooberfläche und bei Frauen nach der Menopause eher im Zervixkanal statt. Maligne Tumoren an der Zervix sind relativ häufig. Klinisch bedeutsam sind auch die Präkanzerosen der Cervix uteri.

9.4.1 Physiologie des Zervixepithels

Im Bereich der Portio treffen das unverhornte Plattenepithel (vaginalwärts) und das Zylinderepithel des Zervikalkanals aufeinander. In der Transformationszone wird durch den Einfluss der weiblichen Sexualhormone das Zylinderepithel entweder durch Metaplasie der Reservezellen des Drüsenepithels oder durch direktes Überwachsen durch das Plattenepithel ersetzt (S. 7). Bei Geburt liegt diese Grenze durch den maternalen Hormoneinfluss auf der Portiooberfläche. Bei etwa der Hälfte der Mädchen zieht sich diese Grenze in Richtung des äußeren Muttermundes zurück, um in der reproduktiven Phase dann wieder auf der Portiooberfläche zu liegen. Liegt die Grenze weit auf der Ektozervix, erscheint das Zylinderepithel als Ektopie (auf der Portiooberfläche sichtbares Drüsenepithel, s. Abb. 4.6, S. 85), die sich gegen das rosafarbene Plattenepithel abgrenzt.

> **MERKE**
>
> Junges Lebensalter und Schwangerschaft sind mit einer Ektopie vergesellschaftet. In der Postmenopause zieht sich die Transformationszone in den Zervikalkanal zurück (vgl. S. 67).

9.4.2 Typische klinische Symptome von Zervixveränderungen

Benigne Veränderungen der Zervix und Vorstadien des Zervixkarzinoms sind meist symptomlos und werden oftmals bei den routinemäßigen Vorsorgeuntersuchungen entdeckt.

Karzinome in einem fortgeschrittenen Stadium werden hingegen häufig symptomatisch:

- Typisch ist die abnorme Blutung, die bei geschlechtsreifen Frauen als Zwischen- oder Schmierblutung und bei Frauen nach den Wechseljahren als Postmenopausenblutung (PMB) auftritt.
- Bei mechanischer Reizung eines Tumors – ungeachtet seiner Dignität (= benigne bzw. maligne Eigenschaft eines Tumors) – kann es zu einer Kontaktblutung kommen.
- Ein meist übel riechender Fluor tritt auf bei nekrotischem Tumorverfall oder Infektion des Tumors.
- Bei Größenzunahme des Tumors mit Grenzüberschreitung und Infiltration benachbarter Organe kommt es häufig zu Schmerzen im Unterleib.
- Lymphödeme, Thrombosen, Hämaturie oder Nierenversagen sind ebenfalls Zeichen einer lokal ausgebreiteten Erkrankung.

Die ausgedehnte Tumorinfiltration der Parametrien im Stadium FIGO IIIB (Tab. 9.20, S. 182) geht sehr häufig mit Harnstauungsniere durch Kompression der Ureteren einher. Die resultierende Urämie ist eine typische Todesursache bei Frauen mit unbehandeltem Zervixkarzinom bzw. ausbleibender Behandlung der postrenalen Niereninsuffizienz.

> **MERKE**
>
> Typische **Symptomtrias** für ein **fortgeschrittenes Zervixkarzinom**, welches heutzutage nur noch selten vorkommt:
> - lumbosakrale Schmerzen (Plexusinfiltration)
> - Beinödem
> - Ureterobstruktion (Ummauerung des Ureters und pelviner Gefäße).

9.4.3 Gutartige Tumoren der Zervix

Die häufigsten gutartigen Tumoren der Zervix sind Kondylome (S. 133), Polypen (s. u.) und Myome (S. 195). Ein Überwachsen des schleimbildenden Zylinderepithels durch das Plattenepithel kann an der Transformationszone zur Bildung von Retentionszysten führen, die als 0,5 bis maximal 3 cm große zystische Tumoren der Zervix imponieren. Diese als Ovula Nabothi bezeichneten zystischen Veränderungen verursachen keine Beschwerden und bedürfen keiner Behandlung.

9

Tabelle 9.15

Normvarianten, physiologische und pathologische Befunde der Zervix

Bezeichnung	Definition	Aussehen	mögliche patholo-gische Bedeutung	Maßnahme
Ektopie	Zylinderepithel auf der Portiooberfläche	rot, fein-samtig	Normalbefund	keine
Ovula Nabothi	Schleimretentionszysten durch Überwachsen des schleimbildenden Zylinderepithels	glatt begrenzte Tumoren; Tastbefund häufig relativ derb	Normvariante	keine
Emmet-Riss	entbindungsbedingte Defekte der Zervix (Residuen von Zervixrissen)	meist bei 3 und 9 Uhr gelegene Gewebedefekte der Zervix	wird häufig als Ursache für Fluor genitalis aufgeführt (umstritten)	keine (früher häufiger plastische Rekonstruktion)
Leukoplakie	weißliche Verfärbung durch Hyperkeratose	weiß, evtl. leicht erhaben	CIN (S. 178)	Kolposkopie, Zytologie, Essig- und Iodprobe, ggf. Biopsie
Ulzeration	Epitheldefekt	rot, Defekt als vertieftes Oberflächenniveau sichtbar	Karzinom, Infektion (u.a. Herpes, Lues); Verletzung	Kolposkopie, Zytologie, ggf. mikrobiologische oder serologische Untersuchungen; Essig- und Iodprobe, ggf. Biopsie
Kondylome	HPV induzierte Tumoren	flache oder deutlich erhabene Tumoren meist wenige mm, aber auch bis zu 2 cm groß; häufig weiß durch Hyperkeratosen	HPV-Infektion (S. 133)	Entfernung (z.B. durch Laser), immer auch Biopsie für Histologie (DD: CIN, s.u.)
Mosaik	kolposkopischer Befund (**Abb. 4.5**, S. 84)	Felderung (weißliche Flächen mit netzartig umgebenden rötlichen „Linien")	CIN	Zytologie, Essig- und Iodprobe, ggf. Histologie
Punktierung	kolposkopischer Befund (**Abb. 4.5**, S. 84)	rote Punkte auf der Zervix (Kapillarenden)	CIN	Zytologie; Essig- und Iodprobe; ggf. Histologie

In der **Tab. 9.15** werden verschiedene Zervixveränderungen und deren typische Eigenschaften aufgeführt.

Zervixpolypen
Definition und Pathogenese I Bei den Zervixpolypen handelt es sich um einige mm bis 2–3 cm große, meist gestielte, relativ glatt begrenzte Tumoren, die durch eine **Hyperplasie des Zylinderepithels** entstehen.
Epidemiogie I Zervixpolypen (v.a. endozervikale) sind **sehr häufig** und treten meist zwischen der **4. und 6. Lebensdekade** auf.
Klinik I In den meisten Fällen bestehen keine klinischen Symptome. Zervixpolypen können die Ursache von **(Kontakt-)Blutungen** oder **Fluor** sein.
Diagnostik I Zervixpolypen werden meist zufällig bei der **gynäkologischen Untersuchung** entdeckt. Das typische Aussehen mit relativ glatter Oberfläche, schmalem typischerweise aus dem Zervikalkanal hervortretendem Stiel und die weiche Konsistenz machen die **klinische Blickdiagnose** möglich. Verwechslungen mit malignen Veränderungen sind eine Rarität.

Therapie I Gestielte Polypen können ohne Narkose mit einer **Zange** gefasst und abgedreht oder mit der **elektrischen Schlinge** abgetragen werden. Obwohl sie selten entarten, sollten sie sicherheitshalber entfernt und **histologisch** untersucht werden.
Prognose I Rezidive sind häufig.

9.4.4 Präkanzerosen der Zervix
Zervikale intraepitheliale Neoplasie (CIN)
Definition I Die **echten plattenepithelialen Präkanzerosen der Zervix** werden unter dem Begriff **CIN** (zervikale intraepitheliale Neoplasie) zusammengefasst. Sie werden auch als **SIL** (squamous intraepithelial lesions) bezeichnet.
Epidemiologie I Die Inzidenz der CIN insgesamt liegt bei etwa 2,5 %, die der CIN III (**Tab. 9.16**) bei etwa 1 %. Die Häufigkeit der CIN hat in den letzten Jahren deutlich zugenommen. Der Altersgipfel der CIN I und II liegt in der **3.** und der der CIN III in der **4. Lebensdekade**. Mit zunehmendem Alter mimmt die Häufigkeit der CIN dann wieder ab.
Pathogenese I Die CIN wird auf Infektionen mit **humanen Papillomaviren (HPV)** der High-Risk-Typen (z.B. 16, 18 und 31) zurückgeführt. Bei der CIN I las-

sen sich jedoch nur in etwa 80 % HP-Viren der High-Risk-Typen nachweisen, in den anderen Fällen finden sich andere HPV-Typen. Die simultane Infektion mit mehreren HPV-Typen ist nicht möglich.

Als **Risikofaktoren** für eine CIN werden in epidemiologischen Untersuchungen weitere Punkte aufgeführt, die allerdings überwiegend keine unabhängigen Risikofaktoren darstellen, d.h., die u.g. Faktoren gehen mit einem **erhöhten Risiko für eine HPV-Infektion** einher:

— Anzahl der Sexualpartner
— frühe sexuelle Aktivität
— STD (auch solche, die nicht durch HPV verursacht werden, S. 125)
— geringer Sozialstatus
— frühe erste Gravidität
— Rauchen
— orale Kontrazeptiva
— HIV (S. 135) und andere Immunschwächen.

Einteilung ❙ Die **Präkanzerosen der Zervix** werden, wie die VIN (**Tab. 9.5**, S. 166) und die VAIN (**Tab. 9.11**, S. 174), nach ihrem Schweregrad in **3 Stadien** eingeteilt (**Tab. 9.16**).

EXKURS

Nach der in den USA verwendeten **Bethesda-Klassifikation** wird die CIN I als „low-grade squamous intraepithelial lesion" (**LSIL**) und die CIN II–III als „high-grade squamous intraepithelial lesion" (**HSIL**) klassifiziert.

Klinik ❙ In der Regel ist die CIN klinisch **asymptomatisch**.

Diagnostik ❙ In den meisten Fällen wird der Verdacht auf eine CIN über eine auffällige **Exfoliativzytologie** der Zervix (PAP-Abstrich) gestellt. Ein auffälliger PAP-Abstrich erfordert die weitere Untersuchung mittels **Kolposkopie** (**Tab. 9.17**) einschließlich **Essig-** und **Iodprobe** (S. 84). Von verdächtigen Arealen können dann gezielt **Knipsbiopsien** entnommen werden. Damit kann die CIN bestätigt bzw. ausgeschlossen werden.

In **Tab. 9.18** wird die **prozentuale Korrelation** zwischen histologischen und zytologischen Befunden dargestellt. Für die verschiedenen PAP-Klassifika-tionen (S. 83) gibt es vorgegebene **Abklärungsalgorithmen** (**Abb. 9.9**).

Tabelle 9.16

Einteilung von Präkanzerosen der Zervix

Stadium	Schweregrad	Histologie
CIN I	leichte Dysplasie	Zellatypien im unteren Drittel des Epithels; im oberen Epithel reifes Plattenepithel
CIN II	mäßige Dysplasie	Zellatypien in den unteren zwei Dritteln des Epithels
CIN III	schwere Dysplasie	Zellatypien bis in das oberen Drittel reichend
	Carcinoma in situ	Zellatypien, die gesamte Epitheldicke einnehmend, oder Zellen, die einem gut differenzierten Plattenepithelkarzinom ähnlich sind

Aufgrund eines fehlenden Unterschieds im biologischen Verhalten werden die schwere Dysplasie und das Carcinoma in situ als CIN III zusammengefasst.

Tabelle 9.17

Kolposkopische Befunde

Normalbefunde	pathologische Befunde
— Ektopie (**Tab. 9.15** und **Abb. 4.6**, S. 85) — **Plattenepithel** essignegativ (→ keine Weißfärbung) und iodpositiv (→ braun) — **Zylinderepithel** zart essigweiß und iodnegativ → hell nach Iodprobe — regelmäßige Kapillaren	— Leukoplakie (**Tab. 9.15**) — **Plattenepithel** essigpositiv (→ Weißfärbung) und iodnegativ (→ keine Braunfärbung) — grobes Mosaik, Punktierung (**Tab. 9.15**) — Ulzeration — atypische Gefäße

MERKE

Aufgrund der gleichen Ätiologie einer **HPV-Infektion** müssen Dysplasien der **Vagina** (VAIN, S. 174), der **Vulva** (VIN, S. 166) und des **Anus** (PAIN) durch sorgfältige klinische Untersuchung ausgeschlossen werden.

Therapie ❙ Bei einer **CIN I und II** ist eine zunächst **abwartende Haltung** gerechtfertigt. Voraussetzung

Tabelle 9.18

Korrelation zwischen Histologie und Zervixzytologie

Pap (Zytologie)	CIN I/II (Histologie)	CIN III (Histologie)	Karzinom (Histologie)	
			pT1a	≥ pT1b
IIID	63 %	35 %	1 %	0,2 %
IVa	17 %	78 %	1 %	3 %
IVb	8 %	73 %	5 %	14 %
V	1 %	31 %	6 %	63 %

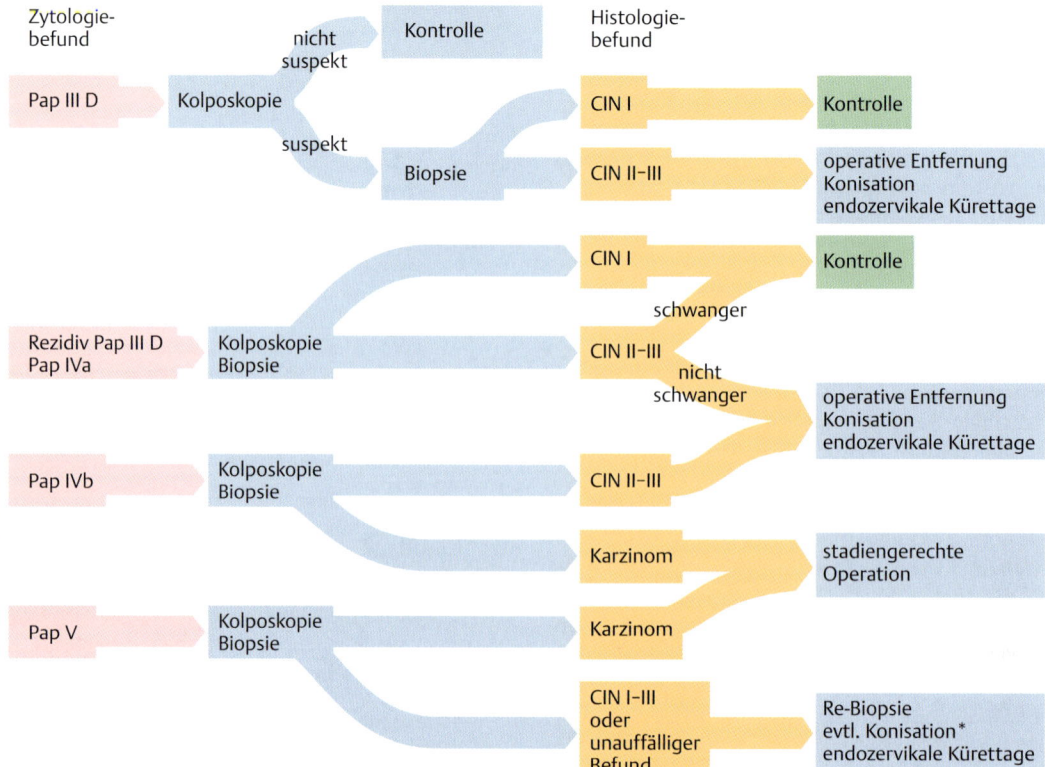

Abb. 9.9   Algorithmus zur Abklärung und Therapie einer auffälligen Zervixzytologie bzw. der Vorstufen des Zervixkarzinoms. *Beim invasiven Karzinom geht die Konisation mit einem hohen Blutungsrisiko einher, daher sollte diese nur bei nicht klinisch erkennbarem Tumor erfolgen.

ist, dass die Läsionen alle drei Monate **kontrolliert** werden und durch Kolposkopie gut eingesehen werden können. Es besteht eine große Chance auf eine **spontane Rückbildung** der Läsionen (**Tab. 9.19**). Bei Persistenz über ein Jahr sollte dann das erkrankte Epithel durch eine Konisation entfernt werden.
Eine **CIN III** muss durch **Konisation** (**Abb. 4.14**, S. 92) im Gesunden entfernt werden.

> **MERKE**
>
> Eine **Ausnahme** bildet nur die **CIN III in der Schwangerschaft**. Hier kann unter engmaschigen Kontrolluntersuchungen zugewartet werden. Die Rückbildungsrate ist insbesondere nach vaginaler Entbindung hoch. Bei Persistenz der Läsion nach der Geburt oder dem Verdacht auf ein invasives Karzinom (Pap IVb, Pap V, kolposkopischer Befund) wird die Abklärung notwendig.

Eine **Hysterektomie** kann bei Begleiterkrankungen des Uterus (z. B. Uterusmyome, Endometriose) indiziert sein.
Prognose ❘ Mit zunehmendem Schweregrad der CIN steigt das Progressionsrisiko und gleichzeitig

sinkt die Remissionschance (**Tab. 9.19**). Bei einer CIN III besteht ein großes Risiko, dass diese in ein **infiltrierendes Zervixkarzinom** übergeht. Insgesamt Bei gehen weniger als 20 % der CIN in ein infiltrierendes Wachstum über, wobei eine Latenzzeit von etwa 10 Jahren besteht.

> **MERKE**
>
> **Überschreitet** die intraepitheliale Neoplasie die **Basalmembran** und wächst invasiv in das subepitheliale Bindegewebe hinein, spricht man von einem **Zervixkarzinom** (S. 181).

Tabelle 9.19

Spollaner Verlauf der zervikalen intraepithelialen Neoplasie (CIN)			
Dysplasiegrad	**Regression**	**Progression**	**Risiko für invasives Zervixkarzinom**
CIN I	51–62 %	15 %	1 %
CIN II	28–43 %	50 %	5 %
CIN III	25–41 %	22–72 %	12 % (bis 70 % in einzelnen Langzeitstudien > 10 Jahre)

Die Zahl der **Rezidive** nach einer operativ entfernten CIN liegt bei 1–2 %. Auch nach Hysterektomie wegen CIN können Rezidive in der Vaginalhaut auftreten (1–2 %), daher sind sorgfältige **Nachuntersuchungen** notwendig.

Adenokarzinom in situ der Zervix (AIS)

Definition | Ein Adenokarzinom in situ der Zervix (AIS) liegt vor, wenn die **endozervikalen Drüsen mit atypischen Zellen ausgefüllt** sind, die zytologisch Adenokarzinomzellen entsprechen, **Zeichen der Invasion** aber **fehlen**. Man geht davon aus, dass das AIS die Vorstufe eines invasiven Adenokarzinoms der Zervix (S. 181) ist.

Epidemiologie | Die Häufigkeit des AIS ist verglichen mit der CIN (s.o.) deutlich geringer. Schätzungen gehen davon aus, dass das Verhältnis CIN zu AIS bei 100 : 1 liegt. In 25–75 % der Fälle kann simultan eine CIN nachgewiesen werden.

Pathogenese | Da bei 65–90 % des AIS **humane Papillomaviren (HPV)** der High-Risk-Typen (z.B. 16, 18) nachgewiesen werden, wird die Entstehung des AIS wie die der CIN auf HPV-Infektionen zurückgeführt.

Einteilung | Ähnlich wie es bei den plattenepithelialen Dysplasien (VIN, VAIN, CIN) leichte bis schwergradige Dysplasien und das plattenepitheliale Carcinoma in situ gibt, können an der Zervix auch **glanduläre Veränderungen** nachgewiesen werden, die aufgrund geringerer zytologischer Auffälligkeiten noch nicht als AIS eingestuft werden können:

- endozervikale glanduläre Atypien
- atypische endozervikale Hyperplasie.

Anders als bei den plattenepithelialen leichten bis schweren Dysplasien ist die klinische Relevanz dieser glandulären Befunde mit zytologischen Zellveränderungen aber nicht bekannt.

Klinik | Das AIS ist in der Regel **asymptomatisch**.

Diagnostik | Meistens fällt das AIS über eine pathologische **Exfoliativzytologie** der Zervix (PAP-Abstrich, S. 81) auf. In der Mehrzahl der Fälle wird zunächst eine CIN vermutet und die Diagnose AIS im Rahmen der histologischen Abklärung durch **Knipsbiopsie** oder **Konisation** und **Zervixkürettage** gestellt. Zytologisch und kolposkopisch ist die Diagnose eines AIS problematisch. Das AIS wird in > 50 % der Fälle auch an der Transformationszone gefunden, kann aber bis mehrere cm tief in den Zervikalkanal hineinreichen. Das AIS kann **multifokal** sein.

Therapie | Die Therapie erfolgt durch **Konisation** oder **Hysterektomie**.

Prognose | Es gibt keine Daten über den natürlichen Verlauf des AIS. Da aber der Abstand vom Altersgipfel des AIS und des invasiven Adenokarzinoms in ähnlichem Abstand liegt wie beim CIN und invasiven Plattenepithelkarzinom, wird angenommen, dass die Entwicklung eines **invasiven Adenokarzinoms** ebenfalls über mehrere Jahre verläuft. Das **Rezidivrisiko** nach uteruserhaltender Entfernung des AIS durch Konisation ist hoch: 13–68 %, wenn das AIS histologisch im Gesunden entfernt wurde, und 71 %, wenn die Ränder des Zervixkonus nicht frei von AIS waren.

9.4.5 Bösartige Tumoren der Zervix
Zervixkarzinom

Definition | Die **malignen epithelialen** Tumoren der Zervix werden als **Zervixkarzinome** zusammengefasst.

Epidemiologie | Insgesamt erkranken jährlich 500 000 Frauen am Zervixkarzinom und 350 000 versterben daran.

> **MERKE**
>
> Das **Zervixkarzinom** ist weltweit, vor dem Endometriumkarzinom (S. 191), der **häufigste maligne Genitaltumor** der Frau.

In den letzten Jahrzehnten hat sich – wie auch bei den präkanzerösen Vorstufen (s.o.) – das mittlere Erkrankungsalter verringert. Die Altersverteilung zeigt zwei Gipfel: Ein kleinerer Gipfel liegt in der **4.** und der Hauptgipfel in der **7. Lebensdekade**.

Pathogenese | Sowohl die **Plattenepithel-** als auch die **Adenokarzinome** der Zervix werden auf Infektionen mit **humanen Papillomaviren (HPV)** der High-Risk-Typen (s.o.) zurückgeführt. In 99,7 % der Zervixkarzinome können HP-Viren nachgewiesen werden.

Bei folgenden **Faktoren**, die z.T. das Risiko einer HPV-Infektion erhöhen, besteht eine **Assoziation mit einem Zervixkarzinom**:

- CIN (S. 178)
- größere Anzahl der Sexualpartner
- frühes Alter beim ersten Sexualkontakt
- niedriger sozialer Status
- vorausgegangene Geschlechtskrankheit (STD, S. 125)
- Multiparität
- orale Kontrazeptiva
- Rauchen
- Immunschwäche.

Auch bei Patientinnen mit **Peutz-Jeghers-Syndrom** (genetisch bedingte gastrointestinale Polypose) ist das Risiko für ein Adenokarzinom der Zervix und der Ovarien erhöht.

> **MERKE**
>
> In den meisten Fällen geht das **Zervixkarzinom** von einer **CIN** aus.

9

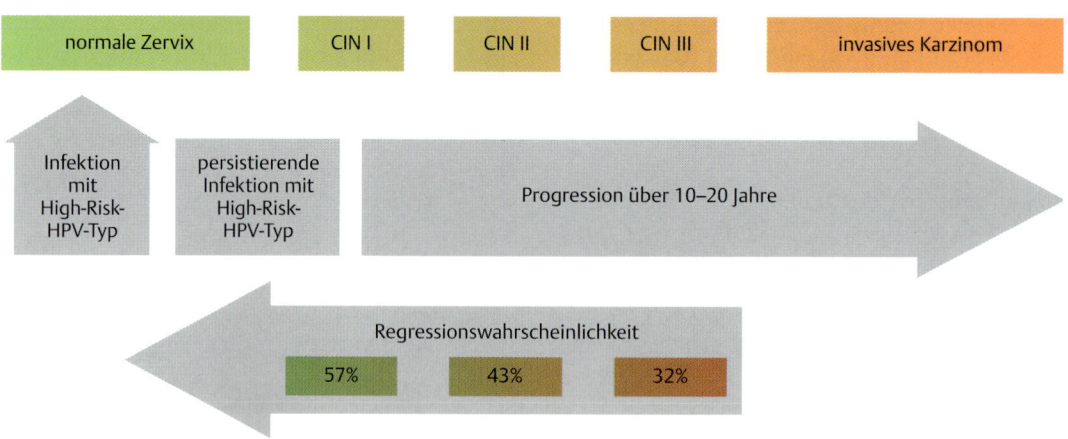

Abb. 9.10 **Möglicher Verlauf einer persistierenden HPV-Infektion an der Zervix.**

9

EXKURS

Etwa 70 % aller sexuell aktiven Frauen infizieren sich mit **HP-Viren**. Die Faktoren, die die Elimination des Virus bei über 90 % dieser Frauen regulieren, sind nicht genau bekannt. Die Wahrscheinlichkeit der Elimination ist bei den Low-Risk-Typen größer als bei den High-Risk-Typen. Frauen mit einer persistierenden HPV-Infektion der High-Risk-Typen haben ein Risiko von 12 %, eine CIN II–III zu entwickeln, und ein > 200-fach erhöhtes Risiko für ein Zervixkarzinom. Der mögliche Verlauf von persistierenden Infektionen mit onkogenen HP-Viren wird in **Abb. 9.10** dargestellt. Nach Infektion der Plattenepithelzellen kann das Virus als **latente** oder **produktive** Virusinfektion vorliegen. Der zeitliche Verlauf der durchschnittlichen Progressionszeit von der leichten Dysplasie bis zum invasiven Karzinom beträgt meist > 10 (15–20) Jahre. Raschere Verläufe sind allerdings möglich.

Formen I Etwa **80 %** der Malignome der Zervix sind verhornende oder nicht verhornende **Plattenepithelkarzinome**. Der Anteil der **Adenokarzinome** hat sich in den letzten Jahrzehnten von 5 % auf

Tabelle 9.20

Klassifikation des Zervixkarzinoms nach TNM und FIGO (7. Auflage, 2010)

TNM-Kategorie/	FIGO-Stadium/	Tumorausbreitung
T1a1	IA1[1]	Tumordurchmesser < 7 mm; Tiefeninfiltration ≤ 3 mm; Tumor nur mikroskopisch, klinisch nicht sichtbar
T1a2	IA2[1]	Tumordurchmesser < 7 mm; Tiefeninfiltration 3–5 mm; Tumor nur mikroskopisch, klinisch nicht sichtbar
T1b1	IB1[2]	Tumordurchmesser ≤ 4 cm; Tumor auf Zervix beschränkt
T1b2	IB2[2]	Tumordurchmesser > 4 cm; Tumor auf Zervix beschränkt
T2a1	IIA1	Tumordurchmesser ≤ 4 cm; Tumorausbreitung auf die Vagina, bis max. obere zwei Drittel
T2a2	IIA2	Tumordurchmesser > 4 cm; Tumorausbreitung auf die Vagina, bis max. obere zwei Drittel
T2b	IIB	Tumorausbreitung in die Parametrien, aber nicht bis zur Beckenwand
T3a	IIIA	Tumorausbreitung bis in das untere Drittel der Vagina
T3b	IIIB	Tumorinfiltration der Parametrien bis an die Beckenwand oder Harnstau bzw. stumme Niere
T4	IVA	Tumor infiltriert Blase[3] oder Rektum oder überschreitet das kleine Becken
N0		kein Lymphknotenbefall
N1		Lymphknotenbefall (befallene paraaortale Lymphknoten gelten als Fernmetastasen, s. u.)
M0		keine Fernmetastasen
M1	IVB	Fernmetastasen

[1] Das Tumorstadium **FIGO IA** (IA1 und IA2) wird auch als **mikroinvasives Zervixkarzinom** bezeichnet.
[2] Ist ein Tumor bereits **klinisch erkennbar**, wird dieser unabhängig von seiner mikroskopischen Größe und Infiltrationstiefe als **FIGO IB** klassifiziert.
[3] Ein bullöses Ödem der Blasenschleimhaut gilt noch nicht als Befall der Blase, der Tumor selbst muss in der Blase nachweisbar sein.
Anmerkung: Die seit dem 01.01.2010 gültige Aktualisierung der TNM- und FIGO-Klassifikation des Zervixkarzinoms umfasst neu die Unterteilung des Stadiums 2a in 2a1 und 2a2 sowie die Zuordnung von befallenen paraaortalen Lymphknoten zu den Fernmetastasen.

etwa **20 %** erhöht. Sarkome, Adenosarkome, neuro-endokrine Tumoren und Infiltration durch maligne Lymphome oder Leukämien sind sehr selten.

Stadieneinteilung I Die Zervixkarzinome können sowohl nach der **TNM-Klassifikation** als auch nach **FIGO** eingeteilt werden (**Tab. 9.20** und **Abb. 9.11**). Die Stadieneinteilung des Zervixkarzinoms erfolgt

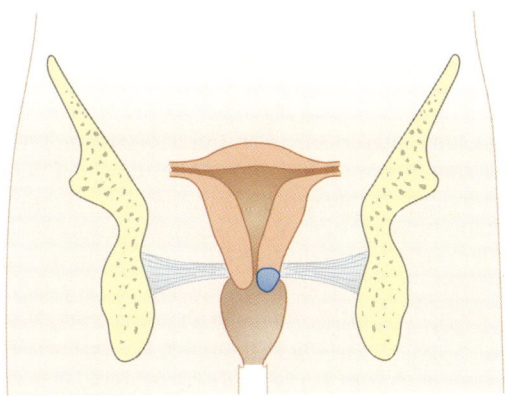

a Stadium I B

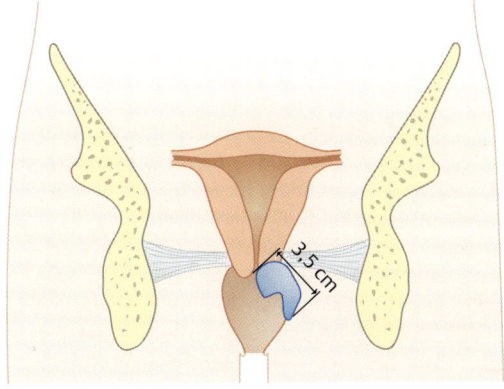

b Stadium II A 1

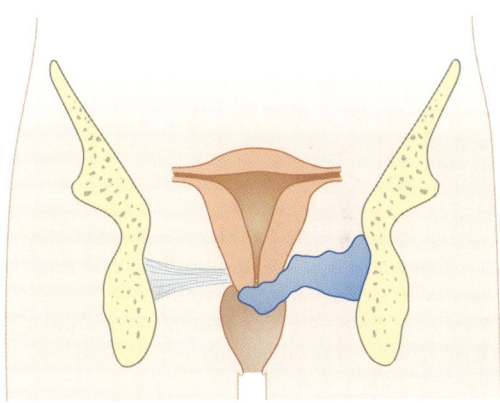

c Stadium II B

d Stadium III B

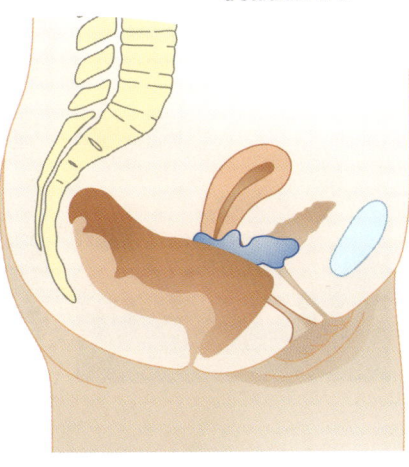

e Stadium IV

Abb. 9.11 FIGO-Stadien des Zervixkarzinoms. a Tumorwachstum auf Collum uteri beschränkt. **b** Tumor infiltriert Vagina, Tumordurchmesser 3,5 cm. **c** Tumorausbreitung auf den Anfangsteil des ipsilateralen Parametriums beschränkt. **d** Tumor breitet sich auf das gesamte ipsilaterale Parametrium aus. **e** Durchbruch des Zervixkarzinoms über die vordere Scheidenwand und das Septum vesicovaginale bis in die Blase.

nach Übereinkunft der FIGO durch die klinische Untersuchung; allerdings entspricht die Ausdehnung des klinischen Befundes nur in 60% dem operativen Befundergebnis. Die FIGO-Stadien entsprechen bis zum Stadium T3b der TNM-Klassifikation.

Klinik I In **frühen Tumorstadien** (FIGO I) sind überwiegend **keine klinischen Symptome** vorhanden. Die Tumoren werden dann in der Regel durch eine gynäkologische (Routine-)Untersuchung oder über einen zytologischen Abstrich erkannt. Die typischen Symptome des **fortgeschrittenen Zervixkarzinoms** sind auf S. 177 beschrieben.

Diagnostik I Wird die Verdachtsdiagnose eines Zervixkarzinoms oder einer CIN (s.o.) über den **PAP-Abstrich** gestellt, erfolgt die weitere Abklärung über den entsprechenden Algorithmus (**Abb. 9.9**, S. 180). Fällt bei der **gynäkologischen Untersuchung** ein Tumor der Zervix auf (**Abb. 9.12a**), wird in der Regel eine **Knipsbiopsie** zur histologischen Untersuchung entnommen. Insbesondere bei adipösen Patientinnen und angespannter Bauchdecke hat sich die **Untersuchung in Narkose** bewährt.

Zu den **Staginguntersuchungen**, die durchgeführt werden, um das Ausmaß der Tumorausbreitung einschätzen zu können, gehören Sonografie der Leber, Röntgenaufnahme der Lunge, Zystoskopie, Rektoskopie und Sonografie der Nieren. Ab Tumorstadium FIGO IB kann eine **CT** oder besser **MRT** des kleinen Beckens sinnvoll sein, um die lokale Ausbreitung besser einschätzen zu können. In Einzelfällen ist die Sonografie der Skalenusgrube links (Virchow-Drüse) zum Ausschluss von Lymphknotenfiliae sinnvoll. Die **diagnostische Laparoskopie** oder auch Laparotomie kann bei Zweifeln über das Stadium, wie z.B. den Befall der Parametrien, die durch bildgebende Verfahren nicht geklärt werden können, eingesetzt werden.

> **MERKE**
>
> Die **Transvaginalsonografie** eignet sich nicht zum Screening oder Staging des Zervixkarzinoms, da sich die Tumoren überwiegend schlecht sonografisch erfassen lassen. Die Sonografie dient in erster Linie der Erfassung begleitender pathologischer Veränderungen (z.B. Myome, Ovarialzysten).

Die **Tumormarker SCC** (S. 91) für das Plattenepithelkarzinom bzw. **CA 125** und **CEA** für das Adenokarzinom haben eine geringe Sensitivität. Die Bestimmung ist daher nur bei fortgeschrittenen Tumoren oder Fernmetastasen als **Verlaufsparameter** für das Ansprechen der Therapie sinnvoll.

Lokalisation, Ausbreitung und Metastasierung I Das Zervixkarzinom kann sich auf der **Ektozervix** oder im **Zervikalkanal** entwickeln. Die letztere Form ist bei postmenopausalen Frauen aufgrund der endozervikalen Lage der **Transformationszone** (S. 177) häufiger. Die endozervikale Lage erschwert die klinische und zytologische Diagnose des Karzinoms, da der Tumor von außen oftmals nicht sichtbar ist und bei der Materialentnahme für die Zytologie verfehlt werden kann.

> **MERKE**
>
> Führt ein **endozervikales Zervixkarzinom** (ältere Patientinnen) zur tumorösen Auftreibung der Zervix, ohne dass der Tumor bei der Spekulumeinstellung sichtbar ist, bezeichnet man dieses als „Tonnenkarzinom".

Bei Ausdehnung des Tumors wird die Infiltration der Blase wesentlich häufiger beobachtet als die des Rektums.

Das Zervixkarzinom metastasiert überwiegend **lymphogen** in die **pelvinen** Lymphknoten (LK) und von diesen dann weiter in die **paraaortalen**

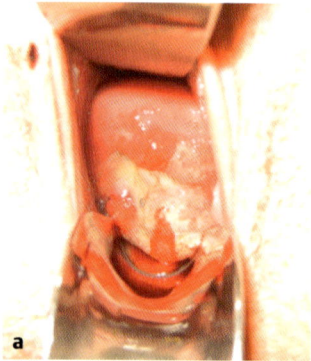
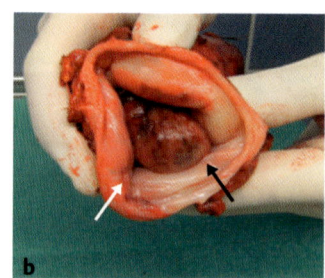
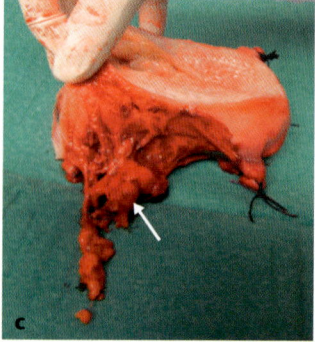

Abb. 9.12 Zervixkarzinom. a Spekulumeinstellung. 31-jährige Patientin mit einem Plattenepithelkarzinom der Zervix im FIGO-Stadium IB1. Der Tumor ist an der hinteren Muttermundslippe mit Nekrosen belegt. Sichtbar ist auch eine durch die Untersuchung verursachte Kontaktblutung. **b, c Operationspräparat derselben Patientin.** Es wurde eine radikale Hysterektomie durchgeführt. Ansicht von kaudal (**b**) mit tumortragender Portio (schwarzer ↑) und Scheidenmanschette (weißer ↑) und von lateral (**c**) mit linkem Parametrium (↑).

Tabelle 9.21

Stadienabhängige Häufigkeit von pelvinen Lymphknotenmetastasen beim Zervixkarzinom							
FIGO-Stadium	IA1	IA2	IB	IIA	IIB	III	IVA
Wahrscheinlichkeit der lymphogenen Metastasierung	0,6 %	5,8 %	9–30 %	7–50 %	16–57 %	25–82 %	> 59 %

LK. Der Befall distaler LK oberhalb des Zwerchfells ist selten. Linksseitige supraklavikuläre LK-Metastasen sollten durch klinische Untersuchung ausgeschlossen werden. Sind die supraklavikulären LK befallen, liegt in 60 % auch bereits eine **hämatogene** Metastasierung vor. Hämatogene Metastasen sind selten und treten am häufigsten in der Lunge, seltener in der Leber auf. Die Wahrscheinlichkeit von LK-Metastasen korreliert mit dem Tumorstadium (**Tab. 9.21**).

Therapie ▌ Die Therapie des Zervixkarzinoms erfolgt stadienabhängig (**Tab. 9.22**).

> **MERKE**
>
> Die Behandlung der **frühen Stadien** des Zervixkarzinoms (FIGO I–IIA) erfolgt in den meisten Fällen durch eine **Operation** (s. u.). In den **fortgeschrittenen Tumorstadien** ist in der Regel eine **Radiochemotherapie** (s. u.) indiziert.

Operative Therapie: Die **Standardbehandlung** in den FIGO-Stadien IB–IIB des Zervixkarzinoms ist die Operation. Hier stehen z. B. die **Konisation** (S. 92), **Hysterektomie** (s. u.) und **Exenteration** (s. u.) zur Verfügung. Voraussetzung für die primäre Operation ist, dass sich die Patientin in einem guten Allgemeinzustand befindet und die Beckenwand noch tumorfrei ist.

- Die **radikale Hysterektomie** wird traditionell als **abdomineller** Eingriff über einen Längsschnitt

durchgeführt. Dieser Eingriff wird auch als **Operation nach Wertheim-Meigs** oder kurz „Wertheim" bezeichnet. In spezialisierten Zentren wird die radikale Hysterektomie seit einigen Jahren auch **laparoskopisch** durchgeführt. Bisher ist aber noch nicht endgültig nachgewiesen, ob die Heilungsraten hierbei denen der klassischen offenen Operation entsprechen.

> **MERKE**
>
> Bei der **radikalen Hysterektomie** werden – im Unterschied zur einfachen Hysterektomie – neben dem Uterus das **parametrane und parakolpische Gewebe**, eine **Scheidenmanschette** (Entfernung der Scheidenhaut nahe der Portio) und die **pelvinen Lymphknoten** entfernt.

- Das Verfahren der radikalen HE bedingt sowohl einen wesentlich höheren technischen Schwierigkeitsgrad der Operation als auch eine erhöhte Rate intra- und postoperativer Komplikationen. Für die radikale Hysterektomie ab Tumorstadium **FIGO IB** muss der Ureter, der durch die Parametrien läuft, in diesem Anteil freipräpariert werden (PIVER II, s. u.). Die Entfernung von mind. 15–20 pelvinen LK gilt als Qualitätsstandard. Entleerungsstörungen der Harnblase, bedingt durch die operative Verletzung der Blaseninnervation beim uterusfernen Absetzen der Ligg. sacrouterina

Tabelle 9.22

Stadienabhängige Therapie des Zervixkarzinoms	
FIGO-Stadium	Behandlung
IA1 **ohne** RF	einfache HE; bei Kinderwunsch: Konisation mit freiem Resektionsrand
IA2 oder IA1 **mit** RF	radikale HE nach Piver I mit pelviner Lymphonodektomie
IB1	radikale HE nach Piver II–III mit pelviner Lymphonodektomie
IB2	radikale HE nach Piver II–III mit pelviner Lymphonodektomie, wenn paraaortale LK histologisch frei. Wenn paraaortale LK befallen: Radiochemotherapie
IIA	radikale HE nach Piver II–III mit pelviner Lymphonodektomie und größerer Scheidenmanschette, wenn paraaortale LK histologisch frei. Wenn paraaortale LK befallen: Radiochemotherapie
IIB	radikale HE nach Piver III mit pelviner Lymphonodektomie, wenn paraaortale LK histologisch frei. Wenn paraaortale LK befallen: Radiochemotherapie
III	primäre Radiochemotherapie
IV	operatives Staging: wenn Tumor auf Becken beschränkt ggf. Exenteration, sonst primäre Radiochemotherapie
HE = Hysterektomie, RF = Risikofaktoren: Lymph- oder Hämangiosis, G3 im histopathologischen Grading	

und der Parametrien sowie Lymphozelen, gehören zu den häufigsten, die Patientinnen belastenden **Komplikationen** (**Tab. 9.23**). Die notwendige Entfernung einer Scheidenmanschette von 2–3 cm führt in den meisten Fällen nicht zu einer dauerhaften Beeinträchtigung des Sexuallebens.

- Im **FIGO-Stadium IIB** kann die radikale HE noch mit freien Resektionsrändern durchgeführt werden, da die Parametrien nicht bis zur Beckenwand infiltriert sind. In Deutschland wird daher auch im Stadium FIGO IIB die Operation empfohlen, wenn die oberen paraaortalen LK frei sind. Aufgrund der operationsbedingten Morbidität einerseits und der guten Überlebensraten bei der primären Radiochemotherapie (s. u.) andererseits wird dieses Vorgehen jedoch diskutiert.
- Die **radikale Hysterektomie** (**Abb. 9.12a und b**) wird **nach Piver-Rutledge** (**Abb. 9.13**) in 5 verschiedene Typen unterschiedlicher **Radikalität** eingeteilt:
  - PIVER I: Resektion von einem geringen Parametriumanteil, Parametrium wird medial vom Ureter abgesetzt
  - PIVER II: Resektion der Hälfte des Parametriums, Parametrium wird lateral vom Ureter abgesetzt, der Ureter wird freipräpariert
  - PIVER III: Resektion des Parametriums an der Beckenwand, Parametrium wird lateral vom Ureter abgesetzt, der Ureter wird freipräpariert, Entfernung einer größeren Scheidenmanschette (**Abb. 9.12b und c**)
  - PIVER IV: zusätzlich Resektion der A. vesicalis superior (aktuell indikationsbedingt kaum durchgeführt)
  - PIVER V: zusätzlich partielle oder komplette Resektion von Ureter/Blase (Exenteration, s. u.), wenige Indikationen
- Die **Ovarektomie** (Entfernung der Ovarien) gehört nicht zur radikalen Hysterektomie. Bei Patientinnen > 45 Jahre, Vorliegen von Adeno-

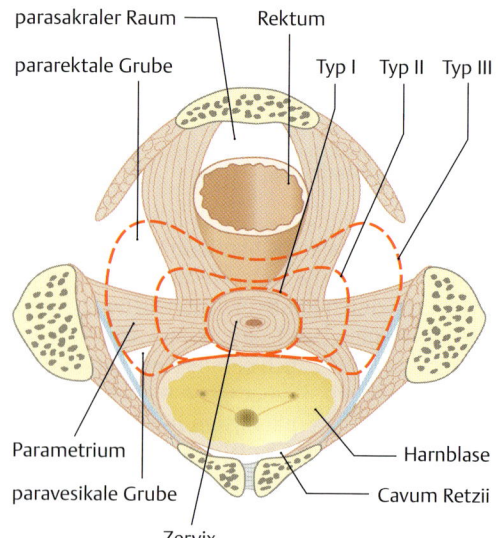

Abb. 9.13 Resektionslinien (PIVER I–III) bei der radikalen Hysterektomie.

karzinomen und/oder Infiltration des Corpus uteri wird diese aber empfohlen.
- Bei **Patientinnen mit Kinderwunsch** kann im Tumorstadium FIGO IA1 (mit Risikofaktoren), FIGO IA2 und FIGO IB1 (Tumor < 2 cm) die Hysterektomie (HE) umgangen werden:
  - Die **Trachelektomie**, bei der die Zervix mit den Parametrien durch einen vaginalen Eingriff partiell vom Corpus uteri amputiert wird, in Kombination mit einer laparoskopischen Lymphonodektomie, bietet eine Alternative. Allerdings gibt es keine randomisierten Studien, die die Gleichwertigkeit dieser Behandlung zur HE belegen. Es wird bei der Trachelektomie gleichzeitig eine dauerhafte **Zerklage** (vgl. **Abb. 14.22**, S. 372) gelegt, im Falle einer Schwangerschaft muss folglich über eine Sectio entbunden werden.

Tabelle 9.23		
Komplikationsrate der radikalen Hysterektomie nach Wertheim-Meigs		
Mögliche Komplikationen		**Komplikationsrate**
Mortalität		0–1,4 %
Frühkomplikationen (Blutungen, Nachblutungen; Verletzung Blase oder Ureter; Thrombose, Embolie; Wundheilungsstörungen; Harnwegsinfekte, sonstige Infekte)		≤ 70 %
Spätkomplikationen		
– Fisteln		0,3–2 %
– Harnblasenentleerungsstörungen		21–87 %
– Lymphozele (Flüssigkeitsansammlung im Lymphonodektomiebereich)		≤ 35 %
– Lymphödem		≤ 10 %
– Sensibilitätsstörungen Oberschenkel (N. genitofemoralis)		selten

9

- Im Stadium FIGO IA2 (ohne Risikofaktoren) kann auch eine **Konisation** in Kombination mit einer pelvinen Lymphonodektomie durchgeführt werden.
- Die **Exenteration** stellt eine vollständige operative Entfernung der Beckeneingeweide (Uterus, Vagina, Blase mit Ureteren und Rektum) dar. Die **vordere Exenteration** belässt das Rektum und evtl. Anteile der Vagina. Bei der **hinteren Exenteration** werden Blase und Ureteren belassen. Die Exenteration hat eine hohe Operationsmorbidität und -mortalität. Die Belastung der Patientin ist durch die notwendigen Stomata und den Verlust der Sexualfunktion erheblich. Der Eingriff kann bei fortgeschrittenen Tumoren des weiblichen Genitale oder den sog. zentralen Rezidiven von z.B. Zervix- oder Endometriumkarzinom (s.u.) sinnvoll sein. Die Exenteration bedarf einer sorgfältigen Abwägung der Vor- und Nachteile und wird nur **selten** durchgeführt. Im **Stadium IVA** kann in einzelnen Fällen, wenn nach Ausschluss einer Infiltration der Parametrien bis zur Beckenwand die Operation technisch möglich ist, eine Exenteration sinnvoll sein, um einer Fistel- oder Kloakenbildung vorzubeugen.

Adjuvante Therapie: Die **postoperative Strahlentherapie** ist bei Vorliegen bestimmter **Risikofaktoren** sinnvoll:

- inadäquate Lymphonodektomie
- Tumorgröße > 4 cm
- Lymphknotenbefall
- ausgedehnter Befall der Parametrien
- ausgedehnte Lymphangiosis carcinomatosa
- R1-Resektion (**Tab. 9.2**, S. 163).

> **MERKE**
>
> Durch die Kombination der Bestrahlung mit einer **simultanen Chemotherapie** (Cisplatin als Radiosensitizer) wird die Wirksamkeit der Therapie, verglichen mit einer alleinigen Radiatio, noch erhöht, leider aber auch die Nebenwirkungsrate.
> (Für die **adjuvante Chemotherapie** ohne zeitgleiche Bestrahlung gibt es hingegen nach heutiger Datenlage keine Indikation.)

Primäre Strahlentherapie: Diese wird bei inoperablen Patientinnen oder, wenn das Malignom die Grenzen der Zervix überschritten hat, eingesetzt. Sie wird als **kombinierte Radiatio** mit einer lokalen Kontaktbestrahlung (**Brachytherapie**) und einer **perkutanen Bestrahlung** durchgeführt. Für die Brachytherapie wird ein Strahlenapplikator in die Zervix eingebracht, der dann mit der Strahlenquelle beschickt wird (**Afterloadingtechnik**).

Die **Dosis** wird auf die sog. **A-Linie** berechnet, welche sich 2 cm lateral des Uterus befindet, d.h., die Dosis muss mindestens auf dieser gedachten Linie erreicht werden. Es werden normalerweise 6×5–7 Gy in wöchentlichen Abständen appliziert. Die Brachytherapie hat den **Vorteil,** dass in Applikatornähe, d.h. an der Tumoroberfläche, hohe Strahlendosen (> 100 Gy) erreicht werden. Die Strahlenbelastung von Rektum und Blase wird durch eingeführte Messsonden kontrolliert.

Die perkutane Bestrahlung wird in der sog. **4-Felder-Technik** durchgeführt, mit der oberen Feldgrenze in Höhe von LWK $4/5$ und der unteren Feldgrenze in Höhe der Fossa obturatoria oder 3 cm kaudal des Tumors.

Die **Bestrahlung der paraaortalen Lymphknoten** erfolgt bei gesichertem oder wahrscheinlichem Tumorbefall. Die Gesamtdosis im Bereich des Tumors sollte 70–75 Gy und im Bereich der Lymphabflusswege 50–55 Gy betragen.

Die langfristige **Morbidität der Strahlentherapie** (sowohl der primären als auch der postoperativen) kann erheblich sein:

- radiogene Zystitis mit Urgeinkontinenz und geringem Blasenvolumen (> 5 %)
- radiogene Proktitis (> 5 %)
- Synechien, Stenosen und Schrumpfung der Vagina (Prophylaxe durch Scheidenphantome möglich)
- Atrophie, Erosion der Vaginalhaut
- Dyspareunie
- Lymphödem
- Fisteln, insbesondere bei Radiatio im Stadium FIGO IVA (0,2 %)
- Radiomenolyse (irreversible Supression der Ovarialfunktion) bei belassenen Ovarien.

> **MERKE**
>
> Eine **vorausgegangene Strahlentherapie** sollte bei Entnahme eines **PAP-Abstrichs** vermerkt werden, da die verursachten Zellveränderungen sonst durch den Zytologen falsch eingeschätzt werden könnten.

Tumornachsorge ▎ Die Untersuchungen der Nachsorge sollten in den ersten 3 Jahren alle 3 Monate, danach halbjährlich durchgeführt werden. Sinnvolle Untersuchungen hierbei sind:

- Anamnese
- allgemeine körperliche Untersuchung
- Inspektion mit Kolposkopie von Vulva, Vagina und Portio, ggf. Zytologie
- bimanuelle und rektovaginale Tastuntersuchung.

Bei **Fernmetastasen** oder **Rezidiv** kann durch eine **zytostatische Kombinationstherapie** in 30–50 % der Fälle eine Remission erreicht werden. Die ein-

9

Tabelle 9.24

Stadienabhängige Prognose des Zervixkarzinoms						
FIGO-Stadium	IA	IB	IIA	IIB	III	IVA
5-Jahres-Überlebensrate	99 %	43–95 %	71–95 %	55–77 %	31–34 %	7–8 %

gesetzten Substanzen sind u. a. Cisplatin, Carboplatin, Taxane und Topotecan.

Prognose | Die wichtigsten Prognoseparameter des Zervixkarzinoms sind Tumorstadium, Tumorgröße und -volumen sowie Invasionstiefe, Nodalstatus (Lymphknotenbefall), Lymphgefäßbefall und Grading. **Tab. 9.24** zeigt die 5-Jahres-Überlebensraten in Abhängigkeit vom FIGO-Stadium.

Die 5-Jahres-Überlebensrate des Plattenepithelkarzinoms liegt insgesamt bei 68 % und damit etwas höher als beim Adenokarzinom (48–65 %). Exophytisch wachsende Tumoren haben eine bessere Prognose als endophytisch-ulzerierende Tumoren.

Die seltenen histologischen Typen der klarzelligen oder serös-papillären Adenokarzinome und der neuroendokrinen Tumoren sind prognostisch ungünstig.

Die meisten Rezidive treten innerhalb der ersten 3 Jahre nach Primärdiagnose auf. Die Rezidive können als Lokalrezidive im Bereich der Scheide, der Beckenwand oder als Fernmetastasen (Lunge, Leber, seltener auch andere Organe) gefunden werden. Rezidive an der Beckenwand werden meist bestrahlt (5-Jahres-Überlebensrate: 40 %). Rezidive im oberen Drittel der Vagina können durch eine Exenteration (s. o.) operiert (5-Jahres-Überlebensrate: 23–74 %) oder bestrahlt werden.

Primäre Prävention | Seit 2007 sind zwei Impfstoffe gegen HPV 16 und 18 bzw. HPV 6, 11, 16 und 18 zugelassen. Da etwa 70 % der Zervixkarzinome auf Infektionen mit HPV 16 und 18 zurückgeführt werden, wird durch die Impfung HPV-negativer Frauen und Mädchen ein Rückgang des Zervixkarzinoms erwartet. In den Zulassungsstudien konnte ein verringertes Auftreten der präkanzerösen Vorstufen des Zervixkarzinoms nachgewiesen werden.

MERKE

Die STIKO empfiehlt die **HPV-Impfung** aller Mädchen zwischen dem **12. und 17. Lebensjahr.**

Sekundäre Prävention | Mit der Einführung des zytologischen Screenings (PAP-Abstrich, S. 81) sind Häufigkeit und Mortalität des Zervixkarzinoms zurückgegangen. Die Erkennung und Behandlung der präkanzerösen Läsionen der Zervix senkt die Wahrscheinlichkeit, an einem Zervixkarzinom zu erkranken.

MERKE

Das regelmäßige **Zervixzytologie-Screening** kann über 90 % der invasiven Zervixkarzinome verhindern. Allerdings nehmen in Deutschland nur etwa 50 % aller Frauen an Programmen zur Krebsfrüherkennung teil.

9.5 Corpus uteri

Key Point

Gut- und bösartige Tumoren des Corpus uteri weisen eine hohe Prävalenz auf. Daher sind diese Tumoren für den klinischen Alltag von großer Bedeutung. So können Myome bei jeder 3. Frau mit einem Alter > 30 Jahre gefunden werden. Das Endometriumkarzinom ist in Deutschland der häufigste maligne Genitaltumor.

9.5.1 Typische klinische Symptome von Uterusveränderungen

Sowohl bei benignen als auch malignen Uterusveränderungen stellen Blutungsstörungen das häufigste Symptom dar. Diese können bei Frauen im gebärfähigen Alter in Form von azyklischen Blutungen (Metrorrhagie) oder verlängerten (Menorrhagie) bzw. verstärkten (Hypermenorrhö) Blutungen und bei Frauen nach den Wechseljahren als postmenopausale Blutungen auftreten (vgl. hierzu S. 46).

MERKE

Jede Blutung **nach der Menopause** ist verdächtig für ein malignes Geschehen und muss in jedem Fall **diagnostisch abgeklärt** werden!

9.5.2 Gutartige Tumoren des Endometriums
Endometriumpolyp

Definition | Endometriumpolypen (Korpuspolypen) sind sehr häufig auftretende gutartige, in das Cavum uteri hineinragende Wucherungen von Drüsen und Stroma des Endometriums mit einer Größe von wenigen mm bis hin zu mehreren cm. Sie treten in 80 % der Fälle einzeln auf, können aber auch multipel vorkommen.

Epidemiologie | Endometriumpolypen sind die häufigsten gutartigen Tumoren des Endometriums. Die

Prävalenz wird mit bis zu 24 % angegeben. Sie treten meist **jenseits des 40. LJ** auf, können aber prinzipiell in jedem Alter auftreten.

Klinik I Endometriumpolypen können die Ursache von **Postmenopausenblutungen** oder **Blutungsstörungen** bei prämenopausalen Frauen sein (s.o.). Die meisten Endometriumpolypen bleiben aber **asymptomatisch**. Die zufällige Entdeckung durch Ultraschall ist häufig. Die Größe ist variabel, die Polypen können durch die Zervix bis in die Vagina reichen (**Status nascendi**).

Diagnostik I Im **Ultraschall** (Abb. 9.14b, d) sind die Polypen meist echoreich, vergleichbar mit der Echogenität eines Endometriums der Sekretionsphase. Bei prämenopausalen Frauen sollte die sonografische Diagnostik daher in der **Proliferationsphase**, in der das Endometrium **echoarm** ist, vorgenommen werden. Endometriumpolypen können zysti-

sche Areale haben, die sich sonografisch gut darstellen lassen.

Die **Hysteroskopie** (Abb. 9.14a, c) ist die sicherste Methode, um Polypen zu diagnostizieren. Die Polypen können gestielt oder auch breitbasig mit dem Uterus verbunden sein.

Therapie I Endometriumpolypen sollten an der Basis abgetragen werden. Dafür werden sie häufig entweder im Rahmen einer **fraktionierten Kürettage** (S. 91) mit der Kürette abgekratzt, mit einer **Fensterklemme** gefasst und abgedreht oder durch **operative Hysteroskopie** mit der elektrischen Schlinge abgeschnitten (vgl. Abb. 9.21, S. 200). Die Entfernung durch operative Hysteroskopie (S. 92) hat die geringste Rezidivgefahr, da bei dieser Methode die höchste Sicherheit besteht, dass die Polypbasis vollständig entfernt wird.

9

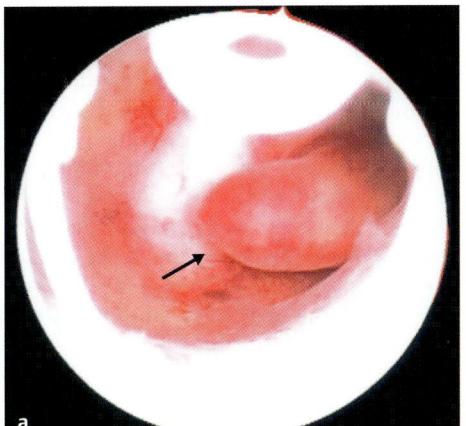

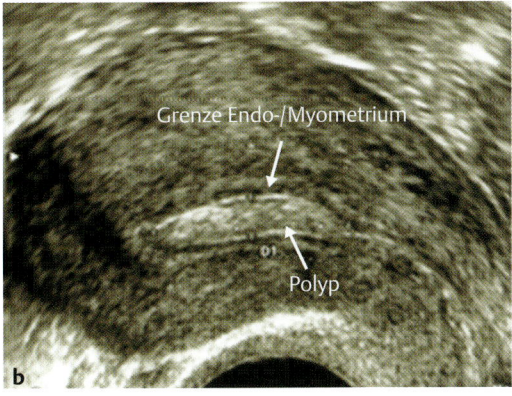

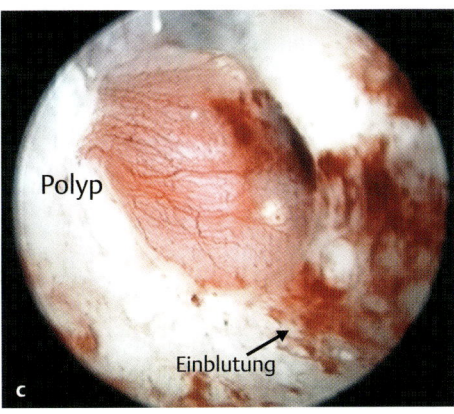

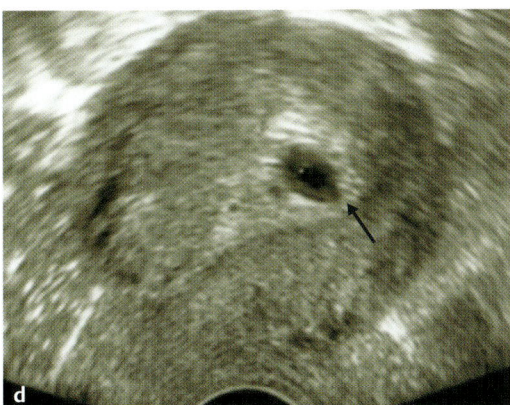

Abb. 9.14   Endometriumpolypen. a Hysteroskopisches Bild eines Endometriumpolypen (↑) im linken Tubenwinkel. **b Korrespondierende Transvaginalsonografie zu (a).** Der Polyp ist als echoreicher scharf begrenzter Befund im echoarmen Endometrium erkennbar. **c Weitere hysteroskopische Aufnahme eines Endometriumpolypen.** Die rötlichen Areale entsprechen Einblutungen, die in dem atrophischen Endometrium durch die Hysteroskopie verursacht wurden. **d Transvaginalsonografie.** Zystische Areale im Endometrium sind mögliche Hinweise für einen Polypen.

Tabelle 9.25

Therapie der Endometriumhyperplasien

Typ der Endometriumhyperplasie	Postmenopausenstatus oder abgeschlossene Familienplanung	Kinderwunsch
einfache oder **komplexe** Hyperplasie **ohne** Atypien	Hysterektomie oder alternativ Hormontherapie	zyklische Gestagenbehandlung, z.B. 10–20 mg MPA/d; nach 3–6 Monaten Sonografie und ggf. Kontrollabrasio
komplexe Hyperplasie **ohne** Atypien		
einfache Hyperplasie **mit** Atypien	Hysterektomie	kontinuierliche hoch dosierte Gestagentherapie, z.B. 100 mg MPA/d; Kontrollabrasio nach 3 und 9 Monaten
komplexe Hyperplasie **mit** Atypien		

MPA = Medroxy-Progesteron-Acetat

Prognose | Polypen können **Hyperplasien** (s.u.) und in 1–5 % der Fälle Karzinome des Endometriums (**Adenokarzinome**, S. 191) tragen.

Endometriumhyperplasie

Definition | Der Begriff Endometriumhyperplasie bezeichnet die **Proliferation der Endometriumdrüsen** mit irregulärer Größe und Form verbunden mit einem erhöhten Anteil von Drüsen im Verhältnis zum endometrialem Stroma.

Pathogenese | Endometriumhyperplasien treten am häufigsten **perimenopausal** auf. Die Endometriumhyperplasie wird auf eine unphysiologische **Stimulation des Endometriums durch Östrogene** z.B. durch ein PCO-Syndrom (S. 60), anovulatorische Zyklen (S. 47), reine Östrogentherapie (S. 70) oder Adipositas zurückgeführt. Die **Risikofaktoren** entsprechen daher denen des östrogenbedingten Endometriumkarzinoms (S. 191).

Formen | Die Endometriumhyperplasien werden in **einfache** Hyperplasien und **komplexe**/adenomatöse Hyperplasien eingeteilt, die jeweils mit Zellatypien verbunden sein können (**Tab. 9.25**).

Klinik | **Blutungsstörungen** (S. 188) sind das typische klinische Symptom.

Diagnostik | In den meisten Fällen wird die Diagnose einer Endometriumhyperplasie durch **Abrasio** (S. 91) gestellt, die wegen Blutungsstörungen oder **sonografisch** auffälligem, zu hoch aufgebautem Endometrium durchgeführt wurde.

> **MERKE**
>
> Bei Diagnose einer **komplexen** Endometriumhyperplasie **mit Atypien** durch eine Abrasio liegt in 15–30 % der Fälle tatsächlich bereits ein **invasives Endometriumkarzinom** vor. Dieses weist dann meist eine gute Differenzierung und ein Tumorstadium FIGO I (**Tab. 9.29**) auf.

Selten ergeben sich durch Anamnese und Untersuchung der Patientin keine Hinweise auf die Ursache einer erhöhten Östrogenwirkung (s.o.). Dann ist es wichtig, **hormonproduzierende Tumoren des Ovars** differenzialdiagnostisch auszuschließen.

Therapie | Da die Endometriumhyperplasien die Folge einer unphysiologischen Östrogenstimulation des Endometriums sind und v.a. die atypischen Formen das Risiko der Entwicklung eines Endometriumkarzinoms tragen, sollten sie stets behandelt werden.

Die Behandlung hängt vom Typ der Veränderung und vom Lebensalter bzw. von der Familienplanung der Patientin ab (**Tab. 9.25**). Für die **hormonelle Therapie** werden Gestagene verwendet, da diese der wachstumsanregenden Wirkung des Östrogens entgegenwirken. Die **Gestagenbehandlung** der Endometriumhyperplasie hat eine Erfolgsrate (Regressionsrate) von 80–85 %. Die Entwicklung eines Endometriumkarzinoms aus einer Hyperplasie ist unter einer Gestagentherapie nicht zu befürchten.

Prognose | Prognostisch gelten die **atypischen Formen** der Endometriumhyperplasie als **Präkanzerose** des östrogenbedingten Endometriumkarzinoms (s.u.). Bei den Formen **ohne Atypien** ist eine **spontane Rückbildung** wahrscheinlich (**Tab. 9.26**).

Ähnlich wie bei den Präkanzerosen des Zervixkarzinoms (S. 178) wird davon ausgegangen, dass die Entwicklung eines invasiven Karzinoms aus den Vorstufen meist mehrere (ca. 10) Jahre dauert. Da die den meisten Endometriumhyperplasien zugrunde liegende ovarielle Funktionsstörung in

Tabelle 9.26

Spontaner Verlauf der Endometriumhyperplasie

Typ der Endometriumhyperplasie	Regression	Persistenz	Risiko eines invasiven Korpuskarzinoms
einfache Hyperplasie **ohne** Atypien	80 %	19 %	1 %
komplexe Hyperplasie **ohne** Atypien	80 %	17 %	3 %
einfache Hyperplasie **mit** Atypien	69 %	23 %	8 %
komplexe Hyperplasie **mit** Atypien	57 %	14 %	29 %

der Perimenopause zeitlich limitiert ist, kann es auch ohne Behandlung zur Regression kommen.

9.5.3 Bösartige Tumoren des Endometriums
Endometriumkarzinom

Definition ❙ Die malignen epithelialen Tumoren des Endometriums werden im klinischen Sprachgebrauch auch als Korpuskarzinom bezeichnet.

Epidemiologie ❙ Die Inzidenz des Endometriumkarzinoms liegt in Deutschland bei 18 : 100 000. Der Erkrankungsgipfel liegt zwischen dem **70. und 80. Lebensjahr**. 2–4 % der Erkrankungen werden aber bei Frauen < 45 Jahren festgestellt.

> **MERKE**
>
> Das **Endometriumkarzinom** ist in Deutschland – noch vor dem Zervixkarzinom (S. 181) – der **häufigste** maligne Tumor des weiblichen Genitale. Weltweit tritt das Zervixkarzinom häufiger auf.

Pathogenese ❙ Das Endometriumkarzinom (v.a. Typ I) ist mit folgenden Risikofaktoren assoziiert:

- Alter
- kaukasische Abstammung
- Adipositas; Diabetes mellitus
- Kinderlosigkeit
- Zyklusstörungen (S. 46)
- PCO-Syndrom (S. 60)
- frühe Menarche; späte Menopause
- Östrogenmonotherapie; hormonproduzierende Ovarialtumoren (S. 207)
- Endometriumhyperplasie (v.a. die komplexe mit Atypien, S. 190)
- Mamma- (S. 268) oder Kolonkarzinom in der Eigenanamnese
- Tamoxifen.

Die Einnahme von oralen Kontrazeptiva, Rauchen, Multiparität und eine lebenslange sojareiche Ernährung hingegen **senken** das **Risiko** für ein Endometriumkarzinom.

Während sich das **Typ-I-Endometriumkarzinom** (s.u.) aus einem hyperplastischen Endometrium entwickeln soll, wird vermutet, dass das nicht östrogenbedingte **Typ-II-Endometriumkarzinom** aus einem atrophischen Endometrium entsteht.

Die meisten der o.g. Risikofaktoren des Endometriumkarzinoms sind mit einer anhaltenden bzw. unphysiologischen **Östrogenstimulation** des Endometriums verbunden. Das dadurch erhöhte Risiko für eine Endometriumhyperplasie erklärt das erhöhte Karzinomrisiko für das Typ-I-Endometriumkarzinom.

> **MERKE**
>
> Die Trias **Adipositas**, **Diabetes mellitus** und **Hypertonie** gilt als die klassische Risikosituation für das **Typ-I-Endometriumkarzinom**.

Da die **Monoöstrogentherapie** (ohne Gestagenzusatz) als einer der Risikofaktoren gilt, sollte bei Patientinnen mit vorhandem Uterus eine Hormonsubstitutionstherapie immer in Form einer Kombinationstherapie aus Östrogenen **und** Gestagenen erfolgen (vgl. hierzu S. 70).

Im Fettgewebe werden Androgene aus Nebenniere und Ovar zu Östrogenen aromatisiert (S. 39). Dies ist einer der Faktoren, der zum erhöhten Östrogenspiegel bei **adipösen Frauen** führen. Insbesondere in der Postmenopause wirkt sich das im Sinne eines erhöhten Typ-I-Endometriumkarzinom-Risikos aus.

Das nicht östrogenabhängige **Typ-II-Endometriumkarzinom** hat kaum oder keine Östrogenrezeptoren und tritt v.a. bei postmenopausalen Frauen ohne die o.g. Risikofaktoren auf. Es ist im Gegensatz zu dem östrogenabhängigen Typ-I-Endometriumkarzinom nur gering differenziert und hat deshalb eine **schlechtere Prognose**.

Die unterschiedlichen Eigenschaften der Typ-I- bzw. Typ-II-Endometriumkarzinome werden in **Tab. 9.27** dargestellt.

Tabelle 9.27

Eigenschaften der Endometriumkarzinom-Typen I und II		
	Typ I	**Typ II**
Ursache	östrogenbedingt	nicht östrogenbedingt
Vorstufe	Endometriumhyperplasien (s.o.)	endometriales intraepitheliales Karzinom
häufige histologische Typen	endometrioide Karzinome	seröse[1] und klarzellige Karzinome
Hormonrezeptoren	positiv	negativ
Tumorstadium bei Diagnose	häufig frühe Stadien	häufig fortgeschrittene Stadien
Prognose	meist gut	schlechter (auch in frühen Stadien)
häufige Mutationen	PTEN, k-ras, β-catenin, Mikrosatelliteninstabilität	P53

[1]Für das seröse Endometriumkarzinom wird auch die Bezeichnung serös-papillär oder nach WHO auch nur papillär verwendet.

9

Tabelle 9.28	

TNM-Klassifikation des Endometriumkarzinoms (7. Auflage, 2010)	
Klassifika-tion	**Tumorausbreitung**
T1a	Tumor auf Endometrium begrenzt oder Infiltration bis max. in die innere Hälfte des Myometriums
T1b	Tumor infiltriert die äußere Hälfte des Myometriums
T2	Tumor infiltriert das Stroma der Zervix
T3a	Tumorausbreitung bis Uterusserosa oder Adnexbefall (kontinuierliches Tumorwachstum oder Metastasen)
T3b	Tumor in Vagina (kontinuierliches Tumorwachstum oder Metastasen) und/oder Befall der Parametrien
T4	Tumor infiltriert Blase oder Rektum oder überschreitet das kleine Becken
N0	kein Lymphknotenbefall
N1	Lymphknotenbefall pelvin oder paraaortal; andere Lymphknotenmetastasen = M1
M0	keine Fernmetastasen
M1	Fernmetastasen, auch peritoneale Metastasen außerhalb des kleinen Beckens

Anmerkung: Eine wesentliche Änderung der seit 01.01.2010 gültigen TNM-Klassifikation (7. Auflage) des Endometriumkarzinoms ist, dass der zytologische Nachweis von Tumorzellen in der Bauchhöhle (**Spülzytologie**) keinen Einfluss auf das Tumorstadium hat. *Die alten Stadien T1a (Karzinom auf Endometrium begrenzt) und T1b (Befall der inneren Myometriumshälfte) der 6. Auflage werden zum neuen Stadium T1a zusammengefasst. Das alte Stadium T1c wird bei unveränderter Definition zu T1b.*

Bei Patientinnen mit einem **HNPCC-Syndrom** (Hereditäres Non-Polyposis-Colon-Cancer-Syndrom) besteht ein Lebenszeitrisiko von 40–60 %, ein Endometriumkarzinom zu entwickeln. Das Risiko für ein Ovarialkarzinom ist ebenfalls erhöht (S. 212).

Formen | Die weitaus häufiger vorkommenden **östrogenbedingten** Endometriumkarzinome vom **Typ I** werden von den **nicht östrogenbedingten Typ-II**-Endometriumkarzinomen (20 %) unterschieden (s. Pathogenese). Histologisch sind etwa 80 % der Endometriumkarzinome **endometrioide Adenokarzinome**, 5 % seröse und 5 % klarzellige Adenokarzinome. Muzinöse, squamöse und undifferenzierte Tumoren kommen seltener vor.

Stadieneinteilung | Das Endometriumkarzinom kann sowohl nach der **TNM-Klassifikation** (Tab. 9.28) als auch nach **FIGO** eingeteilt werden (**Tab. 9.29**). Die **Stadieneinteilung** des Korpuskarzinoms

erfolgt durch **„operatives Staging"**, da die klinische Stadieneinschätzung sehr unzuverlässig und somit nicht ausreichend ist. Beim **Typ-II-Endometriumkarzinom** z. B. wird das Tumorstadium in etwa 40 % der Fälle bei der klinischen Einteilung unterschätzt.

Klinik | Das Kardinalsymptom des Endometriumkarzinom ist die **Postmenopausenblutung (PMB)**. Bei prämenopausalen Patientinnen sind **irreguläre Blutungen** (S. 188) das typische Symptom. Ein fleischwasserfarbener **Fluor** kann auftreten. In seltenen Fällen kann es bei simultanen Zervixverschluss und Endometriumkarzinom zur Entwicklung einer intrakavitären Ansammlung von Blut (**Hämatometra**) oder Eiter (**Pyometra**) kommen.

MERKE

Im Gegensatz zum Zervixkarzinom (S. 181) und den meisten anderen Karzinomen treten beim Endometriumkarzinom **Blutungsstörungen** oft bereits **im frühen Erkrankungsstadium** auf.
Jede PMB ist verdächtig und bedarf einer **Abklärung**!

Diagnostik | Die **sonografische Messung der Endometriumdicke** bei postmenopausalen, symptomfreien Patientinnen im Rahmen einer **Screeninguntersuchng** hat sich aufgrund der geringen Spezifität als nicht effektiv erwiesen.

Hingegen liefert die sonografische Bestimmung der Endometriumdicke (pathologische Dicke > 5 mm) bei **symptomatischen Patientinnen**, die aufgrund einer PMB eine Abrasio erhalten haben, einen wichtigen **prognostischen Hinweis** auf die Wahrscheinlichkeit der Entstehung eines Endometriumkarzinoms (**Tab. 9.30**).

Tabelle 9.29			

Gegenüberstellung von FIGO-Stadieneinteilung und TNM-Klassifikation			
FIGO-Stadium	**TNM-Kategorien**		
IA	T1a	N0	M0
IB	T1b	N0	M0
II	T2	N0	M0
IIIA	T3a	N0	M0
IIIB	T3b	N0	M0
IIIC1	T1–3	N1 (nur pelvin)	M0
IIIC2	T1–3	N1 (paraaortal)	M0
IVA	T4	jedes N	M0
IVB	jedes T	jedes N	M1

Tabelle 9.30	
Wahrscheinlichkeit der Entwicklung eines Endometriumkarzinoms anhand des sonografisches Befunds bei Z.n. Abrasio wegen Postmenopausenblutung	
sonografischer Befund	Risiko für ein Endometriumkarzinom
Endometriumsdicke > 7 mm	7 %
Endometriumsdicke < 7 mm	< 1 %
*Die Wahrscheinlichkeit, bei einer PMB tatsächlich an einem Endometriumkarzinom erkrankt zu sein, steigt zudem mit dem **Lebensalter** an.*	

MERKE

Es gibt **kein** effektives **Screeningverfahren** für das **Endometriumkarzinom**.

Die Abklärung einer **PMB** und **irregulärer Blutungen** bei prämenopausalen Frauen erfordert die
– gynäkologische Untersuchung (S. 77)
– transvaginale Sonografie (S. 86)
– ggf. Hysteroskopie (S. 92) und fraktionierte Abrasio (S. 91).
Auf die **Hysteroskopie** und **fraktionierte Abrasio** darf nur verzichtet werden, wenn sowohl klinische und sonografische Untersuchungen unauffällig sind und und eine endokrine oder andere nicht neoplastische Ursache für die Blutungsstörung wahrscheinlich ist.
Bei der **transvaginalen Sonografie** haben die Beurteilung der Ovarien, Größe des Uterus und Beschaffenheit des Endometriums (Dicke, Abgrenzung zum Myometrium) besondere Bedeutung. Bei der **klinischen Untersuchung** weist ein vergrößerter und weicher (!) Uterus auf ein Endometriumkarzinom hin (**Abb. 9.15**).

Um die Ausbreitung des Endometriumkarzinoms abschätzen zu können, werden folgende **Staginguntersuchungen** durchgeführt:
– Sonografie der Leber
– Röntgenaufnahme der Lunge (Rö-Thorax)
– Sonografie der Nieren
– bei V.a. ein fortgeschrittenes Tumorstadium auch noch Zystoskopie und Rektoskopie.

MERKE

Die **präoperative Bestimmung** der Infiltrationstiefe des Myometriums und der Beteiligung der Zervix ist **schwierig**.

Tumormarker für das Endometriumkarzinom sind **CA-125** und **CEA**. Aufgrund der geringen Sensitivität ist die Bestimmung nur bei fortgeschrittenen Tumoren oder Fernmetastasen als **Verlaufsparameter** zur Beurteilung des Therapieansprechens sinnvoll. **Lokalisation, Ausbreitung und Metastasierung I** Das Endometriumkarzinom metastasiert am häufigsten **lymphogen** in die pelvinen und in die paraaortalen Lymphknoten. Aber auch eine **hämatogene** (Lunge, Leber) und **direkte** Metastasierung über den Zervikalkanal oder die Tuben (Vagina, Adnexe, Peritoneum, Omentum) sind möglich (**Tab. 9.31**).

MERKE

Die **Vaginalmetastasen** treten häufig im **unteren** Drittel der **vorderen** Vaginalwand suburethral auf.

Therapie I Die Behandlung des Endometriumkarzinoms erfolgt durch eine **operative Entfernung**, die sich in ihrem Ausmaß nach dem Tumorstadium und dem histologischen Typ richtet (**Tab. 9.32**). Die **postoperative Strahlentherapie** ist in vielen Fällen sinnvoll (s. nächste Seite).

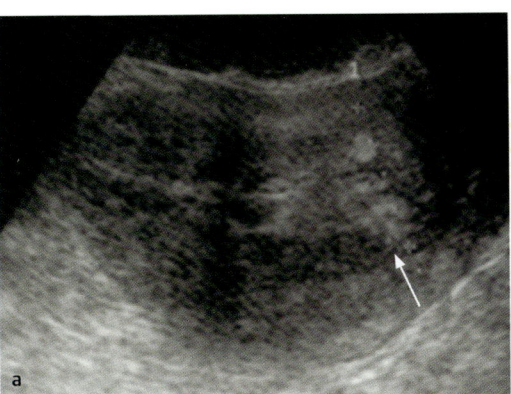

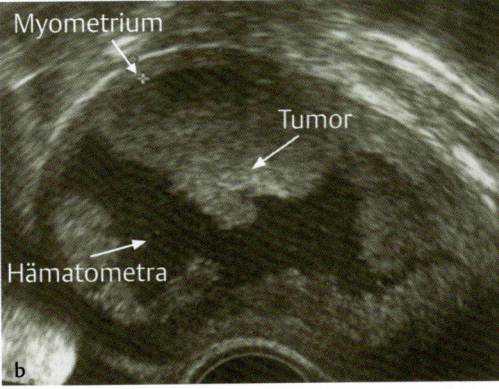

Abb. 9.15   Sonografische Darstellung des Endometriumkarzinoms (zwei verschiedene Patientinnen). a Abdominalsonografie. Darstellung des Uterus im Querschnitt mit histologisch nachgewiesenem Endometriumkarzinom; das Myometrium wird sonografisch eindeutig infiltriert (↑), Tumorstadium mind. T1b. **b Transvaginalsonografie.** Das Cavum uteri ist deutlich erweitert und v.a. peripher mit unscharf gegen das Cavum abgegrenzten Tumormassen ausgefüllt. Zentral ist das Cavum durch Blutungen aus dem Tumor mit Blut gefüllt (Hämatometra).

Tabelle 9.31

Häufigkeit von klinischen Metastasen des Endometriumkarzinoms bei Erstdiagnose

Metastasenlokalisation	Häufigkeit
pelvine Lymphknoten	< 20 %
paraaortale Lymphknoten	< 10 % (auch ohne pelvinen Befall)
Ovarialmetastasen	< 10 %
positive Peritonealzytologie	5–15 %
hämatogene Metastasen	< 5 %

Die **Operation** erfolgt traditionell über eine **Längslaparotomie**. Es sollte stets eine **Peritoneallavage** bzw. die Entnahme von Aszites zur zytologischen Untersuchung auf Tumorzellen durchgeführt werden. Als Besonderheit, im Vergleich zur Hysterektomie (HE) aus anderen Indikationen, darf beim Korpusmalignom die Uteruswand nicht mit scharfen Instrumenten verletzt werden, um eine Tumoraussaat zu vermeiden. Die Tuben werden abgeklemmt, damit keine Tumorzellen transkanikulär verschleppt werden können.

MERKE

In den **frühen** Tumorstadien scheint die **laparoskopische Operation** – laparoskopische Lymphonodektomie (LN) mit laparoskopisch assistierter vaginalen Hysterektomie (HE) – mit beidseitiger Adnexektomie der entsprechenden Operation mittels Laparotomie gleichwertig zu sein.

Bei **serösen und klarzelligen Endometriumkarzinomen** (beides Typ-II-Endometriumkarzinome) sind **stets** die **Omentektomie** (Entfernung des Bauchfells) und die Entnahme multipler Peritonealbiopsien notwendig.

Die früher übliche primäre Strahlentherapie (intrakavitäre Brachytherapie und perkutane Bestrahlung) des Endometriumkarzinoms hat heute keinen Stellenwert mehr.

Bei Patientinnen mit dringendem **Kinderwunsch** wird seit einigen Jahren bei gut differenzierten endometrioiden Karzinomen, die auf das Endometrium beschränkt sind (Sonografie, MRT), auch eine **konservative Therapie** mit hoch dosierten Gestagenen (z.B. MPA 200 mg/d für mind. 3 Monate) durchgeführt. Diese konservative Therapie kann noch nicht abschließend beurteilt werden. Es besteht eine **hohe Rezidivgefahr**.

Adjuvante Therapie: Eine **postoperative Strahlentherapie** (Brachytherapie der Vagina) ist bei allen Patientinnen außer im Stadium FIGO IA (G1) zur Senkung des Lokalrezidivrisikos sinnvoll. Bei fortgeschrittenem Tumorstadium oder aggressiven histologischen Typen wird die lokale Strahlentherapie der Vagina mit der perkutanen Bestrahlung kombiniert. Eine adjuvante Hormontherapie ist nicht sinnvoll. Es gibt zunehmend Hinweise darauf, dass Patientinnen mit höherem Rezidivrisiko durch eine **adjuvante Polychemotherapie** (Adriamycin, Cisplatin, Paclitaxel) eine verbesserte Prognose erreichen können.

Palliativtherapie: Bei Fernmetastasen oder Rezidiven, die weder operiert noch bestrahlt werden können, kann eine **palliative Hormontherapie** (Medroxyprogesteronacetat, Megestrolacetat, Tamoxifen) oder eine **palliative Chemotherapie** (z.B. Platinderivate, Taxane, Anthrazykline) eingesetzt werden.

Tumornachsorge ▮ Die Untersuchungen sollten in den ersten 3 Jahren alle 3 Monate, danach halbjährlich durchgeführt werden. Sie umfassen die **allgemeine körperliche Untersuchung** sowie die **Inspektion** von Vulva und Vagina. Auch die **bimanuelle und rektovaginale Tastuntersuchung** ist sinnvoll. Die

Tabelle 9.32

Stadienabhängige Therapie des Endometriumkarzinoms

FIGO-Stadium	Therapieempfehlung
IA (wenn G1 und G2)	HE mit beidseitiger Adnexektomie, Peritonealzytologie, ggf. LN
IB (G3)	HE mit beidseitiger Adnexektomie mit pelviner und paraaortaler LN, Peritonealzytologie
II	radikale HE nach Piver III mit beidseitiger Adnexektomie und mit pelviner und paraaortaler LN
IIIA	HE mit beidseitiger Adnexektomie mit pelviner und paraaortaler LN und Omentektomie
IIIB	– wenn möglich radikale HE nach Piver III mit beidseitiger Adnexektomie mit pelviner und paraaortaler LN und partieller/kompletter Kolpektomie – wenn nicht möglich: HE mit beidseitiger Adnexektomie und Tumordebulking in der Vagina
IIIC	HE mit beidseitiger Adnexektomie mit pelviner und paraaortaler LN
IVA	evtl. vordere bzw. hintere Exenteration (S. 187) mit pelviner und paraaortaler LN
IVB	wenn möglich: HE (zur Blutstillung und Tumormassenreduktion) vor palliativer Therapie

*HE = Hysterektomie; LN = Lymphonodektomie; G1–G3 = Grading (**Tab. 9.1**, S. 163)*

Entnahme zytologischer Abstriche vom Vaginal-stumpf ist nicht erforderlich.

Prognose I Die wichtigsten **Prognoseparameter** des Endometriumkarzinoms sind (histologischer) Tumortyp (s. u.), Grading (**Tab. 9.1**, S. 163), Invasionstiefe ins Myometrium, Zervixbefall, Nodalstatus, Lymph- und Blutgefäßbefall und Lebensalter.

Das mittlere **5-Jahres-Gesamtüberleben** liegt beim
– endometrioiden Karzinom bei 85 %
– serösen Karzinom bei 30 %
– klarzelligen Endometriumkarzinom ebenfalls bei 30 %.

Auch nach Korrektur des Tumorstadiums haben die **Typ-II-Endometriumkarzinome** eine deutlich **schlechtere Prognose**. Die mittleren 5-Jahres-Überlebensraten für das Endometriumkarzinom allgemein je nach FIGO-Stadium sind in **Tab. 9.33** dargestellt.

Die meisten Rezidive treten innerhalb der ersten 2 Jahre nach Primärdiagnose auf. Die Rezidive können als **Lokalrezidive** im Bereich der Scheide 17 %, im kleinen Becken 32 % oder als **Fernmetastasen** 50 % (Lunge, Leber, andere Organe seltener) auftreten. Bei 25 % aller Patientinnen muss mit dem Wiederauftreten des Tumors gerechnet werden. Lokale oder intraabdominelle Rezidive werden nach Möglichkeit operiert oder alternativ bestrahlt (5-Jahres-Überlebensraten: 40–88 %).

Karzinosarkom (maligner Müller-Mischtumor)

Definition I Karzinosarkome sind **Mischtumoren** mit einer malignen **epithelialen** und einer malignen **mesenchymalen** Komponente.

Pathogenese und Epidemiologie I Karzinosarkome treten fast ausschließlich bei **postmenopausalen** Patientinnen auf und machen etwa 5 % der malignen Neoplasien des Uterus aus. **Risikofaktoren** des Karzinosarkoms entsprechen denen des Endometriumkarzinoms (s. o.).

Stadieneinteilung I Die **Stadieneinteilung** entspricht der des Endometriumkarzinoms (**Tab. 9.28** und **Tab. 9.29**, S. 192). Der Tumor ist bei Diagnosestellung häufig bereits in einem fortgeschrittenen Stadium. **Lymphogene** und **hämatogene** Metastasen sind **häufig**.

Tabelle 9.33

Stadienabhängige Prognose des Endometriumkarzinoms (alle histologischen Typen)

FIGO	IA	IB	II	III	IV
5-Jahres-Überlebensrate	85 %–90 %	80 %	67–85 %	50 %	20–25 %

Tabelle 9.34

Vergleich der 5-Jahres-Überlebensraten des Karzinosarkoms und Endometriumkarzinoms

FIGO-Stadium	5-Jahres-Überlebensraten	
	Karzinosarkom	Endometriumkarzinom
I	60 %	85–90 %
II	40 %	75–85 %
III/IV	10–30 %	50 % bzw. 20–25 %

MERKE

Nicht selten sind beim **Karzinosarkom** bereits bei der klinischen Untersuchung **Tumormassen im Zervikalkanal** sichtbar.

Klinik I Wie beim Endometriumkarzinom Typ II (s. o.) ist das typische Symptom des Karzinosarkoms des Uterus die **Postmenopausenblutung**.

Diagnostik I Die diagnostische Abklärung und die Untersuchungen für das **Staging** entsprechen denen des Endometriumkarzinoms (s. o.).

Therapie I Die Behandlung des Karzinosarkoms besteht in der **Hysterektomie** mit beidseitiger Adnexektomie, pelviner und paraaortaler Lymphonodektomie sowie Omentektomie – entsprechend einem fortgeschrittenen oder Hochrisiko-Endometriumkarzinom.

Prognose I Die Prognose des Karzinosarkoms ist **deutlich schlechter** als die des Endometriumkarzinoms (**Tab. 9.34**).

9.5.4 Gutartige Tumoren des Myometriums

Myome

Definition I Myome (= **Leiomyome**) sind gutartige mesenchymale Tumoren der **glatten Muskelzellen** des Myometriums. Ein Uterus mit Myomen wird als **Uterus myomatosus** (**Abb. 9.19**, S. 199) bezeichnet.

Epidemiologie I Myome gehören zu den **häufigsten Neoplasien** des weiblichen Genitales und finden sich häufiger bei Frauen, die **noch nicht entbunden** haben. Etwa 30 % der Frauen über 30 Jahre haben Myome. Der Häufigkeitsgipfel der Diagnose liegt zwischen **35 und 45 Jahren**.

Pathogenese I Myome sind in Entstehung und Wachstum **östrogenabhängig**. Während einer Schwangerschaft nehmen sie daher oft stark an Größe zu. Entsprechend entstehen sie normalerweise nicht vor der Menarche und nach der Menopause. Bestehende Myome wachsen nach Eintreten der Menopause häufig nicht weiter oder verringern sich im Durchmesser. Myome sind echte **monoklonale** Tumoren; über die eigentlichen Ursachen ihrer Entstehung ist wenig bekannt.

Klinik | Die überwiegende Zahl der Frauen mit Myomen ist **beschwerdefrei**. Submuköse Myome verursachen etwas häufiger klinische Beschwerden (insbesondere Blutungsstörungen, **Tab. 9.35**). Die **typischen Symptome** eines **Uterus myomatosus** sind:
— Blutungsstörungen (S. 46)
— Anämie (durch verstärkte bzw. verlängerte Blutungen)
— Dysmenorrhö (S. 50)
— Sterilität/Infertilität (S. 321)
— Druckgefühl.

Weiterhin können folgende **Beschwerden** durch **Myome** verursacht sein – wobei Lokalisation, Größe und Anzahl der Myome die klinische Symptomatik beeinflussen:
— Pollakisurie, Harndrang und -inkontinenz (Myom an Uterusvorderwand)
— Defäkationsprobleme (Myom an Uterushinterwand)
— Rückenschmerzen (Myom an Uterushinterwand)
— Bauchumfangszunahme
— wehenartige Schmerzen (bei Uteruskontraktionen als Fremdkörperreaktion).

> **MERKE**
>
> Bei einer prä- oder perimenopausalen Patientin mit mikrozytärer Anämie muss stets an eine **Eisenmangelanämie**, verursacht durch verstärkte Menstruationsblutungen, gedacht werden: Prämenopausal sind meist **Myome** die Ursache für ein verstärkte Menstruation, perimenopausal häufig auch **anovulatorische Blutungsstörungen**.

Neben den o.g. Symptomen sind weitergehende **Komplikationen** sehr selten; es können beobachtet werden:
— **Harnstau:** Ureterkompression durch große intraligamentäre Myome, kleines Becken „ausgemauert"
— **Thrombosen:** Kompression der Beckengefäße durch große Myome
— **Stieldrehung:** selten (bei gestielten subserösen Myomen).

Diagnostik | Ein Uterus myomatosus tastet sich bei der **bimanuellen Untersuchung** vergrößert, häufig mit unregelmäßiger Oberfläche und derb. Die **(Vaginal-)Sonografie** ist die Methode der Wahl in der Diagnostik des Uterus myomatosus. Myome stellen sich als glatt begrenzte und meist relativ runde Raumforderungen dar, deren Echogenität etwas geringer als die des normalen Myometriums ist (**Abb. 9.17**). In der Regel können Myome ab einem Durchmesser von knapp 1 cm sicher sonografisch dargestellt werden. Die Notwendigkeit einer zusätzlichen **MRT**- und/oder **CT-Untersuchung** besteht nur sehr selten. Regressive Veränderungen der Myome können zu sonografisch darstellbaren zystischen Arealen oder Verkalkungen führen.
Ein sehr rasches Wachstum muss differenzialdiagnostisch an ein **malignes Leiomyosarkom** (S. 202) denken lassen.

Lokalisation | Die Myome kommen am häufigsten im Bereich des **Corpus uteri** vor, können aber auch an der Zervix lokalisiert sein (< 10 % der Fälle). Je nach Lage zum Myometrium bzw. der anatomischen Strukturen im kleinen Becken werden unterschieden (**Tab. 9.35** bzw. **Abb. 13.2**, S. 321):
— **intramurale Myome:** im Myometrium (häufigste Lokalisation)

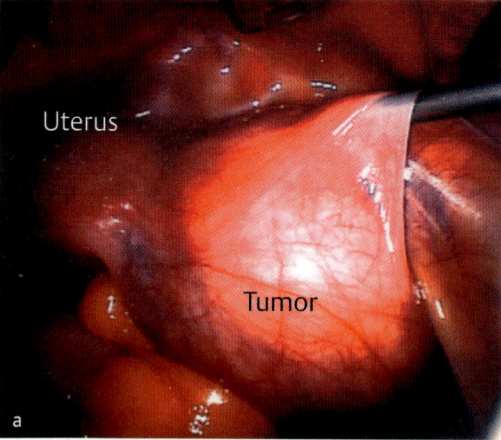
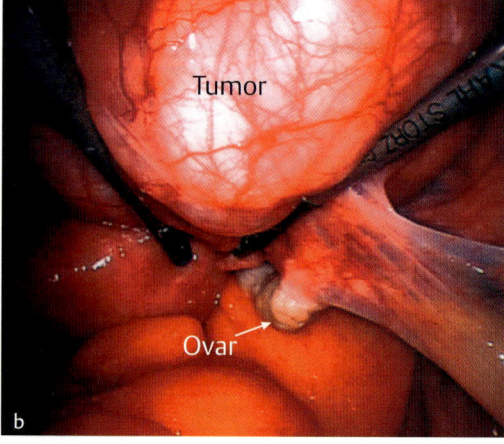

Abb. 9.16 Subseröses intraligamentäres Myom. a Bei der Krebsvorsorgeuntersuchung war ein Tumor in der rechten Adnexregion aufgefallen. Unter dem Verdacht auf einen Ovarialtumor wurde eine Laparoskopie durchgeführt. **b** Nach Luxation des Tumors nach ventral stellten sich Ovar und Tube als unauffällig dar.

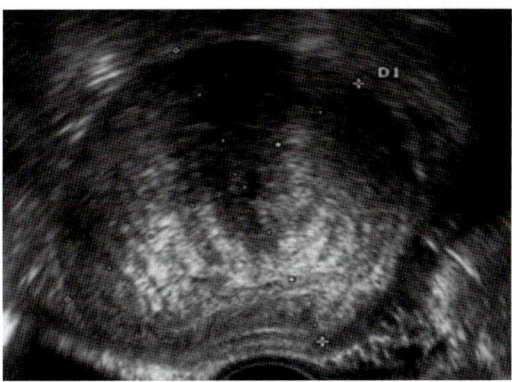

Abb. 9.17   Typisches transvaginalsonografisches Bild eines Myoms als glattbegrenzter Tumor.

– **subseröse Myome:** an der Serosaoberfläche des Uterus, Wachstum in Richtung Serosa
– **submuköse Myome:** unter dem Endometrium, Wachstum in Richtung Cavum uteri (selten)
– **intraligamentäre Myome:** Myome an der Außenseite des Uterus, die in das Lig. latum bzw. Parametrium hineingewachsen sind
– **zervikale Myome:** Myome in/an der Cervix uteri.
Myome treten einzeln (**solitäres** Myom), in den meisten Fällen jedoch als **multiple** Tumore auf.
Therapie I In vielen Fällen ist die **Beobachtung** der Myome und ihres Wachstums durch **klinische Untersuchung** (bimanuelle Palpation) und **Ultraschall** ausreichend.

> **MERKE**
>
> Die **Behandlung** des Uterus myomatosus ist in der Regel nur bei **Symptomen**, die auf die **Myome zurückzuführen** sind, notwendig.

Bei den verschiedenen Behandlungsformen des Uterus myomatosus können **symptomatische Therapien** (z. B. der assoziierten Blutungsstörungen) und **kausale Therapien** (Hysterektomie, Myom-Enukleation und -Embolisation) unterschieden werden:

– **Symptomatische Behandlung** (**Tab. 9.36**):
  • Die Blutungsstörung kann durch eine **Hormonbehandlung** (systemisch oder lokal durch die Einlage einer levonorgestrelhaltigen Spirale, S. 302) oder durch Endometriumablation erfolgen.
  • Die lokale Zerstörung des Endometriums wird als **Endometriumablation** bezeichnet. Mit dieser symptomatischen Behandlungsmethode können Hypermenorrhö und Menorrhagie (S. 188) verschiedener Ursache symptomatisch behandelt werden. Das Endometrium wird dabei entweder während einer **operativen Hysteroskopie** herausgeschnitten oder mit verschiedenen möglichen Verfahren thermisch zerstört (**Abb. 9.18**). Die Erfolgsraten, d. h. das vollständige Sistieren der Menstruationsblutung oder die Normalisierung der Blutung, können jeweils bei 70–90 % der Frauen erreicht werden. Sind Myome vorhanden, reduziert sich die Erfolgsrate auf 60–70 %. Unmittelbar nach dem Eingriff liegt die Erfolgsquote bei > 90 %, allerdings kommt es z. T. zur Regeneration des Endometriums und damit evtl. zum Wiederauftreten der Symptome. Bei Kinderwunsch kann diese Methode selbstverständlich nicht angewandt werden. Die Endometriumablation ersetzt aber nicht die Kontrazeption, da kleine Endometriuminseln erhalten bleiben können. Da die Fehlbildungsrate nach Endometriumablation deutlich erhöht ist, sollten die so behandelten Frauen nicht mehr schwanger werden.
– **Kausale Behandlung:** Hier kommt die vollständige Entfernung des Uterus (**Hysterektomie**, s. u.) oder die operative Entfernung der Myome unter Belassung des Uterus (**Myomenukleation**, s. u.) infrage. Alternativ kann eine **Myomembolisation** (s. u.) durchgeführt werden.
  • **Hysterektomie (HE):** Die häufigste Indikation für eine HE ist der **Uterus myomatosus**

9

Tabelle 9.35	
Korrelation zwischen Myomkonstellation und typischem klinischem Bild	
Myombefund	**klinisches Bild**
intramurales Myom (jeder Größe)	verstärkte und verlängerte Menstruationsblutungen, Dysmenorrhö
submuköses Myom	95 % der Fälle verstärkte und/oder verlängerte Regelblutungen, Dysmenorrhö, bereits kleine Myome können eine ausgeprägte Symptomatik verursachen
subseröses Myom (Abb. 9.16)	häufig keine Beschwerden; Beschwerden durch Kompression anderer Organe möglich, z. B. Pollakisurie bei Blasenkompression; keine Blutungsstörungen; keine Sterilitätsursache
gestieltes subseröses Myom (selten)	wie subseröses Myom; Nekrose durch Stieldrehung möglich
intraligamentäres Myom (Abb. 9.16)	selten: Ureterkompression mit Harnstau; Thrombose

Tabelle 9.36			
Symptomatische Behandlung von verstärkten Blutungen beim Uterus myomatosus			
Behandlungsmethode	**Wirkungsweise**	**Reduktion des Blutverlustes**	**profitierende Patientinnen**
kontinuierliche Gestagentherapie	Atrophie des Endometriums	20–40 %	20–70 %
zyklische Östrogen-/Gestagentherapie („Pille")	Atrophie des Endometriums	50 %	80–90 %
levonorgestrelhaltige Spirale (Mirena)	Atrophie des Endometriums; 50 % Amenorrhö-Rate nach 1 Jahr	60–100 %	60–80 %
Endometriumablation (Abb. 9.18)	Zerstörung des Endometriums als Blutungsorgan	60–100 %	60–70 %

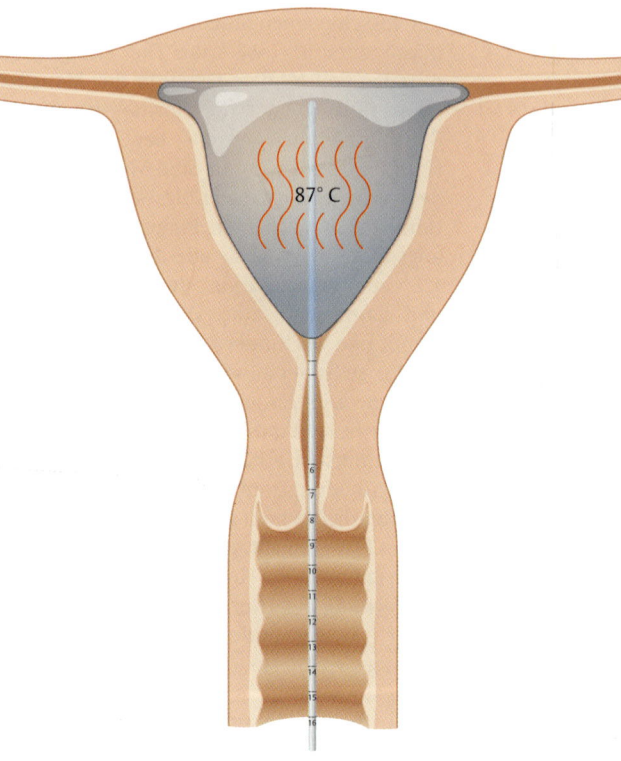

Abb. 9.18   Thermische Endometriumablation. Nach einer Abrasio, durch die das oberflächliche Endometrium (Funktionalis) entfernt wird, wird ein Ballon in das Cavum uteri eingeführt. Der Ballon wird mit 5 %iger Glukoselösung bis zu einem definierten Druck gefüllt, anschließend wird die Flüssigkeit über die Heizspirale auf 87 °C für 8 min erhitzt. Dadurch wird die Basalis des Endometriums zerstört und dessen Regeneration verhindert.

(Abb. 9.19). Bei Patientinnen mit **abgeschlossener Familienplanung** gilt die HE als die Methode der Wahl, ca. 90 % der Frauen sind postoperativ mit der Entscheidung und dem Operationsergebnis zufrieden. Bei einem kleineren Anteil der Patientinnen zeigen sich postoperativ diverse Symptome, die sich häufig nicht physisch erklären lassen, wie z.B. Unterbauchschmerzen, Dyspareunie und Störungen des sexuellen Empfindens.

Der Einsatz der **unterschiedlichen Operationstechniken** (vaginale HE, laparoskopische HE, abdominale HE, suprazervikale oder totale HE) richtet sich sowohl nach der Größe des Uterus, den individuellen Voraussetzungen und der „Operationsschule". Die postoperativen Beschwerden bei den Patientinnen sind bei der **vaginalen HE** am geringsten, gefolgt von den laparoskopischen Techniken; bei der klassischen **abdominalen HE** über einen Bauchschnitt sind sie am häufigsten. Dagegen scheint die abdominale HE die sicherste zu sein, während die meisten Komplikationen (s.u.) bei den **laparoskopischen HE** auftreten. Die **vaginale HE** setzt eine hohe Mobilität des Uterus voraus. Daher kann diese Technik meist nur bei Frauen eingesetzt werden, die bereits vaginal entbunden haben. Der Uterus darf nicht zu groß sein (ca. < 500 g, einzelne Myome ca. < 5 cm). Die Belassung der Cervix

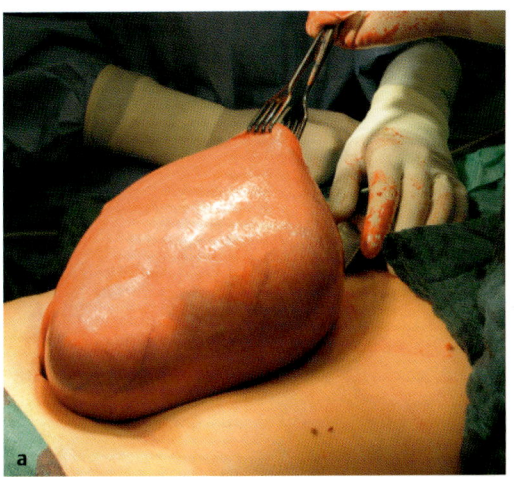

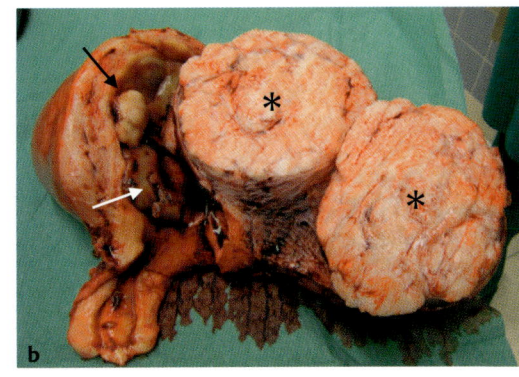

Abb. 9.19   Uterus myomatosus bei 48-jähriger Patientin. a Intraoperativer Situs. Da der Uterus bis weit über den Bauchnabel reicht, wurde eine abdominelle Hysterektomie durchgeführt. **b Operationspräparat** mit einem Gewicht von 2,2 kg (normaler Uterus: 60–80 g); große intramurale Myome (*), submuköse Myome (↑).

uteri (**suprazervikale HE**) hat nach heutigem Kenntnisstand keine wissenschaftlich erwiesenen Vorteile für die Patientin.

Typische **Operationskomplikationen** einer **Hysterektomie** sind:
◦ Blutung
◦ Wundheilungsstörung
◦ Harnwegsinfektion
◦ Scheidenstumpfinfiltration, -hämatom
◦ Blasen- und Ureterverletzung
◦ Fistel
◦ Darmverletzung.

• **Myomenukleation:** Hierbei handelt es sich um eine organerhaltende Operation mit selektiver Entfernung der Myome, die somit bei **Frauen mit Kinderwunsch** und symptomati-schen Myomen die Behandlung der Wahl darstellt. Als gutartige Tumoren sind die Myome typischerweise von einer Pseudokapsel umgeben. Innerhalb dieser Schicht können die Myome aus dem normalen Myometrium herausgelöst (ausgeschält) werden. Subseröse und intramurale Myome werden **laparoskopisch** (**Abb. 9.20**) oder seltener durch eine **Laparotomie** entfernt. Submuköse Myome können transzervikal durch eine **operative Hysteroskopie** (**Abb. 9.21**) abgetragen werden. Die Größe eines Myoms ist kein Hinderungsgrund für eine organerhaltende Operation. Die **Komplikationsrate** der Myomenukleation entspricht der der Hysterektomie (**Tab. 9.37**). Die Gefahr der Uterusruptur in einer nachfolgenden

Tabelle 9.37

Vergleichende Gegenüberstellung Hysterektomie und Myomenukleation		
	Hysterektomie (HE)	**Myomenukleation**
mögliche Techniken	– vaginale HE – HE per laparotomiam – laparoskopische HE – laparoskopisch assistierte vaginale HE (LAVH) – totale und suprazervikale HE	– submuköse Myome: hysteroskopische Abtragung – subseröse/intramurale Myome: Laparoskopie oder -tomie
Besserung der myombedingten Beschwerden	100 %	80–90 %
intraoperative Komplikationen	gleich hoch	
postoperative Komplikationen	ähnlich wie bei Myomenukleation	ähnlich wie bei HE, aber in 30 % (meist beschwerdefreie) Verwachsungen; Bedeutung bei Kinderwunsch
Rezidivrate	keine	10–30 %
postoperative Schwangerschaftsrate	keine	30–70 %

9

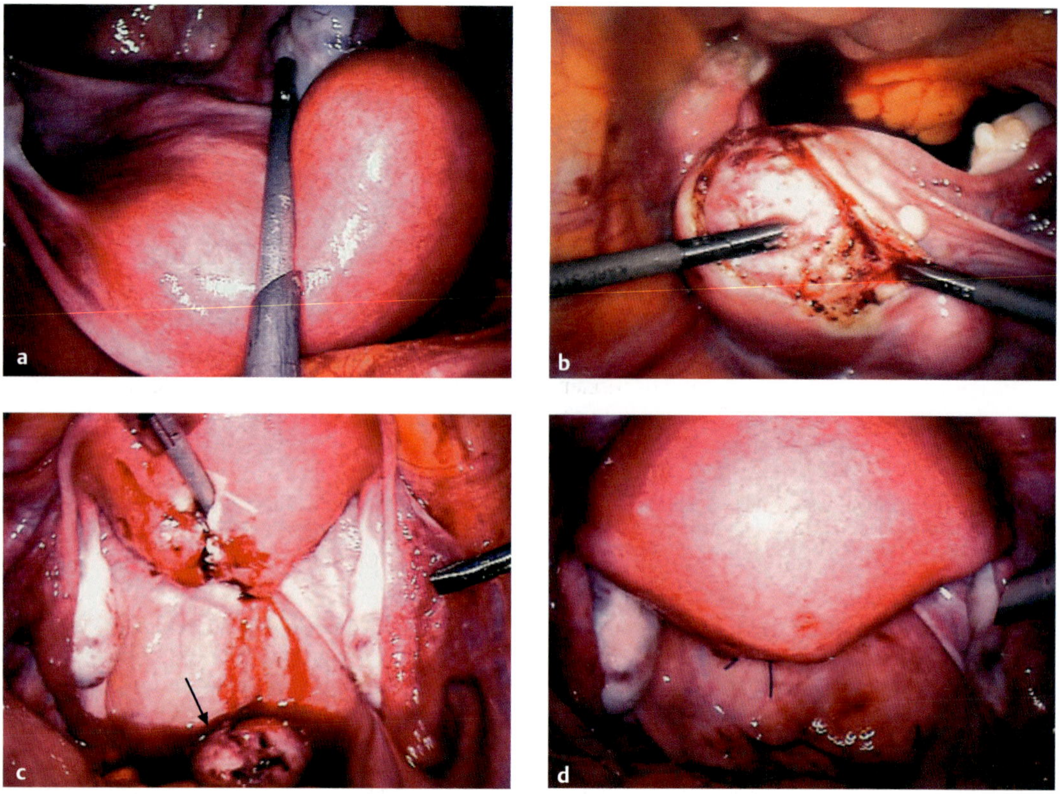

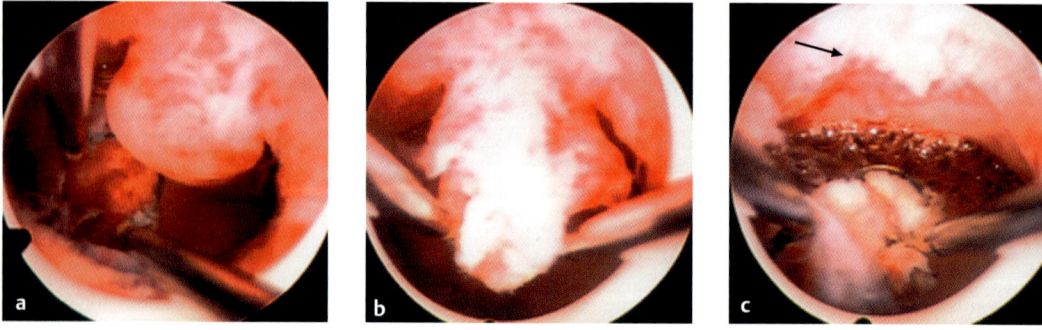

Abb. 9.20 Laparoskopische Myomenukleation. a Situs bei Beginn der Operation. **b** Das Myometrium ist eingeschnitten und das Myom wird ausgeschält. **c** Das ausgeschälte Myom (↑) liegt im Douglas-Raum. **d** Naht der Uteruswunde.

Abb. 9.21 Myomabtragung mittels operativer Hysteroskopie. Ein kleines submuköses Myom wird mit der elektrischen Schlinge abgetragen. **a** Beginn der Operation. **b** Das Myom ist bereits zur Hälfte entfernt. **c** Das Myom ist komplett entfernt; in der Resektionsschlinge hat sich ein Teil des Myoms verfangen; ehemalige Myomlokalisation (↑).

Schwangerschaft liegt bei < 1 %. **Kontraindikationen/Einschränkungen** der Myomenukleation:

○ **Zervikale** Myome können meist nur mit zeitgleicher **Hysterektomie** operiert werden.
○ Bei Patientinnen mit **abgeschlossener Familienplanung** sollte eine organerhaltende Operation bei multiplen Myomen aufgrund der Rezidivgefahr nur auf ausdrücklichen Wunsch erfolgen.

MERKE

Wird bei der Myomenukleation das **Cavum uteri eröffnet**, sollte die Patientin bei einer nachfolgenden Schwangerschaft durch **Sectio** entbunden werden, da die Gefahr der Uterusruptur (S. 464) erhöht zu sein scheint.

• **Myomembolisation:** Seit etwa 1995 wird die beidseitige Embolisation der **A. uterina**

(**Abb. 9.22**) urchgeführt. Sie wird als **Alternative** in der Behandlung des Uterus myomatosus eingesetzt. Der Verschluss des Strombettes der A. uterina unter **angiografischer Kontrolle** führt zur Minderperfusion des Corpus uteri und insbesondere der Myome. In etwa 90 % der Fälle kommt es dann innerhalb der nächste Monate zu einer Größenreduktion des Myomvolumens von 33–86 %. Die Verbesserung der Beschwerden gelingt sogar bei 61–96 % der Patientinnen. Schmerzen, Fieber, grippeähnliche Symptome, erhöhte Entzündungsparameter und vaginale Blutungen sind leichte, aber häufige Komplikationen. **Schwere Komplikationen** (z. B. Sepsis, schwere Infektionen) sind **selten** und treten bei diesem Verfahren in der gleichen Größenordnung wie die schweren Komplikationen bei den operativen Behandlungsmethoden auf. Die Gefahr einer Ovarialinsuffizienz nach dem Eingriff ist insbesondere bei Frauen > 45 Jahre deutlich erhöht. Daten über die langfristigen Erfolgsraten, Rezidivraten und notwendigen erneuten Eingriffe liegen derzeit noch nicht ausreichend vor, sodass das Verfahren noch nicht abschließend beurteilt werden kann. Aufgrund der Gefahr der Ovarialinsuffizienz, erhöhter Abortraten und verminderter Fekundabilität (= Schwangerschaftswahrscheinlichkeit pro Menstruationszyklus) sollte die Myomembolisation bei Frauen **mit Kinderwunsch** nur in **Ausnahmefällen** eingesetzt werden.

- **Myombehandlung durch fokussierten Ultraschall:** Eine weitere nicht invasive Methode zur Behandlung von Myome stellt die MRT-gesteuerte Anwendung von fokussiertem Ultraschall dar. Durch die eingebrachte Schallenergie wird das Myomgewebe erhitzt und die Nekrose induziert. Die technischen Limitationen und damit die Zahl nicht mit dieser Methode behandelbaren Fälle sind höher als bei der Embolisation. Die Methode wird derzeit nur in weniger spezialisierten Zentren angeboten. Die Erfolgsraten liegen deutlich unter denen der Myomembolisation.
- Auch der Stellenwert der **laparoskopischen Ligatur der A. uterina** ist ungeklärt bzw. umstritten.

Kontrazeption bei Uterus myomatosus | Die „Pille" (S. 299) kann bei Frauen mit Myomen zur Kontrazeption eingesetzt werden. Sie führt nicht zu einem veränderten Größenwachstum oder Regression der Myome. Menstruationsstörungen werden günstig beeinflusst. Eine **Kupferspirale** (S. 311) kann zu verstärkten Blutungen führen und ist daher kein Verhütungsmittel der ersten Wahl bei Patientinnen mit Uterus myomatosus. Eine **gestagenhaltige Spirale** (S. 311) kann, wenn die korrekte Einlage technisch möglich ist, verwendet werden. Bei den **übrigen Verfahren** gibt es keine Unterschiede zu Frauen ohne Myom.

Schwangerschaft bei Uterus myomatosus | In der Schwangerschaft kann es zu einer **deutlichen Größenzunahme** vorhandener Myome kommen. Ein rasches Wachstum kann insbesondere im 2. Trime-

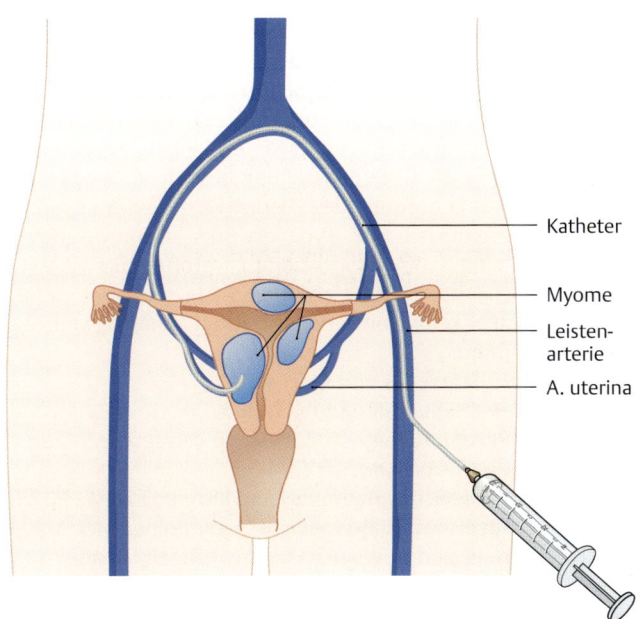

Katheter

Myome

Leisten-
arterie

A. uterina

Abb. 9.22   Myomembolisation. Bei der Myomembolisation wird die A. uterina angiografisch aufgesucht. Durch die ein- oder beidseitige Injektion des Embolisats wird die Durchblutung der Myome unterbrochen. Die Perfusion des restlichen Myometriums ist in der Folge meist ebenfalls reduziert.

Tabelle 9.38

Einteilung der Tumoren des Myometriums

Diagnose	Mitoserate/10 HPF	zelluläre Atpyien	Therapie
zellreiches Myom	0–4	keine	Uteruserhalt möglich
atypisches Myom	0–4	vorhanden	Uteruserhalt möglich
potenziell malignes Myom	5–9	keine	radikale Operation (HE)
Low-grade-Leiomyosarkom	5–9	vorhanden	radikale Operation (HE)
High-grade-Leiomyosarkom	> 10	keine/vorhanden	radikale Operation (HE)

HPF = high power field – in der Mikroskopie bezeichnet HPF ein Gesichtsfeld bei größter Auflösung; HE = Hysterektomie

non zu **schmerzhaften Myomnekrosen** führen. Unter Behandlung mit Analgetika bilden sich die Beschwerden meist innerhalb kurzer Zeit zurück. Die Wahrscheinlichkeit für das Auftreten von Aborten (S. 360), einer Plazentainsuffizienz (S. 352), vorzeitigen Wehen (S. 369) und Lageanomalien des Fetus (S. 451) sind bei Schwangeren mit Myomen erhöht. In den meisten Fällen ist der Schwangerschaftsverlauf aber **unkompliziert**. Im Wochenbett reduzieren sich die Myome häufig auf ihre ursprüngliche Größe.

> **MERKE**
>
> Myome stellen **keine** Indikation zum **Schwangerschaftsabbruch** dar.

Prognose ❙ Das Wachstumsverhalten der Myome kann langsam progredient oder auch schnell wachsend sein. In der **Postmenopause** wachsen die Myome bedingt durch den Hormonmangel meist nicht weiter und bilden sich häufig sogar zurück.

Sonderform: Adenomyom

Myome, die neben proliferierenden Muskelzellen auch **endometriumartiges Gewebe** enthalten, werden als Adenomyome bezeichnet. Die sonografische Darstellung zystischer Anteile innerhalb eines Myoms kann auf ein Adenomyom oder Myomnekrosen hinweisen.

9.5.5　Bösartige Tumoren des Myometriums

Leiomyosarkom

Definition ❙ **Bösartige** Tumoren, die sich von den **glatten** Muskelzellen ableiten, werden als **Leiomyosarkome** bezeichnet.

Epidemiologie ❙ Leiomyosarkome machen nur ca. 1 % der uterinen Malignome aus. Das Risiko eines Sarkoms liegt im Fall der klinischen Diagnose eines Myoms bei < 0,1 %. Gewöhnlich treten die Leiomyosarkome bei Patientinnen zwischen dem **4. und 6. Lebensjahrzent** auf.

Pathogenese ❙ Die Leiomyosarkome können als primäre maligne Tumoren des Myometriums oder sel-

tener sekundär aus präexistenten Myomen (Entartungsrisiko 0,13–0,81 %) entstehen. Im Gegensatz zu den Myomen (s.o.) ist die Entstehung von Leiomyosarkomen **östrogenunabhängig**, deshalb muss bei Auftreten eines Uterustumors in der Postmenopause immer auch an ein Sarkom gedacht werden.

Stadieneinteilung ❙ Die **histopathologische Diagnose** (Tab. 9.38) eines Leiomyosarkoms erfolgt nach Anzahl der **Mitosen** und **zellulärer Atypien**. Daher ist die exakte Diagnose meist erst an den Paraffinschnitten des Operationspräparates und nicht im Schnellschnitt oder Stanzbiopsien möglich. Die **TNM-Kategorien** werden in Kombination mit den **FIGO-Stadien** in Tab. 9.39 dargestellt:

Klinik ❙ **Irreguläre Blutungen** (S. 188) sind das häufigste Symptom. Im fortgeschrittenen Stadium kann es zudem zu abdominalen und gastrointestinalen Beschwerden kommen.

Diagnostik ❙ **Rasches Wachstums** von Myomen bzw. des Uterus muss an ein Sarkom denken lassen. In der Prämenopause sind allerdings die meisten rasch wachsenden Tumoren gutartig. Die Sarkome lassen sich weder im Ultraschall noch im CT oder MRT sicher von Myomen differenzieren. Die Diagnose wird **histopathologisch** gestellt (s.o.).

Ausbreitung ❙ Die Leiomyomsarkome metastasieren **frühzeitig** hämatogen und lokal.

Therapie ❙ Die Behandlung besteht in der operativen Entfernung des Uterus (**Hysterektomie**).

Prognose ❙ Die Prognose der Leiomyosarkome hängt von Tumorstadium, -größe und -grading (Tab. 9.1, S. 163) ab. Die **5-Jahres-Überlebensrate** aller Leiomyomsarkome beträgt abhängig vom Stadium:

- **Stadium I und II:** 31–70 %.
- **Stadium III und IV:** 7–20 %.

Bei den **High-grade-Sarkomen** beträgt die 5-Jahres-Überlebensrate: 16 %.

Rezidive des Stadiums I und II treten in etwa 60 % in Form einer **hämatogenen systemischen Metastasierung** und in etwa 20 % als **Lokalrezidive** auf.

Tabelle 9.39

Klassifikation des Leiomyosarkoms nach TNM und FIGO (7. Auflage, 2010)		
TNM-Kategorien	FIGO-Stadien	Tumorausbreitung
T1	I	Tumor begrenzt auf Uterus
T1a	IA	Tumor ≤ 5 cm in größter Ausdehnung
T1b	IB	Tumor > 5 cm
T2	II	Tumor dehnt sich jenseits des Uterus, bleibt aber begrenzt auf das Becken
T2a	IIA	Tumor involviert Adnexe
T2b	IIB	Tumor involviert andere Strukturen des Beckens
T3	III	Infiltration abdomineller Strukturen
T3a	IIIA	1 Lokalisation
T3b	IIIB	> Lokalisation
N1		regionäre Lymphknotenmetastase(n)
T4	IVA	Infiltration von Blasen- oder Rektumschleimhaut
M1	IVB	Fernmetastasen

9

9.6 Tuba uterina

Key Point
Die Tubae uterinae (Eileiter) führen vom Uterus zu den Ovarien. Nur sehr selten treten an den Tuben echte gutartige Neubildungen auf. Wesentlich häufiger kommt es dagegen zu Veränderungen der Tubae uterinae duch Entzündungen (S. 145) oder im Rahmen einer Endometriose (S. 153). Auch primäre Tubenmalignome machen nur einen sehr geringen Anteil der malignen Tumoren in der Gynäkologie aus.

9.6.1 Gutartige Tumoren der Tuba uterina

Echte Neubildungen an der Tuba uterina sind **sehr selten**. Es können Papillome, Myome, Teratome, adenomatoide Tumoren und benigne Mesotheliome beobachtet werden. Bei den meisten Raumforderungen im Bereich der Tuben handelt es sich aber entweder um **entzündliche** oder **postentzündliche Veränderungen** (Pyosalpinx, Hydrosalpinx), **Extrauteringraviditäten** (S. 366) oder um **Hydatiden** bzw. **Parovarialzysten** (s.u.).

Hydatide

Bei den Hydatiden handelt es sich um kleine, 0,2–1 cm große, meist gestielte **Zysten** an der Tube, v.a. der Pars ampullaris. Sie werden **sehr häufig** beobachtet. Die Entwicklung der (Morgagni-)Hydatiden erfolgt aus embryonalen Resten des Müller- bzw. Wolff-Gangs (S. 20). In der Regel haben sie **keine klinische Bedeutung**; eine Stieldrehung oder gar maligne Entartung wird nur äußerst selten beobachtet. Eine gezielte Diagnostik ist nicht notwendig. Hydatiden werden regelmäßig als **Zufallsbefund**

bei operativen Eingriffen oder gelegentlich bei der Transvaginalsonografie festgestellt. Eine Therapie ist nicht notwendig.

Parovarialzyste

Parovarialzysten werden **häufig** beobachtet. Sie liegen im Mesosalpinx (immer intraligamentär) oder seltener im Mesovar. Sie können gestielt wachsen und mehrere cm groß werden. Die Parovarialzysten entwickeln sich aus embryonalen Resten (Urnierengang) und sind mit einem einschichtigen kubischen Epithel ausgekleidet. In der Regel treten keine Beschwerden auf. **Selten** kommt es zur **Stieldrehung** auch der gesamten Adnexe oder der Tube, was zum klinischen Bild des akuten Abdomens führen kann (S. 504). Parovarialzysten werden in der Regel **sonografisch** festgestellt (**Abb. 9.23**). Die Abgrenzung gegenüber einem zystischen Ovarialtumor (Ovarialzyste) ist schwierig und wird häufig erst intraoperativ getroffen. Eine Therapie ist häufig nicht notwendig.

9.6.2 Bösartige Tumoren der Tuba uterina

Tubenkarzinom

Epidemiologie I Das **Tubenkarzinom** ist sehr **selten** (0,3 : 100 000 Frauen) und tritt am häufigsten in der **6. und 7. Lebensdekade** auf.

Formen I Die Tubenkarzinome sind histologisch in 70 % der Fälle **seröse Adenokarzinome**, in 10 % endometrioide Adenokarzinome und in 10 % Transitionalzellkarzinome.

Stadieneinteilung I Die Stadieneinteilung des Tubenkarzinoms entspricht im Prinzip der des Ovarialkarzinoms (S. 212).

Klinik I Schmerzen, Veränderungen des Bauchumfangs, **Blutungen** (in 25 % der Fälle) und **Fluor**, Ver-

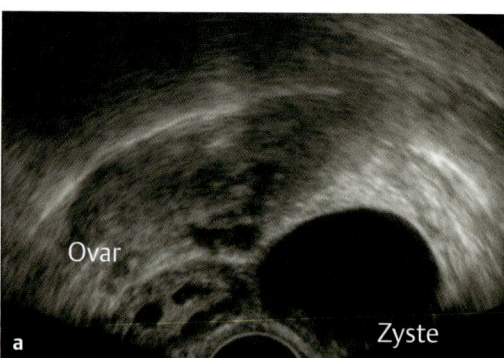
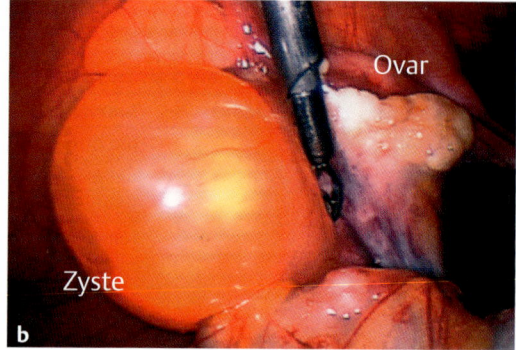

Abb. 9.23 Parovarialzyste. a Sonografische Darstellung einer typischerweise glatt begrenzten, echoleeren Zyste. Da sich das Ovar deutlich von der Zyste abgrenzen lässt, besteht der Verdacht auf eine Parovarialzyste. **b Laparoskopisch** bestätigt sich dieser Verdacht.

änderungen der Defäkation etc. gehören zu den typischen Symptomen einer **fortgeschrittenen** Erkrankung (S. 188).

Das **Tubenkarzinom** hat – wie auch das Ovarialkarzinom – **keine** typischen frühen klinischen Symptome.

Diagnostik ❙ Bei der **bimanuellen Tastuntersuchung** (**Abb. 9.24**) und **sonografisch** können eine Raumforderung im Bereich der Adnexe sowie ggf. Aszites festgestellt werden. Differenzialdiagnostisch wird das Tubenkarzinom aufgrund seiner geringen Inzidenz leicht mit einem Tuboovarialabszess oder Pyosalpinx (S. 146) verwechselt. Zu den **präoperativen Untersuchungen** bei Verdacht auf ein Tubenkarzinom gehören:
- Sonografie der Leber und Nieren
- Röntgenaufnahme der Lunge
- evtl. Zystoskopie, Rektoskopie, CT, Koloskopie.

Der **Tumormarker CA 125** ist für ein Screeningverfahren ungeeignet und dient der **Verlaufskontrolle**.
Ausbreitung ❙ Das Tubenkarzinom breitet sich, wie das Ovarialkarzinom, frühzeitig **intraperitoneal** aus (S. 214).
Therapie ❙ Die Therapie des Tubenkarzinoms entspricht der Behandlung des Ovarialkarzinoms (S. 214). Die **Prognose** ist **schlecht**. Die 5-Jahres-Überlebensraten sind stadienabhängig:
- **Stadium I:** ca. 70 %
- **Stadium II:** ca. 30–40 %
- **Stadium III:** ca. 30 %
- **Stadium IV:** ca. 10 %.

9.7 Ovar

Key Point
Die häufigsten Raumforderungen am Ovar sind funktionelle Zysten. Das Ovarialkarzinom ist das dritthäufigste aller malignen Genitaltumoren. Von allen Genitaltumoren weisen Karzinome des Ovars die höchste Mortalität auf, da bei Diagnosestellung meist schon ein fortgeschrittenes Tumorstadium vorliegt.

9.7.1 Raumforderungen des Ovars – Allgemeines

Formen ❙ Das Ovar (Eierstock) setzt sich aus unterschiedlichen Geweben zusammen (Keimzellen, Zellen des Keimstrangs, Zellen des ovariellen Stromas und Oberflächenepithelzellen), dies erklärt die Vielfalt der möglichen Ovarialtumoren. Bei den Raumforderungen des Ovars müssen die **echten Neoplasien** von den **physiologischen Veränderungen** bzw. den **funktionellen Befunden** (**Tab. 9.40**) abgegrenzt werden. Die echten Neubildungen des Ovars leiten sich in etwa 70 % der Fälle vom Oberflächenepithel, seltener den Keimzellen oder dem Keimstrangstroma ab.
Die Einordnung der Befunde nach **Entität** und **Dignität** (**Tab. 9.40**) ist für das weitere Vorgehen von entscheidender Bedeutung. Klinische Symptome (durch Größenwachstum des Tumors), Lebensalter, Tastbefund, Ultraschalluntersuchung und evtl. Laborparameter sind die entscheidenden Kriterien für die Einschätzung.
Die **epithelialen Tumoren** unterscheiden sich zudem nach dem **histologischen Epitheltyp**:
- seröses Epithel
- endometrioides Epithel
- muzinöses Epithel
- Übergangsepithel
- hellzelliges Epithel.

Tabelle 9.40

Systematik der Raumforderungen (RF) des Ovars

Entität	Ursprung[1]	Dignität	Raumforderung
physiologische RF			— Follikel — Corpus luteum
pathologische funktionelle RF			— Follikelzyste (S. 207) — Corpus-luteum-Zyste (S. 209) — PCOS (S. 60)
nicht neoplastische RF			— Serosaeinschlusszyste (S. 210) — Stromahyperplasie/ Stromahyperthecosis (S. 210)
Neoplasien	Oberflächenepithelzellen (60 %)	benigne	— seröses Zystadenom (S. 210) — muzinöses Zystadenom (S. 210) — Brennertumor (S. 211)
		maligne	— Ovarialkarzinom (serös, muzinös, endometrioid, kleinzellig; S. 212)
	Keimzellen (20 %)	benigne	— reife Teratome, z.B. Dermoidzyste (S. 219) — Struma ovarii
		maligne	— Dysgerminom — endodermaler Sinuszelltumor — Chorionkarzinom (S. 343) — unreifes Teratom
	Zellen des Keimstrangs (8 %)	benigne	— Granulosazelltumor — Sertoli-Leydigzelltumor — Thekazelltumor
		maligne	— Granulosazelltumor (S. 221) — Sertoli-Leydigzelltumor (S. 222) — Thekazelltumor
	nicht ovarspezifisch	benigne	— Fibrom (S. 222); Leiomyom
		maligne	sehr selten (z.B. Sarkome)
	Metastasen (15 %)	maligne	— Magenkarzinom (Abtropfmetastase am Ovar = **Krukenberg-Tumor**) — Pankreas-, Kolon-, Mamma-, Endometriumkarzinom

[1]*Die hier genannten Neoplasieformen sind auch die Grundlage der* **WHO-Einteilung** *von Ovarialtumoren (nach der Histogenese), zusätzlich werden dort* **unklassifizierte Primärtumoren** *des Ovars aufgeführt.*

Je nach Epitheltyp entstehen unterschiedliche benigne (S. 210) und maligne (S. 212 und **Tab. 9.44**, S. 212) Tumoren, wobei sich die Tumoren nicht immer eindeutig zuordnen lassen.

Diagnostik ❙ Raumforderungen des Ovars werden in der Regel durch **bimanuelle Palpation** (**Abb. 9.24**) oder **Ultraschall** erkannt. Es finden sich oftmals **Ovarialtumoren** von großem Durchmesser, weil die umliegenden Organe keine Ausbreitungsgrenze darstellen und die Tumoren daher **lange symptomlos** bleiben.

— In der **bimanuellen Tastuntersuchung** weisen die gutartigen und funktionellen Ovarialbefunde meistens eine glatte Oberfläche auf und sind mobil. Maligne Tumoren haben typischerweise eine unregelmäßige harte Oberfläche und sind durch Verwachsungen mit den Nachbarorganen fest verbunden (fehlende Verschieblichkeit). In der **Postmenopause** gilt ein **tastbares Ovar** als **pathologisch**.

Praxistipp

Gut mobile Ovarialbefunde können sich auch der bimanuellen Palpation entziehen, wenn diese dem unerfahrenen Untersucher unter den Fingern wegleiten. Häufig kann der Tumor im Douglas-Raum, insbesondere bei der rektalen Untersuchung (Abb. 9.24a), leichter getastet werden als bei der vaginalen Untersuchung in der seitlichen Adnexloge (Abb. 9.24b).

— Mit der **Transvaginalsonografie** können auch kleine Tumoren, die noch keine Beschwerden verursachen, erkannt werden. Bei größeren Befunden sollte diese durch eine **abdominale Sonografie** ergänzt werden, da Befunde außerhalb des kleinen Beckens mit der Transvaginalsonografie (ab etwa 12–15 cm kranial des Vaginalfornix) nicht erfasst werden können. Aus dem sonografischen Bild (**Tab. 9.41**) wird zusammen

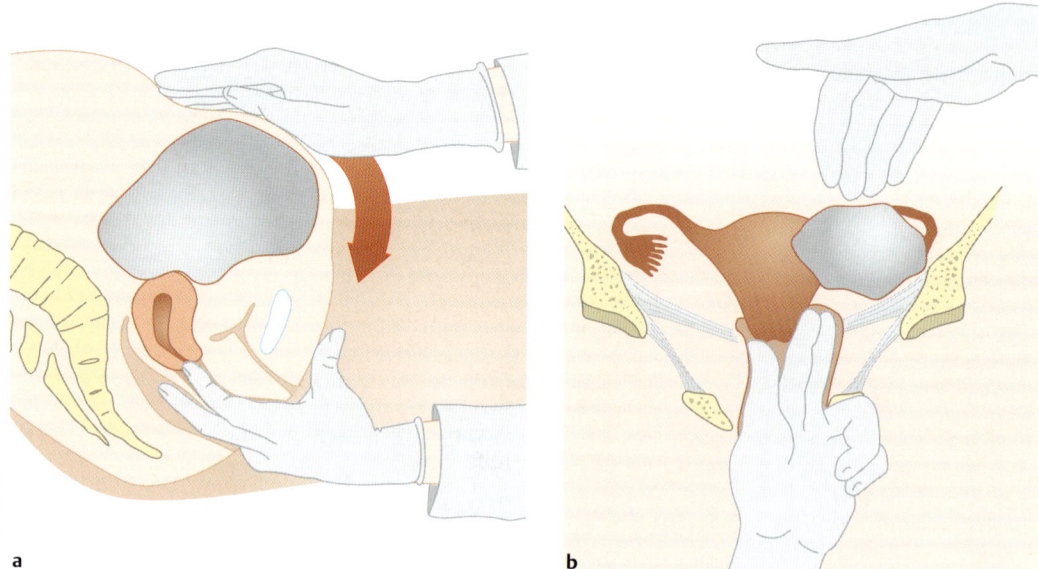

a   b

Abb. 9.24 Bimanuelle Palpation bei der Diagnostik eine Ovarialtumors. Die bimanuelle Palpation kann rektovaginal (**a**) oder vaginal (**b**) erfolgen (vgl. hierzu auch Abb. und Abb. , S.).

mit dem klinischen Untersuchungsbefund, den Symptomen und evtl. bestimmter Laborwerte die Verdachtsdiagnose erstellt. Dies kann im Einzelfall schwierig sein und bedarf einer gro-ßen Erfahrung des Untersuchers. Die Ergänzung der Untersuchung um eine CT oder MRT ist in der Regel nur bei Malignomverdacht oder unkla-ren Situationen sinnvoll.

> **MERKE**
>
> Physiologische und funktionelle Befunde des Ovars können in der Regel **sonografisch** besser beurteilt werden als im CT oder MRT.

CA 125 ist der **Tumormarker** für die epithelialen Tu-moren des Ovars. Bei etwa 80 % der Patientinnen mit einem Ovarialkarzinom ist CA 125 bei der Diag-nosestellung erhöht. Allerdings können auch eine

Tabell 9.41

Sonografische Kriterien bei der Beurteilung der Ovarien

Kriterium	funktionelle Befunde	benigne Neoplasien	maligne Neoplasien
Größe	sehr selten > 10 cm	bei jeder Größe	bei jeder Größe
äußere Begrenzung	glatt	glatt	häufig unregelmäßig
zystischer Tumor[1]	immer zystisch	möglich	möglich
solider Tumor	–	möglich	möglich
zystische und solide Anteile	–	möglich	möglich
Septierung	meist einkammerig	ein- oder mehrkammerig, glatte und regelmäßige Septen	ein- oder mehrkammerig, unregelmäßige Septen
Binnenechos bei zystischen Tumoren	einige Ovarialtumoren zeigen ein charakteristisches sonografisches Bild ihres Zystenin-haltes (Corpus-luteum-Zyste, Endometriom, Dermoid, Abszess, muzinöser Tumor)		
Innenwand bei zystischen Tumoren	glatt	glatt	unregelmäßig, papilläre Auflagerung
Wanddicke bei zystischen Befunden	zart	zart	evtl. dick oder unregel-mäßig
freie Flüssigkeit/Aszites	keine oder wenig	selten	Aszites häufig
Durchblutung	oft Gefäßwiderstand ↓	oft Gefäßwiderstand ↑	oft Gefäßwiderstand ↓

[1]*Blut, Blutkoagel, Eiter oder talghaltige Zysteninhalte können echoreich wirken.* **Merke:** *echoreich ≠ solider Tumor*

Tabelle 9.42	
Laborwerte in der Differenzialdiagnose von Adnextumoren	
Laborwert	**pathologische Werte bei**
CA 125	Ovarialkarzinom, Endometriose, gutartige epitheliale Ovarialneoplasien, Entzündungen, Lebererkrankungen
CEA	muzinöse Tumoren, Darmtumoren
AFP	endodermaler Sinuszelltumor
hCG	Gravidität, selten: Chorionkarzinom
CRP	Entzündung, fortgeschrittener Tumor
CA 72-4	bei epithelialen Tumoren, wenn CA 125 und CEA negativ sind
Estradiol, Inhibin	Granulosazelltumor
Testosteron	Sertoli-Leydigzelltumor

Endometriose, Entzündungen im Bereich des Peritoneums, Lebererkrankungen und benigne Tumoren mit einem erhöhten CA-125-Spiegel einhergehen (**Tab. 9.42**). Bei prämenopausalen Frauen liegt bei einer Erhöhung des CA 125 in 50 % der Fälle eine maligne Erkrankung vor, postmenopausal in 98 % der Fälle.

Therapie I Das **Management eines Ovarialtumors** (**Abb. 9.34**, S. 215) richtet sich in erster Linie nach der gestellten Verdachtsdiagnose (**Tab. 9.40**, S. 205). Im klinischen Alltag haben sich daher für bestimmte Befundkonstellationen **Algorithmen** (**Tab. 9.43**) entwickelt.

MERKE

Ein **maligner Ovarialtumor** sollte **in toto** aus dem Abdomen **entfernt** werden, da bei einer intraoperativen Ruptur Tumorzellen verschleppt werden können.

9.7.2 Nicht neoplastische Raumforderungen des Ovars

Follikelzyste

Definition I Bei der Follikelzyste handelt es sich um eine **funktionelle**, aber **pathologische Veränderung**, die vom physiologischen Graaf-Follikel unterschieden werden muss (s. u.).

Epidemiologie I Follikelzysten sind zusammen mit den **Corpus-luteum-Zysten** (s. u.) die **häufigsten Raumforderungen des Ovars** in der Geschlechtsreife.

MERKE

Follikelzysten treten fast nur während der **reproduktiven Phase** auf. Nach der **Menarche** (= erste Regelblutung in der Pubertät) und in der **Perimenopause** (= Zeit vor und nach der letzten ovariell ausgelösten Regelblutung) sind sie aufgrund von bestehenden Unregelmäßigkeiten der hypothalamisch-hypophysären Achse besonders häufig.

Klinik I Schmerzen und **Zyklusstörungen** (S. 188) sind typische Symptome. Follikelzysten produzieren aufgrund der in ihnen enthaltenen Granulosazellen Östrogene, die eine Endometriumhyperplasie (S. 190) bewirken, in deren Folge es zu einer **Dauerblutung** oder **Menorrhagie** kommen kann.

9

Tabelle 9.43			
Vorgehen bei Ovarialbefunden in typischen Befundkonstellationen			
Ovarialbefund	**Menopausenstatus**	**Dignität**	**Vorgehen**
glatt begrenzte einkammerige Zyste	prämenopausal	in 98 % keine Neoplasie, bis 90 % Spontanremission	Ultraschallkontrolle, Operation (Laparoskopie, Zystenexstirpation) bei Persistenz oder klinischen Beschwerden
	postmenopausal	< 5 cm in 0,5 % Malignom > 5 cm in 2 % Malignom	Befunde < 5 cm evtl. Ultraschallkontrollen, bei Persistenz oder > 5 cm Operation (Laparoskopie, Adnexektomie)
mehrkammeriger Tumor (benigne[1])	prämenopausal/ postmenopausal	< 20 % Malignom < 33 % benigne Neoplasie	Operation (Laparoskopie), meistens Adnexektomie sinnvoll, Zyste nur im Bergesack eröffnen
mehrkammeriger Tumor (maligne oder Dignität unsicher[1])	prämenopausal/ postmenopausal		Operation (Laparotomie, Adnexektomie)
solider Tumor	prämenopausal/ postmenopausal		Operation (meistens Adnexektomie); keine Zerstückelung des Tumors im Abdomen, d.h. bei größeren Tumoren Laparotomie notwendig
einkammerige Zyste mit papillären Auflagerungen	prämenopausal/ postmenopausal	Malignom wahrscheinlich	Operation (meistens Adnexektomie)
unklarer Befund	prämenopausal/ postmenopausal		diagnostische Laparoskopie (**Abb. 9.25**)
[1]nach sonografischen Kriterien, klinischer Untersuchung und Tumormarkern			

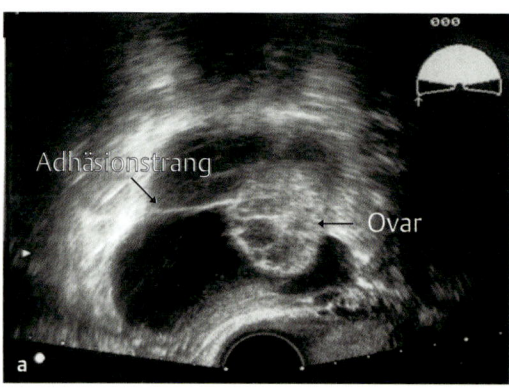

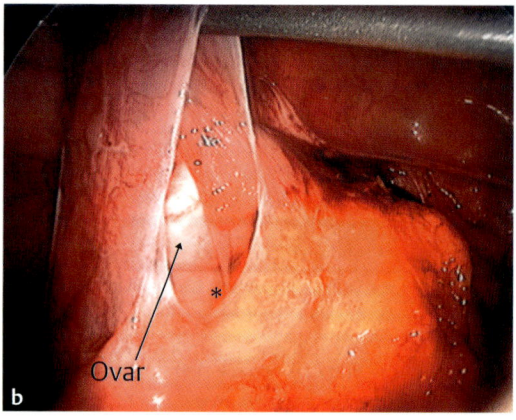

Abb. 9.25   Adnexkonglomerat mit Pseudozysten. a In der **Transvaginalsonografie** zeigt sich ein mehrkammeriger zystischer Befund mit solidem echoreichen Anteil. Es handelt sich um einen sonografisch unklaren Befund. **b Laparoskopische Darstellung des gleichen Befunds**. Das Ovar war zunächst aufgrund von Verwachsungen nicht einzusehen. Nach Lösen der Verwachsungen zeigten sich ein normales Ovar und ein Adhäsionsstrang (*) zum Ovar. Ein solches sog. Adnexkonglomerat mit Pseudozysten wird insbesondere nach Voroperationen oder Infektionen beobachtet. Die differenzialdiagnostische Abgrenzung zu malignen Tumoren ist sehr schwierig.

Mögliche **Komplikationen** einer Follikelzyste sind:
— Plötzlich aufgetretene starke Unterbauchschmerzen (insbesondere nach körperlicher Aktivität, wie z.B. Tanzen, Turnen) in Kombination mit einer Abwehrspannung müssen bei bestehendem Adnextumor an eine **Stieldrehung** denken lassen. Die Stieldrehung eines Adnextumors ist eine klinische Diagnose. Die betroffene Adnexe ist durch die resultierende Durchblutungsstörung gefährdet (Nekrose). Bei Verdacht auf eine Stieldrehung muss **sofort operiert** werden (laparoskopische Detorquierung, **Abb. 9.26**). Bei bereits eingetretener Nekrose erfolgt eine Adnexektomie.

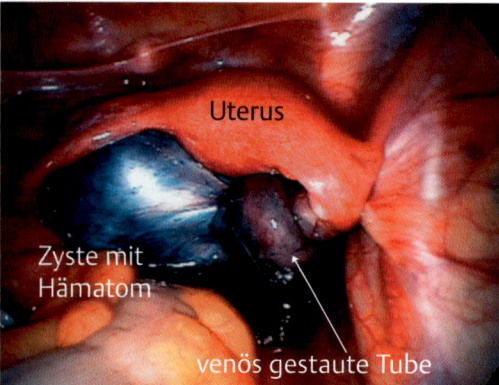

Abb. 9.26   Stieldrehung. Bei einem Tumor im Bereich des Adnexes kann es bedingt durch die im Verhältnis zum Tumor schmale Aufhängung an der Beckenwand (Mesovar/Mesosalpinx) zum Drehen des Tumors um die eigene Achse kommen. Hier zu erkennen ist ein stielgedrehtes rechtes Adnex bei einem zystischen Adnextumor. Durch die venöse Stauung kommt es zu Einblutungen in den Tumor; diese Einblutungen können die Beurteilung einer eventuellen Nekrose erschweren.

— Die **Ruptur** einer funktionellen Zyste geht in der Regel mit einem kurzen, starken **Schmerzereignis** einher. Selten muss eine Blutung aus der Ovarialoberfläche operativ gestillt werden. In den meisten Fällen erholen sich die Patientinnen mit Bettruhe und Analgetika rasch. Kontrollen des Hämaglobinwertes erfolgen zum Ausschluss einer intraabdominalen Blutung. Sonografisch sind freie Flüssigkeit und evtl. die in der Flüssigkeit flottierenden Zystenwände charakteristisch.

Diagnostik ❚ Bei der **bimanuellen Untersuchung** (**Abb. 9.24**, S. 206.) tastet sich ein mobiler, prall-elastischer Adnextumor. **Sonografisch** sind Follikelzysten als einkammerige, echoleere, glatt begrenzte Zysten mit Durchmessern von meistens 4–8 cm darstellbar.

Als **Differenzialdiagnosen** müssen alle anderen zystischen Ovarialbefunde (**Tab. 9.40**) in Betracht gezogen werden: Während der typische **Graaf-Follikel** kurz vor der Ovulation einen Durchmesser von 2,5–3 cm erreichen kann, sind Follikelzysten meist > 3 cm und bleiben über den typischen Ovulationszeitraum des Zyklus hinaus bestehen. Je länger der Befund bestehen bleibt, desto wahrscheinlicher wird eine echte Neoplasie des Ovars.

MERKE

Bei Vorliegen einer Zyste mit **groben Binnenechos** oder **soliden Anteilen** muss diese **histologisch** abgeklärt werden.

Therapie ❚ Die **Spontanremissionsrate** von Follikelzysten liegt bei **> 90 %**, daher sollte zunächst abgewartet werden. Unterbauchschmerzen bessern sich meist rasch unter **Bettruhe**. Bildet sich die Zyste **nach 3–6 Monaten** nicht zurück, sollte diese **operativ** entfernt werden (**Tab. 9.43**). In der Regel wird die Zyste laparoskopisch ausgeschält und das Ovar selbst erhalten. Bestehen starke Schmerzen oder der Verdacht auf eine Stieldrehung, muss sofort operiert werden.

Prognose I Die Wahrscheinlichkeit einer erneuten Zystenbildung ist hoch. Bei rezidivierenden Zysten kann die **Rezidivgefahr** durch die Gabe eines oralen Ovulationshemmers gesenkt werden. Häufig wird dieser bereits zum Zeitpunkt der Diagnose einer funktionellen Zyste verordnet, um die Rückbildung der Zyste zu beschleunigen.

Corpus-luteum-Zyste

Während das normale **Corpus luteum menstruationem** einen Durchmesser von etwa 2–3 cm aufweist und solide ist bzw. einen kleinen zentralen zystischen Anteil besitzt, haben **Corpus-luteum-Zysten** meistens einen Durchmesser von 4–8 cm. Wie Follikelzysten (s.o.) sind auch Corpus-luteum-Zysten in der reproduktiven Phase häufig. In der **Frühschwangerschaft** kann sehr häufig eine Corpus-luteum-Zyste beobachtet werden, bedingt durch die hCG-Stimulation des Corpus luteum graviditate. Meist bilden sich diese Zysten nach der 12. SSW spontan zurück. Aufgrund der für den Schwangerschaftserhalt notwendigen Progesteronbildung durch das Corpus luteum sollte eine Operation dringend vermieden werden. Die klinischen Symptome, Komplikationen und Differenzialdiagnosen entsprechen denen der Follikelzysten (S. 207). Bei der **bimanuellen Untersuchung** (**Abb. 9.24**, s.o.) tastet sich ein mobiler, prall-elastischer Adnextumor. **Sonografisch** sind Corpus-luteum-Zysten einkammerige, glatt begrenzte Zysten, die häufig eingeblutet sind (**Abb. 9.27**). Die Einblutungen können als wabige Binnenstrukturen oder auch als echoreiche Anteile (Blutkoagel) imponieren und dürfen nicht mit einer soliden Tumorbildung verwechselt werden. Die Angaben zur Therapie und Prognose entsprechen denen der Follikelzysten (s.o.).

Endometriosezyste

Definition I Endometriosezysten des Ovars stellen sich als **blutgefüllte Zysten** dar, in deren Wand sich histologisch endometriumartige Zellverbände darstellen lassen. Sie werden aufgrund des enthaltenen dunkelbraunen Blutes häufig auch als **Schokoladenzysten** („Endometriome") bezeichnet.

Pathogenese I Im Rahmen der Ovarialendometriose können sich Zysten bilden: Endometriosezysten werden, wie auch die Follikel- und Corpus-luteum-Zysten (s.o.), **im reproduktiven Lebensalter** beobachtet.

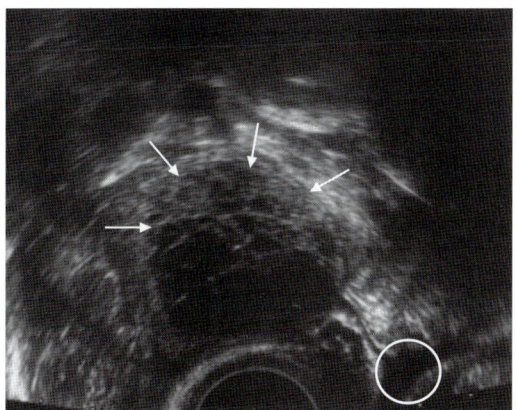

Abb. 9.27 Sonografisches Bild einer Corpus-luteum-Zyste. Die Zyste ist glatt begrenzt (↑) und weist durch Einblutungen bedingte netzartige Binnenechos auf. Rechts unten im Bild ist etwas freie Flüssigkeit erkennbar.

Klinik I Neben der Raumforderung im Adnexbereich können die typischen Symptome einer **Endometriose** beobachtet werden (S. 155). Charakteristische Beschwerden einer Endometriosezyste werden nicht beobachtet.

> **MERKE**
>
> Eine Stieldrehung und Zystenruptur sind aufgrund häufiger Adhäsionen zur Beckenwand bzw. der Dicke des Zystenbalges im Gegensatz zu den funktionellen Befunden (Follikelzyste bzw. Corpus-luteum-Zyste, s.o.) nicht zu erwarten.

Komplikationen im Rahmen der Grunderkrankung Endometriose sind dem entsprechenden Kapitel zu entnehmen (S. 155).

Diagnostik I Bei der **bimanuellen Untersuchung** (**Abb. 9.24**, s.o.) tastet sich ein prall-elastischer Adnextumor, der häufig durch Adhäsionen zur Beckenwand inmobil ist. **Sonografisch** (**Tab. 9.41** und

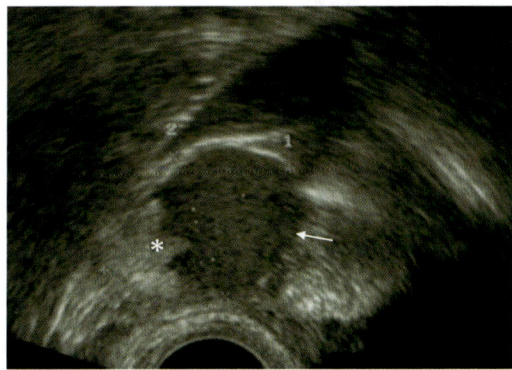

Abb. 9.28 Sonografisches Bild einer Endometriosezyste. Die Zyste ist glatt begrenzt und hat feine, homogen verteilte, echoarme Binnenechos (↑). Der echoreichere Anteil (*) erklärt sich durch Sedimentation.

Abb. 9.28) sind Endometriosezysten glatt begrenzt, mit den durch das eingedickte alte Blut typischen homogenen Binnenechos. Die Zysten können eine Größe von < 1 cm bis > 10 cm aufweisen. Als **Differenzialdiagnosen** müssen alle anderen zystischen Ovarialbefunde in Betracht gezogen werden (**Tab. 9.40**).

Therapie ❘ Die Behandlung von Endometriosezysten besteht in der operativen **Ausschälung** des Zystenbalges.

Prognose ❘ Nach vollständiger Ausschälung des Zystenbalges muss in **10–20 %** der Fälle mit einem **Rezidiv** gerechnet werden.

Serosaeinschlusszyste und seröse Zyste

Serosaeinschlusszysten sind kleine zystische Strukturen des Ovars < 1 cm Größe, deren Epithelauskleidung eine seröse, tubenähnliche, seltener muzinöse oder endometrioide Differenzierung aufweist. Größere nicht neoplastische Zysten, die sich vom Oberflächenepithel des Ovars ableiten, werden als **seröse Zysten** bezeichnet. Serosaeinschlusszysten und seröse Zysten treten in jedem Lebensalter auf, nehmen aber in der späten reproduktiven Phase und postmenopausal an Häufigkeit zu. In der Regel sind Serosaeinschlusszysten und seröse Zysten **asymptomatisch**. Die Stieldrehung als Komplikation ist bei serösen Zysten möglich. Serosaeinschlusszysten und seröse Zysten sind **sonografisch** glatt begrenzte, echoleere zystische Raumforderungen im Ovar. Eine Indikation zur Operation besteht zum Ausschluss von Neoplasien des Ovars. In der Regel sind bei kleineren Befunden sonografische **Kontrollen** ausreichend.

Stromahyperplasie und Stromahyperthecosis

Eine hyperplastische Proliferation ovarieller Stromazellen (Stromahyperplasie) oder luteinisierter Zellen (Stromahyperthecosis) im ovariellen Stroma können histologisch in bis zu 30 % der postmenopausalen Frauen in der 6. und 7. Lebensdekade beobachtet werden. Bei einer **Stromahyperplasie** ist das Ovar etwas vergrößert und knotig verändert. Die Veränderungen können mit einer Hyperandrogenämie oder Folgen einer erhöhten Östrogenexposition (Endometriumhyperplasie, S. 190, bzw. -karzinom, S. 191) einhergehen. In der **Postmenopause** ist die beidseitige **Adnexektomie** die Therapie der Wahl.

9.7.3 Gutartige epitheliale Tumoren des Ovars

Zystadenom

Definition ❘ Zystadenome sind **gutartige** ein- oder mehrkammerige **zystische Tumoren** des Ovars.

Epidemiologie ❘ Die Tumoren werden am häufigsten in der 4.–6. Lebensdekade festgestellt.

Pathogenese ❘ Wie die anderen epithelialen Tumoren des Ovars leiten sich die Zystadenome vom **Oberflächenepithel**, das ein Abkömmling des embryonalen Zölomeptihels ist, ab.

Formen ❘ Die Vielfalt der epithelialen Ovarialtumoren (serös, muzinös, endometrioid, hellzellig) ist Ausdruck des Differenzierungspotenzials dieses Epithels. **Seröse** (**Abb. 9.29**) und **muzinöse Zystadenome** (muzinöses Ovarialkystom, **Abb. 9.30**) machen etwa 25 % bzw. 40 % der gutartigen Neubildungen des Ovars aus. Seröse Zystadenome kommen in 12–23 % der Fälle beidseitig, muzinöse Zystadenome mit 2–5 % wesentlich seltener beidseitig vor.

Klinik ❘ In den meisten Fällen bestehen keine Beschwerden. Tumoren des Ovars können eine sehr unterschiedliche Größe haben; auch riesige gutartige Tumoren gehen häufig mit einer geringen klinischen Symptomatik einher. Bauchumfangszunahme, Unterbauchschmerzen, Rückenschmerzen, Druckgefühl und Beeinträchtigung der Miktion bzw. Defäkation sind mögliche Symptome. Eine Stieldrehung ist möglich (aber selten), andere Komplikationen bei Zystadenomen sind sehr selten.

Diagnostik ❘ Bei der **bimanuellen Untersuchung** (**Abb. 9.24**, s.o.) tastet sich das Zystadenom als prall-elastischer mobiler Tumor. Die Tumoren können in der Größe stark variieren; so werden Zystadenome von wenigen cm Durchmesser ebenso wie das gesamte Abdomen ausfüllende Tumoren beobachtet. Große Zystadenome können aus dem kleinen Becken herausluxiert sein. **Sonografisch** zeigen sich die Zystadenome als ein- oder mehrkammerige echoarme, zystische Raumforderungen (**Abb. 9.29** und **Abb. 9.30**).

Vereinzelte Binnenechos der zystischen Tumorareale können auf einen schleimartigen Zysteninhalt (muzinöses Zystadenom) hinweisen. In den meisten Fällen ist die Zystenwand glatt begrenzt, papilläre Verwucherungen können aber vorkommen. Als **Differenzialdiagnosen** können alle anderen zystischen Ovarialbefunde genannt werden (**Tab. 9.40**).

Therapie ❘ Zystadenome sollten operativ entfernt werden. Bei einem Tumordurchmesser von > 10 cm ist in vielen Fällen eine **Laparotomie** notwendig (**Abb. 9.31**), sonst ist nach Ausschluss von Hinweisen auf eine maligne Neoplasie eine **laparoskopische Operation** möglich. **Bei peri- und postmenopausalen Frauen** wird meistens die **Adnexektomie** empfohlen. Wird eine organerhaltende Operation mit Ausschälung des Tumors durchgeführt, muss die vollständige Entfernung des Zystenbalges sichergestellt sein. Da erst nach der histologischen Untersuchung ein Malignom ausgeschlossen werden kann, sollte eine intraoperative Ruptur von zystischen

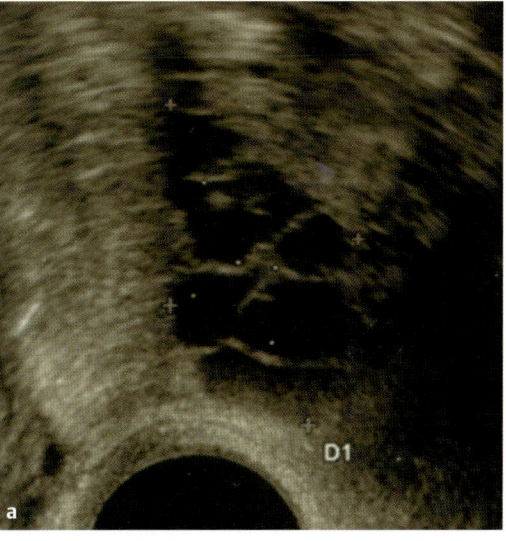

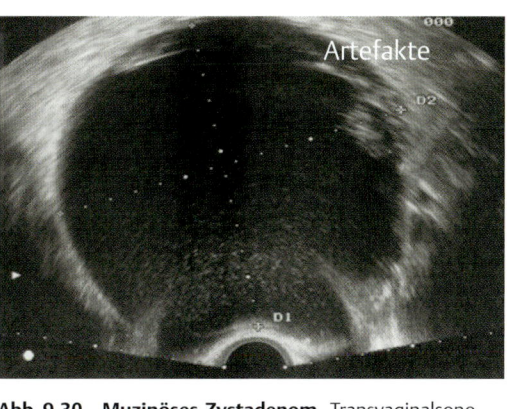

Abb. 9.30 Muzinöses Zystadenom. Transvaginalsonografisches Bild eines 13 cm großen muzinösen Zystadenoms. Der Tumor ist glatt begrenzt. Bei den echoreichen Anteilen innerhalb der Zyste handelt es sich um Artefakte. Der Zysteninhalt zeigt zarte gekörnte Binnenechos mit einer geringen Dichte; dieser Befund ist typisch für einen schleimhaltigen Inhalt.

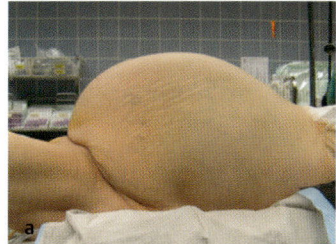

Abb. 9.29 Seröses Zystadenom. a Das Ovar ist weist transvaginal-sonografisch einen knapp 4 cm großen, mehrkammerigen zystischen Befund auf. Die Septen sind zart und meist regelmäßig. **b** Laparoskopische Darstellung des gleichen Befunds. Histologisch handelt es sich um ein seröses Zystadenom. Bei der postmenopausalen Patientin wurde eine beidseitige Adnexektomie durchgeführt.

Ovarialneoplasien vermieden und bei einer laparoskopischen Operation die Präparate in einem Bergesack entfernt werden. Sind die Tumoren vollständig (mit Zystenbalg) entfernt, ist die **Prognose** gut.

> **MERKE**
>
> Kommt es während der operativen Entfernung eines muzinösen Zystadenoms zur Verletzung desselben, besteht die geringe Gefahr der Bildung eines **Pseudomyxoma peritonei** (S. 219), welches in großen Mengen gallertartigen Schleim produziert und dadurch zur Auftreibung des Bauchraumes führt.

Transitionalzelltumor (Brennertumor)

Brennertumoren sind meist kleine 2–10 cm messende, solide **epitheliale** Ovarialtumoren mit mikroskopischen Nestern von Transitionalzell-ähnlichen Epithelzellen und Hyperplasie des ovariellen Stromas. In der überwiegenden Zahl der Fälle verhalten sich Brennerzelltumoren klinisch **gutartig**. Der Brennertumor macht etwa 3 % der epithelialen

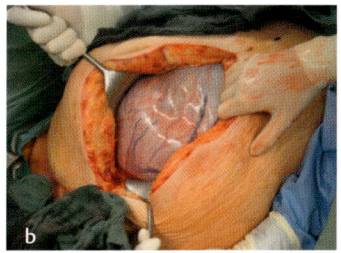

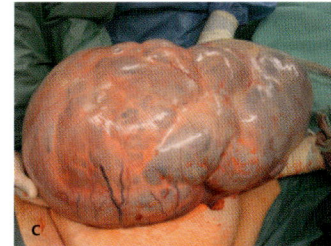

Abb. 9.31 Operative Entfernung eines serösen Zystadenoms. a 66-jährige Patientin, die wegen Zunahme des Bauchumfangs den Arzt aufgesucht hat. Sonografisch zeigte sich ein mehrkammeriger zystischer und glatt begrenzter Tumor, der das gesamte Abdomen ausfüllte. Obwohl ein gutartiger Tumor vermutet wurde, musste aufgrund der Größe eine Längslaparotomie durchgeführt werden. Histologisch zeigte sich ein seröses Zystadenom. **b** Situs nach Eröffnung des Abdomens. **c** Der Tumor wird aus der Bauchhöhle luxiert; das Operationspräparat wiegt 15 kg.

Ovarialtumoren aus. Die meisten Patientinnen sind älter als 50 Jahre. In den meisten Fällen bestehen **keine Beschwerden**. Komplikationen sind sehr selten. Brennertumoren sind typischerweise solide und von weißlich-gelber Farbe. Sie lassen sich als mobiler, derber Adnextumor **tasten**. **Sonografisch** stellen sie sich als echoarmer, meist solider evtl. etwas inhomogen, scharf abgrenzbarer Tumor dar. Als **Differenzialdiagnosen** können alle anderen soliden Ovarialbefunde, wie z.B. Fibrome und Karzinome, genannt werden. Die Therapie besteht meist in der **operativen Entfernung** des betroffenen Ovars (Adnexektomie). Die Tendenz zur Entartung ist gering. Nach vollständiger Tumorentfernung ist die Prognose gut.

> **MERKE**
>
> **Solide Tumoren des Ovars** dürfen intraabdominell **nicht** zerkleinert werden, sondern müssen **in toto** entfernt werden, um im Falle eines malignen Tumors eine Verschleppung der Tumorzellen zu vermeiden. Daher kann eine Laparotomie notwendig werden.

9.7.4 Bösartige epitheliale Tumoren des Ovars

Ovarialkarzinom

Epidemiologie ❙ Ovarialkarzinome machen **85–90 %** der malignen Ovarialtumoren aus.

> **MERKE**
>
> Das Ovarialkarzinom ist die **vierthäufigste Todesursache** bei Frauen und kann Frauen in jedem Alter betreffen.

Der Altersgipfel liegt allerdings zwischen dem **60. und 70. Lebensjahr**. Die Inzidenz liegt in Deutschland bei 15–18/100 000.

Pathogenese ❙ Ovarialkarzinome leiten sich vom **Oberflächenepithel** des Ovars ab.

90 % der Ovarialkarzinome treten **sporadisch** auf, in bis zu 10 % der Fälle wird eine **genetische Disposition** vermutet.

Das Auftreten eines Ovarialkarzinoms wird durch folgende **Risikofaktoren** erhöht:

- Alter
- belastete Familienanamnese
- primäre Sterilität
- frühe Menarche
- späte Menopause
- PCOS (polyzystisches Ovar, S. 60)
- langjährige Hormonsubstitution.

Die Einnahme oraler Kontrazeptiva (durch die Hemmung der Ovulation), Multiparität, Tubensterilisation und Hysterektomie **senken das Risiko** für ein Ovarialkarzinom.

Das Erkrankungsalter liegt bei Frauen mit einer **genetischen Disposition,** verglichen mit sporadischen

Fällen, niedriger. Frauen mit Mutationen der Genabschnitte **BRCA-1** bzw. **BRCA-2** (S. 268) haben ein Lebenszeitrisiko von 40–50 % bzw. 15–25 %, an einem Ovarialkarzinom zu erkranken, dies entspricht einer 10–50-fachen Risikoerhöhung gegenüber der Allgemeinbevölkerung. Durch eine beidseitige **Ovarektomie** kann bei diesen Frauen das Risiko, an einem Ovarialkarzinom zu erkranken, um bis 96 % gesenkt werden. Zusätzlich wird hierdurch das Risiko eines Mammakarzinoms (S. 273) um etwa die Hälfte reduziert.

Bei Patientinnen mit einem **HNPCC-Syndrom** (Heriditäres Non-Polyposis-Colon-Cancer-Syndrom) oder einem **Li-Fraumeni-Syndrom** besteht ebenfalls ein erhöhtes Risiko, ein Ovarialkarzinom zu entwickeln.

Formen ❙ Es können die in **Tab. 9.44** aufgeführten Tumordifferenzierungen unterschieden werden.

Stadieneinteilung ❙ Das Ovarialkarzinom wird **nach FIGO klassifiziert** (**Tab. 9.45**). Die Stadieneinteilung des Ovarialkarzinoms ist nur nach dem **„operativem Staging"** (intraoperativ makroskopisch und histologisch) zuverlässig. In bis zu 25 % der Fälle muss nach der operativen Evaluation mit einem „Up-staging" des präoperativ klinisch eingeschätzten Tumorstadiums gerechnet werden. Zusätzlich müssen in klinisch frühen Stadien auch mehrere Biopsien aus zunächst tumorfrei erscheinendem Peritoneum gewonnen werden (**Tab. 9.1**, S. 163). Die TNM-Klassifikation wird in Bezug auf das Ovarialkarzinom kaum gebraucht, sie wird in **Tab. 9.45** mitaufgeführt.

Zu den **regionären Lymphknoten** (s.o., FIGO-Stadium IIIC) zählen die Lymphknoten (LK) entlang der Aa. iliacae internae, communes und externae, weiterhin die lateral-sakralen LK und die LK entlang der Aorta und Leiste. Zur Stadieneinteilung müssen in den frühen Stadien (≤ Figo II) die pelvinen (≥ 15/Seite) und paraaortalen (≥ 10) LK entfernt werden.

Tabelle 9.44	
Relativer Anteil der Ovarialkarzinome	
Einteilung der Ovarialkarzinome nach Ursprungsepithel	**relativer Anteil**
serös-(papillär)	50 %
muzinös	11 %
endometrioid	18 %
hellzellig	< 8 %
Transitionalzellkarzinom	selten
plattenepithelial	selten
undifferenziert	7 %
Karzinosarkom (maligne epitheliale und mesenchymale Anteile)	selten

Tabelle 9.45

Klassifikation des Ovarialkarzinoms nach FIGO und TNM (7. Auflage, 2010)		
FIGO-Stadium	TNM-Kategorie	Tumorausbreitung
I	T1	Tumor auf die Ovarien beschränkt
IA	T1a N0 M0	Tumor auf ein Ovar beschränkt; Kapsel intakt, kein Tumor auf der Ovarialoberfläche; kein Aszites; Peritoneallavage ohne maligne Zellen
IB	T1b N0 M0	Tumor auf beide Ovarien beschränkt; Kapsel intakt, kein Tumor auf der Ovarialoberfläche; Peritoneallavage ohne maligne Zellen
IC	T1c N0 M0	Tumor auf ein oder beide Ovarien beschränkt; Kapsel intakt, aber Tumor auf der Ovarialoberfläche oder Aszites/Peritoneallavage mit malignen Zellen oder Kapselruptur
II	T2	Tumor breitet sich im Becken aus
IIA	T2a N0 M0	Ausbreitung des Tumors auf Uterus und/oder Tuben
IIB	T2b N0 M0	Ausbreitung des Tumors auf andere Beckengewebe
IIC	T2c N0 M0	Ausbreitung im kleinen Becken und Aszites/Peritoneallavage mit malignen Zellen
III	T3 und/oder N1 M0	Ausbreitung des Tumors außerhalb des Beckens in der Peritonealhöhle oder regionale Lymphknotenmetastasen
IIIA	T3a N0 M0	mikroskopische Peritonealmetastasen außerhalb des kleinen Beckens
IIIB	T3b N0 M0	makroskopische Peritonealmetastasen außerhalb des kleinen Beckens < 2 cm
IIIC	T3c N0 M0 jedes T, N1 M0	makroskopische Peritonealmetastasen außerhalb des kleinen Beckens > 2 cm oder regionale Lymphknotenmetastasen
IV	jedes T und N, M1	Fernmetastasen

9

Bei Vorliegen eines **Pleuraergusses** müssen maligne Zellen im Erguss nachgewiesen werden, um den Tumor als Stadium FIGO IV zu klassifizieren.

Tumorabsiedlungen auf der **Leberoberfläche** gelten im Gegensatz zu echten Parenchymmetastasen nicht als Fernmetastasen.

Klinik I Das Ovarialkarzinom hat keine charakteristische Symptomatik. Auftretende Beschwerden sind in der Regel Zeichen einer fortgeschrittenen Tumorerkrankung. Mögliche **Symptome** sind:

- abdominale Schmerzen
- Zunahme des Bauchumfangs (durch Tumorgröße und Aszitesbildung bei Befall des Peritoneums)
- gastrointestinale Beschwerden, (Sub-)Ileus
- Gewichtsveränderungen
- Miktionsbeschwerden
- Druck- und Völlegefühl (z.B. durch Aszites)
- Blutungsstörungen (selten).

Praxistipp

Eine Gewichtsabnahme durch das Karzinom im Sinne einer Tumorkachexie wird oftmals aufgrund einer Gewichtszunahme durch die Tumorgröße bzw. durch den Aszites überlagert und somit von den Patientinnen häufig verneint. Bei fortschreitender Tumorkachexie kommt es zur typischen Facies ovarica.

Diagnostik I In der Diagnostik des Ovarialkarzinoms haben die **transvaginale Sonografie** (**Abb. 9.32**) zur Bestimmung von Tumorgröße und -lokalisation und die klinische Untersuchung mit der **bimanuellen Palpation** den höchsten Stellenwert. Als Hinweise auf einen malignen Tumor bei der **klinischen Untersuchung** können folgende Befunde gelten:

- immobiler Adnextumor
- steinharter Tumor
- Tumorknoten im Douglas-Raum
- Tumor nicht gegen das Rektum verschieblich
- Aszites.

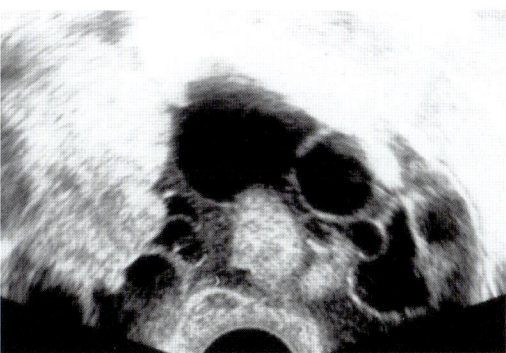
Abb. 9.32   Ovarialkarzinom im Ultraschall. Transvaginalsonografische Darstellung eines zystisch-soliden Adnextumors mit dicken Septen. Histologisch wurde die Diagnose eines Ovarialkarzinoms gestellt.

Besteht aufgrund der Anamnese und der klinischen Untersuchung – einschließlich gynäkologischer Untersuchung – sowie der Transvaginalsonografie der Verdacht auf ein Ovarialkarzinom oder liegt ein suspekter Adnextumor vor, sind **präoperativ** folgende weitere **Untersuchungen** obligat:

- Abdomensonografie (Aszites, Metastasen in paraortalen LK oder Leber, Pleuraerguss sowie Harnstau)
- Röntgenaufnahme der Lunge
- Bestimmung von CA 125.

Dabei ist zu beachten, dass es sich bei einem Ovarialtumor auch um Metastasen anderer Tumoren handeln kann (z.B. der Mamma, des Magen-Darm-Traktes oder des Endometriums).

> **MERKE**
>
> Um eine **Tumorzellverschleppung** zu verhindern, ist die diagnostische Punktion von suspekten Ovarialtumoren obsolet.

In **Tab. 9.46** finden sich **weitere mögliche Untersuchungen** und ihre **Indikationen**.

In etwa 80 % der Fälle ist der **Tumormarker CA 125** bei Frauen mit Ovarialkarzinom erhöht. Bereits im Stadium FIGO I kann in 50 % der Fälle eine Tumormarkererhöhung festgestellt werden. Die wiederholten Bestimmungen des Tumormakers dienen der **Therapieverlaufskontrolle**. Eine CA-125-Erhöhung kann sich differenzialdiagnostisch auch bei anderen Erkrankungen, wie z.B. Peritonitis, Adnexitis, Endometriose oder Leberzirrhose, finden.

> **MERKE**
>
> **Postmenopausal** sind **erhöhte CA-125-Werte** insbesondere in Kombination mit **palpablen Ovarien** hochgradig verdächtig für ein Ovarialkarzinom.

Lokalisation, Ausbreitung und Metastasierung | Je nach Tumortyp variiert der prozentuale Anteil der Tumoren mit Tumorstadium FIGO I bei **Erstdiagnose** (**Tab. 9.47**). Das Ovarialkarzinom breitet sich häufig frühzeitig in der Peritonealhöhle aus, sodass mehr als **50 %** der Fälle bei Diagnosestellung in das Tumorstadium **FIGO III** eingestuft werden müssen. Die Häufigkeit pelviner und paraaortaler Lymphknotenmetastasen hängt vom Tumorstadium ab (**Tab. 9.48**). **Paraaortale** LK sind deutlich häufiger befallen als pelvine. Mit Ausnahme eines **malignen Pleuraergusses** sind Fernmetastasen, insbesondere parenchymatöse Metastasen, selten.

Therapie | Die wichtigsten Säulen der Behandlung des epithelialen Ovarialkarzinoms sind die **Operation** (**Abb. 9.33**), welche die maximale Reduktion der Tumorlast zum Ziel hat, und die postoperative platinhaltige **Chemotherapie**. Ein Schema zum therapeutischen Vorgehen in Abhängigkeit vom Befund ist in **Abb. 9.34** dargestellt.

> **MERKE**
>
> Zunächst erfolgt eine **radikale operative Entfernung** des Tumors, um eine optimale Vorlage für die Wirkung der **nachfolgenden Chemotherapie** zu schaffen.

Die **Operation** erfolgt über eine **Längslaparotomie** mit

- beidseitiger Adnexektomie mit hohem Absetzen der A./V. ovarica
- Hysterektomie
- infragastrischer Omentektomie

Tabelle 9.47

Häufigkeit des histologischen Tumortyps mit Tumorstadium FIGO I bei Erstdiagnose

Tumortyp	FIGO I
serös-papillär	16 %
muzinös	ca. 50 %
klarzellig	ca. 50 %
endometrioid	ca. 40 %
undifferenziert	< 10 %

Tabelle 9.46

Präoperative Abklärung bei Ovarialkarzinom und anderen suspekten Adnextumoren

fakultative Untersuchung	mögliche Indikationen
Zystoskopie	V. a. Blaseninfiltration
Rektoskopie	V. a. Rektuminfiltration
Koloskopie	Obstipation, wechselnde Stühle
Gastroskopie	Oberbauchbeschwerden
CT	anderer Primarius vermutet
CEA, CA 72-4	negatives CA 125 bei V. a. Ovarialkarzinom
AFP, hCG, LDH	V. a. Keimzell-/Keimstrangtumor
Estradiol, Testosteron	V. a. Keimstrangtumor
Inhibin	V. a. Granulosazelltumor

Tabelle 9.48

Stadienabhängige Häufigkeit von Lymphknoten-(LK-)Metastasen des Ovarialkarzinoms bei Erstdiagnose

Tumorstadium	LK-Metastasen (insgesamt)	paraaortale LK-Metastasen
FIGO I	4–25 %	< 18 %
FIGO II	40–50 %	20 %
FIGO III	41–68 %	42 %
FIGO IV	88 %	67 %

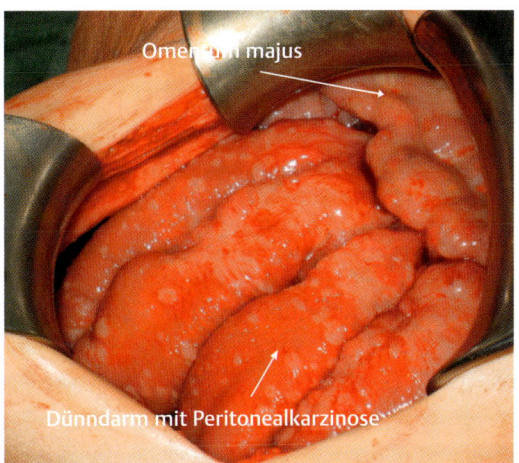

Abb. 9.33 Ovarialkarzinom. Operationssitus bei einer Patientin mit einem Ovarialkarzinom im Stadium FIGO IIIC. Die Serosa des Dünndarms ist mit multiplen Tumorabsiedlungen versehen. Das Netz (Omentum majus) ist in eine Tumorplatte umgewandelt („omental cake").

- Appendektomie (bei muzinösen Tumoren, unklarer Differenzierung, makroskopischem Befall)
- pelviner und paraaortaler Lymphonodektomie bis zur V. renalis (außer bei Tumorrest > 1 cm im max. Durchmesser nach Tumordebulking)

- maximales **Tumordebulking** (= operative Tumorabtragung), z.B. **Deperitonealisierung** (= operative Entfernung der Peritoneums) bei Peritonealkarzinose, Darmteilresektion, Resektion/Deperitonealisierung bei Karzinose des Diaphragmas
- Peritoneallavage in frühen Tumorstadien bzw. Entnahme von Aszites zur zytologischen Untersuchung auf Tumorzellen und die sorgfältige Exploration des gesamten Abdomens mit Entnahme von Biopsien aus allen auffälligen Arealen und repräsentativen Biopsien aus unauffälligen Peritonealregionen.

Die Operation mittels **Laparoskopie** ist **nicht** für die Therapie des Ovarialkarzinoms **geeignet**. Bei Patientinnen mit **fortgeschrittenem Ovarialkarzinom** muss häufig aufgrund der notwendigen Darmeingriffe ein **Anus praeter** angelegt werden.

9

> **MERKE**
>
> Die intraoperative Schnelldiagnostik bei Ovarialtumoren kann nicht selten **keine** exakte Aussage treffen; dies betrifft insbesondere die genaue histologische Einordnung eines malignen Tumors. In diesen Fällen kann eine **zweizeitige Operation** sinnvoll sein (**Abb. 9.34**).

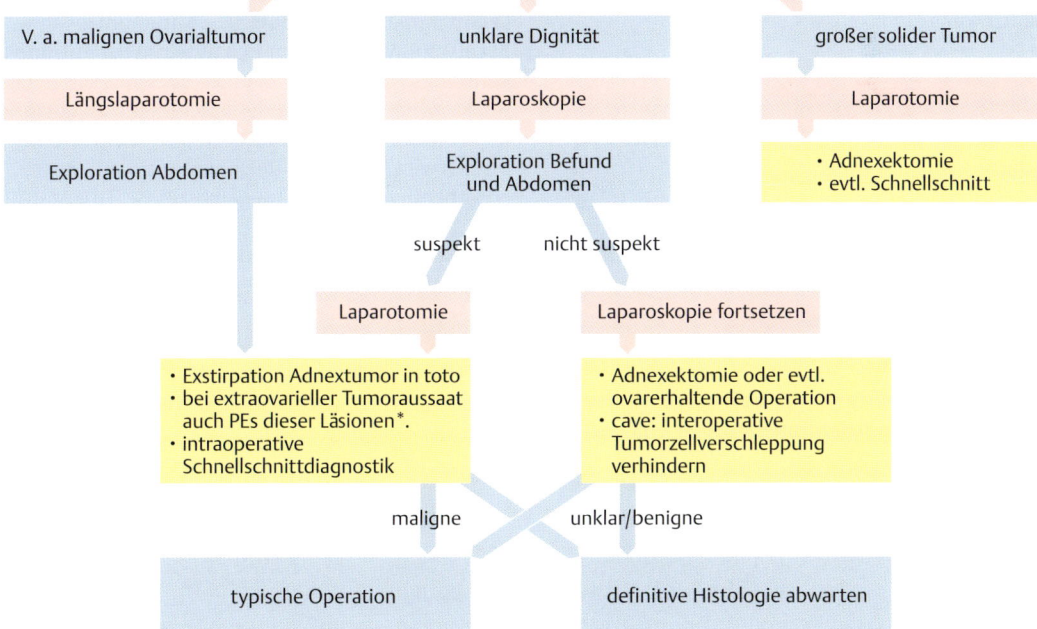

Abb. 9.34 Algorithmus zum Vorgehen bei Verdacht auf malignen Ovarialtumor oder unklarem Adnextumor.
* Extraovarielle Tumoraussaat kann auch bei Laparoskopie biopsiert werden.

Während und/oder nach einer operativen Therapie des Ovarialkarzinoms können folgende **Komplikationen** auftreten:

- Fieber (< 10 %)
- Ileus/Subileus (< 10 %)
- Thrombose/Embolie (< 4 %).

Eine Re-Laparotomie ist in 1 % der Fälle notwendig. Die perioperative Letalität liegt ebenfalls bei 1 %. Sonderfälle stellen die **fertilitätserhaltende Operation** und die **Therapie des extraovariellen Ovarialkarzinoms** dar:

- Bei Patientinnen mit **Kinderwunsch** und einem Ovarialkarzinom im Stadium FIGO IA sowie einem Tumorgrading G1 oder G2 (**Tab. 9.1**, S. 163) kann eine fertilitätserhaltende Operation (mit Laparotomie, einseitiger Adnexektomie, Peritonealbiopsien, Omenektomie, Lymphonodektomie und evtl. Appendektomie) diskutiert werden. Es besteht eine Rezidivgefahr im kontralateralen Ovar von ca. 10 %. Nach der abgeschlossenen Familienplanung kann eine Nachoperation notwendig sein.
- Bei etwa 8–12 % der Patientinnen mit einem fortgeschrittenen serös-papillären Karzinom sind die Ovarien selbst normal groß und weisen keine oder nur eine oberflächige Tumorinfiltration auf. Es wird vermutet, dass das serös-papilläre Karzinom in diesen Fällen im Peritoneum entsteht. Das sog. **extraovarielle Ovarialkarzinom** kann auch nach beidseitiger Ovarektomie auftreten. Die operative und systemische Behandlung entspricht dem des typischen Ovarialkarzinoms.

> **MERKE**
>
> Alle Patientinnen mit einem epithelialen Ovarialkarzinom (außer im Tumorstadium FIGO IA, G1) benötigen eine **postoperative Chemotherapie**.

Die **Standardchemotherapie** des Ovarialkarzinoms sind sechs Zyklen mit **Carboplatin** (Cave: Nephrotoxität!) AUC (Area Under the Curve) 5 und **Paclitaxel** (z.B. Taxol) 175 mg/m^2 alle drei Wochen. Bei Patientinnen im Tumorstadium FIGO IA, G1 bis FIGO IIA (frühes Ovarialkarzinom) kann auch eine platinhaltige Monochemotherapie eingesetzt werden, da für diese Patientinnengruppe ein Vorteil der Kombinationschemotherapie Carboplatin/Taxol nicht belegt ist.

Eine **Hormonersatztherapie**, zum Ausgleich der fehlenden Hormonproduktion nach Ovarektomie, ist möglich. Die **Hormontherapie** mit GnRH-Analoga, Gestagen oder Tamoxifen kann in der **palliativen Situation** eingesetzt werden. Es werden Ansprechraten von 10–15 % bzw. 30 % beschrieben.

Die Untersuchungen der **Tumornachsorge** sollten in den ersten drei Jahren alle drei Monate, danach halbjährlich durchgeführt werden. Sinnvoll dabei sind:

- Anamnese
- allgemeine körperliche Untersuchung
- Inspektion von Vulva und Vagina
- bimanuelle Tastuntersuchung mit rektovaginaler Untersuchung
- Transvaginalsonografie.

Die routinemäßige Bestimmung von Tumormarkern ist nicht notwendig. Die Nachsorge sollte auch darauf bedacht sein, dass die Patientinnen ihr körperliches und seelisches Wohlbefinden wiedererlangen und eine soziale Wiedereingliederung ermöglicht wird.

Prognose ▌ Die wichtigsten **Prognoseparameter** des Ovarialkarzinoms sind Tumorstadium, Lebensalter, Allgemeinzustand und postoperativer Tumorrest (Residualtumor, **Abb. 9.35**). Klarzellige und muzinöse Tumoren haben eine schlechtere Prognose. Die 5-Jahres-Überlebensrate sinkt mit steigendem Tumorstadium (**Tab. 9.49**), im Durchschnitt beträgt sie 42–46 %. Das Ovarialkarzinom hat die höchste Letalität aller gynäkologischen Karzinome. Bei etwa **zwei Drittel** der behandelten Patientinnen kommt es zum Auftreten eines **Rezidivs**. Die meisten Rezidive treten innerhalb der ersten zwei Jahre nach Primärdiagnose auf. Nach der Lage treten typischerweise folgende **Rezidive** auf:

- generalisiertes Peritonealkarzinose (meist mit Aszites)
- lokale Rezidive im kleinen Becken
- Lymphknotenmetastasen.

> **MERKE**
>
> Bei Wiederauftreten werden die **platinsensiblen** von den **platinresistenten** Rezidiven unterschieden.

Tabelle 9.49										
Stadienabhängige Prognose des epithelialen Ovarialkarzinoms (alle histologischen Typen)										
FIGO-Stadium	IA	IB	IC	IIA	IIB	IIC	IIIA	IIIB	IIIC	IV
5-Jahres-Überlebensrate	90 %	85 %	80 %	70 %	64 %	67 %	59 %	40 %	30 %	17 %

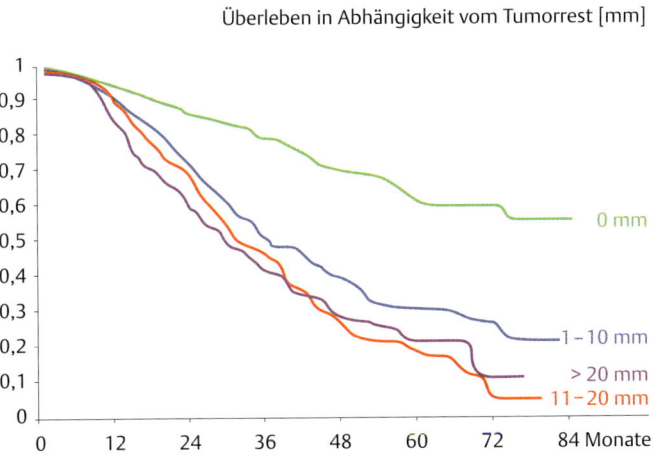

Überleben in Abhängigkeit vom Tumorrest [mm]

Abb. 9.35 Bedeutung des Tumorrests für die Prognose des Ovarialkarzinoms (nach du Bois et al., 2003). Der postoperative Tumorrest (Residualtumor) ist nach dem Tumorstadium der stärkste, unabhängige Prognosefaktor. In fortgeschrittenen Tumorstadien ist es häufig nicht möglich, den Tumor, der sich in der gesamten Bauchhöhle und den Organen ausgebreitet hat, vollständig zu entfernen. Am Ende der OP, die versucht, die Tumormassen so weit wie möglich zu entfernen (Tumordebulking), wird dann der größte Einzeltumordurchmesser bestimmt.

Als **platinresistent** werden Tumoren angesehen, wenn

– eine Progression des Tumors oder „no change" unter der platinhaltigen Primärchemotherapie stattfindet

– das Rezidiv innerhalb der ersten sechs Monate nach Ende der primären platinhaltigen Chemotherapie auftritt.

Patientinnen mit einem **platinresistenten Tumor** haben eine **schlechtere Prognose** verglichen mit Fällen platinsensibler Tumoren.

Die **Rezidivtherapie** des Ovarialkarzinoms ist die Domäne der **Chemotherapie**. Bei platinsensiblen Tumoren wird meist eine sog. Re-Induktion, d.h. eine erneute Chemotherapie mit Carboplatin durchgeführt. Bei Patientinnen mit einem platinresistenten Rezidiv können Topotecan kombiniert mit liposomalem Doxyrubicin, Paclitaxel (Taxol) oder Gemcitabin (Gemzar) gegeben werden.

In ausgewählten Fällen kann bei Patientinnen mit einem **platinsensiblen Rezidiv** eine erneute Operation sinnvoll sein. Wenn eine makroskopisch vollständige Resektion des Tumors gelingt, verbessert sich die Prognose der Patientin.

Borderlinetumor

Definition ❙ Die **Borderlinetumoren** des Ovars weisen bei der histologischen Untersuchung, im Gegensatz zum Ovarialkarzinom (s.o.), **kein invasives Tumorwachstum** auf. Die Borderlinetumoren des Ovars müssen korrekt als **niedrig maligne Ovarialkarzinome** angesehen und bezeichnet werden (ovarian tumor of low malignant potential, LMP-Tumor). Sie sind als eigenständige Tumorentität und nicht als Präkanzerose zu werten.

Epidemiologie ❙ Borderlinetumoren machen etwa 15 % der **malignen Ovarialneoplasien** aus. Die Inzidenz liegt in Deutschland bei 2–4 auf 100 000. Der Erkrankungsgipfel liegt bei etwa 50 Jahren und

damit etwa 10 Jahre vor dem des Ovarialkarzinoms.

Formen ❙ Es werden **folgende Tumordifferenzierungen** beschrieben (relative Anteile), wobei **am häufigsten** die **seröse Tumorform** vorliegt, die in 30 % **beide** Ovarien betrifft:

– serös: 55 %

– mikropapillär-serös: selten

– muzinös: 40 %
  • intestinaler Typ
  • endozervikaler Typ

– endometrioid: selten

– hellzellig: selten

– Transitionalzelltumor: selten.

Stadieneinteilung ❙ Für die Borderlinetumoren gilt die gleiche FIGO-Klassifikation wie für die epithelialen Ovarialkarzinome (**Tab. 9.45**).

Klinik und Diagnostik ❙ Die klinischen Symptome und das diagnostische Vorgehen entsprechen denen des Ovarialkarzinoms (S. 212). Die beiden Teilabbildungen **Abb. 9.36a** und **Abb. 9.37b** zeigen den transvaginalsonografischen Befund eines Borderlinetumors.

> **MERKE**
>
> In ca. 20–30 % der Fälle muss, wenn die intraoperative Schnelldiagnose einen **Borderlinetumor** ergeben hat, nach endgültiger histologischer Aufarbeitung mit der Diagnose eines **Ovarialkarzinoms** gerechnet werden.

Lokalisation, Wachstum und Ausbreitung ❙ Borderlinetumoren zeigen ein ähnliches Ausbreitungsmuster wie die Ovarialkarzinome, allerdings ist die Erkrankung in der Mehrzahl der Fälle auf die Ovarien beschränkt. Die serösen Tumoren treten in 30 %, muzinöse Tumoren in 10–15 % der Fälle beidseitig auf.

Therapie ❙ Die **Operation** erfolgt über eine **Längslaparotomie** mit

9

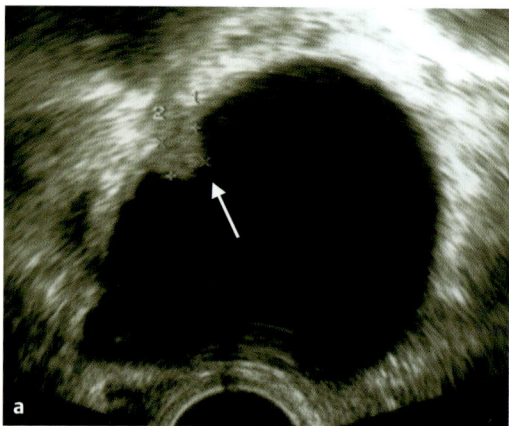

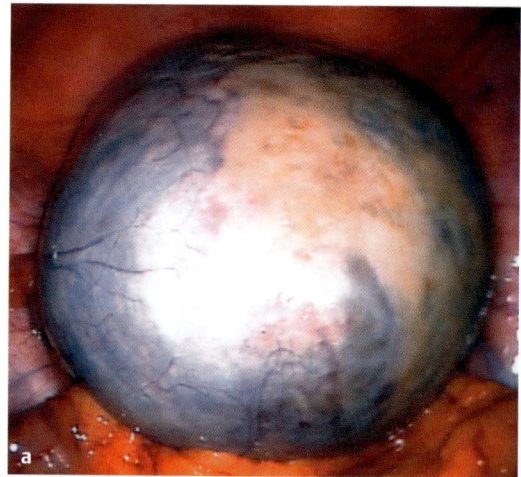

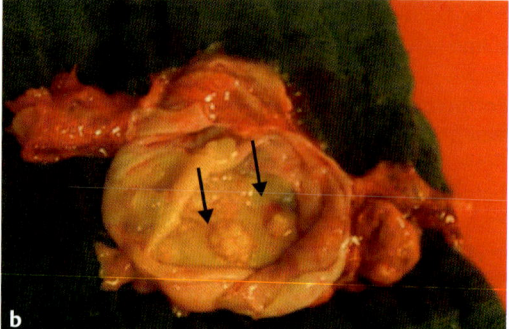

Abb. 9.36   Borderlinetumor. a Transvaginalsonografie:
zystischer Tumor mit einem Durchmesser von 5 cm und
einer papillären Formation (↑) an der Zystenwand.
b Operationspräparat: Der Tumor ist nach der Adnexektomie aufgeschnitten: Die Innenseite des zystischen Tumors
hat mehrere papilläre Formationen (↑). Histologisch handelt es sich um einen sog. Borderlinetumor.

- beidseitiger Adnexektomie und hohem Absetzen der A./V. ovarica
- Hysterektomie
- infragastrischer Omentektomie
- Appendektomie (bei muzinösen Tumoren, unklarer Differenzierung, makroskopischem Befall)
- Peritoneallavage bzw. die Entnahme von Aszites
  zur zytologischen Untersuchung auf Tumorzellen und die sorgfältige Exploration des gesamten
  Abdomens mit Entnahme von Biopsien aus allen
  auffälligen Arealen und repräsentativen Biopsien aus unauffälligen Peritonealregionen.
Bei **fortgeschrittenem Tumorstadium** ist wie beim
Ovarialkarzinom ein **Tumordebulking** sinnvoll
(s.o.).

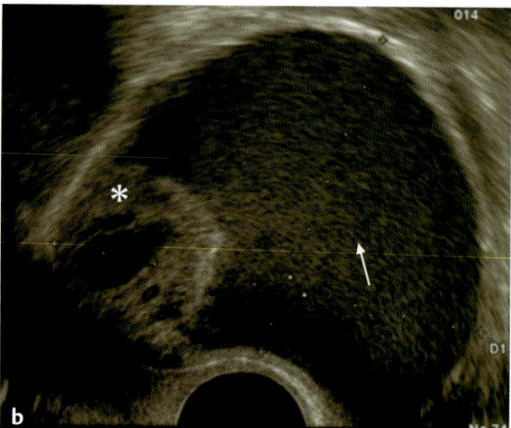

Abb. 9.37   Therapieplanung bei Borderlinetumor.
a Laparoskopie: Der 10 cm große Tumor zeigt eine glatte
Oberfläche, vereinbar mit einem gutartigen Tumor; das
restliche Abdomen ist unauffällig. **b Transvaginalsonografie:** inhomogener zystischer Tumor mit echoreichen (*) und
echoarmen (↑) Anteilen; eine eindeutige Einteilung ist
sonografisch nicht möglich. Die 32-jährige Patientin erhielt
daher zunächst eine Laparotomie und eine einseitige
Adnexektomie. Die Histologie ergab einen muzinösen
Borderlinetumor. Die OP wurde bei bestehendem Kinderwunsch der Patientin sekundär komplettiert mit Omentektomie, Appendektomie und Entnahme multipler Biopsien.
Bei einem Tumorstadium FIGO IA konnte die Fertilität der
Patientin erhalten werden.

MERKE

Borderlinetumoren werden wie das epitheliale Ovarialkarzinom durch eine **Operation** behandelt. Im Gegensatz zum Ovarialkarzinom hat jedoch weder eine
postoperative Chemotherapie noch eine Lymphonodektomie (bei klinisch unauffäligen LK) einen nachgewiese-
nen Vorteil für die Patientinnen.

Bei Patientinnen mit **Kinderwunsch** (< 40 Jahre)
und einseitigem Tumor kann eine **fertilitätserhaltende Operation** (mit Laparotomie, einseitiger Ad-

Tabelle 9.50			
15-Jahres-Rezidivraten bei Borderlinetumoren			
FIGO-Stadium	I	II	III
15-Jahres-Rezidivrate	3 %	25 %	36 %

nexektomie, Peritonealbiopsien, Omenektomie und evtl. Appendektomie) vertreten werden. Die **Nachsorge** erfolgt wie beim Ovarialkarzinom (S. 216).

Prognose | Die Prognose der Borderlinetumoren ist mit einer mittleren **10-Jahres-Überlebensrate** von 85–97 % **sehr gut**. Auch bei extraovariellen Tumorimplantaten (= Tumorabsiedlungen) liegt die 5-Jahres-Überlebensrate > 75 %. Die Prognose wird vom Tumorstadium, dem histologischen Typ und insbesondere dem Nachweis invasiver Implantate im Peritoneum bestimmt.

Mikropapilläre Borderlinetumoren haben evtl. eine höhere Wahrscheinlichkeit für invasive Implantate. Die Prognose bei Patientinnen mit **muzinösen Tumoren vom endozervikalen Typ** scheint etwas besser zu sein als bei Tumoren des **intestinalen Typs**. Die Wahrscheinlichkeit für das Auftreten eines **Rezidivs** bei allen Borderlinetumoren innerhalb der ersten 15 Jahre ist in **Tab. 9.50** dargestellt. Der Nachweis von nicht invasiven Tumorimplantaten am Peritoneum geht mit einer Rezidivwahrscheinlichkeit von 14 % einher, bei invasiven Implantaten liegt diese bei 64 %. Die **10-Jahres-Überlebensraten** liegen bei 95 % (nicht invasive Implantate) bzw. 33–65 % (invasive Implantate). Rezidive von Borderlinetumoren werden durch eine **Operation** behandelt.

Pseudomyxoma peritonei

Das Pseudomyxoma peritonei zählt zu der Gruppe der **niedrigmalignen Ovarialtumoren** und ist charakterisiert durch die intraabdominale Bildung großer Mengen Schleim. Nach neueren Arbeiten wird davon ausgegangen, dass das Pseudomyxoma peritonei in den meisten Fällen mit einem muzinösen Tumor der Appendix verbunden ist. Das Pseudomyxoma peritonei soll aber auch durch muzinöse Tumoren des Ovars oder des Kolons verursacht werden können. Da es Folge einer Ruptur eines muzinösen Tumors sein kann, muss bei der operativen Entfernung eines muzinösen Tumors eine Tumorruptur und damit die Verteilung des **muzinösen Schleims** im Bauchraum unbedingt vermieden werden (S. 211). Die **Prognose** ist meistens **schlecht**, da eine effektive Therapie nicht bekannt ist und die rezidivierenden Schleimproduktionen zu einer Tumorkachexie führen. Die 5-Jahres-Überlebensrate liegt bei 50 %.

9.7.5 Gutartige Keimzelltumoren des Ovars

Zu den benignen Keimzelltumoren zählen die **Teratome**, welche Anteile aller drei Keimblätter enthalten. Nach dem Grad der Differenzierung unterscheidet man **reife Formen** mit zystischen (Dermoidzyste, s. u.) oder soliden Anteilen sowie **unreife** oder **embryonale Formen**, die allerdings meist ein malignes Wachstum aufweisen. Weiterhin existieren hochdifferenzierte **Sonderformen**.

Reifes zystisches Teratom (Dermoidzyste)

Epidemiologie | Das reife zystische Teratom gehört mit 15–20 % zu den **häufigsten Neubildungen des Ovars**. Das mittlere Erkrankungsalter liegt in der 3. und 4. Lebensdekade; Teratome allgemein können aber in jedem Lebensalter auftreten.

Formen | Das **reife zystische Teratom** (= **Dermoidzyste**) ist die **häufigste Form** des reifen Teratoms und weist gut differenzierte Anteile aller drei Keimblätter auf, wobei die ektodermalen Anteile überwiegen. Plattenepithel, Talgdrüsen und Zähne werden in bis zu 30 % der Fälle beobachtet.

Klinik | Dermoidzysten sind wie die anderen gutartigen Neubildungen des Ovars überwiegend **asymptomatisch**. Sie können eine Größe von < 1 cm bis > 10 cm aufweisen. Unterbauch- und/oder Rückenschmerzen sowie Druckbeschwerden sind mögliche Symptome. Dermoidzysten können wie andere Raumforderungen des Ovars zu einer **Stieldrehung** mit dem klinischen Bild des akuten Abdomens führen (S. 504).

Diagnostik | Aufgrund der oftmals fehlenden Symptomatik fallen Dermoidzysten im Rahmen von gynäkologischen Routineuntersuchungen als Zufallsbefund auf. Sie lassen sich je nach Größe ggf. als Adnextumoren **tasten**. Der für Dermoidzysten charakteristische Zysteninhalt mit Talg und Haaren ergibt zusammen mit dem soliden „Kopfhöcker", von dem u. a. Haare und Zahnanlagen (**Abb. 9.38c**) ausgehen, ein typisches **sonografisches** Bild (**Abb. 9.38a**). Die Tumoren wirken durch ihre differenzierten Gewebeanteile z. T. sehr inhomogen. **Differenzialdiagnostisch** kommen alle anderen Ovarialtumoren in Betracht (**Tab. 9.40**).

Praxistipp

Dermoidzysten werden in der Sonografie leicht mit gefüllten Darmschlingen verwechselt und somit übersehen. Der talghaltige Zysteninhalt und Verknöcherungen können jedoch in CT und MRT gut erkannt werden.

Therapie | Dermoidzysten werden aus dem Ovar ausgeschält. In der Regel kann die Operation durch eine Laparoskopie durchgeführt werden. Rupturiert die Zyste, muss der Zysteninhalt sorgfältig

9

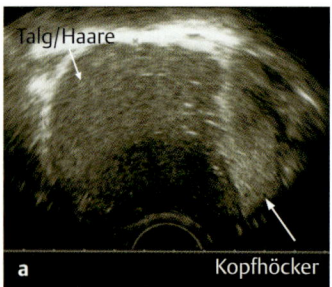
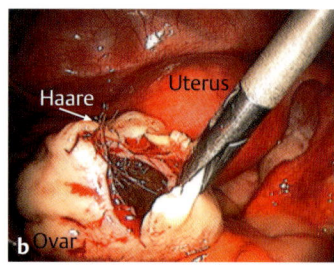
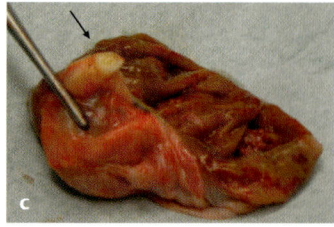

Abb. 9.38 Dermoidzyste. a Transvaginalsonografie. Einkammerige inhomogene Zyste; neben einem echoreichen Anteil („Kopfhöcker") befindet sich ein echoarmer Anteil mit kleinen punkt- und strichförmigen Echos (Talg und Haare), es handelt sich um das typische Bild einer Dermoidzyste. **b Laparoskopie.** Die Ovarialkapsel und der Zystenbalg sind eröffnet: Der talghaltige Zysteninhalt ist ausgelaufen und die in der Zyste enthaltenen Haare werden sichtbar, passend zur histologischen Diagnose eines Dermoids. **c Operationspräparat** einer Dermoidzyste mit Zahnanlage (↑).

aus dem Abdomen gespült werden, da sonst die Gefahr einer (chemischen) Peritonitis besteht.

Prognose I Die Prognose ist bei vollständiger Entfernung des Tumors sehr gut. 10–15 % der Tumoren sind beidseitig. Kontralaterale Rezidive im Intervall sind ebenfalls häufig.

9.7.6 Bösartige Keimzelltumoren des Ovars

Epidemiologie I Die malignen Keimzelltumoren machen etwa 2–3 % der bösartigen Ovarialtumoren aus und treten typischerweise bei jungen Frauen auf. Das Dysgerminom ist die häufigste Form der bösartigen Keimzelltumoren. Der Altersgipfel der bösartigen Keimzelltumoren allgemein liegt bei 16–20 Jahren.

Pathogenese I Bei Vorliegen einer Ovarialdysgenesie bei einem XY-Karyotyp oder einem XY-Mosaik besteht ein deutlich erhöhtes Risiko zur Ausbildung eines malignen Keimzelltumors (S. 25). Dysgerminome treten außerdem oftmals während einer Schwangerschaft auf.

Formen I Zu den malignen Tumoren, die sich von den Keimzellen des Ovars ableiten, gehören die Dysgerminome, der entodermale Sinuszelltumor (= Dottersacktumor), das Chorionkarzinom (S. 343) des Ovars und die malignen Teratome.

Klinik I Die Klinik entspricht der beim Ovarialkarzinom (S. 213).

Diagnostik I Auch die Diagnostik verläuft ähnlich wie beim eptihelialen Ovarialkarzinom (S. 213). Tumormarker für den entodermalen Sinuszelltumor ist das AFP (Alpha-Fetoprotein) und für das Chorionkarzinom das hCG. Die Bestimmung von CA 125, LDH (Dysgerminom, Dottersacktumor) und CA 19-9 (Teratom) kann zur späteren Verlaufskontrolle sinnvoll sein.

Lokalisation, Ausbreitung und Metastasierung I Die malignen Keimzelltumoren werden, entsprechend dem epithelialen Ovarialkarzinom, nach FIGO klassifiziert (Tab. 9.45, S. 213).

Bei der lokalen und systemischen Tumorausbreitung weisen die malignen Keimzelltumoren jedoch einige Unterschiede zu den epithelialen Ovarialkarzinomen auf. Der Tumordurchmesser ist bei der Erstdiagnose häufig bereits sehr groß. Tab. 9.51

Tabelle 9.51

Tumorausbreitung bei Diagnosestellung

	Dysgerminom	Dottersacktumor	malignes Teratom	Chorionkarzinom
FIGO I	70 %	50–70 %	60 %	
FIGO III/IV	25 %	30 %		
bilateraler Adnexbefall	15 %	fast nie	selten	selten
Metastasierung	früh lymphogen; selten intraabdominale Tumorausbreitung; hämatogene Metastasen in Leber, Lunge, Knochen möglich	lymphogen; hämatogen	selten lymphogen oder hämatogen; intraperitoneale Tumorausbreitung	Intraperitoneale Tumorausbreitung; lymphogene und hämatogene Metastasierung
Besonderheiten	in 15–20 % der Fälle Diagnose intra- oder postpartal	schnelles Wachstum	meist keine Erhöhung der Tumormarker	extrem seltener Tumor

zeigt die Eigenschaften der verschiedenen Keimzelltumoren zum Zeitpunkt der Diagnosestellung.

Therapie I Das Therapieprinzip bei Kindern und Frauen im reproduktiven Alter ist die **fertilitätserhaltende Operation** (unilaterale Adnexentfernung mit kontralateraler Biopsie) mit anschließender **Chemotherapie**: 3–4 Zyklen BEP (= Bleomycin + Etopisid + Cisplatin). Auch in fortgeschrittenen Tumorstadien kann häufig eine fertilitätserhaltende Operation erwogen werden. Ansonsten erfolgt bei Frauen mit abgeschlossener Kinderplanung die beidseitige Adnexentfernung mit Hysterektomie und Omentektomie.

> **MERKE**
>
> Beim **endodermalen Sinuszelltumor** (= Dottersacktumor) im Stadium FIGO I ohne Tumormarkererhöhung und beim **Dysgerminom** im Stadium FIGO IA sowie beim **malignen Teratom** im Stadium FIGO IA, G1 kann auf eine Chemotherapie verzichtet werden.

Beim **Chorionkarzinom** (S. 343) wird im Frühstadium eine methotrexathaltige Chemotherapie empfohlen.

Prognose I Durch den Einsatz moderner Zytostatika hat sich die Prognose der malignen Keimzelltumoren erheblich verbessert. Es werden 5-Jahres-Überlebensraten von > 90 % erreicht.

Keimstrangstromatumoren

Die **Keimstrangstromatumoren** machen 5–8 % aller Ovarialtumoren und 3–5 % der malignen Ovarialtumoren aus. Zu ihnen gehören die Neubildungen, die sich von den **Granulosazellen**, den **Thekazellen** und den **Fibroblasten** des ovariellen Stromas ableiten. Viele Keimstrangstromazellen sind **endokrin aktiv** und verursachen dadurch eine entsprechende klinische Symptomatik. Die überwiegende Zahl der Keimstrangstromazelltumoren verhält sich klinisch benigne; allerdings kann aufgrund des histologischen Bildes nicht immer auf die klinische Dignität geschlossen werden. In der WHO-Klassifikation der Keimstrangstromatumoren werden diese als Keimdrüsenstromatumoren bezeichnet (**Tab. 9.52**).

Granulosazelltumoren

Epidemiologie I Granulosazelltumoren sind selten, die Inzidenz liegt bei 0,4–1,7 auf 100 000 Frauen. Das mittlere Erkrankungsalter der Patientinnen mit **adultem** Granulosazelltumoren liegt zwischen 50 und 55 Jahren (postmenopausal). Dagegen tritt der **juvenile** Granulosazelltumor in der Regel vor dem 30. Lebensjahr auf; 5 % der Betroffenen sind präpubertär.

Formen I In **85 %** der Fälle handelt es sich um **adulte** und in **15 %** um **juvenile Granulosazelltumoren**.

Tabelle 9.52		
Klassifikation der Keimdrüsenstromatumoren des Ovars nach WHO		
Hauptgruppe	**Untergruppe**	**Besonderheiten**
Granulosa-stromazell-tumoren	Granulosazell-tumor (s. u.)	adult
		juvenil
	Thekom	
	Fibrom (s. u.)	
	Fibrosarkom	
Sertoli-Stromazell-tumoren	Leydig-Zelltumor	
	Sertoli-Zelltumor	
	Sertoli-Leydig-Zelltumor (s. u.)	hoch differenziert
		mäßig differenziert
		schlecht differenziert
		mit heterologen Elementen
Gynandroblastoma		
Keimstrangtumoren mit anulären Tubuli		
unklassifizierbare Tumoren		

Stadieneinteilung I Die Stadieneinteilung erfolgt wie beim Ovarialkarzinom nach FIGO (**Tab. 9.45**, S. 213). In **90 %** der Fälle ist die Erkrankung bei Diagnosestellung im Stadium **FIGO I**.

Klinik I Die meisten Granulosazelltumoren produzieren **Östrogene**, einige auch Androgene. Bei den Symptomen stehen die **Folgen** eines erhöhten Östrogenspiegels im Vordergrund:
– atypische oder postmenopausale uterine Blutung (⅔ der Fälle, S. 498)
– Hyperplasie des Endometriums (S. 190)
  • glandulär zystische (13 %)
  • komplexe (42 %)
– Endometriumkarzinom (5–25 %, S. 191)
– bei Kindern vor der Pubertät ist eine isosexuelle Pseudopubertas praecox möglich (S. 33).

Selten kann auch eine Androgenisierung auftreten.

Diagnostik I Da die Granulosazelltumoren augrund ihre Größe meist palpabel sind, ist die **bimanuelle Tastuntersuchung** (**Abb. 9.24**, S. 206) zur Diagnosefindung wesentlich. **Sonografisch** stellen sich die Granulosazelltumoren als solide Tumoren mit zystischen Anteilen oder seltener als rein zystische Tumoren dar. Ein charakteristisches sonografisches Bild gibt es nicht. Der **Tumormarker** des Granulosazelltumors ist das Inhibin. Die **präoperative Diagnostik** entspricht der des Ovarialkarzinoms (S. 213).

Therapie I Die Therapie der Granulosazelltumoren besteht in der **Operation** mit bilateraler Adnexektomie, Hysterektomie, infrakolischer Omentektomie und repräsentativen Biopsien vom Peritoneum. Aufgrund des hohen Lipidgehalts weist der Tumor oftmals eine gelbliche Farbe auf. Im frühen Tumor-

Tabelle 9.53			
5-Jahres-Überlebensraten bei Granulosazelltumoren			
FIGO-Stadium	I	II	III/IV
5-Jahres-Überlebensrate	90–100 %	55–75 %	22–50 %

stadium ist beim juvenilen Granulosazelltumor und bei Patientinnen mit Kinderwunsch eine fertilitätserhaltende Operation möglich.

> **MERKE**
>
> Bleibt der **Uterus erhalten**, müssen pathologische Veränderungen des Endometriums durch eine **Abrasio** ausgeschlossen werden.

Die Granulosazelltumoren gelten als wenig chemosensibel, im **fortgeschrittenen** und **metastasierten** Tumorstadium wird die **Polychemotherapie** jedoch empfohlen.

Prognose I Die wichtigsten **Prognosefaktoren** des Granulosazelltumors sind Tumorstadium (**Tab. 9.53**), Tumorgröße und intraoperative Tumorruptur. Die **Rezidive** des adulten Granulosazelltumors treten häufig spät auf, die juvenile Form rezidiviert hingegen frühzeitig.

Sertoli-Leydig-Zelltumor

Sertoli-Leydig-Zelltumoren sind sehr selten. **90 %** der Tumoren verhalten sich klinisch **benigne**. In 80 % der Fälle tritt der Tumor unilateral auf. Der Tumor produziert häufig Androgene (70 % der Fälle) und seltener Östrogene. Aufgrund der häufigen **Androgenproduktion** werden die Tumoren auch als Androblastome bezeichnet. Der initial durch den Tumor verursachten Oligomenorrhö kann eine Amenorrhö folgen. Aufgrund der Androgenbildung kommt es zur Rückbildung der weiblichen Geschlechtsmerkmale mit gleichzeitiger Ausbildung eines **Hirsutismus** (männliches Verteilungs-muster der Körperbehaarung) und männlicher Stimmlage.

9.7.7   Ovarialfibrom

Definition I **Ovarialfibrome** sind aus spindelförmigen Zellen mit einem unterschiedlichen Anteil an Kollagen zusammengesetzte **gutartige** Tumoren des Ovars.

Epidemiologie I Fibrome machen **4 % der Ovarialtumoren** aus. Das mittlere Erkrankungsalter liegt bei etwa 50 Jahren.

Klinik I Ovarialfibrome sind wie die anderen gutartigen Neubildungen des Ovars **überwiegend asymptomatisch**. Symptome, wie z. B. Unterbauchschmerzen, Rückenschmerzen und Druckbeschwerden, können auftreten.

Eine mögliche **Komplikation** ist das **Meigs-Syndrom**. Hierbei handelt es sich um eine Kombination aus Ovarialfibrom, Aszites und Pleuraerguss.

> **MERKE**
>
> Das **Meigs-Syndrom** ist sehr selten; fortgeschrittene **maligne** Ovarialtumoren mit Aszites und malignem Pleuraerguss leider nicht.

Diagnostik I Fibrome imponieren **palpatorisch** als derber, häufig leicht unregelmäßiger, mobiler Adnextumor. **Sonografisch** stellen sich Ovarialfibrome als solide, homogene Raumforderungen dar. **Differenzialdiagnostisch** ist eine präoperative Abgrenzung gegenüber anderen soliden Ovarialtumoren häufig schwierig.

Therapie I Die Therapie besteht in der **chirurgischen Entfernung**. Da die Ovarfibrome benigne sind, ist bei einseitigem Auftreten die laparoskopische unilaterale Ovarektomie ausreichend. Bei größeren Befunden muss eine Laparotomie durchgeführt werden, da Ovarialtumoren generell wegen der Gefahr der Tumorzellverschleppung in toto aus dem Abdomen entfernt werden müssen.

9

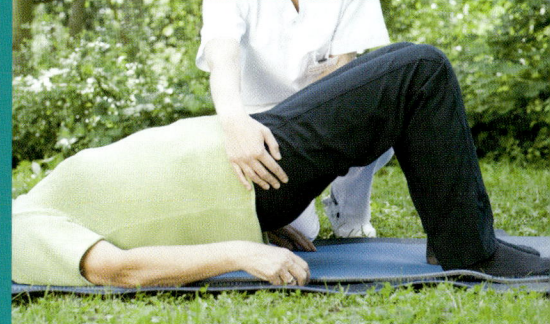

Kapitel 10

Blasenfunktions-störungen und Lage-veränderungen der weiblichen Genitalorgane

Ein paar Tröpfchen...

Inkontinenz nach Geburt

„Sogar beim Husten kommt ein bisschen Urin heraus. Ich traue mich gar keine Röcke mehr zu tragen – und das bei dem schönen Wetter gerade!", klagt Frau Nordt dem Gynäkologen. Die 36-jährige Patientin hat zwei Kinder. Seit der ersten Geburt kam es zu dem unwillkürlichen Urinabgang vor allem bei sportlichen Aktivitäten, aber manchmal auch beim Husten oder Niesen. Sonst hat sie keine Probleme beim Wasserlassen, auch hat die Patientin weder tagsüber noch nachts einen erhöhten Harndrang. Eine Infektion der Harnwege wurde bereits mithilfe eines Teststäbchens ausgeschlossen. Dazu hatte die Sprechstundenhelferin die Patientin gebeten, auf der Toilette eine Urinprobe in einem Becher abzugeben, während sie noch auf das Hereingerufenwerden in das Sprechzimmer wartete.

Eindeutige Hinweise

Im Anschluss an das Anamnesegespräch bittet der Arzt Frau Nordt, auf dem gynäkologischen Stuhl Platz zu nehmen, damit er sie körperlich untersuchen kann. Dabei stellt er fest, dass der Scheideneingang nur wenig geöffnet und die Gebärmutter zusammen mit den Scheidenwänden leicht abgesenkt ist. Er bittet sie, bestimmte Muskeln anzuspannen – das ist spontan gar nicht so leicht. Frau Nordt merkt, dass ihr gar nicht bewusst war, welche Muskeln sie dort überhaupt hat und was diese genau bewirken. Nach einer Weile bekommt sie aber etwas Übung und merkt, dass es klappt. Trotzdem spürt der Frauenarzt, dass die willkürliche Anspannung des Beckenbodens auf beiden Seiten etwas schwächer ausfällt, als es normalerweise der Fall ist. Bei der nachfolgenden Ultraschalluntersuchung zeigt sich, dass Blasenboden und Blasenhals fast eine Gerade bilden, statt wie im Normalfall in einem 100°-Winkel zueinanderzustehen. Das hat zur Folge, dass die Patientin Urin verliert, wenn der Druck im Abdomen, z.B. – wie in ihrem Fall – beim Husten oder durch Sport, erhöht wird.

Belastungsinkontinenz ohne Belastung?

„Ich vermute, dass Sie an einer sogenannten Belastungsinkontinenz leiden – früher hat man dazu auch Stressinkontinenz gesagt", informiert der Arzt Frau Nordt. Die Patientin versteht das nicht ganz und hakt nach: „Wieso, ich habe doch momentan gar keinen Stress? Ganz im Gegenteil: seit ich nicht mehr arbeite, ist mein Leben verhältnismäßig ruhig geworden." Der Arzt erläutert Frau Nordt: „Das hat nichts mit psychischem Stress zu tun, sondern eher mit mechanischem Stress für den Blasenverschluss." Zur Bestätigung der Diagnose macht der Arzt den sogenannten Stresstest: „Husten Sie bitte kräftig!", fordert der Arzt Frau Nordt auf. Die Patientin hustet und verliert dabei ein paar Tropfen Urin, das heißt, der Test fällt positiv aus. Die Reflexe der Patientin sind dagegen wiederum in Ordnung. Der Arzt hat sie überprüft, um eine neurologische Ursache für die Inkontinenz auszuschließen.

Gymnastische Übungen

„Alle Ergebnisse bestätigen meinen Verdacht, dass Sie eine Belastungsinkontinenz haben. Das ist die häufigste Form der Blasenschwäche bei Frauen", erklärt der Arzt seiner Patientin. „Und was heißt das jetzt? Muss ich operiert werden?", fragt die Patientin ängstlich. Der Gynäkologe beruhigt sie und erklärt ihr, dass er es in ihrem Fall erst einmal mit einer konservativen Behandlung versuchen möchte: „Ich empfehle Ihnen regelmäßige Beckenbodengymnastik, damit stärken Sie den Muskelapparat des Beckens und ein kräftiger Beckenboden unterstützt wiederum den Blasenverschluss. Das könnte Ihnen eine Operation ersparen. Außerdem ist es wichtig, dass Sie lernen, Ihre Beckenbodenmuskulatur richtig einzusetzen, das heißt, Sie sollten bei den Aktivitäten des täglichen Lebens keinen falschen Druck auf den Beckenboden ausüben, der diesen zusätzlich schädigen könnte. Ich stelle Ihnen ein Rezept aus, mit dem Sie entsprechende Übungsstunden in einer physiotherapeutischen Praxis bekommen. Sie werden dort unter anderem lernen, wie man sich bei längerem Stehen, Husten, Bücken oder schwerem Heben richtig verhält." Frau Nordt ist froh, dass sie um eine Operation erst einmal herumkommt, und nimmt sich fest vor, die Übungen regelmäßig zu machen.

10 Blasenfunktionsstörungen und Lageveränderungen der weiblichen Genitalorgane

10.1 Anatomie und Physiologie der unteren Harnwege

Key Point
Die unteren Harnwege werden von der (Harn-)Blase (Vesica urinaria) und der Harnröhre (Urethra) gebildet. Ihre regelrechte Lage und Verankerung im kleinen Becken bilden die wesentliche Grundlage für eine suffiziente Blasenfunktion.

10.1.1 Anatomie
Die **Blase** liegt mit ihrer ventralen Wand der Symphyse an (Abb. **Abb. 1.4**, S. 6) und ruht auf dem muskulären Beckenboden (M. levator ani, **Abb. 1.2**, S. 4), getrennt durch die endopelvine Faszie; zur Bauchhöhle hin wird sie vom **Peritoneum** bedeckt (**Abb. 10.1**).
Im Bereich der **mittleren Urethra** sowie des **Blasenbodens** bestehen über Muskeln und Bänder des Beckenbodens Verbindungen zu den Nachbarorganen (Zervix und Symphyse).
Als **Blasenhalswinkel** bezeichnet man den Winkel zwischen Urethra und Blasenboden, er beträgt im Normalfall in Ruhe 90–100° (**Abb. 10.11a**, S. 233).

Aufbau der Blasenwand
Die **Blasenwand** ist aus drei **Muskelschichten** aufgebaut, die zusammen den **M. detrusor vesicae** bilden (**Abb. 10.2**):
– äußere Longitudinalschicht (Fortsetzung in äußere zirkuläre Schicht der Urethra)
– mittlere zirkuläre Schicht (endet am Meatus urethrae internus)
– innere Longitudinalschicht (Fortsetzung in die innere Longitudinalschicht der Urethra).
Das **Trigonum vesicae** – ein dreieckiger Bereich zwischen den Einmündungen der beiden Harnleiter und dem Austritt der Harnröhre – besteht, ebenso wie die Harnröhre, nur aus zwei Muskelschichten: der äußeren Schicht mit zirkulär verlaufenden Muskelfasern und der inneren Longitudinalschicht.

> **MERKE**
>
> Die **enge Vernetzung** der drei Muskelschichten der Blasenwand untereinander und mit den zwei Schichten des Trigonums ist eine wichtige Voraussetzung für die **koordinierte Blasenfunktion**.

10.1.2 Physiologie
Blasenverschluss und Blasenfüllung
Die Blase hat eine **Reservoirfunktion**. Während der Füllungsphase wirken folgende Faktoren dem intravesikalen Druckanstieg entgegen, um die **Blasenkontinenz** – d.h. die Fähigkeit, die Urinausscheidung zu kontrollieren – zu gewährleisten:
– **Blasenfaktoren:** Während der Füllungsphase kommt es innerhalb der Blase aufgrund ihrer

10

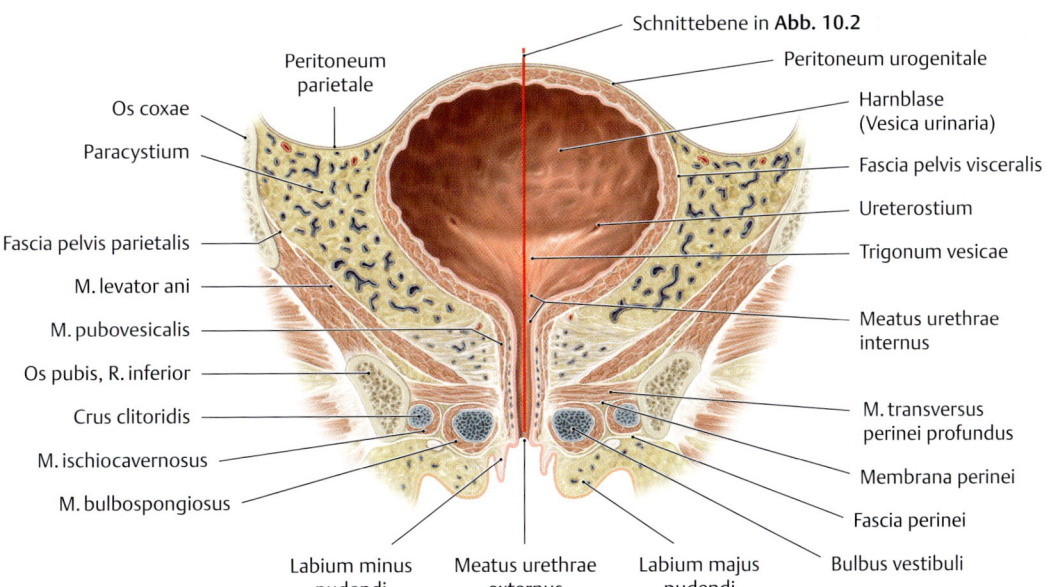

Schnittebene in **Abb. 10.2**

Peritoneum parietale

Peritoneum urogenitale

Os coxae

Harnblase (Vesica urinaria)

Paracystium

Fascia pelvis visceralis

Ureterostium

Fascia pelvis parietalis

Trigonum vesicae

M. levator ani

M. pubovesicalis

Meatus urethrae internus

Os pubis, R. inferior

Crus clitoridis

M. transversus perinei profundus

M. ischiocavernosus

Membrana perinei

M. bulbospongiosus

Fascia perinei

Labium minus pudendi

Meatus urethrae externus

Labium majus pudendi

Bulbus vestibuli

Abb. 10.1 Harnblase – anatomische Lage bei der Frau. Zartes Bindegewebe trennt die Blase seitlich von der Beckenwand.

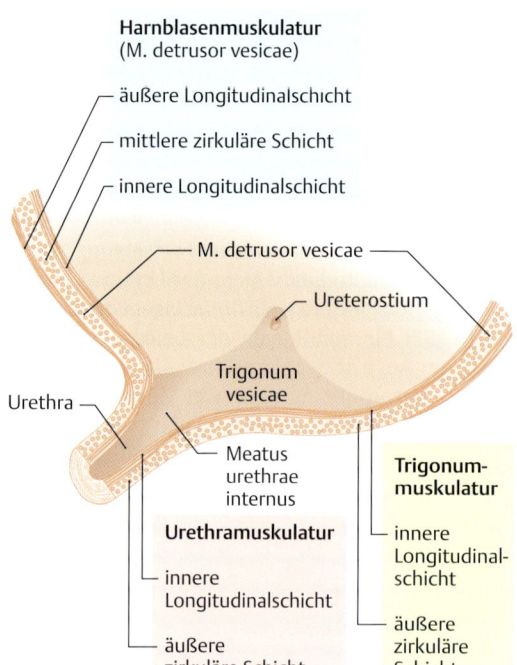

Harnblasenmuskulatur
(M. detrusor vesicae)

- äußere Longitudinalschicht
- mittlere zirkuläre Schicht
- innere Longitudinalschicht

M. detrusor vesicae

Ureterostium

Trigonum vesicae

Urethra

Meatus urethrae internus

Urethramuskulatur
- innere Longitudinalschicht
- äußere zirkuläre Schicht

Trigonum-muskulatur
- innere Longitudinal-schicht
- äußere zirkuläre Schicht

Abb. 10.2 Aufbau von Blasen- und Urethralwand. Im Bereich des M. detrusor vesicae ist die Muskulatur dreischichtig, im Bereich des Trigonum vesicae und der Urethra nur zweischichtig (dort gibt es keine äußere Longitudinalschicht).

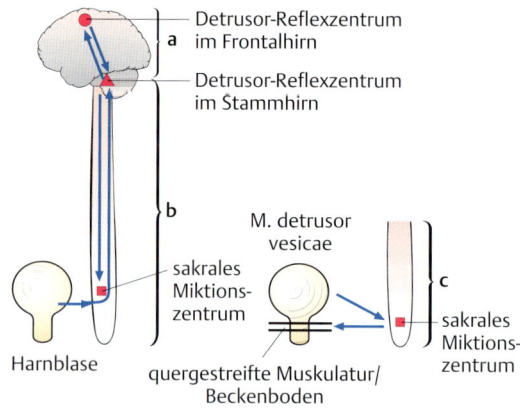

Detrusor-Reflexzentrum
a im Frontalhirn
Detrusor-Reflexzentrum im Stammhirn

b

M. detrusor vesicae

sakrales Miktions-zentrum

c

Harnblase

quergestreifte Muskulatur/ Beckenboden

sakrales Miktions-zentrum

Abb. 10.3 Miktion. a Willkürliche Kontrolle des Miktionsreflexes. **b** Reflektorische Auslösung einer Detrusorkontraktion zur Blasenentleerung. **c** Koordination der Aktivität von Blasen- und Urethramuskulatur bei der Miktion (kann autonom ohne willkürliche oder reflektorische Steuerung ablaufen).

Dehnbarkeit (**Compliance**) nur zu einem geringen Druckanstieg. Dies resultiert daraus, dass Rezeptoren in der Blasenwand den Füllungszustand messen und diesen über afferente Bahnen an das Sakralmark weiterleiten (**Abb. 10.3c**). Von dort ausgehend wird der Detrusor durch efferente Fasern gehemmt und gleichzeitig der Tonus des Urethrasphinkters gesteigert.
- **Urethrafaktoren:** Der quergestreifte, ringförmige externe Urethrasphinkter kann über lange Zeit einen konstanten Druck aufrechterhalten. Dies ist bedingt durch das periurethrale Gefäßpolster, die elastischen Fasern im Bereich der Urethra und den (östrogenabhängigen) Turgor des Urethralepithels. Bei hoher Blasenfüllung erhöht sich der Verschlussdruck der Urethra durch einen erhöhten Sympathikustonus.
- **Beckenbodenfaktoren:** Die Beckenbodenmuskulatur unterstützt den Urethraverschluss, indem sie sich v.a. bei abdomineller Druckerhöhung (z.B. beim Husten oder Niesen) reflektorisch kontrahiert.
- **ZNS-Koordination:** Die nervale Steuerung von Blase und Urethra unterliegt hauptsächlich dem peripheren autonomen Nervensystem und läuft streng hierarchisch ab (**Abb. 10.3**).

Eine Vielzahl von Reflexbögen kontrolliert den willkürlichen Miktionsreflex.
- **Emotionale und psychische Faktoren:** Die Kontrolle der Miktion stellt eine soziale Funktion dar, z.B. kann die volle Konzentration auf eine Aufgabe über einen langen Zeitraum zu einer enorm hohen Blasenfüllung oder aber psychische Belastungen zu einem häufigen Harndrang mit der Notwendigkeit der sofortigen Blasenentleerung führen.

Blasenentleerung
Beim Neugeborenen und Säugling wird die Blasenentleerung (**Miktion**) hauptsächlich durch präformierte Reflexbögen geregelt, über die eine **autonome** Detrusorkontraktion herbeigeführt wird. Mit fortschreitender Entwicklung der supraspinalen Zentren kann die **willkürliche** Kontrolle dieser Reflexbögen und damit der Blasenfunktion erlernt werden.

> **MERKE**
>
> Die Miktion ist ein beim Gesunden unabhängig vom Füllungszustand **willkürlich** ausgelöster Prozess, der jedoch **reflektorisch** abläuft (**Abb. 10.3**).

Zur Miktion kommt es durch
- eine **synchrone Erschlaffung** der Muskulatur des **Beckenbodens** (Innervation über den N. pudendus) mit dem **externen Urethrasphinkter** (Innervation durch die Nn. splanchnici aus S2–S4), wodurch der intraurethrale Druck abfällt, und
- die **Kontraktion des M. detrusor vesicae**, sobald die Hemmung durch übergeordnete Zentren auf den sakralen Reflexbogen wegfällt. Die Detru-

sorkontraktion führt zu einem intravesikalen Druckanstieg, der durch Anspannung der Bauchmuskulatur beim Niesen oder Husten noch gesteigert werden kann.

> **MERKE**
>
> Die **zentrale** und **koordinierte Steuerung** von Blase und Urethra ist essenziell für eine ungestörte Miktion.

10.2 Diagnostik von Blasenfunktionsstörungen und Lageveränderungen der weiblichen Genitalorgane

Key Point

Blasenfunktionsstörungen (z.B. Harninkontinenz) und Lageveränderungen der weiblichen Geschlechtsorgane stehen in einem engen Zusammenhang. Aus diesem Grund wird ihre Diagnostik im Folgenden gemeinsam abgehandelt. Bei der Harninkontinenz besteht gelegentlich eine Diskrepanz zwischen dem individuellen Beschwerdebild (abhängig vom persönlichen Leidensdruck), den anamnestischen Angaben und den diagnostischen Befunden.

Die Senkung (Deszensus) des Urogenitaltrakts (S. 237), insbesondere ein Descensus uteri, tritt häufig in Kombination mit einer Funktionsstörung des unteren Harntrakts (S. 232) auf. Daher ist im Rahmen einer Deszensusdiagnostik immer eine **Basisdiagnostik der Harnblasenfunktion** erforderlich. Diese umfasst:
- Anamnese (inkl. Inkontinenz-Fragebogen und evtl. Miktionsprotokoll, s.u.)
- klinische Untersuchung (s.u.)
  - orientierende neurologische Untersuchung
  - gynäkologischer Befund
  - Husten-Stresstest
- Urinstatus
- Restharnbestimmung durch Sonografie oder Katheterisierung.

> **MERKE**
>
> Vor jeder weiterführenden Diagnostik einer Harninkontinenz muss ein **Harnwegsinfekt** ausgeschlossen werden (Urinstatus).

Die **weiterführende Diagnostik** hängt vom Ausmaß der Beschwerden und vom Grad der Blasenfunktionsstörung ab. Um beispielsweise die Form einer Harninkontinenz zu bestimmen, sind z.T. aufwendige **apparative Untersuchungen** notwendig, die schwerpunktmäßig in urogynäkologischen Spezialambulanzen durchgeführt werden:

- Urodynamik (S. 229)
- evtl. Zystoskopie (S. 229)
- evtl. Messung der Weite der Harnröhre mittels verschieden dicker Metallkatheter
- bildgebende Diagnostik (S. 231)
  - sonografische Untersuchung (vom Beckenboden aus → Perinealsonografie)
  - Zystourethrogramm/Beckenviszerogramm (älteres Verfahren, ersetzt durch die Perinaealsonografie)
  - ggf. dynamisches MRT, um das Zusammenspiel von Blase und Urethra sowie Uterus, Vagina und Rektum zu beurteilen.

10.2.1 Anamnese

Die Anamneseerhebung orientiert sich an der allgemeinen gynäkologischen Untersuchung (S. 77). Aktuelle Beschwerden und ihre Entwicklung werden erfragt. Das Ziel der Anamnese ist es, die **Beschwerden** und die **persönliche Beeinträchtigung** der Patientin sowohl durch eine Inkontinenz als auch durch das Druckgefühl nach unten als Ausdruck einer Genitalsenkung so genau wie möglich zu ermitteln, weil sich die Therapie immer nach dem Grad der Beeinträchtigung richtet.

Praxistipp

Eine Harninkontinenz ist für die Patientin häufig sehr belastend und beschämend: Es dauert durchschnittlich 3–5 Jahre, bis die betroffenen Frauen ihre Scham überwinden und eine urogynäkologische Sprechstunde aufsuchen. Die Patientinnen sollten auf mögliche Beschwerden direkt angesprochen werden.

Während des Anamnesegesprächs sollte nach der Miktionshäufigkeit (vermehrt in kleinen Mengen = **Pollakisurie**) – evtl. auch in der Nacht (> 1-mal = **Nykturie**) – sowie nach Schmerzen bei der Miktion (**Dysurie**) und der **Vollständigkeit der Blasenentleerung** gefragt werden. Wichtig zu wissen ist v.a. auch, in welchem **Zusammenhang** der Urinverlust auftritt – z.B. bei körperlicher Betätigung, bei nicht unterdrückbarem Harndrang oder ohne weitere Anzeichen (**Enuresis**). Zur Anamnese gehört immer die Frage nach Geburten (Entbindungsmodus), Operationen, Infektionskrankheiten und Steinleiden.

Praxistipp

Da die Patientinnen häufig nur ungenaue Angaben bezüglich ihrer Beschwerden und des Miktionsverhaltens geben können, ist es hilfreich, einen themenspezifischen Fragebogen einzusetzen.

10

Häufig gibt ein **Miktionsprotokoll** mit Angabe von Frequenz und Volumen der Miktion, unwillkürlich-cm Urinabgang und Trinkmenge weiteren Aufschluss. Es wird von der Patientin selbst, ggf. von Angehörigen oder Pflegepersonal geführt.

10.2.2 Gynäkologische Untersuchung

Inspektion des äußeren Genitalbereichs und Spekulumuntersuchung

Bei dieser Untersuchung sind folgende Aussagen möglich:

– Senkung des Genitaltraktes (S. 237)
  • z.B. klaffende Vulva
  • Zelenbildung (Zystozele, Urethrozele, Enterozele, Rektozele)
  • Uterusdeszensus
– Östrogenisierungsgrad der Scheidenschleimhaut (Atrophie) und Beschaffenheit des Scheidensekretes
– Beurteilung des Blasenhalsbereichs unter Belastung (ein Verstreichen des Urethrovesikalwinkels während des Pressens kann ein Hinweis auf eine Lockerung des urethralen Halteapparates sein).
– Anal-/Rektumprolaps
– stuhlverschmierter Anus als Hinweis auf eine Stuhlinkontinenz

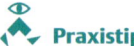
Praxistipp

Bei Patientinnen mit Verdacht auf eine **Belastungs-Harninkontinenz (S. 233)** sollte die Untersuchung bei gefüllter Harnblase durchgeführt werden, um einen Urinabgang beim Pressen oder während Hustenstößen im Rahmen der Untersuchung beurteilen zu können.

– **Bonney-Probe:** Durch Anheben der vorderen Vaginalwand rechts und links der mittleren Urethra an die Symphysenhinterkante und erneutes Auffordern zum Husten wird die Effektivität eines möglichen operativen Vorgehens geprüft.
– Um zu klären, ob ein Descensus uteri (S. 239) vorliegt, wird im Rahmen der Untersuchung mit beiden Blättern des Spekulums den Bewegungen der Portio uteri beim Pressen gefolgt. Bei einem Deszensus tritt die Portio zusammen mit vorderer und/oder hinterer Scheidenwand

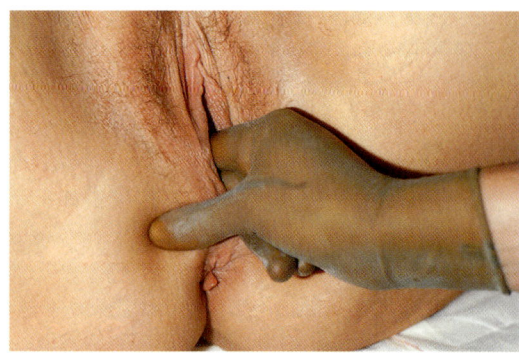

Abb. 10.4 Palpation des M. levator ani. Zwischen äußerem und mittlerem Drittel der Vagina ist rechts und links der Scheide der M. levator ani tastbar.

tiefer (**Abb. 10.14** bis **Abb. 10.16**). Dieses Phänomen verstärkt sich beim Husten oder Pressen.

Bimanuelle Tastuntersuchung

Die bimanuelle Tastuntersuchung (vgl. **Abb. 4.7**, S. 86) gibt Aufschluss über die Größe des Uterus und evtl. intraperitoneale Lageveränderungen des Corpus uteri (S. 237).

Palpation und Funktionsprüfung des Beckenbodens

Die Palpation des Beckenbodens und seine Funktionsprüfung bilden die nächsten Schritte der körperlichen Untersuchung: Dicke und Symmetrie der Levatorschenkel werden beurteilt (**Abb. 10.4**). Während der willkürlichen Anspannung ist bei einer Beckenbodeninsuffizienz lediglich eine schwache oder gar keine Muskelreaktion zu tasten.

Orientierende neurologische Untersuchung

Da die Steuerung und Koordination der Blasenfunktion über willkürliche und autonome nervale Mechanismen gesteuert wird, muss bei der Untersuchung auf Hinweise für eine neurologische Erkrankung geachtet werden. Sowohl Hirnleistungsstörungen als auch Erkrankungen des Rückenmarks bzw. peripherer Nerven können Ursache einer Blasenfunktionsstörung sein. Bei entsprechendem Verdacht ist eine genaue neurologische Untersuchung (z.B. mittels elekrophysiologischer Untersuchungen bestimmter afferenter oder efferenter Nerven wie des N. pudendus) erforderlich.
Orientierend wird der **neurologische Status** im Versorgungsgebiet der sakralen Segmente S2–S4 erhoben, die für die Innervation des unteren Harntraktes verantwortlich sind. Die klinische Untersuchung umfasst die Überprüfung des Patellarsehnenreflexes und der Sensibilität der Genitalregion durch Auslösung von Anal- und Bulbokavernosusreflex. Weiterhin sollte eine digitale rektale Unter-

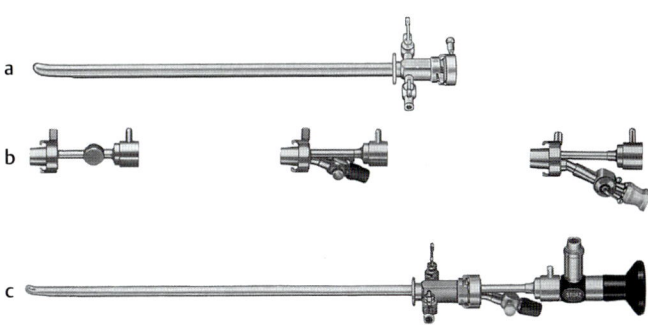

Abb. 10.5 Urethrozystoskop. Bestandteile sind der sog. Obturator mit eigenständig regulierbarem Zu- und Abflusssystem (**a**), der ansetzbare Arbeitskanal (**b**, verschiedene Ausführungen) sowie die Optik (**c**, bereits am komplett zusammengesetzten Instrument).

suchung mit der Kontrolle des Sphinktertonus durchgeführt werden.

10.2.3 Apparative Diagnostik

Urethrozystoskopie

Definition | Die Urethrozystoskopie ist eine **endoskopische** Methode, die einen wesentlichen Bestandteil bei der Beurteilung von Blase und Urethra darstellt, besonders wenn häufiger Harndrang das Problem ist. Der Aufbau eines **Urethrozystoskops** ist in **Abb. 10.5** zu erkennen. Auf die Optik kann eine Kamera aufgesetzt werden, über die die Übertragung auf einen Bildschirm und Aufzeichnungen bzw. Ausdrucke der Aufnahmen möglich werden.

Durchführung und Beurteilung | Bei der Untersuchung werden über eine durch die Urethra eingeführte Optik die **Mukosa** (Entzündung, Tumor), die **Ureterostien** (Lage, Form, Funktion) sowie evtl. **Fremdkörper** (z.B. Harnblasensteine) beurteilt.

Urodynamische Untersuchung

Bei der urodynamischen Untersuchung werden die **Druckverhältnisse** in Blase, Urethra und Darm über **Katheter** gemessen, um eine Differenzierung der Inkontinenz zwischen Belastungs- und Dranginkontinenz vornehmen zu können, damit eine möglichst spezifische Behandlung erfolgen kann. Im Einzelnen handelt es sich dabei um die nachfolgend genauer beschriebenen Methoden der Urethraprofilometrie, Zystotonometrie und Uroflow-Messung.

> **MERKE**
>
> Urodynamische Untersuchungen dürfen nur **nach Ausschluss eines Harnwegsinfektes** durchgeführt werden (→ mögliche Aggravierung des Infekts, Untersuchung schmerzhaft, Auslösung von pathologischen Reaktionen der Blase).

Urethraprofilometrie

Definition | Mittels Urethraprofilometrie wird die Druckübertragung von der Blase auf die Urethra gemessen, um eine Aussage über die **Urethraverschlussfunktion** zu erhalten.

Indikation | Differenzierung der Inkontinenz zwischen Belastungs- und Dranginkontinenz.

Durchführung | Man bringt einen semiflexiblen Katheter von 7 Ch Durchmesser in die Blase ein, der mit sog. Mikrotip-Transducern zur Druckaufnahme ausgestattet ist (**Abb. 10.6**). Zunächst wird das Urethradruckprofil unter **Ruhebedingungen** aufgezeichnet. Dabei wird der Katheter mit einer konstanten Geschwindigkeit durch die Harnröhre gezogen und unterdessen kontinuierlich der Druck sowohl in der Blase (Mikrotip an der Katheterspitze, bleibt die ganze Zeit in der Blase) als auch von innen nach außen in der Harnröhre (Mikrotip 7 cm von der Spitze entfernt, wird durch die Harnröhre gezogen) in cm H_2O gemessen (**Abb. 10.7**).

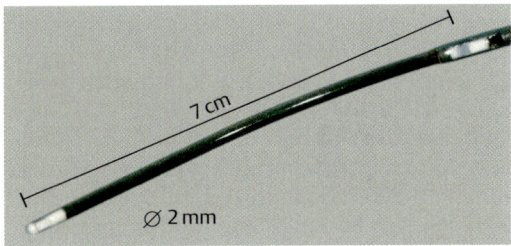

Abb. 10.6 Mikrotipkatheter zur simultanen Druckmessung in Blase (Spitze) und Urethra (distaler Sensor).

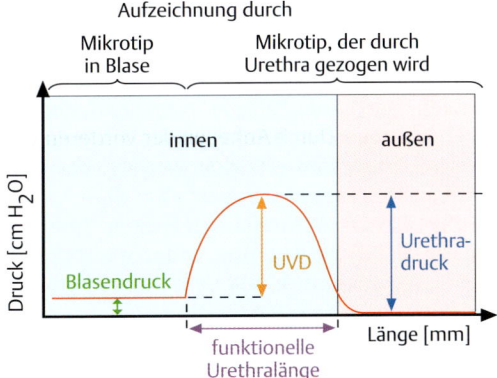

Abb. 10.7 Urethradruckprofil in Ruhe. UVD = Urethraverschlussdruck. Erläuterung siehe Text.

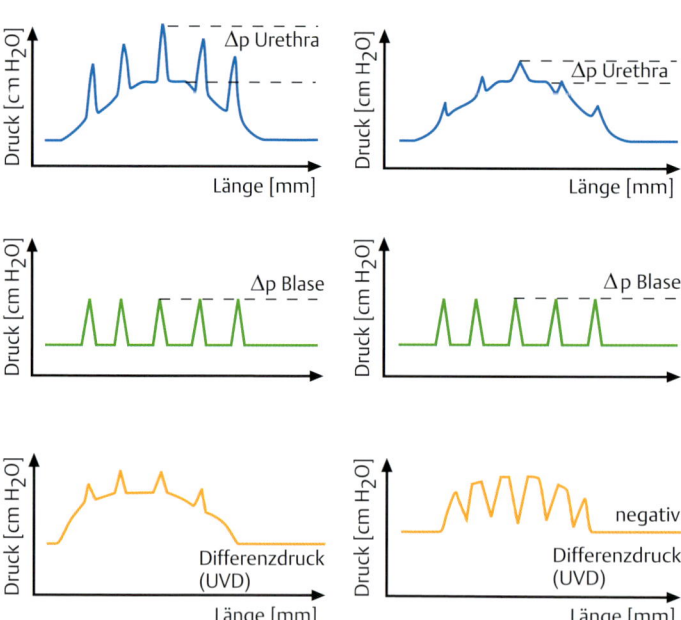

Abb. 10.8 Urethradruckprofil beim Husten (Stressprofil). UVD = Urethraverschlussdruck, Δp = Druckdifferenz zwischen Ruhezustand und Hustenstress. Erläuterung siehe Text.

a Kontinente Patientin. b Inkontinente Patientin.

Eine zweite Messung der Uethraprofilometrie erfolgt unter Hustenstößen, das sog. **Stressprofil** (**Abb. 10.8**).

Beurteilung | Aus der simultanen Aufzeichnung von Blasen- und Urethradruck werden unter **Ruhebindungen** elektronisch der **Urethraverschlussdruck** (**UVD** = Differenzdruck zwischen Blase und Urethra) und die sog. **funktionelle** (d.h. klinisch bedeutende) **Urethralänge** ermittelt (**Abb. 10.7**). Für die Kontinenz spielt Letztere keine Rolle.

Beim Husten zeigt das **kontinente Stressprofil** (**Abb. 10.8a**) positive Differenzdrücke. Das Stressprofil der **inkontinenten** Frau (**Abb. 10.8b**) zeigt hingegen negative Differenzdrücke bei den Hustenstößen, die klinisch oft mit Urinabgang vergesellschaftet sind.

Zystotonometrie

Definition | Bei der Zystotonometrie wird das **Druckverhalten** des **Detrusor vesicae** während der Füllungsphase der Blase gemessen und aufgezeichnet. Durch die Einlage eines Katheters in den Enddarm können gleichzeitig die **Druckverhältnisse im Bauchraum** ermittelt werden. So ist es möglich, Druckschwankungen der Blase selbst von Druckschwankungen durch Husten, Sprechen usw. zu unterscheiden. Die Differenz zwischen dem Blaseninnendruck und dem intraabdominellen Druck ergibt den **Detrusordruck**.

Indikation | Die Zystotonometrie dient der Beurteilung der **Reservoirfunktion** der Blase zur **differenzialdiagnostischen** Abgrenzung einer motorischen von einer sensorischen Dranginkontinenz (S. 234).

> **MERKE**
>
> Das **normale Füllungsvolumen** der Blase beträgt bei der erwachsenen Frau **ca. 500 ml**.

Durchführung | Der Katheter zur gleichzeitigen Füllung und Druckmessung wird in die **Blase** eingeführt; um parallel den intraabdominellen Druck messen zu können, wird eine weitere Messsonde im **Darm** platziert.

Beurteilung | Kontraktionen des Detrusors, sog. **autonome Detrusorkontraktionen** (Druckanstieg > 15 ml H_2O) während der Blasenfüllung sind pathologische Ereignisse (**Abb. 10.9**). Sie sind im Allgemeinen mit imperativem Harndrang verbunden. Bei willkürlich unterdrückbaren Kontraktionen spricht man von einer **Detrusorinstabilität**. Sind die Kontraktionen nicht unterdrückbar und führen zu unwillkürlichem Urinabgang, liegt eine **motorische Dranginkontinenz** vor. Im Gegensatz dazu bestehen bei der **sensorischen Dranginkontinenz** keine autonomen Detrusorkontraktionen, aber eine deutlich verminderte Blasenkapazität von < 300 ml (Näheres hierzu s. S. 235).

Uroflowmetrie

Definition | Die Uroflowmetrie ist eine nichtinvasive Methode, bei der die **pro Zeiteinheit ausgeschiedene Urinmenge** gemessen wird.

Indikation | Die Uroflowmetrie ist bei Frauen weniger von Bedeutung für eine pathologische Blasenfunktion als bei Männern (→ verminderter Uroflow

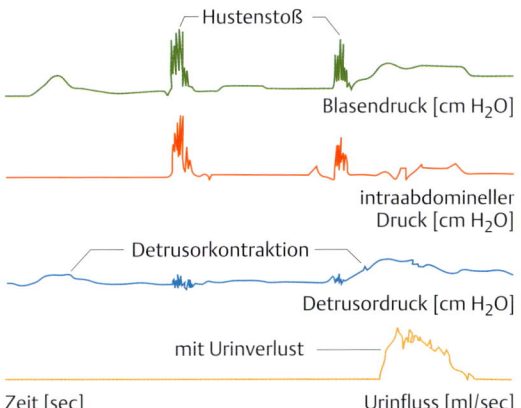

Abb. 10.9 Autonome Detrusorkontraktionen. Bei simultaner Messung von Blasen- und Rektaldruck (≙ intra-abdominellem Druck) bleibt der intraabdominelle Druck gleich, während der Blasendruck – als Ausdruck der Detrusorkontraktionen – wellenförmig ansteigt.

bei Prostatahyperplasie). Indikationen bei Frauen sind: V.a. Einengung, Steine oder Tumoren.

Durchführung | Die Blasenentleerung erfolgt auf einem speziellen Stuhl, bei dem der Urin in einen Trichter fließt und auf eine rotierende Scheibe geleitet wird, die die Urinmenge pro Zeiteinheit registriert. So werden die **Miktiongeschwindigkeit** (Urinvolumen pro Zeiteinheit) und die **Miktionsmenge** ermittelt.

Beurteilung | Die Blasenentleerung erfolgt physiologischerweise zügig in einer Portion und ohne Restharnbildung. Für ein aussagekräftiges Ergebnis sollte die Urinmenge > 150 ml betragen. Bei der Frau liegt das **Flowmaximum** bei ca. 40 ml/s (beim Mann bei 18–25 ml/s). Ein starker Anstieg des Blasendruckes in Kombination mit einem schwachen Harnfluss weist auf ein Abflusshindernis hin, z.B. durch Einengung der Harnröhre, die bei Frauen relativ häufig vorkommt.

10.2.4 Bildgebende Verfahren

Sonografie

Die Sonografie der unteren ableitenden Harnwege hat in den letzten Jahren an Bedeutung gewonnen, da mehrere Verfahren entwickelt wurden, die eine „dynamische" Untersuchung ohne Strahlenexposition ermöglichen.

Durch Adaptation eines Sektorschallkopfes an die Vulva (**Perinealsonografie**, Abb. 10.10) oder an den Introitus vaginae (**Introitussonografie**) können Lageveränderungen von Urethra und Blase unter Valsalva-Manöver, Husten oder Anspannen des Beckenbodens beobachtet werden. Zudem ist es möglich, Lageveränderungen der Organe des kleinen Beckens bzw. der unteren ableitenden Harnwege (im Füllungszustand) im Verhältnis zur Sym-

physe als Fixpunkt sichtbar zu machen. Mittels Perineal- und Introitussonografie kann postoperativ auch das Operationsergebnis beurteilt werden, z.B. bei suburethraler Schlingeneinlage (Verfahren des spannungsfreien Bandes, S. 234).

> **MERKE**
>
> Die Sonografie ist die **Standardmethode** in der Diagnostik von **Lageveränderungen der ableitenden Harnwege** der Frau (S. 237).

Darüber hinaus kann mittels sonografischer Untersuchung der oberen Harnwege (**Nephrosonografie**) beurteilt werden, ob es beispielsweise bei Harnabflussstörungen im Rahmen von ausgeprägten Prolapszuständen durch den Rückstau zur Komplikation einer Harnstauungsniere gekommen ist. Vor jeder Deszensus-Operation ist die Nierensonografie unverzichtbar, ebenso postoperativ zur Kontrolle eines ungestörten Harnabflusses.

10

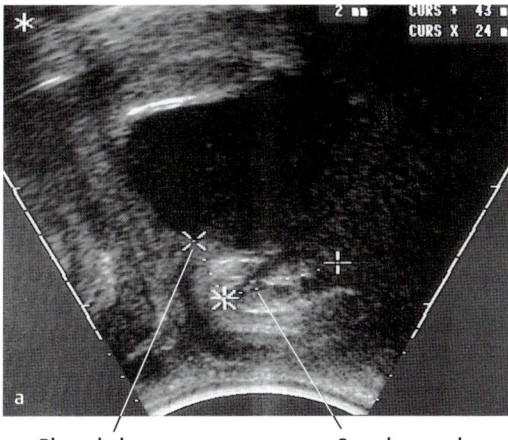

Blasenhals   Symphysenachse

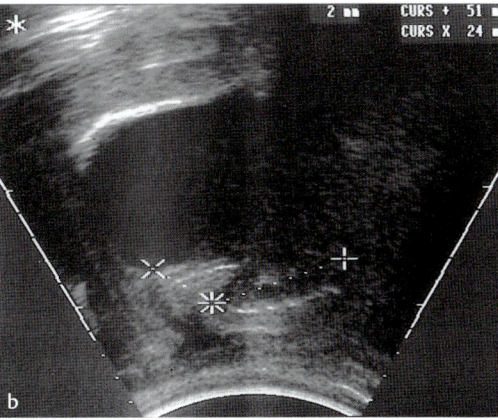

Abb. 10.10 Perinealsonografie. a Ruhebild. **b** Pressbild: Der Blasenhals tritt etwas tiefer und nach dorsal (→ Normalbefund).

Nach den Inkontinenz-Operationen ist die **sonografische Restharnbestimmung** dringend erforderlich. Sie erfolgt entweder durch die Bauchdecke suprasymphysär oder vom Damm (Perinealsonografie) oder dem Introitus vaginae aus. Bei einem Restharn von > 100 ml muss die Blase katheterisiert werden.

Laterales Zystourethrogramm
Es handelt sich um die Röntgendarstellung von **mit Kontrastmittel gefüllter** Blase, Urethra, Vagina und Darm. Das Verfahren ist vollständig durch die Perineal- und Introitussonografie (s. o.) ersetzt worden und somit nicht mehr aktuell.

Beckenviszerogramm
Das Beckenviszerogramm ist ein radiologisches Verfahren mit Kontrastmittel zur Beurteilung der **Lagebeziehungen** der Organe des kleinen Beckens (Rektum, Vagina, Blase und Urethra) untereinander. Die Methode ist komplett durch die dynamische MRT (s. u.) ersetzt.

MRT (Magnetresonanztomografie)
Die **dynamische MRT** (Magnetresonanz-, Kernspintomografie) ermöglicht eine Darstellung des **Zusammenspiels der dem Beckenboden aufliegenden Organe** und wird bei komplexen Formen des Deszensus mit und ohne Inkontinenzprobleme von Harnblase und Darm eingesetzt. Die dynamische Beckenboden-MRT ist keine Routinemethode, sondern besonderen Fragestellungen vorbehalten.

10.2.5 Harnfisteldiagnostik
Harnfisteln treten z. B. als Komplikation nach gynäkologischen Operationen oder beim fortgeschrittenen Zervixkarzinom (S. 184) bzw. nach dessen Bestrahlung auf. Bei der **Blasenscheidenfistel** läuft der Urin unkontrolliert aus der Scheide, es besteht anamnestisch ein ständiger unkontrollierter Urinverlust. Im Gegensatz dazu ist bei der **Ureterscheidenfistel** eine Miktion möglich, da der von der kontralateralen Niere stammende Urin weiterhin in der Blase gesammelt wird. In beiden Fällen liegt aber eine absolute Harninkontinenz vor. Direkte und indirekte **Lokalisationsmethoden** der Harnfisteln zeigt **Tab. 10.1**.

10.3 Blasenfunktionsstörungen

Key Point
Unter dem Begriff Blasenfunktionsstörungen werden die verschiedenen Formen der Blaseninkontinenz und die Entleerungsstörungen zusammengefasst. Gelegentlich kommt auch beides zusammen vor. Daher ist es besonders wichtig, mit einer exakten Diagnostik die Krankheitsursache zu finden, um sie spezifisch behandeln zu können.

10.3.1 Harninkontinenz
Definition ❙ Als Harninkontinenz wird der klinisch objektivierbare, **unwillkürliche Verlust von Urin** bezeichnet.

Epidemiologie ❙ In Deutschland sind schätzungsweise **9–15 Millionen Frauen** (d. h. jede 3. bis 4. Frau) von einer Harninkontinenz betroffen. Die Prävalenz nimmt mit dem Alter zu, so sind im Alter von 20–30 Jahren ca. 10 % und ab dem 80. Lebensjahr 40–60 % aller Frauen betroffen. Besonders hoch ist die Zahl der Betroffenen bei Bewohnerinnen von Altenheimen.

Formen ❙ Es existieren verschiedene Formen der Harninkontinenz, die in den folgenden Abschnitten näher erläutert werden:

Tabelle 10.1	
Direkte und indirekte Methoden zur Harnfisteldiagnostik	
direkte Methoden zur Lokalisation der Fistelöffnungen	**indirekte Methoden zur Lokalisation der Fistelgänge**

– **vaginale Inspektion/Spekulumeinstellung**
  • gelegentlich ist die Fistelöffnung in der Scheide direkt erkennbar
– **Zystoskopie**
  • Blasenscheidenfistel: Lokalisation der Fistelöffnung in der Blase
  • Ureterscheidenfistel: Eine zystoskopisch fehlende Urinausscheidung aus einem Ureterostium kann ein indirekter Hinweis für eine Ureterscheidenfistel der ipsilateralen Seite sein.
	– **Sonografie**
	  • Ureterscheidenfistel: evtl. Dilatation des ipsilateralen Pyelons infolge gleichzeitiger Ureterstenose mit Harnstau
	– **retrograde Blasenfüllung mit Indigokarmin und Einlegen von Tupfern in die Scheide**
	  • Blasenscheidenfistel: Blaufärbung der in die Scheide eingelegten Tupfer
	  • Ureterscheidenfistel: keine Blaufärbung der eingelegten Tupfer; Ausnahme: Reflux
	– **i. v. Urogramm bzw. CT der ableitenden Harnwege**
	  • Darstellung des Fistelganges (obligatorisch v. a. zur Lokalisation von Ureterfisteln/-anomalien)
	  • Austritt von Kontrastmittel durch die Fistelöffnung in die Scheide?

- Belastungsinkontinenz (häufigste Form: 35–45%)
- Urge- oder Dranginkontinenz (25–35%)
  - motorische Dranginkontinenz
  - sensorische Dranginkontinenz
- gemischte Drang-Belastungsinkontinenz (ca. 40%)
- Reflexinkontinenz
- Überlaufinkontinenz
- extraurethrale Inkontinenz (zusammen ca. 5%).

Belastungsinkontinenz

Definition | Als Belastungsinkontinenz (früher: Stressinkontinenz) bezeichnet man den unwillkürlichen Urinabgang bei **Druckänderungen im Abdomen** (z.B. durch Lachen, Husten oder Niesen), der auf eine Insuffizienz der urethralen Verschlussmechanismen zurückzuführen ist.

Epidemiologie | Sie ist mit 35–45% die **häufigste Inkontinenzform** der Frau.

Pathogenese und Formen | Eine Schwäche des **Beckenbodens** (zu den allgemeinen Risikofaktoren siehe S. 237) und/oder eine Lockerung des **Bandapparates der Urethra** bilden die Grundlage für eine Belastungsinkontinenz.

Praxistipp

Aufgrund der zugrunde liegenden Beckenbodeninsuffizienz ist eine Belastungsinkontinenz häufig mit einer Senkung des Urogenitaltraktes, wie z.B. Descensus vaginae (S. 238) kombiniert.

Die Lockerung der Ligg. pubourethralia führt zu einer Lockerung der mittleren Urethra: **Intraabdominelle Drucksteigerungen** können nicht mehr durch Kompression der Urethra aufgefangen werden, was zu einem unwillkürlichem Urinabgang führt (**Abb. 10.11b, c**). Durch Abknicken der Urethra gegen den Blasenboden (**Quetschhahn, Abb. 10.11d**) bei retrosymphysärer Fixierung von Urethra und Blasenhals und alleiniger Senkung des Blasenbodens (z.B. durch einen Deszensus des Uterus) kann die Blasenentleerung erschwert sein, eine **Restharnbildung** ist möglich. Klinisch unterscheidet man drei **Schweregrade** (**Tab. 10.2**).

Therapie | Zur Behandlung der Belastungsinkontinenz stehen zahlreiche konservative und operative Therapiemöglichkeiten zur Verfügung:

> **MERKE**
>
> Da die operative Therapie der Belastungsinkontinenz ein Wahleingriff ist und damit keine zwingende medizinische Notwendigkeit dazu besteht, sollten möglichst immer erst **konservative Maßnahmen** versucht werden.

- **Konservative Maßnahmen:**
  - Beckenbodengymnastik, ggf. mit Biofeedback-Training (S. 239)
  - Pessare (**Abb. 10.19**, S. 241) und lokale Östrogentherapie (S. 241)
  - Reduktion des Übergewichts
  - medikamentöse Therapie mit α-Adrenergika oder Duloxetin (Serotonin-Reuptake-Hemmer).

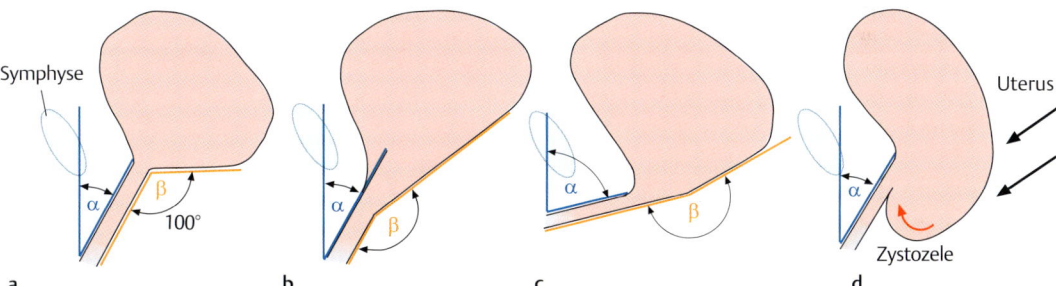

Symphyse
100°
Uterus
Zystozele

a   b   c   d

Abb. 10.11 Urethrablasenwinkel beim vertikalen und rotatorischen Deszensus der Harnblase. a Normaler urethrovesikaler Winkel β von 100°. **b** Vertikaler Deszensus: Tiefertreten des Blasenhalses und der Urethra mit Harninkontinenz bei fast aufgehobenem Winkel β, α verändert sich nicht. **c** Beim rotatorischen Deszensus, rotieren Blasenhals und Urethra nach kaudal/dorsal. **d** Isolierte Senkung des Blasenbodens bei retrosymphysär fixierter Urethra (= Quetschhahnphänomen, roter Pfeil).

Tabelle 10.2	
Schweregrade der Belastungsinkontinenz nach Ingelman-Sundberg (1952)	
Grad 1	Urinverlust bei schneller intraabdomineller Druckerhöhung (Husten, Niesen, Lachen)
Grad 2	Urinverlust bei langsamer intraabdomineller Druckerhöhung (bei leichter körperlicher Belastung, z.B. Laufen, Heben, Treppensteigen)
Grad 3	Urinverlust ohne Belastung (**absolute Harninkontinenz**)

Praxistipp
Der Erfolg einer konservativen Maßnahme hängt neben dem Schweregrad der Insuffizienz wesentlich davon ab, ob die Patientin aktiv mitarbeiten kann oder nicht.

– **Operative Maßnahmen:** Die Auswahl des operativen Verfahrens richtet sich nach der Schwere der Inkontinenzsymptomatik und dem Vorliegen eines Genitaldeszensus. Häufig liegt eine Kombination der beiden Beschwerdeformen vor (s.o.). Präoperativ muss abgeklärt werden, welche Symptomatik im Vordergrund steht, diese sollte vorrangig behandelt werden.

MERKE

Wichtig ist der Ausschluss einer **larvierten Belastungsinkontinenz** bei einer Senkung von Scheide und/oder Uterus, aber auch der hinteren Scheidenwand.

So kann z.B. eine isolierte Zystozele durch Abdrücken der Urethra gegen die Symphyse eine Kontinenz vortäuschen, die dann nach einer Behandlung der Zystozele störend in Erscheinung tritt. Auch die Senkung der hinteren Scheidenwand kann zur Kompression der Urethra gegen die Symphyse führen. Hier besteht allerdings häufiger eine Blasenentleerungsstörung als eine larvierte Inkontinenz. Diese sollte trotzdem immer ausgeschlossen werden.
Wenn die **Belastungsinkontinenz** das Beschwerdebild dominiert, besteht das **grundlegende Prinzip** der Operationsmethoden in der Fixierung des gelockerten Blasenhalses an Strukturen des Beckens oder der Bauchwand (z.B. durch eine Stabilisierung der Urethra hinter der Symphyse):

- Die weltweit erfolgreichste Operationsmethode mit den besten Langzeitergebnissen (> 50 Jahre) ist die **Methode von Burch** (**Abb. 10.12a**).
- In neuerer Zeit ist diese Methode durch die Einlage eines nicht resorbierbaren **Kunststoffbandes** unter die distale Harnröhre als neuer Goldstandard ersetzt worden. Mit diesem Band wird die Urethra stabilisiert (**Abb. 10.12b**). Die Operationsmethode ist dann sinnvoll, wenn keine Senkung der Scheide oder des Uterus besteht. Sie kann allerdings mit einer Senkungsoperation kombiniert werden.
- Defekte der Beckenbodenmuskulatur werden durch eine **Scheiden-Damm-Plastik** (S. 241) behoben. Diese Maßnahme ist keine Inkontinenzoperation; bei gleichzeitiger Belastungsinkontinenz kann sie mit der Bandeinlage kombiniert werden.

Urge- oder Dranginkontinenz

Definition ❘ Kennzeichnend für eine Dranginkontinenz (Urgeinkontinenz) sind **starker Harndrang** und **unwillkürlicher Urinabgang** während der Blasenfüllungsphase. Im Gegensatz dazu tritt bei der **Urgency-Symptomatik** ein Harndrang **ohne** Urinabgang auf.
Epidemiologie ❘ Die Urge- oder Dranginkontinenz ist mit 25–35 % die **zweithäufigste Form** der weiblichen Harninkontinenz (häufigste Form: Belastungsinsuffizienz, s.o.). Bezogen auf Störungen der Reservoirfunktion der Blase steht sie sogar an erster Stelle. Bei 20–40 % der Patientinnen treten Belastungs- und Dranginkontinenz kombiniert auf.
Pathogenese und Formen ❘ In **80 %** der Fälle kann keine Ursache gefunden werden: sog. **idiopathische Dranginkontinenz**.

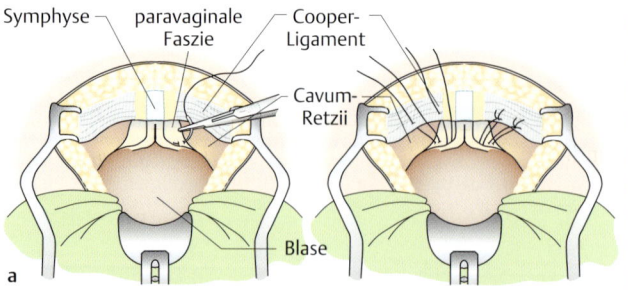

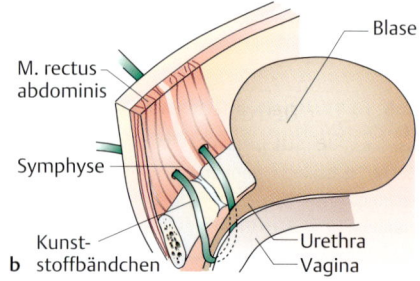

Abb. 10.12 Operationsverfahren bei Belastungsinkontinenz. a Operation nach Burch: Über einen kleinen suprasymphysären Hautschnitt werden die Rektusmuskeln auseinandergedrängt, das Cavum Retzii eröffnet und der Blasenhals dargestellt. Entlang der Blasenunterkante, 1 cm vom Blasenhals beginnend, wird die paravaginale Faszie mit je zwei nicht resorbierbaren Nähten gefasst und am Cooper-Ligament befestigt. Dadurch wird der Blasenhals nach intraabdominell hochgezogen. **b Verfahren des spannungsfreien Bandes:** Hierbei wird ein Kunststoffband unter den Übergang zwischen unterem und mittlerem Drittel der Harnröhre gelegt und oberhalb der Symphyse oder nach seitlich an den Ansätzen der Levatormuskulatur fixiert, wodurch die distale Urethra stabilisiert wird.

Man unterscheidet die **motorische Dranginkontinenz**, bei der autonome Detrusorkontraktionen nachweisbar sind, von der **sensorischen Dranginkontinenz** ohne autonome Detrusorkontraktionen. Letztere ist gekennzeichnet durch eine deutlich verringerte Blasenkapazität von < 300 ml (vgl. Zystotonometrie, S. 230).

- Der **motorischen Dranginkontinenz** liegt eine **Hyperreflexie des Detrusors** zugrunde, die durch unterschiedlichste Störungen bedingt sein kann. Entscheidend ist der **Wegfall der zentralen Hemmung** der Blase bei normalen sensorischen Impulsen.
Die häufigste Ursache sind neurologische Erkrankungen, wie z.B. Morbus Parkinson, Morbus Alzheimer, senile Demenz, Polyneuropathien (z.B. infolge Diabetes mellitus), Hirntumoren oder Z.n. Apoplex. Auch die Einnahme bestimmter Medikamente (z.B. Parasympathomimetika) kommt als Ursache infrage.
- Die **sensorische Dranginkontinenz** ist durch verstärkte **afferente Impulse aus der Blasenwand** bedingt. Kennzeichnend ist der imperative Harndrang bei kleinen Urinvolumina ohne Auftreten von autonomen Detrusorkontraktionen. Die häufigsten Ursachen sind Entzündungen, Steine oder Tumoren.

Therapie ▎ Bei der motorischen und sensorischen Dranginkontinenz wird die zugrunde liegende Erkrankung behandelt. Bei der idiopathischen Dranginkontinenz steht neben einem **Blasentraining** die **medikamentöse Therapie** im Vordergrund. Dabei kommen Substanzen zum Einsatz, die entweder direkt am M. detrusor vesicae oder an seiner parasympathischen Innervation angreifen:
- Spasmolytika (z.B. Flavonat, Oxybutynin)
- Parasympatholytika (z.B. Tolterodin, Darifenacin)
- β-Sympathomimetika (z.B. Clenbuterol)
- trizyklische Antidepressiva (z.B. Imipramin; durch einen antagonistischen Effekt an muskarinischen Acetylcholin-Rezeptoren kommt es zu einer Detrusorhemmung).

Auch eine supportive **Psychotherapie** kann indiziert sein.
Bei einer Drangsymptomatik in Kombination mit einer atrophischen Kolpitis (S. 144) sollte ein **Östrogenmangel** behandelt werden. In diesen Fällen ist die Symptomatik häufig gut beeinflussbar.

Reflexinkontinenz

Definition ▎ Charakteristisch für die Reflexinkontinenz ist eine **ungewollte vollständige Blasenentleerung** ohne Harndrang, aufgrund sog. **Trigger**mechanismen. Dies sind z.B. suprapubische kutane Reize und Hustenstöße.

Epidemiologie ▎ Die Reflexinkontinenz spielt in der Gynäkologie eine untergeordnete Rolle.

Pathogenese ▎ Ursächlich sind **Schädigungen des Rückenmarks** oberhalb des Miktionszentrums S2–S4, wie sie typischerweise bei Querschnittslähmungen oder Myelodysplasien vorkommen. Die spinalen Reflexbögen bleiben erhalten, während die willentliche, zerebrale Kontrolle ausfällt. Oftmals tritt die Reflexinkontinenz zusammen mit Funktionsstörungen des Urethasphinkters auf (**Detrusor-Sphinkter-Dyssynergie**).

Das **isolierte** Auftreten einer **Reflexinkontinenz** kann (wie die Belastungs- oder Dranginkontinenz auch) erstes Symptom einer **multiplen Sklerose** sein.

Therapie ▎ Die Reflexinkontinenz ist therapeutisch nicht zugänglich. Über die Triggerung in Form **suprapubischer kutaner Reize** kann eine gewisse gezielte Steuerung der Blasenentleerung erfolgen.

Überlaufinkontinenz

Definition ▎ Bei dieser Form der Inkontinenz wird die Kapazitätsgrenze der Blase infolge einer **Störung der Blasenmotorik** überschritten. Dabei fließt so viel Urin aus der Blase ab, bis der Druckausgleich zwischen Blase und Urethra wiederhergestellt ist; es verbleiben pathologische **Restharnmengen**.

Pathogenese ▎ Eine Überlaufinkontinenz ist meist durch die (z.B. postoperative) **Schädigung der peripheren Innervation** der Blase bedingt. Weitere Ursachen sind die **Kompression der Urethra** durch ein mechanisches Hindernis (z.B. lange bestehender Descensus uteri mit Quetschhahnphänomen, Tumor) und **chronische Blasenentleerungstörungen** (s.u.).

Therapie ▎ Die medikamentöse Behandlung mit **Parasympathomimetika** (bei Detrusorinaktivität) oder **α-Sympatholytika** (bei Detrusordyssynergien) bringt gelegentlich Erfolg. Bei mechanischen oder funktionellen Störungen steht die **Beseitigung der Ursache** im Vordergrund.

Extraurethrale Inkontinenz

Definition ▎ Unter extraurethraler Inkontinenz versteht man den Urinabgang durch **andere Öffnungen** als durch die Urethra.

Pathogenese ▎ Die häufigste Ursache der extraurethralen Inkontinenz sind **Fisteln**. Sie treten infolge einer Bestrahlung, nach gynäkologischen Operationen oder traumatisch bedingt (z.B. durch Geburten) auf.

10

Therapie ❘ Die Beseitigung einer Fistel kann nur operativ durch **Resektion** und **Deckung** erfolgen.

10.3.2 Blasenentleerungsstörungen

Definition und Formen ❘ Kennzeichen von Blasenentleerungsstörungen ist der **Harnverhalt**. Es gibt zwei **Formen** der Blasenentleerungsstörung (nach Stanton 1981):
- Von einer **akuten Entleerungsstörung** spricht man, wenn eine
  - plötzliche schmerzhafte oder schmerzlose
  - über 24 Stunden dauernde Harnverhaltung auftritt,
  - die einen Blasenkatheterismus erforderlich macht, der ein Harnvolumen von mind. 50 % der maximalen Blasenkapazität fördert.
- Die **chronische Entleerungsstörung** ist die
  - unbemerkt auftretende Blasenentleerungsstörung,
  - die zu einer Restharnmenge von mind. 50 % der Blasenkapazität führt.

Pathogenese ❘ Die Ursachen für Blasenentleerungsstörungen sind vielfältig: Vaginale Operationen, radikale Operationen im kleinen Becken (s.u.), neurologische Erkrankungen, hormonelle Störungen, akute Entzündungen, mechanische Hindernisse, eine Überdehnung der Harnblase sowie pharmakologische und psychogene Faktoren kommen infrage. Auch postpartal kann es zu einer obstruktiven Blasenentleerungsstörung kommen (Risikofaktoren dafür sind: vaginal-operative Entbindungen, verlängerte Austreibungsperiode und Makrosomie des Kindes).

EXKURS
_____

Blasenfunktionsstörungen nach radikalen Operationen im kleinen Becken

Bei bis zu 80 % der Patientinnen kommt es nach radikaler Krebsoperation im kleinen Becken (z.B. Wertheim-Operation des Zervixkarzinoms, S. 185) postoperativ u.a. durch die Verletzung von Nervengewebe oder direkte Schädigungen von Ureteren, Blase oder Urethra zu Blasenfunktionsstörungen. Nach Rektumamputation sind es sogar bis zu 100 %. Diese postoperativen Blasenfunktionsstörungen betreffen v.a. die Sensibilität, also das Füllungs- und Entleerungsgefühl, sowie die Blasenentleerung durch Verlust der Kontraktilität. Neuere minimal-invasive Operationsverfahren reduzieren das Risiko von Blasenentleerungsstörungen, sind allerdings nur bei frühen Formen der Krebserkrankungen möglich.

Klinik ❘ Ein **akuter Harnverhalt** äußert sich durch abdominelle Beschwerden.
Der **chronische Harnverhalt** verläuft in zwei Stufen:

- **1. Stufe:** Die Patientin bemerkt lediglich eine erschwerte Miktion, kann aber die Miktion durch eine Valsalva-Übung (Erhöhung des intraabdominellen Drucks durch eine forcierte Exspiration gegen die verschlossene Mund- und Nasenöffnung bei gleichzeitigem Einsatz der Bauchpresse) kontrollieren.
- **2. Stufe:** Es treten unkontrollierte Miktionen im Sinne einer Überlaufinkontinenz auf (s.o.).

Weitere Folgen einer chronischen Harnverhaltung sind **rezidivierende Harnwegsinfekte** und bei Obstruktion eine **Harnstauung** (ggf. Rückstauung bis in das Nierenhohlsystem).

Therapie ❘ Vorübergehende Entleerungsstörungen, z.B. nach vaginalen Operationen, sind im Allgemeinen mit **Parasympathomimetika** (z.B. Carbachol) gut beherrschbar.

Bei Entleerungsstörungen, die mit pathologischen Restharnmengen einhergehen, ist ein **Blasentraining** oft ausreichend: regelmäßige Blasenentleerung mind. alle 4 h und sich dabei viel Zeit lassen. Wiederholte **Kontrollen der Restharnmengen** sind erforderlich, um den Erfolg zu überprüfen.

Bei vollständiger Miktionsunfähigkeit ist kurzzeitig die Urinableitung durch einen Katheter notwendig. Im Idealfall erfolgt bei andauernder Blasenentleerungsstörung ein **steriler, intermittierender Selbstkatheterismus**. Nur wenn die Patientin dies aus körperlichen oder mentalen Gründen nicht selbst durchführen kann und Pflegepersonen nicht zur Verfügung stehen, ist die **Dauerableitung mittels suprapubischen Katheters** gerechtfertigt.

10.4 Lageveränderungen des weiblichen Genitaltrakts

Key Point

Intraperitoneale Lageveränderungen sind im Allgemeinen als Normvarianten vorhanden. Sie führen dann zu Beschwerden, wenn sie durch pathologische Bedingungen entstanden sind (Narbenbildung nach Entzündungen oder Operationen). Extraperitoneale Lageveränderungen im Sinne von Senkungszuständen von Uterus und Vagina sind weitaus häufiger und zeigen eine äußerst große Variationsbreite. Die Symptome können bei unterschiedlichen Senkungszuständen sehr ähnlich sein. Andererseits können bei vergleichbaren Senkungszuständen unterschiedliche Symptome vorhanden sein. Die genaue anatomische und funktionelle Diagnostik ist daher unabdingbar, wenn eine Behandlung von Lageveränderungen notwendig wird.

10.4.1 Intraperitoneale Lageveränderungen

Definition | Intraperitoneale Lageveränderungen des weiblichen Genitaltraktes sind **anatomische Normvarianten** der inneren Genitalorgane, die meist **allein den Uterus** betreffen (z.B. Retroversio oder Retroflexio, **Abb. 10.13**). Die Beschreibung der möglichen Lagen des Uterus im kleinen Becken erfolgt auf S. 7.

Epidemiologie | Abweichungen von der als Norm bezeichneten mittelständigen Anteversio-Anteflexio uteri (**Abb. 1.6**, S. 7) treten bei ca. 10 % aller Frauen auf.

Pathogenese | Intraperitoneale Lageveränderungen des Uterus sind meist **angeboren**. Daneben sind differenzialdiagnostisch **Tumoren** und **entzündliche Prozesse** ursächlich von Bedeutung. Beispielsweise kann eine Raumforderung zwischen Rektum und Uterus den Uterus nach vorn drängen. Ein entzündlicher Prozess im Bereich der Ligg. cardinalia (sog. Parametritis, S. 149), beispielsweise nach operativen Eingriffen an der Zervix (z.B. Konisation, Kürettage), kann zu einer Verkürzung der Bänder mit Verlagerung des Uterus nach rechts oder links (**Dextro-** bzw. **Sinistropositio**) führen. Eine volle Harnblase drängt den Uterus nach hinten. Die **Retroversio-Retroflexio** ist häufig vorübergehend nach **Geburten** anzutreffen.

Bei der **Retroflexio uteri mobilis** liegt der Fundus des retroflektierten Uterus frei beweglich in der Beckenhöhle. Durch eine Schwangerschaft richtet sich der Uterus meist auf, andernfalls kann der wachsende Uterus durch Kompression der Harnblase gegen die Symphyse zum Harnverhalt führen. Durch Verwachsungen des Uterus aufgrund entzündlicher Prozesse oder einer Endometriose kann es zu einer Fixierung des retroflektierten Uterus im kleinen Becken kommen (**Retroflexio uteri fixata**, **Abb. 10.13**).

Klinik | Meist sind die Patientinnen mit intraperitonealen Lageveränderungen des Genitaltraktes **beschwerdefrei**. Rückenschmerzen im Kreuzbereich, Schmerzen bei der Menstruation (Dysmenorrhö)

und/oder beim Geschlechtsverkehr (Dyspareunie) sowie ein Druckgefühl auf den Darm und Obstipation können vorkommen. Inwieweit intraperitoneale Lageveränderungen Sterilitätsprobleme oder Aborte verursachen, ist ungeklärt, die Wahrscheinlichkeit ist aber eher gering.

Diagnostik | Die (Verdachts-)Diagnose wird bei der **bimanuellen, rektalen und rektovaginalen Untersuchung** gestellt und kann durch z.B. **sonografische Untersuchung** gesichert werden.

> **MERKE**
>
> Das Erkennen eines **retroflektierten Uterus** ist insbesondere vor **intrauterinen Eingriffen** (z.B. Kürettage, Hysteroskopie, Einlegen eines IUP) wichtig, um bei der Aufdehnung des inneren Muttermundes, die mit leicht gebogenen, starren Stiften (sog. Hegar-Stifte) erfolgt, eine **Perforation der Uteruswand** zu vermeiden.

Therapie | In den meisten Fällen ist **keine** Therapie erforderlich. Nur bei anhaltenden Beschwerden wird eine **operative Lösung von Verwachsungen** in Betracht gezogen.

10.4.2 Extraperitoneale Lageveränderungen

Definition | Unter extraperitonealen Lageveränderungen des weiblichen Genitaltraktes versteht man die **Senkung** (**Deszensus**) der inneren Genitalorgane **unter Mitnahme der benachbarten Organe** Blase und/oder Rektum.

Pathogenese | Aufgrund der engen bindegewebigen Verbindungen zwischen den weiblichen inneren Genitalorganen und ihren Nachbarorganen (**Abb. 1.4**, S. 6) sind bei einer Senkung des Uterus nahezu immer Blase und/oder Rektum mit betroffen. Extraperitoneale Lageveränderungen entwickeln sich aufgrund einer **Insuffizienz der Beckenbodenmuskulatur** und/oder des **Halteapparates des Uterus**, hier insbesondere der Ligg. sacrouterina. Der anatomische Aufbau des Beckenbodens ist ab S. 3 (**Abb. 1.2**) dargestellt.

Risikofaktoren für eine Senkung des Urogenitaltraktes sind:
– vaginale Geburten
– Traumen des Beckenbodens (z.B. Geburtsverletzungen, s.u.)
– konstitutionelle Bindegewebsschwäche
– Übergewicht
– chronischer Husten (z.B. Asthmatikerinnen, Raucherinnen)
– schwere körperliche Arbeit.

Während man lange Zeit geglaubt hat, dass durch einen Kaiserschnitt die der vaginalen Geburt zugeschriebenen Beckenbodenveränderungen vermieden werden können, weiß man heute, dass bereits im **letzten Schwangerschaftsdrittel** Veränderungen

10

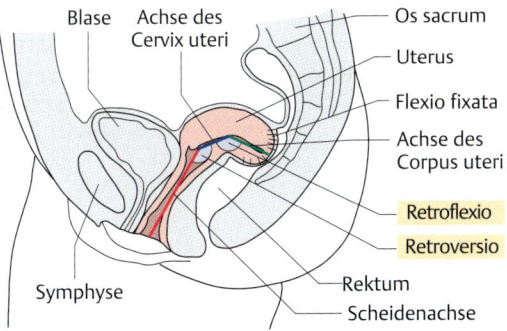

Abb. 10.13 **Retroversio und Retroflexio uteri fixata.**

Blase Achse des Cervix uteri
Os sacrum
Uterus
Flexio fixata
Achse des Corpus uteri
Retroflexio
Retroversio
Symphyse
Rektum
Scheidenachse

im Bereich des Beckenbodens auftreten, die die Grundlage für spätere Senkungszustände darstellen. Der **vaginale Geburtsmodus**, insbesondere die **Zangenentbindung**, kann die Beckenboden-funktion durch Traumatisierung der Muskulatur oder des Bindegewebes zusätzlich beeinträchtigen. Überdehnungen des Beckenbodens in der Austreibungsperiode der Geburt können zu vorübergehender **Denervierung perinealer Äste des N. pudendus** führen. In seltenen Fällen bleiben Residuen in Form von mangelhaftem Gefühl für den Beckenboden oder Harn- bzw. Stuhlinkontinenz bestehen. **Höhergradige Dammverletzungen** durch eine Geburt sind prognostisch häufiger mit einer Stuhlinkontinenz in späteren Jahren verbunden.

Praxistipp

Aufgrund der o. g. Risikofaktoren sollte durch eine frühzeitige Kräftigung der Beckenboden-muskulatur und die Vermeidung falscher Belastungen einer Schädigung durch Schwangerschaft und Geburt vorgebeugt werden. Postpartal ist es wichtig, schwere körperliche Arbeit zu vermeiden. Zur Förderung der Rückbildungsvorgänge wird eine konsequente Wochenbett- und Rückbildungsgymnastik empfohlen (S. 474).

Formen | Man unterscheidet einen Deszensus der Vagina von dem des Uterus.

> **MERKE**
>
> Meist liegt eine **Kombination** beider Senkungsformen vor.

— **Descensus vaginae:**
  - Die vordere Scheidenwand ist durch Bindege-webe mit der Blasenwand verbunden. Kommt es beim Deszensus der vorderen Scheiden-wand (Descensus vaginae anterior) zur Senkung des Blasenbodens, so bezeichnet man dies als **Zystozele** (**Abb. 10.14a**).
  - Kommt es zusätzlich zu einer Lockerung der Ligg. pubourethralia, derjenigen Bänder, welche die Urethra retrosymphysär fixieren, entsteht eine **Urethrozystozele**. Dabei ist eine Senkung des gesamten vorderen Scheidenbe-reichs, beginnend am Os urethrae externum, zu beobachten (**Abb. 10.14b**).

> **MERKE**
>
> Der Begriff **Zele** bezeichnet die Senkung oder den Vorfall innerer Organe und ist synonym zu Bruch oder Hernie.

  - Die Senkung der hinteren Scheidenwand geht mit einer Senkung der Rektumvorderwand

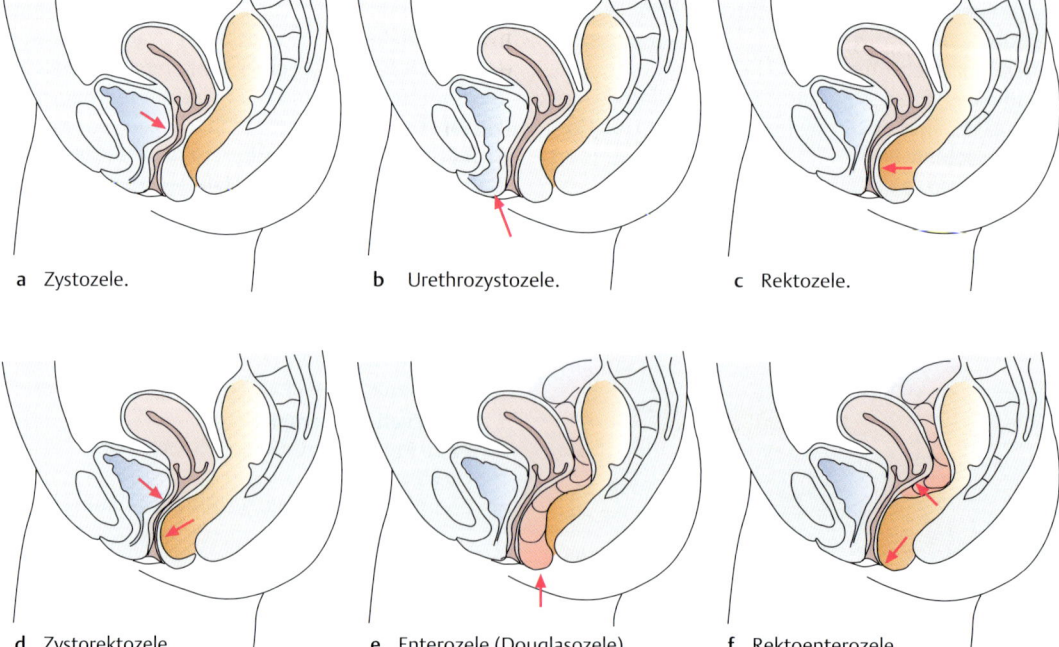

a Zystozele.   b Urethrozystozele.   c Rektozele.

d Zystorektozele.   e Enterozele (Douglasozele).   f Rektoenterozele.

Abb. 10.14 Beispiele für extraperitoneale Lageveränderungen des weiblichen Genitaltraktes unter Mitnahme der benachbarten Organe.

einher und wird als **Rektozele** bezeichnet (**Abb. 10.14c** und **Abb. 10.15**).

- Bei der **Zystorektozele** treten die Senkung des Blasenbodens und der Rektumvorderwand kombiniert auf (**Abb. 10.14d**).
- Bei der **Enterozele** (Synonym: Douglasozele) kommt es zu einer Senkung des oberen Anteils der hinteren Scheidenwand und einer Vorwölbung des mit Darmschlingen gefüllten Douglas-Raums (**Abb. 10.14e**).
- Bei der kombinierten **Rektoenterozele** gleiten neben der gesamten hinteren Scheidenwand ebenfalls Dünndarmschlingen nach kaudal (**Abb. 10.14f**). Bei der Inspektion ist allerdings nicht zu erkennen, welchen Inhalt diese Zele hat. Dazu bedarf es einer bildgebenden Diagnostik, z.B. der Perinealsonografie

– **Descensus uteri:** Das Ausmaß der Gebärmuttersenkung richtet sich nach der **Senkung der Portio uteri** beim Pressen (**Abb. 10.16**), wie sie in der Spekulumeinstellung beobachtet werden kann. Die Einteilung ist in **Tab. 10.3** dargestellt.

Klinik ▎ Die Senkung des Urorektogenitaltraktes ist in der Regel ein **progredientes** Geschehen, das zu Beschwerden führt, die vom Ausmaß des Deszensus und von den jeweils betroffenen Organen abhängig sind. Typisch ist ein **Druckgefühl** „nach unten". Gelegentlich kommt es zu uncharakteristischen Kreuz- und **Rückenschmerzen** (cave: Ausschluss einer orthopädischen oder neurologischen

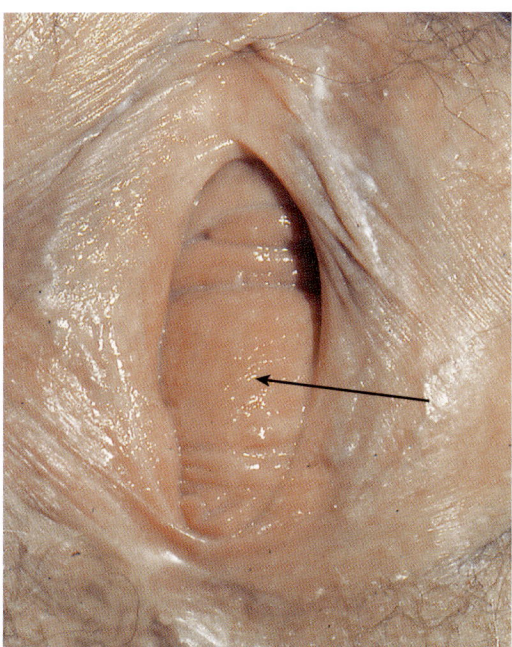

Abb. 10.15 Rektozele mit Vorwölbung der hinteren Scheidenwand (↑).

Tabelle 10.3	
Schweregrade des Descensus uteri	
Grad 1	Portio uteri deszendiert bis maximal zur Scheidenmitte (**Abb. 10.16b**)
Grad 2	Portio uteri deszendiert bis auf Levatorniveau
Grad 3	**Subtotalprolaps:** die Portio uteri ist im Vulvaspalt zu erkennen (**Abb. 10.16c**); **Totalprolaps:** kompletter Vorfall der Gebärmutter mit Umstülpung der Vagina vor die Vulva (**Abb. 10.16d, Abb. 10.17**).

Genese). Im Rahmen der Deszensussymptomatik können auch **Blasenfunktionsstörungen** unterschiedlicher Art auftreten:

– **Belastungsinkontinenz** (S. 233), häufig bei Urethrozystozele durch Senkung des Blasenhalses und die damit verbundene Aufhebung des urethrovesikalen Winkels sowie nahezu immer bei unzureichender Fixierung der distalen Urethra, also der Lockerung der pubourethralen Ligamente.

– **Quetschhahnphänomen** (**Abb. 10.11d**, S. 233) mit **Restharnbildung**; dabei kann eine chronische Überdehnung zu rezidivierenden Harnwegsinfekten bis hin zur Harnverhaltung und Überlaufblase führen.

– **Harndrangsymptomatik** mit **Pollakisurie**, besonders bei der Zystozele durch Absenkung des Blasen-Trigonums. Durch das Zurückgleiten des Urogenitaltraktes im Liegen sind die Beschwerden nachts meist besser.

Bei der Rektozele kann es zur **Darmentleerungsstörung** kommen. Die betroffenen Frauen beschreiben, dass sie gegen den Damm drücken müssen, um ihn entleeren zu können. Häufig ist auch ein Nachschmieren von Stuhl nach der Defäkation. Beim Uterusprolaps ist die Gefahr von **Ulzerationen** der Vaginalschleimhaut (**Abb. 10.17**) und der Portio mit dem Auftreten von **blutigem Fluor** gegeben.

Therapie ▎ Falls ein Deszensus behandlungsbedürftig ist, gibt es die Möglichkeit der konservativen oder der operativen Therapie. Die Art der Behandlung richtet sich nach dem Leidensdruck der Patientin und nach dem Ausmaß des Deszensus.

– **Konservative Therapie:**
  - Zur Prophylaxe, aber auch beim Nachlassen oder bei Störungen der Beckenbodenfunktion ist die konsequente **Beckenbodenphysiotherapie** fast immer erfolgreich. Begonnen werden sollte immer unter Anleitung einer spezialisierten Physiotherapeutin. Dabei können auch **Konen** (**Abb. 10.18**) zum Einsatz kommen, die in die Scheide eingeführt und dort gehalten werden müssen. Entscheidend ist das Bewusstmachen der willkürlichen Betätigung

10

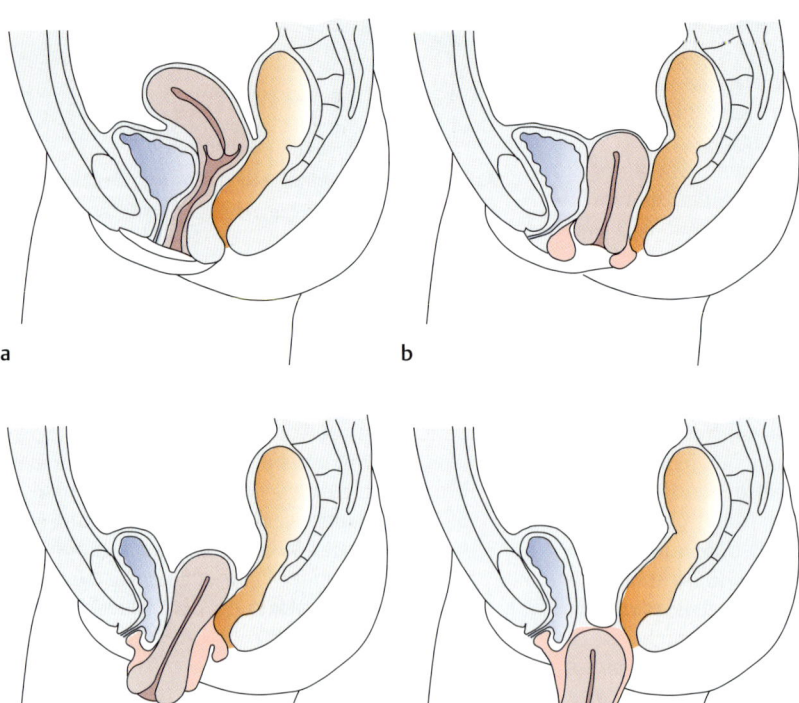

Abb. 10.16 Descensus uteri. a Normale Position uteri. **b** Descensus uteri Grad 1: Portio deszendiert bis max. Scheidenmitte. **c** Subtotalprolaps des Uterus mit Elongatio colli uteri. **d** Totalprolaps des Uterus.

a

b

10

c

d

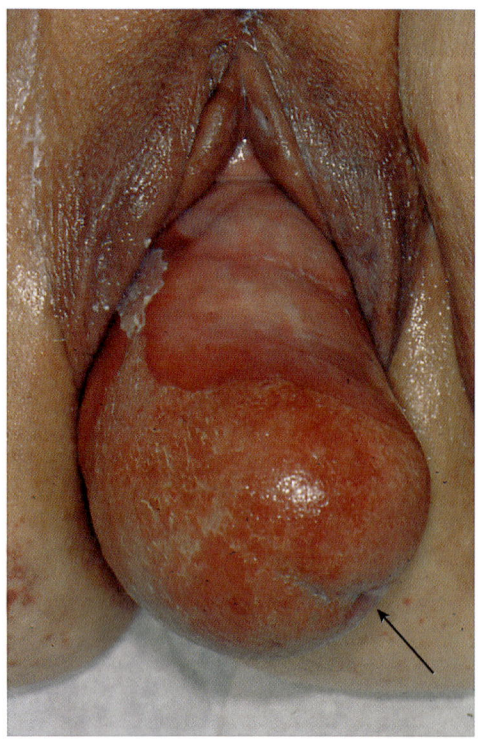

Abb. 10.17 Prolaps uteri mit massivem Ödem und Ulzerationen der Vaginalhaut. Die Portio ist als grübchenförmige Struktur bei 5:00 Uhr zu erkennen (↑).

der Beckenbodenmuskulatur. Dies kann z.B. unter digital-vaginaler Kontrolle der Kontraktionen erlernt werden. Auch bei der Belastungsinkontinenz (S. 233) kann mit der Beckenboden-Physiotherapie ein guter Erfolg erzielt werden.

- Noch effektiver als die „einfache" Physiotherapie ist das **Biofeedback-Training** (Beckenbodentraining mit visueller oder akustischer Rückkopplung). Es eignet sich besonders für den Therapieeinstieg.

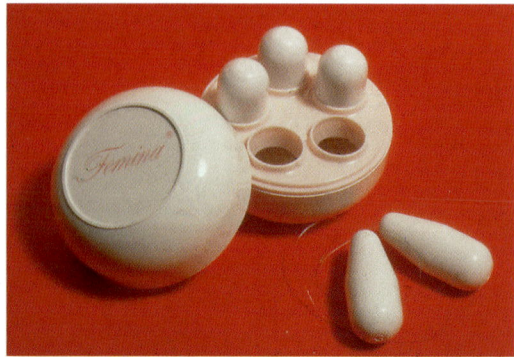

Abb. 10.18 Konen. Die Konen haben ein unterschiedliches Gewicht. Sie finden Anwendung zur Kräftigung der Beckenbodenmuskulatur bei Deszensus- und Belastungsinkontinenz.

- Wenn keine Kontraktion der Beckenbodenmuskulatur möglich ist, ist eine Beckenboden-Physiotherapie von vornherein erfolglos. Dann ist die **Elektrostimulation** der Beckenbodenmuskulatur die Therapie der Wahl.

👁
🖐 **Praxistipp**
Die Kraft der Beckenbodenmuskulatur kann mithilfe des Oxford-Scores klassifiziert werden (Grad 0 = keine spürbaren Kontraktionen bis Grad 5 = sehr starke Muskelkontraktion).

- Ist eine Operation nicht gewünscht oder aus medizinischen Gründen nicht möglich, kann ein Anheben des deszendierten Uterus und/oder der Blasenhalsregion bei Belastungsinkontinenz (S. 233) mittels **Schalen-, Würfel oder Ringpessaren** (**Abb. 10.19**) erfolgreich sein. Voraussetzung ist, dass die Levatorschenkel nicht zu weit auseinandergewichen sind. Wegen der Gefahr einer Entstehung von Druckulzera sollten Pessare nur in Ausnahmefällen für eine Langzeitbehandlung verwendet werden.
- Die **lokale Östrogenapplikation** in der Peri-/ Postmenopause wirkt einer Atrophie der Vaginalschleimhaut und des Urothels entgegen und ist bei der Pessarbehandlung unerlässlich.
- **Operative Therapie:**
  - Die Wahl des operativen Vorgehens richtet sich nach objektiven, aber auch subjektiven Kriterien. Letztere sind z.B. Leidensdruck, Alter, körperliche und geistige Verfassung, Wunsch nach weiterbestehender Fortpflanzungs- und Sexualfunktion. Ziel einer Operation ist die Wiederherstellung der Defekte von Beckenboden und Haltestrukturen.

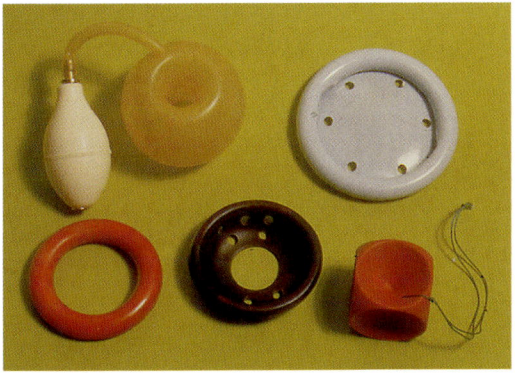

Abb. 10.19   Schalen-, Würfel- und Ringpessare. Pessare werden in die Scheide eingeführt und an der Portio so positioniert, dass der deszendierte Uterus angehoben wird. Cave: Gefahr der Entstehung von Druckulzera bei Langzeitbehandlung.

MERKE

Das am häufigsten angewandte Verfahren bei ausgeprägtem **Scheidendeszensus** ist die vordere und hintere **Kolporrhaphie** und **Dammplastik**. Die vaginale Hysterektomie ist dabei nicht unbedingt erforderlich. Ist der **Uterus** aber gesenkt, ist seine **Fixierung** erforderlich, entweder durch Verkürzung der Ligg. sacrouterina oder durch Annaht der Cervix uteri am rechten Lig. sacrospinale (**sakrospinale Fixation nach Amreich-Richter**).

- **Operationsprinzip:** Zunächst wird der Uterus entfernt (**Hysterektomie**), der Scheidenabschluss gesäumt und am Halteapparat (Ligg. sacrouterina) fixiert.
  - Bei der **vorderen Kolporrhaphie** (vordere Scheidenplastik) wird die vordere Scheidenwand von der Blase abpräpariert. Die bindegewebigen Strukturen der Blasenfaszie werden gerafft. Dieses Verfahren bewirkt eine Anhebung der Blase und wird daher z.B. bei einer **Zystozele** angewandt.
  - Für die **hintere Kolporrhaphie** (hintere Scheidenplastik) mit **Dammplastik** erfolgt die Abpräparation der hinteren Scheidenwand von der Rektumvorderwand. Das pararektale Bindegewebe wird gerafft. Zur Rekonstruktion des Dammes wird die Beckenboden- und Dammmuskulatur zwischen Scheide und Rektum vereinigt. Dieses Verfahren bewirkt eine Verengung des Scheideneingangs und wird daher bei einer **Rektozele** angewandt. Da die Scheidenplastiken mit einem relativ hohen Rezidivrisiko behaftet sind, werden neuerdings **Kunststoffnetze** zwischen die Scheide und das Nachbarorgan eingelegt, die im kleinen Becken verankert werden (hintere Netze an den Ligg. sacrospinalia, vordere Netze in der Membrana obturatoria).
- **Komplikationen:** Nach der vorderen Kolporrhaphie kann eine **Belastungsinkontinenz** (S. 233) auftreten, wenn durch die Operation eine zu starke Steilstellung zwischen Blasenboden und Urethra erzeugt wurde oder präoperativ eine lavierte (= durch die Zystozele verdeckte) Belastungsinkontinenz nicht erkannt wurde. Um diese in gleicher Sitzung zu beheben, wird heute die Stabilisierung der mittleren Urethra mittels **spannungsfreier Bänder** (**Abb. 10.12b**, S. 234) vorgenommen. Es kann aber auch sinnvoll sein, Scheide (und Uterus) auf abdominalem Wege anzuheben (**Sakrofixation mit Kunststoffnetzen**) und gleichzeitig den Blasenhals hinter der Sym-

10

physe zu fixieren (**Kolposuspension nach Burch**, Abb. 10.12a, S. 234).

Praxistipp

Grundsätzlich sollten sowohl der Deszensus als auch die Belastungsinkontinenz so rezidivsicher wie möglich operiert werden.

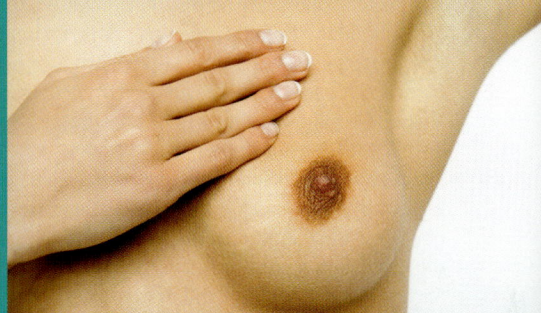

Brustdrüse (Mamma)

Knoten in der Brust

Zufälliger Tastbefund

Frau Mertens sitzt angespannt im Sprechzimmer und wartet auf ihre Gynäkologin. Die Patientin hatte sich vor einiger Zeit beim Umzug ihre linke Brust an der Tür gestoßen. Das tat so weh, dass Frau Mertens ihre Brust genauer unter die Lupe nahm, um zu sehen, ob sie sich verletzt hatte. Äußerlich war bis auf eine kleine Rötung nichts zu sehen, aber beim Tasten fiel der 51-Jährigen ein Knoten auf.

Inzwischen sind sechs Wochen vergangen und der Knoten ist immer noch da. Langsam macht sie sich Sorgen, dass der Zusammenstoß mit der Tür doch nicht die Ursache für den Knoten ist, sondern dass es vielleicht „etwas Ernstes" sein könnte.

Unauffällige Anamnese, auffällige Klinik

Endlich kommt die Gynäkologin ins Sprechzimmer und beginnt mit der Anamneseerhebung. Bis auf die Entfernung des entzündeten Blinddarms vor 13 Jahren wurde Frau Mertens bislang nicht operiert. In ihrer Familie sind keine Fälle von Brustkrebs oder Eierstockkrebs bekannt. Außerdem ist die Patientin normalgewichtig, sie raucht und trinkt nicht und fühlt sich gesund, auch wenn sie sich seit etwa einem Jahr mit ersten Wechseljahrbeschwerden herumschlägt. Das Gespräch ergibt also keine wesentlichen Besonderheiten. Bei der klinischen Untersuchung, die die Ärztin im Anschluss durchführt, bestätigt sich jedoch ein derber Tastbefund in der linken Brust. Der Knoten befindet sich bei 2 Uhr mit einer Größe von ca. 2 × 2 cm, er lässt sich gegenüber Haut und Brustwand gut verschieben. Und auch im Bereich der Lymphabflusswege und in der rechten Brust sind keine auffälligen Befunde tastbar. Dennoch wird Frau Mertens immer nervöser und fragt ihre Ärztin: „Was ist denn nun? Das ist doch nichts Schlimmes, oder?" Die Gynäkologin kann die Frage allerdings noch nicht eindeutig beantworten und veranlasst zunächst eine Mammografie, die weiteren Aufschluss bringen soll.

Licht ins Dunkel?

Vor dem Röntgenschirm erklärt die Ärztin Frau Mertens, was sie auf den Bildern sieht: „Ihre Brust enthält verhältnismäßig viel Drüsen- und Bindegewebe und wenig Fettgewebe – das ist in den meisten Fällen hormonell bedingt und kommt relativ häufig bei Frauen in Ihrem Alter vor. Weil Ihre Brust aber dadurch etwas dichter aufgebaut ist, kann man leider das Mammografiebild nicht so ohne Weiteres beurteilen. Man könnte eventuell wichtige Dinge übersehen. Trotzdem ist mir hier ein unregelmäßig begrenzter Befund aufgefallen, den ich mir gerne noch genauer mithilfe einer Ultraschalluntersuchung anschauen möchte. Das ganz Helle hier sind kleine Verkalkungen, sogenannter Mikrokalk." Während die Gynäkologin das Mammografiebild wieder vom Röntgenschirm nimmt und in die Papiertüte schiebt, erhascht Frau Mertens einen Blick auf die Notizen der Gynäkologin – sie liest: „Mastopathischer Drüsenkörper (ACR III), 1,5 cm große, unregelmäßig begrenzte Verschattung mit Mikrokalzifikationen (BI-RADS V)."

Die 51-Jährige ist verunsichert und weiß mit der Auskunft der Ärztin zunächst nicht viel anzufangen. Die Gynäkologin beruhigt sie und bittet sie, die Mammasonografie abzuwarten. Aber auch nach dieser Untersuchung kann die Ärztin leider noch keine Entwarnung geben. Zumindest sind aber wohl die angrenzenden Lymphknoten im Bereich der linken Achsel ohne besondere Auffälligkeiten. Zur weiteren Abklärung des Knotens rät die Frauenärztin ihrer Patientin zu einer Stanzbiopsie. „Wie läuft so eine Biopsie denn ab?", möchte diese wissen. Die Gynäkologin erklärt ihr, dass in lokaler Betäubung und unter Ultraschallkontrolle Gewebeproben entnommen werden, die dann histologisch untersucht werden, um so Klarheit über die Art des Knotens zu bekommen. Die Patientin willigt ein, sie möchte endlich Gewissheit haben.

Endlich Klarheit

Das pathologische Labor untersucht vier Stanzzylinder aus Frau Mertens Brust und schickt am nächsten Tag folgendes Ergebnis an die Gynäkologin: „Invasiv-duktales Mammakarzinom (G2) mit DCIS-Anteilen (ER/PR pos., Her-2-neu neg.)". Daraufhin bestellt diese ihre Patientin erneut in ihre Praxis ein, um mit ihr die Diagnose zu besprechen: „Leider hat sich bestätigt, dass es sich bei dem Knoten in Ihrer Brust um einen bösartigen Tumor handelt, der vom Milchgangsystem ausgeht und ca. 1,5 cm groß ist. Ich sehe gute Chancen, dass wir den Tumor lokal entfernen und ihre Brust erhalten können. Wir werden in gleicher Sitzung durch eine spezielle Markierungstechnik die sogenannten ‚Wächterlymphknoten' in der Achselhöhle darstellen und diese nach ihrer Entnahme ebenfalls zur feingeweblichen Untersuchung einschicken. Meistens handelt es sich dabei um 1–3 Lymphknoten. Der Hintergrund ist, dass der Hauptteil der Lymphflüssigkeit der Brust über die Achselhöhle drainiert wird und die Wächterlymphknoten – oder auch Sentinel-Lymphknoten genannt – sind die ersten von der Brust in die Achselhöhle ableitenden Lymphknoten. Sind diese frei von Tumorzellen, können alle anderen Lymphknoten verbleiben. Kann man in ihnen allerdings bösartige Zellen nachweisen, müssen unter Umständen noch weitere Lymphknoten entnommen werden."

Die Patientin ist schockiert und möchte den Befund zunächst mit ihrer Familie besprechen. Am nächsten Tag ruft Frau Mertens die Ärztin an und entschließt sich für die empfohlene Operation: Der Termin ist schnell vereinbart, die brusterhaltende Operation mit Sentinel-Biopsie soll bereits in drei Tagen stattfinden.

11   Brustdrüse (Mamma)

11.1 Anatomische Grundlagen

Key Point

Die Kenntnis der anatomischen Grundlagen der Mamma inklusive der arteriellen Gefäßversorgung und Lymphabflussgebiete sind von wesentlicher Bedeutung im klinischen Alltag. 80 % des Lymphabflusses der Mamma erfolgen über die axillären Lymphknoten, sodass im Falle einer malignen Erkrankung der Brust

in diesen auch ein Tumorbefall nachweisbar sein kann.

Aufbau ▌ Die weibliche Brustdrüse (Mamma) liegt über dem M. pectoralis major. Sie besteht aus dem **Drüsenkörper** (Parenchym) mit dem in Bindewebe eingebetteten Milchgangsystem und dem umhüllenden **Fettkörper**. Form und Konsistenz der Brust werden durch das kollagene Stützgewebe erzielt.
Bei der äußeren Betrachtung der Brust (**Abb. 11.1a**) findet sich in der Mitte der dunkle **Warzenhof**

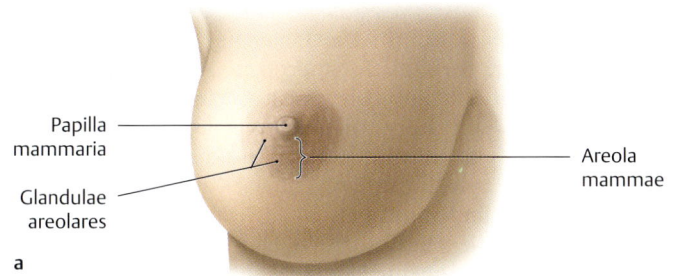

Papilla
mammaria

Glandulae
areolares

Areola
mammae

a

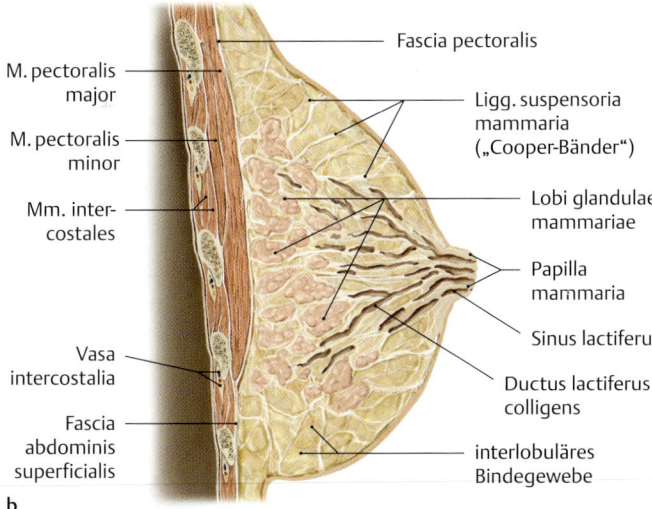

M. pectoralis
major

M. pectoralis
minor

Mm. inter-
costales

Vasa
intercostalia

Fascia
abdominis
superficialis

Fascia pectoralis

Ligg. suspensoria
mammaria
(„Cooper-Bänder")

Lobi glandulae
mammariae

Papilla
mammaria

Sinus lactiferus

Ductus lactiferus
colligens

interlobuläres
Bindegewebe

b

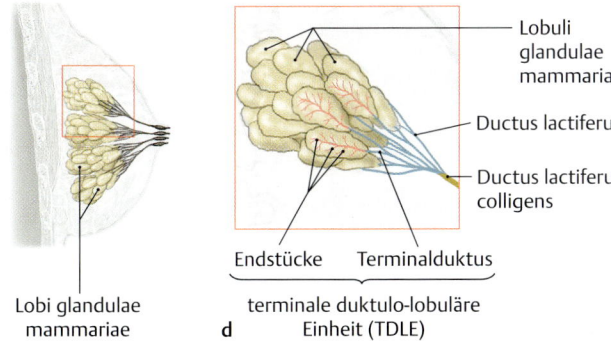

Lobuli
glandulae
mammariae

Ductus lactiferus

Ductus lactiferus
colligens

Endstücke   Terminalduktus

c   Lobi glandulae
mammariae

d   terminale duktulo-lobuläre
Einheit (TDLE)

Abb. 11.1   Anatomie der Mamma.
a Äußerlicher Aspekt. **b** Makroskopische Anatomie. **c, d** Mikroskopische Anatomie: Gangsystem und Anteile eines Lobus im Sagittalschnitt (**c**), terminale duktulo-lobuläre Einheit (TDLE, **d**).

11

(Areola mammae), der mit **Duftdrüsen** (Glandulae areolares) versehen ist. Im Zentrum des Warzenhofs sitzt die **Brustwarze** (Papilla mammaria/Mamille).

Der **Drüsenkörper** (Corpus mammae, **Abb. 11.1b**) besteht aus bis zu 20 radiär zur Mamille angeordneten **Drüsenlappen** (Lobi, **Abb. 11.1c**), die durch je einen Milchgang (Ductus lactiferus) mit der Brustwarze verbunden sind. Jeder Drüsenlappen setzt sich wiederum aus 30–80 **Drüsenläppchen** (Lobuli) zusammen. In den Lobuli zweigt sich das Milchgangsystem bäumchenartig bis zu den jeweils etwa 30 terminalen Duktuli (Azini) auf – eingebettet in das intralobuläre Mantelbindegewebe. Die alveolär angeordneten Azini bilden unter Hormoneinfluss (Prolaktin, S. 38) die Milch. Terminale Duktuli und zuführende intra- und extralobuläre Anteile bilden dabei eine physiologische Einheit, die **terminale duktulo-lobuläre Einheit** (TDLE, **Abb. 11.1d**).

Die **anatomischen Grenzen** einer regelrecht entwickelten Brust werden kranial von der Klavikula, kaudal durch die Brustumschlagsfalte (die Brust reicht von der 2. bis zur 6. Rippe), medial durch das Sternum und lateral durch eine gedachte Linie durch die mittlere Axilla gebildet. Der **strukturelle Aufbau** des Drüsenkörpers variiert mit dem Alter und dem funktionellen Zustand sowie der individuell unterschiedlichen Verteilung und der quantitativen Zusammensetzung.

Gefäßversorgung ❙ Die Gefäßversorgung der Brust ist wie folgt aufgebaut:
— Die **A. thoracica interna** (= A. mammaria interna, aus der A. subclavia) versorgt die Brust über die **Rr. mammarii mediales**.
— Die **A. thoracica lateralis** (aus der A. axillaris) gibt die **Rr. mammarii laterales** ab.
— Weitere Zuflüsse kommen aus den **Rr. mammarii** als direkte Äste der 2.–5. Interkostalarterien.

Die Mamille selbst wird durch einen **zirkulären Gefäßplexus** aus Ästen der A. thoracica interna und der A. thoracica lateralis versorgt. Der **venöse Abfluss** erfolgt über die **Vv. thoracicae interna** und **lateralis**.

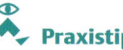
Praxistipp

> Die Kenntnis der Gefäßversorgung ist v. a. bei operativen Eingriffen an der Mamma von erheblicher Bedeutung, da es infolge einer verminderten Gewebeperfusion zu Nekrosen (Fettgewebe-, Hautnekrosen) bis zu Mamillen- oder sogar zum Teil- oder Totalverlust der Brustdrüse kommen kann.

Lymphabfluss ❙ Die Einteilung der **Lymphknoten** (LK) der Axilla orientiert sich am Verlauf des M. pectoralis minor und erfolgt in **3 Level** (**Abb. 11.2**):
— **Level I** (kaudale Axilla): LK lateral des lateralen Randes des M. pectoralis minor
— **Level II** (mittlere Axilla): LK zwischen medialem und lateralem Rand des M. pectoralis minor plus die interpektoralen (Rotter-)LK
— **Level III** (apikale Axilla): LK medial und kranial des M. pectoralis minor, einschließlich der infraklavikulären und apikalen LK.
Es gibt auch Verbindungen durch lymphatische Abflusswege aus der **kontralateralen** Brust.

Praxistipp

> Die Kenntnis der Lymphknoten-Level ist v. a. für die Diagnostik und Therapie des Mammakarzinoms (S. 268) bedeutsam.

Differenzierung der Brustdrüse ❙ Die Differenzierung der Brustdrüse erfolgt beim Einsetzen der Pubertät und wird als **Thelarche** bezeichnet. Sie beginnt in Mitteleuropa durchschnittlich während

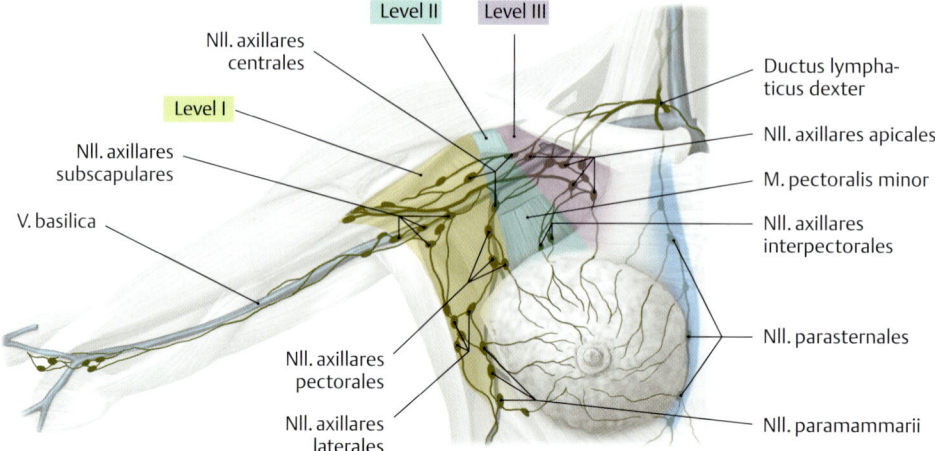

Abb. 11.2 Lymphgefäßsystem der Brustdrüse mit Einteilung der Lymphknoten in 3 Level.

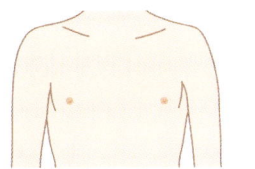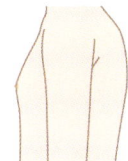

B1 (Ruhestadium)
Brustdrüse nicht palpabel, Papille leicht erhaben

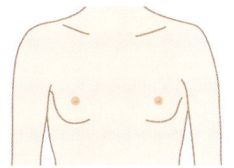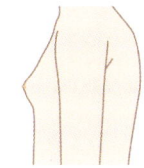

B2 (Brustknospe)
Brustknospe entwickelt sich, Warzenhof vergrößert

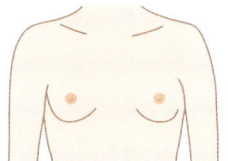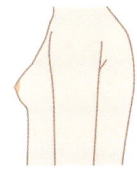

B3 (-)
weitere Vergrößerung der Brustdrüse, Drüse ist größer
als Warzenhof

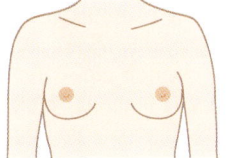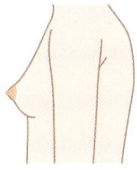

B4 (Knospenbrust)
Brustdrüse in Warzenhofbereich hebt sich mit dem
Warzenhof von der übrigen Brustdrüse ab. Zunahme von
Drüsen- und Fettgewebe

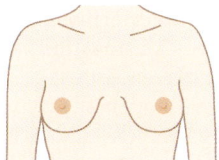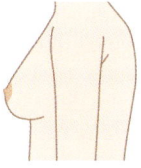

B5 (reife Brust)
Rückbildung der bisherigen Verwölbung des Warzenhofs,
sodass Warzenhof und übrige Brust eine glatte, runde
Kontur bilden

Abb. 11.3   Tanner-Stadien der Brustentwicklung.

des 11. Lebensjahres, etwa 2 Jahre vor der ersten
Regelblutung (Menarche, S. 32) und stellt somit
das erste sichtbare Zeichen des Pubertätsbeginns
dar (vgl. S. 31). Dabei durchläuft die physiologische
Reifung nach **Tanner** 5 typische Stadien (**Abb. 11.3**)
und ist etwa im Alter von 17 Jahren abgeschlossen.

11.2 Leitsymptome

Key Point
Jeder persistierende, im Verlauf größenpro-
grediente Knoten in der Brust muss durch
weitere diagnostische Methoden verifiziert
und histologisch abgeklärt werden. In der
Regel ist der Tastbefund das Leitsymptom,
während Schmerzen nur in weniger als 4 %
der Fälle assoziiert auftreten.
Die häufigste gutartige Brusterkrankung
zwischen dem 35. und 55. Lebensjahr ist die
Mastopathie. Sie geht mit einem Spannungsgefühl, Berührungsempfindlichkeit und
knotigen Veränderungen der Brust einher.

11.2.1 Knoten
Knoten sind ab einer Größe von 1 cm abgrenzbar,
wenn sie derb oder eher oberflächlich gelegen
sind. In der Mehrzahl der Fälle werden (knotige)
Veränderungen der Mamma von der Patientin
selbst entdeckt.

MERKE

Jeder (nach Ablauf der Menstruation) **tastbare Knoten**
sollte **abgeklärt** werden!

Dabei ist es wichtig zu erfragen, **wann** die Patientin
den Knoten das erste Mal bemerkt hat, ob es **Risikofaktoren** für ein Mammakarzinom gibt (S. 268) und
ob **Begleitsymptome**, wie eine Mamillensekretion
und oder Schmerzhaftigkeit, bestehen.
Mögliche **Differenzialdiagnosen** sind in **Tab. 11.1** dargestellt.

11.2.2 Mamillensekretion
Sekretionen aus der Mamille können **ein-** oder **beidseitig**, aus **ein** oder **mehreren Milchgängen** austreten und von unterschiedlicher **Farbe** (klar, serös,
milchig, grünlich, bräunlich, rötlich) und **Konsistenz** (wässrig, mukös) sein.
Die Mamillensekretion ist ein **Symptom**, das sowohl extra- als auch intramammäre Ursachen haben kann.
Als **extramammäre** Ursachen für eine Mamillensekretion kommen infrage:
- primäre Hyperprolaktinämie (Hypophysenadenome, S. 56)
- sekundäre Hyperprolaktinämie (verminderte
  Bildung oder Blockade des Transportweges des
  PIF [prolactin inhibiting factor] im Hypothalamus)
- Medikamente (z.B. Anithypertensiva, Neuroleptika, Psychopharmaka, orale Kontrazeptiva oder
  Antiemetika)
- Hypo- oder Hyperthyreosen

11

Tabelle 11.1	
Differenzialdiagnosen bei Vorliegen einer knotigen Brustveränderung	
Diagnose	**typische Symptome**
Mammakarzinom (S. 268)	einzelner, derber, eher nicht druckdolenter, schwer verschieblicher Knoten; bei kutaner Lage: positives Jackson-Phänomen (S. 251)
Mastopathie (S. 263)	diffus verdichtetes Drüsenparenchym mit z.T. prämenstruellen Schmerzen; meist beidseitig mit diffus knotigen Veränderungen; ggf. mit Sekretion der Mamille
Mastitis (S. 260)	gerötete, überwärmte, schmerzhafte, evtl. mit Fieber einhergehende entzündliche Veränderung der Brust, die bei „Einschmelzung" mit einem fluktuierenden, extrem schmerzhaften Tastbefund (= Abszess) einhergehen kann
Lipom, Fibrom (S. 266)	weicher, nicht druckdolenter Knoten unterhalb der Haut
Fibroadenom (S. 264)	weicher, verschieblicher, gut abgrenzbarer Knoten, meist nicht druckdolent
Hämatom	livide Verfärbung der Haut mit Trauma, Antikoagulationstherapie oder Gerinnungsstörung in der Anamnese
Zyste	unterschiedlich druckschmerzhafter, glatt begrenzter Knoten, z.T. prallelastisch, z.T. eindrückbar
Milchstau (S. 481)	in der Stillperiode auftretende schmerzhafte, mit Rötung und Spannungsgefühl verbundene Verhärtung der Brust; typischerweise mit erhöhten Temperaturen einhergehend; bei unzureichender Therapie ist auch hier eine Abszessbildung möglich

— ektope Prolaktinsynthese im Sinne eines paraneoplastischen Syndroms bei Hypernephrom, Bronchial- oder Chorionkarzinom (S. 343)
— mechanische Reizung der Mamille
— psychische/physische Stresssituation.

Intramammäre Ursachen einer Mamillensekretion können sein:

— Mastopathie (S. 263)
— Fibroadenom (S. 264)
— Mastitis non-puerperalis (S. 261)
— Papillome (S. 265)
— DCIS (S. 274)
— invasiv-duktales Mammakarzinom (S. 268).

11.2.3 Hautveränderungen

Veränderungen der Haut im Bereich der Brust, seien es Verfärbungen, Ekzeme, Ulzerationen, Verdickungen oder aber Einziehungen oder Vorwölbungen, können **wegweisend** für die Diagnose sein und bedürfen einer **exakten Betrachtung** und **Dokumentation**.

Tab. 11.2 zeigt eine Übersicht der typischen Hautveränderungen mit den infrage kommenden **Differenzialdiagnosen**.

11.2.4 Schmerzen: Mastodynie und Mastalgie

Definition I Das häufigste Symptom im Bereich der Mamma ist der **Brustschmerz**. Hierbei unterscheidet man zyklusabhängige (zyklische = **Mastodynie**), zyklusunabhängige (azyklische = **Mastalgie**) und nicht brustspezifische Schmerzen (**Tab. 11.3**). Die Mastodynie gehört zu den **funktionellen Störungen**, welche als körperliche Symptome ohne organischen Befund definiert sind.

Ätiopathogenese I Die meist beidseitige, typischerweise in der 2. Zyklushälfte auftretende **Mastodynie** ist hormonell bedingt und stellt keinen Hinweis auf ein malignes Geschehen dar. Ursächlich scheint dabei ein Gestagenmangel eine wichtige Rolle zu spielen. Östrogenbedingt kommt es v.a. in der 2. Zyklushälfte zu vermehrter Wassereinlagerung mit der Folge von Spannungs- und Schweregefühl der Brust. Weitere Ursachen können eine latente Hyperprolaktinämie (S. 56), z.B. bedingt durch Stress oder Schilddrüsendysfunktionen (Hypothyreose), sein.

Die **Mastalgie** (azyklischer Brustschmerz) kann verursacht werden durch eine Hormonersatztherapie, Mastitis, Makrozysten, Medikamente (Antidepressiva, Antibiotika, kardiovaskuläre Medikamente), eine Mammahypertrophie oder Schwangerschaft. Auch eine fibrozystische Mastopathie (S. 263) geht häufig mit Brustschmerzen einher.

Klinik I Bei der **Mastodynie** finden sich typischerweise prämenstruell geschwollene und schmerzhafte Mammae. Im Falle einer **Mastalgie** treten die Schmerzen zyklusunabhängig auf und richten sich nach der zugrunde liegenden Ursache.

Diagnostik I Die Diagnose erfolgt mittels **Anamnese** und **klinischer Untersuchung**. Die Ab- bzw. Unabhängigkeit vom Zyklus ist für die Diagnose wegweisend. Letzlich handelt es sich bei der **Mastodynie** um eine „Ausschlussdiagnose" bei sonst blander bildgebender Diagnostik. Im Blut kann die **Bestimmung verschiedener Hormone** (Östrogene, Gestagene, Prolaktin) erfolgen. Bei unklaren Befunden ist eine weiterführende Untersuchung, z.B. mittels **Mammografie** und **Ultraschall**, indiziert.

Tabelle 11.2

Hautveränderungen der Brust und ihre möglichen Ursachen

Diagnose	typische Symptome
Mastitis (puerperale und non-puerperale, S. 260 und 261)	in der Regel mit den typischen Zeichen einer Entzündung: Rötung (Rubor), Schwellung (Tumor), Schmerzen (Dolor), Überwärmung (Calor)
Erysipel (bakterielle Infektion [ß-hämoly-sierende Streptokokken der Gruppe A] der oberen Hautschichten und Lymphwege)	scharf begrenzte starke Rötung, Überwärmung, nicht selten mit Fieber einhergehend
inflammatorisches Mammakarzinom (S. 293)	generalisierte Rötung, keine Schmerzen und Druckdolenz, meist kein Herdbefund abgrenzbar, Kutisödem
Mammakarzinom (S. 268)	Vorwölbungen oder Einziehungen, bei Infiltration der Kutis Rötung oder Ulzeration, Peau d'orange, evtl. Plateau-Phänomen, evtl. Mamillenretraktion bei zentralem oder bis an die Mamille heranreichendem Tumorsitz
Milchstau (S. 481)	Spannungsgefühl, Überwärmung und evtl. Rötung sowie Größenzunahme der Brust; muss nicht (!) bds. gleichzeitig auftreten
Polythelie (S. 259)	überzählige Mamillen entlang der Milchleiste
Polymastie (S. 259)	versprengtes Mammagewebe entlang der Milchleiste
Morbus Mondor	Thrombophlebitis und Thrombose der oberflächlichen Venen der Brust mit schmerzhaften, strangartig tastbaren Verhärtungen einhergehend
dermatologische Erkrankungen	z.B. Mykosen, Parasitenbefall (Skabies, S. 139), Naevi, Hämangiome etc.

11

Differenzialdiagnosen | Differenzialdiagnostisch müssen Grunderkrankungen, die ebenfalls ursächlich für die Brustschmerzen sein können (d.h. nicht brustspezifische Veränderungen), ausgeschlossen werden (**Tab. 11.3**).

Therapie | Die Therapie richtet sich nach der Ursache und Schwere der Symptomatik, wobei nicht selten keine spezifische Ursache eruiert werden kann.

- **allgemeine Maßnahmen:** Tragen eines gut sitzenden BHs, lokale Kühlung, Verzicht auf Methylxanthine (Kaffee, Tee, Cola, Schokolade) und Nikotin
- **Naturheilmittel:** Vitex agnus castus (Mönchspfeffer), Nachtkerzenölkapseln, Brennnessel-, Johanniskraut- oder Melissen-Tee, Vitamin E (400 I.E. 2×/d), Vitamin B_1 und B_6
- **medikamentöse Therapie:** Analgetika (nichtsteroidale Antiphlogistika, Paracetamol), Dopaminagonisten (z.B. Bromocriptin 2 × 2,5 mg/d), orale und perkutane Gestagene, Tamoxifen.

EXKURS

Tamoxifen bei Brustschmerzen
In einer placebokontrollierten Studie reduzierte sich unter der Einnahme von Tamoxifen (→ Antiöstrogen, S. 288) die Mastodynie bei über 70 % der Frauen innerhalb von 3–6 Monaten. Dabei zeigte sich eine Dosis von 10 mg als genauso effektiv wie 20 mg. Tamoxifen ist allerdings für diese Indikation nicht zugelassen und sollte nicht länger als 6 Monate verabreicht werden.

Prognose | Die Symptomatik der **Mastodynie** nimmt mit zunehmendem Alter bis zu den Wechseljahren zu. Danach treten die Beschwerden wesentlich seltener auf. Erhält die Patientin allerdings postmenopausal eine hormonelle Substitutionstherapie (S. 69), kann dies die Symptomatik wieder hervorrufen.

Tabelle 11.3

Differenzialdiagnosen der Mastodynie

brustspezifische Veränderungen	nicht brustspezifische Veränderungen

- zyklische Mastodynien
- azyklische Mastodynien (= Mastalgie)
  • fibrozystische Mastopathie
  • schwangerschaftsbedingte Veränderungen der Mamma (z.B. Spannungsgefühl, puerperale Mastitis)
  • non-puerperale Mastitis
  • Hämatom oder posttraumatische Veränderungen
  • Narben/Fettgewebenekrosen nach Operation
  • Mammakarzinom
	- zervikobrachiale Neuralgien
	- Morbus Mondor (oberflächliche Phlebitis im Thorakalbereich, „Eisendrahtphlebitis")
	- Tietze-Syndrom (idiopathische Chondropathie der Rippenknorpel, meist 2.–5. Rippe am Sternumansatz, Ätiologie unbekannt)

11.3 Diagnostik

Key Point

Wie auch in anderen Fachbereichen stellen die Anamnese und ärztliche Untersuchung sowie deren sorgfältige Dokumentation eine wesentliche Grundlage der klinischen Diagnostik dar. Da sie aber besonders in der Gynäkologie für die Patientinnen unangenehm und mit Scham verbunden sind, ist von ärztlicher Seite aus ein besonderes Einfühlungsvermögen notwendig.

11.3.1 Anamnese

Zu Beginn erfolgt eine spezielle Krankheitsanamnese bezüglich der aktuellen Beschwerden:

— Welche Beschwerden bestehen derzeit?
— Wann sind diese das erste Mal aufgetreten?
— Sind sie zyklusabhängig?
— Sind sie schmerzhaft (Dauer/Stärke der Schmerzen)?
— Bestanden sie schon einmal in der Vergangenheit?

Anschließend wird eine allgemeine gynäkologische Anamnese erhoben mit Fragen nach:

— gynäkologischen Vorerkrankungen (hier insbesondere der Mamma)
— Eintritt der Menarche (ggf. Menopause) und Zyklusstörungen
— Einnahme von Kontrazeptiva oder einer Hormonersatztherapie (inkl. der Einnahmezeitintervalle)
— Schwangerschaften, Geburten (inkl. des Entbindungsmodus und der Stillzeiten)
— letzter gynäkologischer Vorsorgeuntersuchung sowie Mammadiagnostik (sollte nicht länger als drei Monate zurückliegen)
— bereits erfolgten chirurgischen Eingriffen im Bereich des Abdomens, kleinen Beckens (Fehlen von Uterus und Ovarien – z.B. wichtig zur Beurteilung des Hormonstatus oder Festlegung endokriner Therapien) sowie der Brust (bedeutsam zur Beurteilung von Narben, Rezidivwahrscheinlichkeiten).

In der Eigenanamnese werden nichtgynäkologische Erkrankungen, Allergien und nichtgynäkologische Operationen (Baucheingriffe) erfragt. Hierzu gehört auch die Allgemein- und Medikamenten-/Drogenanamnese: Erkrankungen der Schilddrüse sowie die Einnahme unterschiedlichster Medikamente können bei Erkrankungen der Brustdrüse ursächlich sein. Auch nach einem Nikotinabusus sollte gefragt werden, da dieser nicht nur in erheblichem Maße postoperative Komplikationen wie Infektionen und Wundheilungsstörungen, sondern auch die Häufigkeit und den Verlauf einer Mastitis non-puerperalis (S. 261) sowie der Mastodynie beeinflusst (S. 248).

Abschließend erfolgen eine psychosoziale Anamnese (Beruf, soziales Umfeld) sowie eine Familienanamnese mit der Frage nach Erbkrankheiten mit besonderem Augenmerk auf Krebserkrankungen (v.a. Mammakarzinom und Ovarialkarzinom, s. familiäre Brustkrebsgene BRCA-1 und -2, S. 268) und Gerinnungsstörungen (Thrombosen, Blutungsneigungen).

11.3.2 Klinische Untersuchung

Inspektion

Die Patientin entkleidet zunächst den Oberkörper und wird bei herabhängenden Armen betrachtet (Abb. 11.6a), im Anschluss auch bei erhobenen Armen (Abb. 11.6b). Beurteilt werden sollten die Größe der Brust (hilfreich ist hier die Dokumentation der BH-Größe), der Grad der Ptose (= Erschlaffung, Herabhängen, Tab. 11.4) und die Symmetrie. Ein hoher Grad der Ptose ist per se nicht pathologisch. Der Ptosegrad ist abhängig von Alter, Größe der Brust, hormonellen Einflüssen und individuellen Faktoren (z.B. Bindegewebsschwäche).

Bei der Inspektion der Brust ist auf folgende Veränderungen zu achten (Abb. 11.4):

— Auffälligkeiten des Hautkolorits (Abb. 11.4a und Abb. 11.33, S. 293): Rötungen (mögliches Zeichen einer Entzündung, Abb. 11.4c, e), Hyper- oder Depigmentierungen (z.B. nach erfolgter Radiatio)
— Narben (inkl. Gewebedefekten)
— Einziehungen/Vorwölbungen (Abb. 11.4c)

Tabelle 11.4		
Gradeinteilung der Ptose der weiblichen Brust (nach Regnault)		
Klassifikation	**Ptose**	**Beschreibung**
Grad I	gering	Nippel-Areola-Komplex in Höhe der Umschlagfalte, jedoch höher als der untere Brustpol
Grad II	moderat	Nippel-Areola-Komplex unterhalb der Umschlagfalte, aber immer noch höher als der untere Brustpol
Grad III	schwer	Nippel-Areola-Komplex unterhalb der Umschlagfalte, kein unterer Brustpol mehr sichtbar („Snoopy nose breast")

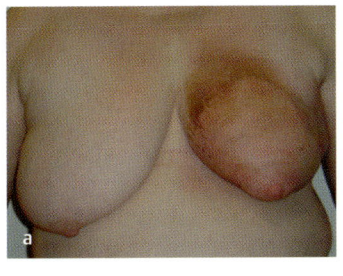
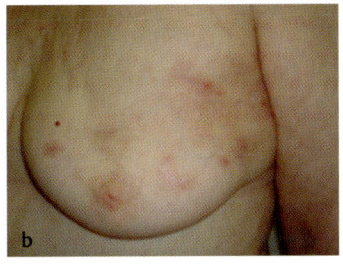
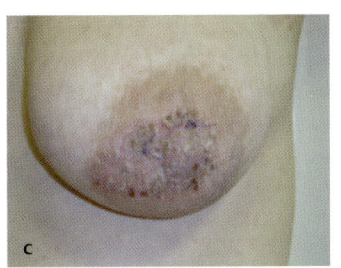
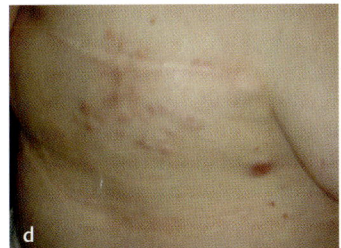
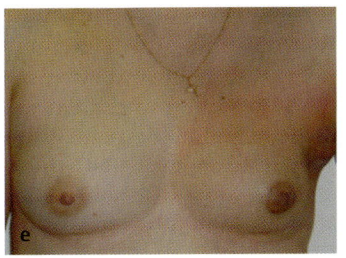
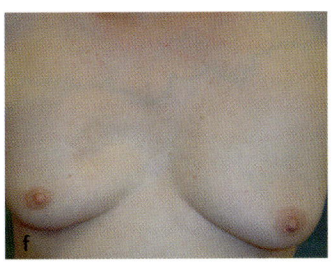

Abb. 11.4 Inspektion der Mamma – mögliche Veränderungen. a Z.n. Radiatio: Schrumpfung der Mamma und Hyperpigmentierung. **b** Herpes zoster der linken Mamma. **c** Chronische Dermatitis der linken Mamma. **d** Kutane Metastasen.
e Inspektorisch kleinere Mamma links bei Fixierung durch Tumor an der Brustwand. Sichtbare Begleitmastitis und tumoröse Vorwölbung im Bereich der linken Axilla durch ausgedehnten LK-Befall. **f** Einziehung und Gewebedefekt nach brusterhaltender Therapie (BET, S. 276) bei Mammakarzinom im oberen, inneren Quadranten der rechten Brust.

11

— **neu aufgetretene Größenasymmetrien** (Vergrößerung und Verkleinerung der Brust, **Abb. 11.4d**)
— **Beschaffenheit der Haut**, z.B. verdickt wie die typische Peau d'orange (= Kutisödem, **Abb. 11.18c**, S. 272).
— Veränderungen des **Nippel-Areola-Komplexes**: Hierzu zählen neben invertierten Brustwarzen v.a. ekzematöse Veränderungen des Mamillenhofes (DD Morbus Paget, **Abb. 11.34**, S. 294).

Praxistipp

Ein Teil der genannten Veränderungen lässt sich bei Elevation der Arme über den Kopf, Aufstützen der Arme in die Hüfte und Anspannung der Pektoralismuskulatur oder Vorbeugen des Oberkörpers um 45° deutlicher erkennen.

Palpation

Die Palpation der Brust erfolgt in der Regel an der **stehenden Patientin**, wobei gerade bei sehr voluminösen Brüsten eine zusätzliche Untersuchung an der liegenden Patientin eine verbesserte Beurteilbarkeit v.a. der unteren zwei Brustquadranten (**Abb. 11.5**) ermöglicht.
Untersucht werden sollte die Brust mit den **vorderen Abschnitten der flach aufgelegten Finger** einer Hand mit unterschiedlicher Druckstärke, um alle Brustanteile, die oberflächlichen wie die tiefen, zu erfassen. Die gesamte Brust, also das Gewebe zwischen den anatomischen Grenzen (vgl. hierzu

S. 246), sollte vollständig untersucht werden (**Abb. 11.6**).
Bei der Untersuchung des **Brustdrüsenkörpers** sollten dessen „Konsistenz" (derb, weich, klein-/grobknotig) sowie die **Beurteilbarkeit** (gut, schlecht) mit gesondertem Vermerk von **dichteren Arealen** einschließlich ihrer Lokalisationsangabe dokumentiert werden. **Abgrenzbare Tastbefunde** müssen mit Größe (in mm oder cm) und Lage in der Brust (Angabe nach Uhrzeit und Abstand von der Mamille, **Abb. 11.5b**) vermerkt werden. Bei einem positiven **Jackson-/Plateau-Phänomen** besteht ein hochgradiger V.a. ein Mammakarzinom. Es entsteht durch eine Fixierung der Kutis über einem Tumor durch Infiltration der Cooper-Ligamente oder direktes Einwachsen in die Kutis (**Abb. 11.18b**, S. 272).
Die Palpation umfasst auch die supra- und infraklavikulären sowie die axillären **Lymphknoten** (LK, vgl. **Abb. 11.2**, S. 246). Parasternale LK sind einer Tastuntersuchung nicht zugänglich. LK werden unter Angabe der anatomischen Lage als suspekt/unsuspekt, mobil, fixiert, derb oder weich beschrieben.
Bei der abschließenden **Untersuchung der Mamille** ist insbesondere auf eine **Sekretabsonderung** zu achten, die je nach Färbung einer weiteren Abklärung (Abstrich mit zytologischer Untersuchung) bedarf (vgl. S. 247).

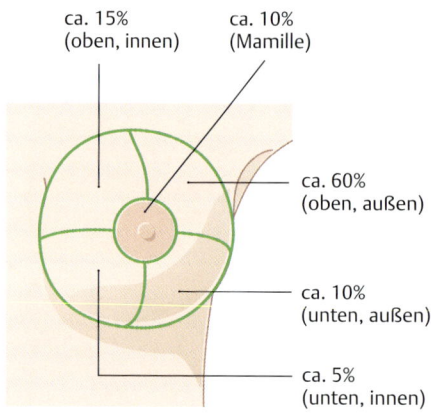

ca. 15%
(oben, innen)

ca. 10%
(Mamille)

ca. 60%
(oben, außen)

ca. 10%
(unten, außen)

ca. 5%
(unten, innen)

a

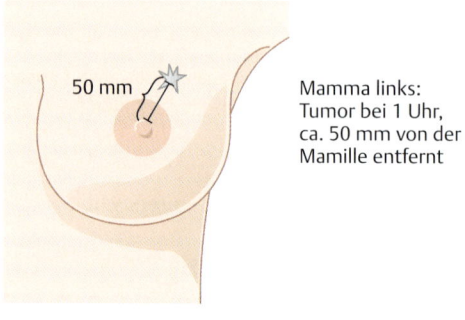

50 mm

Mamma links:
Tumor bei 1 Uhr,
ca. 50 mm von der
Mamille entfernt

b

Abb. 11.5 Einteilungen der Brust. a Quadranteneinteilung mit Angabe der durchschnittlichen prozentualen Verteilung des Mammakarzinoms (vgl. S. 273). **b** Die Lokalisationsangabe nach der Uhrzeit erfolgt zur eindeutigen Lagedokumentation von auffälligen Befunden. Dabei sollte auch die Entfernung zur Mamille in mm angegeben werden.

MERKE

Da die meisten Mammakarzinome von den Patientinnen selbst entdeckt werden, sollten Frauen nach ärztlicher Anleitung eine regelmäßige **Selbstuntersuchung** der Brüste durchführen (**Abb. 11.6**).
Die Untersuchung sollte **nach Ablauf der Menstruation** erfolgen, da hormonell bedingte Veränderungen Knoten vortäuschen können.

11.3.3 Bildgebende Verfahren

Nach der Anamnese und klinischen Untersuchung schließt sich ggf. eine bildgebende Diagnostik der Mamma an. In erster Linie erfolgt diese mittels **Sonografie** und **Mammografie**. Spezialuntersuchungen wie die MRT bedürfen einer besonderen Indikation und gehören heute noch nicht zur Routine.

Sonografie

Prinzip | Die von der Ultraschallsonde gesendeten Schallwellenimpulse werden von den Geweben innerhalb der Brust unterschiedlich stark reflektiert. So stellen sich Strukturen **geringer Echogenität** (in der Brust z.B. Zysten, **Abb. 11.7a, b**) als **schwarze**, Strukturen **hoher Echogenität** als **weiße** Bildpunkte (in der Brust z.B. Bindegewebe, **Abb. 11.7c**) dar.

Indikationen | Indikationen für die **Mammasonografie** sind nach den **S3-Leitlinien**:

— Diagnosesicherung einer einfachen Zyste (**Abb. 11.7a**)

— Beurteilung mammografisch sichtbarer Herdbefunde (S. 254), insbesondere, wenn diese durch dichte Parenchymstrukturen teilweise überlagert werden (verbesserte Sensitivität)

— Abklärung unklarer Tastbefunde, die ohne mammografisches Korrelat sind

— erstes bildgebendes Verfahren von Tastbefunden bei jungen Frauen, in der Schwangerschaft und der Laktationsperiode

— komplementäre Diagnostik bei mammografischen Befunden BI-RADS IV und V (**Tab. 11.7**, S. 257)

— im Rahmen sonografisch gesteuerter interventioneller Methoden (präoperative Markierung, Zystenpunktionen, Stanz- und Vakuumbiopsie).

Praxistipp

Die S3-Leitlinie enthält die evidenz- und konsensusbasierten Empfehlungen zu Diagnostik, Therapie und Nachsorge des Mammakarzinoms. Sie wurde 2008 aktualisiert und ist online frei zugänglich, z.B. unter www.krebsgesellschaft.de.

Durchführung | Die Mammasonografie wird **in Rückenlage mit erhobenen Armen** durchgeführt, evtl. bei großen Brüsten zusätzlich in Halbseitenlage zur besseren Beurteilung der äußeren Quadranten. Nach Aufbringen des Kontaktgels wird der Schallkopf senkrecht zur Haut mit einem adäquaten Auflagedruck sagittal oder transversal mäanderförmig (**Abb. 11.8a, b**) über die Brust geführt. Veränderungen von Milchgangstrukturen sind mit einer radiären Schallkopfführung entsprechend dem anatomischen Verlauf am besten zu erfassen (**Abb. 11.8c**).

Bewertung | Als Screeninguntersuchung ist die Sonografie ungeeignet, da sie eine zu große Geräte- und Untersucherabhängigkeit besitzt. Sie hat sich als **ergänzende Methode** zur Mammografie in der Abklärung unklarer Befunde und als **primäre Diagnostik** bei jungen Frauen etabliert.

11

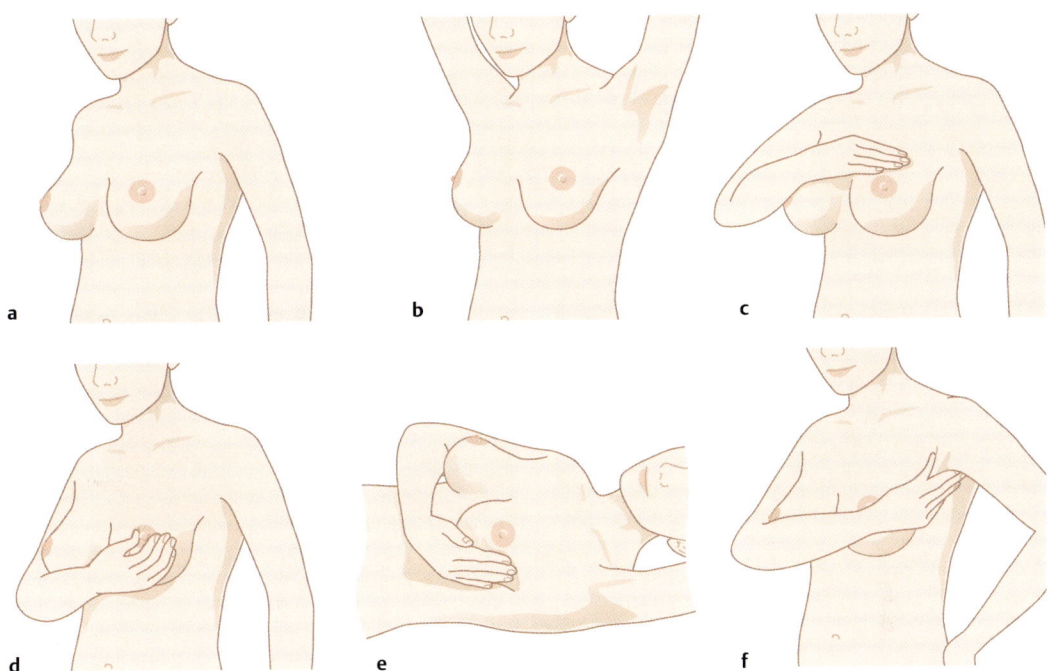

Abb. 11.6 Selbstuntersuchung der Brust. a, b Inspektion beider Brüste vor dem Spiegel mit herabhängenden und erhobenen Armen. **c** Palpation der Brust mit der jeweils kontralateralen Hand. Die flach aufgelegten Finger beurteilen mit unterschiedlicher Druckstärke alle (!) Brustbereiche (oberflächliche und tiefe). **d** Provokation der Mamillensekretion durch Kompression der Mamille zwischen Daumen und Zeigefinger (bei Sekretaustritt Farbe beachten). **e** Verbesserte Untersuchungsbedingungen bestehen (v.a. bei großer Brust) meist im Liegen, da die Palpation durch die im Liegen auf der Thoraxwand verteilte Brust erleichtert wird. Zur Anspannung der Brust Anheben des Armes auf der Seite der zu untersuchenden Brust über den Kopf. **f** Abtasten der axillären LK bei wiederum entspanntem (!) Arm, z.B. durch lockeres Aufstützen in die Hüfte.

> **MERKE**
>
> Auch ein **unauffälliger** Befund bei der Mammasonografie sollte immer **dokumentiert** werden!

Die **Dokumentation** eines unauffälligen Befundes umfasst die bildliche Darstellung eines **repräsentativen Drüsenköperanschnitts** jeder Mamma unter Einbeziehung der **Mamillenregion** sowie die Bilddokumentation der jeweiligen **Axilla**.
Der **Ultraschall-Befundbericht** sollte gegliedert sein in:
- **Seitenangabe** (rechte oder linke Mamma)
- Einteilung der **Brustdichte** (Tab. 11.6, S. 255) ergänzt durch eine Beschreibung der **Bruststruktur** bzw. Architektur: homogen vs. inhomogen (Tab. 11.5)
- **Lokalisation** des Herdbefundes nach Angabe der Uhrzeit mit Abstand zur Mamille in mm (vgl. Abb. 11.5b, S. 252)
- **Herdgröße in 3 Ebenen** (Angaben in 2 senkrecht zueinander stehenden Schallebenen mit 3 Durchmessern, zusätzlich empfiehlt sich die Angabe der Tumorhauptachse: horizontal/indifferent/vertikal)
- Einteilung nach **BI-RADS analogen DEGUM-Kriterien** (Tab. 11.7, S. 257)
- **Empfehlung** zum weiteren Procedere.

Tabelle 11.5

Wichtige sonografische Befundkriterien benigner und maligner Herdbefunde der Brust

Befundkriterium	benigner Herdbefund	maligner Herdbefund
Form	rund, oval	irregulär
Tumorachse	horizontal	vertikal (senkrecht), indifferent
Randkontur	glatt, gelappt	unscharf, mikrolobuliert, anguliert, spikulär
Echogenität	echoleer, echoarm	echoarm
Echostruktur	homogen	inhomogen
Komprimierbarkeit	vorhanden	fehlend
Schallfortleitung	verstärkt	abgeschwächt, indifferent
Verkalkungen	Makrokalk	Mikrokalk
Durchblutung	–	evtl. verstärkt

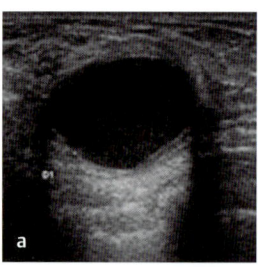
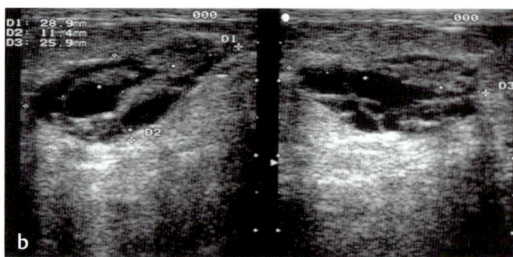
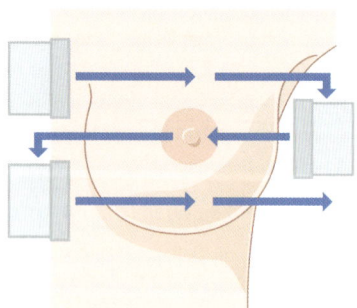
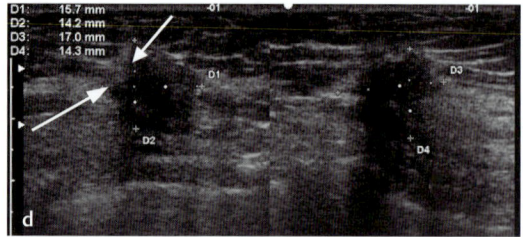

Abb. 11.7   Sonografische Befunde der Mamma. a Einfache Zyste. Glatt begrenzt, echoleer, homogen mit verstärkter dorsaler Schallfortleitung und bilateralem Randschatten, komprimierbar. **b Komplexe Zyste.** Glatt begrenzt, echoleer/ echoreich, inhomogen mit dorsaler Schallverstärkung, komprimierbar. **c Fibroadenom.** Glatt begrenzt, gering gelappt, homogen echogen mit dorsaler Schallverstärkung, horizontale Tumorachse. **d Karzinom.** Irregulär begrenzt mit spikulären Ausläufern (↑), inhomogen mit indifferenter Schallfortleitung

11

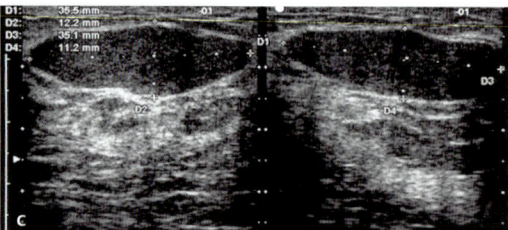
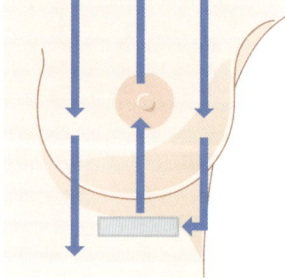
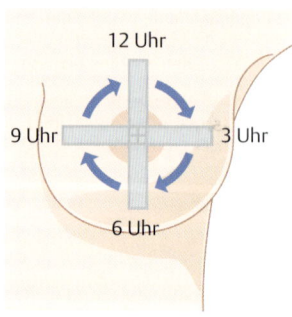

a sagittale Schallkopfführung   b transversale Schallkopfführung   c radiäre Schallkopfführung

Abb. 11.8   Sonografische Schallkopfführungen zur Untersuchung der Brust. a Die sagittale Schallkopfführung ist die gebräuchliste, weil sie eine systematische Untersuchung der Brust erlaubt. **b, c** Die transversale und die radiäre Schallkopfführung können ergänzend hilfreich sein, z.B. bei großer Brust oder um eine radiäre Ausbreitung zu verifizieren.

MERKE

Ein **Herdbefund** ist definiert als eine in **zwei** senkrecht aufeinander stehenden **Ebenen abgrenzbare Gewebeveränderung**.

Mammografie

Prinzip | Die Mammografie ist eine **Röntgenuntersuchung der Brust** mit weicher Röntgenstrahlung von 26–30 kV. Die Entwicklung geht vom Film-Foliensystem in jüngster Zeit hin zur **digitalen Mammografie**.

Indikationen |

— **Krebsfrüherkennung:** Das **„Mammografie-Screening"** ist ein Programm zur Früherkennung von Brustkrebs mittels Röntgenuntersuchung der Brust. In Deutschland wird es Frauen im Alter von **50–69 Jahren** angeboten. Gerade Frauen dieses Alters sind besonders von Brustkrebs betroffen: Internationale Studien haben gezeigt, dass die Sterblichkeit an Brustkrebs bei Frauen von 50–69 Jahren mit dem Mammografie-Screening um 20–40 % gesenkt werden kann. Frauen dieser Altersgruppe werden alle zwei Jahre persönlich zu dieser Früherkennungsuntersuchung von einer zentralen Meldestelle eingeladen.

Die Teilnahme am Mammografie-Screening ist **kostenlos** und **freiwillig**.

Ziel des Mammografie-Screenings ist es, durch eine **qualitätsgesicherte Früherkennung** Tumoren in einem Stadium zu entdecken, in dem sie noch klein sind (möglichst < 10 mm) und weniger aggressiv bzw. möglichst brusterhaltend behandelt werden können. Langfristig soll die Sterblichkeitsrate an Brustkrebs in der genannten Altersgruppe reduziert werden. Daneben gilt es überflüssige Operationen zu vermeiden, wenn sich Tumoren als gutartig herausstellen.

– **Kurative Mammografie:** Die „kurative Mammografie" wird bei u.g. Befunden vom Frauen- oder Hausarzt indiziert und stellt eine Leistung der gesetzlichen Krankenkasse dar. Eine Mammografie auf alleinigen Wunsch der Patientin oder bei fehlender Indikation ist keine Kassenleistung.
  Indikationen:
  • auffälliger Palpations-, Sonografiebefund (s. auch Diagnostik des Mammakarzinoms, S. 268)
  • suspekte Hautveränderungen (z.B. inflammatorisches Mammakarzinom, S. 293, Morbus Paget, S. 293)
  • Mastodynie (S. 248)
  • pathologische Mamillensekretion (Galaktografie, S. 256 bzw. S. 260)
  • erhöhtes familiäres Brustkrebsrisiko
  • Suche nach einem Primärtumor
  • Nachsorge nach Mammakarzinomerkrankung (vgl. **Tab. 11.21**, S. 293)
  • Kontrolle nach Vorbefund (z.B. bei BI-RADS-Stadium 3 [**Tab. 11.7**, S. 257] Mammografie-Kontrolle nach 6 Monaten).

Durchführung I Von jeder Brust werden standardisiert zwei Aufnahmen im kraniokaudalen (**cc-Aufnahme**) und schrägen (= mediolaterobliquen)

Strahlengang (**mlo-Aufnahme**) angefertigt. Die Brust wird hierzu zwischen zwei Plexiglasscheiben komprimiert, um Bewegungs- und Überlagerungsartefakte zu reduzieren.

Bewertung I Eine standardisierte Befundung erfolgt nach den Vorgaben der European Guidelines for Quality Assurance in Mammography Screening (**PGMI-Kriterien**) zur Bildgütebeurteilung der Mammografie (PGMI = perfekt-gut-mäßig-inadäquat). Das American College of Radiolgy (**ACR**) hat für die Mammografie eine **Einteilung der Brustdichte** in 4 Dichtetypen entwickelt (**Tab. 11.6**). Die Bedeutung der ACR-Klassifikation liegt in der Abnahme der Empfindlichkeit der Mammografie bzgl. verdächtiger Veränderungen mit zunehmendem ACR-Dichtegrad.

Bei einem mammografischen Dichtegrad **ab ACR 3** sollte daher stets auch eine ergänzende **Mammasonografie** erfolgen.

Etwa 10–15 % der malignen Tumoren lassen sich mammografisch nicht darstellen. Sie fallen durch einen persistierenden, größenprogredienten Tastbefund oder u.U. in der Sonografie und dem MRT auf. Besonders bei jungen Frauen ist eine mammografische Beurteilung aufgrund des dichten Mammaparenchyms erschwert.

Bei der seitenvergleichenden Beurteilung der Mammografie sollte v.a. auf **Asymmetrien** und **Verschattungen** sowie **Mikrokalzifikationen (< 1 000 µm)** geachtet werden (**Abb. 11.9**). Im Seitenvergleich der Mammografiebilder ggf. auffallende Asymmetrien des Parenchyms (z.B. Retraktions-Phänomene), sind hochsuspekt.

Typische Malignitätskriterien sind I
– unscharf begrenzte Herdbefunde
– seitendifferente Parenchymverteilung
– Verdichtungen mit radiären Ausläufern („Krebsfüßchen")
– polymorphe gruppierte Mikroverkalkungen, die segmental angeordnet sind.

Etwa 80 % aller DCIS (S. 274) zeigen **Mikrokalzifikationen**. Polymorphe, gruppiert und segmental angeordnete Mikrokalzifikationen gelten als suspekt. Bei straßenförmiger Anordnung liefern sie zudem einen Hinweis auf einen Wachstumsprozess mit intraduktaler Ausbreitung. Aber auch **benigne Erkrankungen** können mit Verkalkungen einhergehen, wie z.B. Mastopathien, sklerosierende Adenose, Narben, Fibroadenome oder Zysten. Die Verkalkungen sind hier jedoch meist rund, grobscholliger und diffuser verteilt. Benigne Tumoren (Fibroadenome, Zysten) sind meist glatt begrenzt und weisen eine homogene Dichte auf.

Tabelle 11.6

Beschreibung der Brustdichte (in Anlehnung an die ACR-Mammografie-Klassifizierung)

ACR	Zusammensetzung des Brustgewebes (Anteil des fibroglandulären Gewebes)	Beurteilung
Grad I	< 25 %, fast ausschließlich Fettgewebe	Involutionsbrust
Grad II	25–50 %	Teilinvolution
Grad III	51–75 %	weitgehend dichter Drüsenkörper
Grad IV	> 75 %	sehr dichter Drüsenkörper

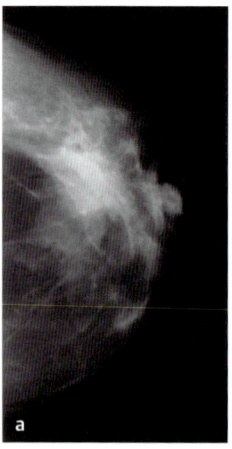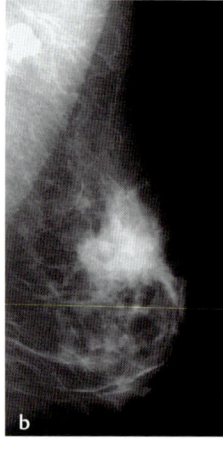

Abb. 11.9 Mammografie. a In der cc-Aufnahme zeigt sich links oben außen eine unregelmäßig begrenzte Verschattung mit Ausläufern bis nach retromamillär reichend.
b In der mlo-Aufnahme sind zwei Lymphknoten erkennbar mit hochgradigem V. a. eine Tumorinfiltration.

Eine **Standardisierung** der Mammografie-Beurteilung sollte durch die Verwendung der **BI-RADS-Klassifikation** (**Tab. 11.7**; BI-RADS: Breast Imaging-Reporting and Data System) erfolgen. Dieser vom ACR vorgestellte Kriterienkatalog hat sich bei der Charakterisierung von Herdbefunden als sehr nützlich erwiesen.

Galaktografie
Prinzip ❙ Die Galaktografie ist die **radiologische Darstellung eines Milchgangs** mithilfe eines **Kontrastmittels** (KM).
Indikationen ❙ Bei einer **einseitigen**, spontan neu aufgetretenen **nicht milchigen** (evtl. sogar blutigen) **Sekretion** aus der Mamille (DD Galaktorrhö: seröse bis milchige beidseitige Mamillensekretion aus mehreren Milchgängen, S. 247) ist durch eine KM-Darstellung des entsprechenden Milchgangs ein **intraduktaler Prozess** (Papillome, intraduktale Karzinome, **Abb. 11.10**) zu lokalisieren.
Durchführung ❙ Unter Lupendarstellung wird der sekretabsondernde Milchgang mit einer feinen stumpfen Nadel sondiert und 0,1–0,2 ml **jodhaltiges, wasserlösliches KM** langsam injiziert. Danach folgt die Durchführung der **Mammografie** in 2 Ebenen (cc und mlo, S. 255). In ca. 50 % der Fälle lässt sich der betroffenen Milchgang allerdings nicht sondieren.
Bewertung ❙ **KM-Abbrüche** und **-Aussparungen** sowie nachgewiesene **Kaliberschwankungen** der Milchgänge weisen auf intraduktale Veränderungen hin, wobei diese in der überwiegenden Zahl (> 90 %) benigne sind, jedoch histologisch abgeklärt werden müssen.

> **MERKE**
> Allein durch die **Galaktografie** ist keine Unterscheidung zwischen benignen und malignen Befunden möglich.

Mithilfe der Galaktografie ist die **radiologische Lokalisation** der Veränderung möglich, sie dient dem Operateur zur Orientierung für die Gewebeentnahme. Der Operateur injiziert einen **Farbstoff (Methylenblau)** anstelle des KM zur Darstellung des Gangsystems und kann so mittels einer segmentförmigen Resektion den blaugefärbten Milchgang entfernen und histologisch untersuchen lassen.

Magnetresonanztomografie (MRT)
Synonyme ❙ Kernspintomografie, Magnetic Resonance Imaging (MRI) bzw. zur Untersuchung der Brust: Magnetresonanz-Mammografie.
Prinzip ❙ Die MRT-Untersuchung basiert auf sehr starken Magnetfeldern, mit denen z. B. Wasserstoffkerne im Körper angeregt werden. Im Unterschied zum CT oder Röntgen, stellt sie für den Patienten keine Strahlenbelastung dar.
Indikationen ❙ Für folgende vier **Indikationen** werden die Kosten von der **Krankenkasse** übernommen:
- Unterscheidung von Narbe und Rezidiv bei Z. n. Mammakarzinom
- CUP (Cancer of unknown primary)
- Hochrisikopatientinnen (BRCA-Trägerinnen, S. 268) ab dem 30. Lebensjahr jährlich zur Früherkennung

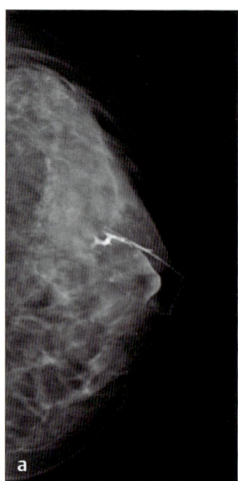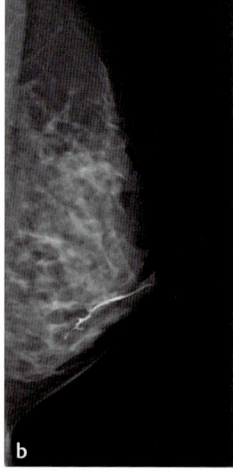

Abb. 11.10 Galaktografie. Anamnestisch Hinweis auf blutige Sekretion links seit 5 Wochen. In der Galaktografie (**a** cc-Aufnahme, **b** mlo-Aufnahme) zeigt sich ein Gangabbruch der linken Mamma bei 4 Uhr, ca. 35 mm von der Mamille entfernt. Der histologische Befund ergab die Diagnose eines Papilloms (S. A-1).

Tabelle 11.7

Kategorie	Bewertung und Befunde	Beurteilung/Procedere
	BI-RADS-Dignitätskriterien – in Anlehnung an die BI-RADS-Kategorien und Handlungsempfehlungen des American College of Radiology (ACR)	
0	**eingeschränkt beurteilbar** (z.B. bei Makromastie und ausgeprägter fibröser Mastopathie mit starker Schallabsorption)	weitere bildgebende Abklärung erforderlich
1	**unauffällig** (Normalbefund ohne Herd, Architekturstörung oder Hautverdickung)	keine weiteren Maßnahmen, evtl. ergänzend Vergleich mit Mammografie-Vorbefunden
2	**gutartig** (z.B. Zysten, Lymphknoten, Brustimplantate, verlaufskonstante Narben, verlaufskonstante typische Fibroadome)	keine Punktion nötig, nur bei Symptomatik
3	**wahrscheinlich gutartig**[1] (z.B. solide, ovale, hautparallel orientierte, scharf begrenzte Fibroadenome, komplizierte Zysten und traubenförmige Mikrozysten)	kurzfristige Verlaufskontrolle empfohlen (innerhalb von 6 Monaten); evtl. Punktion
4	**suspekt** (solide Herde ohne obige typische Benignitätskriterien)	(Stanz-)Biopsie empfohlen
5	**wahrscheinlich maligne (hochverdächtig)** (mehrere typische Malignitätskriterien, s. Text)	Abklärung erforderlich
6	**histologisch gesicherte maligne Veränderung**	individuelle Therapieplanung

[1]Etwa 2 % aller als Kategorie 3 klassifizierten Tumoren sind maligne!

– lokales Staging beim lobulären Mammakarzinom.

Auch in anderen Fällen kann eine MRT-Untersuchung indiziert sein (cave: **keine Kassenleistung**!):

– V.a. multifokalen (weiterer Tumor im gleichen Brustquadranten) oder multizentrischen (weiterer Tumor in einem anderen Brustquadranten) Tumorgeschehen bei gesichertem Mammakarzinom
– V.a. Implantatruptur nach Augmentation (S. 279).

Durchführung | Bei der MRT der Mamma wird das Brustgewebe in dünnen Schichten (ca. 2–4 mm) vor und nach **Kontrastmittelgabe** (KM) abgebildet. Dank der hohen Auflösung können schon kleine Herde erkannt werden. Gewebe mit **vermehrter Vaskularisation** und **Gefäßpermeabilität** reichern das KM verstärkt an. Hierzu zählen die meisten invasiven Malignome, ein Teil der präinvasiven Neoplasien, aber auch gutartige, proliferierende hyperplastische oder entzündliche Veränderungen. Die Untersuchung sollte in der 1. Zyklushälfte durchgeführt werden, da es in der 2. Hälfte vermehrt zu falsch positiven Anreicherungen kommen kann.

Bewertung | Zu den **diagnostischen MRT-Kriterien** gehören:

– Intensität
– Dynamik und Form der KM-Aufnahme
– Dynamik der KM-Abgabe
– Form der Läsion.

Typisch für einen **suspekten Herdbefund im MRT** sind:

– unregelmäßig begrenzte KM-Anreicherung
– schnelle und peripher betonte KM-Anreicherung
– frühes Wash-out-Phänomen (Rückgang der KM-Anreicherung nach einem Maximum innerhalb von 3 min post injectionem).

MERKE

Mit der MRT kann **kein** Mikrokalk nachgewiesen werden, d.h., ein wesentliches Kriterium prämaligner Veränderungen wird nicht erkannt. Als standardmäßige Screeninguntersuchung ist die MRT daher, ebenso wie die Sonografie, ungeeignet!

Die Kontrastmittel-MRT ist das **sensitivste** (relativ wenig falsch negative Befunde) Verfahren in der Mammadiagnostik bei jedoch nur **mäßiger Spezifität** (relativ viele falsch positive Befunde). Ein alleiniger Einsatz der MRT ohne sono- und mammografische Vordiagnostik ist derzeit nicht gerechtfertigt.

MERKE

Ein MRT wird immer **ergänzend** zur klinischen Untersuchung, Sonografie und Mammografie durchgeführt.

11.3.4 Gewebeentnahme zur histologischen Abklärung

Befunde der **BI-RADS-Kategorie IV und V** (**Tab. 11.7**) bedürfen einer **histologischen Abklärung**. Die Gewinnung von repräsentativem Gewebe kann **interventionell** mittels Stanzbiopsie, Vakuumbiopsie (beide sonografisch, mammografisch oder MRT-gesteuert) oder einer offenen **chirurgischen** Probeentnahme (PE) erfolgen.

Vorteile der interventionellen Verfahren sind:
- Wegfall einer intraoperativen Schnellschnittuntersuchung
  - kürzere OP-Zeit (Kosten!)
  - kürzere Narkose (geringere Belastung für die Patientin!)
- genaues operatives Vorgehen kann präoperativ mit der Patientin besprochen werden.

Stanzbiopsie

Als eine **minimalinvasive Methode** erfolgt die Stanzbiopsie (Abb. 11.11) zur **Abklärung unklarer Befunde** bzw. zur **Diagnosesicherung bei Karzinomverdacht**, wobei ≥ 4 Proben zu entnehmen sind.

Die Hochgeschwindigkeitsstanzbiopsie, auch Corecut-Biopsie (cc-Stanze) genannt, erfolgt mit 12–14G-Nadeln, die nach Verabreichung eines Lokalanästhetikums und einer kleinen Hautinzision Gewebeprobeentnahmen unter **sonografischer Kontrolle** ermöglicht. Dabei stanzt die verwendete „Hohlnadel" mit hoher Geschwindigkeit Gebewebestücke von 15–19 mm aus dem Herdbefund heraus. Die entnommenen Gewebeproben werden dann in Formalin eingelegt (fixiert) und zur **histologischen Untersuchung** geschickt. Bei V.a. Mikrokalk erfolgt zur Verifizierung, ob repräsentativ Verkalkungen in den Gewebeproben enthalten sind, zuvor eine radiologische Kontrolle der Stanzzylinder.

Komplikationen sind sehr selten, können aber als (Nach-)Blutungen (Prophylaxe mit zirkulärem Kompressionsverband für 24 h), Hämatome, Infektionen und Verletzungen der Haut und der Thoraxwand (cave: Pneumothorax!) auftreten.

Kontraindikationen sind bekannte Gerinnungsstörungen und Allergien gegen Lokalanästhetika. Bei antikoagulierten Patienten (Marcumar) ist eine vorherige Umstellung der Medikation notwendig.

Vakuumbiopsie

Auch die Vakuumbiopsie ist eine minimalinvasive Methode, **MIBB** (minimally invasive breast biopsy), die sonografisch, mammografisch (stereotaktisches Mammotom) oder MRT-gesteuert möglich ist. Der **Aufwand** ist deutlich **höher** als bei der Stanzbiopsie, ermöglicht aber die Entnahme von größeren Gewebemengen. Eine **stereotaktisch geführte Vakuumbiopsie** erfolgt bei Mikroverkalkungen oder Herdbefunden, die sich nur mammografisch darstellen lassen.

Verwendet werden 8G- oder 11G-Nadeln, in denen ein Unterdruck (Vakuum) erzeugt wird, der das über einer geöffneten Kammer liegende Gewebe in die Nadel hineinzieht. Das angesaugte Gewebe wird von einem Rundmesser abgeschnitten und über einen Arbeitskanal herausgesaugt, während die Nadel in der Brust lokalisiert bleibt. Die Voraussetzung für die Durchführbarkeit ist, dass die Hohlnadel vollständig von Gewebe zur Anlage des Vakuums bedeckt sein muss, sodass kutis- und thoraxwandnahe Herdbefunde möglicherweise nicht biopsiert werden können und eher kleine Mammae ebenfalls für die Technik nicht geeignet sind. Die Untersuchung der Gewebeproben erfolgt analog zur Stanzbiopsie. Es gelten die gleichen **Kontraindikationen** und **Risiken** wie bei der Stanzbiopsie.

Offene Probeentnahme (PE)

Eine offene Biopsie muss durchgeführt werden, wenn eine interventionell gesteuerte Gewebeentnahme nicht möglich ist oder bei vorangegangener interventioneller Diagnostik eine Diskrepanz zwischen der Befundbeurteilung in der Bildgebung und des histologischen Befundes besteht. Bei nicht-palpablen Veränderungen sollte keine Schnellschnittuntersuchung erfolgen. Im Gegensatz zu den beiden o.g. Verfahren wird die offene Probeentnahme (PE) in **Allgemeinanästhesie** durchgeführt. Zur Lokalisation des Befundes ist eine bildgebungsgesteuerte **Drahtmarkierung** notwendig, wobei die Drahtspitze den Befund penet-

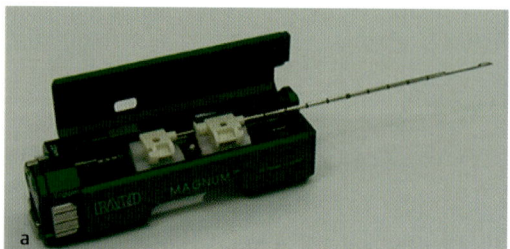
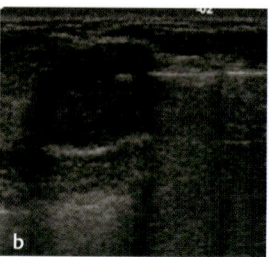
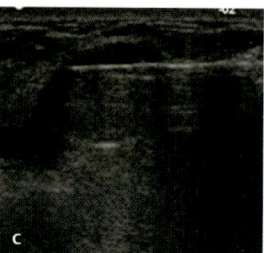

Abb. 11.11   Stanzbiopsie. a Entnahmevorrichtung mit Stanznadel, die im vorderen Abschnitt eine Aussparung erkennen lässt. **b** Stanzvorgang: Platzierung der Nadel vor einem Herdbefund unter sonografischer Kontrolle. **c** Durch raschen Vorschub der Nadel in das Gewebe wird der Stanzzylinder gewonnen.

rieren oder < 1 cm von ihm entfernt liegen sollte. Eine intraoperativ durchgeführte **Präparat-Radiografie** oder **-Sonografie** muss die Entfernung des Befundes sowie des Drahtes dokumentieren. Die Hautinzision ist dem zu entfernenden Befund möglichst anzunähern, um Gewebetunnelungen zu vermeiden. Eine eindeutige Zuordnung der Präparatränder zu der Wundhöhle ist Voraussetzung, um bei Nicht-in-sano-Resektionen nachexidieren zu können. Auch hier erfolgt im Anschluss an die Gewebeprobeentnahme die **histologische Untersuchung** unter dem Mikroskop durch den Pathologen. Neben der Abklärung der **Tumorart** ist wichtig zu klären, ob der Tumor **vollständig entfernt** wurde oder ob eine weitere Operation bzw. Erweiterung der Operation (bei Schnellschnittuntersuchungen) notwendig ist.

11.4 Angeborene Erkrankungen

Key Point

Im folgenden Abschnitt finden sich kongenital determinierte Anomalien der weiblichen Brust, die sich entweder schon bei der Geburt oder erst im Verlauf der Pubertät manifestieren.

Polymastie und -thelie I Bei unvollständiger Rückbildung der embryonal paarig angelegten Milchleisten können **Polymastien** (akzessorische Drüsenkörper) und **Polythelien** (akzessorische Brustwarzen) entstehen. Eine weitere dysgenetische Störung ist die **Athelie** – sie bezeichnet das vollständige Fehlen von Brustwarzen. Als **Aplasie/Amastie** wird das Fehlen der Brustdrüse bezeichnet.

Anisomastie I Die **Anisomastie** ist eine Fehlentwicklung, die zu ungleich großen Brüsten führt. Eine gewisse Seitendifferenz der Brust ist häufig zu beobachten, da sich die Brüste aus zwei voneinander unabhängigen Milchleisten entwickeln. Bei ausgeprägter Asymmetrie und psychischem Leidensdruck ist nach Abschluss der körperlichen Entwicklung eine plastisch operative Korrektur möglich.

Makro- und Mikromastie I Eine einseitige oder beidseitige Vergrößerung der Brust (Hypertrophie) hat meist keine erkennbare Ursache. Unter **Makromastie** versteht man eine übermäßige Größenzunahme. Bedingt durch das Gewicht der Brüste kommt es häufig zu Rückenschmerzen und Ziehen in den Achselhöhlen. Hier besteht die Möglichkeit einer Reduktionsplastik. Die **Mikromastie** (Hypoplasie) ist eine unzureichende Brustentwicklung. Diese ist meist angeboren. In einzelnen Fällen verkleinert sich die Brust nach der Schwangerschaft und Stillzeit sehr stark. Hier besteht bei ausgepräg-

tem Leidensdruck der Patientin die Möglichkeit einer Aufbauplastik.

Flach- und Hohlwarzen I Angeborene **Flachwarzen** und **Hohlwarzen** sind oft beidseitig und müssen unbedingt von der meist einseitig auftretenden malignombedingten Mamillenretraktion (S. 271) unterschieden werden. Häufig führen Flach- und Hohlwarzen zu Stillschwierigkeiten (S. 481). Eingezogene/retrahierte Mamillen können Ursache einer bakteriellen Mastitis non-puerperalis sein oder aber durch rezidivierende Entzündungen entstehen (S. 260).

> **MERKE**
>
> Flach- und Hohlwarzen treten meist **beidseitig** auf, während eine Mamillenretraktion bei malignen Prozessen meist **einseitig** ist.

Neonatale Hypertrophie I Aufgrund der endokrinen Stimulation am Ende der Schwangerschaft kann es bei dem weiblichen und auch männlichen Neugeborenen zu einer beidseitigen Hypertrophiedes Brustdrüsengewebes kommen. Gelegentlich tritt ein milchiges Sekret (**Hexenmilch**) aus. Eine Therapie ist nicht notwendig, die Hypertrophie bildet sich von selbst zurück.

11.5 Sekretorische Erkrankungen

Key Point

Unabhängig von einer Schwangerschaft oder Stillperiode kann etwa bei jeder zweiten Frau eine Sekretion der Mamille durch Druck forciert werden. Die Mamillensekretion stellt dabei kein eigenständiges Krankheitsbild, sondern ein Symptom dar (S. 247). Je nach Ursache unterscheidet man zwischen Galaktorrhö (s.u.) und pathologischer Sekretion (S. 247) verursacht durch verschiedene Brusterkrankungen.

11.5.1 Galaktorrhö

Als Galaktorrhö bezeichnet man eine **seröse bis milchige meist beidseitige Mamillensekretion** aus mehreren Milchgängen, die sich bei 0,5–1 % aller prämenopausalen Frauen findet. Man unterscheidet **extra-** und **intramammäre Ursachen** der Galaktorrhö (S. 247).

Nachfolgend sind **Untersuchungsmethoden** für die Diagnostik der Galaktorrhö und für die differenzialdiagnostische Abklärung der Mamillensekretion im Allgemeinen dargestellt:

– **Inspektion/Palpation:** Sekretion spontan oder nach Provokation? (eine Dignitätseinstufung ist hiermit nicht möglich)

11

- **Zytologie (Abstrich):** niedrige Sensitivität (ca. 30 %), hohe Spezifität (ca. 97 %)
- **Mammografie:** Papillome der Milchgänge können als ovale Verschattungen mammografisch abgrenzbar sein
- **Galaktografie** (S. 256)
- **Sonografie:** Mittels radiärer Schallkopfführung (**Abb. 11.8c**, S. 254) und mithilfe hochauflösender Sonden lassen sich erweiterte Milchgänge und intraduktale Veränderungen je nach Größe darstellen, um diese bioptisch gezielt abklären zu können
- **Duktuslavage:** Injektion von Kochsalzlösung, die nach Durchspülen des Gangsystems wieder entnommen und zytologisch untersucht wird. Die Anwendung erfolgt am ehesten bei asymptomatischen Hochrisikopatientinnen zum früheren Karzinomausschluss als mittels der Bildgebung möglich (Technik ist derzeit noch in Erprobung)
- **Duktoskopie:** Minimalinvasive endoskopische Milchgangsdarstellung (Miniduktoskope mit 0,55–1,25 mm Außendurchmesser inklusive Spülkanal und Arbeitstrokare), die eine direkte Visualisierung von intraduktalen Veränderungen und eine gezielte Probenentnahme erlaubt. Ihr Stellenwert in der diagnostischen Abklärung und Therapie einer Mamillensekretion wird derzeit im Rahmen von Studien geprüft.
- **Histologische Abklärung:** Sollte bei V.a. eine proliferierende Erkrankung nach Darstellung des Gangsystems (s. Galaktografie, Duktoskopie) erfolgen.

Die **Therapie** einer Galaktorrhö erfolgt kausal oder mittels eines **Prolaktinhemmers**.

11.5.2 Pathologische Sekretion

Eine Mamillensekretion aufgrund pathologischer Ursachen (S. 247) tritt meist **einseitig** auf. Ein Abstrich mit **zytologischer Untersuchung** kann Hinweise auf die ursächliche Erkrankung liefern.

11.6 Entzündungen der Mamma

Key Point

Bei der Mastitis handelt es sich um eine Entzündung der Brustdrüse, die unterteilt wird in die Mastitis puerperalis und die Mastitis non-puerperalis. Aus noch ungeklärten Gründen hat die Häufigkeit des Auftretens der Mastitis non-puerperalis stark zugenommen, sodass beide Formen der Mastitis mittlerweile nahezu gleich häufig auftreten. Nach erfolgreicher Therapie einer Mastitis non-puerperalis sollte eine Mammografie

zum Ausschluss eines Malignoms erfolgen. Bei der Thelitis handelt es sich um eine alleinige Entzündung der Brustwarze, die am häufigsten im Rahmen des Stillens auftritt. Bei anhaltenden Veränderungen ohne kausalen Zusammenhang muss immer ein Morbus Paget (S. 293) ausgeschlossen werden.

11.6.1 Mastitis puerperalis

Definition I Bei der **Mastitis puerperalis** handelt es sich um eine **akute Brustdrüsenentzündung im Wochenbett** (meist 2.–4. Woche).

Epidemiologie I Die Inzidenz beträgt ca. 1 %.

Pathogenese I Die Übertragung der Erreger (in > 90 % Staphylococcus aureus) erfolgt über den Nasen-Rachen-Raum der Mutter auf den des Kindes und von diesem auf die mütterliche Brustwarze. Man unterscheidet 2 Formen der puerperalen Mastitis:

- **Parenchymatöse Mastitis**, eine kanalikulär von der Mamille in das Drüsengewebe fortgeleitete eitrige Infektion, deren Leitschiene das erweiterte, sekretgefüllte Milchgangsystem ist
- **Interstitielle Mastitis**, wenn Erreger über Rhagaden der Mamille in die Lymphspalten des Bindegewebes eintreten.

Die **Inkubationszeit** der Mastitis beträgt wenige Stunden bis 3 Tage.

Klinik I Neben einem starken allgemeinen **Krankheitsgefühl** mit **Fieber** und **axillär geschwollenen Lymphknoten** finden sich lokal die klassischen **Zeichen einer Entzündung** (**Abb. 11.12**):

- **Schmerzen (Dolor)**
- Schwellung (Tumor)
- Überwärmung (Calor)
- **Rötung der erkrankten Brust (Rubor)**
- unzureichende Stillfunktion (Functio laesa).

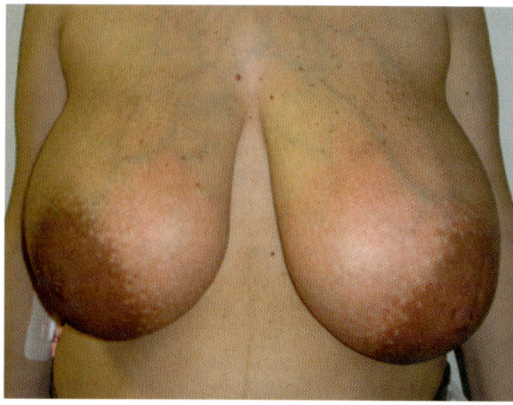
Abb. 11.12 Mastitis puerperalis beidseits am 4. Tag postpartum. Befund (links > rechts); keine Abszedierung.

Die Entzündung verläuft zunächst diffus, eine Abszessbildung ist möglich.

Diagnostik | Das typische **klinische Bild** zusammen mit der **klinischen Untersuchung** ist wegweisend. Ein ggf. palpabler Abszess (Fluktuation) kann **sonografisch** dargestellt werden.

Therapie | Im **Anfangsstadium** sind **lokale Maßnahmen** Erfolg versprechend. Dazu gehören:
- Vermeidung eines Milchstaus durch regelmäßiges Stillen (2-stündlich!) oder manuelle Entleerung der Milch (ggf. auch mit Milchpumpen) nach kurzfristiger vorangehender Wärmetherapie, die den Milchfluss erleichtert
- Kühlung (z.B. Quarkwickel)
- Antibiotika im phlegmonösen Stadium (z.B. Breitbandpenicilline [Oxacilline], Cephalosporine).

Im **fortgeschrittenen Stadium** kann, zusätzlich zum Abpumpen der Milch (**Abb. 18.6**, S. 481), die Gabe von **Prolaktinhemmern** (Bromocriptin, Lisurid, Cabergolin) sinnvoll sein, um die Milchproduktion zu reduzieren. Die Abszesseinschmelzung kann durch **Wärmetherapie** (z.B. Rotlicht) gefördert werden. Bei einer Abszessbildung ist eine **chirurgische Abszessspaltung und -drainage** notwendig.

EXKURS

In einer Untersuchung zu **Ursache** und **Therapie** der **puerperalen Mastitis** konnte gezeigt werden, dass in einem frühen Stadium **praktisch nie** ein **bakterieller Infekt** vorliegt und durch **intensiviertes Stillen** eine effektive Behandlung möglich ist. Der Milchspendereflex (Oxytozinreflex) wird leicht durch psychische Einflüsse blockiert mit der Folge eines Milchstaus. Selbst Patientinnen mit Abszessen und antibiotischer Therapie scheinen von einer Fortsetzung des Stillens zu profitieren.

11.6.2 Mastitis non-puerperalis

Definition | Die non-puerperale Mastitis (**MNP**) umfasst alle bakteriellen und abakteriellen Entzündungen **außerhalb der Schwangerschaft und Laktationsphase** unterschiedlichster Ätiologie.

Epidemiologie | Die Inzidenz wird auf 1–2 Fälle/10 000 Frauen und Jahr angenommen. Es wird eine Häufigkeitszunahme der Erkrankung beobachtet, wobei die Ursachen hierfür ungeklärt sind. Die MNP betrifft v.a. jüngere Frauen im Alter von 20–40 Jahren.

Differenzialdiagnostisch sollte an ein inflammatorisches Mammakarzinom (S. 293) gedacht werden, auch wenn dies eine seltene Erkrankung ist.

Bakterielle Mastitis non-puerperalis

Pathogenese | Die mit verhornendem Plattenepithel ausgekleideten retroareolären Milchausführungsgänge stoßen ihre Hornschüppchen normalerweise über die Papille ab. Ist dieser Vorgang gestört, z.B. durch Ersatz von Drüsenepithel durch Plattenepithel in tieferen Abschnitten der Milchgänge, hat dies eine Verstopfung der Milchausführungsgänge (**Sekretstau**) zur Folge. Durch die Abflussstörung kann es zu infektionsrelevanten Konzentrationen der physiologisch in der Brust vorkommenden bakteriellen Flora und einer **eitrigen Galaktophoritis** (Milchgangentzündung) kommen. Überschreitet die Infektion die Milchgänge, kann sich ein **Abszess**, der meist retro- oder paraareolär gelegen ist, bilden (**Abb. 11.13** und **Abb. 11.14**). Vor allem bei rezidivierenden abszedierenden Mastiti-

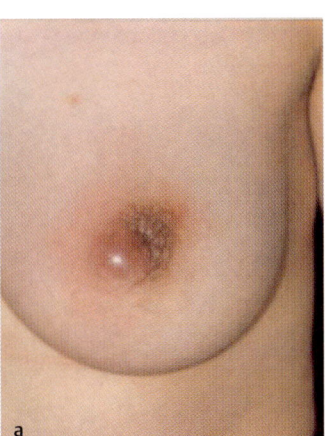
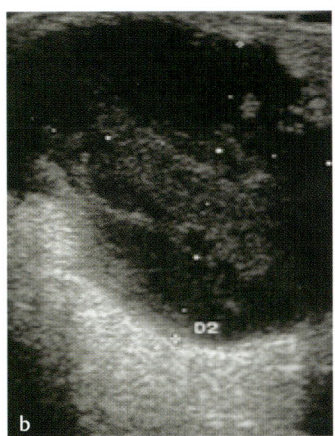
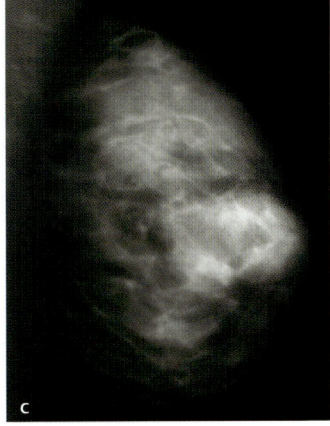

Abb. 11.13   Retromamillärer Abszess links im Rahmen einer bakteriellen Mastitis non-puerperalis bei einer 32-jährigen Patientin. a Klinisches Bild. Rötung und druckdolenter Tastbefund links bei 8 Uhr sowie Retraktion der Mamille. Eine Blasenbildung ist nicht typisch für einen Abszess und stellt in diesem Fall eine Besonderheit dar. **b Sonografie.** Teilweise echoleere und z.T. echoreiche Areale. Am Mamillenrand retromamillär bei 8 Uhr findet sich ein relativ glatt begrenzter, unmittelbar unter der Kutis gelegener Herdbefund. **c Mammografie (mlo-Aufnahme).** Retromamilläre, ebenfalls eher glatt begrenzte Verschattung.

den muss an eine Milchgangsfistel gedacht werden.

Als aerobe Erreger kommen v.a. Staphylococcus aureus (40%) und koagulasenegative Staphylokokken (40%), seltener E. coli, Proteus und Streptokokken infrage. Mischinfektionen mit Anaerobiern sind möglich. Häufigste anaerobe Erreger sind Bakteroides species, Peptostreptokokken und seltener Clostridien.

Bei mehr als der Hälfte der bakteriellen Mastitiden ist ein Nikotinabusus anamnestisch zu erheben. Die Nikotinkonzentration im Drüsensekret ist um das 8 bis 10-Fache höher als im Blut. Als Pathomechanismus wird ein toxischer Effekt mit der Folge einer Drüsenepithelmetaplasie, die zu Gangektasien führt, vermutet. Als weiterer relevanter Faktor werden eingezogene Brustwarzen beschrieben, die primär vor dem Auftreten einer Mastitis oder sekundär als Folge auftreten können: Eine eingezogene/retrahierte Mamille fördert die Talgretention und bakterielle Besiedlung sowie die Okklusion der Milchausführungsgänge. Infolge wiederholter retromamillärer Entzündungen ist durch Ausbildung von Adhäsionen eine sekundäre Retraktion der Mamille möglich.

Klinik | Die Symptome entsprechen im Wesentlichen denen der puerperalen Mastitis. Im Gegensatz zur Mastitis puerperalis findet sich bei der MNP allerdings nur selten ein Anstieg der Körpertemperatur. Typisch ist eine innerhalb weniger Stunden bis Tage zunehmende schmerzhafte Rötung der Brust.

Diagnostik | Die Anamnese, Inspektion und Palpation im Rahmen der klinischen Untersuchung liefern die wesentlichen Hinweise. Ein Abszess kann mithilfe der Mammasonografie dargestellt werden. Bei Persistenz eines Tumors muss dieser im Verlauf weiter abgeklärt werden.

Therapie | Diese richtet sich nach dem Erkrankungsstadium:

- Galaktophoritis: Antibiose (s.u.) für 7–14 Tage p.o. oder i.v. und lokale Therapie wie Kühlung, ggf. Schmerztherapie mit Antiphlogistika
- Erstmanifestation mit Abszess: Führen wiederholte Abszesspunktionen nicht zur Heilung, erfolgt eine Abszesseröffnung in Narkose über einen Mamillenrandschnitt mit Wundspülung und Drainage. Eine Antibiotikagabe ist während der gesamten Heilungsphase indiziert.
- Rezidiverkrankung: Eine Milchgangsfistel ist auszuschließen. Im entzündungsfreien Intervall ist eine chirurgische Entfernung des retroareolären Gewebes unter Einbeziehung der abszessnahen Milchgänge und des Narbengewebes erforderlich. Eine sichtbare Fistel kann nach Darstellung mit einem blauen Farbstoff (z.B. Methylenblau) oder Sondierung gezielt entfernt werden.

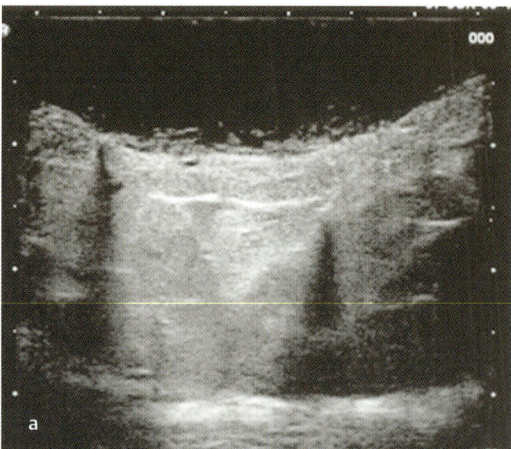

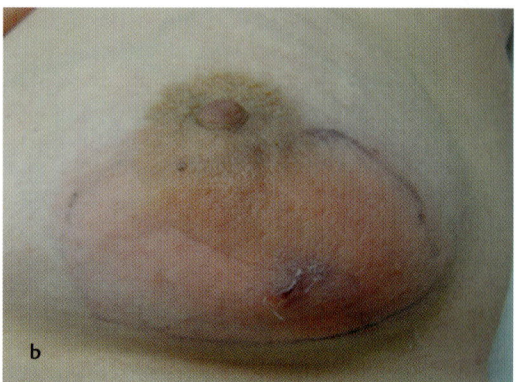

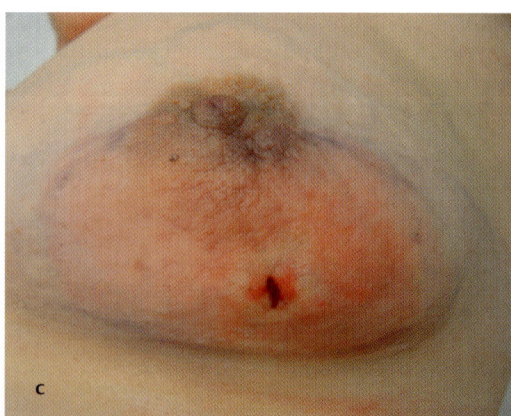

Abb. 11.14 Abszedierende Mastitis non-puerperalis. a Sonografie. Unmittelbar unter der Haut gelegener echoleerer Herdbefund mit dorsaler Schallverstärkung. b, c Klinisches Bild. Schmerzhafte, deutliche Rötung zwischen 4 und 8 Uhr mit Kutisödem; zwischen 5 und 6 Uhr livide Kutis mit darunter liegendem Abszess kurz vor der Spontanperforation. Vor (b) und nach (c) Inzision in Lokalanästhesie.

- wiederholte Rezidive: Hier ist eine Operation indiziert, diese erfolgt nach Hadfield und Urban: Durchtrennung aller Milchgänge unterhalb der

Brustwarze, Exstirpation aller Hauptmilchgänge durch En-bloc-Resektion eines tiefen retromamillären Gewebekonus, Drainage, ggf. Evertierung des Nippels, Gewebeadaptation im Wundbereich und primärer Wundverschluss im Bereich des Mamillenrandschnittes. Antibiotikagabe über ca. 10 Tage und Drainagenentfernung nach ca. 7 Tagen.

Erregerabhängige **Antibiotikatherapie**:

— Trimethoprim/Sulfamethoxazol, z.B. Cotrimoxazol (u.a. Streptokokken) + Metronidazol (Anaerobier)
— Ciprofloxacin + Metronidazol (breites Wirkspektrum, v.a. gramnegative Bakterien)
— Moxifloxacin (breites Wirkspektrum)
— Clindamycin (vorwiegend grampositive aerobe und anaerobe Erreger).

Abakterielle Mastitis non-puerperalis

Pathogenese | Bei den **abakteriellen Mastitiden** unterscheidet man:

— **granulomatöse Mastitis**, bei der wiederum folgende Formen unterschieden werden können:
  • granulömatöse, galaktostatische oder destruierende Mastitis
  • granulömatöse lobuläre Mastitis
  • spezifische granulömatöse Mastitis (z.B. Mastitis tuberculosa bei Tuberkulose)
— **chronisch unspezifische Mastitis (Begleitmastitis)**: kann als Begleitreaktion im Sinne einer entzündlichen Stromareaktion, z.B. bei fibrös-zystischen Mastopathien, malignen Tumoren, Zirkulationsstörungen oder Fremdkörperreaktionen, auftreten.
— **lymphozytische Mastitis**: tritt häufig in Verbindung mit einer Fibrosierung auf und konnte bei Patientinnen mit Diabetes Typ I, Hashimoto-Thyreoiditis, Arthropathien, Polyarthritis u.a. beobachtet werden. Eine autoimmune Pathogenese liegt nahe.
— **Mastitis factitia**: eine durch Selbstverletzung entstehende Entzündung mit möglicherweise Nekrosen- und Narbenbildungen im Bereich der Brusthaut.

Klinik und Diagnostik | Siehe Klinik und Diagnostik der bakteriellen MNP (S. 261).

Differenzialdiagnose | Als Differenzialdiagnose für die abakterielle Form der MNP gilt die **nicht eitrige Pannikulitis (Lipogranulomatosis circumscripta) der Mamma**. Sie ist gekennzeichnet durch multifokale zirkumskripte Fettgewebsnekrosen mit chronisch fortdauernden Entzündungsprozessen im Bereich des Unterhautfettgewebes, die auf den Drüsenkörper übergreifen können. Die Ursache ist unbekannt. Therapeutisch werden hochdosiert Glukokortikoide und Immunsuppressiva eingesetzt.

Sie kann spontan abheilen, jedoch werden auch langjährige Verläufe beschrieben. Wie bei den meisten mit einer Rötung der Mamma einhergehenden Brusterkrankungen ist auch das **inflammatorische Mammakarzinom** (S. 293) differenzialdiagnostisch auszuschließen.

Therapie | Die Behandlung der granulomatösen Mastitiden gestaltet sich häufig sehr schwierig aufgrund der nicht einfachen Diagnosestellung und einer hohen Rezidivneigung (bis zu 50 %). Eine **Abszessspaltung** unter **antibiotischer Therapie** sollte vor einer **Steroidtherapie** erfolgen (low-dose evtl. über einen längeren Zeitraum erforderlich). Ebenso führten **Komplettexzisionen** unter Steroidtherapie zum Erfolg. Auch **Methotrexat** (10–15 mg/Woche) über 12–24 Monate kombiniert mit **Prednison** konnte bei rezidivierenden chronisch granulomatösen Mastitiden eine Komplettremission erzielen. Bei der Begleitmastitis behandelt die Therapie der Ursache auch das Symptom.

11.7 Mastopathien

Key Point

Die Mastopathie stellt die häufigste gutartige Erkrankung der Brustdrüse dar, die in der Regel beide Brüste betrifft. Bedingt durch eine hormonelle Dysfunktion kommt es zu einer primär abnormen, jedoch nicht neoplastischen Umbildung der Brustdrüsen.

Definition | Die Mastopathie ist eine **gutartige Erkrankung** der Brust, die auf proliferative oder degenerative Umbauprozesse des Brustdrüsenparenchyms, ausgehend von den terminalen duktulolobulären Einheiten (TDLE, **Abb. 11.1**, S. 245), zurückzuführen ist.

Pathogenese | Ursächlich hierfür sind meist **hormonelle Dysbalancen** zwischen Östrogenen und Progesteron. Vor allem **geschlechtsreife Frauen** bis zur Menopause sind betroffen. Eine hormonelle Dysbalance **zugunsten des Östrogens** kann verursacht werden durch:

— Progesteronmangel
— Östrogenstimulus
— Hyperandrogenämie (S. 57)
— Hyperprolaktinämie (S. 56)
— Hypothyreose.

Typische **histologische Veränderungen** sind:

— Folgen einer verstärkten Proliferation des Drüsengewebes mit Zunahme der Sekretion sind die Bildung von **Duktektasien** (Milchgangserweiterungen) sowie **Zysten** (mit 60 % überwiegen Mikrozysten, die im Durchmesser < 3 mm messen, zu 20 % treten auch Makrozysten auf).

Die Zysten können mit einem grün-bräunlichem Sekret (sog. **„blue-dome cysts"**) gefüllt sein und sedimentierte bodenständige Verkalkungen, die mammografisch als sog. **„Teetassen-Kalzifikationen"** sichtbar sind, enthalten.

- Des Weiteren kann es zu einer Vermehrung der bindegewebigen Anteile und zur Bildung von **Fibrosearealen** kommen, die möglicherweise als „gummiartige" Verhärtungen abgrenzbar sind. Entsprechende Verschattungen in der Bildgebung verflüchtigen sich meist unter lokaler Kompression.
- Die Proliferation des Drüsengewebes führt zu **duktalen** und **lobulären Epithelhyperplasien**, wobei man die einfache Zylinderzellmetaplasie **ohne** Atypie (**„blunt duct adneosis"**) von den Zylinderzellläsionen **mit** Atypien (flache epitheliale Atypie = **FEA** oder oder atypische duktale Hyperplasie = **ADH**) unterscheidet.
- Typisch für die Mastopathie sind weiterhin **Adenoseareale**, die durch eine Vermehrung der Drüsenläppchen entstehen. Auch diese können als Tastbefund imponieren und Kalzifikationen zeigen und mitunter schwer von einem Mammakarzinom zu unterscheiden sein.

Klinik I Die Mastopathie kann einhergehen mit:
- **Knotenbildungen** (klein-grobknotige, mitunter prall-elastische solitäre Tastbefunde, hervorgerufen durch Makrozysten)
- prämenstruellen **Mastodynien** (S. 248)
- **Mamillensekretion** (selten, S. 247), hervorgerufen durch eine Erweiterung der Milchgänge, ein Stromaödem und inflammatorische Prozesse.

Diagnostik I Neben der **Anamnese** und **Palpation** wird die Diagnose der Mastopathie v.a. **sonografisch** gestellt. Neben Mikro- und Makrozysten sieht man Duktektasien. In einigen Fällen kann die Diagnostik aufgrund der Vielzahl der Befunde und Dichte des Drüsenkörpers erheblich eingeschränkt sein. Mitunter ist die Differenzierung zwischen Zysten mit echodichtem Inhalt (Detritus) und Zysten mit soliden Anteilen (Proliferationen, DD: Papillom, Karzinom) nicht einfach. Durch die Darstellung der Vaskularisation mittels **Farbdopplersonografie** ist eine Unterscheidung häufig möglich.

Bei zweifelhaften Befunden ist eine **histologische Abklärung** unerlässlich, die mittels Feinnadelbiopsie oder Hochgeschwindigkeitsstanzbiopsie unter sonografischer Kontrolle erfolgt. Das **mammografische Bild** der Mastopathie ist geprägt durch diffuse Dichte- und/oder Strukturveränderungen im Parenchym sowie Zysten und Verkalkungen.

Als **gutartig** werden **Verkalkungen** bezeichnet, die einzeln stehend, rundlich oder diffus verteilt, punktförmig und monomorph sind. Typisch sind die bereits oben beschriebenen „teetassenförmi-gen" Verkalkungen. Nicht immer ist eine Abgrenzung zu suspekten Verkalkungen möglich, was eine **histologische Abklärung** erforderlich macht. Unsuspekte Verkalkungen obliegen einer **mammografischen Kontrolle**, in der Regel in einem zunächst halbjährigen Intervall.

Differenzialdiagnosen I Differenzialdiagnostisch müssen bei der Mastopathie für die Knoten und intrazystischen Herdbefunde folgende Diagnosen in Betracht gezogen werden. Zu den Differenzialdiagnosen von **Knoten** zählen z.B. Mammkarzinom, DCIS, Fibrose, (Fibro-)Adenom, Phylloidestumor und Fettgewebsnekrosen. Differenzialdiagnosen von **intrazystischen Herdbefunden** sind z.B. Zyste mit eingedicktem Sekret, intrazystisches Karzinom und Papillom.

Therapie I In der Behandlung der Mastopathie stehen v.a. ein **aufklärendes Gespräch** und die **Behandlung der Mastodynie** (S. 248) im Vordergrund. Eine **Entlastungspunktion** von größeren symptomatischen Zysten ist indiziert, wobei die Patientin über die Möglichkeit einer erneuten Füllung der Zyste aufgeklärt werden sollte.

11.8 Gutartige Mammatumoren

Key Point

Gutartige Mammatumoren entwickeln sich aus Drüsenepithel oder Bindegewebe oder stellen Mischformen dar. Fibroadenome und Milchgangspapillome sind die häufigsten gutartigen Tumoren der Brust.

11.8.1 Fibroadenom

Definition I Fibroadenome sind **endokrin abhängige, gutartige Tumoren** der Brust, die aus **Drüsengewebe** und **bindegewebigen Anteilen** bestehen und in seltenen Fällen zystische Areale und Verkalkungen aufweisen können.

Epidemiologie I Fibroadenome sind die **häufigsten gutartigen Tumoren** in der weiblichen Brust. Sie sind in jedem Lebensalter zu finden, treten typischerweise aber zwischen dem 20. und 30. Lebensjahr isoliert oder multipel (7 %) mit unterschiedlicher Größe auf.

Klinik I Fibroadenome sind **meist symptomlos** und je nach Größe und Lokalisation bei der **klinischen Untersuchung** als umschriebene, gut verschiebliche Knoten tastbar. Selten verursachen sie Schmerzen, meist lage- oder größenbedingt.

Diagnostik I Sonografisch stellen sich Fibroadenome typischerweise als homogene, echoarme, glatt begrenzte oväläre Herdbefunde dar, können aber auch lobuliert/gelappt sein. **Mammografisch** sind sie meist als ovale, glatt begrenzte Verschattungen abgrenzbar und zeigen mitunter grobschollige Verkalkungen, die als „Popcorn-Phänomen" beschrieben werden.

Differenzialdiagnosen | Die Unterscheidung von einer einfachen Zyste, die eher rund und echoleer ist, gelingt meist mittels Ultraschall. In der klinischen und bildgebenden Diagnostik ist mitunter die differenzialdiagnostische Abgrenzung zu einer komplexen Zyste schwierig. Zu diesem Zweck wird dann – wie auch bei anderen unklaren Befunden – eine punktionszytologische Untersuchung (Feinnadelbiopsie, Stanzbiopsie) durchgeführt. Weiterhin müssen ein Mammakarzinom und bei schnellwachsendem Knoten auch ein Phylloidestumor ausgeschlossen werden.

Therapie | Bei jüngeren Patientinnen mit gesicherter Diagnose eines Fibroadenoms ist ein konservatives Vorgehen mit zunächst halbjährlichen klinischen und sonografischen Kontrollen möglich. Bei einer Größenprogredienz ist eine operative Exzision durchzuführen. Eine operative Entfernung ist auch bei den schnell wachsenden juvenilen Fibroadenomen angezeigt.

Prognose | Die Entartung eines Fibroadenoms wird mit einer Häufigkeit von 0,2 % angegeben.

11.8.2 Phylloidestumor

Definition | Phylloidestumoren bestehen wie das Fibroadenom aus bindegewebigen und drüsigen Anteilen, wobei der Bindegewebsanteil deutlich überwiegt. Makroskopisch typisch für diese Tumoren sind Zysten, Spalten und ein blattförmiger Aufbau (phyllon: griech. Blatt).

Man unterscheidet gutartige, intermediate (oder „Boderline-") und maligne Formen dieser Tumorentität. Der Übergang von der benignen zur malignen Form ist fließend. Bei etwa 20 % handelt es sich um maligne Phylloidestumoren, welche hämatogen metastasieren (Lunge, Knochen, Leber). Sowohl benigne als auch maligne Formen neigen zu Rezidiven (im Mittel 1–3 Jahre nach OP; Spätrezidive wurden noch nach bis zu 25 Jahren beschrieben).

Epidemiologie | Phylloidestumoren gehören mit 0,3 % zu den seltenen Mammatumoren.

Klinik | Klinisch imponieren Phylloidestumoren als umschriebene, schmerzlose, weiche, mobile Tumoren, die durch ein rasches Größenwachstum auffallen. Die mittlere Größe bei Diagnose beträgt 5 cm. Größen bis zu 40 cm sind in der Literatur beschrieben.

Diagnostik | Sonografisch finden sich vergleichbar zum Fibroadenom homogene, glatt begrenzte oder gelappte, echoarme Tumoren, häufiger mit zystischen Anteilen und vermehrten echogenen Anteilen (= Stromaanteil). Mammografisch stellt

sich der Phylloidestumor als homogene Verschattung ohne Verkalkungen dar.

> **MERKE**
>
> **Feinnadelbiopsien** und **Stanzbiopsien** sind bei Phylloidestumoren **häufig falsch negativ**.

Therapie | Die Behandlung von Phylloidestumoren besteht in der operativen Entfernung, wobei eine Exzision im Gesunden mit Resektionsrändern von 1–2 cm angestrebt werden sollte. Bei ungünstigem Tumor/Brust-Größenverhältnis bedeutet dies evtl. eine Mastektomie. Bei unvollständiger Entfernung besteht ein hohes Rezidivrisiko. Eine routinemäßige axilläre Lymphonodektomie sollte nicht durchgeführt werden, da Lymphknotenmetastasen nur in < 5 % auftreten. Auch für maligne Phylloidestumoren gibt es derzeit kein adjuvantes Chemotherapieschema. Der Nutzen einer postoperativen Radiatio wird kontrovers diskutiert.

11.8.3 Intraduktales (Milchgangs-)Papillom

Definition | Milchgangspapillome sind intraduktale papilläre Tumoren/Proliferationen. Diese haben ein baumartiges, fibrovaskuläres Stroma, das von Drüsenepithel und stromaseitig von Myoepithel bedeckt ist. Epitheliale Hyperplasien sind häufig, wohingegen Atypien selten vorkommen. Abzugrenzen vom solitären Papillom sind die multiplen Papillome, die eher in der Peripherie in den terminalen duktulo-lobulären Einheiten (**Abb. 11.1d**, S. 245) zu finden sind und mit Atypien und einem Carcinoma in situ vergesellschaftet sein können. Eine Sonderform ist das Mamillenpapillom.

Klinik | Meist sind Papillome nur wenige Millimeter groß und deshalb als Tumor nicht abgrenzbar. Sehr häufig fallen sie durch eine seröse oder blutige Mamillensekretion auf.

Diagnostik | Zur Diagnostik gehören die Durchführung einer Sekretzytologie und neben der Durchführung einer konventionellen Mammografie (**Abb. 11.15b**) die Galaktografie (s. 256), die zur operativen Planung unerlässlich ist. Sonografisch lassen sich in Einzelfällen größere Papillome, meist retromamillär innerhalb eines Hauptmilchganges abgrenzen (**Abb. 11.15a**).

Ein neueres diagnostisches Verfahren stellt die Milchgangsendoskopie (Duktoskopie) dar (S. 260). Verfügbar sind Optiken von 0,55–1,25 mm. Mit Zusatzinstrumenten, die über einen Arbeitskanal eingebracht werden, ist eine optisch kontrollierte, gezielte intraduktale zytologische und mikrobioptische Probeentnahme möglich. Möglicherweise können zukünftig über diesen minimalinvasiven diagnostisch-therapeutischen Zugriff offen-chirur-

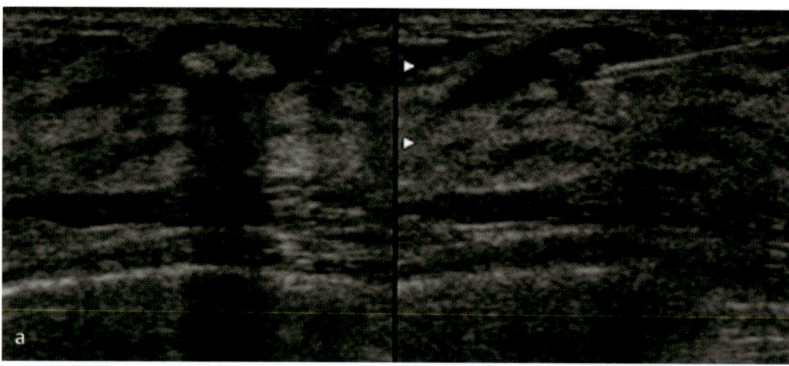
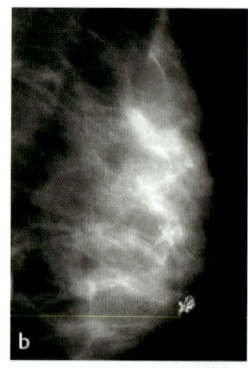
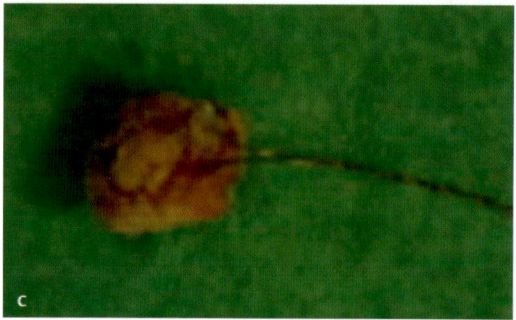
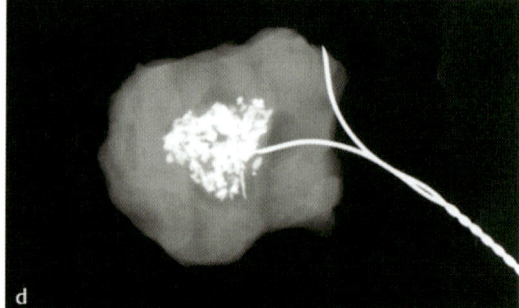

Abb. 11.15 Verkalktes intraduktales Papillom. a Sonografisch zeigt sich retromamillär links ein erweiterter Ductus mit einem wandständigen ca. 0,8 × 0,5 cm messenden verkalkten Herdbefund mit dorsaler Schallauslöschung. Wie alle proliferierenden Brusterkrankungen kann ein Papillom auch Verkalkungen aufweisen. **b Mammografie.** Unmittelbar retromamillär links zeigt die mlo-Aufnahme das verkalkte Papillom. **c OP-Präparat** des Papilloms mit Lokalisationsdraht. **d Präparat-Radiografie** mit exstirpiertem verkalktem Papillom und Lokalisationsdraht (s. auch Teilabbildung **c**).

gische Biopsien, wie die selektive oder komplette Milchgangsexstirpation, vermieden werden.

Differenzialdiagnosen | Ein **DCIS** und **intraduktal wachsendes Karzinom** müssen differenzialdiagnostisch ausgeschlossen werden.

Therapie | Bei entsprechender Klinik, seröser oder blutiger Sekretion, auffälliger Sekretzytologie und V.a. Papillom in der Galaktografie ist die **operative Entfernung** des betroffenen Milchgangs nach Sondierung und Darstellung mit Methylenblau indiziert.

Prognose | Papillome haben eine Entartungsfrequenz von 5–17%.

11.8.4 Lipom

Definition | Lipome sind weiche, durch eine bindegewebige Hülle abgekapselte Tumoren, die aus **reifen Fettzellen** aufgebaut sind und von **drüsigen oder fibrösen Strukturen durchsetzt** sein können (**Adenolipom, Fibrolipom** oder **Adenofibrolipom**). Die Ätiologie ist ungeklärt.

Epidemiologie | Das typische Erkrankungsalter liegt zwischen dem 40. und 50. Lebensjahr.

Klinik | Bei kutisnaher Lage sind sie als weiche, mobile Tumoren tastbar. Meist zeichnen sie sich durch ein **langsames Wachstum** aus.

Diagnostik | Sonografisch sind sie als glatt begrenzte meist homogene, echoarme Herdbefunde im subkutanen Fettgewebe abgrenzbar (**Abb. 11.16**). **Mammografisch** stellen sie sich als strahlentransparente, glattbegrenzte Läsionen dar.

Therapie | Die **operative Entfernung** ist **fakultativ:** Je nach Größe und Lokalisation können Lipome kosmetisch störend sein und sollten dann mit ihrer Kapsel exzidiert werden. Eine Liposuktion bei Lipomen ist ebenfalls denkbar, jedoch sollte die Patientin hierbei über ein mögliches Rezidiv aufgeklärt werden.

Prognose | Lipome können sarkomatös entarten, wobei **Sarkome** insgesamt < 1% aller malignen Brusttumoren ausmachen (vgl. S. 294).

11.8.5 Hamartom

Definition | Hamartome, auch als „Mamma in der Mamma" bezeichnete Tumoren, entstehen durch **lokale Proliferation von Drüsen-, Binde- und Fettgewebe.** Sie ähneln Fibroadenomen, zeichnen sich aber durch einen mehr organoiden Aufbau aus.

Klinik | Hamartome lassen sich als solide, gut abgrenzbare, nicht schmerzhafte Herdbefunde u.U. palpatorisch abgrenzen.

11

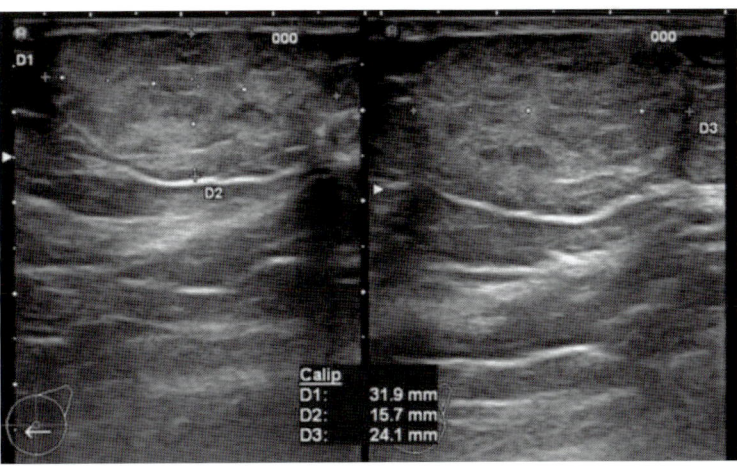

Abb. 11.16 Sonografische Darstellung eines Lipoms in 2 Ebenen. Glatt begrenzter, echoarmer, homogener Herdbefund im subkutanen Fettgewebe gelegen.

Diagnostik I **Mammografisch** können sie sich als gut abgrenzbare, inhomogene Herdbefunde, die den Strukturen der übrigen Brust ähneln, darstellen. Eine **stanzbioptische Abklärung** führt nicht sicher zur Diagnose, da sich das Gewebe nicht von normalem Mammagewebe unterscheidet.

Therapie I Bei unklarer Tumorentität ggf. **Exstirpation**. In Einzelfällen wurden in exidierten Brusthamartomen **In-situ-Karzinome** diagnostiziert. Weiterhin sind **Redizive** nach operativer Entfernung beschrieben worden.

11.8.6 Fettgewebsnekrose

Definition I Unter einer Fettgewebsnekrose versteht man das „Absterben" von Gewebe infolge einer Zellschädigung, häufig einhergehend mit einer entzündlichen Umgebungsreaktion (**lipophages Granulom**), wobei das nekrotische Material einschmelzen und eine sog. „Ölzyste" entstehen kann (**Abb. 11.17**).

Pathogenese I Ursächlich können eine **gestörte intramammäre Trophik** (bei hypertrophen, ptotischen Mammae), **stumpfe Traumata**, **Brustoperationen** sowie auch **Bestrahlungen** der Brust im Rahmen einer Mammakarzinomerkrankung (S. 285) sein.

Fettgewebsnekrosen finden sich auch in **Eigengewebetransplantaten** bei Brustrekonstruktionen (TRAM, DIEP, S. 280) als Zeichen einer lokalisierten Perfusionsstörung.

Klinik I Die Fettgewebsnekrose kann als **Tastbefund** z.T. schmerzhaft imponieren. Die Kutis über dem Tumor kann fixiert oder retrahiert sein.

Diagnostik und Therapie I Aufgrund der schwierigen Differenzialdiagnose gegenüber einem Lokalrezidiv bei Z.n. Mammakarzinom sind eine genaue Verlaufsbeobachtung sowie eine **stanz**- oder besser **vakuumbioptische Abklärung** (ggf. mit gleichzeitiger **Resektion**) empfehlenswert. **Sonografisch** stellen sich Fettgewebsnekrosen als unregelmäßig begrenzte Herdbefunde mit häufig ausgeprägter dorsaler Schallauslöschung und z.T. Makroverkalkungen dar. **Mammografisch** zeigen sich häufig im Verlauf ebenfalls typische grobschollige Verkalkungen. Die **Ölzyste** kann sehr einfach durch eine **Feinnadelpunktion**, bei der sich gelblich flüssiges Fett aspirieren lässt, diagnostisch abgeklärt und gleichzeitig therapiert werden (**Abb. 11.17**).

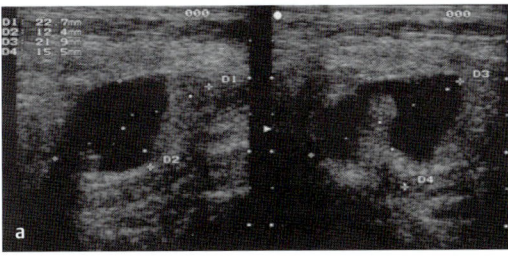
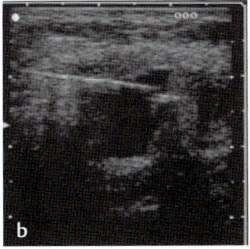
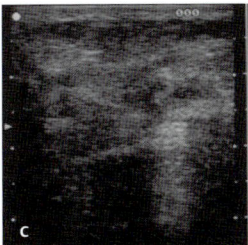

Abb. 11.17 Ölzyste. 63-jährige Patientin mit unklarer Raumforderung in der linken Mamma bei Z.n. Mammakarzinom links und Z.n. TRAM-Lappen. **a** Darstellung der Ölzyste in 2 Ebenen. **b** Punktion der Zyste (es entleert sich ein gelbliches, flüssig-visköses Sekret). **c** Nach der Punktion ist sonografisch kein zystischer Herdbefund mehr darstellbar.

11.9 Maligne Mammatumoren

Key Point
Der häufigste maligne Mammatumor ist das **Mammakarzinom**, welches epithelialen Ursprungs ist. Die häufigsten Subtypen sind mit 75–80 % das duktal und mit ca. 15 % das lobulär differenzierte Karzinom. Sonderformen des Mammakarzinoms sind das **Inflammatorische Mammakarzinom** und der **Morbus Paget**.
Sarkome, die mesenchymale Tumoren sind, sowie primäre und sekundäre maligne **Lymphome** finden sich sehr selten in der Mamma.
Bis zu 5 % aller malignen Tumoren sind **Metastasen** extramammärer Karzinome.

11.9.1 Mammakarzinom

Definition ▮ Der Begriff Mammakarzinom subsumiert eine Vielzahl von histologisch unterschiedlichen Typen, die sowohl phänotypisch als auch in ihrer Malignität sehr unterschiedlich sind. Im Wesentlichen unterscheidet man **präinvasive (In-situ-)Karzinome** (z.B. DCIS und LCIS) und **invasive Karzinome** (lobuläre bzw. duktale).

Epidemiologie ▮

> **MERKE**
>
> Das Mammakarzinom ist mit etwa 28 % die **häufigste Krebserkrankung bei Frauen**. In der westlichen Welt stellt es bei den Frauen mittleren Alters (35–50 Jahre) die **häufigste Todesursache** dar.

Das **mittlere Erkrankungsalter** liegt bei ca. 63 Jahren.

Pathogenese ▮ Ein Mammakarzinom kann entweder durch eine maligne Entartung in den Milchgängen (**duktales Karzinom**) oder in den Drüsenläppchen (**lobuläres Karzinom**) entstehen. Es gilt heute als **systemische Erkrankung** mit einer lokalen Komponente (Harris und Hellmann 1987). Über Blut- und Lymphgefäße ist eine **Metastasierung** auch schon bei kleinen Tumoren möglich. Für die Therapie des Mammakarzinoms ergibt sich daraus die Konsequenz, dass neben der Operation und ggf. Bestrahlung der Brust(-wand) („lokale Therapie") in den Körper gestreute Tumorzellen behandelt werden müssen („Systemtherapie" = antihormonelle Therapie [S. 288], Chemo- [S. 286] oder Antikörpertherapie [S. 288]).

> **MERKE**
>
> Etwa 5 % aller Mammakarzinome sind auf eine **erbliche Disposition** zurückzuführen (sog. **familiäres Mammakarzinom**).

Bei ca. 50 % ist der genetische Hintergrund noch **unbekannt** und ca. 5 % werden im Zusammenhang mit **Mammakarzinom-assoziierten-Syndromen** gesehen. In der Hälfte der eindeutig erblichen Fälle handelt es sich um Mutationen in den Tumorsuppressorgenen **BRCA-1** und **BRCA-2** (auf den Chromosomen 13 bzw. 17), die ein lebenslanges Risiko beinhalten für ein:

- Mammakarzinom von 50–80 %
- kontralaterales Mammakarzinom von 60 %
- Ovarialkarzinom (S. 212) von 10–40 %.

Risikopatientinnen sind Frauen, bei denen in der Familie mindestens:

- 3 Frauen an Brustkrebs erkrankt sind
- 2 Frauen an Brustkrebs erkrankt sind, davon 1 < 51. Lebensjahr
- 1 Frau an Brustkrebs und 1 Frau an Eierstockkrebs erkrankt sind
- 2 Frauen an Eierstockkrebs erkrankt sind
- 1 Frau an Brust- und Eierstockkrebs erkrankt ist
- 1 Frau mit ≤ 35 Jahren an Brustkrebs erkrankt ist
- 1 Frau mit ≤ 50 Jahren an bilateralem Brustkrebs erkrankt ist
- 1 Mann an Brustkrebs und 1 Frau an Brust- oder Eierstockkrebs erkrankt sind.

Praxistipp
Eine **Gentestung** bei Risikopatientinnen sollte durch eine enge interdisziplinäre Zusammenarbeit vonseiten der Gynäkologie, Genetik und Psychosomatik begleitet werden. In Deutschland wurden hierzu 12 Zentren etabliert (http://www.krebshilfe.de/brustkrebszentren.html).

> **MERKE**
>
> Die letztendliche Ursache des Mammakarzinoms gilt bis heute als unbekannt und ist als Folge einer **Kaskade von Veränderungen** auf **allen Ebenen der Zellproliferation und -regulation** zu verstehen.

Als wichtigste **Risikofaktoren** bzw. **-determinanten** für das Mammakarzinom sind zu nennen:

- **Alter** (wichtigster Risikofaktor): Das Risiko einer 25-Jährigen liegt bei 1:20 000, bei einer 80-jährigen Frau hingegen bei 1:10
- **Geschlecht** (nur ca. 0,6 % aller Mammakarzinomerkrankungen betrifft Männer)
- **reproduktive Faktoren** (frühe Menarche, späte Menopause, Nulliparität, späte Erstparität, fehlende Laktation)
- **orale Kontrazeptiva** (relatives Risiko [RR] um Faktor 1,25–3,3 erhöht)
- **Hormonsubstitution** (RR um Faktor 1,36–1,63 erhöht)

- **familiäre Belastung** (s.o. → „Risikopatientinnen")
- **Brusterkrankungen** in der Eigenanamnese.

Daneben scheinen Rasse, sozioökonomische Faktoren, Ernährung, Alkohol, Nikotin und körperliche Aktivität eine Rolle zu spielen.

> **MERKE**
>
> Der wichtigste Risikofaktor für die Entstehung eines **Mammakarzinoms** ist das **Alter**.

EXKURS

In einer Metaanalyse (insges. 42 Studien) wurde gezeigt, dass eine **vermehrte Brustdichte** (vgl. hierzu **Tab. 11.6**, S. 255) das Erkrankungsrisiko für ein **Mammakarzinom** erhöht, wobei das Risiko umso größer ist, je dichter die Brust ist. Das relative Risiko (RR) bei der atypischen Hyperplasie ist mit 4,24 am größten, gefolgt von proliferierenden Erkrankungen ohne Atypien (RR 1,88). Bei den nicht proliferierenden Erkrankungen ist das RR mit 1,27 am kleinsten. Je geringer die lobuläre Involution, desto höher ist das Brustkrebsrisiko.

Einteilung | Die **WHO-Klassifikation** (**Tab. 11.8**) unterteilt die Mammakarzinome nach dem **invasiven** bzw. **nichtinvasiven Wachstum** und den **Sonderformen** (inflammatorisches Karzinom, S. 293, und Morbus Paget, S. 293).

Die **Stadieneinteilung** des Mammakarzinoms nach dem **TNM-System** ist in **Tab. 11.9** dargestellt, die daraus gebildeten **UICC-Stadien** finden sich in **Tab. 11.10** (UICC = Union internationale contre le cancer).

> **MERKE**
>
> In **80 %** der Fälle handelt es sich histologisch um ein **invasives duktales Karzinom**.

Klinik | Das häufig **erste klinische Zeichen** eines Mammakarzinoms ist der derbe, schwer verschiebliche **Knoten**. Immer noch wird ein auffälliger Tastbefund in ca. zwei Drittel aller Fälle von den Frauen selbst entdeckt, sodass die **regelmäßige Selbstuntersuchung** der Brust (**Abb. 11.6**, S. 253) jeder Frau zu empfehlen ist. Jeder persistierende neu aufgetretene Tastbefund sollte bzgl. seiner Dignität abgeklärt werden.

Weitere klinische Auffälligkeiten (**Abb. 11.18**) können neu aufgetretene **Asymmetrien** der Brust (Vergrößerung durch den Tumor aber auch Verkleinerung der Brust durch Fixierung des Tumors am Brustmuskel) sowie **Vorwölbungen** oder Einziehungen der Haut (**Plateau-Phänomen**, **Abb. 11.4f**, S. 251) sein, die z.T. erst durch Anheben der Arme, Vorbeugen des Oberkörpers oder im Liegen erkennbar sind. Durch Kompression der Haut zwi-

Tabelle 11.8

Klassifikation der invasiven Mammakarzinome (nach WHO 2003)

Hauptgruppe	Untergruppen
invasives duktales Karzinom (not otherwise specified = NOS)	– gemischter Typ – pleomorphes Karzinom – Karzinom mit osteoklasten-artigen Riesenzellen – Karzinom mit chorionkarzi-nomartigen Merkmalen – Karzinom mit melanotischen Merkmalen
invasives lobuläres Karzinom	
tubuläres Karzinom	
invasiv kribriformes Karzinom	
medulläres Karzinom	
muzinöses Karzinom und andere muzin-reiche Tumoren	– muzinöses Karzinom – Zystadenokarzinom und zylinderzelliges muzinöses Karzinom – Siegelringzell-Karzinom
neuroendokrine Tumoren	– solides neuroendokrines Karzinom – atypischer Karzinoidtumor – kleinzelliges Karzinom – großzelliges neuroendokrines Karzinom
invasives papilläres Karzinom	
invasives mikropapil-läres Karzinom	
apokrines Karzinom	
metaplastische Karzinome	– rein epitheliale metaplastische Karzinome (Plattenepithelkar-zinom, Adenokarzinom mit Spindelzell-Metaplasie, ade-nosquamöses Karzinom, mu-koepidermoides Karzinom) – gemischtes epithelial-/mesen-chymales metaplastisches Karzinom
lipidreiches Karzinom	
sekretorisches Karzinom	
onkozytäres Karzinom	
adenoid-zystisches Karzinom	
Azinuszell-Karzinom	
glykogenreiches Klarzellkarzinom	
sebazeöses Karzinom	
inflammatorisches Karzinom	

schen Zeigefinger und Daumen kann bei Infiltration des Tumors in das Bindegewebe eine Einziehung der Haut sichtbar werden (**Jackson-Phänomen** positiv). Daneben kann sich im Bereich der Haut über einem Tumor ein sog. **Orangenhaut-Phänomen**

Tabelle 11.9

TNM-Klassifikation des Mammakarzinoms der UICC (7. Auflage, 2010)	
TNM-Stadium	**Beschreibung (LK = Lymphknoten)**
pT – Primärtumor	
pTX	Primärtumor kann nicht beurteilt werden
pTO	kein Anhalt für Primärtumor
pTis	Carcinoma in situ
pTis (DCIS)	duktales Carcinoma in situ
pTis (LCIS)	lobuläres Carcinoma in situ
pTis (Paget)	Paget-Erkrankung der Brustwarze ohne nachweisbaren Tumor
Anmerkung: Die Paget-Erkrankung kombiniert mit einem nachweisbaren Tumor wird entsprechend der Größe des Tumors klassifiziert.	
pT1	Tumor ≤ 2 cm in größter Ausdehnung
pT1mic	Mikroinvasion ≤ 0,1 cm in größter Ausdehnung (ggf. Anzahl der Herde in Klammern; cave: keine Addition der Einzelherde, Grading dieser Befunde schwierig)
pT1a	> 0,1 cm, aber nicht > 0,5 cm in größter Ausdehnung
pT1b	> 0,5 cm, aber nicht > 1 cm in größter Ausdehnung
pT1c	> 1 cm, aber nicht > 2 cm in größter Ausdehnung
pT2	Tumor > 2 cm, aber nicht > 5 cm in größter Ausdehnung
pT3	Tumor > 5 cm in größter Ausdehnung
pT4	Tumor jeder Größe mit direkter Ausdehnung auf Brustwand oder Haut
Anmerkung: Die Brustwand schließt die Rippen, die interkostalen Muskeln und den vorderen Serratusmuskel mit ein, nicht jedoch die alleinige Pektoralismuskulatur.	
pT4a	mit Ausdehnung auf die Brustwand
pT4b	mit Ödem (einschließlich Apfelsinenhaut), Ulzerationen der Brusthaut oder Satellitenmetastasen der Haut der gleichen Brust
pT4c	Kriterien 4a und 4b gemeinsam
pT4d	inflammatorisches Karzinom mit Erythem und Ödem der Brusthaut über mind. $1/3$ der Brust sowie häufig Nachweis einer kutanen Lymphgefäßinvasion (ggf. Abgenzung zu pT4b schwierig)
pN – regionäre Lymphknoten	
pNX	regionäre LK können nicht beurteilt werden (zur Untersuchung nicht entnommen oder früher entfernt
pN0	keine regionalen Lymphknotenmetastasen
pN0(i+)	isolierter Tumorzellnachweis oder Tumorzellcluster < 0,2 mm, wobei eine Höchstzahl von 200 Tumorzellen/Schnittebene überschritten werden soll
pN1mic	Mikrometastase (> 0,2 mm, aber < 2 mm in max. Ausdehnung oder > 200 Tumorzellen/Schnittebene, s.o.)
pN1	Metastase(n) in 1–3 ipsilateralen axillären LK und/oder ispilateralen LK entlang der A. mammaria interna mit mikroskopischer/n Metastase(n), die bei der Sentinel-LK-Dissektion entdeckt wurden, aber nicht klinisch erkennbar waren
pN1a	Metastase(n) in 1–3 ipsilateralen axillären LK, zumindest eine > 2 mm in max. Ausdehnung
pN1b	LK entlang der A. mammaria interna mit mikroskopischer/n Metastase(n), die bei der Sentinel-LK-Dissektion entdeckt wurden, aber nicht klinisch erkennbar waren
pN1c	Metastasen in 1–3 ipsilateralen axillären LK und ipsilateralen LK entlang der A. mammaria interna mit mikroskopischer/n Metastase(n), die bei der Sentinel-LK-Dissektion entdeckt wurden, aber nicht klinisch erkennbar waren
pN2	Metastase(n) in 4–9 ispilateralen axillären LK oder in klinisch erkennbaren ipsilateralen LK entlang der A. mammaria interna ohne axilläre LK-Metastasen
pN2a	Metastasen in 4–9 ipsilateralen axillären LK, zumindest eine > 2 mm in max. Ausdehnung
pN2b	Metastase(n) in klinisch erkennbaren ipsilateralen LK entlang der A. mammaria interna ohne axilläre LK-Metastasen
pN3	Metastasen in mind. 10 ipsilateralen axillären LK oder in ipsilateralen infraklavikulären LK oder in klinisch erkennbaren LK entlang der A. mammaria interna mit mind. einer axillären LK-Metastase oder > 3 axilläre LK-Metastasen mit klinisch nicht erkennbarer/n, mikroskopisch nachweisbarer/n Metastase(n) in LK entlang der A. mammaria interna oder Metastase(n) in ipsilateralen supraklavikulären LK
pN3a	Metastase(n) in mind. 10 ipsilateralen LK axillären LK (zumindest eine > 2 mm in max. Ausdehnung) oder in ipsilateralen infraklavikulären LK

11

Tabelle 11.9

Stadieneinteilung des Mammakarzinoms – TNM-Klassifikation (Forts.)	
TNM-Stadium	**Beschreibung (LK = Lymphknoten)**
pN3b	Metastase(n) in klinisch erkennbarer(n) LK entlang der A. mammaria interna bei Vorliegen von mind. einer axillären LK-Metastase oder Metastasen in > 3 axillären LK und in LK entlang der A. mammaria interna, nachgewiesen durch Sentinel-LK-Dissektion, aber nicht klinisch erkennbar
pN3c	Metastase(n) in ipsilateralen supraklavikulären LK
Anmerkungen:	
‒ nicht klinisch erkennbar = nicht entdeckt im Rahmen der klinischen Untersuchung oder mit bildgebenden Untersuchungsverfahren (ausgenommen Lymphszyntigrafie)	
‒ klinisch erkennbar = entdeckt im Rahmen der klinischen Untersuchung oder mit bildgebenden Untersuchungsverfahren (ausgenommen Lymphszintigrafie) oder makroskopisch vom Pathologen erkannt	
pM – Fernmetastasen	
pMX	Vorliegen von Fernmetastasen kann nicht beurteilt werden
pM0	keine Fernmetastasen
pM1	Fernmetastasen

(Peau d'orange), verursacht durch ein intradermales Lymphödem, zeigen oder die Mamille bei retromamillärem Tumorsitz retrahieren.
Ein sehr frühes Zeichen für ein Mammakarzinom ist möglicherweise die **einseitige Mamillensekretion** (serös – blutig), die sich in ca. 5 % aller Fälle zeigt. Weniger typisch für maligne Tumoren der Brust sind Schmerzen. Bei einer ausgedehnten axillären Lymphknotenmetastasierung ist eine Schwellung des Armes z.T. sichtbar.

MERKE

Bei einem **Mamillenekzem (Abb. 11.34**, S. 251) sollte diffenzialdiagnostisch immer auch ein **Morbus Paget** (S. 293) ausgeschlossen werden.

Diagnostik I Die diagnostischen Methoden beim Mammakarzinom sind folgende:
‒ Die **Anamnese** (vgl. S. 250) gibt nicht nur einen Hinweis auf die individuelle Risikobelastung, sondern liefert Angaben zum Zeitpunkt und Art der Symtpomatik.
‒ Die **klinische Untersuchung** (vgl. S. 250) prüft das Vorliegen der o.g. klinischen Symptome. Mammakarzinome können sicht- und tastbar sein, aber auch erst in der entsprechenden bildgebenden Untersuchung sichtbar werden. Knoten sind v.a. dann tastbar, wenn sie oberflächlich liegen, besonders derb sind und eine Größe von 1 cm überschreiten.
‒ Bei suspektem klinischem Befund folgen die **mammografische** und **sonografische Untersuchung** (s.u.) der Brüste. Es müssen dabei immer **beide** Mammae untersucht werden, auch wenn nur eine klinisch auffällig ist).

MERKE

Die **Mammografie** ist der **Goldstandard** in der bildgebenden Diagnostik des Mammakarzinoms (s. auch S. 254).

Mammografisch lassen sich Mikrokalzifikationen (< 200 μm), die in ca. 30 % aller invasiven und 80 % aller DCIS vorliegen, darstellen. Die Sensitivität der Mammografie ist von der Dichte des Drüsenkörpers abhängig und beträgt 85–90 %.
‒ Die **Sonografie** ist das wichtigste additive Verfahren zur klinischen Untersuchung und Mam-

Tabelle 11.10

UICC-Stadium	Primärtumor	regionäre Lymphknoten	Fernmetastasen
UICC-Stadien des Mammakarzinoms (7. Auflage, 2010)			
0	Tis	N0	M0
IA	T1, T1mic	N0	M0
IB[1]	T0, T1, T1mic	N1mic	M0
IIA	T0, T1, T1mic	N1	M0
	T2	N0	M0
IIB	T2	N1	M0
	T3	N0	M0
IIIA	T0, T1, T1mic, T2	N2	M0
	T3	N1, N2	M0
IIIB	T4	N0, N1, N2	M0
IIIC	jedes T	N3	M0
IV	jedes T	jedes N	M1

[1] *Neuere Daten zeigen, dass es bei pT1-Tumoren zwischen pN0 und pN1mic nur eine 1%-ige Unterscheidung bzgl. der 10-Jahres-Überlebensdaten gibt, sodass pT1 pN1mic in ein neues Stadium IB, statt bisher Stadium IIA (→ Stadieneinteilung von 2002), überführt wurde.*

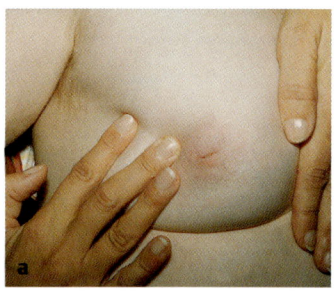
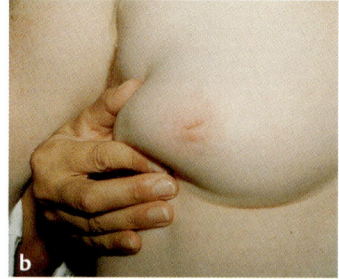
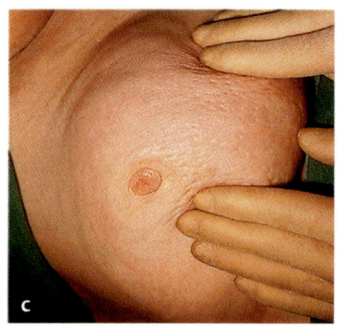
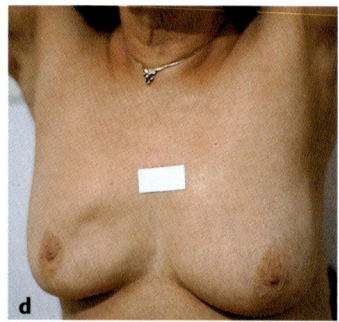
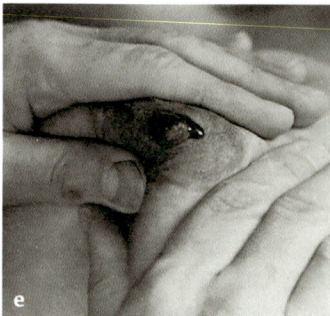

Abb. 11.18 Typische klinische Befunde des Mammakarzinoms. a Tastbarer derber Knoten (Tumor). **b** Hauteinziehung (Plateau-Phänomen) verstärkt im Jackson-Test. **c** Orangenhaut (Peau d'orange). **d** Retraktion der rechten Mamille. **e** Blutige Mamillensekretion.

mografie und wird inzwischen u.a. zur Beurteilung von sehr dichtem Drüsengewebe (ACR III/IV, **Tab. 11.6**, S. 294) empfohlen. Bei Frauen < 35. Lebensjahr wie auch in der Schwangerschaft und Stillzeit wird sie vor der Mammografie durchgeführt. Allerdings ist der Nachweis von Mikrokalk nicht zuverlässig und eine morphologische Unterscheidung nicht möglich (s. auch S. 252).

– Die **Duktussonografie** kann bei mamillennahen intraduktalen Veränderungen eine diagnostische Zusatzinformation zur Galaktografie darstellen. Der Stellenwert der Duktoskopie zur Abklärung einer pathologischen Mamillensekretion wird derzeit im Rahmen von Studien geprüft.

– Die **Galaktografie** dient der Darstellung intraduktaler Prozesse und ist bei einer pathologischen Mamillensekretion indiziert (s. auch S. 256). Zuvor sollte eine **Sekretzytologie** entnommen werden.

– Ein **MRT** der Mamma sollte erst nach Ausschöpfung aller anderen diagnostischen Maßnahmen durchgeführt werden (s. auch Indikationen, S. 256).

– Die Wahl der **interventionellen Abklärungsmethode** ist abhängig von der Erkennbarkeit der abzuklärenden Veränderung in den unterschiedlichen bildgebenden Verfahren. In 58–77 % aller mammografisch suspekten, nicht tast-

baren Veränderungen liegt ein sonografisches Korrelat vor. Die **sonografisch gesteuerte Stanzbiopsie** erlaubt eine wenig belastende, unter direkter Kontrolle durchführbare sichere Gewebeentnahme (s. auch S. 257). Besteht für die mammografisch suspekten Veränderungen BI-RADS 4 und 5 kein sonografisches Korrelat, muss die Intervention unter **stereotaktischer mammografischer Kontrolle** erfolgen. Diese Technik ist allerdings technisch und finanziell aufwendiger, geht mit einer zusätzlichen Strahlenbelastung einher und erfolgt nicht im „Real-time"-Verfahren. Veränderungen, die lediglich MR-tomografisch darstellbar sind, müssen unter **MRT-Kontrolle** bioptisch abgeklärt oder zumindest markiert und dann offen biopsiert werden.

> **MERKE**
>
> **Tumormarker** (CEA und CA15-3) sind **nicht** zur Früherkennung und Diagnostik des Mammakarzinoms geeignet. In der metastasierten Erkrankungssituation können sie zusätzlich zur bildgebenden Evaluation von Zahl und Größe der Metastasen, hinweisend für das Ansprechen oder die Progredienz der Erkrankung unter einer spezifischen Therapie sein (= **Verlaufskontrolle**).

Früherkennungsprogramm ❘ Frauen, die aufgrund einer **erblichen Belastung** ein erhöhtes Mammakarzinom-Risiko aufweisen (hereditäre Brustkrebserkrankung, S. 255), sollten in ein **strukturiertes Früh-**

erkennungsprogramm mit folgenden Untersuchungen eingebunden werden:
- **lebenslang ab dem 25. Lebensjahr** oder **5 Jahre vor dem frühesten Erkrankungsalter in der Familie**:
  - monatliche Selbstuntersuchung der Brust (nach ärztlicher Anweisung der Untersuchung, **Abb. 11.6**, S. 268)
  - alle 6 Monate klinische Tastuntersuchung der Brust vom behandelnden Arzt (S. 251)
  - alle 6 Monate Ultraschall der Brust (S. 252)
  - jährliches MRT der Brust (S. 256) (bei Involution des Drüsenparenchyms [ACR I oder II, **Tab. 11.6**, S. 253] bis zum 55. Lebensjahr)
- **lebenslang ab dem 30. Lebensjahr**: jährliche Mammografie (S. 254).

Die Patientinnen sollten aus folgenden Gründen über die Möglichkeit einer **prophylaktischen beidseitigen Ovarektomie** und **Mastektomie** aufgeklärt werden:
- Eine **bilaterale Salpingo-Ovarektomie** kann zur Reduktion des Zweitkarzinomrisikos der Brust und der Eierstöcke durchgeführt werden. Ein Überlebensvorteil ist bisher nicht belegt.
- Die prophylaktische **bilaterale Mastektomie** bei gesunden Frauen reduziert die Inzidenz und Mortalität BRCA-assoziierter Mammakarzinome.
- Das Zweiterkrankungsrisiko für die kontralaterale Brust kann durch eine **bilaterale prophylaktische Salpingo-Ovarektomie** um 60 % gesenkt werden.

Die Rate der ipsilateralen Zweitkarzinome scheint nach derzeitigem Wissensstand nicht erhöht zu sein, sodass eine brusterhaltende Operation (BET, S. 276) möglich ist.

Histopathologisch handelt es sich bei **BRCA-assoziierten Mammakarzinomen** häufig um:
- G3-Tumoren
- triple-negative (ER-/PR- und HER-2/neu-negative) Tumoren (S. 255), die auf ein platinhaltiges Chemotherapieregime ansprechen.

Lokalisation, Ausbreitung und Metastasierung I Das Mammakarzinom entsteht **meist einseitig** und ist am häufigsten im **oberen äußeren Quadranten** lokalisiert (**Abb. 11.5a**, S. 288). Die linke Brustdrüse ist etwas häufiger betroffen als die rechte. Nur in etwa 1 % befindet sich das Mammakarzinom primär beidseitig. Die **lokale Ausbreitung** erfolgt über die Milchgänge und Bindegewebssepten. Über Blut und Lymphgefäße ist eine **Metastasierung** v.a. **in Knochen, Lunge und Leber** (in absteigender Reihenfolge) möglich. Dabei scheinen Chemokine die Organspezifität bei der Metastasenbildung mitzubestimmen.

MERKE

Das Mammakarzinom metastasiert **frühzeitig**.

Bei der Ausbreitung des invasiven Mammakarzinoms über die Lymphbahnen werden zuerst und damit am häufigsten die **axillären Lymphknoten** (LK) befallen, die anatomisch in drei Level unterteilt werden (S. 245). Dabei ist die Wahrscheinlichkeit, dass ein LK-Befall vorliegt, umso größer, je größer der Tumor ist. Bei Nachweis regionärer LK-Metastasen ist häufig schon eine **hämatogene Metastasierung** erfolgt. Die Metastasen bleiben oft unbemerkt und manifestieren sich erst nach Jahren.

Differenzialdiagnosen I Folgende Differenzialdiagnosen kommen bei Verdacht auf ein Mammakarzinom in Frage:
- **gutartige Veränderungen der Mamma:** komplexe Zysten, Fibrosen, Adenosen
- **benigne Mammatumoren:** Fibroadenom, Papillom (ab S. 264)
- **Traumafolgen:** Narben, Granulom
- **Entzündungen der Mamma:** Mastitis non-puerperalis [diese ist differenzialdiagnostisch v.a. vom inflammatorischen Karzinom abzugrenzen], Tuberkulose (ab S. 261)
- **nicht epitheliale Tumoren:** Phylloidestumor (S. 265), Sarkom (S. 294), Lymphom und hämatogene Metastasen in der Brust (von Melanomen, Bronchial-, Ovarialkarzinomen, Weichteilsarkomen sowie Prostata- und Schilddrüsenkarzinomen).

Therapie I Bei gesicherter Diagnose eines Mammakarzinoms stehen diverse Therapiemöglichkeiten zur Verfügung, diese werden in separaten Abschnitten ab S. 276 behandelt. Folgende Methoden werden dabei prinzipiell eingesetzt (z.T. auch kombiniert):
- **operative Therapie**
  - Primärtumor (BET/Mastektomie)
  - Brustrekonstruktion (heterolog/autolog)
  - Axilla (Lymphonodektomie)
- **neoadjuvante Systemtherapie** (endokrine, Chemo- oder Antikörpertherapie) (präoperativ)
- **adjuvante Radio- oder Systemtherapie** (postoperativ).

Prognose I

MERKE

Brustkrebs gilt als **heilbar**, wenn er **früh** entdeckt wird.

Für das Gesamtkollektiv der Mammakarzinompatientinnen zeigen sich eine 5-Jahres-Überlebensrate von 76,9 %, eine 10-Jahres-Überlebensrate von 60,7 % und eine 15-Jahre-Überlebensrate von 47,6 %.

Als die wichtigsten **Prognosefaktoren** für das Überleben nach einer Mammakarzinomerkrankung gelten:

- Alter
- Menopausenstatus (prä-/postmenopausal)
- Tumorgröße (T-Stadium)
- Lymphknotenstatus (N-/N+)
- histologischer Typ
- Differenzierungsgrad = Grading (G)
- Hormonrezeptor-Status (ER [Östrogenrezeptor] +/−, PR [Progesteronrezeptor] +/−)
- HER-2/neu-Status (HER-2/neu +1/+2 = negativ, HER-2-neu +3 = positiv, FISH [Fluoreszens-in-situ-Hybridisierung] oder CISH [chromogene In-situ-Hybridisierung] positiv).

> **MERKE**
>
> Der **axilläre LK-Status** stellt den wichtigsten Prognosefaktor dar.

Von den Prognosefaktoren sind die sog. **„prädiktiven Faktoren"** zu unterscheiden, die ein Therapieansprechen voraussagen. Hierzu zählen der Hormonrezeptor- (S.), der HER-2/neu- und der Menopausenstatus (Prä- oder Postmenopause).

Präinvasive Läsionen der Mamma

Durch verbesserte diagnostische Möglichkeiten und Einführung von Früherkennungsprogrammen wie dem Mammografiescreening werden zunehmend **gutartige** und **präinvasive Läsionen** der Mamma entdeckt. Dabei wird zunächst zwischen den **lobulären** (von den Läppchen/Lobuli ausgehenden) und den **duktalen** (von den Milchgängen/Duktus ausgehenden) **Veränderungen** unterschieden:

- **Lobuläre Veränderungen:** Der Begriff **LN (lobuläre Neoplasie)** bzw. **LIN (lobuläre intraepitheliale Neoplasie)** ersetzt die alte Nomenklatur der atypischen lobulären Hyperplasien (ALH) und des lobulären Carcinoma in situ (LCIS).
  Die Veränderungen sind typischerweise auf die TDLE (terminale duktulo-lobuläre Einheit, **Abb. 11.1**, S. 245) begrenzt und immunhistochemisch E-Cadherin negativ.
  Die dreistufige Graduierung (**LIN 1–3**), die auf quantitativen und qualitativen Kriterien beruht, ist in den aktuellen Empfehlungen der WHO (2003) für die Behandlung der Erkrankung von Bedeutung.
  Die LIN wird als **Indikatorläsion** angesehen, wobei die LIN 3 eine Ausnahme darstellt, da sie auch histologisch einem hochmalignen DCIS ähnelt.
  Die **Inzidenz** der LIN wird mit 0,3–3,8 % in Exzisionspräparaten (meist als Zufallsbefund oder mit anderen Läsionen assoziiert) angegeben. In der Regel haben sie kein sonografisches oder

mammografisches Korrelat. Typisch ist eine **Multizentrizität** (60–85 %) und **Bilateralität** (35–59 %).

> **MERKE**
>
> Das relative Risiko für ein Mammakarzinom bei Voliegen einer **LIN** ist um den Faktor 5,4–12 erhöht.

Eine besondere Bedeutung kommt den **LIN-3-Läsionen** vom pleomorphen Typ, Siegelringzell-Typ und dem Typ mit deutlichen Azinuserweiterungen und Nekrosen zu, die in 23 % mit invasiven Karzinomen und in 86 % mit invasiv lobulären Karzinomen assoziert auftreten. Im Gegensatz zu den niedriggradigeren LIN 1 (entspricht der ALH) und LIN 2 (LCIS, ohne die Besonderheit des LIN 3), ist hier eine **komplette Exzision im Gesunden** erforderlich. Eine Nachbestrahlung (S. 285) oder eine axilläre Lymphonodektomie (S. 283) sind bei den LIN nicht indiziert.

- **Duktale Veränderungen:** Neben der gewöhnlichen **duktalen Epithelhyperplasie (UDH)** sind die **flache Epithelatypie (FEA)** und die **atypische duktale Hyperplasie (ADH)** von einem **duktalen Carcinoma in situ (DCIS,** s.u.**)** abzugrenzen. Eine Unterscheidung ist mitunter nur immunhistochemisch möglich.
  Tab. 11.11 erläutert die optional mögliche, neue Bezeichnung **„duktale intraepitheliale Neoplasie" (DIN)**.

> **MERKE**
>
> Das **Carcinoma in situ** (**L**CIS, **D**CIS) bildet meistens keinen Knoten und kann daher weder bei der Palpation getastet noch mammografisch als Verdichtung erkannt werden.
> Den wichtigsten Hinweis für ein DCIS liefern **mammografisch** erkennbare **Mikroverkalkungen (Abb. 11.19).**

Duktales Carcinoma in situ (DCIS)

Definition I Bei der **DCIS** (= duktales Carcinoma in situ = intraduktales Karzinom) handelt es sich um eine **neoplastische intraduktale Läsion** mit einer erhöhten epithelialen Proliferation mit unterschiedlich stark ausgeprägten Atypien. Diese zeigen eine **potenzielle**, aber nicht obligate Tendenz zur Entwicklung eines invasiven Karzinoms. Das DCIS ist als eine **Präkanzerose** einzuschätzen – wird ein DCIS nicht behandelt, besteht ein 30–50 %iges Risiko für ein invasives Karzinom. In 10–50 % der Fälle (größenabhängig) liegen **multizentrische** Läsionen vor.

Tabelle 11.11

Nomenklatur duktaler Veränderungen der Mamma (WHO-Klassifikation 2003)		
ältere Terminologie	neuere Terminologie	Relatives Risiko (RR) für invasive Karzinome
UDH (usual ductual hyperplasia)	UDH	sehr gering, RR 1,5
FEA (flache epitheliale Atypie)	DIN 1a	gering
ADH (atypische duktale Hyperplasie)	DIN 1b	moderat, RR 4–5
ADH/DCIS Grad 1	DIN 1c	RR 8–11
DCIS Grad 2	DIN 2	
DCIS Grad 3	DIN 3	

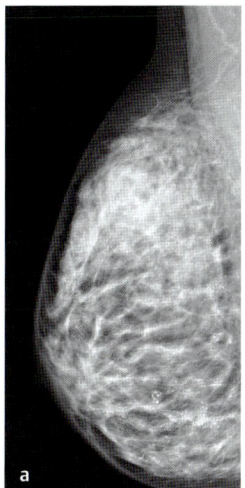
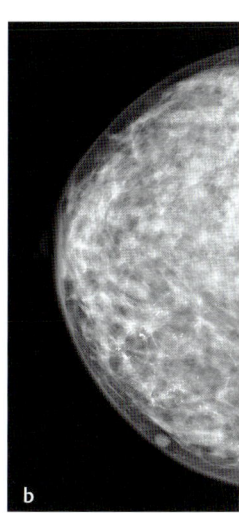

Abb. 11.19   DCIS (duktales Carcinoma in situ). Suspekte, polymorphe Mikrokalzifikationen der rechten Mamma unten/innen in der Mammografie (**a** mlo-, **b** cc-Aufnahme).

MERKE

Von **Multizentrizität** spricht man bei Vorliegen mehrer Malignome in **verschiedenen** Quadranten. Im Gegensatz dazu liegen bei einer **Multifokalität** mehrere Malignome in **einem** Quadranten vor.

Grading und Klassifikation ▎ Eine einheitliche Klassifikation des DCIS existiert nicht. Klinisch ist die Graduierung jedoch relevant, da sie u.a. mit dem Rezidivrisiko korreliert. Die **WHO-Klassifikation** sei hier beispielhaft genannt (**Tab. 11.12**), in der die Hauptmerkmale des DCIS (Kerngrad, Nekrosen und Architektur) dokumentiert sind.

Der **Van Nuys Prognostic Index** (**VNPI**, **Tab. 11.13**) versucht, eine Hilfestellung bei der **therapeutischen Entscheidung** zu geben, wobei die Empfehlungen für die Radikalität der chirurgischen Therapie sich aus retrospektiven Analysen ableiten, die zeigten, dass das Rezidivrisiko umso größer ist, je höher der VNPI-Score ist. Seine Angabe ist fakultativ.

Klinik und Diagnostik ▎ Das DCIS wird nur selten klinisch symptomatisch. Meist handelt es sich um einen **Zufallsbefund**. 70–95 % aller DCIS weisen **mammografisch** detektierbare Mikrokalzifikationen auf (**Abb. 11.19**). In Ländern mit Mammografiescreening steigen die Detektionsraten, sodass das DCIS ca. 20–25 % der diagnostizierten Karzino-

me ausmacht. Zur **Diagnosesicherung** erfolgt die **bioptische Gewebeentnahme** – meist zunächst eine stereotaktische Vakuumbiopsie infolge mammografischer Befunde (S.). Bestätigt sich die Verdachtsdiagnose, muss eine vollständige operative Resektion des suspekten Areals erfolgen. Dabei sollte intraoperativ mittels **Präparat-Radiografie** (S. 258) geklärt werden, ob diese mit dem entnommenen Gewebe vollständig entfernt wurden.

Für die **Therapieplanung** ist auch beim DCIS ist die Bestimmung der **Hormonrezeptoren** (ER/PR, S. 258) erforderlich.

Differenzialdiagnosen ▎ Die Abgrenzung des lowgrade DCIS gegenüber einer **ADH** (**Tab. 11.11**) ist schwierig. Weiterhin besteht eine große Herausforderung im Ausschluss einer **Mikroinvasion** (< 1 mm), die in etwa 14 % aller DCIS vorliegt. An eine Mikroinvasion sollte bei großen, ggf. palpablen DCIS oder solchen vom Komedotyp oder Nekrosen gedacht werden. Bei einer Mikroinvasion werden axilläre Metastasen in 5,1 %, bei einem reinen DCIS im Mittel nur in 1,3 % der Fälle beschrieben. Das DCIS weist häufig ein diskontinuierliches

11

Tabelle 11.12

Grading des DCIS (nach WHO, 2003)				
WHO-Grad	Zytologie/Kerngrad (KG)	Nekrosen	Kalzifikationen	Architektur
low grade	kleine, monomorphe Zellen mit uniformen Kernen (KG 1)	–	lamellär	Bögen, kribriform, solide und/oder mikropapillär
intermediate grade	Zytologie ähnlich low grade (KG 1)	+	lamellär oder amorph	solide, kribriform, mikropapillär
	oder intermediärer Kerngrad (KG 2)	–/+		
high grade	hochgradige Zellatypien mit pleomorphen Kernen (KG 3)	–/+	amorph	eine Zelllage, mikropapillär, kribriform oder solide

Tabelle 11.13

University of Southern California/Van Nuys Prognostic Index (USC/VNPI) (Silverstein, 2003)			
Scorewert	1	2	3
Größe (mm)	≤ 15	16–40	≥ 41
Abstand vom Resektionsrand (mm)	≥ 10	1–9	< 1
pathomorphologische Klassifikation (vgl. Tab. 11.12)	„non high-grade" ohne Nekrosen	„non high-grade" mit Nekrosen	„high-grade" ohne/ mit Nekrosen
Alter (Jahre)	> 60	40–60	< 40

VNPI-Score[1]	Rezidivrisiko	Therapieempfehlung
4–6	niedrig	Exzision
7–9	intermediär	Exzision und Bestrahlung
10–12	hoch	Mastektomie

[1] VNPI-Score = Summenscore (Größe + Resektionsrand + pathologische Klassifikation + Alter)

Wachstum auf und seine Größe geht nicht selten über die Ausdehnung der sichtbaren Mikrokalzifikationen hinaus.

Therapie ▮

> **MERKE**
>
> Die Standardbehandlung des DCIS ist die **brusterhaltende Operation** (vgl. S. 276), vorausgesetzt, die Resektion erfolgt im Gesunden.

Folgendes gilt es dabei zu berücksichtigen:
- Die Exzision sollte **segmentförmig** den betroffenen Drüsenanteil von der Haut bis zur Pektoralisfaszie enthalten.
- Retrospektive Analysen zeigen bei **Resektionsrändern** > 1 cm, dass in > 90 % das DCIS in sano entfernt wurde. Die aktuellen S3-Leitlinien (S. 252) empfehlen einen Resektionsrand von mind. 5 mm.
- Nach brusterhaltender Operation eines DCIS ist eine **Bestrahlung** der betroffenen Brust indiziert.
- Bei sehr ausgedehnten DCIS oder ungünstiger Tumor-Brust-Relation ist eine **Mastektomie** (S. 278), u.U. mit **Primärrekonstruktion**, notwendig (zusätzliche Empfehlung einer SLN-Biopsie, S. 283)
- Eine Axilladissektion (S. 283) ist nicht notwendig.
- Bei Hormonrezeptor-positivem DCIS kann in individueller Abwägung der Einsatz von **Tamoxifen** – bei jungen Patientinnen (< 50 Jahre), G 3 und unzureichenden Resektionsgrenzen (alle Kriterien sollten erfüllt sein) – empfohlen werden

Prognose ▮ Prognostisch relevant für das Risiko eines Lokalrezidivs sind der **tumorfreie Sicherheitsabstand** sowie der **Differenzierungsgrad** und der Anteil an **Komedonekrosen** (→ beim DCIS vom Kanedo-Typ wachsen die atypischen Zellen vom Duk-

tusrand in das Lumen ein und bilden eine zentrale Nekrose). Bei optimaler Behandlung liegt das Risiko bei ca. 4,6 %. Nahezu die Hälfte aller Rezidive zeigt ein invasives Wachstum.

Operative Therapie des Mammakarzinoms

Ziel der operativen Therapie ist eine **mikroskopische Resektion im Gesunden** mit einem ausreichenden **Sicherheitsabstand**.

Grundsätzlich gibt es zwei Verfahren zur operativen Therapie des Mammakarzinoms: die **brusterhaltende Therapie (BET)** und die **vollständige Entfernung** der Brust (**Mastektomie**). Die Wahl des Verfahrens richtet sich nach folgenden **Kriterien**:
- Größe und Lokalisation des Tumors
- Brustgröße (bei großem Tumor und kleiner Brust ist meist eine Mastektomie notwendig)
- Wunsch der Patientin
- Vorliegen von Kontraindikation für eine BET (s.u.)
- Vorliegen von Kontraindikation für eine Bestrahlung der Brust nach BET (S. 285).

Anhand des **makroskopischen** und **histopathologischen** Befundes wird das Ergebnis der Resektion in **3 Grade (R0–R2)** eingeteilt (Tab. 11.14).

Brusterhaltende Therapie (BET)

Definition ▮ Unter einer brusterhaltenden Therapie (BET) versteht man die **alleinige Entfernung des Tumors**, wobei ein **mikroskopischer Sicherheitsabstand** zwischen Tumor und Resektionsrand eingehalten werden sollte:
- ≥ 1 mm beim invasiven Karzinom (S. 252)
- ≥ 5 mm für das intraduktale Karzinom (DCIS)
- Bei den lobulären intraepithelialen Neoplasien (LIN) wird nur für die LIN 3 eine vollständige Exzision mit freiem Resektionsrand gefordert (vgl. S. 268).

Tabelle 11.14

Einteilung der Resektionsergebnisse

Resektionsgrad	makroskopischer Befund	histopathologischer Befund
R0	Tumor entfernt	mikroskopisch freier Resektionsrand; Angabe des Sicherheitsabstands
R1	Tumor entfernt	mikroskopischer Tumornachweis im Resektionsrand
R2	größere, sichtbare Tumoranteile z.T. nicht entfernt, um lebenswichtige Strukturen zu erhalten	

MERKE

Die BET ist die **Standardmethode** in der operativen Therapie des Mammakarzinoms.

Indikationen ❘
- lokal begrenzte nicht invasive Karzinome (DCIS, LN, S. 274)
- invasive Karzinome mit/ohne intraduktaler Komponente und günstiger Relation von Tumorgröße zu Brustvolumen.

Kontraindikationen ❘
- Multizentrizität (S. 274) und disseminierter Mikrokalk
- inflammatorisches Mammakarzinom (S. 293)
- positive Resektionsränder auch nach wiederholten Nachresektionen
- Kontraindikationen für eine Bestrahlung (S. 276)
- Wunsch der Patientin.

Methoden ❘ In Abhängigkeit von der Größe des zu entfernenden Gewebes unterscheidet man **Lumpektomie**, **Segmentresektion** und **Quadrantekto-**

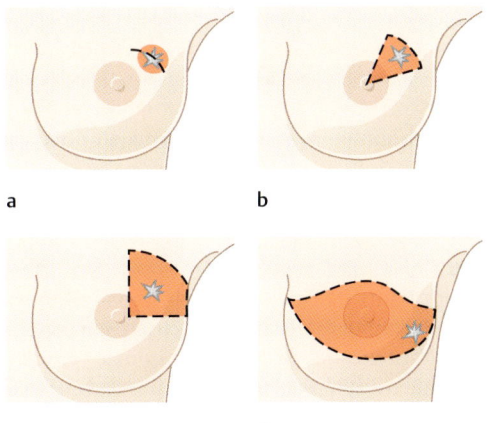

a   b

c   d

Abb. 11.20   Verschiedene Vorgehensweisen bei der operativen Therapie des Mammakarzinoms. a Lumpektomie. Lokale Exstirpation des Tumors im Gesunden. **b Segmentresektion.** Segmentförmige Resektion des Drüsenareals und Tumors von der Haut zur Muskelfaszie reichend, evtl. unter Mitnahme von Haut und der Muskelfaszie (je nach Tumorsitz); Schnittführung semizirkulär oder radiär. **c Quadrantektomie.** Großflächigere Resektion als in **b**; eine Defektdeckung durch intramammäre Verschiebelappen ist notwendig. **d Modifiziert radikale Mastektomie (MRM):** Komplette Entfernung des Drüsenkörpers und der zentralen Hautanteile inkl. Mamille; je nach Tumorlage modifiziert unter Mitnahme von Kutis über dem Tumor.

mie (**Abb. 11.20**). Die Schnittführung verläuft **semizirkulär** oder **radiär** über dem Tumor (**Abb. 11.21**).
Mehr als 90 % aller Herdbefunde sollten vor einer operativen Therapie **interventionell histologisch** abgeklärt werden. Bei nicht palpablen Tumoren ist eine **Drahtlokalisation** (vgl. **Abb. 11.15d**, S. 275) präoperativ notwendig. Eine **Präparat-Sonografie** oder -**Radiografie** (vgl. **Abb. 11.15d**, S.) sollte die Resektion in toto (soweit in der Bildgebung möglich) bestätigen. Die BET ist stets mit einer **Nachbestrahlung** zu kombinieren.

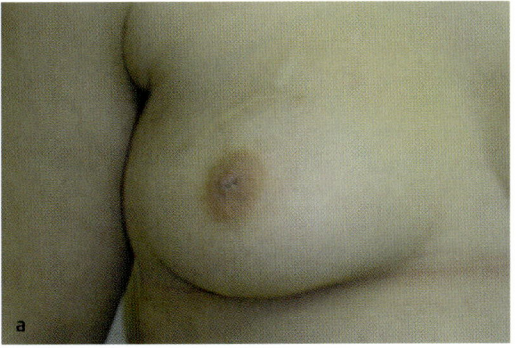

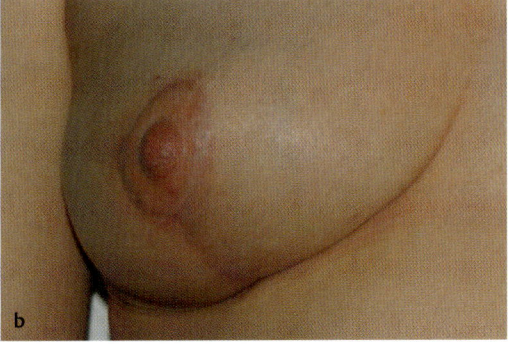

Abb. 11.21   Mögliche Schnittführungen bei der operativen Therapie des Mammakarzinoms. a Semizirkulärschnitt rechts bei 10 bis 1 Uhr (vgl. **Abb. 11.20a**). **b** Radiärschnitt rechts bei 6 Uhr (vgl. **Abb. 11.23b**).

Die **Überlebensraten** nach einer brusterhaltenden Therapie/Operation (BET) ergänzt durch eine Bestrahlung der Brust (S. 285) sind denen nach radikaler oder modifiziert radikaler Mastektomie (s.u.) **äquivalent**.

Modifiziert radikale Mastektomie (MRM)
Bei der **modifiziert radikalen Mastektomie** (MRM, **Abb. 11.22**) werden das gesamte Brustdrüsengewebe, die Haut mit dem Nippel-Areola-Komplex und die Pektoralisfaszie entfernt. Zusätzlich zur **einfachen Mastektomie** (= Ablatio mammae) werden die axillären Lymphknoten (Level I und II, **Abb. 11.2**, S. 245) mitentfernt (**axilläre Lymphonodektomie**, vgl. S. 283). Eine operative Entfernung von LK in Level III ist bei ausgedehntem Befall von Level II und klinisch suspekten LK in Level III indiziert. Im Gegensatz zur **radikalen Mastektomie** wird bei der MRM jedoch der M. pectoralis major selbst erhalten und nur seine Faszie (s.o.) mitentfernt.

Indikationen | Die Indikationen zur **Mastektomie** entsprechen weitgehend den Kontraindikationen der BET:
– Multizentrizität
– inflammatorisches Mammakarzinom
– ausgedehnte, diffuse Mikrokalzifikationen vom malignen Typ
– inkomplette Entfernung des Tumors (→ keine R0-Resektion) auch nach mehreren Nachresektionen
– ungünstiges Tumor-Brustvolumen-Verhältnis, das kein akzeptables kosmetisches Ergebnis bei BET erwarten lässt
– Kontraindikationen für eine Nachbestrahlung nach BET
– Wunsch der Patientin.

Durchführung | Die Schnittführung der MRM verläuft quer oder schräg, unter Einbeziehung des Tumors in die spindelförmige Umschneidungsfigur (**Abb. 11.20d**). Es erfolgt eine En-bloc-Resektion der Brustdrüse inklusive der Faszie des M. pectoralis major. Nach Darstellung der V. axillaris, des thoracodorsalen Gefäßnervenbündels, des N. thoracicus longus und der Nn. intercostobrachiales werden i.d.R. die LK-Level I–II mitentfernt (s.o.). **Abb. 11.22** zeigt einen typischen postoperativen Befund. Bei klinisch und sonografisch unauffälligen axillären LK wird heute bei einer Mastektomie jedoch nach Möglichkeit nur der/die Sentinel-LK (S. 284) entfernt.
Im Gegensatz zur radikalen Mastektomie ist der postoperative Bewegungsumfang von Arm und Schulter gößer, das Lymphödemrisiko deutlich reduziert und das kosmetische Ergebnis unvergleichlich besser.

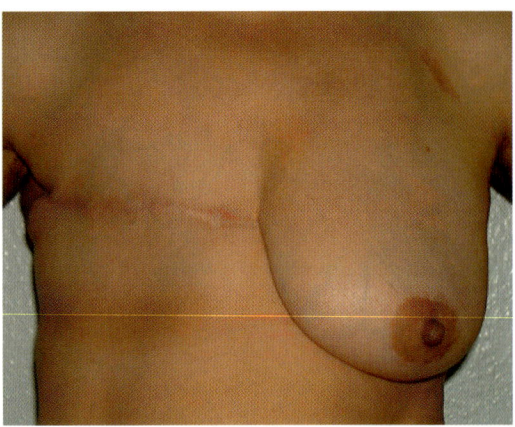

Abb. 11.22   Z. n. modifiziert radikaler Mastektomie (MRM) rechts.

Jede Patientin, bei der eine Mastektomie durchgeführt wird, sollte über die Möglichkeiten einer **Brustrekonstruktion** (s.u.) aufgeklärt werden. Dabei sollten rekonstruktive Eingriffe aber zu keiner Verzögerung onkologisch notwendiger Maßnahmen (z.B. Chemo- oder Strahlentherapie, S. 285) führen.

In den letzten Jahren haben darüber hinaus operative Techniken wie die **hautsparende Mastektomie** (skin-sparing mastectomy = **SSM**), zu einer Verbesserung der kosmetischen Ergebnisse geführt. Bei der SSM wird der Drüsenkörper über die in **Abb. 11.23** dargestellten Schnittführungen entfernt, wobei der Hauptteil des Hautmantels, die Umschlagfalte und evtl. der Nippel-Areola-Komplex erhalten bleiben. Die Resektionsebene sollte auf der Fascia superficialis des Drüsenkörpers liegen. Dabei steht der Operateur vor der schwierigen Aufgabe, möglichst kein Drüsengewebe zu belassen und andererseits eine ausreichende Perfusion der Kutis zu gewährleisten.
Die **Lokalrezidivraten** nach SSM sind denen nach einer MRM (ca. 7 % innerhalb von 10 Jahren nach OP) äquivalent. Eine Erhaltung des Nippel-Areola-Komplexes scheint bei peripher gelegenen Tumoren und tumorfreiem intraoperativem retromamillärem Schnellschnitt möglich. Eine **SSM** sollte **immer** mit einer **Sofortrekonstruktion** mittels Expander/Implantat oder Eigengewebe (s.u.) einhergehen, um den verbliebenen Hautmantel auszufüllen.

Brustrekonstruktion
Welche Form der Rekonstruktion für die einzelne Patientin nach einer Brustoperation angemessen ist, hängt neben ihren persönlichen Vorstellungen

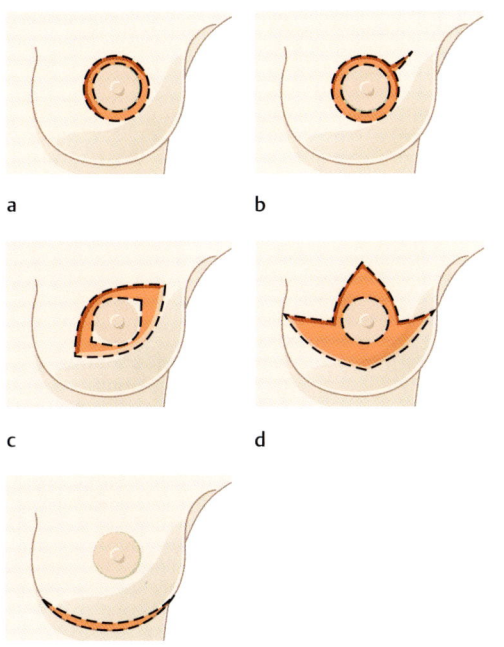

a b

c d

e

Abb. 11.23 Hautsparende Mastektomie (SSM). Die Schnittführung kann periareolär (**a**), hockey- oder tennisschlägerförmig (**b**), elliptisch (**c**), in Form einer Reduktionsfigur (**d**) oder inframammär in der Brustumschlagfalte (**e**) verlaufen.

von der Größe der Brust, den Gewebe- und Narbenverhältnissen oder bereits erfolgter oder geplanter Bestrahlung ab (**Abb. 11.24**). Infrage kommen **heterologe Methoden** mit alloplastischen Materialien (Expander, Implantat) oder **autologe Techniken** (Lappenplastiken mit Eigengewebe) bzw. eine Kombination der beiden Verfahren. Vor- und Nachteile

der heterologen bzw. autologen Brustrekonstruktion sind in **Tab. 11.15** aufgeführt, diese sind der Patientin in einem **ausführlichen Aufklärungsgespräch** zu erläutern.

Neben der Methode der Brustrekonstruktion ist der **Zeitpunkt**, zu dem die Rekonstruktion erfolgen soll, zu klären. Der Wiederaufbau der Brust kann primär (Sofortrekonstruktion, **Abb. 11.27**) oder sekundär (Intervallrekonstruktion) durchgeführt werden:

– Bei der **Primärrekonstruktion** erfolgen die Mastektomie und die Rekonstruktion zeitgleich, also in einer operativen Sitzung.
– Im Falle einer **Sekundärrekonstruktion** werden Mastektomie und Rekonstruktion zu unterschiedlichen Zeitpunkten durchgeführt, z. B. dann, wenn trotz einer Mastektomie eine Bestrahlung der Brustwand indiziert ist.

 Praxistipp
Die Beratung der Patientin muss immer individuell erfolgen und sollte neben den bestehenden Möglichkeiten die Wünsche der Patientin möglichst weitgehend berücksichtigen.

Bestrahltes Gewebe ist nur noch bedingt dehn- und formbar, sodass in diesen Fällen körpereigenes Gewebe zum Brustwiederaufbau gegenüber einer Expander-/Implantatrekonstruktion vorzuziehen ist. In der Regel ist die Brustrekonstruktion ein **mehrzeitiges Vorgehen**, worüber die Patientin zu Beginn aufgeklärt werden muss. **Kontralaterale Brustkorrekturen** im Sinne einer Form- und Größenangleichung durch Reduktionsplastiken (Brustverkleinerung), Mastopexien (Lifting) oder Augmentationen (Brustvergrößerung) zur Herstellung einer Symmetrie sind häufig notwendig (**Abb. 11.27a**, S. 284).

11

Tabelle 11.15	
Vor- und Nachteile der heterologen bzw. autologen Brustrekonstruktion	
heterologe Brustrekonstruktion	**autologe Brustrekonstruktion**
relativ einfache Methode	größerer operativer Aufwand
kürzere OP-Zeiten	längere OP-Zeiten
schnellere Rekonvaleszenz	längere Rekonvaleszenz
keine zusätzlichen Narben	mögliche Funktionseinschränkung und Narben im Bereich der Spenderregion
häufig kontralaterale Angleichung notwendig (Reduktionsplastik, Mastopexie, Augmentation)	natürliche Brustform rekonstruierbar – seltener kontralaterale Angleichung notwendig
häufig zweizeitiges Vorgehen (Expander → Implantat)	gute und stabile Langzeitergebnisse
ausreichende Ptosis oder gute Projektion im Nippel-Areola-Bereich schwierig zu erzielen	anwendbar vor, besser jedoch nach erfolgter Bestrahlung
Problem der Kapselfibrosebildung (relative Kontraindikation für Implantate: bereits erfolgte oder geplante Radiatio)	Teil- oder totale Lappenverluste bei unzureichender Perfusion; Fettgewebsnekrosen im Lappen; Serome im Bereich der Spenderregion

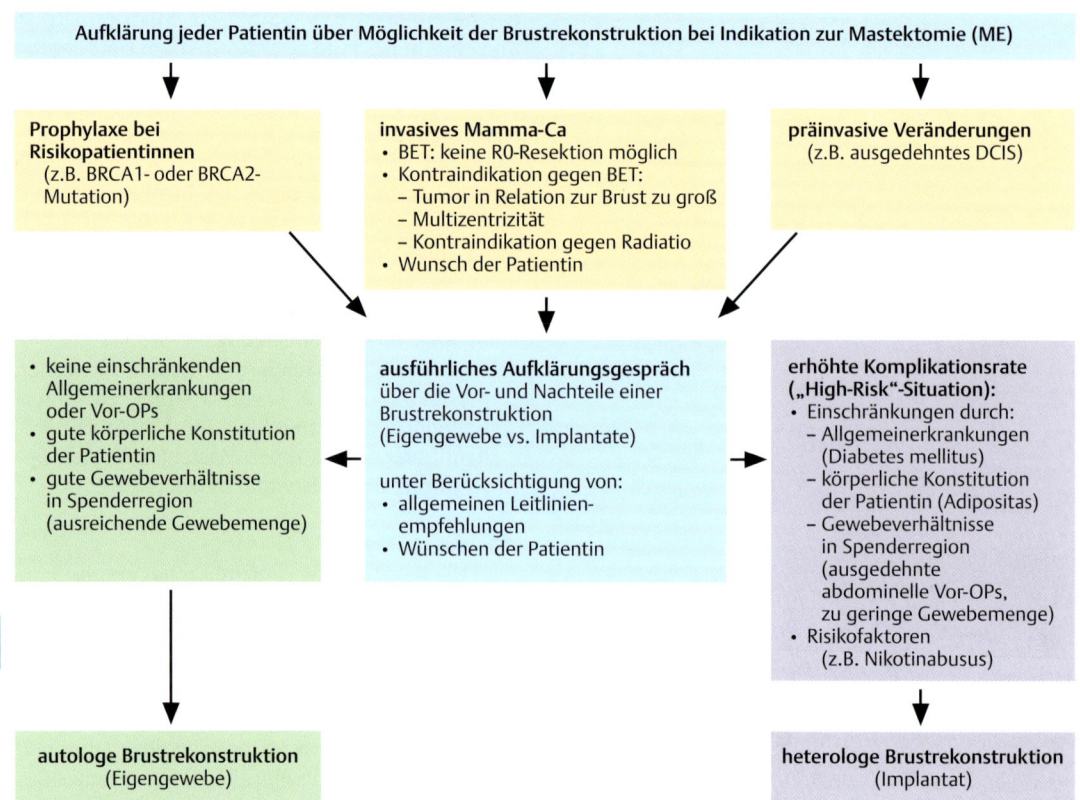

Abb. 11.24 Algorithmus zum Vorgehen bei Brustrekonstruktion.

Heterologe Brustrekonstruktion

Bei einer heterologen Brustrekonstruktion kommen **Expander** (Gewebedehner, **Abb. 11.25**) bzw. **Implantate** (**Abb. 11.26** und **Abb. 11.27**) zum Einsatz.
Die Wahl des Implantates hängt von der Größe und Form der Brust ab. Welche **Beschichtung** (glattwandig, polyurethanbeschichtet, texturiert, **Abb. 11.26**) gewählt wird, obliegt den Vorzügen des Operateurs. PU-beschichtete Implantate senken möglicherweise das Kapselfibroserisiko.

Indikationen/Kontraindikationen I Die heterologe Rekonstruktion ist gut durchführbar bei Frauen mit einem ausreichend dicken Gewebemantel und einer eher kleinen bis mittelgroßen Brust. Sie ist weniger aufwendig als die Eigengeweberekonstruktion und mit keinen zusätzlichen Narben verbunden (vgl. **Tab. 11.15**). Eine relative **Kontraindikation** für eine Expander-/Implantatrekonstruktion besteht bei einer Bestrahlungsindikation.

Durchführung I Zur verbesserten Abdeckung der Expander bzw. Implantate werden diese nicht selten **unter den M. pectoralis major** gelegt (**Abb. 11.28**). Häufig folgt zunächst die Einlage eines Expanders zur Dehnung des unter Umständen resezierten Hautmantels und sekundär die Implantateinlage (**zweizeitiges Vorgehen**).

Autologe Brustrekonstruktion

Bei der autologen Rekonstruktion wird **körpereigenes Gewebe** zur Wiederherstellung der Brust verwendet.

Indikationen/Kontraindikationen I Die Verwendung von Eigengewebe ermöglicht die Formung einer sehr natürlichen Brustform, insbesondere auch bei großen Volumina und nach MRM mit guten Ergebnissen im zeitlichen Verlauf. Sie ist jedoch aufwendiger, belastender für die Patientin und bedeutet zusätzliche Narben im Bereich der Gewebeentnahmestelle. Eine ausführliche Risikoanamnese ist vor dem Eingriff notwendig (vgl. **Tab. 11.15** bzw. **Abb. 11.24**).

Zu den **Kontraindikationen** zählen relative Risikofaktoren wie Nikotin, Adipositas, Voroperation, Diabetes mellitus, Thrombosen/Embolien, schwerwiegende Allgemeinerkrankungen und Alter.

Durchführung I Im Folgenden soll kurz auf die wichtigsten **Lappentechniken** eingegangen werden:

− **Latissimus-dorsi-Lappen** (**Abb. 11.29**)
  • **Durchführung:** Der Lappen wird am Rücken mit einer dem Bedarf angemessenen breiten Hautspindel entnommen, an seinem Ansatz am Humerus (Crista tuberculi minoris hume-

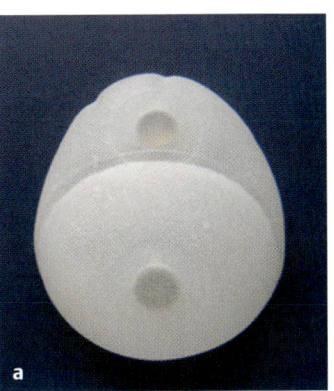
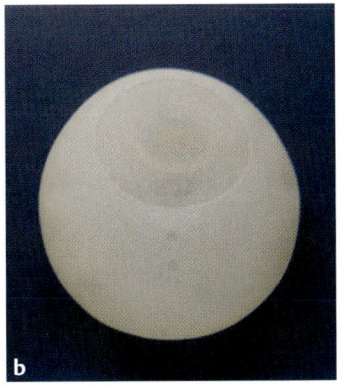
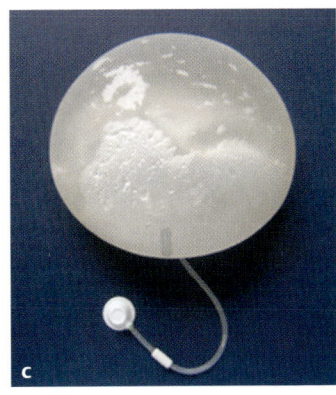

Abb. 11.25   Gewebeexpander. Gewebeexpander können über integrierte (**a**, **b**) oder externe Ventile (**c**) durch perkutane Punktion im Verlauf mit Kochsalz aufgefüllt werden. Sie dienen der Dehnung des Hautmantels. Ihre Auswahl folgt nach Breite der Brustbasis und der Brustform. Zur Auswahl stehen doppelkammerige (**a**) und einkammerige (**b**, **c**) Gewebeexpander.

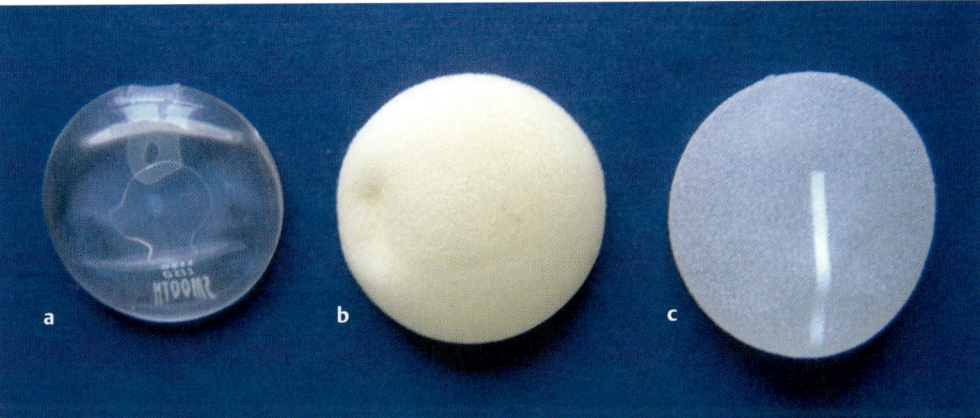

11

Abb. 11.26   Brustimplantate. a Glattwandig. **b** Polyurethanbeschichtet. **c** Texturiert.

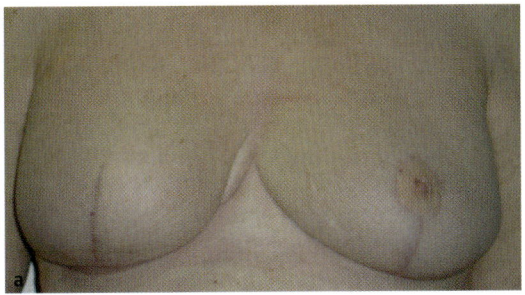
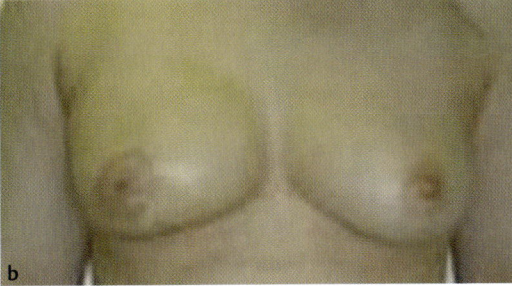

Abb. 11.27   Primärrekonstruktion. a SSM rechts mit Entfernung des Mamillenareolakomplexes und Implantateinlage sowie angleichender Reduktionsplastik links. **b** SSM mit Mamillenerhalt und Implantateinlage rechts.

ri) abgetrennt und transaxillär nach ventral auf die Brustwand geschwenkt. Seine Gefäßversorgung erhält er durch die A. thoracodorsalis, die gemeinsam mit einer Vene und dem N. thoracodorsalis in einem Gefäßnervenbündel verläuft. Der N. thoracodorsalis wird in der Regel durchtrennt, um Muskelkontraktionen z.B. beim Händeschütteln zu verhindern.

- **Indikationen und Vorteile:** Der Latissimus-dorsi-Lappen eignet sich zur Rekonstruktion kleinerer Brustvolumina und Defektdeckung der Thoraxwand nach Exzision von Brust-

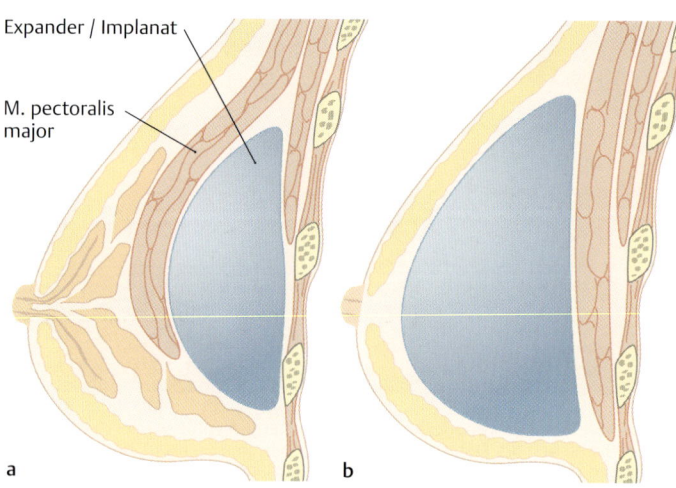

Expander / Implantat

M. pectoralis major

a   b

Abb. 11.28 Implantat – mögliche Lokalisationen. Das Implantat kann unterhalb des M. pectoralis (subpektoral, **a**) oder vor diesem (subkutan, epipektoral, **b**) platziert werden.

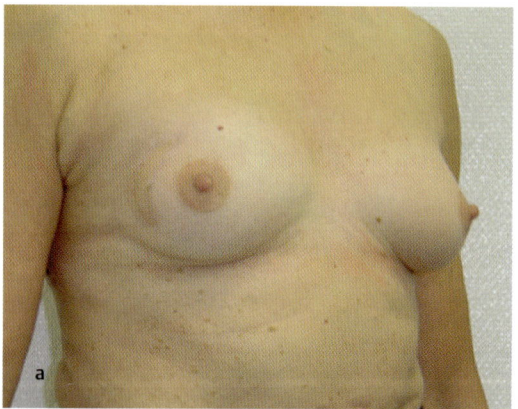

a

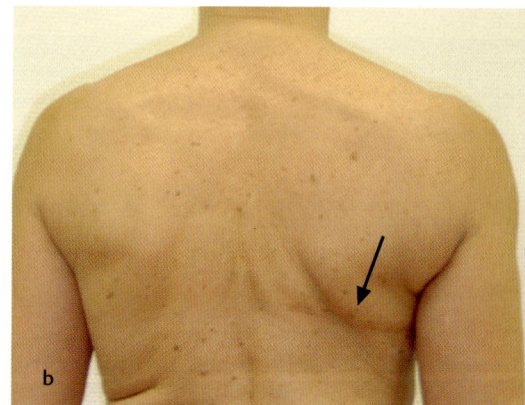

b

Abb. 11.29 Latissimus-Lappen-Rekonstruktion. a Rechte Brust mit Latissimus-dorsi-Lappen und Implantat. **b** Narbenverlauf am Rücken rechts.

wandrezidiven. Er ist der stabilste Lappen mit einer in der Regel guten Perfusion.

- **Kontraindikationen und Nachteile:** Obwohl der M. latissimus dorsi der flächengrößte Muskel des Menschen ist, reicht das Lappenvolumen mitunter nicht allein für eine Rekonstruktion der Brust aus, sodass er kombiniert mit einem Expander/Implantat verwendet werden muss. Funktionseinschränkungen des Armes sind selten, jedoch kann die Narbe am Rücken störend sein.

– **TRAM-Lappen** (Transverser-Rektus-abdominis-Muskulokutaneus-Lappen, **Abb. 11.30**):
  - **Durchführung:** Der TRAM-Lappen ist ein Dermofettlappen vom Unterbauch, der gestielt (einfach oder doppelseitig) oder frei transplantiert zur Rekonstruktion der Brust verwendet werden kann. Arteriell wird er von den Aa. epigastricae superiores und inferiores versorgt. Bei einem **gestielten TRAM-Lappen** wird der M. rectus abdominis ganz oder mus-

kelsparend mit der darin verlaufenden A. epigastrica superior, ein- oder beidseitig (je nach benötigtem Volumen) aus seiner Faszienhülle ausgelöst und der spindelförmig umschnittene Dermofettlappen des Unterbauches nach Untertunnelung des Oberbauches auf die zu rekonstruierende Brustseite geschwenkt, geformt und eingenäht. Bei einem **freien TRAM-Lappen** erfolgt die Gefäßversorgung über die inferiore A. und V. epigastrica, die gewöhnlich kranial der Linea arcuata dorsal in den M. rectus abdominis eintreten. Als Anschlussgefäße stehen die A. und V. thoracica interna oder die thorakodorsalen Gefäße zur Verfügung

- **Indikationen und Vorteile:** Der TRAM-Lappen erlaubt eine natürliche und langfristig stabile Rekonstruktion. Die Patientin erhält gleichzeitig eine Bauchstraffung.
- **Kontraindikationen und Nachteile:** Im Bereich der Spenderregion kann es zu einer Bauchhe-

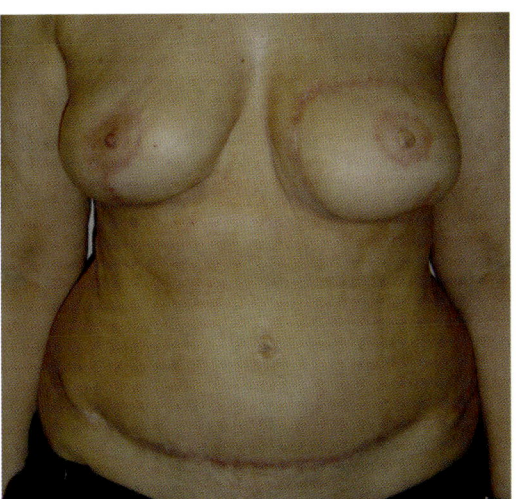

Abb. 11.30 TRAM-Lappenrekonstruktion rechts.
Nahezu symmetrische Rekonstruktion der rechten Mamma
bei Z. n. ME rechts mit angleichender Mastopexie (Lifting)
links. Noch fehlende Mamillentätowierung rechts.

berschwäche und Hernienausbildung kommen. Daneben gehört das Auftreten von Fettgewebsnekrosen zu den häufigeren Komplikationen.

- **DIEP-Lappen** („Deep-Inferior-Epigastric-Perforator"-Lappen):
  - **Durchführung:** Hierbei wird der ausgelöste Dermofettlappen vom Unterbauch mit einem oder mehreren aus der tiefen inferioren epigastischen Arterie in den Lappen ziehenden Perforatorgefäßen an die Gefäße des thorakodorsalen Gefäßnervenbündels oder die Vasa thoracicae internae mikrochirurgisch angeschlossen.
  - **Indikationen und Vorteile:** Er enthält keine oder weniger Bauchmuskelanteile als der freie TRAM-Lappen und bietet somit den Vorteil einer verbesserten Bauchwandstabilität.
  - **Kontraindikationen und Nachteile:** Wie bei allen freien Lappen besteht die Gefahr einer Anastomoseninsuffizienz, welche zu einer Nachblutung oder Minderperfusion und Letzteres, wie beim TRAM-Lappen auch, zu Fettgewebsnekrosen, Teil- oder Totallappenverlusten führen kann.
- **SIEA-Lappen** („Superficial-Inferior-Epigastric-Artery"-Lappen):
  - **Durchführung:** siehe DIEP-Lappen; die arterielle Versorgung erfolgt über die A. epigastrica superficialis.
  - **Indikationen und Vorteile:** Da eine Eröffnung der vorderen Rektusfaszie nicht notwendig ist, sind bei dieser Technik die geringsten Hebedefekte zu erwarten.

- **Kontraindikationen und Nachteile:** Dieser Lappen setzt eine großkalibrige A. epigastrica superficialis, welche in ca. 70 % der Fälle vorliegt, voraus. Ob die A. epigastrica superficialis geeignet ist, zeigt sich erst intraoperativ
- **S-GAP- oder I-GAP-Lappen** („Superior-/Inferior-Gluteal-Artery-Perforator"-Lappen):
  - **Durchführung:** Dabei wird die Brust aus Fett- und Hautgewebe der Gesäßregion, ohne Zerstörung des M. glutaeus maximus als Perforator-Lappen (Perforatoren der A. glutea superior oder inferior) rekonstruiert.
  - **Indikationen und Vorteile:** Er bietet eine Alternative, falls das Unterbauchgewebe (z. B. aufgrund vorangegangener operativer Eingriffe oder bei sehr schlanken Patientinnen) nicht zur Verfügung steht.
  - **Kontraindikationen und Nachteile:** Diese sehr aufwendige Rekonstruktion ist nur indiziert, falls eine TRAM- oder DIEP-Lappen-Rekonstruktion aufgrund fehlenden Gewebes im Bauchbereich oder vorangegangener Operationen nicht möglich ist.
- **TMG-Lappen** (Transversaler-Myokutaner-Gracilis-Lappen, anterolateral thigh flap):
  - **Durchführung:** Der Lappen wird dorsomedial im Bereich des Oberschenkels entnommen, sodass der Narbenverlauf versteckt in der natürlichen Beugefalte des Oberschenkels innenseitig mit Ausläufen in der Infraglutealfalte verläuft. Versorgt wird der Lappen durch einen Endast der A. circumflexa femoris medialis.
  - **Indikationen und Vorteile:** Dieses Verfahren ist nur indiziert, wenn sonst keine anderen Möglichkeiten vorhanden sind.
  - **Kontraindikationen und Nachteile:** Limitiert ist die Anwendung des TMG-Lappens durch ein geringes Lappenvolumen und eine schmale Hautinsel.

> **MERKE**
>
> Über ¾ aller Brustrekonstruktionen werden mit Implantaten oder Expandern/Implantaten durchgeführt. Der **TRAM-Lappen** ist derzeit die häufigste Eigengeweberekonstruktion gefolgt von **Latissimus-dorsi-** und **DIEP-Lappen**.

Operative Therapie der Axilla
Bei der Operation der Axilla (**axilläre Lymphonodektomie**) erfolgt die Entfernung der Lymphknoten (LK) Level I und II, bei Befall der LK in Level II oder dem Verdacht auf tumorinfiltrierte LK auch die Resektion des Level III (zur Einteilung der LK-Level siehe **Abb. 11.2**, S. 245).

11

Begrenzt wird die **Axilla** durch folgende **anatomische Strukturen**:
- kranial: V. axillaris
- medial: Thoraxwand mit dem M. serratus anterior (cave: N. thoracicus longus → bei Verletzung kommt es zu einer Scapula alta)
- dorsal: M. latissimus dorsi
- kaudal: Eintritt des thorakodorsalen Gefäßnervenbündels in den M. latissimus dorsi und Abgang des Serratusastes aus dem thorakodorsalen Gefäßnervenbündel zur Versorgung des M. serratus anterior.

Nach Möglichkeit sollten die Nn. intercostales, die die Oberarminnenseite sensibel innervieren, erhalten bleiben.

Komplikationen/Beschwerden nach einer **Axilladissektion** können sein:
- Lymphödem des Armes auf der operierten Seite (17–24 %)
- eingeschränkte Armbeweglichkeit (17–27 %)
- Schonhaltung des Armes mit konsekutiver Schultergelenkversteifung
- Schmerzen im Oberarm (16–39 %)
- Sensibilitätsstörungen durch Nervenläsion während der Axilladissektion (≤ 81 %).

> **MERKE**
>
> Durch vermehrte Aufklärungsarbeit und das Mammografiescreening (S. 254) werden zunehmend kleinere Karzinome mit negativem Nodalstatus entdeckt.

Bei einem klinisch und sonografisch unauffälligen Befund der axillären LK ist heute die Entfernung des sog. „Sentinel-Lymphknotens" – als weniger radikales Verfahren mit geringerer Arm-Schulter-Morbidität (s. Komplikationen) – inzwischen der Standard.

Der **Sentinel- oder Wächter-/Pförtner-Lymphknoten** (SLN, **Abb. 11.31**) ist der erste der einen Tumor drainierenden Lymphknoten. Dem Konzept des SLN liegt die Hypothese zugrunde, dass eine Metastasierung **kontinuierlich, ohne Überspringen einzelner Lymphknoten** erfolgt. Das heißt, ist der SLN tumorfrei, sind auch alle nachfolgenden LK frei. „Skip-Metastasen" wurden nur in 1–3 % beschrieben.

Für die Methode der **SLN-Entfernung** (s. u.) bestehen derzeit lediglich folgende **Kontraindikationen**:
- Voroperation in der Axilla (möglicherweise Lymphabfluss zerstört)
- klinisch und sonografisch Metastasen-suspekte axilläre LK (gestörter Lymphabfluss, Sensitivität der SLN-Methode reduziert)
- inflammatorisches Mammakarzinom (häufig axilläre LK-Metastasen)
- prophylaktische kontralaterale Mastektomie (kein Nachweis eines Malignoms in der Mamma, keine LK-Metastasen zu erwarten)
- bilaterale prophylaktische Mastektomie (kein Nachweis eines Malignoms in der Mamma, keine LK-Metastasen zu erwarten).

Präoperativ wird ein radioaktiv markiertes Albumin (**99mTc-Nanokoll**) peritumoral, subareolär oder subdermal injiziert und der lymphatische Abfluss mittels **Lymphabflussszintigrafie** dargestellt. Auch eine Farbmarkierung mittels Injektion von **Patentblau** ist möglich. Am sensitivsten ist die Kombination aus Farb- und radioaktiver Markierung, wobei die alleinige radioaktive Markierung der alleinigen Farbmarkierung überlegen ist. Eine **Gammasonde** ermöglicht intraoperativ die Verifizierung der radioaktiv markierten SLN (im Mittel 1–3 LK). Diese werden exstirpiert und zur Schnellschnittuntersuchung eingeschickt. Bei einem unauffälligen histopathologischen Befund, ist eine **komplette Dissektion der Axilla** (s. o.) überflüssig. **Tab. 11.16** gibt einen Überblick über das weitere Vorgehen.

Mit der Erhebung des Nodalstatus wird ein **adäquates Tumorstaging** ermöglicht, welches Grundvoraussetzung für eine entsprechende adjuvante Therapie ist (s. Prognosefaktoren, S. 286).

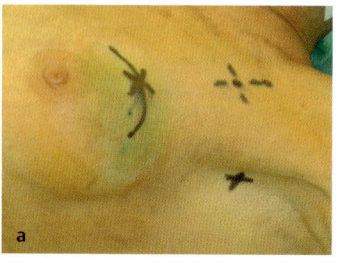
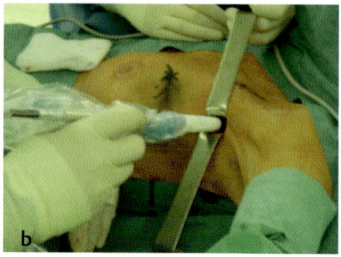
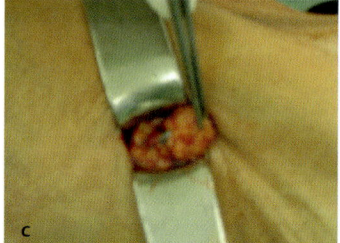

Abb. 11.31 Sentinel-Lymphknotenbiopsie. a Hautmarkierung der SLN-Lokalisation nach Lymphabflussszintigrafie und Detektion mit der Gammasonde. **b** Intraoperative Detektion des radioaktiv markierten LK mittels Gammasonde. **c** Blaufärbung des SLN nach Patentblauinjektion.

Tabelle 11.16

Therapeutisches Vorgehen in Abhängigkeit vom Sentinel-Lymphknoten-(SLN-)Status		
SLN-Status	lokale Therapie	systemische Therapie (entsprechend Nodalstatus)
pN0 (SLN); kein SLN befallen	keine	nach Leitlinie entsprechend N0
pN1 (SLN); SLN mit Tumorzellen	keine Axilladissektion bei cT1/2 cN0, < 3 SN+, BET + tangentialer Radiatio, keine alternative axilläre Radiatio	nach Leitlinie entsprechend N1
pN1 (mi); mi = Mikrometastase > 0,2 – ≤ 2 mm	keine Axilladissektion	nach Leitlinie entsprechend N1
pN0 (i+) (SLN); i = isolierte Tumorzellen	keine	nach Leitlinie entsprechend N0
Detektion extraaxillärer SLN	keine; ggf. Einbeziehung des SLN in Bestrahlungsfeld	nach Leitlinie entsprechend N0/N1

Adjuvante Radiotherapie

MERKE

Nach heutigem Wissensstand ist eine **alleinige (primäre) Strahlentherapie** bei operablem Karzinom der Mamma **nicht indiziert**.

Bei fortgeschrittenen, primär inoperablen Tumoren sollte zunächst eine systemische Therapie (s.u.), wenn möglich gefolgt von einer Operation und **anschließenden Bestrahlung**, durchgeführt werden. Auch eine **simultane Radiatio** zur Systemtherapie ist denkbar, aufgrund sich potenzierender Nebenwirkungen aber nicht die Regel.

Radiotherapie nach BET

Nach brusterhaltender Operation bei Vorliegen eines invasiven Mammakarzinoms oder DCIS (S. 274) ist eine Bestrahlung der betroffenen Brust indiziert zur **Verbesserung der lokalen Tumorkontrolle** und des **Gesamtüberlebens**.
Die Dosis der perkutanen Nachbestrahlung sollte 50 Gy (5 × 1,8–2,0 Gy/Woche) und die der sog. Boost-Bestrahlung des Tumorbettes 10–16 Gy betragen.

MERKE

Nach aktuellem Stand ist eine **postoperative Bestrahlung** der verbliebenen Brust (BET) **zwingend**, da sie die Lokalrezidivrate von 30 % auf 5 % senkt.

Im Wesentlichen gilt es folgende **Kontraindikationen** zu berücksichtigen:
— bestehende Schwangerschaft
— bestehende Wundheilungsstörung, Infektion
— Status nach Vorbestrahlung, hier muss die bereits applizierte vorangegangene Radiatio berücksichtigt werden.

Radiotherapie nach Mastektomie (ME)

Eine postoperative Strahlentherapie der Brustwand nach ME ist **indiziert** bei:
— T3/T4-Tumoren (inkl. inflammatorisches Mammakarzinom, S. 293)
— R1/R2-Resektion (nicht ausreichende Resektion im Gesunden, **Tab. 11.14**, S. 254)
— pN+ (> 3 befallenen LK).
Neuere Daten weisen daraufhin, dass auch Patientinnen mit 1–3 befallenen LK von einer Postmastektomiebestrahlung profitieren.
Relative Indikationen für eine Postmastektomiebestrahlung können sein:
— Alter < 40 J.
— Tumoren > 3 cm
— Multizentrizität
— Lymphangiosis oder Hämangiosis
— entdifferenzierte Tumoren (G 3).

Teilbrustbestrahlung

Die Verfahren der intra- oder postoperativen Teilbrustbestrahlung unter **Verzicht auf eine Homogenbestrahlung** der ganzen Brust **nach BET** stellen derzeit ein **experimentelles** Vorgehen dar und sollten ausnahmslos innerhalb von Studien erfolgen. Hierbei werden Elektronen- und Röntgenstrahlen sowie interstitielle Techniken unter Einsatz von Multi- oder Ballonkathetern verwendet.

Radiotherapie des regionären Lymphabflusses

Eine Strahlentherapie der **Axilla** sollte nur erfolgen bei **Resttumor** in der Axilla und bei **nicht erfolgter oder inkompletter Axillaoperation**.
Eine Strahlentherapie der **supra- bzw. infraklavikulären Lymphabflusswege** wird empfohlen bei:
— > 3 befallenen axillären LK
— Befall von Level III der axillären LK
— Indikationen zur Radiatio der Axilla.

11

Neoadjuvante systemische Therapie

Eine **Indikation** zur neoadjuvanten (= primär = präoperativ) systemischen Therapie besteht in folgenden Fällen:

- lokal fortgeschrittenes, primär inoperables Mammakarzinom
- inflammatorisches Mammakarzinom
- Frauen, bei denen primär eine Indikation zur ME besteht, die aber eine Brusterhaltung wünschen
- jedes stanzbioptisch gesicherte Mammakarzinom, bei dem eine adjuvante (= postoperative) Chemotherapie indiziert wäre.

Von einer neoadjuvanten Therapie profitieren v.a. Patientinnen mit G3-Tumoren, negativem Hormonrezeptor-Status unabhängig vom HER-2/neu-Status (S. 277) vor dem 40. Lebensjahr.

In der **primär systemischen Chemotherapie** sollten Antrazykline und Taxane zum Einsatz kommen und sie sollte mindestens 6 Zyklen umfassen. Bei Patientinnen mit einem HER-2/neu-überexprimierenden Tumor wird die Therapie, vergleichbar zur adjuvanten Therapie mit Trastuzumab (Herceptin) ergänzt. Nach Abschluss der Therapie erfolgen die operativen Maßnahmen in der üblichen Vorgehensweise 2–4 Wochen nach Applikation des letzten Therapiezyklus und nach Erholung der Leukozyten.

> **MERKE**
>
> Es wird **immer operiert** (auch bei einer Komplettremission in der Bildgebung), dabei kann die Exzision in den **neuen Tumorgrenzen** erfolgen. Eine sorgfältige Dokumentation des **Ausgangsbefundes** (Lokalisation, Metrik, evtl. Clipmarkierung) ist hierzu notwendig.

Die Indikationen zur nachfolgenden **Radiotherapie** orientieren sich am prätherapeutischen Ausgangsbefund und entsprechen denen nach adjuvanter Therapie. Eine **endokrine Therapie** erfolgt ebenfalls nach denselben Regeln wie nach adjuvanter Therapie.

Eine neoadjuvante Therapie ermöglicht eine **Invivo-Chemosensibilitätstestung** durch Dokumentation des Ansprechens des Primärtumors im Verlauf (Metrik). Die pathologische Komplettremission (pCR = vollständige Eliminierung von Tumorzellen) korreliert siginifikant mit dem Überleben. Bei Non-Respondern kann der frühe Wechsel auf ein anderes Therapieregime mitunter den Therapieerfolg verbessern. Durch eine Operation in den neuen Tumorgrenzen kann eine Erhöhung der BET erzielt werden.

Systemtherapien des Mammakarzinoms

Die **Systemtherapie** bezeichnet **alle medikamentösen Therapieformen**, die nach der histologischen Sicherung eines Mammakarzinoms durchgeführt werden. Je nach Risikoprofil (**Tab. 11.17**) erfolgt diese Systemtherapie in Form einer **Chemotherapie**, einer **endokrinen Therapie**, einer **Immuntherapie** oder einer Kombination der genannten Therapieformen, wobei diese **vor** oder **nach** einer **Operation** durchgeführt werden können.

> **MERKE**
>
> Die neoadjuvante Systemtherapie ist **äquieffektiv** zur adjuvanten Therapie.

Man geht heute davon aus, dass es sich beim Mammakarzinom um eine „**Systemerkrankung mit lokaler Komponente**" handelt; entsprechend aufwendig und langwierig sind die Systemtherapien.

Hinzu kommt, dass neben dem **chemotherapeutischen Ansatz (Zytostatika)** und der **Hormontherapie (endokrine Therapie)** zunehmend „Targettherapien" Anwendung finden, wie z.B. die **Antikörpertherapie** mit Herceptin bei HER-2/neu-positiven Tumoren. Dabei richten sich die Systemtherapien nach den individuellen Risikofaktoren, dem Tumorstadium und den spezifischen Tumoreigenschaften. **Ziele der Systemtherapien** sind die Reduktion der Lokalrezidive, der kontralateralen Rezidive und der systemischen Metastasierung und somit eine Verlängerung des krankheitsfreien Überlebens und Gesamtüberlebens durch Eliminierung peripher zirkulierender Tumorzellen.

Adjuvante Chemotherapie (Zytostatika-Therapie)

Bei der adjuvanten Chemotherapie handelt es sich um eine medikamentöse Systemtherapie **nach** operativen Maßnahmen bei histologisch gesichertem Mammakarzinom (= postoperative Therapie). Patienten mit **mittlerem** und **hohem Risikoprofil** profitieren für ihren weiteren Krankheitsverlauf von der Durchführung einer adjuvanten Chemotherapie. Eine **adjuvante Kombinations-Chemotherapie** (Dreierkombination) sollte ein **Anthrazyklin** (**Tab. 11.18**), bei **Nachweis befallener axillärer Lymphknoten** ein **Taxan** enthalten (**Tab. 11.19**).

Anthrazykline haben eine kumulative **irreversible Kardiotoxizität**, sodass eine strenge regelmäßige Überwachung mittels UKG (Echokardiografie) und EKG erfolgen muss sowie anamnestische kardiale Vorerkrankungen berücksichtigt werden müssen. Als **weitere Nebenwirkungen** stehen v.a. die Alopezie, Veränderungen von Haut und Schleimhaut sowie hämatotoxische Wirkungen im Vordergrund.

Tabelle 11.17

Risikogruppen und zugehörige Therapieempfehlungen bei der Systemtherapie des Mammakarzinoms (nach St. Gallen 2007)

„low-risk" = niedriges Risiko	„intermediate-risk"= mittleres Risiko	„high-risk" = hohes Risiko
nodal-negativ und **alle** der folgenden Kriterien: — pT ≤ 2 — Grading 1 — keine Gefäßinvasion — (fragl.) hormonempfindlich — HER-2/neu negativ — Alter ≥ 35 Jahren	nodal-negativ und **wenigstens eines** der folgenden Kriterien: — pT > 2 — Grading 2–3 — peritumorale Gefäßinvasion — nicht hormonempfindlich — HER-2/neu positiv — Alter < 35 Jahre	nodal-positiv (1–3 LK-Metastasen) und — nicht hormonempfindlich oder — HER-2/neu positiv
	nodal-positiv (1–3 LK-Metastasen) und — (fragl.) hormonempfindlich und — HER-2/neu negativ	nodal-positiv (≥ 4 LK-Metastasen)
Allgemeine Therapieempfehlungen		
endokrine Therapie (Tamoxifen) oder keine Therapie	**sicher hormonempfindlich:** endokrine Therapie oder Chemotherapie gefolgt von endokriner Therapie	**sicher** (und fragl.) **hormonempfindlich:** Chemotherapie gefolgt von endokriner Therapie
	fraglich hormonempfindlich: Chemotherapie (ggf. gefolgt von endokriner Therapie)	
	hormonunempfindlich (ER und PR negativ): Chemotherapie	**hormonunempfindlich** (ER und PR negativ): Chemotherapie
	HER-2/neu positiv (IHC 3+ oder FISH positiv): Trastuzumab	**HER-2/neu positiv (IHC 3+ oder FISH positiv):** Trastuzumab

Tabelle 11.18

Beispiele adjuvanter Chemotherapien mit Anthrazyklinen (Doxorubicin und Epirubicin)

Schema	Cyclophosphamid	Doxorubicin (A) Epirubicin (E)	5-Fluorouracil	Paclitaxel (P) Docetaxel (D)	Methotrexat	Wdh. (Zyklus)	Zyklen (gesamt)
FEC	500–600 mg/m² i.v. d1	100 mg/m² i.v. d1 (E)	500–600 mg/m² i.v. d1	–	–	alle 3 Wochen	6
FAC/CAF	500–600 mg/m² i.v. d1	60 mg/m² i.v. d1 (A)	500–600 mg/m² i.v. d1	–	–	alle 3 Wochen	6
CEF	75 mg/m² i.v. d1–14	60 mg/m² i.v. d1–8 (E)	500 mg/m² i.v. d1	–	–	alle 4 Wochen	6

d = Tag, z.B. „d1" = Tag 1

Tabelle 11.19

Beispiele adjuvanter Chemotherapien mit Taxanen (Placlitaxel und Docetaxel)

Schema	Cyclophosphamid	Doxorubicin (A) Epirubicin (E)	5-Fluorouracil	Paclitaxel (P) Docetaxel (D)	Methotrexat	Wdh. (Zyklus)	Zyklen (gesamt)
AC-T	600 mg/m² i.v. d1 Zyklus 1–4	60 mg/m² i.v. d1 (A) Zyklus 1–4	–	175 mg/m² d1 (P) Zyklus 5–8	–	alle 3 Wochen	8 (4 + 4)
AC-D	600 mg/m² i.v. d1 Zyklus 1–4	60 mg/m² i.v. d1 (A) Zyklus 1–4	–	100 mg/m² d1 (D) Zyklus 5–8	–	alle 3 Wochen	8 (4 + 4)
TAC	500 mg/m² i.v. d1	50 mg/m² i.v. d1 (A)	–	75 mg/m² d1 (D)	–	alle 3 Wochen	6

d = Tag, z.B. „d1" = Tag 1

11

Unter der Therapie mit **Taxanen** können folgende **Nebenwirkungen** beobachtet werden: Knochenmarksuppression mit Blutbildveränderungen (Thrombozytopenie, Neutropenie, Anämie), Neuropathien (insbesondere Parästhesien), Myalgien, Haarausfall und gastrointestinale Nebenwirkungen (z. B. Übelkeit, Erbrechen, Durchfall).

Adjuvante endokrine Therapie
Ein Tumor gilt als **hormonempfindlich**, wenn entweder der Östrogenrezeptor (ER) oder der Progesteronrezeptor (PR) immunhistochemisch in mindestens 1 % der Tumorzellen nachweisbar sind. Bei Patientinnen **vor** der Menopause sind die Tumoren in 50–60 % rezeptorpositiv, **nach** der Menopause in 70–80 %.
Die endokrine Therapie sollte erst **nach Abschluss der Chemotherapie** begonnen werden, kann aber **gleichzeitig zur Radiotherapie** erfolgen. Bei multimorbiden Patienten besteht zudem die Möglichkeit einer primären (= präoperativen) Therapie.
Endokrine Therapie bei der **prämenopausalen** Patientin:
- bei Frauen, die **keine Chemotherapie** bekommen: Tamoxifen (Antiöstrogen) + Ovarablation (GnRH-Analoga, Adnektomie bds. oder Radiomenolyse) oder eine Monotherapie mit GnRH oder Tamoxifen bei Kontraindikation oder Unverträglichkeit gegen eines der Medikamente
- bei Frauen **nach einer Chemotherapie**: Tamoxifen 1 x 20 mg/d für 5 Jahre
- unklar ist bislang der Nutzen einer zusätzlichen GnRH-Gabe zum Tamoxifen nach Chemotherapie; hiervon scheinen nur Patientinnen < 40. Lebensjahr zu profitieren

> **MERKE**
>
> **Aromatasehemmer** können bei prämenopausalen Patientinnen **nicht** ausreichend effektiv den Östrogenspiegel senken!

Die **Ausschaltung der Ovarialfunktion** bei **prämenopausalen** Hormonrezeptor-positiven Patientinnen scheint den Krankheitsverlauf günstig zu beeinflussen. Dabei zeigen **GnRH-Analoga** (temporäre Ausschaltung) den gleichen Effekt wie eine Ovarektomie oder Radiomenolyse (dauerhafte Ausschaltung).
Endokrine Therapie bei der **postmenopausalen** Patientin:
- Tamoxifen 1 × 20 mg/d
- Aromatasehemmer (ARH) der 3. Generation
  - nicht-steroidale ARH (Anastrozol = z.B. Arimidex 1 × 1 mg/d, Letrozol = z.B. Femara 1 × 2,5 mg/d)
  - steroidaler ARH (Exemestan = z.B. Aromasin 1 × 25 mg/d).

Die optimale Vorgehensweise bei der Entscheidung der endokrinen Therapie in der **Postmenopause** ist bislang noch ungeklärt. Bei entsprechender **Risikokonstellation** sind folgende **endokrine Therapien** möglich:
- Eine alleinige Therapie mit **Tamoxifen** sollte nur noch Patienten mit einem **niedrigen Risiko** (**Tab. 11.17**, S. 288) oder **Komorbiditäten** vorbehalten werden.
- Bei **Hochrisikopatientinnen** für ein Rezidiv ist eine primäre Therapie („up front") mit einem **ARH** zu empfehlen (zugelassen: Anastrozol und Letrozol).
- Patientinnen mit **LK-Metastasen** profitieren wahrscheinlich von einer **erweiterten adjuvanten Therapie** („extended adjuvant") und sollten nach 5 Jahren Tamoxifen 5 Jahre ARH (zugelassen ist Letrozol) einnehmen.
- Alle übrigen Patientinnen eignen sich für eine **Sequenztherapie**: Tamoxifen für 2–3 Jahre gefolgt von ARH (zugelassen sind Exemestan und Anastrozol) für 2–3 Jahre (gesamte Therapiedauer 5 Jahre).

Wesentliche **Nebenwirkungen** von **Tamoxifen**: hormonelle Ausfallerscheinungen wie Hitzewallungen, ein erhöhtes Thromboembolierisiko sowie vaginale Blutungen, die einer Abklärung bedürfen, da die Rate an Endometriumkarzinomen erhöht ist. Das Osteoporoserisiko unter Tamoxifen ist geringer als unter den Aromatasehemmern. Es treten weniger Arthralgien und Myalgien auf.
Wesentliche **Nebenwirkungen** der **Aromatasehemmer**: Die Hauptnebenwirkungen sind Arthralgien und Myalgien sowie ein erhöhtes Osteoporoserisiko (Empfehlung zur Knochendichtemessung im Verlauf mittels „Dexa-Scan"; bei Nachweis einer Osteopenie oder Osteoporose ist eine Therapie mit Kalzium und Vitamin D ggf. in Kombination mit hierfür zugelassenen Bisphosphonaten indiziert).

Adjuvante Antikörpertherapie
Zusätzlich zu den o. g. Hormon- und zytostatischen Therapien besteht die Möglichkeit der Anwendung von spezifischen Therapieformen, wie z.B. der Antikörpertherapie. Diese ist indiziert, wenn bei Tumoren eine **Überexpression des HER-2/neu-(ErbB2-)Rezeptors** vorliegt, was bei 15–20 % der Mammakarzinome der Fall ist.
Die Evaluation des HER-2/neu-Status erfolgt **immunhistochemisch** (IHC-Score 0 bis 3+) oder im Falle eines zweifelhaften Status (HER-2/neu-Score 2+) mittels **FISH**-(Fluoreszens-in-situ-Hybridisierung-) oder **CISH**-(chromogene In-situ-Hybridisierung-) **Technik**. Tumoren mit einem immunhistochemi-

schen Score 3+ und/oder FISH-/CISH-positiv gelten als **HER-2/neu-positiv**.
Trastuzumab (Herceptin) ist ein **monoklonaler Antikörper** gegen den epidermalen Wachstumsrezeptor EGFR-2 (ErbB2-Rezeptor = HER-2/neu-Rezeptor) auf der Zelloberfläche von Tumorzellen. Durch die Blockade des HER-2-neu-Rezeptors kommt es zu einer Hemmung der Proliferation, antikörperabhängigen zellvermittelten Zytotoxizität (ADCC = Antibody-Dependent Cell-Mediated Cytotoxicity) oder einer komplementabhängigen Zytotoxizität (CDC = Complement-Dependent Cytotoxicity).

> **MERKE**
>
> Derzeit sollten Patientinnen mit **HER-2/neu-positiven Tumoren** zusätzlich eine Behandlung mit **Trastuzumab** erhalten.

Die Gabe von Trastuzumab erfolgt **über 1 Jahr**, wobei dieses **simultan** zu einem Taxan (S. 287) oder **in der Sequenz (nach)** einer Anthrazyklin-(Taxan-)haltigen Chemotherapie i.v. verabreicht wird. Die adjuvante Trastuzumab-Therapie kann **wöchentlich** (loading dose 4 mg/kg KG, dann Erhaltungsdosis 2 mg/kg KG q7) oder **dreiwöchentlich** (loading dose 8 mg/kg KG, dann Erhaltungsdosis 6 mg/kg KG q21) verabreicht werden (q7/21 = Wiederholung Tag 7 bzw. 21).
Wie bei der Chemotherapie ist auch hier eine **kardiologische Überwachung** notwendig, da auch Myokardzellen den HER-2/neu-Rezeptor besitzen, wodurch es zu reversiblen Einschränkungen der Herzfunktion kommen kann.

Zusammenfassende Bewertung der Systemtherapien
Gerade die systemische Therapie des Mammakarzinoms unterliegt einem ständigen Wandel bezüglich der Kombination, Dosierung und Applikation von **Chemotherapeutika**. Daneben hat die Entwicklung der **Aromatasehemmer** zu einer veränderten Behandlung der postmenopausalen Patientin geführt. Hinzu kommt der immer größer werdende Einsatz zielgerichteter Substanzklassen, deren Erprobung im Rahmen von Studien läuft und von denen **Trastuzumab**, als Antikörpertherapie gegen den Her-2/neu-Rezeptor, seit 2006 in der adjuvanten Therapie des Mammakarzinoms zugelassen ist.

Supportivtherapien
Die Behandlung von **Nebenwirkungen** und **Komplikationen** gehört zu jeder onkologischen Therapie. Bekannte Nebenwirkungen wie Übelkeit und Erbrechen sowie hämatotoxische Nebenwirkungen (z.B. Neutropenie) sollten möglichst prophylaktisch vermieden werden.

Antiemetische Prophylaxe
Die antiemetische Prophylaxe richtet sich nach dem emetogenen Potenzial des jeweiligen Zystostatikums. Sie sollte am 1. Tag der Chemotherapie beginnen und an den Tagen 2–4 fortgesetzt werden. Eingesetzt werden können z.B. **Dexamethason**, **5-HT$_3$-Rezeptor-Antagonisten** (= Serotonin-Rezeptor-Antagonisten) oder der **Neurokinin-1-Rezeptor-Antagonist Aprepitant** (z.B. Emend).

Behandlung hämatotoxischer Nebenwirkungen
Das Ausmaß einer **Myelosuppression** ist abhängig von:
- Eigenschaften des Zytostatikums und Dosisintensität
- patienten- und krankheitsbezogenen Faktoren
- Ausmaß der zytostatischen Vorbehandlung
- Ausmaß einer radiotherapeutischen Vorbehandlung des Myelons.

Von einer **afebrilen Neutropenie** spricht man bei einer absoluten Neutrophilenzahl < 1 000/µl oder < 500 µl für > 7d. Für eine routinemäßige Behandlung fehlen die Daten; eine **antibiotische Prophylaxe**, z.B. mit einem Gyrasehemmer, ist in Erwägung zu ziehen.
Bei einer **febrilen Neutropenie** besteht eine Körpertemperaturerhöhung ≥ 38 °C bei gleichzeitig erniedrigter Granulozytenkonzentration (< 500/µl bzw. < 1 000/µl, wenn ein Absinken auf Werte < 500/µl in den folgenden 48 h absehbar ist). Bei > 20 % Risiko einer febrilen Neutropenie unter Chemotherapie ist die Gabe von **G-CSF** (Granulozyten-stimulierenden Faktoren) indiziert. Zur G-CSF-Therapie zugelassene Substanzen sind Filgrastim, Lenograstim und Pegfilgrastim.

> **MERKE**
>
> **Infektionen** sind die **häufigsten therapiebedingten Todesursachen** bei Krebspatientinnen.

Die häufigsten **Anämieformen** bei Tumorpatientinnen sind:
- Eisenmangelanämie
- ACD = Anemia of Chronic Disease.

Bei Anämiesymptomatik werden **Erythrozytenkonzentrate** und ggf. **Erythropoese-stimulierende Faktoren** verabreicht. Bei der Eisenmangelanämie erfolgt die orale oder parenterale **Eisensubstitution**. Andere Ursachen einer Anämie sollten vor Therapiebeginn ausgeschlossen werden.

Lokale oder lokoregionale Rezidive
Unter **Lokalrezidiven** versteht man das erneute Auftreten des Mammakarzinoms im Restdrüsengewebe nach BET (**intramammäres Rezidiv**) sowie ein Re-

11

zidiv nach Mastektomie im Brustwandbereich oder im Bereich der Narbe.

Lokoregionale Rezidive sind ein Tumorbefall ipsilateraler, axillärer, infra- oder supraklavikulärer LK oder von LK entlang der A. mammaria interna nach der Primärbehandlung.

Zervikale und alle anderen LK-Metastasen gelten als **Fernmetastasen** (s.u.). Die frühzeitige Entdeckung und Therapie des isolierten lokoregionalen Rezidivs hat einen Einfluss auf das Überleben.

> **MERKE**
>
> In 50–70% der Fälle können lokoregionale Rezidive **kurativ** behandelt werden.

Häufigkeit von Lokal- und lokoregionalen Rezidiven:
- nach BET: 5–10% nach 10 Jahren
- nach ME: 4% (2–20%)
- in der Axilla: 1% (0,1–8%).

Bei Diagnosestellung sollte ein komplettes **Re-Staging** erfolgen, um eine gleichzeitige Fernmetastasierung auszuschließen.

Die Therapie der Wahl eines lokalen Rezidivs ist die **Operation mit einer Entfernung in toto**. Ist dies nicht möglich (z.B. lokoregionales Rezidiv) oder wird lediglich eine R1/R2-Resektion (**Tab. 11.14**, S. 286) erzielt, ist eine **Radiotherapie** indiziert, deren Einsatz jedoch durch vorangegangene Bestrahlungen evtl. limitiert wird. Bei Hormonrezeptorpositiven Rezidiven können laufende **endokrine Therapien** umgestellt oder neu begonnen werden. Der Einsatz einer Chemotherapie ist bei Hormonrezeptor-negativen Mammakarzinomen zu diskutieren, v.a. wenn das Zeitintervall zwischen Primärbehandlung und Auftreten des Rezidivs kurz und das Rezidiv keiner anderen Behandlungsmethode zugänglich ist.

Metastasiertes Mammakarzinom

Definition | Im Gegensatz zu den lokalen bzw. lokoregionalen Rezidiven treten bei einem metastasierten Mammakarzinom **Fernmetastasen** auf, das Karzinom befindet sich im **Stadium der Generalisation**.

Pathogenese | Die Metastasierung des Mammakarzinoms kann lymphogen und hämatogen erfolgen. Die **lymphogene** Metastasierung erfolgt über die axillären, supra- und infraklavikulären, parasternalen und zervikalen Lymphknoten. Thoraxwand, Pleurahöhle und Lunge können lymphogen oder per continuitatem befallen werden. Die Neigung zur **hämatogenen** Metastasierung ist beim Mammakarzinom sehr hoch. Dabei sind v.a. das Knochensystem, die Lunge und/oder Pleura, die Leber, das Gehirn und die Ovarien betroffen.

Klinik | Die Klinik der Metastasen richtet sich nach deren Lokalisation und Ausbreitung. So können Pa-

tientinnen zu Beginn völlig asymptomatisch sein, im Verlauf jedoch erhebliche Beschwerden aufweisen. Neben **unspezifischen Begleiterscheinungen** wie Gewichtsabnahme, allgemeine Schwäche und Müdigkeit, Nachtschweiß, Übelkeit oder Appetitlosigkeit sind folgende **lokalisationsspezifischen Symptome** möglich:
- **Knochen:** Schmerzen, pathologische Fraktur oder Frakturgefahr, sensible oder motorische Störungen bis zu Lähmungserscheinungen, Hyperkalzämie etc.
- **Lunge/Pleura:** Belastungs-/Ruhe-Dyspnoe, Husten mit oder ohne Auswurf, Pleuraergüsse etc.
- **Leber:** Erhöhung der Leberenzyme, Ikterus, Leberkapselschmerz, Aszites, Appetitlosigkeit, Stuhlunregelmäßigkeiten (z.B. Diarrhö) etc.
- **Gehirn:** Kopfschmerzen, Sprachstörungen, Schwindel, Ataxie, Sensibilitätsstörungen, Paresen, Gesichtsfeldausfälle, Persönlichkeits- und Stimmungsveränderungen; als Folge einer Zunahme des Hirndrucks kann es zur Apathie bis hin zum Koma kommen.

Diagnostik | Je nach Lokalisation der Metastasen kommen die in **Tab. 11.20** aufgeführten **diagnostischen Methoden** und **Differenzialdiagnosen** in Betracht.

Therapie |

> **MERKE**
>
> Das metastasierte Mammakarzinom gilt bis heute als **nicht heilbar**, die systemische Therapie ist **palliativ**. Im Vordergrund steht der **Erhalt der Lebensqualität** und damit verbunden die **Linderung von tumorbedingten Symptomen**.

Bei der Wahl der Therapie müssen folgende **Faktoren** berücksichtigt werden:
- Beschwerdebild
- Alter und Allgemeinzustand (Komorbiditäten)
- Menopausenstatus
- Lokalisation der Metastasen
- Aggressivität der Erkrankung
- Art der adjuvanten und palliativen Vorbehandlung
- Hormonstatus und HER-2/neu-Status
- Erwartungen und Wünsche der Patientinnen.

Zur Behandlung des metastasierten Mammakarzinoms kommen zum Einsatz:
- **Endokrine (hormonelle) Therapie:** Diese steht an erster Stelle bei der Therapie des metastasierten Mammakarzinoms und **variiert** in Abhängigkeit vom Menopausenstatus der Patientinnen und von der Art der Vorbehandlung, d.h. die Reihenfolge der nachfolgend aufgeführten Therapiemöglichkeiten ist variabel.

Tabelle 11.20

Diagnostik und Differenzialdiagnosen von Metastasen des Mammakarzinoms

Skelettmetastasen (Knochenszintigramm, konventionelles Röntgen, CT oder MRT)	Lebermetastasen (Ultraschall, CT oder MRT)	Lungenmetastasen (Röntgen-Thorax in 2 Ebenen, CT)
− Osteopenie/Osteoporose − multiples Myelom − Non-Hodgkin-Lymphom − Hyperparathyreoidismus − Hodgkin-Lymphom − Osteomyelitis − Morbus Paget (S. 293) − renale Osteodystrophie − Hämangiom − degenerative Knochenerkrankungen etc.	− FNH (fokal noduläre Hyperplasie) − Adenom − HCC (hepatozelluläres Karzinom) − Lymphom − Hämangiom etc.	**solitäre Befunde** − primäres Bronchialkarzinom − Fibrome/Hamartome − Sequestrationen, Zysten − fokale Infektionen **multiple Befunde** − Lymphome − Lungenabszesse − Granulome − Vaskulitiden/Kollagenosen − Pneumokoniosen etc.

Empfohlene Präparate in Abhängigkeit vom Menopausenstatus:

- **prämenopausale** Patientin (mit positivem Hormonstatus):
  ○ Ausschaltung der Ovarialfunktion (GnRH/OP/Radiatio) + Tamoxifen
  ○ Ausschaltung der Ovarialfunktion (s.o.) + Aromatasehemmer (ARH)
  ○ Östrogenrezeptor-Antagonist: Fulvestrant (z.B. Faslodex)
  ○ hoch dosierte Gestagene, z.B. MPA = Medroxyprogesteronacetat (z.B. Farlutal).
- **postmenopausale** Patientin (mit positivem Hormonstatus):
  ○ Tamoxifen
  ○ Aromatasehemmer
  ○ Wechsel eines nicht steroidalen ARH auf einen steroidalen ARH oder umgekehrt
  ○ Östrogenrezeptor-Antagonist: Fulvestrant (z.B. Faslodex)
  ○ hoch dosierte Gestagene (s.o.).
− Eine endokrine Therapie ist **nicht** indiziert bei:
  - ausgeprägten Symptomen des betroffenen Organs (da eine schnelle Remission erforderlich ist)
  - negativem Hormonrezeptor-Status
  - Hirnmetastasierung (unzureichende Therapie).

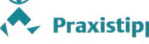

Praxistipp

Aufgrund der geringeren Nebenwirkungen wird eine Hormontherapie von den Patientinnen wesentlich besser toleriert als eine Chemotherapie.

− **Chemotherapie (zyotostatische Therapie,** Abb. 11.32): Eine Chemotherapie bei metastasiertem Mammakarzinom ist indiziert bei **Hormon-** **rezeptor-negativen Tumoren** und **ausgeprägter Symptomatik** mit hohem Remissionsdruck.
Vor Therapiebeginn sollte ein geeigneter **Messparameter** (Symptome, Metastasenmetrik, Tumormarker) festgelegt werden. Der Therapieeffekt muss mind. alle 3 Monate evaluiert werden. Ein Progress der Erkrankung oder nicht tolerable Toxizitäten führen zur Beendigung der Therapie. **Monotherapien** sind den Polychemotherapien aufgrund einer besseren Verträglichkeit vorzuziehen. Indikationen für eine Polychemotherapie sind ausgeprägte Beschwerden, ein rascher Progress sowie ein aggressiver Tumor. In der Behandlung des metastasierten Mammakarzinoms haben sich **Trastuzumab** (z.B. Herceptin), **Lapatinib** (z.B. Tyverb) und **Bevacizumab** (Avastin) in der **Kombination mit Chemotherapie** als effizient erwiesen.
− **Metastasenspezifische Therapien:** In Abhängigkeit von der Lokalisation der Metastasen kommen darüber hinaus folgende spezifische Behandlungen zum Einsatz:
  - **Skelettmetastasen:**
    ○ **Strahlentherapie:** zur lokalen Schmerzbehandlung, Stabilisierung (Rekalzifizierung bei $^2/_3$ der osteolytischen Metastasen nach 2–3 Monaten), bei neurologischen Symptomen, pathologischen Frakturen und nach chirurgischer Intervention
    ○ **operative Therapie**: bei pathologischen Frakturen der Extremitäten/Wirbelkörper zur Schmerzbehandlung, Wiederherstellung oder Erhalt der Funktion/Stabilisierung und bei neurologischen Symptomen
    ○ **Bisphosphonate**: bei Hyperkalzämie, Tumorschmerzen, osteolytischen Metastasen und manifester Osteoporose; gefürchtete NW: Kiefernekrose (→ keine chirurgischen

11

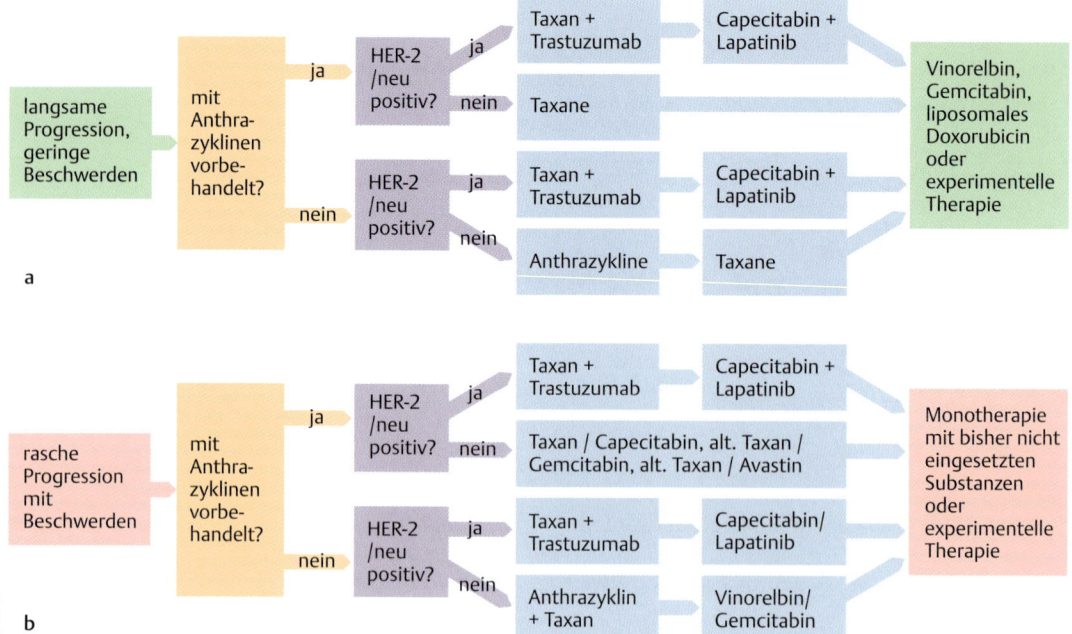

Abb. 11.32   Algorithmus zur systemischen Therapie beim metastasierten Mammakarzinom (nach den S3-Leitlinien, 2008).

Zahnbehandlungen unter laufender Therapie)

○ **externe Stabilisierungssysteme**.

• **Viszerale Metastasen:** In Einzelfällen kann bei **solitärem Auftreten** von Metastasen in der Lunge oder Leber eine **lokale Therapie** indiziert sein. Die Metastasierung sollte nicht vor 1 Jahr nach der Primärbehandlung auftreten und eine weitere systemische Metastasierung ausgeschlossen werden. Im Anschluss an die lokale Therapie sollte eine **Systemtherapie** erfolgen.

○ **Lebermetastasen** können durch eine chirurgische Metastasenresektion oder eine Radiofrequenzablation behandelt werden. Verfahren wie die Transarterielle Chemoperfusion, Chemoembolisation, Laserinduzierte Thermotherapie (LITT) oder SIRT (Selektive Interne Radiotherapie) befinden sich in Erprobung und ihr Einsatz sollte individuell geprüft werden.

○ Bei **Lungenmetastasen** kann eine chirurgische Metastasenresektion bei solitärem Auftreten oder Befall von nur einem Lungenlappen erfolgen. Bei Vorliegen eines **malignen Pleuraergusses** ist eine Pleurodese (= Verödung des Pleuraspaltes durch Medikamenten induzierte Pleuritis) mit Talkum, Bleomycin, Tetrazyklinen indiziert.

• **Haut-/Weichteilmetastasen:** Falls möglich werden umschriebene Metastasen im Gesunden exzidiert. Eine weitere Möglichkeit besteht in der lokalen perkutanen Radiatio oder der Gabe von Miltefosin (topisch wirksames Zytostatikum; häufig nur gering wirksam).

• **Hirnmetastasen:** Bei isolierten Hirnmetastasen sind eine Operation, stereotaktische Einzeitbestrahlung oder fraktionierte Bestrahlung möglich. Bei multiplen Hirnmetastasen ist eine Ganzhirnbestrahlung indiziert. Zur Behandlung des perifokalen Ödems erfolgt eine Steroidtherapie.

Psychoonkologische Betreuung und Rehabilitation

Neben der medizinschen Versorgung des Mammakarzinoms hat sich in den letzten Jahren die **psychoonkologische Betreuung** von Patientinnen deutlich verbessert. Hierbei stehen neben der Krankheitsbewältigung und damit verbundenen Ängsten (wie dem Wiederauftreten der Erkrankung oder Versterben an der Erkrankung) die Bewältigung der Nebenwirkungen der Behandlung (u. U. Verlust der Brust, Haare etc.) einschließlich Müdigkeit, Schlafstörungen, alltägliche Sorgen die berufliche, familiäre und partnerschaftliche Situation betreffend im Mittelpunkt der Diskussion.

Tabelle 11.21

Nachsorge bei Mammakarzinom			
Untersuchungsmethoden	Jahre nach Primärtherapie		
	1 bis 3	4 bis 5	> 6
Anamnese, klinische Untersuchung, Information	alle 3 Monate	alle 6 Monate	alle 12 Monate
Selbstuntersuchung	monatlich		
apparative Diagnostik und Labor	nur bei klinischem V. a. Rezidiv oder Fernmetastasen		
Mammografie nach BET	alle 6 (–12) Monate	alle 12 Monate	
nach MRM	alle 12 Monate		

MERKE

Eine begleitende **psychoonkologische Betreuung** sollte **jeder Patientin** schon bei der Diagnose, während der Therapie und auch nach Abschluss der Behandlung angeboten werden.

Ziele einer **Rehabilitation** sind die Unterstützung bei der Krankheitsbewältigung, Wiederherstellung der körperlichen Leistungsfähigkeit (Behandlung der Schulter-Arm-Morbidität, Lymphödem), Abbau von Ängsten und Wiederherstellung der Lebensqualität.

Nachsorge
Die Nachsorgephase sollte bei einem Mammakarzinom über **mind. 10 Jahre** und individuell **risikoadaptiert** erfolgen. Mögliche Zeitabstände (diese gelten für alle Risikotypen) sind in **Tab. 11.21** dargestellt.

11.9.2 Sonderformen des Mammakarzinoms
Inflammatorisches Mammakarzinom
Definition I Beim inflammatorischen Mammakarzinom (**Abb. 11.33**) handelt es sich um eine diffus wachsende, häufig nicht abgrenzbare **invasive Form des Mammakarzinoms** mit Kutisödem und -erythem. Die Ausbreitung der Tumorzellen erfolgt diffus entlang der Lymphspalten mit massiver Entzündungsreaktion.

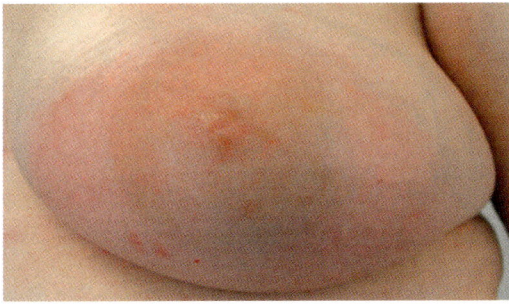

Abb. 11.33   Inflammatorisches Karzinom der linken Mamma.

Klinik I Im Bereich der Brust kommt es zu einer **schmerzfreien Rötung** („Inflammation").
Diagnostik I Häufig ist die **Bildgebung** bis auf ein Kutisödem unauffällig. **Histologisch** wird die Diagnose durch eine Stanz- oder Punchbiopsie (**Lymphangiosis carcinomatosa** der Kutis in 80 % der Fälle) gesichert. In den meisten Fällen ist der Tumor Hormonrezeptor-negativ.
Differenzialdiagnostisch kommen z. B. eine Mastitis non-puerperalis (S. 261) oder ein Erysipel S. 277 infrage, die aber mit einer für sie typischen klinischen Symptomatik einhergehen.
Therapie I Folgende **Therapiemöglichkeiten** stehen beim inflammatorischen Mammakarzinom zur Verfügung:
- primär systemische Therapie
- Mastektomie + Axilladissektion
- Strahlentherapie (Thoraxwand + Lymphabflusswege) + ggf. endokrine Therapie (bei Hormonrezeptor-positivem Tumor) oder Trastuzumab (bei positivem HER-2/neu Status, S. 249).

Prognose I Die **5-Jahres-Überlebensrate** ist mit 30 % **ungünstig**.

Paget-Karzinom (Morbus Paget)
Definition I Der Morbus Paget ist eine **intradermale Manifestation eines duktalen Mammakarzinoms** im Bereich der **Mamille** (**Abb. 11.34**). Die Verschleppung der Tumorzellen („Paget-Zellen") erfolgt intraduktal in die Mamillenhaut. In > 95 % besteht eine Assoziation mit einem intraduktalen, seltener mit einem invasiven Karzinom.
Klinik I Klinisch imponiert eine **ekzematöse**, teils erosive **juckende Effloreszenz der Mamille**.
Diagnostik I Häufig lässt sich kein sonografisches oder mammografisches Korrelat finden. Die Diagnosesicherung erfolgt durch eine oberflächliche **Biopsie** (z. B. Punchbiopsie).
Mögliche **Differenzialdiagnosen** sind Ekzeme jeglicher Ursache und das atopische Ekzem.
Therapie I Therapeutisch erfolgt die **Exzision der Mamille** mit keilförmiger zentraler Segmentresektion; bei einer „Nicht-In-sano"-Resektion besteht

11

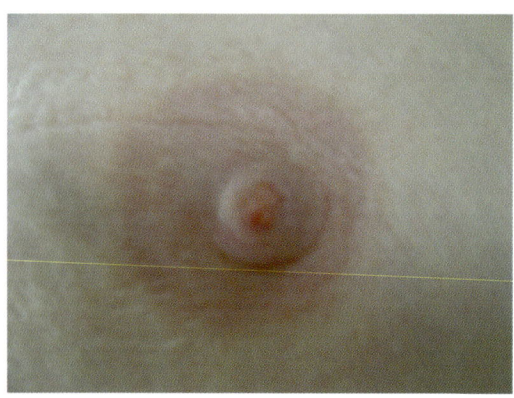

Abb. 11.34   Morbus Paget der linken Mamille.

unter Umständen die Indikation für eine Mastektomie.

Prognose I Die Prognose richtet sich nach dem endgültigen Tumorstadium.

Mammasarkom

Definition I Mammasarkome gehören zu den **malignen, nicht epithelialen Tumoren** der Brust, die insgesamt < 1 % aller bösartigen Erkrankungen der Mamma ausmachen. Unterschieden werden:

– Stromasarkome (am häufigsten Fibrosarkome)
– Hämangiosarkome
– Karzinosarkome.

Klinik I Auffälligstes Merkmal ist das **rasche Wachstum**. Die **Metastasierung** erfolgt am häufigsten in die Lunge.

Diagnostik I Sarkomtypische sonografische und mammografische Kriterien existieren nicht. Die Diagnosesicherung erfolgt über eine **Gewebeentnahme** (z.B. Stanzbiopsie) und histologische Auswertung von Mitosezahl, Kernpolymorphie, Grading und Begrenzung (verdrängendes oder infiltratives Wachstum).

Therapie I Die Therapie der Wahl ist eine **Exzision** weit im Gesunden (ggf. **Mastektomie**). Auf eine reguläre axilläre Lymphknotenentfernung kann bei Stroma- und Hämangiosarkomen verzichtet werden, bei Karzinosarkomen erscheint sie hingegen indiziert. Der Stellenwert einer Radio- und Chemotherapie ist ungeklärt und im Einzelfall zu entscheiden.

Prognose I Die **5-Jahres-Überlebenszeiten** liegen bei den Stromasarkomen bei 59 %, beim Hämangiosarkom typenabhängig zwischen 15–75 % und sind bei den Karzinosarkomen mit ≤ 10 % am schlechtesten.

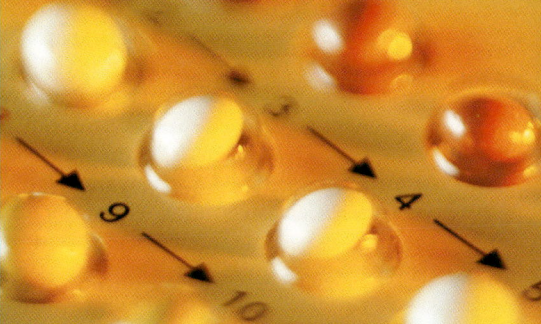

Kontrazeption und Familienplanung

Alternativen gefragt

Gemeinsam beim Frauenarzt

„Bitte komm mit zu dem Frauenarzttermin! Verhütung geht uns doch beide 'was an..." versucht Frau Michel ihren Ehemann zu überreden. „Aber wir haben doch schon besprochen, dass du dir diese Spirale einsetzen lässt", erwidert Herr Michel, der seine Frau aber letztendlich doch in die gynäkologische Praxis begleitet. Gemeinsam erklären die beiden dem Arzt, dass sie sich seit einigen Monaten Gedanken über eine passende Verhütungsmethode machen und sich für die Spirale entschieden haben. Bis vor einem Jahr hat Frau Michel die Pille genommen, aber die 27-Jährige möchte keine „Hormone mehr schlucken". Seitdem hat sie einen regelmäßigen Zyklus und die beiden verhüten mit Kondom.

Kinder in naher Zukunft

„Wie sieht es denn mit Ihrer Familienplanung aus, möchten Sie Kinder?", fragt der Arzt im Beratungsgespräch das Ehepaar. Beide sind sich einig, dass sie auf jeden Fall Nachwuchs wollen: „Ich arbeite als Bürokauffrau und mache gerade nebenbei ein Fernstudium, das ich in etwa einem Jahr beenden werde. Danach möchten wir gerne eine Familie gründen", erklärt die junge Frau, woraufhin der Gynäkologe von einer Spirale abrät: „Normalerweise kann eine Spirale ein paar Jahre in der Gebärmutter verbleiben, bei Ihnen würde sie schon nach einem Jahr wieder entfernt werden. Der Einsatz der Spirale und vor allem die ersten Wochen danach bergen auch Risiken, die in ihrer Situation relativ unverhältnismäßig wären. Es können zum Beispiel Entzündungen in der Gebärmutter entstehen. Durch die Entzündung kann es zu Verklebungen an Gebärmutter und Muttermund kommen, was selten auch zur Unfruchtbarkeit führen kann. Ich denke, es gibt Verhütungsmethoden, die besser für Ihre Situation geeignet sind, wenn Sie damit eigentlich nur noch die kommenden Monate überbrücken möchten." Das Paar lässt sich gerne beraten, betont aber, dass hormonelle Präparate und Kondome nicht mehr infrage kommen.

Qual der Wahl

„Wie wäre es denn zum Beispiel mit einem Scheidendiaphragma?", fragt der Arzt das Ehepaar. Frau Michel schüttelt gleich den Kopf: „Eine Freundin von mir hat so eines verwendet und ist direkt mit Zwillingen schwanger geworden." Der Gynäkologe bestätigt, dass das Scheidendiaphragma allein zu den weniger sicheren Methoden zähle: „Man sollte zusätzlich eine spermienabtötende Creme verwenden und bestimmte Anwendungsfehler vermeiden, die meist der Grund für trotzdem eintretende Schwangerschaften sind." Aber der Arzt fügt verständnisvoll hinzu, dass es auch noch andere Möglichkeiten gebe: „Könnten Sie sich denn vorstellen, ‚natürlich' zu verhüten? Dabei werden im Grunde einfach die fruchtbaren Tage bestimmt, an denen Sie dann keinen Sex haben dürfen." Das Ehepaar ist interessiert, vor allem weil es dann „weder Fremdkörper noch Chemie" benutzen müsste, und möchte eine natürliche Methode ausprobieren.

Basaltemperatur und Zervikalschleim

Der Gynäkologe holt einen Zykluskalender aus seiner Schreibtischschublade und erklärt den beiden: „Jeden Morgen messen Sie, Frau Michel, Ihre Körpertemperatur und tragen den Wert in solch einen Kalender ein." Bei den meisten Frauen sinkt die Temperatur vor dem Eisprung ein wenig ab, während der Ovulation wird der niedrigste Temperaturwert gemessen. Das Gelbkörperhormon, das nach dem Eisprung vermehrt im Blut vorhanden ist, bewirkt unter anderem auch, dass die Körpertemperatur über den Wert in der ersten Zyklushälfte ansteigt. Für zusätzliche Sicherheit und um die potenziellen fruchtbaren Tage besser einzugrenzen empfiehlt der Arzt der jungen Frau auch die Menge, Farbe und Spinnbarkeit des Zervikalschleims zu beobachten und zu dokumentieren. Kurz vor dem Eisprung wird der Schleim durch die vermehrte Ausschüttung von Östrogen flüssiger: „Sie können am Scheideneingang mit dem Zeigefinger etwas Sekret abnehmen, dann legen Sie den Daumen darauf und ziehen ihn hoch. Wenn sich Daumen und Zeigefinger weit auseinanderziehen lassen, ohne dass der Schleimfaden abreißt, spricht man von der ‚Spinnbarkeit' des Schleims, die ein Zeichen für den Beginn der fruchtbaren Tage ist." Nachdem im weiteren Gespräch noch ein paar Fragen geklärt worden sind, ist sich das Ehepaar einig, dass diese Verhütungsmethode zwar relativ aufwendig ist, aber wohl am besten zu ihm und seinen Wünschen und Vorstellungen passt. Die beiden wollen es ausprobieren und schauen, wie es sich im Alltag umsetzen lässt...

12 Kontrazeption und Familienplanung

12.1 Grundlagen

Key Point

Unter Familienplanung versteht man das Bestreben eines Paares, Zahl und Zeitpunkt der Schwangerschaften individuell anhand der eigenen Lebensumstände zu planen. Entscheidend dafür ist eine Trennung von Sexualität und Fortpflanzung. Diese wird möglich durch eine zeitweise und/oder dauerhafte Empfängnisverhütung (Kontrazeption).

12.1.1 Indikationen zur Kontrazeption

Die Indikationen zum gezielten Einsatz von empfängnisverhütenden Methoden sind in **Tab. 12.1** zusammengefasst.

12.1.2 Auswahl und Sicherheit der verschiedenen kontrazeptiven Methoden

Es wird grundsätzlich zwischen **reversiblen** (z. B. „Pille") und **irreversiblen** Methoden (z. B. Sterilisation) zur Verhütung einer Schwangerschaft unterschieden. Darüber hinaus lassen sich die Kontrazeptiva in **hormonelle** und **nicht hormonelle** Methoden einteilen. **Tab. 12.2** zeigt hierzu eine Übersicht der Vielzahl von zur Verfügung stehenden Möglichkeiten.

Die Entscheidung, welche dieser Methoden ausgewählt wird, hängt v. a. von folgenden Kriterien ab:
- Wirksamkeit/Sicherheit der Verhütung
- Nebenwirkungen
- vorhandene Risikofaktoren (z. B. Thromboseneigung)
- Kontraindikationen
- Alter/Lebensphase
- Annehmbarkeit für beide Partner

- spezielle Interessen (z. B. Schutz vor Infektionskrankheiten)
- Preis.

Die **Wirksamkeit** (Zuverlässigkeit) der jeweiligen Methode wird mithilfe des **Pearl-Index** beurteilt, der die Zahl der ungewollten Schwangerschaften pro 1200 Anwendungsmonate (100 Frauenjahre, d. h., 100 Frauen wenden die Methode 1 Jahr lang an) angibt (**Tab. 12.2**). Man unterscheidet die Pearl-Indizes bei **korrekter** (perfekter) und bei **typischer** Anwendung im klinischen bzw. praktischen Alltag, die z. T. erheblich voneinander abweichen können.

> **MERKE**
>
> **Pearl-Index:** Zahl der Schwangerschaften im ersten Anwendungsjahr der jeweiligen Kontrazeptionsmethode pro 100 Frauen.

12.2 Hormonelle Kontrazeption

Key Point

Von den zahlreichen derzeit in Deutschland zur Verfügung stehenden hormonellen Kontrazeptiva werden die oralen Kombinationspräparate (u. a. die klassische „Pille") am häufigsten verwendet. Parenterale, transdermale oder subkutane Präparate, Intrauterinsysteme und die Minipille spielen eher eine untergeordnete Rolle.

Vor ca. 50 Jahren kamen die ersten oralen Kontrazeptiva auf den Markt: 1960 wurde in den USA das Präparat Enovid zugelassen und ein Jahr später Anovlar in Deutschland. Im Vergleich zu heute enthielten diese Präparate hohe Dosen einer Kombination aus Gestagen und Ethinylestradiol (EE). Da während ihrer Einnahme schwerwiegende Nebenwirkungen wie Thromboembolien und arterielle

12

Tabelle 12.1	
Indikationen zur Kontrazeption	
Indikation	**Beschreibung**
medizinische Indikation	– Erhalt der körperlichen/psychischen Gesundheit und des Lebens der Frau, v. a. bei bereits bestehenden Erkrankungen, die durch Schwangerschaft und/oder Geburt verschlechtert werden könnten – erblich bedingte Erkrankungen in der Familie (genetische Beratung!)
Beschränkung der Kinderzahl	– sozioökonomische Gründe – individuelle Lebensgestaltung und Selbstbestimmung des Paares
geplante Elternschaft	– ebenfalls: individuelle Lebensgestaltung des Paares – gewollter Abstand zwischen zwei Geburten (aus präventivmedizinischer Sicht optimal: 2–3 Jahre → niedrigere Morbidität von Mutter und Kindern als bei geringerem Abstand)
Reduktion der Anzahl von Schwangerschaftsabbrüchen	– bewusste Kontrazeption zur Vermeidung von unerwünschten Schwangerschaften und von möglichen Risiken eines Abbruchs (S.)

Tabelle 12.2

Pearl-Index: Vergleich der Sicherheit verschiedener Kontrazeptionsmethoden (modifiziert nach Kuhl u. Jung-Hoffmann 1999)

Methode		perfekte Anwendung	typische Anwendung
	keine (= natürlicher Zyklus ohne Verhütung)	85–90	
hormonell	**Ovulationshemmer**		
	– orale Ovulationshemmer		
	• Kombinationspräparate („Pille")	0,1	1
	• Sequenzpräparate	0,2	2
	– kontrazeptiver Vaginalring	0,7	1,3
	– transdermale Kontrazeption (Kontrazeptionspflaster)	0,7	1,3
	Gestagenpräparate		
	– orale Gestagene (Minipille)		
	• 30 µg Levonorgestrel	1,2	3
	• 75 µg Desogestrel	0,2	0,4
	– Gestagendepotinjektion		
	• Medroxyprogesteronacetat (MPA)	0,3	0,3
	• Norethisteronenanthat	0,3	0,9
	– Gestagenimplantat (Etonogestrel)	0,01	0,1
	– Levonorgestrel-Intrauterinsystem (LNG-IUS)	0,1	0,3
nicht hormonell	**natürliche Methoden**		
	– Kalendermethode (Knaus-Ogino)	9	30
	– Basaltemperaturmessung	3	30
	– symptomthermale Methode	2	30
	– Methode nach Billings	3	30
	– Coitus interruptus	4	19
	mechanische Methoden		
	– Scheidendiaphragma plus Spermizid	6	18
	– Portiokappe	9	36
	– Kondom	3	12
	chemische Methoden		
	– spermizide Substanzen	6	21
	intrauterine Methoden		
	– Kupfer-Intrauterinpessar (Kupfer-IUP)	0,6	1
	chirurgische Methoden		
	– Tubensterilisation (Sterilisation der Frau)	0,1	0,4
	– Vasektomie (Sterilisation des Mannes)	0,1	0,2

12

Erkrankungen auftraten, wurden im weiteren Verlauf die Dosis des EE deutlich reduziert und neue Gestagene entwickelt, die keine oder weniger androgene Partialwirkungen aufwiesen.

Bevor ein hormonelles Verhütungsmittel verschrieben wird, müssen eine sorgfältige **körperliche** und **gynäkologische Untersuchung** sowie eine **Anamneseerhebung** durchgeführt werden, um Kontraindikationen, wie z.B. Gerinnungsanomalien, auszuschließen.

12.2.1 Formen der hormonellen Kontrazeption
Kombinationspräparate
Definition I Hormonelle Kontrazeptiva enthalten zumeist **Östrogen** in Kombination mit einem **Gestagen** (Kombinationspräparate).

Zusammensetzung I
– **Östrogenkomponente:** Das Östrogen, das in den Pillen eingesetzt wird, ist das **synthetische Ethinylestradiol (EE)**. Die tägliche Dosis der meisten in Deutschland zugelassenen Präparate beträgt heute **20–30 µg** EE. Aufgrund dieser niedrigen Dosis werden diese Präparate auch als **Mikropillen** bezeichnet (nicht zu verwechseln mit den **Minipillen**, die reine Gestagenpräparate sind, S. 301).
Bei besonderen Indikationen (z.B. bei schlechter Zykluskontrolle unter Einnahme eines niedrig dosierten Präparats) können Kombinationspräparate mit maximal **50 µg** EE eingesetzt werden.
– **Gestagenkomponente:** Die Sicherheit der Pille hängt größtenteils vom Typ und von der Dosis des eingesetzten Gestagens ab. Die Dosierung der Gestagenkomponente liegt in den meisten Präparaten deutlich über deren **Ovulations-**

Tabelle 12.3

Ovulationshemmdosis und gebräuchliche Dosierungen der verschiedenen Gestagene

Gestagen	Ovulations-hemmdosis[1] (mg)	gebräuchliche Dosierung in Kombinations-präparaten (mg)
Progesteron	300	
Drospirenon	2,0	3,0 (z.B. Yasmin)
Lynestrenol	2,0	0,75–2,5 (z.B. Ovoresta)
Chlormadinon-acetat	1,7	1,0–2,0 (z.B. Neo-Eunomin)
Cyproteron-acetat	1,0	2,0 (z.B. Diane-35)
Dienogest	1,0	2,0 (z.B. Valette)
Norethisteron-acetat	0,5	0,6–1,0 (z.B. Neorlest)
Norethisteron	0,4	0,5–1,0 (z.B. Eve 20)
Norgestimat	0,2	0,25 (z.B. Cliest)
Desogestrel	0,06	0,15 (z.B. Lovelle)
Levonorgestrel	0,06	0,1–0,25 (z.B. Miranova)
Gestoden	0,04	0,075 (z.B. Femovan)

[1]Angaben nach Kuhl und Jung-Hoffmann 1999

hemmdosis (**Tab. 12.3**), sodass die Dosis der Östrogenkomponente (EE) bis auf 20 µg und weniger gesenkt werden kann, ohne dass sich die kontrazeptive Sicherheit verringert.

Da Gestagene zum Teil erheblich in ihrer Wirkungsstärke variieren, sind sie in den Präparaten in sehr unterschiedlicher Dosierung enthalten (**Tab. 12.3**). Allerdings kann man von dieser Wirkstoffdosis nicht direkt auf die **Nebenwirkungsrate** bzw. das Risiko für die Patientin schließen, d.h., ein Präparat mit niedriger Gestagendosis bedeutet keinesfalls immer ein geringeres gesundheitliches Risiko für die Patientin.

Wirkmechanismus I Unter Anwendung der Kombinationspräparate werden die pulsatile GnRH-Sekretion, die Sekretion von FSH und LH und damit die **Follikelreifung gestört** und die **Ovulation zuverlässig gehemmt**. Zusätzlich wird die **Steroidsynthese** ebenso wie die **Follikulogenese** im Ovar direkt **beeinträchtigt**.

Neben dieser v.a. durch sie erreichten ovulationshemmenden Wirkung verändern **Gestagene** den Zervixmukus im Sinne einer **Dysmukorrhö** (→ erhöhte Viskosität auch in der Zyklusmitte), was die Spermienaszension erschwert. Weiterhin werden die **Motilität der Tuben** und das **Endometrium**, das vorzeitig sekretorisch umgewandelt wird und damit einer Nidation entgegenwirkt, beeinflusst.

Diese sog. **peripheren Gestagenwirkungen** tragen zur kontrazeptiven Sicherheit der Pille bei.

Die eingesetzten Gestagene haben darüber hinaus unterschiedliche **antiandrogene und antimineralokortikoide Partialwirkungen**, die unabhängig von der kontrazeptiven Wirkung ebenfalls therapeutisch genutzt werden können (z.B. zur Behandlung von Akne oder Dysmenorrhö, S. 304).

Die **Östrogenkomponente** (EE) verstärkt den ovulationshemmenden Einfluss des Gestagens und ist für eine **gute Zykluskontrolle** verantwortlich.

Applikationsformen I Die Kombinationspräparate können **oral** oder **parenteral** in Form von **Einphasen-, Zwei- bzw. Dreistufen-** oder **Sequenzpräparaten** verabreicht werden (**Abb. 12.1**).

– **Einphasenpräparate:** Bei den Einphasenpräparaten (monophasische Präparate) handelt es sich um Kombinationspräparate, deren Dosis der Östrogen- und Gestagenkomponente täglich konstant ist.
  • **Orale Einphasenpräparate:** In aller Regel werden die Kombinationspräparate **oral** in Tablettenform eingenommen („Pille"). Die **konventionelle** oder **klassische Anwendung** (**Abb. 12.1a**) erfolgt an 21 aufeinanderfolgenden Tagen (1 Tbl./d) im Intervall von 24 Stunden. Nach der 3-wöchigen Behandlung folgt ein hormonfreies Intervall von 7 Tagen, in dem durch den Hormonentzug eine uterine Blutung (Abbruchblutung) ausgelöst wird. Die Hormonentzugsblutung erfolgt somit in einem 4-wöchentlichen Rhythmus, wodurch der „natürliche" Menstruationszyklus nachgeahmt wird (vgl. S. 45). Dieses Behandlungsschema wurde ursprünglich gewählt, um die Akzeptanz bei den anwendenden Frauen und in der Gesellschaft zu erhöhen. Einen medizinischen Grund für diesen Einnahmemodus gab es nicht.

12

MERKE

Der **Pearl-Index** der „klassischen Pille" liegt bei korrekter Einnahme bei 0,1, sie ist damit eine der sichersten Kontrazeptionsmethoden.

Durch das Auslassen eines oder mehrerer hormonfreier Intervalle kann bei den oralen Einphasenpräparaten die Anzahl der Hormonentzugsblutungen verringert werden. Die Hormonbehandlung erfolgt dann im **Langzyklus** (**Abb. 12.1b**), d.h. über z.B. 63 (3 Blister zu je 21 Tabletten), 84 (4 Blister) oder 168 (8 Blister) Tage, jeweils gefolgt von einem hormonfreien Intervall von 7 Tagen. Zu Beginn der Behandlung können Zwischenblutungen auftreten, die meist nach einigen Monaten sistieren. In Deutschland sind bislang noch keine Präparate

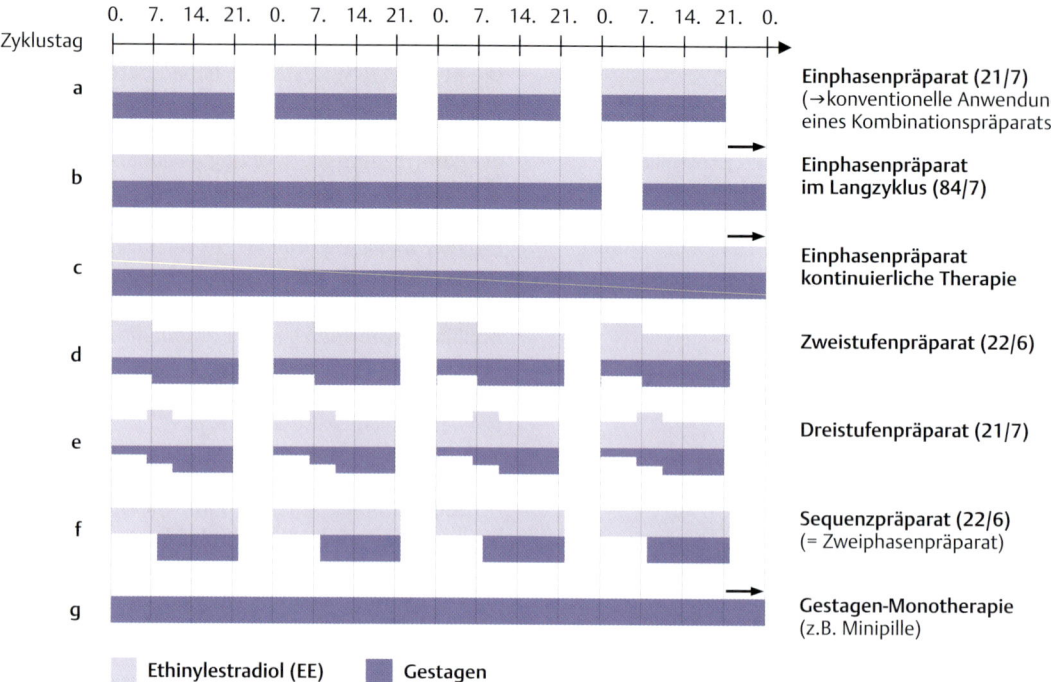

Abb. 12.1 Präparatetypen der hormonellen Kontrazeption und deren Anwendungsschemata.

für die Langzyklustherapie zugelassen. Grundsätzlich ist es auch möglich, dass Einphasenpräparate **kontinuierlich**, d.h. ohne hormonfreies Intervall, eingenommen werden (**Abb. 12.1c**).

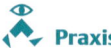 **Praxistipp**
Nach heutigem Kenntnisstand sind weder die Langzyklustherapie noch die kontinuierliche Einnahme mit einem erhöhten gesundheitlichen Risiko für die Patientin verbunden. Es fehlen jedoch diesbezüglich noch Langzeitstudien.

- **Kontrazeptiver Vaginalring:** Seit einigen Jahren gibt es zwei **parenterale** Einphasen-Kombinationspräparate – neben einem kontrazeptiven Pflaster (s. u.) wurde ein kontrazeptiver Vaginalring (NuvaRing, **Abb. 12.2**) auf den Markt gebracht. Der flexible Ring hat einen Durchmesser von 5,4 cm und wird für die Dauer von 3 Wochen von der Patientin selbst (ähnlich wie ein Tampon) intravaginal appliziert. Die Position des Ringes spielt für seine Wirksamkeit keine Rolle. Aus dem Ring werden täglich 15 µg EE und 120 µg Etonogestrel freigesetzt und vom Vaginalgewebe resorbiert. Nach der 3-wöchigen Behandlung wird der Ring für 7 Tage entfernt (vgl. **Abb. 12.1a**) und es kommt zur Hormonentzugsblu-

tung. Im Anschluss an dieses hormonfreie Intervall erfolgt die Einlage eines neuen Ringes. Die systemische Exposition gegenüber dem Gestagen entspricht der einer Mikropille (S. 298), während die des EE auf etwa die Hälfte reduziert ist. Die kontrazeptive Wirkung des Vaginalrings wird durch systemische Effekte der resorbierten Steroide hervorgerufen. Daher sind nicht nur die Wirkungen und damit der **Pearl-Index** (0,7), sondern auch die **Risiken** und **Nebenwirkungen** mit denen der klassischen Pille vergleichbar (S. 305).

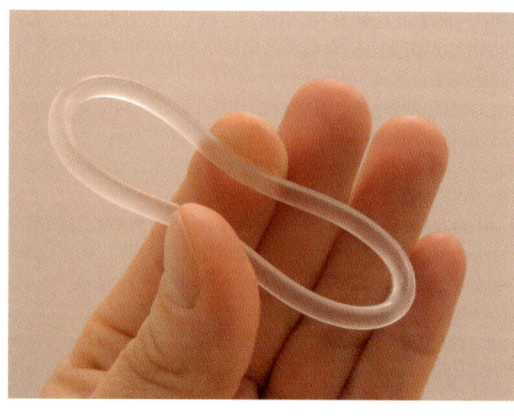

Abb. 12.2 Kontrazeptiver Vaginalring (NuvaRing).

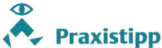

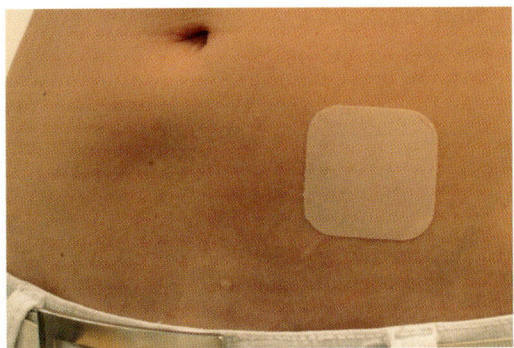

Abb. 12.3   Kontrazeptives Pflaster (Evra).

 Praxistipp

Während der Behandlungsphase kann der Vaginalring (z.B. während des Geschlechtsverkehrs) bis zu 3 h entfernt werden, ohne dass sich die kontrazeptive Sicherheit verringert. Auch die zusätzliche Anwendung eines vaginalen Antimykotikums vermindert die kontrazeptive Wirkung des Ringes nicht.

- **Kontrazeptives Pflaster:** Das kontrazeptive Pflaster (Evra, **Abb. 12.3**) hemmt – wie die oralen Kontrazeptiva und der Vaginalring – über 3 Wochen die Gonadotropinfreisetzung sowie die Ovarialfunktion und löst in der folgenden hormonfreien Woche eine Entzugsblutung aus. Das Pflaster wird an der Außenseite des Oberarms, am Oberkörper (ausgenommen die Brust, da das weibliche Brustgewebe besonders stark auf bestimmte Sexualhormone reagieren kann), am Bauch oder am Gesäß auf der möglichst unbehaarten Haut appliziert und muss während des Behandlungszeitraums alle 7 (spätestens alle 9) Tage gewechselt werden. Der **Pearl-Index** entspricht mit 0,7 dem des Vaginalrings.
Täglich werden 20 µg EE und 150 µg Norelgestromin, das zu einem großen Teil in Levonorgestrel umgewandelt wird, relativ gleichmäßig freigesetzt. Im Gegensatz zum kontrazeptiven Vaginalring ist die systemische Exposition gegenüber dem EE beim Pflaster um 60 % höher als bei Einnahme einer Pille mit einem vergleichbaren Gestagen (35 µg EE und 250 µg Norgestimat).

MERKE

Diese vermehrte systemische Verfügbarkeit des EE könnte die Ursache dafür sein, dass das **kontrazeptive Pflaster** im Vergleich zur Pille ein mehr als **doppelt** so hohes Risiko für **venöse thromboembolische Erkrankungen** vorweist (vgl. S. 305).

- **Zwei- und Dreistufenpräparate:** Bei den Zwei- und Dreistufenpillen handelt es sich um Kombinationspräparate, deren Dosis der kontrazeptiven Hormone sich in 2 bzw. 3 Stufen verändert (**Abb. 12.1d, e**). Hiermit soll versucht werden, den „natürlichen" Zyklus mit wechselnden Hormonkonstellationen nachzuahmen, um eine bessere Verträglichkeit zu erzielen. Allerdings hat sich gezeigt, dass die Nebenwirkungsrate und die Anzahl der Therapieabbrüche denen der monophasischen Präparate entsprechen. Der **Pearl-Index** wird für die Zweistufenpräparate mit 0,7

und für die Dreistufenpräparate mit 0,5 angegeben.
- **Sequenzpräparate:** Bei den Sequenzpräparaten wird in der 1. Woche EE als Monosubstanz verabreicht und erst ab dem 8. Einnahmetag mit einem Gestagen kombiniert (**Abb. 12.1f**). Die **Zykluskontrolle** wird hierdurch verbessert. Allerdings ist die kontrazeptive Sicherheit etwas geringer als bei den Einphasenpräparaten, da die alleinige Östrogengabe zu Beginn der Einnahme nicht bei allen Frauen zuverlässig die Ovulation hemmt. Der **Pearl-Index** liegt bei 0,2.

Gestagen-Monopräparate

Definition | Ergänzend zu den Kombinationspräparaten stehen auch **reine Gestagenpräparate** zur Verfügung.

 Praxistipp

Für Frauen, die aus gesundheitlichen Gründen kein EE einnehmen dürfen, stellt diese Gestagen-Monotherapie eine gute Alternative für eine sichere hormonelle Kontrazeption dar. Durch die fehlende Östrogenwirkung auf das Endometrium ist jedoch die Zwischenblutungsrate im Vergleich zur Behandlung mit Kombinationspräparaten erhöht.

Applikationsformen und deren Wirkmechanismus | Bei reinen Gestagenpräparaten erfolgt die Gabe stets **kontinuierlich** (nicht zyklisch, **Abb. 12.1g**, S. 300) und kann sowohl **oral** (als **Minipille**) oder **parenteral** (in Form von **Depot-Injektionen** oder **-Implantaten**) erfolgen. Ferner gibt es ein **Intrauterinsystem**, welches das Gestagen Levonorgestrel freisetzt, das dann im Uterus lokal wirksam wird.
- **Minipille:** Die klassische Minipille enthält das Gestagen **Levonorgestrel** in sehr niedriger Dosierung (30 µg/d) und wird **kontinuierlich** eingenommen. Aufgrund der niedrigen Dosierung ist eine **pünktliche Einnahme** überaus wichtig.

12

Die kontrazeptive Wirkung beruht auf den gestagenen Effekten auf den Zervixschleim, die Tuben und den Uterus, sodass die Spermienaszension sowie die Fertilisierung und Implantation gestört sind. Darüber hinaus kommt es in 20–40 % der Zyklen auch zur Ovulationshemmung. Die kontrazeptive Sicherheit ist im Vergleich zu den Kombinationspräparaten geringer (Pearl-Index 1,2). Andererseits ist bei der Minipille nicht mit ernsthaften Nebenwirkungen zu rechnen, sodass z.B. auch Frauen mit einer Thrombophilie die Minipille einnehmen können.

Seit einigen Jahren gibt es eine Minipille, die das Gestagen Desogestrel in Ovulationshemmdosis enthält – hierdurch konnte eine Steigerung der kontrazeptiven Sicherheit erreicht werden (Pearl-Index 0,2).

> **MERKE**
>
> **Mikropillen** sind Kombinationspräparate und enthalten neben einer geringen Dosis EE auch eine Gestagenkomponente (S. 298). Bei den **Minipillen** handelt es sich um reine Gestagenpräparate.

12

– **Injektionspräparate:** Gestagene können alternativ auch in 3-monatlichen Abständen als Depotpräparate intramuskulär appliziert werden („**Dreimonatsspritzen**"). Es gibt zwei Injektionspräparate, die sich in ihrer Zusammensetzung und Wirkungsweise unterscheiden:
  - **Depot-Medroxyprogesteronacetat (MPA)** hemmt die Ovulation zuverlässig und supprimiert bei vielen Frauen zusätzlich die Follikelreifung, sodass es eine sehr große kontrazeptive Sicherheit bietet (Pearl-Index 0,3), aber bei einem Drittel der Frauen einen massiven Östrogenmangel verursacht. Hierdurch kann es zur Abnahme der Knochenmineraldichte kommen, die jedoch nach Absetzen des Präparates reversibel ist. Zu Beginn der Behandlung treten häufig Zwischenblutungen auf, nach 2-jähriger Anwendung besteht bei ca. 50 % der Frauen eine Amenorrhö (S. 51). Da MPA im Muskel kumuliert, kann es in einigen Fällen 1–2 Jahre dauern, bis die Patientinnen nach Beendigung der Behandlung wieder ovulieren (vgl. S. 307).
  - **Norethisteronenanthat** wird nach Injektion rascher abgebaut als MPA, sodass zu Beginn der Behandlung die Injektionen im Abstand von 2 Monaten erfolgen sollten. Die kontrazeptive Sicherheit ist im Vergleich zu MPA als etwas geringer einzuschätzen, allerdings ist die Rückkehr zur Fertilität nach Beendigung der Therapie schneller.

– **Gestagen-Implantat:** Das in Deutschland zugelassene Gestagen-Implantat (Implanon; flexibles, ca. 4 cm langes und 2 mm dickes „Hormonstäbchen") enthält **Etonogestrel**. Es wird nach lokaler Betäubung subkutan an der Innenseite des Oberarms eingesetzt. Das kontinuierlich in kleinsten Mengen freigesetzte Gestagen verhindert die Ovulation zuverlässig, wobei die Follikelaktivität nicht supprimiert ist und damit kein Östrogenmangel auftritt. Weiterhin wird die Spermienaszension durch die gestagenbedingte Dysmukorrhö (S. 299) erschwert. Das Implantat sorgt über einen Zeitraum von bis zu **3 Jahren** für einen sehr sicheren Empfängnisschutz (Pearl-Index 0,01).

Nach Entfernung des Implantats kommt es zum raschen Absinken des Gestagenspiegels und zur vergleichsweise schnellen Rückkehr der Fertilität (S. 307). Gelegentlich kann es jedoch schwierig sein, das Implantat wieder zu entfernen, weil es z.B. mit dem umgebenden Gewebe vernarbt ist. Häufiger jedoch wurde das Implantat nicht streng korrekt subkutan eingesetzt, sodass es schwer wiederaufzufinden ist. In solchen Fällen kann die Sonografie bei der Lokalisation helfen.

– **Gestagen-Spirale:** Die Gestagen-Spirale (hormonhaltiges Intrauterinpessar bzw. Intrauterinsystem, IUS, vgl. S. 310) enthält ein Reservoir, aus dem nach intrauteriner Insertion täglich zunächst 20 µg, später 15 µg **Levonorgestrel (LNG)** freigesetzt werden (z.B. Mirena). Die maximale Liegedauer wird mit **5 Jahren** angegeben.

Neben dem typischen Gestageneffekt eines weitgehend undurchlässig werdenden Zervikalsekrets (Dysmukorrhö) wirkt die von dem IUP verursachte **Fremdkörperreaktion** im Endometrium spermizid und verhindert die Implantation. Das Gestagen akkumuliert im Uterus, was innerhalb von 3 Monaten zu einer **Atrophie des Endometriums** führt. Dieser starke lokale Gestageneffekt bewirkt eine signifikante Reduktion des menstruellen Blutverlusts. Neben der kontrazeptiven Wirkung hat sich das LNG-IUS deshalb bei der Behandlung von Menorrhagien (S. 50) als sehr effektiv erwiesen. Ferner bestehen günstige Wirkungen bei Dysmenorrhö (S. 50) sowie endometriosebedingten Schmerzen (S. 158). Darüber hinaus kann es zur Protektion des Endometriums bei einer systemischen Östrogentherapie im Klimakterium eingesetzt werden (S. 70).

Da das Gestagen z.T. jedoch auch vom Endometrium resorbiert wird, erscheint LNG auch im peripheren Blut und kann damit gestagentypische **systemische Nebenwirkungen** verursachen (z.B. depressive Verstimmungen, Mastodynie oder

Akne, vgl. S. 304). In den ersten Monaten kommt es häufig zu **unregelmäßigen Blutungen**, die in der Folgezeit abnehmen und bei vielen Frauen in eine **Amenorrhö** übergehen. Bei **persistierenden Blutungen** können z.B. Dislokationen des IUS oder Myome die Ursache sein.

> **MERKE**
>
> Kommt es während der Behandlung mit einer **Gestagen-Spirale** dennoch zu einer Schwangerschaft, so befindet sich diese in **50 %** der Fälle **extrauterin**.

Wenn ungeschützter Verkehr stattgefunden hat, können Gestagene auch in hoher Dosierung (möglichst innerhalb weniger Stunden nach dem Geschlechtsverkehr) als „Pille danach" eingesetzt werden (**Interzeption**, S. 312). Sind bereits einige Tage vergangen (max. 5 Tage), kann die Einlage einer „Spirale danach" erfolgen (S. 313).

12.2.2 Beeinträchtigung der kontrazeptiven Sicherheit

Bei der Erstverordnung oraler Kontrazeptiva besteht bereits innerhalb des **ersten Zyklus** ein zuverlässiger kontrazeptiver Schutz, wenn die ovariellen Zyklen regelmäßig sind und die erste Pille am ersten Tag der Menstruation eingenommen wird.

> **MERKE**
>
> **Hormonelle Kontrazeptiva** sind derzeit die **sichersten** reversiblen Verhütungsmittel (vgl. Pearl-Indizes, **Tab. 12.2**, S. 298).

Einnahmefehler

Die kontrazeptive Sicherheit der hormonellen Kontrazeptiva ist abhängig von der **zuverlässigen und regelmäßigen Einnahme**. Ungefähr die Hälfte der Frauen vergisst jedoch mind. 1 und fast ein Viertel der Frauen mind. 2 Tabletten pro Einnahmezyklus. Liegen diese Einnahmefehler vor bzw. nach dem hormonfreien Intervall, d.h., verlängert sich das **hormonfreie Intervall auf > 7 Tage**, erhöht sich das Risiko einer Follikelreifung mit anschließender Ovulation und damit das Risiko einer unerwünschten Schwangerschaft. Darüber hinaus können auch vergessene Pillen **während des Einnahmezyklus** eine Follikelreifung mit Ovulation zur Folge haben.

Wechselwirkungen mit Medikamenten

Der Metabolismus der kontrazeptiven Steroide kann durch zahlreiche Medikamente (z.B. Antibiotika, Antikonvulsiva) verändert werden. Einerseits können Medikamente durch eine **Enzyminduktion** in der Leber eine **Verminderung der Wirkspiegel** der kontrazeptiven Steroide verursachen, andererseits kann der **Abbau** der Steroide aber auch **gehemmt** werden, was zu einer **verstärkten Wirkung** führt.

Nicht nur orale hormonelle Kontrazeptiva sind von diesen Medikamenteninteraktionen betroffen, sondern auch das Gestagen-Implantat, der Vaginalring und das Pflaster.

 Praxistipp

> **Falls während der Behandlung mit hormonellen Kontrazeptiva vorübergehend Medikamente eingenommen werden, die die Wirksamkeit der Pille beeinträchtigen können, sollten zusätzliche kontrazeptive Maßnahmen (Barrieremethoden, S. 309) ergriffen werden.**

Bei längerfristiger medikamentöser Behandlung ist die kontinuierliche Einnahme einer Kombinationspille mit **starker Gestagenkomponente** oder die Insertion einer **Spirale** zu empfehlen.

Gastrointestinale Störungen

Erbrechen ‖ Nach oraler Einnahme eines hormonellen Kontrazeptivums werden die kontrazeptiven Steroide **innerhalb von 2–3 h** im Dünndarm resorbiert. Wenn es in dieser Zeit zum Erbrechen kommt, kann die Sicherheit reduziert sein, sodass eine **weitere Pille** eingenommen werden sollte.

Beeinträchtigungen des enterohepatischen Kreislaufs ‖ Nach der Resorption gelangen die Steroide über die Pfortader zunächst in die Leber (First-pass-Effekt), wo sie den hepatischen Metabolismus beeinflussen können (s.o.).

EE wird in der Leber durch Konjugation inaktiviert und mit der Galle in den Darm ausgeschieden. Nach Spaltung durch bakterielle Enzyme im Kolon erfolgt die Rückresorption (**enterohepatischer Kreislauf**), sodass ausreichend hohe EE-Spiegel aufrechterhalten werden. Auch beim **kontrazeptiven Vaginalring** und **Pflaster** unterliegt die Östrogenkomponente dem enterohepatischen Kreislauf. Kommt es durch Erkrankungen (**Diarrhö**) oder Medikamenteneinnahme (**Antibiotika**) zur Beeinträchtigung der bakteriellen Flora des Kolons, kann die Reabsorption des EE im Kolon gestört sein, was zur Reduktion der Serumspiegel führt. Dies begünstigt das Auftreten von Zwischenblutungen.

> **MERKE**
>
> Bei Durchfallerkrankungen oder Antibiotikaeinnahme ist die kontrazeptive Sicherheit der **Östrogenkomponente** eingeschränkt.

Für die **Gestagene** spielt dieser Mechanismus praktisch keine Rolle. Deshalb ist, wenn Kombinationspräparate mit **starker** Gestagenwirkung angewandt

12

werden, die kontrazeptive Sicherheit normalerweise **nicht** beeinträchtigt. Falls jedoch Präparate mit **schwacher** Gestagenkomponente (**Minipille**) oder **Sequenzpräparate** eingenommen werden, muss bei Störungen des enterohepatischen Kreislaufs ebenfalls mit einer **verminderten Zuverlässigkeit** gerechnet werden.

Die Wirkung der **Hormonspirale**, der **Depot-Gestagene** und des **Hormonimplantats** wird durch akute oder chronische Darmerkrankungen nicht beeinflusst.

12.2.3 Günstige Wirkungen

Die Einnahme hormoneller Kontrazeptiva ist mit zahlreichen günstigen Wirkungen verbunden. Viele Beschwerden oder Erkrankungen können in ihrer Ausprägung beeinflusst werden:

– **Reduktion des menstruellen Blutverlusts:** Dies kann bei Frauen mit Hypermenorrhö und Menorrhagie therapeutisch genutzt werden. Wenn organische Ursachen, wie z.B. Myome, Polypen, Adenomyose, hämorrhagische Diathese, ausgeschlossen wurden, stellen **Ovulationshemmer** bei Frauen mit verlängerten und verstärkten Blutungsstörungen die Therapie der ersten Wahl dar (S. 50). Auch die Insertion des **LNG-Spirale** geht mit einer deutlichen Reduktion der Blutungsmenge einher.

– **Dysmenorrhö:** Menstruationsabhängige Beschwerden wie die Dysmenorrhö (S. 51) werden ebenfalls günstig beeinflusst. Ursache der Beschwerden ist u.a. die gesteigerte Bildung des Prostaglandins F2α, das im transformierten Endometrium gebildet wird. Die Behandlung mit **Ovulationshemmern** führt durch eine Senkung der uterinen Prostaglandinspiegel zur signifikanten Verbesserung der Symptome und kommt deshalb neben den ebenfalls angewendeten Prostaglandinsynthesehemmern zum Einsatz.

– Auch **androgenetische Erscheinungen** (Seborrhö, Akne, Hirsutismus, androgenetische Alopezie, S. 60) lassen sich durch die Einnahme der Pille bessern. Der Effekt beruht einerseits auf der Suppression der ovariellen und adrenalen Androgensynthese, andererseits auf der Erhöhung der hepatischen SHBG-Synthese (SHBG = Sexualhormon-bindendes Globulin, S. 40) durch das EE (je nach Präparat um das 4–5-Fache). Aufgrund der verstärkten Bindung des Testosterons an das SHBG sinkt der Anteil des freien, bioverfügbaren Testosterons, das für die androgenen Wirkungen verantwortlich ist. In den meisten Fällen kommt es innerhalb weniger Wochen zur Besserung einer **Akne** (Verminderung der Inzidenz und in den meisten Fällen auch des Schweregrads), während die Wirkung auf den

Hirsutismus oder eine **androgenetische Alopezie** deutlich später sichtbar werden und einer langfristigen Therapie bedürfen. Nach Absetzen der Pille treten die Hauterscheinungen allerdings i.d.R. wieder auf.

Im Gegenzug kann es bei disponierten Frauen während der Einnahme von hormonellen Kontrazeptiva, die ein **Gestagen mit androgener Partialwirkung** enthalten (Levorgestrel, Norethisteron), zur Entwicklung einer **Akne** und **Seborrhö** kommen. In solchen Fällen sollte die Behandlung auf eine Kombination mit einem Gestagen, das keine (Dienogest, Drospirenon, Cyproteronacetat, Chlormadinonacetat) oder nur schwache (Norgestimat, Gestoden, Desogestrel) androgene Partialwirkungen aufweist, umgestellt werden.

– **Infektionen:** Die Inzidenz aszendierender Genitalinfektionen ist während der Behandlung mit der Pille deutlich reduziert. Durch die gestagenbedingte Dysmukorrhö wird die Spermienaszension, aber auch das Aufsteigen pathogener Keime erschwert. Unterstützt wird dieser protektive Effekt durch die Reduktion der Blutungsmenge (s.o.).

Praxistipp

Dennoch sollten alle Frauen, die hormonelle Kontrazeptiva verwenden, darüber aufgeklärt werden, dass sie zur Infektionsprophylaxe zusätzlich Barrieremethoden benutzen – insbesondere wenn es sich um sehr junge Mädchen oder um Frauen mit häufig wechselnden Geschlechtspartnern handelt.

Pilzerkrankungen der Vagina treten allerdings während einer Behandlung mit der Pille häufiger auf. Bei rezidivierenden Mykosen kann die Umstellung auf ein **Sequenzpräparat** Besserung bringen, da Östrogene einen eher hemmenden Effekt auf das Auftreten von Pilzerkrankungen haben, während Gestagene diese zu fördern scheinen.

– **Endometriose:** Die Einnahme von hormonellen Kontrazeptiva reduziert das Auftreten der Endometriose (S. 158). Die Langzyklusbehandlung oder kontinuierliche Einnahme von **Ovulationshemmern** bewirkt eine Atrophie des Endometriums und eine Reduktion der Blutungsfrequenz und Blutungsmenge (s.o.), hierdurch wird die Aussaat endometrialer Zellen in die Bauchhöhle durch retrograde Menstruation vermindert. Ferner beobachtet man eine Besserung der chronischen Unterbauchschmerzen und der Dysmenorrhö. Bei der Endometriosis genitalis interna (Adenomyosis uteri, S. 153) führt auch die Insertion der **LNG-Spirale** zur deutlichen Schmerzreduktion.

– **Endometriumkarzinom:** Durch die regelmäßige Gabe eines **Gestagens** über 12–14 Tage im Zyklus kann das Risiko einer **Endometriumhyperplasie** bzw. eines **Endometriumkarzinoms** signifikant vermindert werden. Kombinationspräparate und Gestagen-Monopräparate (einschließlich des LNG-IUS) reduzieren das Risiko eines Endometriumkarzinoms um 50–60 %, wobei der Schutzeffekt mit der Dauer der Behandlung ansteigt.

– **Ovarialtumoren:** Die Einnahme von **Kombinationspräparaten** führt zur ovariellen Suppression, dementsprechend senkt die Behandlung mit der Pille das Auftreten von **funktionellen Ovarialzysten** um 20–30 %. Dies kann für Patientinnen mit rezidivierenden Ovarialzysten therapeutisch genutzt werden (S. 207). Das Risiko des **Ovarialkarzinoms** wird ebenfalls um bis zu 60 % gesenkt, wobei das Ausmaß der Risikominderung auch in diesem Falle mit der Einnahmedauer korreliert – dies gilt sogar für Frauen mit belasteter Familienanamnese (BRCA1- bzw. BRCA2-Mutation, vgl. S. 212).

– **Mammatumoren:** Unter der Behandlung mit oralen Kontrazeptiva treten **gutartige** proliferative Brusterkrankungen ohne Atypien (S. 264) seltener auf. Bei einer Behandlungsdauer von mind. 7 Jahren nimmt die Inzidenz um 40 % ab. Das Risiko der Entwicklung **maligner** Brusterkrankungen kann jedoch unter der Einnahme hormoneller Kontrazeptiva vorübergehend erhöht sein (S. 268).

12.2.4 Nebenwirkungen und Risiken

Sexualsteroide haben eine starke Wirkung auf den hepatischen Metabolismus und beeinflussen Fett- und Kohlenhydratstoffwechsel sowie die Hämostaseparameter. Ferner weisen sie vielfältige direkte und indirekte Wirkungen auf die Gefäßwand auf und beeinflussen die Regulation des Blutdrucks. Weitere, v.a. gestagenbedingte Nebenwirkungen sind depressive Verstimmungen, Libidoverlust, Akne und Mastodynie.

Herz- und Kreislaufsystem

Zu den gefürchteten Komplikationen zählen venöse und arterielle Erkrankungen wie **Thrombosen, Herzinfarkte und Schlaganfälle**. Prädisponierende Faktoren für diese Erkrankungen sind Alter, Adipositas, Rauchen, Atherosklerose, Hypertonie, Diabetes mellitus, Fettstoffwechselstörungen und Thrombophilie.

Praxistipp
Es ist wichtig, die Frauen vor einer Erstverschreibung von hormonellen Kontrazeptiva nach vorhandenen Risikofaktoren in der Eigen- und Familienanamnese zu befragen. Ein generelles Screening, z.B. auf Thrombophilie, ist hingegen nicht angezeigt.

Venöse thromboembolische Erkrankungen (VTE) I Unter Einnahme hormoneller Kontrazeptiva korreliert das erhöhte Thromboserisiko mit der Dosis des **EE**. EE stimuliert in der Leber die Produktion einiger Gerinnungs- und Fibrinolysefaktoren und reduziert die einiger Gerinnungsinhibitoren. **Gestagene**, insbesondere solche mit androgenen Eigenschaften, können den östrogeninduzierten Wirkungen zum Teil entgegenwirken.

Ovulationshemmer einschließlich des kontrazeptiven **Vaginalrings** (NuvaRing) und des kontrazeptiven **Pflasters** (Evra) steigern das Risiko venöser Thrombosen v.a. in den ersten Anwendungszyklen auf das 2–4-Fache. Unter Anwendung des Pflasters ist das Risiko mehr als doppelt so hoch wie bei Einnahme oraler Kontrazeptiva (vgl. S. 301).

Reine Gestagenpräparate, insbesondere die Minipille, erhöhen das VTE-Risiko nicht. Für Depot-Medroxyprogesteronacetat, Gestagen-Implantate und das LNG-IUS liegen keine ausreichenden Daten vor.

Praxistipp
Ist eine Operation vorgesehen, die mit einem mittleren oder hohen Thromboserisiko bzw. mit einer längeren Immobilisierung einhergeht, sollten Kombinationspräparate 4–6 Wochen vorher abgesetzt werden. Postoperativ kann 2 Wochen nach voller Mobilisierung wieder mit der Einnahme begonnen werden.
Auch v.a. Raucherinnen sollten auf das bei ihnen ohnehin schon erhöhte, zusätzliche Thromboserisiko aufmerksam gemacht werden.

Herzinfarkt I Herzinfarkte sind bei jungen Frauen extrem selten. Mit zunehmendem Alter steigt die Inzidenz deutlich und die Einnahme von **Ovulationshemmern** erhöht das Risiko auf das Doppelte. Entscheidend ist jedoch auch in diesem Falle das Vorliegen weiterer **kardiovaskulärer Risikofaktoren** (s.o.).

MERKE

Liegen bereits **Makro- oder Mikroangiopathien** vor, sind Ovulationshemmer **kontraindiziert**.

12

Für **reine Gestagenpräparate** gibt es keine ausreichenden Daten, doch ist zumindest für die Minipille, das Implantat und das LNG-IUS kein Einfluss zu erwarten.

Bluthochdruck I Das Risiko für eine Hypertonie verdoppelt sich unter der Behandlung mit **Kombinationspräparaten**, wobei es mit der Einnahmedauer und dem Alter korreliert und in absoluten Zahlen sehr gering ist. Vor Beginn der Behandlung sowie während der Therapie sind regelmäßige Blutdruckkontrollen unerlässlich. **Mikropillen** haben keinen oder nur einen minimalen Einfluss auf den Blutdruck. Ein leichter Anstieg zu Beginn der Therapie normalisiert sich häufig nach einigen Wochen bzw. nach Absetzen der Pille.

Schlaganfall I Unter der Behandlung mit **Kombinationspräparaten** steigt das bei jüngeren Frauen allerdings noch sehr geringe Grundrisiko für ischämische Insulte um 40 %, wobei das Risiko mit der EE-Dosis korreliert. Zu den **prädisponierenden Faktoren** gehört neben den üblichen kardiovaskulären Risikofaktoren (S. 305) auch die Migräne.

Praxistipp
Wenn unter der Einnahme eines Ovulationshemmers erstmalig eine Migräne auftritt, sollte die Behandlung sofort unterbrochen werden, da das Risiko für einen Schlaganfall hierdurch stark erhöht wird.

Unter einer **Gestagen-Monotherapie** ist das Risiko für Hirninsulte nicht erhöht.

Fettstoffwechsel

Orale Kontrazeptiva beeinflussen je nach der Zusammensetzung von EE und synthetischen Gestagenen den Fettstoffwechsel. Die meisten der heute verschriebenen Präparate sind östrogendominant und man beobachtet während der Behandlung meist einen **Anstieg des HDL-Cholesterins** und der **Triglyzeride**, eine **Reduktion des Lipoproteins (a)**, während sich die Konzentration des **LDL-Cholesterins** bei den im Vergleich zur Hormonsubstitutionstherapie deutlich geringeren Östrogendosierungen nicht wesentlich verändert (dort LDL ↑).

> **MERKE**
> Die Entwicklung einer **Atherosklerose** wird durch die Pille **nicht** begünstigt.

Kohlenhydratstoffwechsel

Die Einnahme der **Pille** hat nur einen geringen Einfluss auf den Kohlenhydratstoffwechsel: Im Glukosetoleranztest zeigt sich eine **leichte Insulinresistenz** verbunden mit einer **verminderten Glukosetoleranz**, die normalerweise ohne klinische Bedeu-

tung ist und nach Absetzen der Präparate wieder verschwindet. Auch die **Minipille** und **Depot-Medroxyprogesteronacetat** können die Glukosetoleranz beeinträchtigen. Es gibt jedoch keinen Hinweis darauf, dass hormonelle Kontrazeptiva die Inzidenz des **Diabetes mellitus** erhöhen.

Praxistipp
Frauen mit Diabetes mellitus, die keine Angiopathien aufweisen, können orale Kontrazeptiva einnehmen, allerdings ist häufig eine Neueinstellung der Insulindosis notwendig.

Leber- und Gallenblasenerkrankungen

Die Leber ist durch den First-pass-Effekt (bei oraler Einnahme) und zusätzlich durch den enterohepatischen Kreislauf (auch bei parenteraler Gabe) hohen Konzentrationen der Sexualsteroide ausgesetzt (vgl. S. 303). Bei höher dosierten Präparaten kann dies zum **Anstieg einiger Leberfunktionsparameter** führen. Darüber hinaus kann die Behandlung mit Sexualsteroiden die exkretorische Leistung der Leber beeinträchtigen und bei Prädisposition zur **intrahepatischen Cholestase** führen, was einen Ikterus und Pruritus zur Folge haben kann.

> **MERKE**
> Bei **chronischen Lebererkrankungen** sowie bei **familiärer wiederkehrender Cholestase, Rotor-Syndrom** und **Dubin-Johnson-Syndrom** ist deshalb die Therapie mit synthetischen Sexualsteroiden (Kombinationspräparate und Gestagen-Monopräparate) **kontraindiziert**!

Tumoren und Karzinome

Die Inzidenz von **funktionellen Ovarialzysten** und **Ovarial-** bzw. **Endometriumkarzinomen** wird durch hormononelle Kontrazeptiva reduziert, sie haben hier eine eindeutig protektive Wirkung (vgl. Abschnitt „Günstige Wirkungen", S. 304).

Das **Brustkrebsrisiko** erhöht sich hingegen leicht, wenn die Antibabypille länger als 5 Jahre eingenommen wird (v.a. bei Patientinnen mit BRCA-1-Mutation, S. 268). Nach aktuellem Wissensstand normalisiert sich das Risiko 5 Jahre nach Absetzen des oralen Kontrazeptivums wieder.

Auch die Inzidenz des **Plattenepithelkarzinoms der Zervix** kann durch die Einnahme oraler Kontrazeptiva erhöht sein. Dies trifft jedoch nur auf Frauen zu, die die Pille **langfristig** eingenommen haben und eine **persistierende HPV-Infektion** aufweisen.

12

Praxistipp
Durch regelmäßige Krebsvorsorgeuntersuchungen lassen sich Zervixdysplasien frühzeitig erkennen und behandeln. Seit kurzer Zeit stehen Impfungen zur Verfügung, die einen zuverlässigen Schutz vor der HPV-Infektion bieten können (vgl. S. 134).

MERKE

Bereits **bestehende neoplastische Veränderungen**, die östrogenabhängig sind (z. B. Mammakarzinom oder Zervixdysplasien), stellen in jedem Fall eine **Kontraindikation** zur Einnahme von hormonellen Kontrazeptiva dar, da ihr Wachstum durch sie gefördert werden kann.

Einfluss auf das Körpergewicht

MERKE

In vielen Untersuchungen hat sich gezeigt, dass die Einnahme der Pille **keinen** Einfluss auf das Körpergewicht hat.

In Einzelfällen kann es jedoch durch die **Östrogenkomponente** zu vermehrter **Wasserretention** kommen. Die **Gestagenkomponente** kann durch eine **Steigerung des Appetits** zu einer Gewichtszunahme beitragen. Insbesondere die Behandlung mit der Dreimonatsspritze führt bei 30 % der Frauen langfristig zu einer Gewichtszunahme um durchschnittlich 5 kg.
Frauen, die übergewichtig bzw. adipös sind, haben ein erhöhtes **Thromboserisiko**, was durch die Einnahme von Ovulationshemmern zusätzlich erhöht wird (S. 305).

MERKE

Die Adipositas gilt, je nach Ausmaß, als **relative** bzw. **absolute Kontraindikation** für die Behandlung mit **Kombinationspräparaten**. Da Gestagene das Risiko nicht erhöhen, stellen **Gestagen-Monopräparate** eine Alternative für Adipositas-Patientinnen dar.

12.2.5 Fertilität nach Absetzen der hormonellen Kontrazeption

Nach Absetzen von **Kombinationspräparaten** entsprechen die kumulativen Schwangerschaftsraten (d. h. die Wahrscheinlichkeit, bei regelmäßigem Geschlechtsverkehr nach einer bestimmten Zeit schwanger zu sein) denjenigen von Frauen, die zuvor Barrieremethoden (S. 309) angewandt haben, und liegen bei ca. 85 % bzw. 95 % nach 6 bzw. 12 Monaten. Diese Zahlen liegen im Bereich der **natürlichen Raten** ohne Anwendung von Kontrazeptionsmethoden (vgl. **Abb. 13.1**, S. 319).

Die **langjährige Behandlung mit der Pille** dürfte die Fertilität nach Absetzen sogar verbessern, da das Risiko für aufsteigende Genitalinfektionen, die zu einem Tubenschaden führen können, während der Pilleneinnahme vermindert ist (vgl. S. 304).
Bei der **Dreimonatsspritze** ist nach Beendigung einer Behandlung hingegen davon auszugehen, dass die Fertilität noch für längere Zeit reduziert ist (kumulative Schwangerschaftsrate nach 12 Monaten ca. 80 %), da aus den Resten der intramuskulären Depots noch über mehrere Monate das Gestagen freigesetzt wird, das die Follikelreifung beeinträchtigt (vgl. S. 302).

12.3 Natürliche Familienplanung (NFP)

Key Point
Die natürliche Familienplanung (NFP) basiert darauf, die fruchtbaren und unfruchtbaren Phasen des weiblichen Zyklus zu ermitteln, um in der Folge durch eine entsprechende Enthaltsamkeit eine Schwangerschaft zu vermeiden. Andererseits können bei bestehendem Kinderwunsch die Methoden auch gezielt zur Bestimmung des optimalen Konzeptionszeitpunkts genutzt werden.

Zu den Methoden der natürlichen Familienplanung (NFP) zählen u. a.:
− Kalendermethode nach Knaus-Ogino
− Basaltemperaturmessung
− symptothermale Methode
− Hormonbestimmung im Urin
− Methode nach Billings
− „Lactational Amenorrhea Method" (LAM)
− Coitus interruptus.
Bis auf die LAM setzen alle Methoden der NFP eine **genaue Beobachtung der körperlichen Veränderungen** im weiblichen Zyklus sowie eine **strenge Disziplin beider Partner** voraus, um eine möglichst hohe kontrazeptive Sicherheit zu erreichen, auch wenn diese derjenigen der hormonellen Kontrazeption unterlegen ist.

MERKE

Für Frauen mit **unregelmäßigen Zyklen** sind die Methoden der natürlichen Familienplanung **nicht** geeignet.

12.3.1 Kalendermethode nach Knaus-Ogino
Synonym | Zeitwahlmethode, periodische Enthaltsamkeit.
Prinzip | Grundlegend für die Kalendermethode sind folgende **Voraussetzungen**:

- Die Lutealphase (Gelbkörperphase, 2. Zyklushälfte) dauert konstant 14 Tage (S. 41).
- Die Lebensdauer der Spermien im weiblichen Genitaltrakt beträgt ca. 2–3 Tage.

Unter Berücksichtigung der natürlichen Variabilität des Zyklus werden die fruchtbaren und unfruchtbaren Tage **prospektiv berechnet**.

Durchführung und Sicherheit I Über einen Zeitraum von 6–12 Monaten wird die Länge der Zyklen in Form eines **Menstruationskalenders** dokumentiert. Für die Festlegung des Beginns der fruchtbaren Tage werden vom kürzesten Zyklus 17 (nach Knaus) bzw. 18 (nach Ogino) und für das Ende der fruchtbaren Zeit vom längsten Zyklus 13 (nach Knaus) bzw. 11 (nach Ogino) Tage abgezogen. Der **Pearl-Index** dieser Methode liegt bei 9–30.

> **MERKE**
>
> Bei einem konstanten 28-Tage-Zyklus liegt der **fruchtbare Zeitraum**
> - nach **Knaus**: zwischen dem 11. und 15. Zyklustag
> - nach **Ogino**: zwischen dem 10. und 17. Zyklustag
>   (3 Tage länger → etwas höhere Sicherheit).

Einschränkungen I Wenn bei der anwendenden Frau **unregelmäßige Zyklen** vorliegen (z. B. Zykluslängen zwischen 21–35 Tagen), kann der Zeitrahmen für die geforderte Abstinenz unter Umständen vom 3. bis 24. Zyklustag, also 21 Tage andauern, was von dem Paar sicher nur schwer einzuhalten sein dürfte.

12.3.2 Basaltemperaturmessung
Prinzip I Nach der Ovulation kommt es zu einem deutlichen Anstieg des im Gelbkörper gebildeten

Progesterons. Einige Abbauprodukte des Progesterons (Progesteronmetabolite) wirken auf das Thermoregulationszentrum im Hypothalamus, wodurch es zum Anstieg der Körpertemperatur um 0,4–0,6 °C kommt (S. 40). Da die Eizelle nach der Ovulation nur wenige Stunden befruchtet werden kann, ist davon auszugehen, dass nach Anstieg der Temperatur eine Konzeption in diesem Zyklus nicht mehr stattfinden kann.

Durchführung und Sicherheit I Die Frau misst jeden Morgen (vor dem Aufstehen und immer auf die gleiche Weise!) ihre **Körpertemperatur** (**Abb. 12.4**). Ab dem 3. Tag nach der Temperaturerhöhung (konstant mind. 0,2 °C höher als an den 6 vorangehenden Tagen) gilt die Frau als sicher unfruchtbar. In einer **erweiterten Form** ist darüber hinaus vom 1. Zyklustag bis 6 Tage vor der zu erwartenden Temperaturerhöhung Geschlechtsverkehr möglich, der **Pearl-Index** beträgt dann 3.

Einschränkungen I Die Einschränkungen dieser Methode liegen zum einen darin, dass **nicht alle** Frauen auf die Progesteronmetabolite mit einer Temperaturerhöhung reagieren, zum anderen kann es durch **Erkrankungen** (z. B. einen fieberhaften Infekt) vorzeitig zum Temperaturanstieg kommen, was die Methode unsicher macht.

Die Tatsache, dass die Temperatur nach Möglichkeit zur gleichen Zeit morgens vor dem Aufstehen nach mind. 5 Stunden Schlaf erfolgen sollte (s. o.), schränkt den Kreis der möglichen Anwenderinnen zusätzlich ein (beispielweise ist sie bei Schichtarbeit nicht anwendbar).

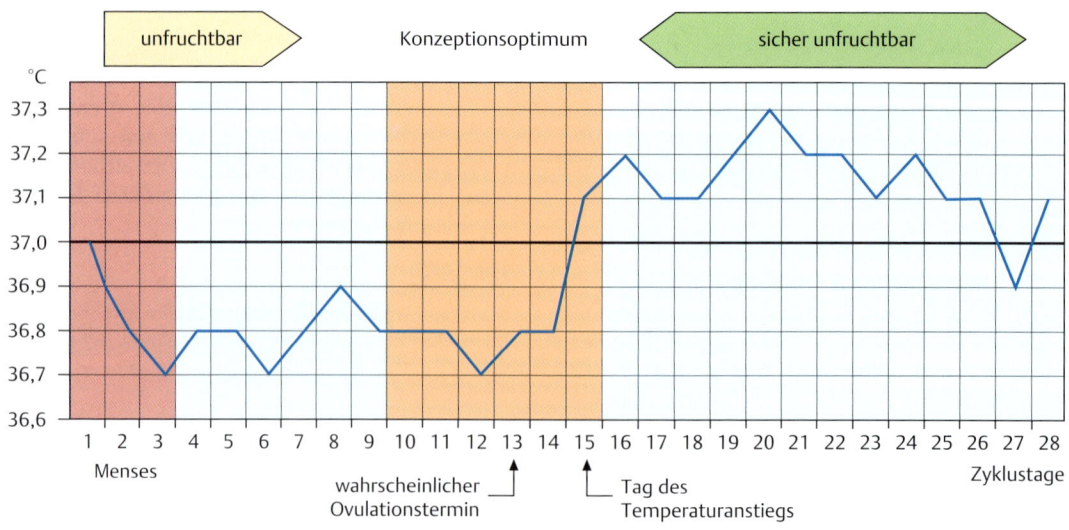

Abb. 12.4   **Basaltemperaturkurve.** Durch tägliche Messung der Körpertemperatur kann die Frau den wahrscheinlichen Ovulationszeitpunkt und damit ihren Fruchtbarkeitsstatus bestimmen.

12.3.3 Methode nach Billings

Prinzip | In der späten Follikelphase kommt es durch den Anstieg des Estradiols zur Zunahme des **Zervixschleims**. Dieser wird bis zur Ovulation **dünnflüssiger** und **spinnbarer**, ein Hinweis auf den Beginn der fruchtbaren Tage (S. 40).

Durchführung und Sicherheit | Sexuelle Abstinenz muss vom Beginn des Schleimabgangs bis 4 Tage nach dem maximal spinnbaren, flüssigen Zervixschleim eingehalten werden. Der **Pearl-Index** liegt bei 3–30, die Methode gilt daher als eher unsicher.

Einschränkungen | Bei zahlreichen Frauen bleiben die charakteristischen Schleimveränderungen trotz einer stattfindenden Ovulation aus.

12.3.4 Symptothermale Methode

Prinzip und Sicherheit | Bei dieser Methode der NFP werden zwei Techniken kombiniert angewandt: die Beobachtung des **Zervixschleims** (s. o.) zusammen mit der Messung der **Basaltemperatur** (s. o.). Bei sehr disziplinierten Paaren ist ein **Pearl-Index** von ca. 2 möglich.

12.3.5 Hormonbestimmung im Urin

Prinzip und Durchführung | Die Bestimmung von **LH** und Abbauprodukten des **Estradiols** und des **Progesterons** im **Morgenurin** mittels Urinteststreifen oder Hormonzykluscomputer (z. B. Persona) wird teilweise als separate NFP-Methode angewandt. Sie kann aber auch kombiniert werden mit anderen Methoden (z. B. symptothermale Methode), um deren kontrazeptive Sicherheit zu erhöhen. Präovulatorisch sind Höchstwerte für Estradiol und LH nachweisbar, während Progesteron erst postovulatorisch signifikant ansteigt (Maximalwert des Progesterons: 7 Tage nach der Ovulation, **Abb. 3.3,** S. 42).

Einschränkungen | Die **Urinteststäbchen** zeigen den LH-Peak nicht bei allen Frauen sicher an. Zudem können die Werte z. B. durch eine Hormonbehandlung oder bei Leber- und Nierenerkrankungen beeinflusst werden. Beim **Hormonzykluscomputer** Persona beträgt der **Pearl-Index** laut Herstellerangaben 6.

12.3.6 Lactational Amenorrhea Method (LAM)

Prinzip und Sicherheit | Es ist bekannt, dass Frauen, die ihre Säuglinge „voll stillen" und dabei aufgrund der leichten Hyperprolaktinämie (S. 39) amenorrhoisch sind, im **ersten halben Jahr** nach der Entbindung einen gewissen **Empfängnisschutz** haben. Dieser Effekt ist umso ausgeprägter, je höher die Stillfrequenz ist, sodass ein **Pearl-Index** von 1–2 möglich ist.

Einschränkungen | Wenn dem Säugling jedoch Nahrung zugefüttert wird, steigt das Risiko für Ovulationen, sodass spätestens ab diesem Zeitpunkt zusätzliche Maßnahmen zur Kontrazeption empfohlen werden.

Praxistipp

Vor allem in Entwicklungsländern ist die LAM (auch im Sinne einer explizit verlängerten Stillperiode) eine weit verbreitete Verhütungsmethode.

12.3.7 Coitus interruptus

Der Coitus interruptus, d. h. die **Unterbrechung des Geschlechtsverkehrs vor der Ejakulation**, ist insofern eine sehr unsichere Methode, als bereits vor dem Orgasmus und der Ejakulation Seminalflüssigkeit mit Spermien austreten kann, wodurch es zu unerwünschten Schwangerschaften kommen kann (**Pearl-Index** 4–19). Gegebenenfalls sollte eine Interzeption (S. 312) empfohlen werden.

12.4 Barrieremethoden

Key Point

Bei diesen Kontrazeptionsmethoden verhindert eine mechanische Barriere das Vordringen der Spermien zur Eizelle. Vorteilhaft sind die unmittelbare Anwendbarkeit und die nicht vorhandene hormonelle Belastung der Frau, nachteilig bei längerfristiger Verwendung die immer wieder notwendige, z. T. etwas aufwendigere Platzierung.

12.4.1 Kondom

Kondome sind eine **weit verbreitete** Verhütungsmethode (**Pearl-Index** zwischen 3–12). Bei der Verwendung der aus Latex bestehenden Präservative ist darauf zu achten, dass die **maximale Haltbarkeit von 5 Jahren** nicht überschritten werden darf. Darüber hinaus können vaginal angewandte Substanzen, wie z. B. Gleitmittel auf öliger Basis, das Material schädigen.

Der große Vorteil der Kondome liegt im **Schutz vor Infektionen** (z. B. AIDS oder Lues bzw. Gonorrhö, S. 128), die durch den Geschlechtsakt übertragen werden können. Sie sind – insbesondere für Adoleszentinnen und Frauen mit häufig wechselnden Geschlechtspartnern – als ideale Ergänzung der zuverlässigen hormonellen Kontrazeptiva zu sehen.

12

EXKURS

Frauenkondom

Neben dem üblichen Kondom für den Mann gibt es auch eine Version für Frauen (**Femidom**), die ebenfalls zum einmaligen Gebrauch vorgesehen ist. Es wird vor dem Geschlechtsverkehr in der Scheide platziert und liegt im Prinzip wie ein großes Kondom locker darin. Der größere Außenring mit dem offenen Ende bleibt vor der Scheide. Da das Frauenkondom jedoch häufig herausrutscht, ist die kontrazeptive Sicherheit mit einem **Pearl-Index** > 20 nur relativ gering.

12.4.2 Scheidendiaphragma und Portiokappe

Das **Scheidendiaphragma** (Abb. 12.5a) besteht aus einem elastischen Ring, der mit einer gewölbten Latex-Gummimembran überzogen ist und in verschiedenen Größen hergestellt wird, sodass es individuell angepasst werden kann. Es wird von der Patientin intravaginal platziert, sodass die Zervix gut abgedichtet wird und die Spermienaszension auf diesem Weg mechanisch verhindert werden soll. Der zusätzliche Gebrauch einer **spermiziden Creme**,

die insbesondere auf der konkaven (inneren) Seite des Diaphragmas aufgetragen wird, erhöht die kontrazeptive Sicherheit. Da die spermiziden Cremes ihre Wirkung nur für kürzere Zeit entfalten, sollte das Diaphragma **max. 2 h** vor dem Geschlechtsverkehr eingesetzt werden. Nach Beendigung des Koitus muss es hingegen noch **mind. 6–8 h** intravaginal verbleiben, bevor es entfernt und gereinigt wird. Im Gegensatz zum Kondom kann das Diaphragma, wenn es nicht beschädigt wurde, **bis zu 3 Jahre** verwendet werden.

Portiokappen (Zervixpessare, Abb. 12.5b) dichten – ebenso wie das Diaphragma – den Muttermund mechanisch ab. Allerdings sind sie kleiner und müssen daher exakter platziert werden, was einer ausführlichen Instruktion durch den Frauenarzt bedarf. Vorteilhaft ist jedoch die Tatsache, dass sie mit Ausnahme der Zyklusblutung intravaginal verbleiben können (→ Einsatz nach der Menstruation, Entfernung kurz vor dem erwarteten Termin der nächsten). Die zusätzliche Anwendung **spermizider Cremes** wird wie beim Diaphragma ebenfalls empfohlen.

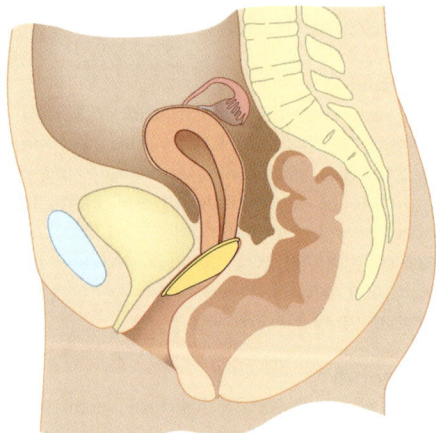

a

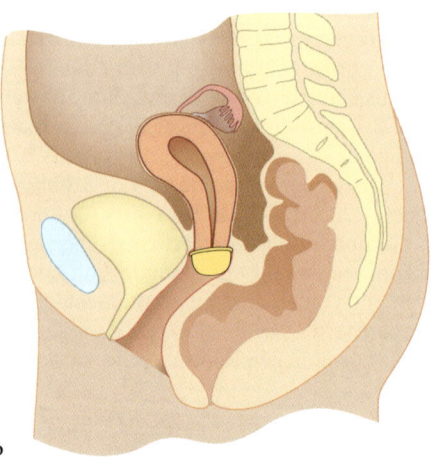

b

Abb. 12.5 Platzierung eines Diaphragmas (a) bzw. einer Portiokappe (b).

12.5 Intrauterinpessar (IUP)

Key Point

Intrauterinpessare (IUP) sind Fremdkörper, die zur Verhinderung einer Schwangerschaft in das Cavum uteri eingelegt werden. Es gibt eine Vielzahl verschiedener Materialien, Formen und Größen, die klinisch zum Einsatz kommen (Abb. 12.6). IUP sind entweder inert (wirkstofffrei) oder enthalten zusätzlich Kupferdraht oder ein Gestagen, um die kontrazeptive Sicherheit zu erhöhen.

Synonym ▌ „Spirale", engl. Intrauterine device (IUD), bei Zusatz von Gestagen: intrauterines System (IUS).

Prinzip ▌

— Bei **wirkstofffreien** Spiralen beruht der Wirkmechanismus auf einer durch das IUP hervorgerufenen **intrauterinen Fremdkörperreaktion**, die einer sterilen Entzündung gleichkommt. Durch intrauterine Makrophagen werden hier bereits viele Spermien phagozytiert, sodass sie für eine Befruchtung nicht mehr zur Verfügung stehen. Ferner werden die Motilität und das Überleben der Spermien und der befruchteten Eizelle sowie die Nidation beeinträchtigt.

Praxistipp

Wirkstofffreie IUP sind in Deutschland nicht mehr im Handel.

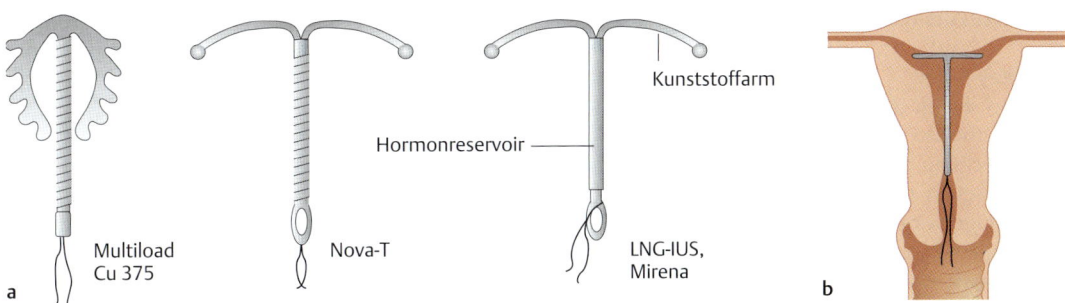

Abb. 12.6 Verschiedenen Typen (a) von Intrauterinpessaren und deren korrekter Sitz (b).

— Beim **Zusatz eines Gestagens** (LNG-IUS, S. 302) führen hohe lokale Gestagen-Konzentrationen langfristig zur **Atrophie des Endometriums** sowie zur **Dysmukorrhö** und **Verminderung der Tubenmotilität**, was zur Steigerung der kontrazeptiven Sicherheit beiträgt. Ein weiterer Vorteil der LNG-Spirale liegt in der Reduktion des menstruellen Blutverlusts, was bei Frauen mit anämisierender Menorrhagie (S. 50) therapeutisch genutzt werden kann.

— Bei den mit **Kupferdraht umwickelten Spiralen** (z.B. Multiload Cu 375 oder Nova-T) diffundieren Kupferionen in das Endometrium und verstärken hierdurch die o.g. Fremdkörperreaktion insbesondere auch der Bezirke, die nicht unmittelbar mit dem IUP Kontakt haben. Darüber hinaus haben Kupferionen spermizide Wirkungen und beeinträchtigen die Entwicklung der Blastozyste.

Durchführung und Komplikationen I Die Insertion erfolgt **während der Menstruation** oder **periovulatorisch**, da der Muttermund zu diesen Zeitpunkten etwas geöffnet ist, bzw. **6–8 Wochen post partum**. Unter sterilen Bedingungen wird das IUP mit dem zugehörigen Applikator eingeschoben, anschließend werden die Fäden auf ca. 2–3 cm gekürzt. Unmittelbar nach der Einlage, nach der ersten folgenden Menstruation und im Folgenden alle 6 Monate muss die korrekte Lage **vaginalsonografisch** kontrolliert werden (**Abb. 12.7**).

Die transzervikale Insertion von IUPs in das Cavum uteri ist wegen des relativ dicken Einführungsapplikators nicht immer einfach und erfordert in einigen Fällen eine Dilatation der Zervix, was mit **Schmerzen** und **vasovagalen Reaktionen** einhergehen kann.

MERKE

Insbesondere für **junge Mädchen** und **Nulliparae** mit nicht abgeschlossener Familienplanung stellen IUP **nicht** das Kontrazeptivum der ersten Wahl dar.

Zu den Komplikationen gehören die **Uterusperforation** und **aszendierende Genitalinfektionen**, die meist in Zusammenhang mit der Insertion stehen.

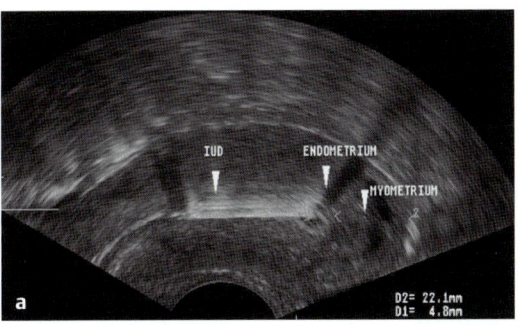

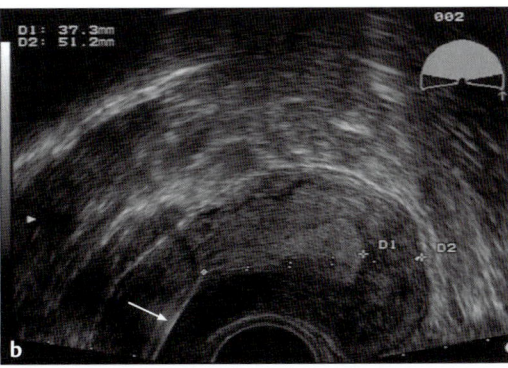

Abb. 12.7 Sonografische IUP-Kontrolle. a Korrekte Lage eines kupferhaltigen IUP im Längsschnitt. Die Distanzen zwischen IUP und Endometrium (ca. 0,5 cm) bzw. IUP und Myometrium (ca. 2 cm) entsprechen der Norm. **b** In den Zervikalkanal disloziertes IUP (↑) mit entsprechend vergrößerten Distanzen (ca. 3,5 bzw. 5 cm).

12.6 Sterilisation

Key Point

Bei diesen chirurgischen Kontrazeptionsmethoden wird durch die definitive Unterbrechung des Ei- oder Samentransports die Fähigkeit zur Fortpflanzung unterbunden. Häufig wird ein solcher Eingriff bei einem der beiden Partner von Paaren angewendet, deren Familienplanung bereits abgeschlossen ist. Eine ausführliche Beratung über mögliche Verfahren, Risiken und Alternativen ist erforderlich.

12.6.1 Sterilisation bei der Frau (Tubenresektion)

Prinzip | Unterbrechung des Eitransports vom Ovar zum Uterus durch **Unterbrechung der Tubenkontinuität**.

Durchführung | Heutzutage werden die Tuben meist im Rahmen einer Laparoskopie durch verschiedene Techniken **chirurgisch durchtrennt** und **partiell reseziert**. Ferner gibt es die Möglichkeit, das Tubenlumen mittels **Clips** oder **Silikonringen** zu verschließen.

Sicherheit | Obwohl die Sterilisation als überaus sicher gilt (**Pearl-Index**: 0,1–0,4), kann es trotzdem zu unerwünschten Schwangerschaften kommen, wenn beispielsweise „falsche Strukturen" wie das Lig. rotundum reseziert wurden oder der Eingriff in der Lutealphase nach bereits erfolgter Konzeption und Nidation durchgeführt wurde. Auch bei unvollständigem Verschluss oder durch eine spontane Reanastomose kann eine Konzeption erfolgen.

Einschränkungen und Komplikationen | Ein Nachteil dieser Methode ist die Invasivität des Eingriffs, für den eine **Allgemeinnarkose** notwendig ist und der mit den üblichen **Risiken einer OP im kleinen Becken**, wie z.B. Darmverletzungen oder Peritonitis, verbunden ist.

Es ist bekannt, dass sterilisierte Frauen eine **frühere Menopause** erleben, was vermutlich mit der verminderten Durchblutung der Ovarien nach Durchtrennung der Tuben zusammenhängt. Vorteilhaft ist hingegen das um 30–40 % **reduzierte Risiko eines Ovarialkarzinoms**, was ebenfalls durch die verminderte Durchblutung bedingt sein dürfte.

> **MERKE**
>
> Eine Sterilisation kommt nur für Frauen infrage, deren **Familienplanung** sicher **abgeschlossen** ist, da es sich um einen **irreversiblen** Eingriff mit nur geringer Refertilisierungsrate handelt.

12.6.2 Sterilisation beim Mann (Vasektomie)

Prinzip | Unterbrechung des Samentransports durch **Unterbrechung der Kontinuität des Samenleiters**.

Durchführung | Der Eingriff erfolgt ambulant und erfordert lediglich eine **Lokalanästhesie**. Der Ductus deferens wird beidseits ligiert und durchtrennt.

Sicherheit | Eine hohe kontrazeptive Sicherheit ist erst geraume Zeit (bis zu 6 Monate) nach der Operation zu erwarten, wenn der bereits angelegte Pool von Spermien verschwunden ist (→ **Kontrollspermiogramm**). Auch diese Methode weist keine 100 %ige Sicherheit auf (**Pearl-Index** 0,1–0,2), da z.B. der Samenleiter doppelt angelegt sein kann oder evtl. falsche Strukturen reseziert werden. Darüber hinaus kann es auch beim Mann zu einer spontanen Reanastomose kommen.

Komplikationen | Mögliche Komplikationen können ein **Skrotalhämatom**, **Infektionen** oder **Samengranulome** sein.

> **MERKE**
>
> Die Sterilisation des Mannes (Vasektomie) ist vergleichsweise **einfacher** und **komplikationsärmer** als die Sterilisation bei der Frau. Bei Neuanastomisierung besteht eine bis zu **70 %ige Refertilisierungsrate**.

12.7 Notfall-Kontrazeption (Interzeption)

Key Point

Wenn ungeschützter Verkehr stattgefunden hat, kann das Eintreten einer Schwangerschaft durch die Anwendung einer Notfall-Kontrazeption in vielen Fällen noch verhindert werden. Die wirksamsten Methoden stellen die Einnahme der Postkoitalpille sowie die Insertion einer Spirale dar.

12.7.1 Postkoitalpille („Pille danach")

Prinzip | Bei postkoitaler Einnahme von 1,5 mg **Levonorgestrel** (LNG) vor der Ovulation wird diese durch Unterdrückung des LH-Gipfels gehemmt. Die peripheren Gestagenwirkungen führen zudem zu einer Behinderung der Spermienaszension, der Konzeption und der Nidation (S. 340). Hat allerdings bereits eine Implantation stattgefunden, kann die Schwangerschaft durch LNG nicht mehr unterbrochen werden.

> **MERKE**
>
> Ein Versagen der Interzeption ist **keine** Indikation für einen Schwangerschaftsabbruch.

12

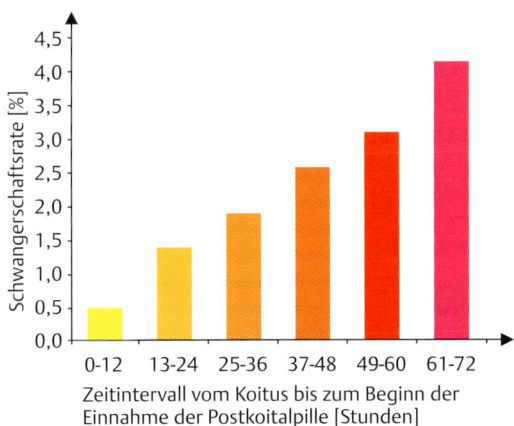

Abb. 12.8 Wirksamkeit der Postkoitalpille (nach Piaggio et al. 1999).

Durchführung und Sicherheit I Am wirksamsten ist die Einnahme von 2 Tbl. (zusammen oder im Abstand von 12 h) mit jeweils 750 µg LNG bis **max. 72 h** nach dem Geschlechtsverkehr (alternativ ist auch die Einnahme 1 Tbl. mit 1,5 mg LNG möglich). Die Behandlung ist umso effektiver, je früher sie angewandt wird (**Abb. 12.8**).
Nebenwirkungen I Mögliche Nebenwirkungen sind **Übelkeit** und **Unterbauchschmerzen**. Nach der Einnahme kann es zu einer kurzfristigen **Schmierblutung** kommen.

12.7.2 Kupfer-Intrauterinpessar
Eine Alternative zur Anwendung der Postkoitalpille stellt die Einlage einer kupferhaltigen Spirale (Kupfer-IUP) innerhalb von **5 Tagen** nach dem Koitus dar. Darüber hinaus bietet diese Methode anschließend einen langfristigen Empfängnisschutz (vgl. S. 310).

12.8 Schwangerschaftsabbruch

  Key Point

Die Entscheidung, eine bereits nachgewiesene Schwangerschaft zu beenden, kann aus medizinischen, kriminologischen oder persönlichen Gründen getroffen werden. Unter bestimmten Voraussetzungen sind alle diese Motivationen in Deutschland straffrei. Es handelt sich dabei jedoch immer um eine Konfliktsituation, in der die betroffene Frau in ausreichendem Umfang beraten und medizinisch bzw. psychisch begleitet werden sollte.

12.8.1 Definition
Ein Schwangerschaftsabbruch, auch **Interruptio**, **Abruptio graviditatis**, **induzierter Abort** oder umgangssprachlich „Abtreibung" genannt, ist das künstliche Herbeiführen einer Fehlgeburt, wobei sich die Art der Durchführung hauptsächlich nach der Schwangerschaftsdauer (Gestationsalter) richtet.
Im Jahr 2009 wurden dem Statistischen Bundesamt (www.gbe-bund.de) 110 694 Schwangerschaftsunterbrechungen durch Praxen und Kliniken gemeldet, die Dunkelziffer ist unbekannt.

12.8.2 Gesetzliche Grundlagen/§ 218
Für alle Beteiligten gilt die Interruptio grundsätzlich nach dem § 218 StGB als **strafbar**, allerdings mit folgenden **Ausnahmen**:
— Wenn die schwangere Frau dem Arzt/der Ärztin die Bescheinigung einer **Schwangerschaftskonfliktberatung** (s.u.) nach § 219 StGB einer anerkannten Beratungsstelle vorlegen kann, wobei der Termin nicht länger als 3 Tage zurückliegend darf (**Beratungsregelung**),
— wenn die Interruptio von **einem Arzt/einer Ärztin** durchgeführt wird und
— wenn seit der Empfängnis **nicht mehr als 12 Wochen vergangen** sind (**Fristenregelung**).
Werden diese Voraussetzungen erfüllt, wird keine der am Abbruch beteiligten Personen bestraft, wenngleich der Tatbestand juristisch betrachtet als rechtswidrig einzustufen ist.
Sollte ein Schwangerschaftsabbruch **gegen den Willen** der schwangeren Frau durchgeführt oder diese leichtfertig einer Todesgefahr ausgesetzt werden, kann eine **Freiheitsstrafe** von bis zu 5 Jahren verhängt werden. Wenn die Schwangere die Interruptio **selbsthändig** durchführt, kann auch sie mit bis zu 1 Jahr Freiheitsentzug bestraft werden.
Als **nicht rechtswidrig** gilt die Interruptio bei einer medizinischen oder kriminologischen Indikation:
— **Medizinische Indikation:** Hier erfolgt der Abbruch unter Berücksichtigung der gegenwärtigen und zukünftigen Lebensverhältnisse der Schwangeren. Eine **potenzielle Lebensgefahr** oder eine **schwerwiegende Beeinträchtigung** des körperlichen oder seelischen Gesundheitszustandes der Schwangeren, z.B. bei Vorliegen einer schwerwiegenden genetischen Grunderkrankung des Feten, wie beispielsweise der letal verlaufenden Trisomie 13 oder 18, ist abzuwenden, sofern dies nicht auf eine andere zumutbare Weise erfolgen kann. Theoretisch kann ein medizinisch begründeter Abort bzw. Fetozid (durch Kaliumchloridlösung indizierter Herzstillstand des Feten) in jeder Schwangerschaftswoche erfolgen, dies bleibt jedoch individuell abzuwägen.

12

– **Kriminologische Indikation:** Sie ist gegeben, wenn dringende Gründe für die Annahme bestehen, dass die Schwangerschaft durch eine **strafbare Handlung** nach §§ 176–179 (z.B. durch sexuellen Missbrauch von Kindern, sexuelle Nötigung oder Vergewaltigung) eingetreten ist. Auch hier dürfen seit der Empfängnis nicht mehr als 12 Wochen verstrichen sein.

Schwangerschaftskonfliktberatung

Die unentgeltliche und anonyme Konfliktberatung dient der Vermeidung und Bewältigung von Schwangerschaftskonflikten und darf nur durch anerkannte Beratungseinrichtungen erfolgen (z.B. Arbeiterwohlfahrt, Deutsches Rotes Kreuz, Pro familia, örtliche Gesundheitsämter). Sie dient dem **Schutz des ungeborenen Lebens** und soll zur Schwangerschaftsfortsetzung ermuntern und Lebensperspektiven mit Kind eröffnen. Die Schwangere erhält eine ausführliche medizinische, soziale und juristische Beratung. Hierzu gehört auch die Aufklärung über Mutterschutz, Elternzeit, Vereinbarkeit von Familie und Beruf sowie Kinderbetreuung und mögliche finanzielle Unterstützung. Im Einzelnen muss die Schwangere ihre Gründe zur Interruptio darlegen, was in einem offenen, nicht zwanghaften Gespräch erfolgen sollte. Auf Wunsch kann auch eine Aufklärung über kontrazeptive Methoden zur Vermeidung ungewollter Schwangerschaften erfolgen.

Das **Schwangerenkonfliktgesetz** (SchKG) wurde zuletzt im Mai 2009 parteiübergreifend durch den Deutschen Bundestag novelliert und trat mit dem 01.01.2010 bundesweit in Kraft. Es beinhaltet – wenn nach den Ergebnissen von pränataldiagnostischen Maßnahmen dringende Gründe für die Annahme sprechen, dass die **körperliche oder geistige Gesundheit des Kindes geschädigt** ist – neben einer ausführlicheren Aufklärung der ratsuchenden Schwangeren über medizinische und psychosoziale Effekte eine zusätzliche Beratung über z.B. die Diagnose/Erkrankung des zu erwartenden Kindes mit möglichen Therapieoptionen sowie eine längere Bedenkzeit im Sinne einer „3-Tages-Überdenkpflicht". Der Arzt ist verpflichtet, diese allgemeinverständliche und ergebnisoffene Beratung zu dokumentieren. Die Dokumentation wird von der Patientin gegenunterzeichnet. Lediglich bei gesundheitlicher Gefährdung der Schwangeren tritt diese Regelung außer Kraft. Ziel ist es, die Anzahl der „übereilten" Abbrüche aufgrund einer mangelhaften Information der Patientin zu reduzieren.

> **MERKE**
>
> Die Konfliktberatung und der Abbruch selbst dürfen **nicht vom selben Arzt** durchgeführt werden.

Kostenübernahme

Die Kosten für einen Schwangerschaftsabbruch, dem eine **medizinische** oder **kriminologische** Indikation zugrunde liegt, werden von den **gesetzlichen Krankenkassen** übernommen, nicht jedoch der Abbruch nach Beratungsregelung. In letzterem Fall besteht ein Anspruch auf eine Kostenübernahme nach Gesetzesgrundlage nur für Frauen mit **wirtschaftlicher Bedürftigkeit**.

> **MERKE**
>
> Alle in der Bundesrepublik Deutschland (gemeldeten) Schwangerschaftsabbrüche werden vom Statistischen Bundesamt erhoben und ausgewertet. Es besteht eine **anonyme Auskunftspflicht** aller Praxen und Kliniken, die Schwangerschaftsunterbrechungen durchführen.

12.8.3 Durchführung der Interruptio

Abortabrasio

Die klassischste und schnellste Methode zur Unterbrechung einer ungewollten Schwangerschaft stellt die Abortabrasio dar. Sie wird in der Regel **ambulant** durchgeführt, ein stationärer Aufenthalt ist nur bei Komplikationen (s.u.) indiziert.

Erfüllt die Patientin die gesetzlichen Bestimmungen, wird zur Vorbereitung des Eingriffs ein **Prostaglandinpräparat** (z.B. Gemeprost) vaginal appliziert. Hierdurch kann eine schonende **Eröffnung der Zervix** erreicht werden (vgl. S. 447), Verletzungen des Muttermundes mit nachfolgender Insuffizienz bei späteren Schwangerschaften werden danach deutlich seltener beobachtet.

Nach vorsichtiger **Dilatation der Zervix** erfolgt die Abtragung des schwangerschaftstypischen Materials mithilfe einer **Saugkürette**. Erst im nachfolgenden Schritt wird das Cavum uteri mittels einer stumpfen Kürette **ausgeschabt**, bis es glatt und leer ist.

Komplikationen I

– **Perforationen** im Bereich der Uterusvorderwand (das Gewebe ist schwangerschaftstypisch aufgelockert, bei retroflektierter Uteruslage besteht eine erhöhte Gefahr)
– **Blutungen** aus Ästen der A. uterina
– Endometriuminsuffizienz mit intrauterinen Adhäsionen (**Asherman-Syndrom**, S. 55) und **sekundärer Sterilität** (S. 322).

Kontraindikationen I Echte gynäkologische Kontraindikationen dieser Methode gibt es nicht, da sie auch therapeutisch bei Versagen der anderen Methoden zum Einsatz kommt. Bei **schlechtem maternalem Allgemeinzustand** (z.B. dialysepflichtige akute Niereninsuffizienz, akutes Herz- oder Leberversagen) sollte jedoch auf eine Abortabrasio verzichtet werden.

Mifepriston (Mifegyne)

Das früher unter dem Namen RU 486 bekannte Medikament zur Schwangerschaftsunterbrechung ist in Deutschland seit Juli 1999 zugelassen und kann nach Novellierung der Medikamentenzulassung 2008 auch über den initial festgelegten Rahmen des 49. Schwangerschaftstages (also bis 6 + 6. SSW) hinaus bis zum 63. Tag der Amenorrhö (**9. SSW**) eingesetzt werden. Es ist nicht frei verkäuflich, die Pflichtberatung mit Bedenkfrist gemäß § 218 bleibt erhalten.

Mifepriston ist ein synthetisches Hormon, das die schwangerschaftsfördernde Wirksamkeit von **Progesteron antagonisiert**. Es bewirkt das Herauslösen des bereits eingenisteten Embryos innerhalb von 36–48 h nach Einnahme. Durch die Einnahme bzw. vaginale Applikation eines **prostaglandinhaltigen Präparates** (z.B. Misoprostol, Gemeprost, s.u.) im Anschluss an die o.g. Zeit wird das Schwangerschaftsprodukt durch **uterine Kontraktionen** ausgestoßen.

Als Anwendungsgebiete zählen neben dem **induzierten Abort in der Frühschwangerschaft** auch die präoperative „Erweichung" der Cervix uteri bei **elektiv geplanter Abortabrasio** sowie die Wehenindukion bei **intrauterinem Fruchttod**. Warum diese Form des medikamentösen Abbruchs so selten praktiziert wird, darüber kann nur spekuliert werden und bleibt letztlich unklar.

MERKE

In 95 % der Fälle erfolgt im Abschluss an die die beschriebene Vorgehensweise ein Abort. Sollte dieser ausbleiben, muss ein **operativer Eingriff** (s.o.) durchgeführt werden.

Komplikationen ❘ Je nach Dosierung und Dauer der Anwendung: Übelkeit und Erbrechen, Unterbauchschmerzen, psychische Belastung der Patientin (Behandlung zieht sich über mehrere Tage hin).

Kontraindikationen ❘ Asthma, Epilepsie, Hypertonie, Leber- oder Niereninsuffizienz.

Misoprostol (Cytotec)

Eine **illegale** Methode des Schwangerschaftsabbruchs ist die enterale bzw. kombiniert vaginale Applikation von Misoprostol. Es handelt es sich um ein E1-Prostaglandin, das für die Therapie und Prävention von gastroduodenalen Ulzera zugelassen ist. Der Wirkstoff führt zu einer **Eröffnung des Muttermundes** mit nachfolgenden **uterinen Kontraktionen**. Das Medikament wird deshalb auch zur peripartalen Wehenindukion (S. 447), zur Behandlung postpartaler, atoner Blutungen (S. 503) sowie als Prostaglandinderivat 2 Tage nach Mifepristongabe (Off-label-use) angewandt. Es hat keine Nebenwirkungen am Gefäß- oder Bronchialsystem.

Aufgrund der Schmerzhaftigkeit der Methode und des meist inkomplett erfolgten Abortes nach alleiniger Anwendung ohne zusätzliche Applikation von Mifepriston sowie einer daraus resultierenden Hypermenorrhö stellen sich die meisten Frauen zu einer **sekundären operativen Intervention** vor.

12

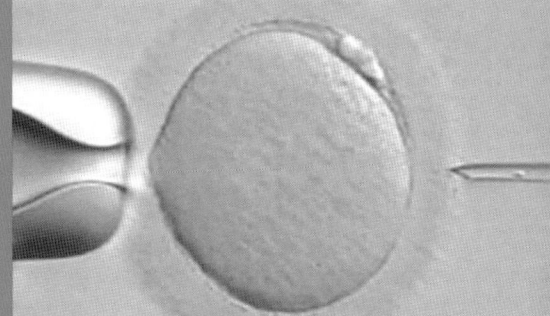

Sterilität und Infertilität

Schwangerschaft auf Umwegen

Gute Nachricht?

Freudig teil Frau Bechar ihrem Gynäkologen mit, dass sie einen Schwangerschaftstest gemacht habe, der positiv sei. Die 26-Jährige hat über ein Jahr ohne Erfolg versucht, schwanger zu werden, umso größer ist jetzt die Freude über das Testergebnis. Ihre letzte Periode hatte Frau Bechar vor 6 Wochen, ihr Zyklus war immer regelmäßig. Alle Routineuntersuchungen waren unauffällig, lediglich vor 5 Jahren hatte Frau Bechar einen gelblichen Ausfluss und eine kurze Episode von Unterbauchschmerzen bemerkt, die dann von selbst aber wieder abgeklungen waren. Der Frauenarzt hatte damals von einer Scheideninfektion gesprochen, aber keinen eindeutigen Keim nachweisen können. Jetzt spürt sie seit 3 Wochen einen leichten Schmerz auf der rechten Seite im Unterleib.

Schlechte Nachricht!

Ein weiterer Schwangerschaftstest und die Ultraschalluntersuchung bestätigen die Schwangerschaft. Leider hat der Arzt aber eine schlechte Nachricht für seine Patientin: „Die befruchtete Eizelle befindet sich nicht in der Gebärmutter, sondern im Eileiter." Frau Bechar fragt bestürzt: „Wie kann das denn passieren?" Die Vorgeschichte lässt den Gynäkologen vermuten, dass es sich vor 5 Jahren um eine Eileiterentzündung gehandelt hat. Er veranlasst einen Abstrich auf Chlamydien vom Gebärmutterhals sowie einen entsprechenden Antikörpertest mithilfe von abgenommenem Blut der Patientin. Der Arzt berichtet Frau Bechar von seinem Verdacht, betont aber, dass es verschiedenste Ursachen für eine solche Schwangerschaft außerhalb der Gebärmutter geben könne. Er informiert sie, dass die Gravidität leider beendet werden müsse, damit ihr Eileiter keinen Schaden davontrage: „In Ihrem Fall haben wir die Problematik aber zum Glück sehr früh entdeckt, Sie hatten bislang kaum Beschwerden. Nichtsdestotrotz müssen wir das Schwangerschaftsgewebe operativ mithilfe einer Bauchspiegelung entfernen." Der Frauenarzt weist die Patientin sofort in das nahe gelegene Klinikum ein.

Verschlossene Eileiter

Im Rahmen der Bauchspiegelung stellt sich heraus, dass der linke Eileiter komplett in Verwachsungen gefangen und wahrscheinlich verschlossen ist. Er kann nach einem Eisprung das Ei nicht aufnehmen und in die Gebärmutter transportieren. Und auch der rechte Eileiter, in dem sich die Schwangerschaft angesiedelt

hatte, ist aufgrund von Verwachsungen zur Gebärmutter hin undurchlässig. Im Rahmen des Eingriffs lässt sich dieser aber problemlos eröffnen und das Schwangerschaftsgewebe entfernen. Im anschließenden Gespräch erklärt der Oberarzt seiner Patientin: „Meine Vermutung hat sich leider bestätigt: Wahrscheinlich ist die damalige Entzündung für Ihre Eileiterschwangerschaft verantwortlich. Eine Schwangerschaft auf natürlichem Wege ist aktuell leider ausgeschlossen. Ich kann Sie aber beruhigen, Frau Bechar: Zunächst kann versucht werden, die Durchgängigkeit der Eileiter auf operativem Weg wiederherzustellen. Wenn das nicht klappen sollte, besteht immer noch die Möglichkeit, Eizellen von Ihnen zu entnehmen, diese im Reagenzglas mit Spermien Ihres Mannes zu befruchten und dann in Ihre Gebärmutter einzusetzen. Damit würde man praktisch einfach die verschlossenen Eileiter umgehen. Die weitere Schwangerschaft verläuft dann so, wie es auch unter natürlichen Bedingungen ohne Nachhilfe von außen stattgefunden hätte. Man spricht dabei von einer ‚In-vitro-Fertilisation' – bestimmt haben Sie davon schon einmal gehört..."

Verschleppte Chlamydieninfektion

Frau Bechar hat sich inzwischen von der Bauchspiegelung gut erholt und möchte von ihrem Arzt wissen, ob sich der Chlamydienverdacht bestätigt hat. Der Arzt erwidert nickend: „Sowohl der lokale Abstrich als auch der Bluttest haben eine frühere Chlamydieninfektion ergeben. Leider sind Infektionen mit diesen Keimen eine der häufigsten Ursache für Eileiterschwangerschaften. Es handelt sich dabei um Bakterien, die von der Scheide in die Gebärmutter und weiter in die Eileiter aufsteigen und jeweils Entzündungen an den Schleimhäuten verursachen. Die akute Infektion selbst klingt oft schnell ab, aber die Folgen an den Eileitern bleiben bestehen. Eine verschleppte Infektion hat vermutlich die Schleimhaut in ihrem Eileiter beschädigt, sodass die Eizelle nicht mehr hindurchtransportiert werden konnte, sondern kleben blieb und sich dort einnistete." Der Frauenarzt schlägt vor, dass auch der Lebensgefährte von Frau Bechar sich auf Chlamydien hin untersuchen lässt. Gegebenenfalls sollten beide Partner für 10 Tage ein Breitspektrumantibiotikum einnehmen. Frau Bechar lässt sich das notwendige Rezept ausstellen, in Gedanken ist sie aber bereits einen Schritt weiter: Sie wünscht sich nichts sehnlicher als ein eigenes Kind und nimmt sich vor, sobald sie zu Hause ist, mit ihrem Mann über die Möglichkeit einer In-vitro-Fertilisation zu sprechen.

13 Sterilität und Infertilität

13.1 Grundlagen

Key Point

Bei ca. 15 % der Paare bleibt der Kinderwunsch trotz regelmäßigen ungeschützten Geschlechtsverkehrs unerfüllt – dies kann für die Betroffenen mit einem großen Leidensdruck verbunden sein. Die Gründe für die Unfruchtbarkeit liegen etwa gleich häufig bei Mann und Frau. Letztendlich kann vielen Paaren nach einer ausführlichen Diagnostik und Beratung bzw. der Ausschöpfung aller weiteren Therapieoptionen durch eine künstliche Befruchtung geholfen werden.

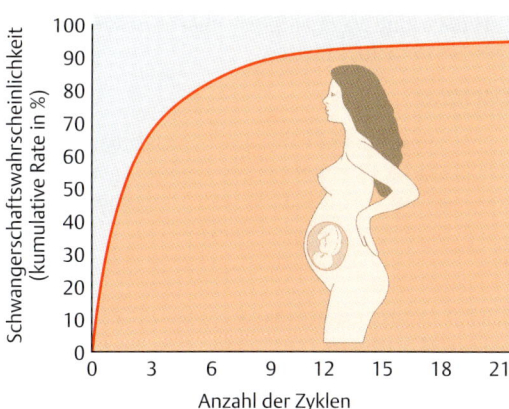

Abb. 13.1 **Schwangerschaftswahrscheinlichkeit nach Zyklen mit ungeschütztem Verkehr in der fruchtbaren Zeit.**

Definition ▮ Bei **Fertilitätsstörungen** (Unfruchtbarkeit) werden folgende Formen unterschieden:
– **Sterilität** ist definiert als die Unfähigkeit eines Paares, trotz regelmäßigen (d.h. zweimal pro Woche) ungeschützten Geschlechtsverkehrs ein Kind zu zeugen.
  • Von **primärer Sterilität** spricht man, wenn bei einem Paar noch nie eine Schwangerschaft eingetreten ist.
  • Bei der **sekundären** (erworbenen) **Sterilität** geht mindestens eine Schwangerschaft voraus.
– **Infertilität** bezeichnet die Unfähigkeit eines Paares, aufgrund von Aborten ein gezeugtes Kind lebend auszutragen.

> **MERKE**
>
> Im medizinischen Sprachgebrauch werden die beiden Begriffe **Sterilität** und **Infertilität** – insbesondere beim Mann – häufig synonym eingesetzt und nicht eindeutig voneinander unterschieden.

Von **ungewollter Kinderlosigkeit** spricht man laut WHO-Definition, wenn bei einem Paar trotz regelmäßigen ungeschützten Geschlechtsverkehrs innerhalb **eines Jahres** keine Schwangerschaft eintritt.

Seit einiger Zeit gewinnt jedoch auch die Auffassung an Bedeutung, erst nach **zwei Jahren** ungewollter Kinderlosigkeit von Sterilität zu sprechen. Damit werden die veränderten Lebensbedingungen in den westlichen Industrienationen berücksichtigt (z.B. größere Mobilität der Partner).

Epidemiologie ▮ Neuere Arbeiten zeigen, dass bereits nach **6 Monaten** intensiver Bemühungen des Paares eine Schwangerschaft zu **80 %** wahrscheinlich ist, nach **9 Monaten** sogar zu **85–90 %**

(**Abb. 13.1**). Es bleiben im restlichen Zeitraum **15 %** der Paare, die **unfruchtbar** sind.

Die Zahl der Paare, die eine Abklärung und Behandlung des unerfüllten Kinderwunsches in Anspruch nehmen, steigt in den Industrienationen immer weiter an. Auch Frauen schieben den Kinderwunsch aufgrund ihres gleichzeitig bestehenden Wunsches nach Berufstätigkeit auf – mit zunehmendem Lebensalter der Frau nimmt jedoch der Erfolg einer Kinderwunschbehandlung deutlich ab.

Praxistipp

Gerade vor dem Hintergrund des steigenden Lebensalters bei der Umsetzung des Kinderwunsches sollte eine intensive Kinderwunschabklärung bereits nach 6 Monaten erfolgen.

> **MERKE**
>
> Der Unfruchtbarkeit liegen in **40 %** weibliche, in weiteren **40 %** männliche und in **20 %** Ursachen bei beiden Partnern zugrunde.

13.2 Weibliche Ursachen der Unfruchtbarkeit

Key Point

Diagnostik und Therapie der weiblichen Ursachen von Fertilitätsstörungen sind meist wesentlich umfangreicher und langwieriger als beim Mann. Die systematische Abklärung beginnt bei der Untersuchung von Uterus und Ovarien, da diese Organe am häufigsten Ausgangspunkt der Fertilitätsstörung sind.

Prinzipiell kommen für eine Sterilität bei Frauen endokrine, organische (ovarielle, tubare, uterine,

13

zervikale und vaginale), psychische sowie idiopathische Ursachen infrage.

13.2.1 Ursachen endokriner Fertilitätsstörungen

Ovarialinsuffizienz

Klassischerweise werden die hormonellen Störungen, die eine Ovarialinsuffizienz und dadurch Infertilität verursachen können, in einem Schema der WHO (**Abb. 3.9**, S. 53) mit bis zu sieben Untergruppen zusammengefasst. Für den häufigen **klinischen Gebrauch** bietet sich allerdings die in **Tab. 13.1** zusammengefasste, vier Gruppen umfassende **Klassifikation** an.

Die verschiedenen Formen der **Ovarialinsuffizienz** werden einschließlich ihrer Therapie ab S. 51 umfassend behandelt, hier sei ein kurzer Überblick gegeben:

- **Hypothalamische Ovarialinsuffizienz** (S. 52): Leitsymptom der hypothalamischen Ovarialinsuffizienz ist meist die **Amenorrhö**. Durch Gewichtsverlust oder Stresssituationen kann es zu einem Verlust der regulären GnRH-Sekretion im hypothalamohypophysären Bereich kommen, wodurch der Zyklus zum Erliegen kommt.
- **Hyperandrogenämische Ovarialinsuffizienz:** Die Hyperandrogenämie ist meist verbunden mit dem sonomorphologischen Korrelat des **Syndroms polyzystischer Ovarien** (PCOS, S. 60). Während das PCOS bei jungen gesunden Patientinnen bei ca. 8 % vorkommt, ist der Anteil an Frauen mit PCOS bei den Kinderwunschpatientinnen auf 20 % erhöht.

- **Hyperprolaktinämische Ovarialinsuffizienz:** Besteht eine Hyperprolaktinämie, kann dies ein wesentlicher Sterilitätsfaktor sein (S. 56). Eine deutliche Erhöhung des Prolaktins führt über die Hemmung der GnRH-Pulsatilität zur **Amenorrhö** und ggf. zur **Galaktorrhö** der Patientin. Bei Hyperprolaktinämie sollte durch Bildgebung der Hypophysenregion ein Tumorausschluss (Prolaktinom) erfolgen.
- **Hypergonadotrope Ovarialinsuffizienz:** Bei einem Großteil der Kinderwunschpatientinnen wird bei steigendem Lebensalter („Lifestyle-Faktor") am Ende der reproduktiven Phase häufig keine eindeutige Ursache für die vorzeitige **primäre** Ovarialinsuffizienz gefunden, sodass man von einer **idiopathischen** hypergonadotropen Ovarialinsuffizienz spricht und dabei auch genetische oder ethnische Ursachen vermutet werden. Ein übermäßiger Nikotinkonsum spielt bei dieser Funktionsstörung ebenfalls eine bedeutende Rolle.

Corpus-luteum-Insuffizienz (CLI)

Bei der Corpus-luteum-Insuffizienz (CLI) kommt es entweder zu einer gestörten Produktion von Progesteron (verminderte Menge) oder einer **Reduktion** der Zeitdauer der Progesteronproduktion in der Lutealphase. Mögliche Ursachen sind eine leichte bis mittelgradige Störung im **zentralen GnRH-Pulsgenerator**, Mangel oder Defekte der **LH-Rezeptoren** der Granulosazellen des Ovars sowie Ausbildung einer inaktiven **Molekülvariante des LH**. Klinisch macht sich die CLI durch verkürzte Zyklen, Polymenorrhö, eine verkürzte Lutealphase und ein prämenstruelles Spotting (S. 50) bemerkbar.

Störungen der Schilddrüsenfunktion

Patientinnen mit gestörter Ovarialfunktion weisen in **5–15 %** pathologische Werte der Schilddrüsenhormone auf. Dabei spielen Hypothyreosen häufiger eine Rolle als Hyperthyreosen.

Bei der **Hypothyreose** kommt es aufgrund des fehlenden negativen Feedbacks der Schilddrüsenhormone zu einer gesteigerten Sekretion des TRH (Thyreotropin Releasing Hormon) im Hypothalamus. Dies wiederum bedingt eine gesteigerte hypo-

Tabelle 13.1

Klinische Klassifikation der Ovarialinsuffizienz mit den typischen hormonellen Veränderungen

Ovarialinsuffizienz (OI)	LH	FSH	Besonderheiten
hypothalamische OI	niedrig (< 1 U/l)	niedrig (< 1 U/l)	–
hyperandrogenämische OI	erhöht	normal	LH/FSH > 2; Androgene erhöht
hyperprolaktinämische OI	normal	normal	Prolaktin erhöht (> 25 ng/ml)
hypergonadotrope OI	erhöht	erhöht (15–20 U/l)	–

physäre Ausschüttung von LH und Prolaktin. Eine Hyperprolaktinämie hemmt die pulsatile GnRH-Ausschüttung und führt auf diesem Weg zu Fertilitätsstörungen (s.o.). Bei Vorliegen einer **Hyperthyreose** ist die Abortrate erhöht.

13.2.2 Ursachen organischer Fertilitätsstörungen

Ursachen ovarieller Fertilitätsstörungen

Genetische Veränderungen (Gonadendysgenesien) als ovarielle Sterilitätsursachen werden ab S. 23 behandelt. Weitere mögliche Ursachen einer ovariell bedingten Unfruchtbarkeit sind:

— Climacterium praecox (S. 54)
— polyzystisches Ovarialsyndrom (PCOS, S. 60) bzw. zystische Veränderungen der Ovarien (S. 207)
— Tumoren (S. 210)
— Endometriose (S. 155).

Ursachen tubarer Fertilitätsstörungen

> **MERKE**
>
> Der wichtigste organisch-anatomische Faktor bei der weiblichen Sterilität ist der **pathologische Tubenfaktor**, deshalb sollte dieser bei der Sterilitätsabklärung unbedingt berücksichtigt werden (S. 326).

Mögliche Ursachen einer tubaren Sterilität sind:
— **Infektionen:** Häufigste Ursache für eine **Adnexitis** (S. 145) sind aszendierende vaginale **Chlamydia-trachomatis-Infektionen** (S. 131). Diese verlaufen häufig klinisch inapparent, haben aber aufgrund der postentzündlichen Verwachsungen des Tubenlumens einen erheblichen Einfluss auf die Fertilität der Frau. Sehr viel seltener findet sich in industrialisierten Ländern eine Tuberkulose oder Gonorrhö als Ursache für eine Adnexitis. Darüber hinaus kann es durch Entzündungen im kleinen Becken zu Verwachsungen der betroffenen Strukturen mit den Tuben kommen. Diese **peritubären Adhäsionen** können die Funktion des Eileiters ebenfalls stark einschränken.
— **Operative Eingriffe:** Auch nach Operationen im kleinen Becken kann es zu postoperativen Adhäsionen kommen. Nach chirurgischen Eingriffen an den Tuben ist darüber hinaus das Risiko für eine Extrauteringravidität (S. 366) erhöht.
— **Endometriose** (S. 155): Bei Überprüfung sind die Tuben zwar häufig durchgängig, endometriosebedingte Adhäsionen können jedoch die Eiabnahme durch den Fimbrientrichter empfindlich beeinträchtigen. Eine Sonderform der Endometriose ist die **Salpingits isthmica nodosa**, die zu einem Tubenverschluss führen kann.

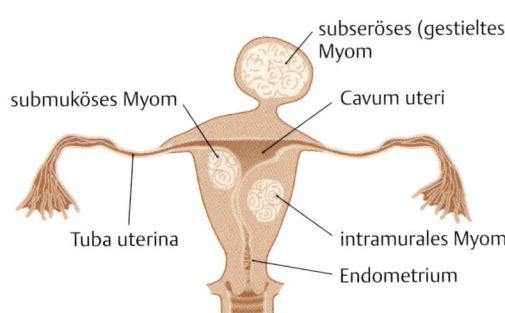

Abb. 13.2   Myome – mögliche Lokalisationen.

— **Fehlbildungen des inneren Genitale** (s.u.).
— **Tubargravidität** in der Anamnese.

Ursachen uteriner Fertilitätsstörungen

Myome

Myome (S. 195) sind mit einer Prävalenz von 20–50 % die **häufigsten benignen Tumore** der Frau und kommen – gerade aufgrund des steigenden Lebensalters der Frau bei der Familienplanung – zu ca. 25–30 % im **reproduktiven Alter** vor.

Je nach Lokalisation unterscheidet man **submuköse**, **intramurale** oder **subseröse** Formen (**Abb. 13.2**).

Myome führen zu einer Verformung des Cavum uteri und einer abnormen uterinen Kontraktilität sowie einer veränderten uterinen Durchblutung. Durch diese Veränderungen kann sowohl der **Spermientransport** als auch der **Aufbau des Endometriums** gestört sein, Folge ist eine Sterilität bzw. Infertilität.

Fehlbildungen des Uterus

Angeborene Fehlbildungen des Uterus (**Abb. 1.12**, S. 12), wie z.B. der Uterus subseptus oder die Aplasia uterovaginalis (Mayer-Rokitansky-Küster-Hauser-Syndrom, S. 12), stellen eine insgesamt **seltene Ursache** weiblicher Infertilität dar.

Endometriose

Bei etwa **30–40 %** der Kinderwunschpatientinnen lässt sich im Rahmen einer Bauchspiegelung eine Endometriose finden (vgl. S. 156). Die Ursache hierfür ist bislang nicht vollständig geklärt. Die Prävalenz in der weiblichen Normalbevölkerung liegt mit etwa 10 % deutlich darunter.

Die Einteilung in die bestehenden Score-Systeme und die bisher gültigen Theorien zur Entstehung der Endometriose erklären jedoch nach wie vor nicht ausreichend die **Sterilität** junger Frauen mit einer leichten Endometriose des Peritoneums und offenen Tuben. Jüngere Studien zeigten, dass bei kernspintomografischen oder transvaginalsonografischen Untersuchungen 80–85 % der Patientinnen mit Endometriose zeitgleich **strukturelle myo-**

13

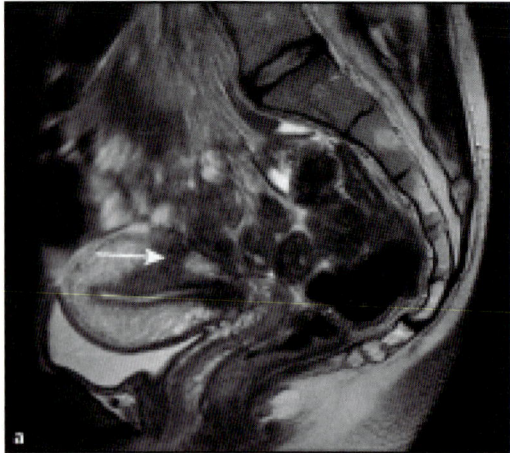

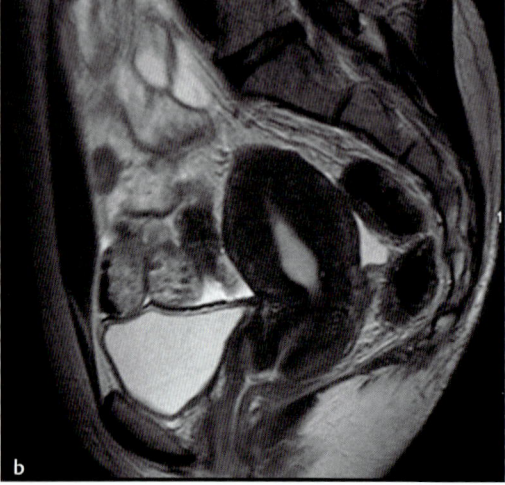

Abb. 13.3   Adenomyose bei Endometriose. a Fokale Adenomyose. Die gleichmäßige Textur des Myometriums ist in dieser MRT-Aufnahme des Uterus durch einen hypointensen Bereich (↑) durchbrochen. **b Diffuse Adenomyose.** Im Gegensatz zu **a** ist hier keine reguläre Textur des Myometriums mehr vorhanden. Die uterine Muskulatur ist diffus adenomyotisch umgebaut.

metrane Wandveränderungen des Corpus uteri aufweisen. Diese Veränderungen der myometranen Architektur des Uterus entziehen sich der Sicht des Operateurs bei der Bauchspiegelung. Sie werden als **Adenomyosis uteri** (bzw. **Andemyose**) oder **Endometriosis genitalis interna** bezeichnet (**Abb. 13.3**). Es kann dabei, wie bei den Myomen, zu einer Zerstörung der für den periovulatorischen Spermientransport verantwortlichen Zone des Subendometriums mit der Folge einer Sterilität kommen.

Uterine Verwachsungen

Nach Entzündungen (**Endometritis**) oder unsachgemäß durchgeführter **Kürettage** kann es innerhalb des Cavum uteri zu Verwachsungen (Synechien) bis hin zum **Asherman-Syndrom** (S. 55) mit der Folge einer Fertilitätsstörung kommen.

Ursachen zervikaler Fertilitätsstörungen

Auch **Risse der Zervix** (z.B. postpartal, S. 465) und **narbige Veränderungen** aufgrund von Infektionen oder nach Konisation gehören zu den anatomischen Ursachen, die eine Unfruchtbarkeit bedingen können. Als **Störung des Zervixfaktors** bezeichnet man einen unphysiologisch aufgebauten Zervixschleim (**Dysmukorrhö**) aufgrund von Östrogenmangel, Infektionen oder anatomischen Veränderungen. Die Spermien können diesen viskösen Schleim nur schwer oder gar nicht durchdringen. Weiterhin gibt es **immunologische Ursachen**, wie immobilisierende Spermienantikörper im weiblichen Zervikaltrakt, die eine zervikale Fertilitätsstörung bedingen können.

Ursachen vaginaler Fertilitätsstörungen

Mögliche vaginale Ursachen einer Fertilitätsstörung sind **angeborene Anomalien** (S. 11), postinfektiöse oder posttraumatische **Stenosen** sowie **Infektionen**. Als funktionelle Störung kann ein **Vaginismus** (S. 116) den Geschlechtsverkehr unmöglich machen.

13.2.3 Weitere Ursachen der weiblichen Fertilitätsstörung

Psychopharmaka, die die Dopaminwirkung oder -synthese beeinflussen, können zur Hyperprolaktinämie und damit zur Unfruchtbarkeit führen. Ebenso können **Stress** oder **psychovegetative Erkrankungen**, wie z.B. Anorexia nervosa oder Bulimie, zu einem Sistieren des GnRH-Pulsgenerators und damit zur hypothalamischen Amenorrhö (S. 52) führen. Weiterhin kann **Nikotinkonsum** eine vorzeitige Ovarialinsuffizienz nach sich ziehen.

13.3 Männliche Ursachen der Unfruchtbarkeit

Key Point

Da in ca. 40 % der Fälle die Sterilitätsursache beim Mann liegt (vgl. S. 319), sollen an dieser Stelle auch die wichtigsten Faktoren, die zu einer männlichen Sterilität führen können, erwähnt werden. Bevor eine invasive Diagnostik bei der Partnerin begonnen wird, sollte zunächst ein nach WHO-Kriterien erstelltes Spermiogramm durchgeführt werden.

Das **Spermiogramm** beinhaltet die Bestimmung der Anzahl der Spermien im Gesamtejakulat, die dann zur Berechnung der **Konzentration** (pro ml Ejakulat) herangezogen wird. Weiterhin werden die Beweglichkeit (**Motilität**) der Spermien und der prozentuale Anteil normal geformter Spermien (**Morphologie**) beurteilt.

Die **Normwerte** des Spermiogramms sind in Tab. **13.2** zusammengefasst. Bei der Beschreibung **pathologischer Befunde** werden u.a. die nach WHO in Tab. **13.3** definierten Begriffe verwendet.

MERKE

Eine Einschränkung der Zeugungsfähigkeit betrifft meist **alle** Parameter des Spermiogramms und wird daher als **Oligo-Astheno-Teratozoospermie (OAT Syndrom)** bezeichnet.

Tabelle 13.2

Normwerte des Spermiogramms	
normales Ejakulatvolumen	≥ 2 ml
Konzentration der Spermien	≥ 20 Mio./ml
Beweglichkeit (Motilität)[1]	
— WHO a + b	≥ 50 %
— WHO a	≥ 25 %
Normalformen (Morphologie)	≥ 15 %

[1]*WHO-Einteilung der Spermienmotilität in vier Kategorien: a: schnell progressiv (rasche Vorwärtsbewegung), b: langsam progressiv, c: lokal beweglich, d: nicht beweglich (immotil)*

Tabelle 13.3

Nomenklatur der WHO zur Beschreibung pathologischer Befunde im Spermiogramm	
Oligozoo-spermie	Konzentration der Spermien < 20 Mio./ml
Asthenozoo-spermie	— Spermien mit Vorwärtsprogression < 50 % (WHO a + b) — Spermien mit schneller Vorwärtsprogression < 25 % (WHO a)
Teratozoo-spermie	Spermien mit normaler Morphologie < 15 %

Praxistipp

Bei einem ausgeprägten OAT-Syndrom oder dessen Steigerung, der Kryptozoospermie, finden sich beim Mann in bis zu 15 % der Fälle Chromosomenauffälligkeiten, die vor einer geplanten Kinderwunschbehandlung durch eine humangenetische Untersuchung und Beratung abgeklärt werden sollten.

Einige weitere **Ursachen**, die eine männliche Zeugungsunfähigkeit bedingen, können bereits im Kindes- oder Jugendalter **erworben** sein. Der zu spät erkannte **Kryptorchismus** kann zu einem primären Hodenschaden führen, ebenso die **Mumpsorchitis**. Verlust bzw. Einschränkung der Zeugungsfähigkeit können ferner durch **Hodentumoren**, **Stressfaktoren**, starken **Nikotinabusus** sowie **Krampfadern** (Varikozelen) bedingt sein. Letztere führen durch die Überwärmung des Hodengewebes zu Einschränkungen der Spermienqualität.

Ein **medikamentöser Therapieansatz** ist oft vergeblich und es muss, insbesondere bei ausgeprägten Einschränkungen der Spermienqualität, eine **IVF** (S. 331) bzw. **ICSI** (S. 333) eingeleitet werden.

13

13.4 Diagnostik der weiblichen Unfruchtbarkeit

Key Point

Die Abklärung weiblicher Sterilitätsursachen umfasst beim Erstkontakt mit der Patientin eine genaue Anamnese, eine bimanuelle gynäkologische Untersuchung sowie eine transvaginale Sonografie. Im Anschluss erfolgen eine zyklusgerechte Hormonbasisuntersuchung sowie eine Überprüfung der Infektionserologie. Abschließend sollten eine Abklärung des weiblichen Beckens sowie eine Tubendiagnostik erfolgen.

13.4.1 Anamnese und körperliche Untersuchung

Wichtige Aspekte/Fragen in der **Anamnese** sind:
— Zyklusanamnese
— Schmerzhaftigkeit der Blutung (Dysmenorrhö, S. 50)
— Dauer des Kinderwunsches
— Häufigkeit des Geschlechtsverkehrs
— Medikamente in Vergangenheit und Gegenwart
— frühere Schwangerschaften
— frühere Kinderwunschbehandlungen
— Symptome des ovariellen Hormonausfalls (S. 54)
— gynäkologische Erkrankungen
— Operationen im kleinen Becken

– Allgemeinerkrankungen.

Wichtige Aspekte bei der **körperlichen Untersuchung** und **Inspektion** sind:

– Entwicklungsstand (sekundäre Geschlechtsmerkmale, Körpergröße, Gewicht/Ernährungszustand, Body-Mass-Index [BMI])
– Behaarungstyp, Hirsutismus (S. 58)
– Akne, Seborrhö (S. 59)
– Galaktorrhö (S. 259)
– bimanuelle Palpation des Abdomens (S. 78)
– gynäkologische Untersuchung (S. 77)
– Abstrich von Portio und Zervix (S. 81 bzw. S. 83).

13.4.2 Zyklusmonitoring

Der Begriff „Zyklusmonitoring" beschreibt die genaue **sonografische** und **laborchemische Kontrolle** des Zyklus mit dem Ziel, die Ovulation der Patientin möglichst exakt bestimmen zu können. Zu diesem Zweck führt man ab dem 10. Zyklustag bis zur Ovulation (meist im Abstand von 2 Tagen) eine transvaginalsonografische Messung des dominanten Follikels (**Follikulometrie**) und der **Höhe des Endometriums** durch (**Abb. 13.4**). Durch die laborchemische Messung des **LH- und Östradiol-Wertes** im Serum wird die Untersuchung noch verfeinert.

Bevor sich die Patientin in die Behandlung eines Kinderwunschspezialisten begibt, sollte sie ein **vereinfachtes** Zyklusmonitoring durch Messung der **morgendlichen Basaltemperatur** durchführen. Die Messungen sollten vor dem Aufstehen zur möglichst gleichen Zeit und mit immer derselben Me-

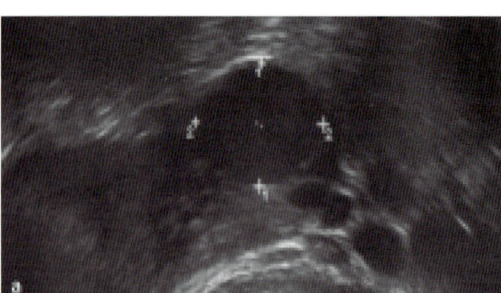

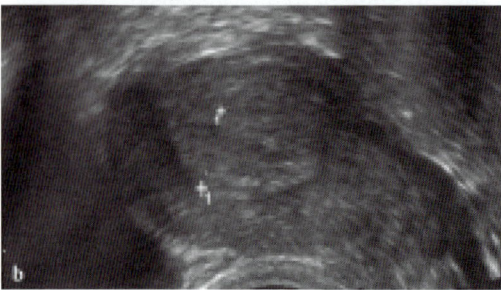

Abb. 13.4 Zyklusmonitoring durch transvaginalen Ultraschall. a Dominanter, periovulatorischer Follikel mit einem Durchmesser von 20 mm. **b** Korrespondierendes Endometrium mit einer Höhe von 12,4 mm.

thode (oral, rektal oder vaginal) erfolgen. Durch ein Auftragen der Temperaturwerte ergibt sich die **Basaltemperaturkurve (BTK)** mit ihrem typischen Anstieg der Körpertemperatur um ca. 0,5 °C am Tag der Ovulation (**Abb. 12.4**, S. 308).

> **MERKE**
>
> Ein fehlender Anstieg der Basaltemperaturkurve in der Zyklusmitte weist auf einen **anovulatorischen Zyklus** (S. 47) hin.

Urinteststreifen oder Hormonzykluscomputer (z.B. Persona) zeigen die Ovulation durch Registrierung des **präovulatorischen LH-Anstieges** an (vgl. S. 309).

13.4.3 Diagnostik hormoneller Fertilitätsstörungen

Praxistipp

Wie häufig in der Medizin ist auch bei der Abklärung der Infertilität eine laborchemische Diagnostik ohne Berücksichtigung der Klinik oft nicht möglich. In manchen Fällen korrigiert aber wiederum auch das Ergebnis der Hormondiagnostik einen falschen klinischen Eindruck.

Vor Beginn einer Sterilitätstherapie sollte immer eine **Hormonbasisdiagnostik** durchgeführt werden. Je nach Befund können sich im Rahmen der Hormondiagnostik **weitere Tests** anschließen, die nachfolgend erläutert werden:

– Lutealphasendiagnostik
– Gestagentest, ggf. Östrogen-Gestagentest
– GnRH-Test
– ACTH-Test
– Dexamethason-Hemmtest.

Hormonbasisdiagnostik

Die zuvor aufgeführte pathogenetische Differenzierung der Ovarialinsuffizienz (S. 320 bzw. **Tab. 13.1**) verdeutlicht, dass für die entsprechende Diagnose prinzipiell die einmalige Untersuchung der **Gonadotropine** (LH, FSH), bestimmter **Androgene** und des **Prolaktins** entscheidend ist. Die Bestimmung dieser Hormone wird zusammen mit der Untersuchung der **Schilddrüsenhormone** als „Hormonbasisdiagnostik" zusammengefasst. Im Einzelnen handelt es sich dabei um:

– **Gonadotropine:** luteinisierendes Hormon (LH), follikelstimulierendes Hormon (FSH),
– **Androgene:** Gesamttestosteron, freies Testosteron, Androstendion, 17α-Hydroxyprogesteron (17-OHP), Dehydroepiandrosteronsulfat (DHEAS).
– **Prolaktin** (PRL)

– **Schilddrüsenhormone:** thyreotropes Hormon (TSH), freies Trijodthyronin (fT3) und Thyroxin (fT4).

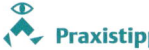
Praxistipp
Aufgrund der zyklischen Variabilität der Hormonparameter muss die Blutprobe immer in der frühen Follikelphase (3.–8. Zyklustag) abgenommen werden. Streng genommen darf zu diesem Zeitpunkt sonografisch kein Follikel > 10 mm nachweisbar sein.

Neuerdings wird zur besseren Abschätzung der Stimulierbarkeit des Ovars auch das **Anti-Müller-Hormon (AMH)** bestimmt (vgl. S. 19). Als Screening für die Autoimmunthyreoditis (Hashimoto) erfolgt die Bestimmung des **Thyreoideaperoxidase-Antikörpers (TPO-AK)**. Diese Untersuchungen sind derzeit aber als fakultativ zu bezeichnen.
Zeitgleich sollte bei der Patientin die **Infektionsserologie** bestimmt werden (HIV, Hepatitis B und C, Röteln-IgG-Titer). Wiederum fakultativ kann die Bestimmung der Chlamydia-Trachomatis-Serologie bei entsprechender Anamnese durchgeführt werden und bei positivem Befund auf eine tubare Sterilität hinweisen (S. 83).

Luteaphasendiagnostik
Um eine **Corpus-luteum-Insuffizienz** (CLI, S. 320) auszuschließen, empfiehlt es sich, etwa 3 und 6 Tage nach der Ovulation eine **Progesteronbestimmung** im Serum durchzuführen. Ein Wert > 10–12 ng/ml schließt eine CLI praktisch aus. Wurde eine Basaltemperaturkurve (S. 308) erstellt, sollte die hypertherme Corpus-luteum-Phase > 12 Tage andauern.

Gestagentest
Neben der aufgeführten biochemischen Funktionsdiagnostik gibt es eine Reihe klinischer Testverfahren, die zur Abklärung des **Schweregrades einer Ovarialinsuffizienz** herangezogen werden (**Tab. 13.4**). Im ersten Schritt gehört dazu der Gestagentest. Der Test ist positiv, wenn nach Absetzen einer 10-tägigen Therapie mit einem **synthetischen Gestagen** (z.B. Medroxyprogesteronacetat 10 mg/d) eine uterine Blutung einsetzt. Bei mangelhaftem endogenem Östrogeneinfluss ist ein negatives Testergebnis zu erwarten, da eine Menstruationsblutung nur an einem unter ausreichendem Östrogeneinfluss proliferierenden Endometrium ablaufen kann. Dies sollte mit dem nachfolgend beschriebenen Östrogen-Gestagentest abgeklärt werden.

Östrogen-Gestagentest
Zum Ausschluss einer **nicht ausreichenden endogenen Östrogenproduktion** werden vorbereitend 20 Tage lang 60 µg **Ethinylestradiol** pro Tag oral verabreicht. Vom 11.–20. Tag wird – analog zum Gestagentest – ein **synthetisches Gestagen** gegeben. Als positives Testergebnis wird auch hier die uterine Blutung angesehen.

GnRH-Test
Mit dem GnRH-Test lässt sich der **Schweregrad einer hypothalamischen Ovarialinsuffizienz** ermitteln. Die Reaktion der Hypophyse auf einen Bolus von 100 µg **GnRH** (Gonadorelin, z.B. Lutrelef) lässt Rückschlüsse auf die normalerweise endogen vorhandene GnRH-Stimulation (Frequenz und Amplitude des „Pulsgenerators") zu. Dem GnRH-Test sollte ein Gestagentest (s.o.) vorausgehen. Fällt dieser positiv aus (**Typ 1 und 2** der hypothalamischen Ovarialinsuffizienz), so kann mit einem guten Ansprechen der Patientin auf die diagnostische Ovarstimulation gerechnet werden. Bei negativem Gestagentest (**Typ 3**) erfolgt anhand des GnRH-Testergebnisses eine Einteilung in 3 Schweregrade (**Tab. 13.4**). Diese sind dann wiederum ausschlaggebend für die Festlegung der Art der Kinderwunschbehandlung (S. 329).

ACTH-Test
Der ACTH-Test dient in der gynäkologischen Endokrinologie der Ermittlung von heterozygoten Trägern **adrenaler Enzymdefekte** (S. 26 bzw. S. 29). Diese Untersuchung ist in der Sterilitätsdiagnostik bei Frauen mit einer ausgeprägten **Hyperandroge-**

13

Tabelle 13.4	
Klassifizierung der hypothalamischen Ovarialinsuffizienz anhand der Befunde im GnRH-Test	
Hypothalamische Ovarialinsuffizienz	**Ergebnis des GnRH-Tests**
Typ 1 und 2 (Gestagentest positiv)	LH-Anstieg ausgeprägt, Wert stets hoch über dem FSH-Wert
Typ 3a (Gestagentest negativ)	deutlicher LH-Anstieg, jedoch kaum höher als FSH-Anstieg
Typ 3b (Gestagentest negativ)	LH-Anstieg gering, fällt unter FSH-Anstieg
Typ 3c (Gestagentest negativ)	LH und FSH reagieren auf GnRH-Stimulus praktisch nicht
zum Vergleich: **Hyperandrogenämie** (S. 57)	extremer LH-Anstieg

nämie (S. 57) sinnvoll. Als Belastung wird **ACTH** (z.B. 100 µg Synacthen) i.v. gespritzt und danach in bestimmten Zeitabständen 17-OHP (S. 22) und Kortisol gemessen. Liegt ein Enzymdefekt in der Steroidbiosynthese (meist 21-Hydroxylase) vor, kommt es zu einem überschießenden Anstieg sowohl von 17-OHP als auch von Kortisol.

Fällt der Test positiv aus, so muss auch der Partner untersucht werden. Im Anschluss sollte der Gendefekt molekularbiologisch abgeklärt werden. Sind beide Partner Träger eines heterozygoten adrenalen Enzymdefektes, so leiden die aus dieser Verbindung hervorgehenden Kinder mit einer Wahrscheinlichkeit von 1 : 4 unter einem manifesten **adrenogenitalen Syndrom (AGS**, S. 26**).** Die häufigste Form dieser Enzymdefekte ist der 21-Hydroxylasemangel.

TRH-Test

Der TRH-Test wird zur Diagnostik bei Verdacht auf eine **latente Hyperprolaktinämie** (S. 57) eingesetzt. Bei positivem Ergebnis erfolgt nach einem **TRH-Bolus** eine überschießende Freisetzung von Prolaktin im Serum. Da sich diese Reaktion allerdings auch bei Patientinnen mit einer Hyperandrogenämie (S. 57) zeigt, ist sein Wert in der alltäglichen Routine begrenzt.

Dexamethasonhemmtest (Langzeittest)

Mit diesem Test wird die **Suprimierbarkeit erhöhter Androgene** (Testosteron, Androstendion, DHEA oder DHEAS) überprüft. Bei einer Erhöhung dieser Werte im Rahmen der Hormonbasisuntersuchung kann durch eine kontinuierliche Einnahme von 0,5 mg **Dexamethason** am Abend (23 Uhr) eine Androgensuppression ausgetestet werden. Dazu wird bei der Patientin nach einer 10–14-tägigen Einnahme am Morgen nach der letzten Tablette nüchtern eine Kontrolle der Androgenspiegel und des Kortisols durchgeführt. Sollte der Androgenexzess gut supprimierbar sein, kann Dexamethason therapeutisch weiter gegeben werden (vgl. S. 60).

13.4.4 Diagnostik tubarer Fertilitätsstörungen

Die **Tubendiagnostik** und die dabei gleichzeitig stattfindende **Abklärung des kleinen Beckens** der Kinderwunschpatientin sind – neben der Abklärung der hormonellen Situation (s.o.) und der andrologischen Untersuchung des Lebenspartners (S. 323) – ein essenzieller Bestandteil der Infertilitätsdiagnostik **vor** Therapiebeginn.

Dazu stehen folgende **Tests** zur Verfügung, die im Anschluss erläutert werden:

- diagnostische Laparoskopie mit Chromopertubation
- Hysterosalpingokontrastsonografie
- transvaginale Hydrolaparoskopie
- Hysterosalpingografie.

Diagnostische Laparoskopie mit Chromopertubation

> **MERKE**
>
> Die **diagnostische Laparoskopie** (auch Pelviskopie) mit **Chromopertubation** gilt im Rahmen der Tubendiagnostik als **Goldstandard**.

Die Methode bietet den **Vorteil** einer direkten intraoperativen Visualisierung der Tubendurchgängigkeit und darüber hinaus der Abklärung des kleinen Beckens in Bezug auf Erkrankungen wie Endometriose oder Adhäsionen. Während des Eingriffes wird über einen zuvor an der Zervix befestigten Adapter eine Blaulösung intrauterin gespritzt, deren Austritt über die Fimbrientrichter der Tuben beobachtet und dokumentiert wird (**Abb. 13.5**).

 Praxistipp
Der Eingriff sollte immer in Kombination mit einer diagnostischen Hysteroskopie (S. 92) zur Abklärung der endometrialen Verhältnisse und Darstellung der Tubenabgänge vom Uterus erfolgen.

Nachteilig ist, dass für die Laparoskopie eine Vollnarkose benötigt wird, um ein Pneumoperitoneum anlegen und die Optik über den Nabel einbringen zu können.

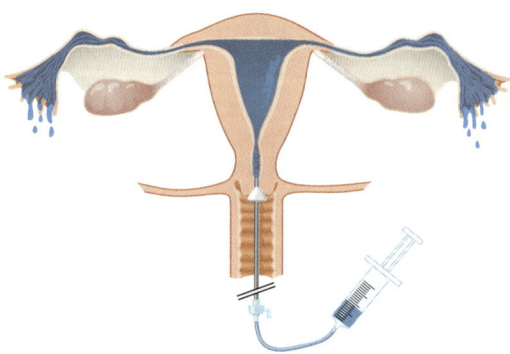

Abb. 13.5 Chromopertubation. Zur Prüfung der Durchgängigkeit der Tuben wird eine blaue Farblösung intrauterin appliziert. Die gleichzeitig stattfindende Laparoskopie (zur Beobachtung des Farbaustritts aus den Tuben, vgl. **Abb. 13.7b**) und ggf. Hysteroskopie sind hier nicht dargestellt.

Hysterosalpingokontrastsonografie

Bei dieser Untersuchung werden unter vaginalsonografischer Beobachtung über einen kleinen, flexiblen Katheter, der präovulatorisch in das Cavum uteri eingelegt wurde, 10–15 ml eines Sonografiekontrastmittels vorsichtig eingespritzt. Der Verlauf der Tuben lässt sich bei schlanken Patientinnen meist gut darstellen (**Abb. 13.6**). Von **Vorteil** ist bei dieser Methode die ambulante Durchführbarkeit ohne Narkose. Als **Nachteil** sind die mangelnde Abklärung des gesamten weiblichen Beckens und vereinzelt schlechte Übersichtsbedingungen (v.a. bei adipösen Patientinnen) zu nennen. Trotz vorsichtiger Applikation des Kontrastmittels kommt es bei einem nicht geringen Prozentsatz der Patientinnen zu kurzfristig auftretenden Unterbauchkrämpfen als Ausdruck einer peritonealen Reizung.

Transvaginale Hydrolaparoskopie (TVHL)

Bei der TVHL wird durch eine Punktion des Douglas-Raumes bei der Patientin in Steinschnittlage ein leichter Zugang zur Bauchhöhle erreicht (**Abb. 13.7a**) und damit der **Vorteil** der Laparoskopie – die Inspektion des weiblichen Beckens – mit einer reduzierten Invasivität verbunden. Der Eingriff kann unter lokaler Anästhesie durchgeführt werden und dauert nur ca. 15 min. Das kleine Becken wird mit ca. 200 ml einer sterilen Kochsalzlösung (und damit nicht mit CO_2 wie bei der Anlage eines Pneumoperitoneums) aufgefüllt. Dadurch gelingt ohne Hilfseinstiche eine präzise Abklärung sowohl der Tubendurchgängigkeit als auch des gesamten kleinen Beckens. Die Chromopertubation (**Abb. 13.7b**) erfolgt analog zu der bei der Laparoskopie/Pelviskopie (s.o.). In Kombination mit der zuvor durchgeführten **Hysteroskopie** wird das Verfahren als **transvaginale Endoskopie (TVE)** bezeichnet.

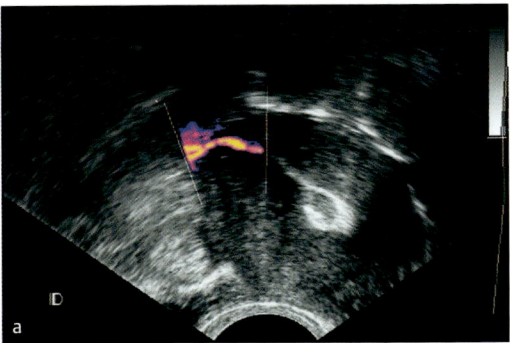

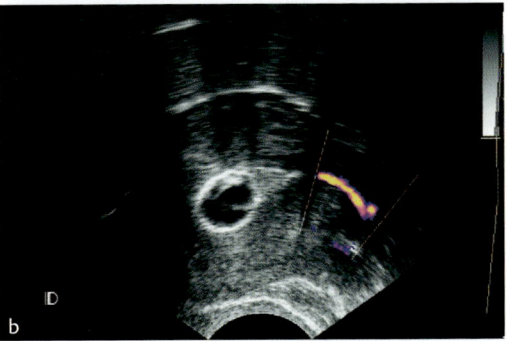

Abb. 13.6   Hysterosalpingokontrastsonografie. Der Abfluss des Kontrastmittels über die rechte (**a**) und linke (**b**) Tube weist deren freie Durchgängigkeit nach. Durch die Zuhilfenahme des Farbdopplers wird die Darstellung noch verbessert.

Nachteilig ist, dass Adhäsionen oder eine leichte Endometriose oft nicht entfernt werden können, da es sich bei dem Untersuchungsgerät primär um eine Optik ohne die Möglichkeit zu größeren Eingriffen handelt.

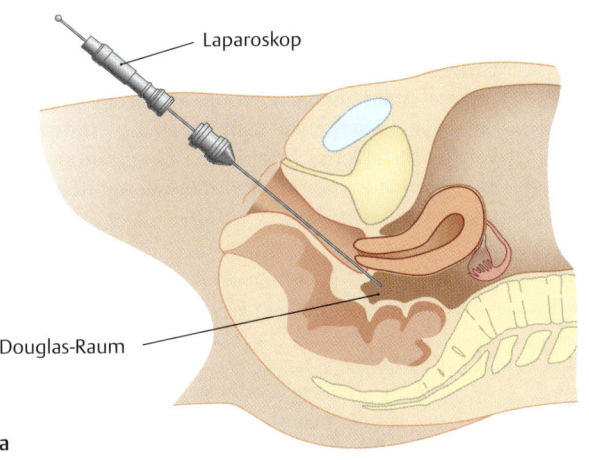

Laparoskop

Douglas-Raum

a

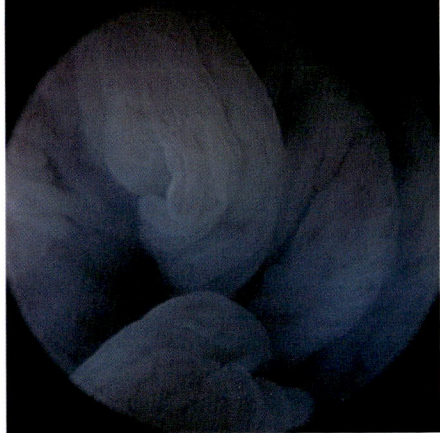

b

Abb. 13.7   Transvaginale Hydrolaparoskopie (TVHL). a Schematische Darstellung der Vorgehensweise. **b** Typische positive Chromopertubation mit Blauaustritt aus der Tube.

Hysterosalpingografie (HSG)

Bei der HSG handelt es sich um ein traditionelles Verfahren, das aufgrund der Verfeinerung der vorangehend beschriebenen Techniken und der gleichzeitigen Strahlenbelastung immer mehr an Bedeutung verliert. In vielen Ländern weltweit wird es jedoch noch immer als Standardverfahren der Tubenabklärung eingesetzt.

Unter Röntgenkontrolle wird über einen an der Zervix – ähnlich der Laparoskopie – angelegten Adapter unter Druck ein Kontrastmittel appliziert, dessen Verteilung im kleinen Becken eine Tubendurchgängigkeit oder einen Tubenverschluss demonstriert. Als Vorteil der Methode lässt sich die genaue Anatomie des Cavum uteri radiologisch darstellen. Nachteilig sind die Strahlenbelastung und die Tatsache, dass die Auswertung als radiologisches Verfahren nicht durch den Frauenarzt, sondern den Radiologen erfolgt.

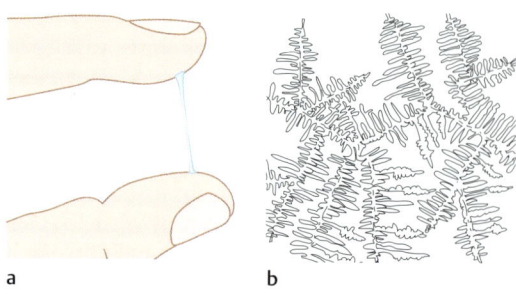

a   b

Abb. 13.8   Regelrechter Aufbau des Zervixschleims in der präovulatorischen Phase. a Spinnbarkeit: Durch den Einfluss der Östrogene in der präovulatorischen Phase nimmt die Viskosität des Zervixschleims durch Wassereinlagerung ab. Der Schleim ist nun für Spermien leicht zu durchdringen. Zwischen Zeigefinger und Daumen lassen sich bis zu 10 cm lange Fäden „spinnen". **b Farnkrautphänomen:** Trägt man – ebenfalls in der präovulatorischen Phase – Zervixschleim auf einen Objektträger auf, kristallisiert dieser beim Eintrocknen aus. Es entsteht ein unter dem Mikroskop erkennbares Muster, das an Farnkraut erinnert.

13.4.5 Diagnostik uteriner Sterilitätsursachen

Fehlbildungen und Tumoren des Uterus (v.a. Myome, **Abb. 13.2**, S. 321) können im Rahmen der körperlichen Untersuchung oft schon palpiert werden. Weiterführende diagnostische Maßnahmen zur Darstellung des Uterus von außen sind die Sonografie und Laparoskopie. Mithilfe der Hysterosalpingografie (HSG, s.o.) können das Cavum uteri und die Eileiter durch Kontrastmittel radiologisch dargestellt werden. Einen direkten Einblick in die Uterushöhle ermöglicht die Hysteroskopie (S. 92).

13.4.6 Diagnostik zervikaler Sterilitätsursachen

Ein Großteil der möglichen zervikalen Sterilitätsursachen (anatomische Veränderungen, Infektionen) lässt sich schon im Rahmen der gynäkologischen Routineuntersuchung feststellen.

Praxistipp

Der Zervixfaktor sollte in der Zyklusmitte untersucht werden, da eine Verminderung des Zervixschleims und der zervikalen Öffnung eine entsprechende Fertilitätsverminderung bedeutet.

Zur Untersuchung des Zervixfaktors werden die Spinnbarkeit des Zervixschleims und das Farnkrautphänomen beurteilt (**Abb. 13.8**). Als mögliche Ursachen eines pathologischen Zervixschleims (Dysmukorrhö) sollten ein Östrogenmangel (Hormonbasisdiagnosik, s.o.) und Infektionen (bakteriologischer Abstrich, S. 83) ausgeschlossen werden.

Eine weitere Methode zur Untersuchung des Zervixfaktors ist der Postkoitaltest (PCT), er sollte in

das Zyklusmontoring (S. 324) des ersten überwachten Zyklus eingebettet sein. Der PCT gibt darüber Aufschluss, ob wenige Stunden nach optimiertem Geschlechtsverkehr (VZO, S. 329), also zur Ovulationszeit, bei einer mikroskopischen Untersuchung bewegliche Spermien im Zervikalsekret der Patientin nachweisbar sind.

Man entnimmt mit einer Pipette oder Sonde etwas Schleim aus der Endozervix. Das Sekret wird dann auf einen Objektträger aufgebracht und bei 400-facher Vergrößerung unter dem Mikroskop untersucht. Bei > 10 progressiv beweglichen Spermien pro Gesichtsfeld ist der Test normal bzw. positiv, < 5 progressiv bewegliche Spermien weisen auf einen pathologischen Zervixfaktor und/oder ein andrologisches Problem hin. Bei Letzterem ist die Durchführung eines Spermiogramms (S. 323) sinnvoll.

13.4.7 Diagnostik vaginaler Sterilitätsursachen

Wie bei der Zervix kann auch bei der Vagina ein Großteil der möglichen Sterilitätsursachen (angeborene Anomalien, Infektionen) bereits während der gynäkologischen Untersuchung festgestellt werden. Bei Verdacht auf eine Entzündung sollte ein Abstrich entnommen und dieser auf Keime untersucht werden (S. 83).

13.5 Therapie der Fertilitätsstörungen

Key Point

Bei unerfülltem Kinderwunsch können neben der sog. konventionellen Sterilitätstherapie (gezielter Geschlechtsverkehr an den fruchtbaren Tagen, hormonelle und chirurgische Therapie von zugrunde liegenden Ursachen sowie intrauterine Übertragung von aufbereiteten Spermien) Eizellen entnommen und in vitro, d.h. außerhalb der natürlichen mütterlichen Umgebung, mit Spermien in Kontakt gebracht (IVF) oder direkt befruchtet werden (ICSI) und anschließend wieder verpflanzt werden (Embryotransfer).

13.5.1 Verkehr zum Optimum (VZO)

Die einfachste Form der Therapie von Fertilitätsstörungen ist der **Verkehr zum Optimum** (VZO). Um mit der Patientin und ihrem Partner den Konzeptionszeitpunkt festlegen zu können, ist eine Überwachung des Zyklus der Patientin im Sinne eines **Zyklusmonitorings** (S. 323) notwendig.

Praxistipp

Die für das Zyklusmonitoring notwendigen Temperatur- und Urinuntersuchungen (S. 324) können von der Patientin bequem zu Hause durchgeführt werden. Die Messung des LH-Spiegels im Blut erfolgt im Kinderwunschzentrum, ist aber optimalerweise bereits nach wenigen Stunden fertig, sodass dem Paar noch am Tag der Blutentnahme eine Empfehlung gegeben werden kann.

> **MERKE**
>
> Voraussetzung für den VZO sind ein **unauffälliger Menstruationszyklus** (vgl. S. 45) und die **Durchgängigkeit der Tuben**.
> Der **Postkoitaltest** (S. 328) und das **Spermiogramm** (S. 323) des Partners sollten ebenfalls ohne pathologischen Befund sein.

Auch bei **Endometriose** mit erhaltener uterotubarer Transportkapazität und Normozoospermie des Partners werden bei Kinderwunsch als therapeutische Maßnahmen in Bezug auf die Sterilität ein VZO oder eine intrauterine Insemination (IUI, S. 330) versucht. Bei fortgeschrittenen Stadien der Endometriose oder schwerer Beeinträchtigung der uterotubaren Transportkapazität wird hingegen eine In-vitro-Fertilisation (IVF, S. 331) empfohlen.

13.5.2 Endokrine Therapie

Der VZO kann erfolgreicher gestaltet werden, wenn durch den Einsatz einer milden hormonellen Eizellreifung mehrere Follikel stimuliert werden. Als Substanzen stehen hierfür **Clomifencitrat** (Antiöstrogen) oder niedrig dosiertes **FSH** zur Verfügung. Im Speziellen werden für die einzelnen Krankheitsbilder folgende Vorgehensweisen empfohlen:
Ovarialinsuffizienz I Bezüglich der Behandlung der Ovarialinsuffizienz soll hier nur auf spezielle Maß-

nahmen bei Patientinnen **mit Kinderwunsch** eingegangen werden. Die allgemeine Therapie der Ovarialinsuffizienz wird bei den einzelnen Formen in Kapitel 3 „Gynäkologische Endokrinologie" ab S. 52 beschrieben.

- **Hypothalamische Ovarialinsuffizienz:** Hier kann der VZO nur über die Stimulation der Eizellreifung zum Erfolg führen. In Abhängigkeit vom Ergebnis des GnRH-Tests (**Tab. 13.4**) werden je nach Typ der Ovarialinsuffizienz folgende Substanzen bzw. Methoden eingesetzt: Während die hypothalamische Ovarialinsuffizienz **Typ 1** noch mit dem Antiöstrogen **Clomifencitrat** zur Ovulationsinduktion behandelt werden kann, sollte ab **Typ 2** in aufsteigender Dosierung eine GnRH-Gabe mittels einer **pulsatilen GnRH-Pumpe** (z.B. Zyklomat) erfolgen: Pulsatil werden in einem Zeitintervall von 60–90 min ca. 15–20 µg GnRH subkutan appliziert. Führt dieses Vorgehen bei **Typ 3b bzw. c** nicht zum Erfolg, kann eine tägliche Dosis **hMG** (humanes Menopausengonadotropin bzw. Menotropin = aus dem Urin von postmenopausalen Frauen gewonnene, hochgereinigte Gonadotropine LH und FSH, z.B. Menogon HP) eingesetzt werden.
- **Hyperandrogenämie oder polyzystisches Ovarialsyndrom (PCOS):** Bei diesen Patientinnen kann die zusätzliche Gabe von **Metformin** bei nachgewiesener Insulinresistenz den Erfolg der Stimulationsbehandlung verbessern (vgl. S. 64).
- **Hyperprolaktinämische Ovarialinsuffizienz:** Zur Normalisierung der Prolaktinwerte werden **Dopaminagonisten** (z.B. Bromocriptin, Lisurid) in individuell angepasster Dosis verordnet. Nach erfolgreicher Regulierung der Prolaktinspiegel normalisiert sich meist auch die Störung der Ovarialfunktion und somit der Fertilität (vgl. S. 57).
- **Hypergonadotrope Ovarialinsuffizienz:** Diese Patientinnen weisen unter einer hochdosierten Ovarstimulation häufig das Phänomen einer schlechten bis gar nicht vorhandenen Follikelreifung vor („**low response**"), da alle verwendeten hormonellen Stimulationspräparate über die gonadotrope Achse wirken, auf die die Patientinnen keine Reaktion zeigen (vgl. S. 55).

13

> **MERKE**
>
> Bei der **hypergonadotropen** Ovarialinsuffizienz ist die Aussicht auf eine erfolgreiche Kinderwunschbehandlung am geringsten.

Corpus-luteum-Insuffizienz I Bei der Corpus-luteum-Insuffizienz ist in den meisten Fällen die Gabe von **Progesteron** nach der Ovulation vom ca. 14.–25. Zyklustag sinnvoll. Zusätzlich können periovulatorisch oder in der frühen Lutealphase applizierte **hCG**-Injektionen die Bildung des Corpus luteum unterstützen.

Dysmukorrhö | Eine hormonell bedingte Dysmukorrhö kann durch eine präovulatorisch induzierte ovarielle Stimulation durch **Östrogene** oder **hMG** (s.o.) günstig beeinflusst werden.

13.5.3 Operative Therapie

Tubare Fertilitätsstörungen | Wenn eine mangelhafte Tubendurchgängigkeit Ursache der Unfruchtbarkeit ist, kann versucht werden, die Durchgängigkeit plastisch-operativ wiederherzustellen, z.B. mittels **Salpingostomie** (Konstruktion einer neuen Tubenöffnung bei distal verschlossener Tube) oder nach Resektion des betroffenen Tubenareals durch eine **End-zu-End-Anastomose**. Diese tubotubare Anastomosenbildung ist auch bei Z.n. Sterilisation (S. 312) sinnvoll: Nach einer erfolgreichen Operation wird eine natürliche Konzeption wieder möglich. Deshalb kann, bevor ggf. eine In-vitro-Fertilisation (IVF, S. 331) eingeleitet wird, ein operativer Therapieversuch unternommen werden. Als **Salpingolyse** bezeichnet man die laparoskopische Entfernung von peritubaren Adhäsionen. Sie stellt den unkompliziertesten Eingriff im Rahmen der operativen Sterilitätstherapie dar.

> **MERKE**
>
> **Störungen im Bereich der Tuben** stellen neben der Endometriose die **häufigste Indikation** für eine operative Fertilitätstherapie dar. Das Risiko einer **Extrauteringravidität** ist nach einem chirurgischen Eingriff an den Tuben allerdings erhöht.

Uterine Fertilitätsstörungen | Bei **Myomen** (**Abb. 13.2**, S. 321) galt noch vor kurzer Zeit der Grundsatz, vor Einleitung einer aufwendigen Kinderwunschbehandlung alle Myome zu entfernen. Aufgrund der Ergebnisse zahlreicher Untersuchungen der letzten Jahre sollte die Auswahl der Therapie mittlerweile differenzierter beurteilt werden:

- **Submuköse Myome** sollten aufgrund ihrer direkten anatomischen Beziehung zum Cavum uteri vor einer Sterilitätstherapie im Rahmen einer hysteroskopischen Resektion entfernt werden.
- **Intramurale Myome** mit einem Durchmesser < 4 cm (ohne Bezug zum Cavum uteri) zeigten in Beobachtungen an Patientinnen, die eine IVF-Behandlung absolviert hatten, keine Verschlechterung der Schwangerschaftsraten und können daher belassen werden. Sollten intramurale Myome, z.B. aufgrund ihrer Größe, entfernt werden müssen, kann dies mittels opera-

tiver Bauchspiegelung oder Laparotomie erfolgen.

- **Subseröse Myome** spielen als Sterilitätsursache im Prinzip keine Rolle. Allerdings nehmen sie oft eine beträchtliche Größe an und müssen aufgrund ihrer Symptomatik operativ entfernt werden.

Bei Vorliegen eines **Uterus myomatosus** kann die organerhaltende Myomenukleation, bei **Uterusfehlbildungen** eine operative Korrektur mittels Hysteroskop erwogen werden. Neben der hysteroskopischen Entfernung von Septen können auch **Synechien**, z.B. im Rahmen eines Asherman-Syndroms (S. 55), gelöst werden.

Operative organerhaltende Resektionen von **Adenomyosen** können eine endometriosebedingte Sterilität durch Wiederherstellung der uterinen Peristaltik beheben.

13.5.4 Technisch assistierte Sterilitätstherapie

Intrauterine Insemination (IUI)

Analog dem Vorgehen beim Verkehr zum Optimum (S. 329) kann das eingangs beschriebene Zyklusmonitoring auch mit einer intrauterinen Insemination (IUI) verbunden werden: Die IUI erfolgt zum Zeitpunkt der Ovulation. Von einer **homologen Insemination** spricht man, wenn die in das Cavum uteri eingebrachten Spermien von dem Partner der Patientin stammen. Kann dieser kein geeignetes Ejakulat zur Verfügung stellen, besteht die Möglichkeit, Spenderspermien aus einer Samenbank zu verwenden (**heterologe Insemination**).

Indikationen | Anwendungsgebiete der IUI sind:

- **Männliche Subfertilität:** Bei leichteren Formen der männlichen Subfertilität kann die zeitgerecht durchgeführte und mit entsprechender Spermaaufbereitung (s.u.) kombinierte IUI angewendet werden. Die Spermaaufbereitung kann in erster Linie eine eingeschränkte Motilität der Spermien verbessern. Als Faustregel gilt, dass das Inseminat etwa 10 Mio. motile Spermien enthalten sollte.
- **Zervikale Ursachen:** Gute Behandlungserfolge lassen sich erzielen, wenn die IUI bei Frauen eingesetzt wird, bei denen ein **pathologischer Zervixfaktor** als Ursache der Unfruchtbarkeit vermutet wird. Dies sind z.B. anatomische Veränderungen, eine Dysmukorrhö, ein pathologischer Postkoitaltest oder immunologische Ursachen, wie immobilisierende Spermienantikörper.

Durchführung | Nach einer 3–5 tägigen Karenz stellt der Partner am Tag der (spontanen oder medikamentös induzierten) Ovulation eine frische **Spermaprobe** zur Verfügung, die optimalerweise im Labor des Institutes gewonnen werden sollte.

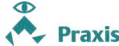

Praxistipp

Möchte der Partner seine Spermaprobe lieber zu Hause gewinnen, ist dies möglich, falls die Transportdauer (in einem sterilen Gefäß) zum Institut 30–40 min nicht übersteigt.

MERKE

Mithilfe der **Aufbereitung einer Spermaprobe** kann durch eine Erhöhung der Konzentration progressiv motiler Spermien die Qualität der Probe deutlich verbessert werden.

EXKURS

Spermaaufbereitung

Als Standardverfahren in der Aufbereitung von Spermaproben ist in erster Linie das **Aufschwimmen** (Swim-up-Methode) zu nennen. Hierbei werden die motilen Spermien von den immotilen separiert. Kurz zusammengefasst wird eine Suspension von Sperma und Labornährlösung gebildet und in mehreren kleinen Fraktionen leicht zentrifugiert. Der Überstand wird abpipettiert und verworfen, das Sediment mit Medium überschichtet und bei 37 °C für eine Stunde inkubiert. In dieser Zeit können die progressiv motilen Spermien in den Überstand aufschwimmen (**"swim up"**), der anschließend abpipettiert und für die IUI verwendet werden kann.

Alternativ stehen andere Produkte zur Trennung von Spermien über **Dichtegradienten** oder **Kissen aus Silikonpartikeln** zur Verfügung. Deren Vorteile liegen in einem geringeren Zeitaufwand und in der hohen Ausbeute an progressiv beweglichen und morphologisch normalen Spermien selbst bei erheblich reduzierter Qualität. In den meisten Fällen ist die Swim-up-Methode aber ausreichend und wird aus Kostengründen bevorzugt.

Zur Durchführung der **Insemination** (Abb. 13.8) wird das aufbereitete Inseminat in einen flexiblen Plastikkatheter aufgezogen und die Katheterspitze über die Passage der Zervix nach intrauterin vorgeschoben. Das Inseminat wird nun langsam aus der aufgezogenen Spritze abgesetzt. Die Patientin sollte danach eine Ruhezeit von 3–5 Minuten einhalten und kann dann wieder ihren normalen Tätigkeiten nachgehen.

Der Behandlungserfolg der IUI kann durch eine milde **hormonelle Ovarstimulation** gesteigert werden, wobei es zur Bildung von 2–3 reifen Follikeln kommt. Hierzu wird entweder eine **antiöstrogen wirkende Substanz** (z.B. Clomifencitrat 50–100 mg) oral am 3.–7. oder 5.–9. Zyklustag oder eine subkutane **FSH-Injektion** (25–75 IU/d) verabreicht.

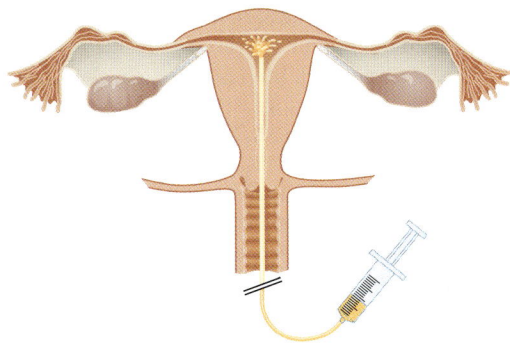

Abb. 13.9 Technik der intrauterinen Insemination (IUI). Über einen Plastikkatheter wird die aufbereitete Spermaflüssigkeit unmittelbar in die Uterushöhle eingebracht.

Die **Erfolgswahrscheinlichkeit** für die IUI liegt bei 9–18 % pro Versuch, wobei v. a. die Ovarstimulation die deutlich höheren Schwangerschaftsraten bedingt.

Praxistipp

Aus zeitlichen Gründen sollten im Sinne des Paares nicht mehr als 4 Inseminationsversuche durchgeführt werden. Bei Ausbleiben des Erfolgs kann auf die im Folgenden beschriebenen, weiteren Methoden zurückgegriffen werden.

In-vitro-Fertilisation (IVF)

Die Methode der In-vitro-Fertilisation (IVF) beinhaltet die **operative Entnahme von mehreren Eizellen** bei der Frau in einem hormonell vorbereiteten Zyklus, die **Insemination der Eizellen** mit den präparierten Spermien des Partners, die **Embryokultur** nach der Befruchtung und schließlich den **intrauterinen Embryotransfer**.

Kaum ein medizinisches Verfahren fand weltweit eine so rasche Verbreitung wie die IVF nach Geburt des ersten "Retortenbabys" in England 1978 bei tubarer Sterilität der Patientin. Das erste deutsche IVF-Baby kam 1981 in der Universitätsfrauenklinik Erlangen auf die Welt.

MERKE

Die **Weiterentwicklung** der IVF, die bei ausgeprägter männlicher Subfertilität angewendet wird, bezeichnet man als **intrazytoplasmatische Spermieninjektion** (**ICSI**, S. 333). Die **konventionelle IVF** selbst gilt demgegenüber als **Standardmethode**.

Indikationen In folgenden Situationen ist die Durchführung einer IVF möglich:

— **Tubare Sterilität:** Hierbei handelt es sich um eine klassische Indikation für die IVF. Die weltweit erste Schwangerschaft nach IVF wurde bei tuba-

13

rer Sterilität der Frau erzielt (s.o.). Zunächst sollte allerdings überprüft werden, ob eine operative refertilisierende Maßnahme nicht die Chancen auf eine Schwangerschaft durch natürliche Befruchtung erhöhen kann.

– **Endometriose:** Infertilitätspatientinnen weisen überproportional häufig eine Endometriose vor (S. 321). Im Vergleich zur IUI (s.o.) sind die Schwangerschaftsraten aller Schweregrade der Erkrankung nach einer IVF-Behandlung höher. Dies liegt daran, dass die Einnistung des Embryos bei Patientinnen mit Endometriose nicht gestört ist, die Erkrankung aber häufig zu einer Reduktion von Anzahl und Qualität der Eizellen führt.

– **Idiopathische Sterilität:** Bei den 8–15 % ungewollt kinderlosen Patienten, bei denen auch nach eingehender Diagnostik einschließlich eines psychosomatisch orientierten Gesprächs keine Ursache der Sterilität feststellbar ist, gibt es häufig bereits eine sehr lange Kinderwunschanamnese mit erfolglosen hormonellen Stimulationsversuchen oder erfolgloser IUI. Hier besteht die Indikation zur Durchführung einer IVF-Therapie.

– **Andrologische Subfertilität:** Auch eine leichte Beeinträchtigung der Werte des Spermiogramms kann – gerade nachdem mehrere IUI-Versuche nicht den gewünschten Behandlungserfolg erbracht haben – eine Indikation zur IVF-Therapie darstellen. Durch die Weiterentwicklung der Technik der IVF stellt inzwischen aber die **intrazytoplasmatische Spermieninjektion** (**ICSI**, S. 333) bei dieser Indikation das Vorgehen der Wahl dar.

Hormonelle Vorbereitung I Um für die IVF möglichst mehrere Eizellen zur Verfügung zu haben, wird eine hormonelle Stimulationsbehandlung des Ovars durchgeführt. Diese beginnt ab dem **3. Zyklustag** und besteht in der subkutanen Applikation von gentechnisch rekombinant hergestelltem **FSH** (Follitropin beta, z.B. Puregon) oder einer hochgereinigten Mischung von **LH und FSH** (hMG bzw. Menotropin, z.B. Menogon HP, vgl. S. 329), die jeweils individuell angepasst, meist in einer Dosis von 150–300 IU/d, verabreicht werden.

Zur Vermeidung einer vorzeitigen Ovulation oder Luteinisierung der Follikel erfolgt simultan eine Desensibilisierung der hypophysären Gonadotropinrezeptoren gegenüber endogenem GnRH. Dies erreicht man klassischerweise durch die Gabe eines **GnRH-Analogons** (Depotform oder täglich Nasenspray oder subkutane Injektion) oder eines **GnRH-Antagonisten** (täglich subkutane Injektion).

Die **Stimulationsdauer** (9–13 Tage) hängt von dem Größenwachstum der Follikel ab, welches durch

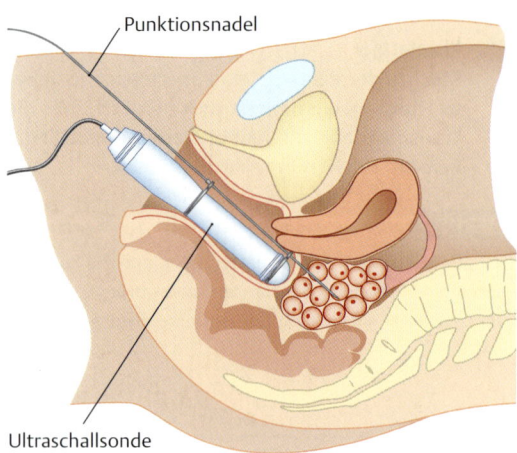

Abb. 13.10 Transvaginale Follikelpunktion bei der IVF-/ICSI-Therapie. Unter sonografischer Kontrolle werden die Follikel über eine Punktionsnadel, die mithilfe einer an die Ultrallschallsonde montierten Vorrichtung geführt wird, abgesaugt.

3–4 transvaginalsonografische **Kontrollen** während der Stimulation beurteilt wird. Haben die Follikel eine bestimmte Größe erreicht, wird durch eine einmalige subkutane Applikation eines **hCG-haltigen Präparates** (Choriongonadotropin, z.B. Choragon) die Ovulation ausgelöst.

Durchführung I 36 h nach der Ovulationsinduktion erfolgt die **transvaginale Follikelpunktion** durch Absaugen der Follikelflüssigkeit, in der die Eizelle enthalten ist (**Abb. 13.10**).

Gleichzeitig stellt der Partner frisch ejakuliertes **Sperma** zur Verfügung, dessen Aufbereitung sich nicht wesentlich von den Techniken für die IUI unterscheidet (s.o.). Nach einer Präinkubationszeit der Eizellen von 1–4 h in Kulturschalen, die mit einem speziellen Medium befüllt sind, erfolgt die **Insemination** mit ca. 100 000 beweglichen Spermien/ml. Einen Tag nach der Eizellentnahme kann die Befruchtungsrate an der Anzahl von Eizellen mit **Vorkernen** (Pronukleusstadium) festgelegt werden. Nach Auswahl von **max. 2–3** befruchteten Eizellen im Pronukleusstadium erfolgt die weitere **Embryokultur** bis zum Tag des Embryotransfers. Weitere Eizellen im Pronukleusstadium, die der Patientin nicht eingesetzt werden, können zu diesem Zeitpunkt kryokonserviert oder verworfen werden.

> **MERKE**
>
> Nach dem **deutschen Embryonenschutzgesetz** (S. 356) dürfen:
> – der Patientin beim Embryotransfer **max. 3 Embryonen** übertragen werden
> – nur Eizellen im **Pronukleusstadium** kryokonserviert werden (keine Embryonen).

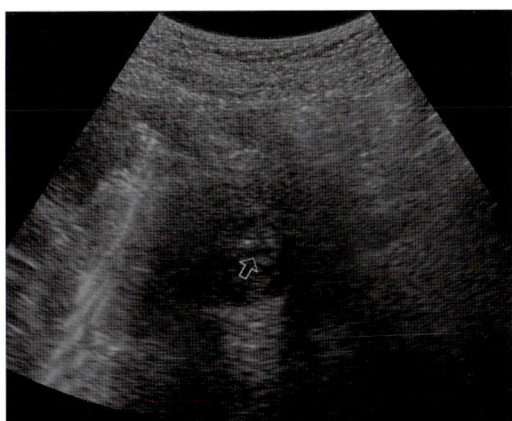

Abb. 13.11   Abdominalsonografischer Befund nach intrauterinem Embryotransfer. Der Pfeil weist auf die Lage der Embryonen innerhalb der sie umgebenden Flüssigkeit (weiß, echoreich) hin. Der Transferkatheter wurde bereits entfernt.

Der **Embryotransfer (ET)** erfolgt standardmäßig am **2. oder 3. Tag** nach der Eizellentnahme über ein spezielles Embryotransferkathetersystem. Die Embryonen werden in einem 6–8-Zellstadium in das Cavum uteri übertragen. Ein traumatischer ET verringert die Schwangerschaftswahrscheinlichkeit deutlich, daher empfiehlt sich eine abdominalsonografische Kontrolle der Einlage des Führungskatheters (**Abb. 13.11**).
Die Patientin sollte **nach dem ET** für etwa **30 min ruhen**, vorteilhaft sind Tiefenentspannung oder Akupunktur am Tag des ET. Schwere körperliche Arbeit oder Aktivität müssen in der folgenden Woche unbedingt vermieden werden. Nach dem ET erhält die Patientin aufgrund der vorangegangenen sehr aufwendigen und belastenden hormonellen Stimulation zur Lutealphasensubstitution üblicherweise eine **vaginale Progesteronsubstitution** (1×/d). Zusätzlich können eine niedrig dosierte orale Östradiolgabe (< 4 mg/d) oder weitere niedrig dosierte hCG-Gaben erfolgen. Zur Vermeidung von Grenzbefunden wird ein **Schwangerschaftstest** üblicherweise erst **14 Tage** nach dem ET durchgeführt.

Intrazytoplasmatische Spermieninjektion (ICSI)
Bei der intrazytoplasmatischen Spermieninjektion (ICSI) wird ein einzelnes Spermium direkt in die Eizelle eingebracht. So können Männer, deren Ejakulatqualität massiv eingeschränkt ist (OAT-Syndrom bzw. Kryptozoospermie, S. 323), ebenfalls noch zur gewünschten Vaterschaft gelangen. Vor der Einführung der ICSI war dies durch eine konventionelle IVF-Behandlung nicht möglich.

Praxistipp
Im Durchschnitt werden weltweit und auch in Deutschland bei Vorliegen einer eingeschränkten Ejakulatqualität in 60–70 % der Fälle ICSI- und nur in 30–40 % der Fälle IVF-Behandlungen durchgeführt.

Indikationen ❙ Die ICSI-Methode wird bei **schwerer männliche Subfertilität** und **Versagen** der Befruchtung einer Eizelle nach konventioneller **IVF-Behandlung** („Fertilisationsversagen") eingesetzt.
Durchführung ❙ Das Vorgehen der hormonellen Stimulation und der Zyklusüberwachung sowie der Aufbereitung der Spermien entspricht dem der konventionellen IVF (s.o.).

MERKE

Der Hauptunterschied zwischen IVF und ICSI besteht in der **Behandlung der Eizelle** und im **Befruchtungsprozess.**

Bei der ICSI werden nach der Follikelpunktion die Eizellen vom umgebenden Cumulus oophorus und der Corona radiata z.T. mechanisch bzw. enzymatisch befreit, damit eine präzise Injektion des Spermiums möglich ist. Der für diese Prozedur speziell geschulte Biologe **injiziert** jeder reifen Eizelle der Patientin **1 Spermium** (**Abb. 13.12**), das möglichst vital, motil und morphologisch unauffällig sein sollte. Nach dieser Prozedur (ca. 10 min/Eizelle) werden die Embryonen, wie bei der IVF beschrieben, weiter **kultiviert**. Anschließend wird die Fertilisation beurteilt und der **Embryotransfer** durchgeführt.
Bewertung ❙ Bei IVF und ICSI lässt sich eine durchschnittliche Schwangerschaftsrate von **28–30 % pro Behandlungszyklus und ET** erzielen, was in etwa vergleichbar ist mit der natürlichen Konzeptionsrate einer jungen Frau von 35–40 % pro Zyklus (**Abb. 13.1**, S. 319). Verschiedene **Kofaktoren** beein-

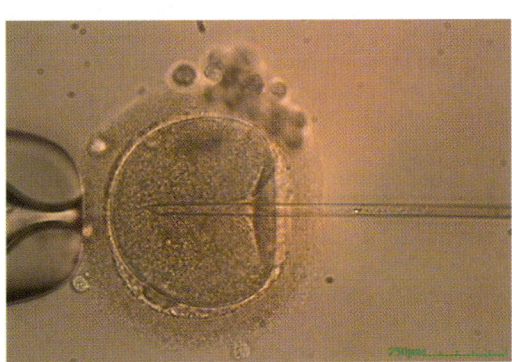

Abb. 13.12   Einbringen eines Spermiums in die Eizelle bei der ICSI-Behandlung.

Tabelle 13.5

Schwangerschaftsraten der IVF und ICSI in Abhängigkeit vom Alter der Patientin

Alter	Schwangerschaftsrate
< 30 Jahre	> 35–39 %
35–37 Jahre	< 30–35 %
38–40 Jahre	22–28 %
> 40 Jahre	8–18 %

flussen die Erfolgsraten der Behandlung, v.a. ist hier das **Alter der Frau** zu nennen (**Tab. 13.5**). Gleichzeitig nimmt aus Altersgründen das **Abortrisiko** signifikant zu, wodurch die „Baby-take-home"-Rate nochmals deutlich gesenkt wird.

MERKE

Abnehmende Schwangerschaftsraten und steigendes Abortrisiko sind durch die **abnehmende Eizellqualität** bei steigendem Lebensalter der Frau bedingt.

Im europäischen Ausland sind die Behandlungserfolge für IVF und ICSI teilweise etwas höher. Dort ist es erlaubt, die mikroskopisch am besten aussehenden Embryonen gezielt für den Embryotransfer auszuwählen oder zusätzlich durch die Untersuchung einzelner Zellbestandteile (Blastomere) Chromosomenanomalien oder Erberkrankungen auszuschließen und nur genetisch euploide Embryonen zu übertragen. Dieses Vorgehen kann die Schwangerschaftsrate leicht erhöhen. In Deutschland sind Techniken wie Embryoselektion oder Präimplantationsdiagnostik durch das **Embryonenschutzgesetz** (1990) eindeutig untersagt. Einige Patientenpaare streben daher eine Behandlung im Ausland an, wo die meisten erfolgreich behandelt werden können.

Komplikationen ❙ Die Kinderwunschbehandlung mittels IVF/ICSI birgt folgende Risiken:
− **Ovarielles Überstimulationssyndrom (OHSS):** Das Hauptrisiko einer hormonellen Stimulation des Ovars mit antiöstrogenen Substanzen oder Gonadotropinen ist das Syndrom der überstimulierten Ovarien (**OHSS I–III°**) mit Ausbildung multipler **Corpus-luteum-Zysten** in beiden Eierstöcken. Diese bis kindskopfgroßen Zysten können **sonografisch** dargestellt werden (**Abb. 13.13**). Die **Symptome** reichen je nach Ausprägungsgrad des OHSS von Druck- und Völlegefühl im Unterbauch sowie Bauchschmerzen über Übelkeit und Erbrechen bis hin zur ausgeprägten Dyspnoe. **Ursächlich** ist vermutlich eine durch die hCG-Gabe im Rahmen der Ovulationsinduktion ausgelöste, generalisierte Erhöhung der Kapillarpermeabilität, die einen Verlust intravasaler

Flüssigkeit in die verschieden Hohlräume des Körpers, v.a. in die freie Bauchhöhle, bedingt. Das Ausmaß des Aszites und ggf. eines Pleuraergusses ist meist auch für die Ausprägung der Beschwerden verantwortlich. Zur Kontrolle der **Thromboemboliegefahr** muss bei einer Patientin mit OHSS regelmäßig das Blutbild mit Hämatokrit sowie täglich das Gewicht, die Urinausscheidung und der Bauchumfang kontrolliert werden. **Therapeutisch** wird eine Patientin mit leichtem OHSS (unter der Maßgabe, 2–3 Liter Flüssigkeit am Tag zu trinken) ambulant geführt, während Patientinnen mit OHSS II–III° stationär oder sogar auf einer Intensiveinheit überwacht werden müssen. Diese Patientinnen erhalten eine **intravenöse Flüssigkeitzufuhr**, **Antiemboliestrümpfe** und eine **Heparinisierung**. Eine nachlassende Diurese sollte vorsichtig medikamentös unterstützt werden. Bei sehr ausgeprägten Befunden mit starken Bauchschmerzen und Dyspnoe wird der **Aszites bzw. Pleuraerguss** vorsichtig über mehrere Tage **abgeleitet**. Sollte sich nach dem Embryotransfer keine Schwangerschaft einstellen, klingen die Zeichen des OHSS bald wieder ab, ein Schwangerschaftseintritt verlängert die bestehende Überstimulation.

MERKE

Die Hauptbedrohung für eine Patientin mit **OHSS** liegt in der Eindickung des Blutes und der dadurch bedingten **Thromboemboliegefahr**.

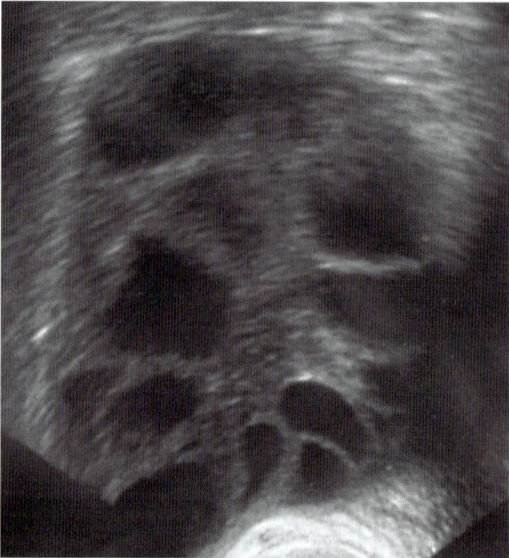

Abb. 13.13   Ovarielles Überstimulationssyndrom (OHSS). Multifolliküläres Wachstum im Rahmen einer ovariellen Stimulationsbehandlung.

– **Verletzungen bei der Eizellentnahme:** Bei der IVF/ICSI-Therapie wird von der Vagina in das Abdomen punktiert, um die stimulierten Follikel abzupunktieren (**Abb. 13.10**, S. 332). Obwohl die Eizellentnahme unter sterilen Bedingungen durchgeführt wird, kann es selten zu einer Keimverschleppung mit den Folgen einer **Adnexitis** oder der Spätfolge eines **Tuboovarialabszesses** kommen. Häufiger ist als direkte Folge des Eingriffs eine **vaginale Blutung**, die aber meist bei der vaginalen Inspektion vor Beendigung des Eingriffes erkannt und behandelt wird; eine intraabdominelle Blutung ist sehr selten. Die Komplikationsgefahr bei der Eizellentnahme beträgt ca. 0,5 %.

– **Mehrlingsschwangerschaft:** Da zur Erzielung einer akzeptablen Schwangerschaftsrate bei der IVF/ICSI-Therapie nach den Richtlinien des deutschen Embryonenschutzgesetzes (s.o.) meist 2–3 Embryonen transferiert werden, kommt es in ca. **19 %** der Fälle zu **Zwillings-** und in **1 %** zu **Drillingsschwangerschaften**. Bei Mehrlingsschwangerschaften ist die Rate von Komplikationen während Schwangerschaft und Geburt generell erhöht (vgl. S. 356 bzw. S. 467).

> **MERKE**
>
> Um Drillingsschwangerschaften zu vermeiden, sollten bei jüngeren Frauen **< 35 Jahren** möglichst nur **2 Embryonen** transferiert werden. Bei Frauen **> 37 Jahren** können bei niedrigen Drillingsschwangerschaftsraten auch **3 Embryonen** transferiert werden.

– **Extrauteringravidität (EUG):** Durch den Transfer mehrer Embryonen ist es unvermeidbar, dass auch die EUG-Rate gegenüber spontanen Konzeptionen zunimmt. Während man in spontanen Konzeptionen von einer 1 %igen **EUG-Rate** ausgeht (vgl. S. 366), ist diese bei IVF/ICSI auf **3–5 %** erhöht (v.a. bei IVF-Zyklen, bei denen häufiger eine tubare Sterilitätskomponente vorliegt). Eine Rarität bei der IVF/ICSI-Therapie ist eine **heterotope Gravidität**, bei der gleichzeitig eine intrauterine und eine extrauterine Gravidität vorliegen. Während sich die erstgenannte normal weiterentwickelt, muss die zweitgenannte operativ beseitigt werden.

13

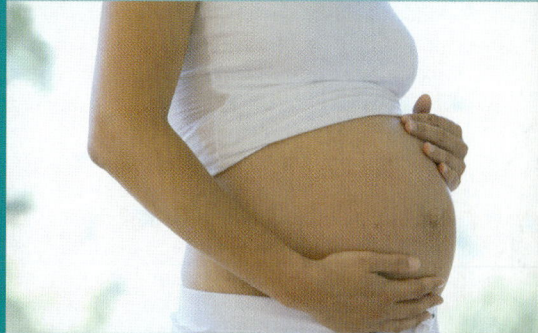

Kapitel 14

Physiologie und Pathologie der Schwangerschaft

Erhöhtes Risiko

Schlechte Erfahrungen

Frau Bach hat große Angst. Sie ist bereits zum vierten Mal schwanger. Leider war jedoch bislang keines der Kinder lebend zur Welt gekommen. Weil ihr Mann nur wenige Spermien hat, war für eine Schwangerschaft eine künstliche Befruchtung notwendig gewesen. Glücklicherweise war schon der zweite Versuch vor fünf Jahren erfolgreich gewesen. Wie aus heiterem Himmel kam es jedoch zu einem intrauterinen Fruchttod in der 39. SSW. Die Plazenta hatte sich zu früh von der Gebärmutter gelöst. Die Blutgerinnung der Mutter war dadurch so schnell schlecht geworden, dass auch noch ein Kaiserschnitt notwendig war, um den toten, 3400 g schweren Jungen zur Welt zu bringen.

Wiederum nach künstlicher Befruchtung kam es zwei Jahre später zur Einnistung einer Schwangerschaftsanlage außerhalb der Gebärmutter (ihre Gynäkologin sprach damals von einer „Extrauteringravidität"), die durch eine Bauchspiegelung entfernt werden musste. Ein Jahr später hatte sich eine erneute Schwangerschaft bereits in der elften Schwangerschaftswoche nicht weiterentwickelt und eine operative Entleerung der Gebärmutter war notwendig geworden. Geprägt durch ihre traurigen Erfahrungen will sich Frau Bach dieses Mal erst richtig freuen, wenn sie das Kind in den Armen hält, um nicht zu enttäuscht zu sein, falls auch bei der aktuellen Schwangerschaft wieder etwas schieflaufen sollte.

Banges Warten

Aufgrund ihrer Vorgeschichte liegt die 31-Jährige Ende der 37. Schwangerschaftswoche zur Überwachung im Krankenhaus. In den Wochen davor war das Wohlergehen der Schwangerschaft zweimal wöchentlich kontrolliert worden. Zu allem Überfluss war es auch noch zur Entwicklung eines Diabetes gekommen, der sich zwar durch eine Ernährungsumstellung gut einstellen ließ. Dennoch, so hatte die betreuende Frauenärztin in vielen Gesprächen erklärt, bestehe aufgrund dieses Gestationsdiabetes sowie der vorzeitigen Ablösung der Plazenta in einer vorangegangenen Schwangerschaft der Verdacht, dass auch in der aktuellen Schwangerschaft die Plazenta nicht optimal ausgebildet sein könnte. Obwohl derzeit alles gut sei, wolle man doch die Schwangerschaft nicht über die vollen 40 Wochen einfach nur beobachten, sondern – wenn das Kind ausreichend reif sei – eine Entbindung anstreben. Wehen vorzeitig mit Medikamenten auszulösen sei aber wegen der Vorgeschichte, insbesondere wegen der Kaiserschnittnarbe in der Gebär-

mutter, zu risikoreich. Es könne dann an dieser Stelle zu einer Zerreißung der Gebärmutterwand kommen. Die Stationsärztin hatte mit Frau Bach bei der Aufnahme besprochen, dass eine „normale" vaginale Geburt bei spontanem Wehenbeginn durchaus möglich sei. Falls aber bis zur 39. Schwangerschaftswoche keine Wehen einsetzten, müsse man auch über eine Kaiserschnittentbindung nachdenken.

Morgen beginnt nun die 38+0. Schwangerschaftswoche. Immer noch sind alle Befunde sehr gut, nur Wehen wollen sich nicht einstellen. So hat sich Frau Bach zusammen mit der betreuenden Ärztin für die Durchführung des Kaiserschnitts entschieden.

Im OP

Auf dem Weg in den OP kann Frau Bach ihre Angst nicht mehr verbergen, sie wirkt aufgelöst und sehr angespannt, möchte aber mit niemandem darüber sprechen. Nachdem sie ein Lokalanästhetikum in den Rückenmarkkanal injiziert bekommen und die Wirkung der Spinalanästhesie eingesetzt hat, bekommt Frau Bach einen Blasenkatheter gelegt und die Bauchdecke wird desinfiziert. Die nette Operateurin erklärt ihr noch einmal, was auf sie zukommt, aber dank der gut funktionierenden Betäubung und des auf Höhe ihrer Schultern aufgehängten OP-Tuches bekommt sie davon zum Glück nicht allzu viel mit. Ab und zu merkt sie anhand der Geräusche oder durch den Druck im Bereich des Bauches, dass die Operation vorangeht. Sie versucht es jedoch auszublenden und wartet gespannt auf den ersten Schrei ihres Kindes. Die operative Entbindung verläuft problemlos, das Kind lässt sich ohne Weiteres entwickeln. Nach der Abnabelung wird das Neugeborene unmittelbar der wartenden Hebamme übergeben. Diese zeigt Frau Bach für einen Moment ihren Sohn, sie ist überglücklich über diesen Anblick.

Prachtkerl

Nachdem die Plazenta gelöst ist und sich der Operateur versichert hat, dass keine Reste des Mutterkuchens in der Gebärmutter verblieben sind, wird die Operationswunde verschlossen. Kurze Zeit später geht der langjährige Wunsch von Frau Bach in Erfüllung, ihr eigenes Kind in den Armen zu halten. Der Junge wiegt 3470 g, ist 50 cm groß und hat einen Kopfumfang von 37 cm. Der Apgar-Score und der pH aus der Nabelschnurarterie waren bei der Erstuntersuchung mit 9/10/10 bzw. 7,30 sehr gut. „Was für ein Prachtkerl!", freut sich Frau Bach zusammen mit dem ebenfalls vor Stolz platzenden Vater und ist froh, dass alles gut überstanden ist.

14 Physiologie und Pathologie der Schwangerschaft

14.1 Vorbereitung der Gameten

Key Point

Die Entwicklung eines Menschen beginnt mit der Befruchtung. Eine männliche und eine weibliche Keimzelle, Spermium und Oozyte (= Eizelle), vereinigen sich und bilden einen neuen Organismus, die Zygote. In jeder Keimzelle wird dafür zuvor, im Rahmen der Reifeteilungen der Geschlechtszellen (Meiose, Abb. 2.2, S. 18), die Anzahl der Chromosomen von 46 (diploider Chromosomensatz) auf 23 (haploider Chromosomensatz) reduziert. Jede Keimzelle organisiert also vor der Vereinigung (Fertilisation) ihr genetisches Material neu. Durch das Zusammenkommen der väterlichen und mütterlichen Keimzellen entsteht bei der Fertilisation wieder eine diploide Geschlechtszelle.

14.1.1 Oogenese

Die Darstellung der Oogenese erfolgt auf S. 18. Die Follikulogenese wird ab S. 41 ausführlich dargestellt.

14.1.2 Spermatogenese

Die Darstellung der Spermatogenese erfolgt ab S. 18.
Die letzten Reifungsschritte der Spermien (Kapazitation, Abb. 14.1) geschehen erst nach der Ejakulation. Der Zervixschleim führt zu einer Veränderung der Glykoproteine und Glykolipide an der Oberfläche des Spermiums und ermöglicht damit die Reaktion des Akrosoms mit der Zona pellucida. Dieser Prozess stellt – zusammen mit der Akrosomenreaktion (s.u.) – die Grundvoraussetzung für das Einbringen (Imprägnation) des männlichen genetischen Materials in die Eizelle dar. In einem zweiten Prozess kommt es durch die Samenflüssigkeit zu einer Hyperaktivierung verbunden mit einer deutlichen Steigerung der Motilität der Spermien.

> **MERKE**
>
> Die ersten Spermien sind bereits **15 min** nach Eintritt in den Zervikalkanal in der Peritonealhöhle nachweisbar.

Die Freisetzung von Enzymen (z.B. Hyaluronidase, Akrosin), die die Penetration durch die Zona pellucida der Eizelle ermöglichen, wird als Akrosomenreaktion bezeichnet.

14.2 Ovulation, Befruchtung und Implantation

Key Point

Als Voraussetzung für eine nachfolgende Schwangerschaft wird die Eizelle zunächst vom Ovar ausgestoßen (Ovulation) und vom Fimbrientrichter des Eileiters aufgenommen. Bei der Durchwanderung des Eileiters kommt es zur Verschmelzung mit einem Spermium und damit zur Befruchtung der Eizelle. Die ersten Teilungen der Zygote finden noch im

14

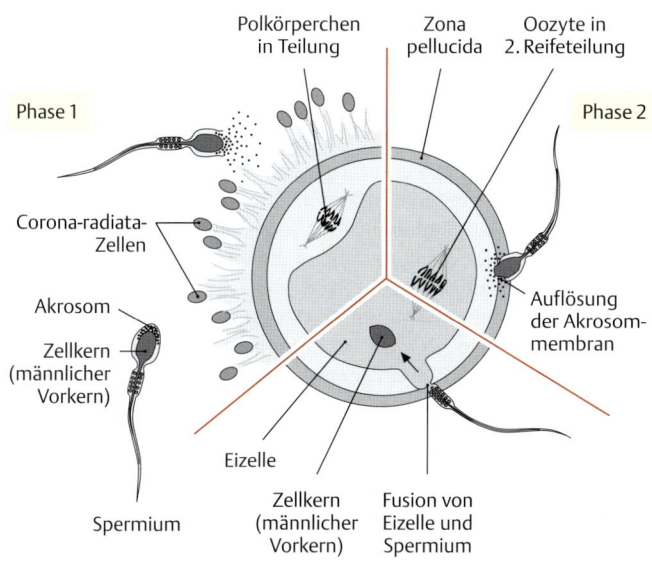

Abb. 14.1 Akrosomenreaktion und Imprägnation. 1. Phase: Spermium während der Kapazitation. Das Akrosom hat sich z.T. aufgelöst (akrosomale Reaktion). **2. Phase:** Mithilfe der aus dem Akrosom freigesetzten Enzyme durchdringt das Spermium die Zona pellucida (Imprägnation). **3. Phase:** Das Spermium wird in die Oozyte aufgenommen, die Membranen von Eizelle und Spermium verschmelzen.

Eileiter statt, sodass sich bei der Einnistung in die Gebärmutterschleimhaut (Implantation) am 5.–6. Tag bereits eine mehrzellige zystische Struktur mit klarer Polarisation gebildet hat, die sog. Blastozyste.

14.2.1 Ovulation
Bei der Ovulation (Eisprung, vgl. S. 44) dünnt sich die Ovarialkapsel durch enzymatische Prozesse über dem Graaf-Follikel aus, sodass die Eizelle samt der sie umgebenden Corona radiata in einer Hyaluronsäure-Matrix aus dem Follikel quillt. Zuvor haben sich der sprungbereite Follikel sowie der Fimbrientrichter der betreffenden Tube einander durch chemotaktische Prozesse so angenähert, dass eine unmittelbare Eiaufnahme in den Eileiter möglich wird. Die Matrix aus Hyaluronsäure bremst danach den Transport der Oozyte innerhalb der Tube. Nach etlichen Stunden verflüssigt sich die Matrix immer mehr und die Eizelle wird allmählich durch den Zilienschlag der Tubenepithelzellen uteruswärts transportiert.

> **MERKE**
>
> Die Befruchtungsfähigkeit der Eizelle hält nur für **wenige Stunden** an, sodass die Befruchtung in der Regel im **ampullären Teil der Tube** stattfindet.

Praxistipp

Da die Lebensdauer der Spermien ca. 2–3 Tage beträgt, liegt der Zeitraum für die Konzeption (Befruchtung) etwa 2–3 Tage vor und 1 Tag nach der Ovulation. Die Wahrscheinlichkeit der Befruchtung ist bei Geschlechtsverkehr 1 Tag vor der Ovulation am größten (s. Verkehr zum Optimum, S.).

Nach dem Eisprung wird durch Progesteron die Entwicklung anderer Follikel gehemmt. Die Follikelhöhle faltet sich zusammen und es bildet sich, unter dem Einfluss von LH, das **Corpus luteum** (**Abb. 3.4**, S. 43). Dieser sog. Gelbkörper bildet v.a. **Progesteron**, das zum Erhalt der Schwangerschaft beiträgt (S. 44). So bereitet sich die Uterusschleimhaut progesteronvermittelt auf die Implantation der Blastozyste vor. Im Falle einer Befruchtung der Eizelle wandelt sich das Corpus luteum zum **Corpus luteum graviditatis** um. Durch das vom Trophoblasten gebildete hCG wird die Progesteronproduktion des Gelbkörpers verstärkt und so der Erhalt der Frühschwangerschaft ermöglicht. Nach der 6.–12. Schwangerschaftswoche (SSW) übernimmt der Trophoblast die Produktion von Progesteron und der Gelbkörper degeneriert zum **Corpus albicans**. Wurde die Eizelle nicht befruchtet, wandelt sich

das Corpus luteum unmittelbar zum Corpus albicans um.

14.2.2 Befruchtung
Nachdem das Spermium durch die **Akrosomenreaktion** die Zona pellucida durchdrungen hat (s.o.), lagert sich der Spermienkopf mittels spezifischer Rezeptoren an die Eihülle (Oolemma) an und wird von der Oozyte in das Zytoplasma aufgenommen (Phase 3 in **Abb. 14.1**). Im Rahmen dieses Aufnahmeprozesses verändert sich die Struktur der Eizellmembran, sodass ein Eindringen eines weiteren Spermiums verhindert wird (**Polyspermienblock**) (s. Blasenmole, S. 343). Das eingedrungene Spermium aktiviert die Eizelle, welche die zweite Reifeteilung wiederaufnimmt und diese mit dem Ausschleusen des zweiten Polkörperchens beendet. Bevor das paternale und maternale genetische Material verschmelzen, formieren sich die beiden haploiden Chromosomensätze jeweils in den beiden **Vorkernen**. Erst nach dem Verschmelzen dieser beiden Vorkerne ist die erste Zelle des Embryos (**Zygote**) entstanden.

14.2.3 Implantation
Die Zygote beginnt sich noch im Eileiter mitotisch zu teilen, gewinnt jedoch noch nicht an Zellmasse. Bei diesen ersten **Furchungsteilungen** nimmt lediglich die Zellzahl zu, sodass der Embryo bei Ankunft in der Gebärmutterhöhle ein himbeerenartiges Äußeres hat (**Morulastadium**, **Abb. 14.2**). Die hierbei entstandenen Tochterzellen werden als **Blastomere** bezeichnet. Je nach Anzahl der Blastomeren spricht man vom 2-, 4-, 8-Zell-Stadium usw.

Die Zona pellucida lockert sich durch endometrial sezernierte Proteine auf und die Blastozyste „schlüpft" aus ihrer Hülle (**Hatching**). Die geschlüpfte **Blastozyste** modifiziert nun durch Sekretion parakrin wirksamer Proteine, wie z.B. Interleukin 1 (IL-1), Leukozyten-Inhibitionsfaktor (LIF) oder epithelialer Wachstumsfaktor (EGF), das sie aufnehmende Endometrium.

Das Endometrium seinerseits ist während des Menstruationszyklus in seine sekretorische Phase (Lutealphase) eingetreten (vgl. S. 45). Diese empfangsbereite Phase des Endometriums dauert vier Tage (20.–23. Zyklustag) und wird üblicherweise **Implantationsfenster** genannt. Es folgt 6–7 Tage nach dem LH-Peak.

Etwa am 6. Tag nach Befruchtung beginnt sich die Blastozyste mit dem embryonalen Pol voran in das Endometrium zu implantieren. Dabei trennt sich die Blastozyste in zwei Zellregionen, die sich in ihrer Entwicklungspotenz deutlich unterscheiden: den Embryoblast und den Trophoblast (**Abb. 14.3a**). Der **Embryoblast** entwickelt sich über seine beiden

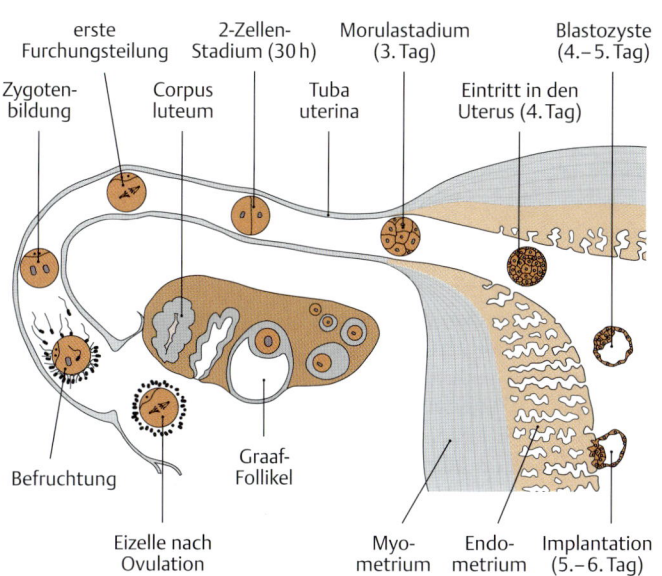

Abb. 14.2 Entwicklungsvorgänge während der 1. Schwangerschaftswoche.

erste Furchungsteilung • 2-Zellen-Stadium (30 h) • Morulastadium (3. Tag) • Blastozyste (4.–5. Tag)

Zygoten-bildung • Corpus luteum • Tuba uterina • Eintritt in den Uterus (4. Tag)

Befruchtung • Graaf-Follikel

Eizelle nach Ovulation • Myo-metrium • Endo-metrium • Implantation (5.–6. Tag)

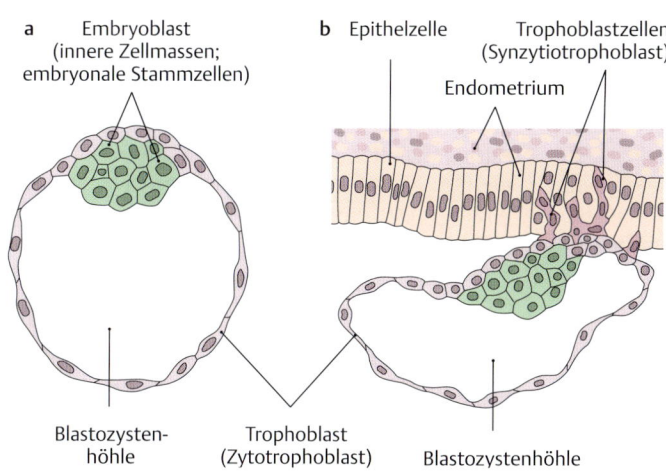

a Embryoblast (innere Zellmassen; embryonale Stammzellen)

b Epithelzelle • Trophoblastzellen (Synzytiotrophoblast)

Endometrium

Blastozysten-höhle • Trophoblast (Zytotrophoblast) • Blastozystenhöhle

Abb. 14.3 Differenzierung der Blastozyste und Beginn der Implantation.
a Blastozyste mit Höhle, Trophoblast und Embryoblast. **b** Adplantation der Blastozyste an die Uteruswand (5.–6. Tag nach Ovulation): Beginn der Invasion des Synzytiotrophoblasten in das Epithel der Uterusschleimhaut.

Keimscheiben zum Feten weiter. Aus dem **Trophoblast** entwickelt sich die Plazenta (s. u.). Kurz bevor der Trophoblast in Kontakt mit dem Endometrium tritt, differenziert er sich in den **Synzytiotrophoblast** und den **Zytotrophoblast** (**Abb. 14.3b**).

14.3 Kindliche intrauterine Umgebung

Key Point
Während der Schwangeschaft bildet sich aus kindlichen und mütterlichen Zellen eine Umgebung, die zu jedem Zeitpunkt ein optimales Milieu schafft, in dem sich das Kind entwickeln kann. Hierzu gehören die fetomaternale Grenzfläche der Plazenta ebenso wie die sog. Eihäute und das Fruchtwasser.

14.3.1 Trophoblast und Dezidua

Die äußere Zellhülle der Blastozyste (**Trophoblast**) bildet die erste Quelle für die Membranen der Plazenta. An der Stelle, an der sich die Blastozyste in die Uterusschleimhaut eingräbt, verändert sich die Uterusschleimhaut in besonderer Weise (**Dezidualisation**). Die Dezidua gliedert sich in 3 Anteile (**Abb. 14.4a**):
– Die **Decidua basalis** bildet die Basalplatte der Plazenta. Während die **Zona compacta** der Decidua basalis mit dem trophoblastären Anteil der Plazenta eine feste Verbindung eingeht, ist die **Zona spongiosa** die Schicht, in der im Rahmen der Geburt die Ablösung der Plazenta stattfindet (vgl. Störungen der Plazenta, S. 350).
– Die **Decidua capsularis** umgibt die Frucht und wölbt sich in die Uterushöhle vor.

– Die **Decidua parietalis** bildet die Wandauskleidung des Cavum uteri außerhalb der Implantationsregion.

Im Verlauf der Schwangerschaft verdrängt der wachsende Fetus das Cavum uteri, dadurch kommt es zu einem Verschmelzen von Decidua parietalis und capsularis (**Abb. 14.4b**).

Der aus kindlichen Zellen stammende Anteil der fetomaternalen Grenzzone, das Chorion, ist zunächst gleichmäßig mit Zotten besetzt (**Chorion villosum**). Diese degenerieren ab der 8. SSW im Bereich der Decidua capsularis und bilden das **Chorion laeve**. Im Gegensatz dazu kommt es im Bereich der Decidua basalis zu einem verstärkten Zottenwachstum mit Einwachsen der Zotten in die Dezidua – dieses sog. **Chorion frondosum** stellt den fetalen Plazentaanteil dar. Der mütterliche Anteil der Plazenta wird von der Decidua basalis gebildet.

Wie bereits zuvor beschrieben, differenziert sich der kindliche Anteil der Plazenta, der Trophoblast, in zwei Schichten: Der **Zytotrophoblast** umgibt am Beginn der Implantation die Blastozyste wie eine Schale (Trophoblastenschale, **Abb. 14.3a**). Der zuvorderst in die Uterusschleimhaut eindringende Anteil des Trophoblasten verliert seine Zellgrenzen und verschmilzt zu einem Synzytium. Dieser **Synzytiotrophoblast** dringt aktiv in das mütterliche Endometrium ein und löst Umbauprozesse aus, die zur Arrosion mütterlicher Kapillaren und zur Bildung blutgefüllter Lakunen führen. Damit hat der kindliche Anteil der Plazenta ca. ab dem 10. embryonalen Entwicklungstag Anschluss an das mütterliche Gefäßsystem gefunden. Die Grenzfläche und weitere Invasionsfront bildet dabei der Synzytiotrophoblast. Die Zytotrophoblastzellen stellen dessen Wachstumsreservoir dar.

Trophoblastzellen produzieren eine Vielzahl von Hormonen, darunter auch das **humane Choriongonadotropin (hCG)**. Dieses kann ab dem Zeitpunkt der Kopplung zwischen fetalem und maternalem Gefäßsystem im mütterlichen Blut nachgewiesen und zur Schwangerschaftsdiagnostik verwendet werden (S. 404).

Die entscheidenden vaskulären Umbauprozesse am Beginn der Schwangerschaft sind in **Abb. 14.8** (S. 347) dargestellt. In den ersten 10 SSW verhindern sog. **Trophoblastpfröpfe** in den Spiralarterien den Einstrom des mütterlichen Blutes in den intervillösen Raum und geben den Weg für einen plazentaren Blutkreislauf erst am Ende des 1. Trimenons frei.

Trophoblasterkrankungen

Die Proliferation und Invasion des Trophoblasten in das mütterliche Stroma ist streng reguliert. **Fehlreguliertes, überschießendes Wachstum** des fetalen Chorions führt zur Beeinträchtigung oder zum Absterben des Embryos und zu einer traubenförmigen blasigen Degeneration des Trophoblasten (sog. Blasenmole, s. u.). **Fehlregulierte Invasionsmechanismen** können zudem eine maligne Entartung nach sich ziehen (Chorionkarzinom, s. u.).

Die klinische Relevanz dieser Erkrankungen liegt sowohl in der **gestörten Entwicklung der Frucht** als auch in der **Bedrohung für die Mutter**. Nur in Ausnahmefällen kommt es nicht zum Abort – die dann ausgetragenen Kinder weisen schwerste Fehlbildungen auf. Insgesamt sind Trophoblasttumoren jedoch selten.

Definition und Pathogenese I Die sog. **moligen Degenerationen** des Trophoblasten sind eine pathogenetisch heterogene Gruppe – sie hängen in den meisten Fällen mit einer Fehlverteilung kompletter Chromosomensätze bei der Befruchtung zusammen und sind durch eine **fokale** oder **diffuse Proliferation von Trophoblastzellen** gekennzeichnet.

Epidemiologie I Die Inzidenz der schwangerschaftsbedingten Trophoblasterkrankungen ist

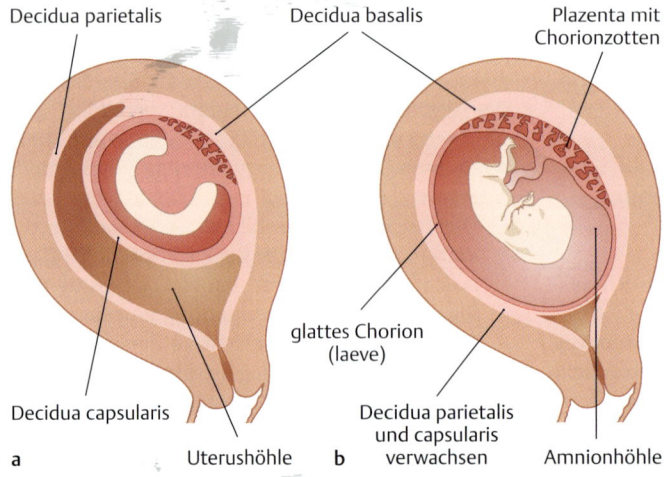

Decidua parietalis

Decidua basalis

Plazenta mit Chorionzotten

glattes Chorion (laeve)

Decidua capsularis

Uterushöhle   b

Decidua parietalis und capsularis verwachsen

Amnionhöhle

a

Abb. 14.4   Dezidua. a In der 8. SSW gliedert sich die Dezidua noch in 3 Abschnitte (Decidua parietalis, capsularis und basalis). **b** Ab dem 4. Schwangerschaftsmonat hat der wachsende Fetus die Uterushöhle verdrängt – danach sind die Decidua parietalis und capsularis miteinander verschmolzen.

aus unbekannten Gründen weltweit unterschiedlich mit einer hohen Frequenz in Asien. Bei Kaukasierinnen liegt die Inzidenz bei ca. 1 : 5 000. Ein Chorionkarzinom entwickelt 1 : 40 000 Schwangere.

Formen I Die Blasenmole gehört zu den gutartigen Trophoblasttumoren. Man unterscheidet dabei eine partielle, eine komplette und eine invasive Form:

– Bei der **partiellen Blasenmole** bestehen Reste embryonalen Gewebes. Diese Form entsteht, wenn eine mütterliche Eizelle gleichzeitig von zwei Spermien befruchtet wird, was normalerweise durch den sog. Polyspermienblock verhindert wird (S. 340). Die Folge ist ein triploider (69XXY-, seltener 69XXX-) Chromosomensatz.

> **MERKE**
>
> Das Risiko der **malignen Entartung** ist bei der partiellen Blasenmole mit 1–3 % deutlich geringer als bei der kompletten Blasenmole (20 %).

– Bei der **kompletten Blasenmole** (**Abb. 14.5**) findet sich kein embryonales Gewebe. Hier kommt es nach der Befruchtung der Eizelle durch ein Spermium zum Verlust des mütterlichen Zellkerns und nachfolgend zu einer Verdopplung des väterlichen Chromosomensatzes. In aller Regel enthalten komplette Blasenmolen einen diploiden, rein väterlichen Chromosomensatz (uniparenterale paternale Disomie). Selten kommt auch eine simultane Befruchtung mit zwei Spermien und dem nachfolgenden Verlust des mütterlichen Genmaterials vor.

> **MERKE**
>
> Komplette Blasenmolen sind genetisch ein komplettes **väterliches Allotransplantat.**

– Komplette und partielle Formen können das Bild einer **destruierenden (invasiven) Blasenmole** (= Chorionepitheliom) zeigen, die die Uteruswand durchsetzt und extrauterines Gewebe erreichen kann.

Das **Chorionkarzinom** (Synonym: Chorionepithelioma malignum) ist eine primär maligne Entartung des kindlichen Chorions. Es tritt nach Aborten, extrauterinen Schwangerschaften und normalen Geburten auf; am häufigsten jedoch (ca. 50 %) nach einer Molenschwangerschaft (Blasenmole, s.o.). Die Zeit zwischen Ende der Schwangerschaft und dem Bemerken einer malignen Entartung ist in der Regel kurz (Tage bis wenige Wochen). Sehr lange Verläufe sind jedoch ebenso beschrieben wie eine extrauterine metaplastische Entwicklung eines Chorionkarzinoms, z.B. in Ovar, Lunge, Magen, Pankreas, Niere. Die meisten Erkrankungen treten vor dem 35. Lebensjahr auf, weil in dieser Altersgruppe die meisten Schwangerschaften entstehen. Das Risiko, dass sich auf dem Boden einer Schwangerschaft ein Chorionkarzinom entwickelt, steigt jedoch mit dem Alter der Frau.

Symptome I 90 % aller moligen Entartungen des Trophoblasten äußern sich mit (unregelmäßigen) **vaginalen Blutungen** in der Frühschwangerschaft. Die überschießende hCG-Produktion bewirkt typischerweise eine **Hyperemesis gravidarum** (S. 384). Aufgrund der Strukturähnlichkeit von hCG und TSH kann es zu einer manifesten **Hyperthyreose** kommen. Bereits am Ende des 1. Trimenons können klinische Zeichen einer **Präeklampsie** (S. 381) auftreten. Typische Metastasierungsorte des Chorionkarzinoms sind Lunge, Leber und ZNS. Organspezifische Ausfallerscheinungen können erste Hinweise auf die Erkrankung geben.

Diagnostik I In der **Anamnese** gibt die Patientin eine initiale Amenorrhö mit nachfolgender vaginaler Schmierblutung an. Der Uterus tastet sich bei der **vaginalen Untersuchung** sehr weich und für das Schwangerschaftsalter zu groß. In der **Sonografie** ist das Cavum uteri mit inhomogenem Material angefüllt („Schneegestöber", **Abb. 14.5a**). Der in diesem Fall als **Tumormarker** verwendete hCG-Wert ist extrem erhöht. Das hCG bewirkt aufgrund einer positiven Rückkopplung eine Proliferation des progesteronproduzierenden Corpus luteum graviditatis, das sich sonografisch als große inhomogene Zyste darstellt (**Luteinzyste** der Ovarien). Wesentlich ist die **histologische Beurteilung** des Gewebes. Hierzu wird das Cavum uteri mittels Saugkürettage (ggf. auch Abrasio mit stumpfer Kürette) entleert und das Gewebe untersucht. Charakteristisch sind eine hydropische Schwellung des Zottenstromas (**Abb. 14.5b**), Proliferationstendenz der Trophoblastenzellen, Degeneration der Chorionzotten sowie eine Ausbildung flüssigkeitsgefüllter Bläschen.

Therapie I Im Falle einer nicht invasiven Blasenmole ist die diagnostische **Kürettage** gleichzeitig eine ausreichende Therapie. Es besteht durch die Erweichung der Uteruswand eine hohe Perforationsgefahr. Zur Vorbereitung des Muttermundes wird durch eine lokale Prostaglandingabe der Zervikalkanal geöffnet. Die hCG-Werte müssen über 8–12 Wochen kontrolliert werden und dauerhaft unter der Nachweisgrenze liegen.

Bei anderer Histologie oder persistierenden bzw. wieder ansteigenden hCG-Werten ist eine **Chemotherapie** indiziert. Die verwendeten Substanzen richten sich nach dem Risikoprofil des Chorionkarzinoms. In die **Risikoeinschätzung** gehen u.a. die Histologie, das Alter der Patientin, die Höhe des hCG-Wertes und die Frage ein, ob der Tumor nach einer Schwangerschaft oder schwanger-

14

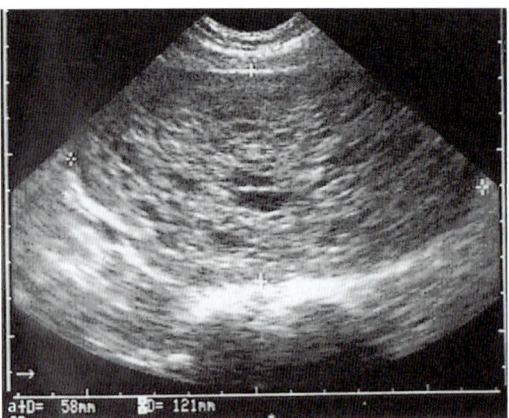

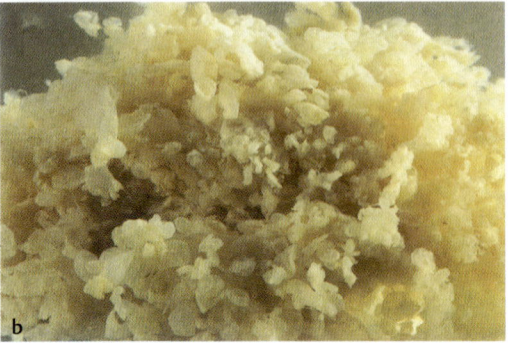

Abb. 14.5   Blasenmole. a Sonografischer Befund einer kompletten Blasenmole. Der vergrößerte Uterus (Stand des Fundus uteri am Nabel) ist von einem Gewebe mit schwammartigem Echomuster ausgefüllt („Schneegestöber"). **b** Makroskopisch erkennt man die charakteristischen traubenförmigen, blasigen Zotten.

schaftsunabhängig entstanden ist. Es macht dabei einen prognostischen Unterschied, ob die Schwangerschaft in einem Abort endete oder bis zum er-

rechneten Geburtstermin ausgetragen wurde (Termgravidität). Hierzu existiert ein Punktesystem nach FIGO (**Tab. 14.1**). Bei **niedrigem Risikoprofil** (0–6 Punkte) erfolgt eine Monochemotherapie mit dem Folsäure-Antagonisten Methotrexat. Bei **höherem Risikoprofil** (≥ 7 Punkte) benötigen die Patientinnen eine Kombinationschemotherapie.

Gerade bei niedrigem Risikoprofil ist die **Prognose** als exzellent einzuschätzen. Die Heilungsrate aller – auch der invasiven – Blasenmolen beträgt 100 %. Die 5-Jahres-Überlebensrate beim Chorionkarzinom beträgt 70–80 %, je nachdem, ob es primär zu einer Metastasierung gekommen ist oder nicht. Bei solch hohen Heilungsraten und einem langen therapiebedingten Überleben bekommt die Problematik der durch Chemotherapie induzierten **sekundären Malignome** Gewicht. Das Risiko hierfür wird mit 1–2 % angegeben. Nach erfolgreicher Therapie einer Blasenmole und einem ca. einjährigen unauffälligen Verlauf bestehen keine Bedenken gegen eine **erneute Schwangerschaft**. Die **Nachsorge** des Chorionkarzinoms umfasst die hCG-Bestimmung, Röntgenaufnahmen des Thorax, Sonografie und gynäkologische Untersuchungen.

14.3.2 Plazenta
Entwicklung der Plazenta während der Schwangerschaft
Während der gesamten Schwangerschaft entwickelt sich die Plazenta in ihrer Architektur und passt sich damit den unterschiedlichen kindlichen Bedürfnissen im Schwangerschaftsverlauf an. Unmittelbar nach der Implantation wachsen in die Schicht des vordringenden **Synzytiotrophoblasten** fingerförmig Ausläufer des **Zytotrophoblasten** ein (**Abb. 14.6a**). In die so entstandene **Primärzotte**

14

Tabelle 14.1				
FIGO-Punktesystem zur Risikoeinschätzung von Trophoblasttumoren[1]				
FIGO-Score-Kriterien	**Punktewert**			
	0	**1**	**2**	**4**
Alter (in Jahren)	≤ 39	> 39	–	–
vorangegangene Schwangerschaft in Form einer ...	Blasenmole	Abort	Termgravidität	–
Intervall zwischen vorangegangener Schwangerschaft und Beginn der Chemotherapie (Monate)	< 4	4–6	7–12	> 12
hCG-Wert (IU/l) vor Therapiebeginn	≤ 10^3	10^3–10^4	10^4–10^5	> 10^5
größter Tumordurchmesser (einschließlich der intrauterinen Lokalisation in cm)	3–4 cm	5 cm	–	–
Metastasenlokalisation	–	Milz, Nieren	GI-Trakt	Gehirn, Leber
Zahl der Metastasen	0	1–4	4–8	> 8
vorangegangene Chemotherapie	–	–	Monotherapie	≥ 2 Medikamente
[1] Ermittlung des Score-Wertes durch Addition der einzelnen Punktwerte. **Einstufung:** 0–6 Punkte: niedriges Risikoprofil, ≥ 7 Punkte: hohes Risikoprofil				

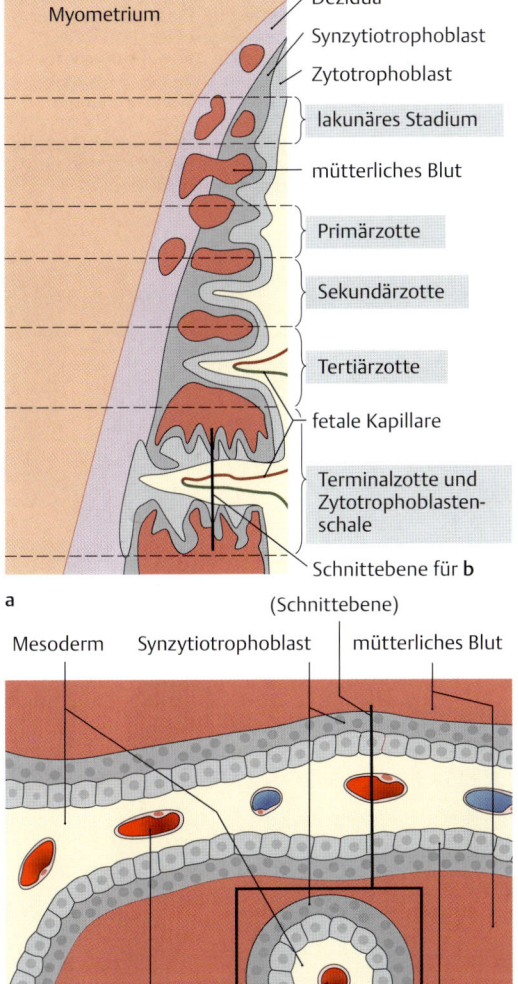

a (Schnittebene)

b fetale Kapillaren (Querschnitt) Zytotrophoblast

Abb. 14.6 Zottenentwicklung. a Histologische Entwicklung der Plazenta von oben nach unten bis zur Terminalzotte mit Zytotrophoblastenschale. Die verschiedenen (Zotten-)Stadien entwickeln sich nacheinander und treten nie zum gleichen Zeitpunkt auf. **b** Tertiärzotte am Ende der 3. SSW (Ausschnitt von **a**).

wächst auch kindliches Binde- und Stützgewebe, der sog. **Mesoblast**, ein – die sog. **Sekundärzotte** ist entstanden. Im Mesoblast differenzieren sich ab der 3. SSW kindliche Blutgefäße – damit werden der mütterliche und der kindliche Kreislauf erstmals gekoppelt, ab diesem Zeitpunkt spricht man von **Tertiärzotten** (**Abb. 14.6b**).
Wie in **Abb. 14.9a** (S. 347) zu erkennen ist, ragen von der Choriondeckplatte ausgehende Stammzotten in einen mit mütterlichem Blut gefüllten Raum, der

auf der einen Seite vom Chorion frondosum (**Chorionplatte**) und auf der anderen Seite von der Decidua basalis (**Basalplatte**) begrenzt wird. Von der Decidua basalis ausgehende Septen teilen die Plazenta in ca. 20 Läppchen ein, die als **Kotyledonen** bezeichnet werden (**Abb. 14.9b**, S. 347). Diese Dreiteilung der Plazenta (Chorionplatte, Kotyledonen, Basalplatte) ist auch makroskopisch erkennbar. In jedem Kotyledon befinden sich mindestens 2 Stammzotten mit ihren Verästelungen (Zottenbäume). Da die Deziduasepten nicht bis zur Chorionplatte durchgehen, stehen die Kotyledonen untereinander in Verbindung. Der Zusammenhalt der Plazenta wird durch sog. Haftzottenstämme gewährleistet, die von der Chorionplatte bis zur Basalplatte reichen (**Abb. 14.7a**).

Plazentakreislauf
Gas- und Stoffaustausch zwischen kindlichem und mütterlichem Blut finden über die sog. **Plazentaschranke** statt. Diese besteht am Ende der 3. SSW aus 4 Schichten (**Abb. 14.6b** bzw. **Abb. 14.7b**): Endothel der kindlichen Blutgefäße, Mesoderm, Zyto- sowie Synzytiotrophoblasten.

> **MERKE**
>
> Zu **keinem** Zeitpunkt der Schwangerschaft besteht eine **direkte Verbindung** zwischen mütterlichem und kindlichem Kreislauf. Der Stoffaustausch erfolgt über die **Plazentaschranke** (**Abb. 14.7b**). Die Austauschfläche ist die Oberfläche der Zottenbäume, die vom maternalen Blut umströmt wird, das aus den Spiralarterien in den intervillösen Raum einströmt.

Während des 4. Schwangerschaftsmonats verschwinden die Zytotrophoblastzellen aus dem Bereich des Zottenstromas und die Dicke der Diffusionsstrecke nimmt ab. Ähnlich wie bei Lungenalveolen liegen dann in der sog. **Austauschzone** lediglich die flachen Zellausläufer des Synzytiotrophoblasten, die vereinigte Basalmembran sowie die Endothelzellen der kindlichen Kapillaren aneinander, um den Stoffaustausch zu erleichtern (**Abb. 14.7b**). Am Ende der Schwangerschaft liegt damit ein kindliches Kapillarknäuel, lediglich von einer dünnen Trophoblastschicht überzogen, im mütterlichen Blut. Die Fältelung dieser ausdifferenzierten **Terminalzotten** (**Abb. 14.7a**) nimmt zu, sodass am Ende der Schwangerschaft eine Austauschfläche von 12 m^2 erreicht wird.

> **MERKE**
>
> Am Ende der Schwangerschaft fließen ca. 15 % des mütterlichen Herzminutenvolumens durch die Plazenta.

14

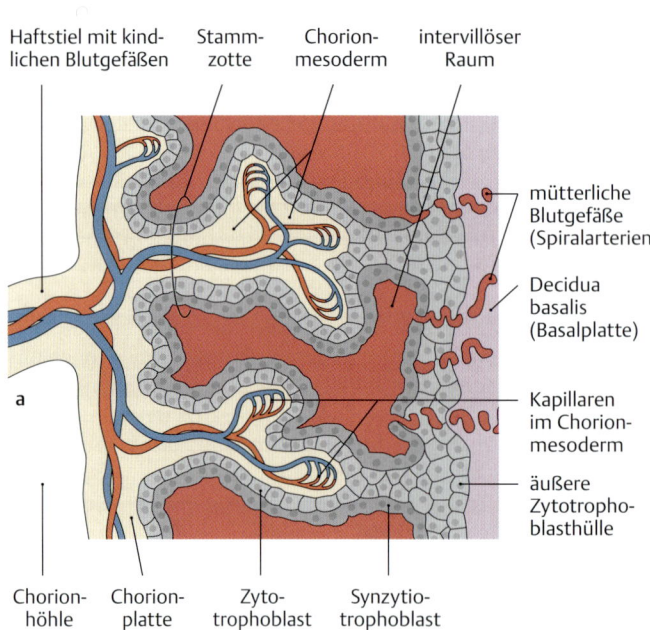

Haftstiel mit kind-
lichen Blutgefäßen

Stamm-
zotte

Chorion-
mesoderm

intervillöser
Raum

mütterliche
Blutgefäße
(Spiralarterien)

Decidua
basalis
(Basalplatte)

Kapillaren
im Chorion-
mesoderm

äußere
Zytotropho-
blasthülle

a

Chorion-
höhle

Chorion-
platte

Zyto-
trophoblast

Synzytio-
trophoblast

Abb. 14.7 Entwicklung und Histologie der Plazenta und Plazentaschranke.
a Bau einer ausgereiften Haftzotte (= Terminalzotte mit Haftung an der Basalplatte) am Ende der Schwangerschaft. **b** (Ausschnitt aus **a**): an der dünnsten Stelle (blauer Pfeil) besteht die Plazentaschranke nur aus dem Endothel, der gemeinsamen Basalmembran und dem Synzytiotrophoblasten.

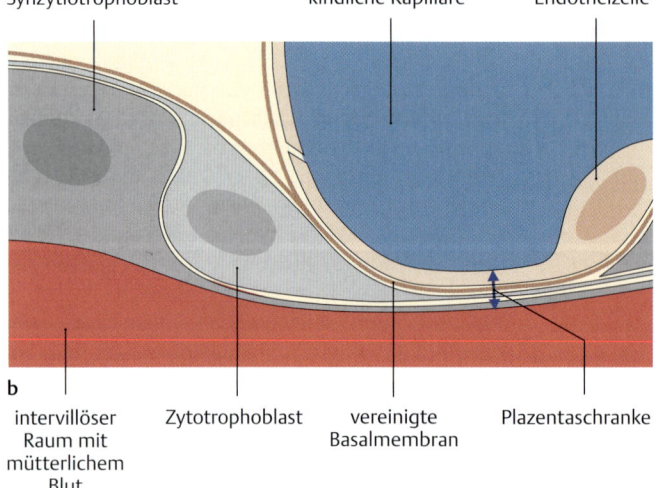

Synzytiotrophoblast

kindliche Kapillare

Endothelzelle

b

intervillöser
Raum mit
mütterlichem
Blut

Zytotrophoblast

vereinigte
Basalmembran

Plazentaschranke

Das mütterliche Blut strömt mit 70 mmHg in den intervillösen Raum ein, in dem dann nur noch ein Druck von 10 mmHg herrscht. Zur Realisierung eines solchen arterienuntypischen Niederdrucksystems müssen sich die Spiralarterien radikal umbauen. Die Zytotrophoblastzellen dringen bis weit in die Dezidua vor und siedeln sich als Inseln des sog. extravillösen Trophoblasten dort an (**Abb. 14.8**).
Erst durch diese **Zunahme der Elastizität der Arterienwände** kann die plazentare Perfusion mit den Bedürfnissen des wachsenden Fetus Schritt halten. Insofern kommt der Invasion des extravillösen Trophoblasten in die mütterliche Uterusschleimhaut

eine zentrale Bedeutung für die Funktion der Plazenta in der späteren Schwangerschaft zu (s. Plazentationsstörungen, S. 350). Der Abfluss zurück in das maternale Gefäßsystem erfolgt über die in der Dezidua befindlichen Venen.
Das sauerstoffarme, mit Abbauprodukten beladene Blut des Feten gelangt über die beiden **Umbilikalarterien** zur Plazenta (cave: aufgrund des sauerstoffarmen Blutes sind diese Arterien in Blau abgebildet). Die sich auf der Chorionplatte verzweigenden Umbilikalarterien ziehen als Stammarterien in die Kotyledonen (**Abb. 14.7a**).

Zytotrophoblast   Endothelzelle   Spiralarterie   extravillöser Trophoblast

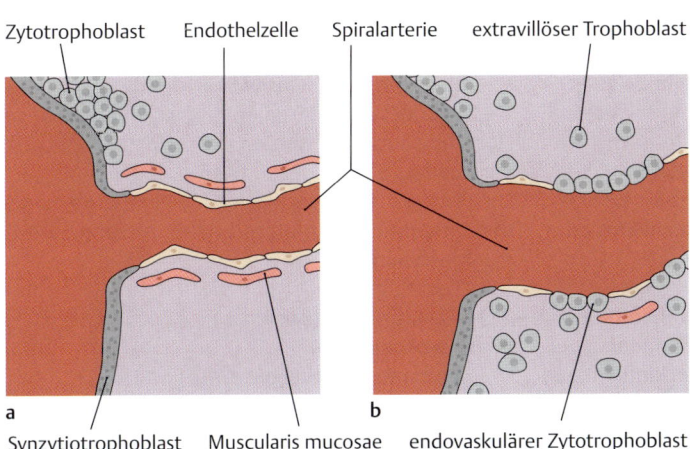

a   b

Synzytiotrophoblast   Muscularis mucosae   endovaskulärer Zytotrophoblast

Abb. 14.8 Einwachsen der Zytotrophoblastzellen in mütterliche Dezidua und Spiralarterien unter Bildung des extravillösen Trophoblasten. Vaskuläre Muskelzellen werden dabei zerstört und Endothelzellen teilweise ersetzt, wodurch die Elastizität der Arterienwände zunimmt.

MERKE

Über die **eine V. umbilicalis** gelangen Sauerstoff und Nährstoffe aus dem mütterlichen Blut über die **Plazentaschranke** zum Feten. Die Abbauprodukte des Feten werden in dem O_2-armen, venösen Blut über die **zwei Aa. umbilicales** zurück zur Plazenta transportiert, von dort aus gelangen diese über die Plazentaschranke zurück in das mütterliche Gefäßsystem.

Plazenta am Ende der Schwangerschaft
Der Endpunkt dieser Entwicklung ist die reife Plazenta (**Abb. 14.9a**), die nach Beendigung der Schwangerschaft als Nachgeburt ausgestoßen wird. Makroskopisch lassen sich an der geborenen Plazenta zwei Seiten klar voneinander unterscheiden:
– Die dem Kind zugewandte Seite ist von milchigweißem **Amnionepithel** überzogen, unter dem die – von der Nabelschnur ausgehenden – kindlichen Gefäße zu sehen sind (**Abb. 14.11f**, S. 351).

– Auf der gegenüberliegenden, der Uteruswand zugewandten Seite sieht man Zottengruppen unterschiedlicher Größe, die sog. **Kotyledonen** (**Abb. 14.9b**). Diese sind bei der abgelösten Plazenta von einer dünnen, perlmuttartig glänzenden Schicht, der Decidua basalis, überzogen.
Die Größe und das Gewicht der geborenen Plazenta variieren stark und korrelieren mit dem Gewicht des Kindes. Als Durchschnittswerte können gelten: Gewicht ca. 500 g; Dicke 2–3 cm; Durchmesser ca. 20 cm.

Aufgaben der Plazenta
Metabolische Funktion
Die Plazenta stellt das Kopplungsorgan zwischen Mutter und Kind dar. Insofern ist der **Stoffaustausch** über die Plazentaschranke hinweg eine ihrer Hauptaufgaben (dies gilt v. a. für O_2, CO_2, Nährstoffe und Abbauprodukte). Viele Stoffe (z.B. O_2, CO_2, Kreatinin, Bilirubin, Harnstoff) folgen dem natürli-

14

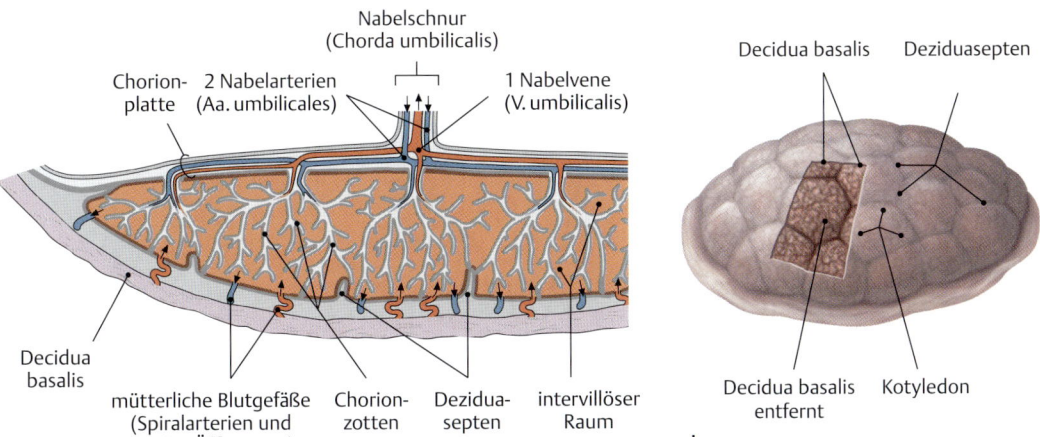

Nabelschnur (Chorda umbilicalis)

Chorion-platte   2 Nabelarterien (Aa. umbilicales)   1 Nabelvene (V. umbilicalis)

Decidua basalis   Deziduasepten

Decidua basalis

mütterliche Blutgefäße (Spiralarterien und venöse Öffnungen)   Chorion-zotten   Dezidua-septen   intervillöser Raum

Decidua basalis entfernt   Kotyledon

a   b

Abb. 14.9 Plazenta. a Schematischer Querschnitt einer reifen Plazenta. **b** Plazenta nach der Geburt. Sicht auf die maternale Seite mit den Kotyledonen.

chen Konzentrationsgefälle und werden ohne Energieaufwand mittels **einfacher Diffusion** passiv transportiert. Für das stark polare kleine Wassermolekül H_2O existieren spezielle Kanäle, sog **Aquaporine**, die den osmotischen Austausch unterstützen. Andere, größere Moleküle, wie z.B. Glukose und Laktat, werden an Transportmoleküle gekoppelt und folgen dann einer **erleichterten Diffusion**. Hochmolekulare Substanzen müssen **aktiv** transportiert werden: Immunglobuline der Klasse G (IgG) werden z.B. mittels **Pinozytose** (Aufnahme gelöster Substanzen in die Zelle) in die Trophoblastzellen aufgenommen und vesikulär zur kindlichen Seite transportiert (s. Blutgruppenunverträglichkeit, S. 376). Dafür ist ebenso Energie erforderlich wie für Transportmechanismen gegen einen bestehenden Konzentrationsgradienten (z.B. Na^+, K^+, Ca^{2+}) oder für spezielle Moleküle (anorganische Fettsäuren, Aminosäuren, Vitamine). Schließlich können Krankheitserreger, mütterliche Blutzellen und Medikamente durch Lücken in der Plazentaschranke mittels **Diapedese** den Weg in den kindlichen Kreislauf finden.

Endokrine Funktion

In hormoneller Hinsicht existiert mit der Plazenta während der Schwangerschaft eine große zusätzliche endokrine Drüse im mütterlichen Organismus. Sie steht in hormonellem Austausch mit den Hormonen der mütterlichen Hypophyse sowie der kindlichen Nebennieren. Bevor sich die Plazenta als vollwertiger Ort der Hormonproduktion etab-

liert hat, sichern mütterliche ovarielle und hypophysäre Hormone den Erhalt der Frühschwangerschaft. Neben ihrer zentralen Bedeutung im Stoffwechsel der fetomaternalen Einheit werden einige Hormone auch zu Zwecken der Pränataldiagnostik verwendet (S. 409).
Die Plazenta bildet vorwiegend folgende Hormone, deren Funktion nachfolgend näher erläutert wird:
- **Steroidhormone**
  - Östrogene
  - Gestagene (Progesteron)
- **Proteohormone**
  - humanes Choriongonadotropin (hCG)
  - humanes Plazentalaktogen (hPL).

Östrogene ▌ Die Konzentration der Östrogene (Estriol, Estradiol, Estron) im mütterlichen Blut steigt im Verlauf der Schwangerschaft kontinuierlich an (**Abb. 14.10**). Sie werden in der **Plazenta** aus dem Vorläufermolekül Dehydroepiandrosteron (DHEA) gebildet, das wiederum sowohl von der kindlichen als auch von der mütterlichen Nebenniere bereitgestellt wird (vgl. S. 39).
Die erhöhte Östrogenkonzentration führt im mütterlichen Organismus zu einer vermehrten Wasserretention und einer zunehmenden Elastizität des Bindegewebes. Die Östrogene steuern das Uteruswachstum und unterstützen seine Geburtsbereitschaft gegen Ende der Schwangerschaft.

Progesteron ▌ Progesteron hat einen entscheidenden Einfluss auf den Erhalt der Frühschwangerschaft (s. Abort, S. 360). In den ersten SSW wird Progesteron hauptsächlich im **Corpus luteum gravi-**

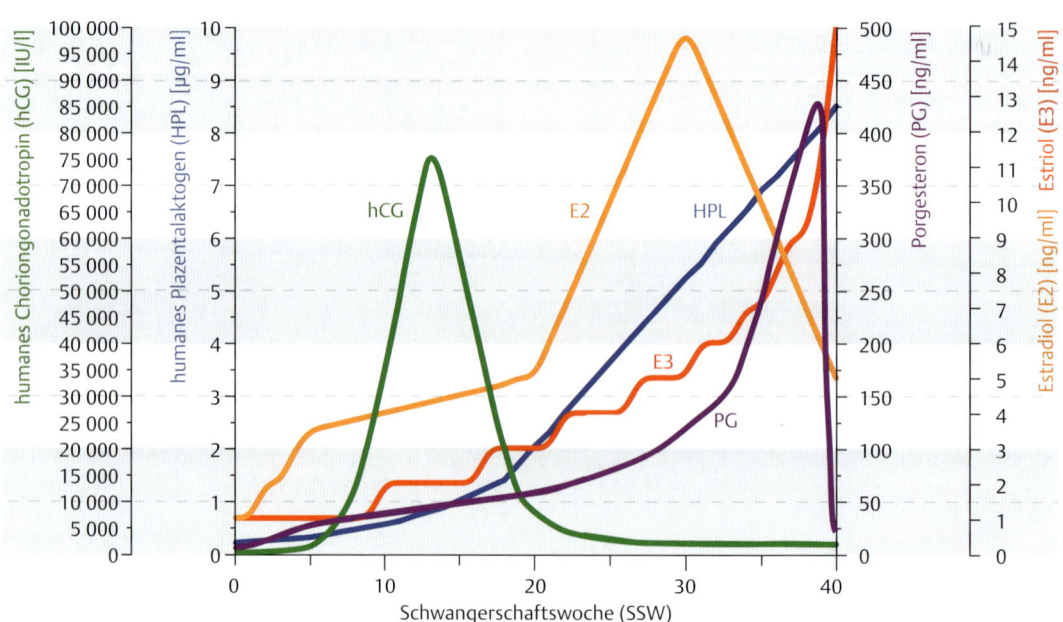

Abb. 14.10   Konzentrationskurven der Hormone während der Schwangerschaft.

Tabelle 14.2	
Wirkungen des Progesterons und assoziierte schwangerschaftstypische Veränderungen	
Progesteronwirkung auf Erfolgsorgan	**Konsequenz**
Reduktion des ösophagealen Sphinktertonus	gastroösophagealer Reflux
Reduktion der intestinalen Motilität	Obstipation
Reduktion des vaskulären Tonus	sinkender diastolischer Blutdruck, venöse Dilatation
Reduktion des Harnleitertonus	Harnleiterdilatation
Tonusverminderung der Gallenblase	verzögerter Gallenabfluss
erhöhte CO_2-Empfindlichkeit der Atemzentrums	Erhöhung des Atemzugvolumens
Reduktion der uterinen Kontraktilität	Verhinderung von Wehen

ditatis des mütterlichen Ovars gebildet. Bevor dessen Produktion ab der 12. SSW zum Erliegen kommt, übernimmt der **Synzytiotrophoblast** die Progesteronbildung. Die Progesteronkonzentration im mütterlichen Blut nimmt bis in das 3. Trimenon kontinuierlich zu und erreicht dann unmittelbar vor der Geburt ihr Maximum (**Abb. 14.10**).

Progesteron erniedrigt den uterinen Tonus und ist damit der Weichmacher des Myometriums. Zusätzlich reduzieren auch andere Organe mit glatter Muskulatur ihre Kontraktilität bzw. Motilität; die daraus resultierenden (Neben-)Wirkungen sind in **Tab. 14.2** zusammengefasst.

Humanes Choriongonadotropin (hCG) ❙ Im Gegensatz zu den beiden Steroidhomonen Östrogen und Progesteron (s.o.) ist das hCG ein Glykopeptid, das in seiner chemischen Struktur dem luteinisierenden Hormon (LH) gleicht. Es wird vom **Synzytiotrophoblasten** gebildet. Die Konzentration im mütterlichen Blut steigt bis zum Ende des 1. Trimenons kontinuierlich an (**Abb. 14.10**). Ab dem Zeitpunkt des ersten Kontaktes zwischen Trophoblast und mütterlichem Gefäßsystem, etwa um den 8. Schwangerschaftstag, kann es in Blut oder Urin nachgewiesen und zur Feststellung und zur Verlaufskontrolle der Schwangerschaft bestimmt werden (S. 404). Diese diagnostische Möglichkeit wird bei der Frage des Schwangerschaftssitzes, der regelhaften Entwicklung der Frühschwangerschaft, aber auch als Tumormarker bei proliferativen Trophoblasterkrankungen verwendet (S. 343).

MERKE

In den **ersten Wochen** der Schwangerschaft sollte sich die **Serum-hCG**-Konzentration etwa **alle 2 Tage verdoppeln.** Ab einer Konzentration von etwa 1000 IU/l kann man mit der sonografischen Darstellbarkeit einer Schwangerschaft rechnen.

Die Funktion des hCG besteht in der Frühschwangerschaft v.a. in einer **Stimulation der Progesteronproduktion des Corpus luteum.** Es stimuliert in männlichen Embryos die **Androgensynthese** in den Leydig-Zellen des Hodens sowie den **Hodendeszensus** (ein Regelkreis der zur Behandlung des Kryptorchismus bei Knaben therapeutisch genutzt wird). Seine Strukturverwandtschaft zu LH wird in der Reproduktionsmedizin zur Auslösung der Ovulation verwendet (S. 330). Es hat zudem eine TSH-ähnliche Aktivität, was bei hohen hCG-Konzentrationen, z.B. bei Trophoblasttumoren, zu einer begleitenden Schilddrüsenproblematik führen kann (S. 343).

Humanes Plazentalaktogen (hPL) ❙ Ebenso wie hCG wird hPL durch den **Trophoblasten** gebildet und ist ab der 8. SSW im Serum nachweisbar. Die hPL-Konzentration nimmt jedoch im Unterschied zu hCG während des gesamten Schwangerschaftsverlaufes zu (**Abb. 14.10**). Es hat strukturelle Ähnlichkeit mit Somatotropin (STH) und damit **wachstumshormonanaloge Effekte**. Es wirkt lipolytisch und erhöht die Konzentration freier Fettsäuren. Es verstärkt die periphere Insulinresistenz und hat gleichzeitig einen **insulinstimulierenden Effekt** an den β-Zellen des Pankreas. Dies begünstigt einerseits die Versorgung des Feten mit Glukose und Aminosäuren und steigert die Proteinsynthese, gleichzeitig trägt hPL damit aber auch zur diabetogenen Stoffwechsellage der Schwangerschaft und zur Entstehung des Gestationsdiabetes bei (S. 391).

Immunologische Funktion

Eine erfolgreich ausgetragene Schwangerschaft ist ein immunologisches Paradoxon. Genetisch besitzt das wachsende Kind zur Hälfte väterliche Gene und stellt damit ein 50 %iges Allotransplantat dar, das nach den Gesetzen der Transplantationsimmunologie abgestoßen werden sollte. Es besteht jedoch keine allgemeine mütterliche Immunsuppression, die zu einem generell verminderten Schutz gegen Infektionserreger führen würde. Das Kind genießt einen immunologischen Nestschutz durch mütterliches IgG noch Wochen nach der Geburt und baut bereits intrauterin sein eigenes Immunsystem auf.

Sowohl adaptive als auch angeborene Immunmechanismen tragen zum Gelingen der Schwangerschaft bei.

Störungen der Plazentation

Die Plazentation legt den Grundstein für eine physiologische Schwangerschaftsentwicklung. Fehllagen zu diesem frühen Zeitpunkt können im weiteren Verlauf der Schwangerschaft zu Krankheitsbildern führen, die z.T. das Leben von Mutter und Kind akut gefährden.

Morphologische Abweichungen der Plazenta

Formanomalien der Plazenta können aufgrund verschiedener Ursachen entstehen. Die Einteilung erfolgt nach Anomalien in folgenden anatomischen Bereichen:

- **Anomalien des Ansatzes der Nabelschnur:** Bei 99 % aller Plazenten setzt die Nabelschnur direkt über dem Plazentagewebe an. Hierbei kann die Insertion der Nabelschnur in der Mitte (= **Insertio centralis**) oder seltener seitlich an der Plazenta stattfinden (= **Insertio lateralis bzw. marginalis**, vgl. **Abb. 16.22**, S. 435). Je weiter seitlich der Ansatz verläuft, desto anfälliger ist die Nabelschnur für eine wehenbedingte Kompression. In 1 % der Fälle verläuft ein Teil der Nabelschnur jedoch im Bereich der Eihäute zur Plazenta. Die Insertion der Nabelschnurgefäße in den Eihäuten bezeichnet man als **Insertio velamentosa** (**Abb. 14.11f**). Bei Mehrlingen ist dieser Prozentsatz noch deutlich erhöht. Der freie Nabelschnuranteil ist bei spontanem Blasensprung, aber v.a. bei einer Amniotomie (S. 447) in höchstem Maße rupturgefährdet, insbesondere wenn diese Gefäße in der Nähe des inneren Muttermundes liegen (Vasa praevia, s.u.). Bei Blutungen im Zusammenhang mit einem Blasensprung muss an eine Zerreißung solcher abberierender kindlicher Gefäße gedacht werden (s. auch S. 501).

> **MERKE**
>
> Bei einer Blutung aus Gefäßen einer **Insertio velamentosa** blutet das **Kind**, sodass die sofortige Entbindung indiziert ist.

- **Anomalien der Invasionstiefe der Plazentazotten:** Zu tief in die Uteruswand eindringende Plazentazotten zählen zu den anatomischen Ursachen für eine Störung der Plazentalösung. Bei der **Placenta accreta** fehlt die Decidua basalis und damit die Ablösungsschicht der Plazenta von der Gebärmutter. Es erfolgt ein unzureichender Wachstumsstopp des Trophoblasten. Die Plazentazotten dringen in das Myometrium ein (**Placenta increta**) oder durchdringen es sogar (**Placenta percreta**). Die Inzidenz der Placenta accreta hat in den vergangenen 50 Jahren stetig zugenommen und liegt nun bei ca. 1 : 2500 Geburten.

Risikofaktoren sind uterine Operationen (Kaiserschnitt oder Kürettage), uterine Fehlanlagen, vorausgegangene Entzündungen des Endometriums und Plazentalösungsstörungen. Es besteht eine Koinzidenz mit einer Placenta praevia (s.u.). Die postpartale Lösung der Plazenta findet nicht oder unvollständig statt. Dies kann zu einer massiven, für die Mutter **lebensbedrohlichen Blutung** führen.

Nur wenige accrete Plazenten fallen vorgeburtlich im Rahmen einer Ultraschalluntersuchung auf. Eine vorgeburtliche Darstellung der Durchblutungssituation mithilfe der **Dopplersonografie** kann Hinweise auf eine erschwerte Ablösung oder ein Durchdringen der Gebärmutterwand geben. Bei schwierigen Schallbedingungen (Hinterwandplazenta) kann zusätzlich eine **MRT-Untersuchung** hilfreich sein.

Bei einer lokal begrenzten Placenta accreta und beherrschbarer postpartaler Blutung kann eine gezielte **Kürettage** unter farbdopplersonografischer Kontrolle ausreichend sein. Eine massive postpartale Blutung zwingt jedoch bei ausgeprägteren Befunden zu einem notfallmäßigen Handeln (S. 463) und oft zur **Hysterektomie**.

> **MERKE**
>
> Die **Placenta accreta** ist die häufigste Indikation zur **postpartalen Hysterektomie**.

- **Formanomalien der Plazenta:** Die Zottenbäume formen im Normalfall eine annähernd runde Scheibe (**Abb. 14.9b**, S. 347). Manchmal bilden sich jedoch einzelne Zottengruppen (sog. **Nebenplazenten**), die mit der nabelschnurtragenden Hauptplazenta über Gefäßbrücken verbunden sind. Vor allem aufgrund dieser frei im Amnion verlaufenden Gefäßbrücken kann es zu intrapartalen Komplikationen kommen (S. 435).

Placenta praevia und Vasa praevia

Definition I Bei einer **Placenta praevia** (vorliegende Plazenta, **Abb. 14.11b–d**) wird durch eine plazentare Implantation im unteren Uterinsegment der innere Muttermund durch einen Teil der Plazenta überdeckt. Bei einem **Plazentatiefsitz** ist der Plazentarand noch bis zu 5 cm vom inneren Muttermund entfernt (**Abb. 14.11a**). **Vasa praevia** sind plazentare Gefäße, die in der Eihaut – meist zwischen zwei Plazentaanteilen (Nebenplazenta, s.o.) – frei über den inneren Muttermund verlaufen (**Abb. 14.11e** und **f**).

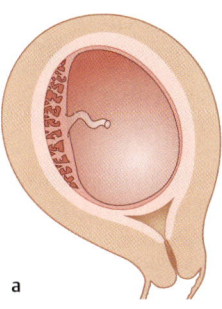
a

Plazentatiefsitz

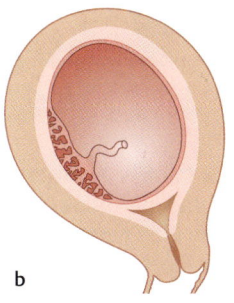
b

Placenta praevia marginalis

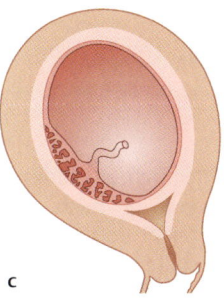
c

Placenta praevia partialis

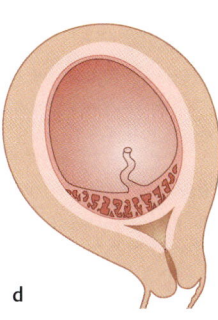
d

Placenta praevia totalis

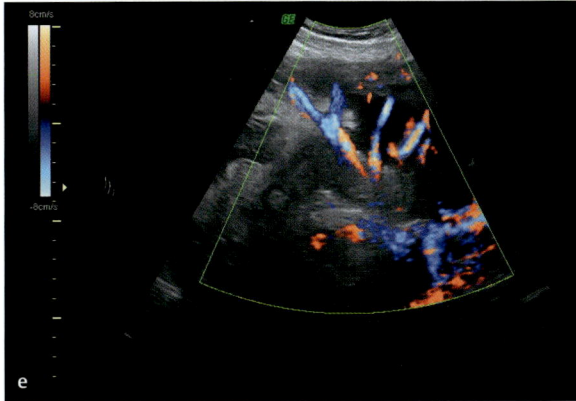
e

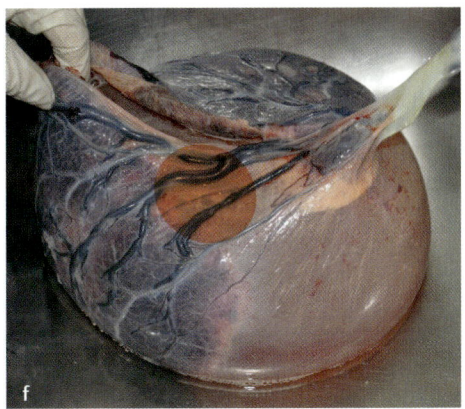
f

Abb. 14.11   Formen der Placenta praevia (a–d). Ultraschallbefund (e) einer Placenta praevia marginalis mit Vasa praevia. Farbig dargestellt sind die frei im Amnion und im Bereich des Muttermundes verlaufenden kindlichen Gefäße korrespondierend zum **makroskopischen Befund (f)** nach der Geburt durch Sectio. Plazenta und Eihäute sind umgestülpt, man sieht auf die frei im Amnion verlaufenden Nabelschnurgefäße (Insertio velamentosa). Markiert ist der Bereich, indem sich der Muttermund befand. Aufgehalten wird der durch die Sectio verursachte Schnitt (Uterotomie) im Bereich der Vorder-/ Seitenplazenta.

14

Epidemiologie und Risikofaktoren | Bei 0,25–0,5 % aller Schwangerschaften tritt eine Form der vorliegenden Plazenta auf. Vasa praevia haben eine Inzidenz von etwa 1 : 2500 Schwangerschaften. Die Risikofaktoren sind ähnlich wie bei der Placenta accreta (S. 350). Das relative Risiko ist nach reproduktionsmedizinisch herbeigeführten Schwangerschaften deutlich erhöht.

Klinik | Das erste Symptom ist eine **starke schmerzlose Blutung** am **wehenlosen** Uterus. Bei etwa 30 % der Patientinnen tritt eine solche Blutung bereits vor der 30. SSW auf.

Diagnostik | Im Rahmen der Schwangerenvorsorge fällt eine vorliegende Plazenta in der Regel **sonografisch** auf. Die endgültige sonografische Diagnose einer vorliegenden Plazenta kann jedoch erst **nach der 24. SSW** gestellt werden, da sich vor diesem Zeitpunkt mit dem Wachstum des Uterus oft auch nahe am Muttermund liegende Plazentaanteile noch in Richtung Fundus zurückziehen (**Abb. 14.12**). Bei der **Spekulumeinstellung** ist eine frische Blutung aus dem Zervikalkanal sichtbar.

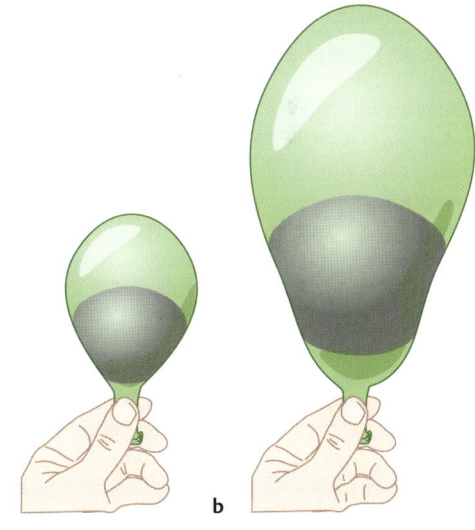
a   b

Abb. 14.12   Uteruswachstum. Mit zunehmendem Uteruswachstum ziehen sich – ähnlich wie beim Aufblasen eines Luftballons – nahe dem Muttermund liegende Strukturen in das untere Uterinsegment zurück.

Liegen die Symptome einer Placenta praevia vor (s.o.), so ist eine vaginale Tastuntersuchung **streng kontraindiziert**.

Die **akute Plazentainsuffizienz** ist eine **Notfallsituation**, da es beim Kind zu einem akuten lebensbedrohlichen Sauerstoffmangel kommt (intrauterine Asphyxie).

Therapie ❘ Das Vorgehen richtet sich bei sonografisch bestätigter Placenta praevia nach dem Schwangerschaftsalter: Bei geringer und sistierender Blutung **vor der 34. SSW** sollte eine **Verlängerung der Schwangerschaft** angestrebt werden, um dann eine **geplante Sectio** durchzuführen. Ein solches Vorgehen umfasst nach der **stationären Aufnahme** der Schwangeren folgende Maßnahmen:

- Ruhigstellung des Uterus mit tokolytischer Medikation und Bettruhe
- Vorbereitung des Kindes auf eine bevorstehende Geburt (Lungenreife, Vorstellung in Neonatologie)
- Vorbereitung der Mutter auf eine bevorstehende Sectio und größeren Blutverlust (Sectioaufklärung, Anästhesievorstellung, Kreuzblutentnahme und Bereitstellung von Blutkonserven)
- Überwachung des Kindes mit zumindest täglichen CTG-Kontrollen
- sonografischer Ausschluss einer zusätzlich vorliegenden Placenta accreta (S. 350)
- ggf. Durchführung einer Rhesusprophylaxe (S. 377).

Nach der 34. SSW sollte primär eine **Schnittentbindung** (Sectio, S. 449) erfolgen. Die Dringlichkeit richtet sich nach der Blutungsstärke und dem kindlichen Wohlbefinden. Es müssen Maßnahmen zum Ausgleich eines erwarteten ausgeprägten Blutverlustes vorbereitet werden.

Plazentainsuffizienz

Definition ❘ Bei der Plazentainsuffizienz sind die plazentaren Austauschmechanismen nicht ausreichend für die Versorgung des Kindes. Man unterscheidet die **akute**, die sich innerhalb von Minuten oder Stunden entwickelt, von der **chronischen Plazentainsuffizienz**, die sich erst nach Tagen oder sogar erst Monaten manifestiert.

Pathogenese ❘ Eine **akute Plazentainsuffizienz** wird durch eine plötzlich auftretende Verminderung des Blutflusses entweder im maternalen oder im kindlichen Plazentaanteil verursacht. Mögliche Ursachen mütterlicherseits sind:

- Vena-cava-Kompressionssyndrom (S. 380)
- Blutdruckabfall, z.B. aufgrund einer Periduralanästhesie (PDA, S. 440)
- Wehensturm während der Geburt (S. 461)
- vorzeitige Plazentalösung (S. 353)
- Blutung aus einer Placenta praevia (s.o.).

Als häufigster Auslöser einer sich langsam entwickelnden **chronischen Plazentainsuffizienz** nimmt man eine **gestörte Trophoblastinvasion** am Beginn der Plazentaentwicklung an. Dies bedingt eine Begrenzung der maximalen hämodynamischen Kapazität der Plazenta und limitiert damit ab einem gewissen Punkt das Wachstum des Kindes. Pathophysiologische Übergänge bestehen zur Präeklampsie, bei der ebenfalls eine gestörte Trophoblastinvasion als auslösendes Ereignis angesehen wird (S. 381).
Mütterliche Erkrankungen – z.B. Anämie, Diabetes mellitus (S. 391), Niereninsuffizienz, Bluthochdruck, Infektionen oder Autoimmunerkrankungen wie SLE (S. 390) –, aber auch ein **hohes mütterliches Alter** können die vaskuläre Plazentaversorgung auch auf mütterlicher Seite einschränken. Ebenso kann die Plazentafunktion durch den **Konsum von Alkohol und Zigaretten** während der Schwangerschaft beeinträchtigt werden.

Klinik ❘ Die Symptome der **akuten Plazentainsuffizienz** sind je nach Ursache z.B. plötzliche Schmerzen und bretthartar Uterus bei vorzeitiger Plazentalösung oder Schwindel und Übelkeit bei Vena-cava-Kompressionssyndrom. Die gemeinsame Endstrecke ist die akute CTG-Veränderung (s.u.).
Symptome der **chronischen Plazentainsuffizienz** äußern sich beim Kind als Wachstumsrestriktion (S. 373), aber auch als intrauterine Asphyxie (s.o.) bis hin zum Tod des Kindes. Bei der Mutter entsprechen die Symptome denen der zugrunde liegenden Ursache, z.B. Präeklampsie (S. 381).

Diagnostik ❘ Die **akute Plazentainsuffizienz** wird anhand eines **CTG** (späte Dezelerationen, silenter Oszillationstyp oder anhaltende Bradykardie, vgl. S. 415), oft auch zusätzlich mithilfe der Sonografie diagnostiziert. Die Diagnose der **chronischen Plazentainsuffizienz** wird in der Regel **sonografisch** gestellt.
Zur **pränatalen Überwachung** des Kindes bei chronischer Plazentainsuffizienz ist neben einem CTG v.a. auch die Ultraschalluntersuchung von entscheidender Bedeutung (**Abb. 14.24**, S. 374).

Ein sonografischer Parameter für eine chronische Plazentainsuffizienz kann eine **geringe Fruchtwassermenge** sein.

Hat die Wachstumsrestriktion plazentare Ursachen, findet eine **Umverteilung des fetalen Kreislaufs** statt: Die Hirndurchblutung kann zunächst noch aufrechterhalten werden, die Durchblutung der abdominalen Organe ist jedoch reduziert.

Bei einer mangelnden Blutversorgung des Feten im Rahmen einer chronischen Plazentainsuffizienz zeigt sich das Bild einer sog. **asymmetrischen Wachstumsrestriktion**: Während der Kopfumfang dem Schwangerschaftsalter entspricht, bleibt der Abdomenumfang zurück.

Diese Umverteilung ist **dopplersonografisch** direkt darstellbar. Das Ausmaß der Flussveränderungen lässt einen Rückschluss auf die akute Gefährdung des Feten und den optimalen Entbindungszeitpunkt zu. Es können die Flussverhältnisse in den zuführenden mütterlichen Gefäßen (Aa. uterinae) dargestellt werden. Bis zur 24. SSW sollten die plazentaren Umbauprozesse zu einem Niederdrucksystem hin (S. 346) abgeschlossen sein. Eine **Widerstandserhöhung in den Aa. uterinae jenseits der 24. SSW** ist ein prognostischer Marker für die Entwicklung einer Plazentainsuffizienz bzw. (differenzialdiagnostisch) einer Präeklampsie (S. 381).

Pathologische fetale Blutflüsse zeigen sich am frühesten in der Nabelschnurarterie: Eine Widerstandserhöhung in den **Aa. umbilicales** (**Abb. 14.13**) gibt erste Hinweise auf eine fetale Gefährdung. Das Ausmaß der Gefährdung kann mithilfe einer Flussmessung in den **Aa. cerebri mediae** bestimmt werden. Bei fetaler Minderversorgung wird die adäquate Versorgung des Hirnes durch eine Weitstellung zentraler Gefäße kompensiert (**„brain sparing pattern"**). Der Widerstand in den Aa. cerebri mediae sinkt. Im weiteren Verlauf schlägt die Druckerhöhung im fetalen Kreislauf auch auf das venöse System durch. Flussveränderungen im **Ductus venosus** sind ein spätes Zeichen dieser Entwicklung und korrelieren mit einer hochakuten fetalen Gefährdung.

Risiken Die Gefahr bei einer Plazentainsuffizienz besteht im intrauterinen Absterben des Kindes (**intrauteriner Fruchttod**). Eine gestörte Plazentation hat oft auch eine schlechte Verankerung der Plazenta zur Folge. Insofern besteht bei allen Erkrankungen dieses Formenkreises das Risiko der **vorzeitigen Plazentalösung** (s. u.).

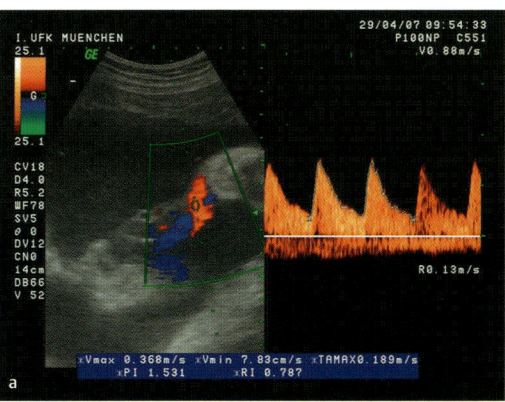

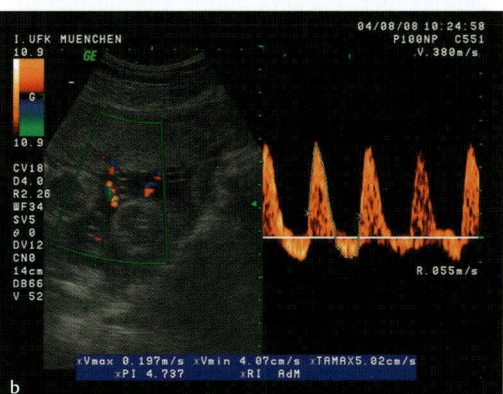

Abb. 14.13   Dopplersonografische Messung der Blutflussgeschwindigkeit in den kindlichen Aa. umbilicales bei V. a. Plazentainsuffizienz. a Normalbefund. **b** Pathologischer Befund mit diastolischem Rückfluss („reverse flow").

Therapie Die Therapie der Plazentainsuffizienz richtet sich nach der **Ursache** und nach der **Schwangerschaftswoche**. Auch akute Fälle können unter Umständen durch einfache Maßnahmen (z. B. Linksseitenlage bei Vena-cava-Kompressionssyndrom, S. 380) behoben werden. Bei anderen Fällen, wie z. B. einer Uterusruptur, kann nur ein Kaiserschnitt innerhalb weniger Minuten das Leben des Kindes retten (S. 464). Eine grundsätzliche Abwägung muss bei den chronischen Formen zwischen den Risiken der Frühgeburtlichkeit und der (Mangel-)Versorgung des Kindes getroffen werden. Die Grundfrage lautet: Wo geht es dem Kind letztlich besser – „drinnen" oder „draußen"?

Vorzeitige Plazentalösung

Definition und Epidemiologie Die komplette oder teilweise Lösung der Plazenta (Abruptio/Ablatio placentae totalis bzw. partialis) vor Geburt des Kindes ist ein seltenes Ereignis (0,1–1 %).

Die **vorzeitige Plazentalösung** ist jedoch mit einer hohen kindlichen und mütterlichen Morbidität behaftet und stellt einen dramatischen geburtshilflichen **Notfall** dar.

Pathogenese ▌ Besonders die **hypertensiven Schwangerschaftserkrankungen** (S. 381), aber auch **Uterusanomalien** wie Myome oder Narben prädisponieren zu einer vorzeitigen Lösung der Plazenta. Aufgrund einer Blutung aus uterinen Gefäßen bildet sich ein **retroplazentares Hämatom** (Abb. 14.14a), das zur teilweisen oder vollständigen Ablösung der Plazenta führt. Durchdringt das Blut des retroplazentaren Hämatoms den Uterus, spricht man von einem **Couvelaire-Uterus** (Abb. 14.14b).

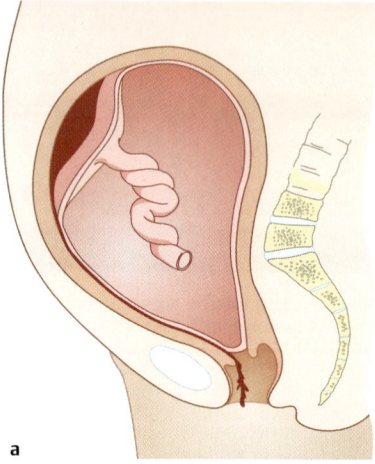

a

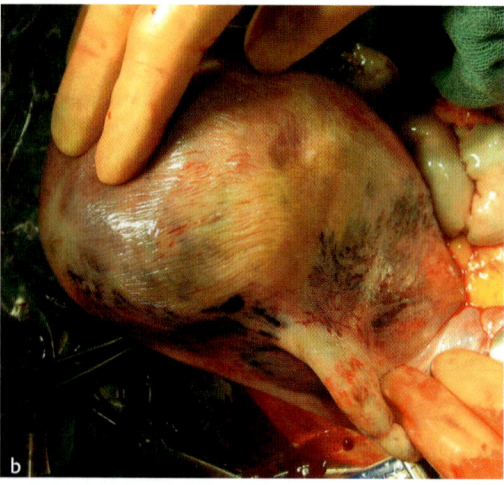

b

Abb. 14.14 Vorzeitige Plazentalösung. a Retroplazentar bildet sich ein Hämatom; zwischen Dezidua und Eihäuten fließt Blut ab, das sich klinisch als vaginale Blutung bemerkbar macht. **b** Teilweise durchdringt das Blut die myometriale Schicht des Uterus (sog. Couvelaire-Uterus).

Klinik ▌ Das klassische Bild einer vorzeitigen Lösung ist durch plötzliche **stärkste Bauchschmerzen**, eine **vaginale Blutung** und einen **dauerkontrahierten Uterus** bei hart gespanntem Abdomen gekennzeichnet. Inkomplette Formen kommen vor und haben einen abgemilderten Verlauf. Das Leben des Feten ist durch eine **akute Hypoxie**, das Leben der Mutter durch den **Blutverlust** (bis hin zum Schock) und eine mögliche **Fruchtwasserembolie** mit akuter Gerinnungsstörung (S. 503) gefährdet.

Diagnostik ▌ Bei der klinischen Untersuchung ist der **Uterus brettthart** und **druckempfindlich**. Die fetale Hypoxie geht mit einer **Abnahme der Kindsbewegungen** und einem **pathologischen CTG** einher.

Therapie ▌ Bei einer kompletten vorzeitigen Plazentalösung rettet nur eine **Notfallsectio** das Leben des Kindes. Bei kleinen Teillösungen kann bei niedrigem Schwangerschaftsalter in ausgewählten Fällen eine **Verlängerung** der Schwangerschaft versucht werden. Oft schreitet die Lösung jedoch fort und erzwingt dann ein schnelles Eingreifen.

14.3.3 Eihäute

Die Eihäute setzen sich aus dem reißfesten **Chorion** (äußere Eihaut), das aus dem Trophoblasten entsteht, und dem **Amnion** (innere Eihaut), das vom Embryoblasten gebildet wird, zusammen. Beide Schichten verkleben physiologisch ab der 16. SSW bedingt durch das kindliche Wachstum und bilden ab diesem Zeitpunkt die sog. **Fruchtblase**. Das Amnionepithel hat in der Frühschwangerschaft großen Anteil an der Fruchtwasserbildung und -resorption. Die Unterscheidung der beiden Eihäute hat v.a. in der Diagnostik und Betreuung von Mehrlingsgraviditäten eine große Bedeutung (S. 357). Eine Ruptur der Eihäute vor dem eigentlichen Geburtstermin bezeichnet man als **vorzeitigen Blasensprung** (S. 370).

Amnioninfektionssyndrom (AIS)

Definition ▌ Unter einem Amnioninfektionssyndrom (AIS) oder Chorioamnionitis versteht man ein für Mutter und Kind potenziell **lebensbedrohliches** Krankheitsbild, bei dem sich die **Eihäute infizieren.**

Epidemiologie ▌ Bei 2–4% aller Geburten ist mit einem AIS zu rechnen.

Pathogenese ▌ Besonders häufig tritt ein AIS bei Frühgeburten (S. 368) und vorzeitigem Blasensprung (S. 370) auf. Bei Patientinnen, bei denen wegen Zervixinsuffizienz (S. 371) oder vorzeitiger Wehentätigkeit (S. 369) eine Frühgeburt droht, ist in bis zu 10% der Fälle eine intrauterine Infektion der Auslöser. Meist nach vorzeitigem Blasensprung kommt es dabei zu einer aus der Scheide **aufsteigenden bakteriellen Infektion.**

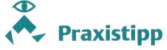

Praxistipp

Ein AIS bei noch intakter Fruchtblase wird selten beobachtet und stellt dann eine diagnostische Herausforderung dar.

Die schwangere Gebärmutter ist eine „immunoprivileged site", also ein Ort besonderer Immunabwehr. Ihre immunologischen Mechanismen sind integraler Bestandteil der Plazentation, bei der ein genetisch fremder Organismus während der Schwangerschaft ernährt und geschützt wird (S. 349). Eine Infektion verändert diese immunologische Balance grundlegend, ohne dass damit notwendigerweise eine effektive Abwehr möglich wäre. Die Bakterien, die auch im Rahmen der bakteriellen Vaginose (S. 142) anzutreffen sind, prägen das Erregerspektrum. Gefürchtet ist eine Infektion mit Streptokokken der Gruppe B, die bei ca. 5 % aller Schwangeren asymptomatisch in der Scheide anzutreffen sind. Infektionen mit diesen Keimen treten gehäuft bei „stehender" Fruchtblase auf und können v.a. für das Neugeborene schwere Verläufe haben (S. 395).

Klinik I Bei Auftreten eines AIS finden sich folgende **klinische Zeichen**:
- zunehmende Wehentätigkeit
- vorzeitiger Blasensprung
- Fieber
- fetale und maternale Tachykardie
- druckschmerzhafter Uterus (nur bei fortgeschrittenem AIS).

Die mütterlichen Zeichen treten in der Regel spät auf, die fetale Reaktion im Sinne eines tachykarden CTG geht meist voran.

Diagnostik I Im Rahmen der Diagnostik findet sich eine Erhöhung der **Entzündungsparameter** (CRP-Erhöhung und Leukozytose im Serum der Mutter, in Zweifelsfällen Nachweis von IL-6 im Fruchtwasser). **Mikrobiologischer Abstrich** des Gebärmutterhalses. Als schnelle Untersuchung kann auch ein **Nativpräparat** des Scheidenmilieus nützlich sein.

Therapie I Insbesondere zum Zeitpunkt der frühen Lebensfähigkeit (S. 360) muss eine eindeutige Diagnose als Grundlage für die Entbindungsindikation vorliegen.

MERKE

Da in einer infizierten Gebärmutter das Kind zu keinem Zeitpunkt der Schwangerschaft ein weiteres Entwicklungspotenzial hat, ist die zügige **Entbindung** die einzige therapeutische Option.

Gleichzeitg muss mit der Gabe eines **Breitspektrum-Antibiotikums** (z.B. Amoxicillin/Clavulansäure) begonnen werden.

14.3.4 Nabelschnur

Der **Haftstiel** des Embryos wird zusammen mit dem **Ductus omphaloentericus** etwa in der 8. SSW vom sich ausbreitenden **Amnionepithel** bedeckt und ab diesem Zeitpunkt als Nabelschnur (Chorda umbilicalis) bezeichnet (**Abb. 14.4**, S. 342). Im 3. Schwangerschaftsmonat degeneriert der Ductus omphaloentericus (Reste können als Meckel-Divertikel erhalten bleiben) und es verbleiben die beiden kindlichen **Nabelschnurarterien** (Aa. umbilicales), die sich spiralig um die eine **Nabelschnurvene** (V. umbilicalis) winden (**Abb. 18.8a**, S. 483). Das Bindegewebe des Haftstiels und des Amnions entwickeln sich zu einem speziellen Nabelschnurbindegewebe. Diese sog. **Wharton-Sulze** ist ein gelartiges Gewebe, das die Nabelgefäße vor Kompression schützt. Die Länge der Nabelschnur beträgt etwa 50 cm bei einem Durchmesser von 1–2 cm.

Unter der Geburt kann es zur akuten Kompression der Nabelschnur, z.B. durch einen Nabelschnurvorfall, kommen, was für das Kind eine akute Mangelversorgung zur Folge hat. Weitere Einzelheiten zu den **Nabelschnurkomplikationen** werden ab S. 462 dargestellt.

14.3.5 Fruchtwasser

Ab der 4. SSW ist das Kind vollständig von Amnionflüssigkeit (Liquor amni = Fruchtwasser) umgeben und dadurch vor **Austrockunung** sowie **mechanischer Beschädigung** (Traumen, Wehenkräfte) geschützt. Weitere Funktionen des Fruchtwassers sind eine **immunologische Abschirmung** des Kindes, Gewährleistung der **intrauterinen Beweglichkeit** sowie Förderung der fetalen **Lungenreife**.

Die anfangs geringe Flüssigkeitsmenge (wenige ml) wird vom **Amnionepithel** gebildet und hat eine ähnliche Elektrolytzusammensetzung wie das mütterliche Plasma. Ab dem 2. Trimenon trägt die **fetale Nierenfiltration** (Urinausscheidung) zunehmend zur Fruchtwasserbildung bei. Bis zur 30.–34. SSW nimmt die Fruchtwassermenge zu und beträgt dann etwa 1000 ml. In den letzten SSW sinkt sie physiologisch wieder auf ca. 800 ml ab.

Die Fruchtwasserresorption; erfolgt im Wesentlichen über den **kindlichen Gastrointestinaltrakt**, nachdem dieses zuvor vom Feten geschluckt wurde.

MERKE

Das Fruchtwasser wird am Ende der Schwangerschaft etwa **alle 3 h** komplett ausgetauscht.

Neben Wasser (90 %) und Elektrolyten enthält es bakterizid wirkende Proteine, Phospolipide aus den Lungen des Feten und abgeschilferte kindliche Epithelzellen. Die Bestimmung der kindlichen Lun-

14

genreife durch Messung des Phospholipidprofils im Fruchtwasser wurde weitestgehend verlassen. Jedoch hat die Gewinnung von Epithelzellen mittels **Amniozentese** einen zentralen Stellenwert bei der genetischen Beratung im Rahmen der Pränataldiagnostik (S. 410). In der 15.–16. SSW ist die Farbe des Fruchtwassers gelblich-klar, zum Zeitpunkt der Geburt ist es weißlich-trübe.

Polyhydramnion I Eine überdurchschnittlich große Menge Fruchtwasser (am Geburtstermin > 1,5 l) wird in der Pränatalmedizin als **Polyhydramnion** (kurz **Hydramnion**) bezeichnet und tritt bei etwa 1 % aller Schwangerschaften auf (vgl. **Abb. 15.8a**, S. 413). Ursächlich kann v.a. ein Gestationsdiabetes (S. 391) oder mangelndes Schlucken von Fruchtwasser durch das Kind sein (z.B. Atresien des Ösophagus oder Darms). In bis zu 20 % der Fälle ist ein Hydramnion mit einer Störung der Schwangerschaft assoziiert (z.B. Trisomien). Durch die erhöte Wandspannung des Uterus kann es zum vorzeitigen Wehenbeginn und Blasensprung kommen (**Abb. 14.21**, S. 377).

Oligo- und Anhydramnion I Sind am Geburtstermin < 500 ml Fruchtwasser enthalten, liegt ein **Oligo-** bzw. **Anhydramnion** vor (vgl. **Abb. 15.8b**, S. 413). Als Ursachen kommen eine Plazentainsuffizienz (S. 352), Fehlbildungen – v.a. der Nieren und Harnwege – sowie ein vorzeitiger Blasensprung (S. 370) infrage.

Praxistipp

Beim Polyhydramnion ist der Uterus für das Gestationsalter zu groß, beim Oligohydramnion zu klein.
Die Diagnose wird in beiden Fällen sonografisch gesichert. Bei reifem Kind ist v.a. bei Oligo-/Anhydramnion eine baldige Entbindung anzustreben.

Fruchtwasserembolie I Die Einschwemmung des gerinnungsaktiven Fruchtwassers in den **mütterlichen Kreislauf** bezeichnet man als Fruchtwasserembolie. Sie führt zu einer akuten kardiorespiratorischen Dekompensation und einem schlagartigen Verlust der Gerinnungsfähigkeit des Blutes durch Hyperfibrinolyse bei gleichzeitiger Thrombosierung z.B. der Lungenstrombahn. Sie hat eine hohe Mortalität und tritt unvorhersehbar bei etwa 1 : 30 000 Geburten auf. Da es sich um einen **geburtshilflichen Notfall** handelt, werden weitere Einzelheiten im entsprechenden Kapitel ab S. 503 beschrieben.

14.4 Mehrlingsanlagen

Key Point

Spontane Mehrlingsschwangerschaften treten beim Menschen vergleichsweise selten auf. Ihre Häufigkeit wird mit der sog. Hellin-Regel dargestellt.
In der Entstehung der Mehrlingsanlagen entscheidet der Zeitpunkt der Trennung über die Eihautverhältnisse. Je früher die Teilung von Mehrlingen erfolgt, desto mehr Strukturen entwickeln sich getrennt. Werden bereits zwei Eizellen gleichzeitig befruchtet, so spricht man von zweieiigen (dizygoten) Zwillingen. Durch die Anwendung reproduktionsmedizinischer Verfahren steigt die Inzidenz von Mehrlingsgraviditäten an.

Definition I Zeitgleiches Heranreifen in utero von zwei oder mehr Kindern.

Pathogenese I Die Wahrscheinlichkeit für eine Mehrlingsschwangerschaft nimmt mit dem **Alter der Mutter** und der Anzahl der Geburten (**Parität**) zu. Weitere Einflussfaktoren sind **regionale Unterschiede** und bei der **Sterilitätstherapie** verwendete Medikamente (siehe Exkurs). Die Veranlagung zur Zwillingsschwangerschaft wird zudem durch die Mutter **vererbt**.

Nach einer von D. Hellin bereits 1895 beschriebenen statistischen Gesetzmäßigkeit (**Hellin-Regel**) kommt auf 86 Einlingsgeburten eine spontane Zwillingsgeburt (1 : 86). Bei Drillingen sinkt diese Wahrscheinlichkeit auf $1 : 86^2$ (=1 : 7400) und bei Vierlingen auf $1:86^3$ (1 : 640 000). Durch die Reproduktionsmedizin erhöht sich die Gesamtrate aller Zwillingsschwangerschaften auf etwa 1 : 50.

EXKURS

Mehrlingsgravidität und assistierte Reproduktion
Die Anwendung reproduktionsmedizinischer Verfahren hat die Inzidenz von Mehrlingsgraviditäten ansteigen lassen. Die medikamentöse Unterstützung der Follikelreifung (S. 329) kann zu **mehreren simultanen Eisprüngen** führen. Die Überwachung der Follikelreifung ist in diesen Fällen zur Vermeidung höhergradiger Mehrlingsschwangerschaften eine absolute Notwendigkeit. Zudem bestimmt das deutsche Embryonenschutzgesetz, dass pro Behandlungszyklus **höchstens 3 Embryonen** entstehen dürfen, die dann auch transferiert werden müssen. Es dürfen keine überzähligen Embryonen für zukünftige Transfers eingefroren werden. Die meisten Paare entscheiden sich in dieser Situation für Entstehung und Transfer von 2–3 Embryonen, was die Mehrlingsquote erhöht.

Einteilung I Man unterscheidet dizygote (zweieiige) von monozygoten (eineiigen) Zwillingen (**Abb. 14.15**). Da bei **dizygoten Zwillingen** zwei Eizellen befruchtet werden, entwickeln sich diese auch intrauterin getrennt, d.h., sie haben zwei getrennte Plazenten (**dichorial**) und zwei getrennte Fruchthöhlen (**diamnial**, **Abb. 14.15a**).

Bei einer **monozygoten Zwillingsgravidität** trennt sich die Blastozyste innerhalb der ersten 2 Entwicklungswochen. Je nach dem Zeitpunkt der Trennung unterscheidet man folgende Formen:
- Bei einer Trennung der Blastozyste vor dem 4. Entwicklungstag, d.h. vor Implantation in die Uterusschleimhaut, bleiben auch Plazenta und Amnionhöhle getrennt (**dichorial-diamnial**, **Abb. 14.15b**).
- Die meisten Zwillingsgraviditäten teilen sich jedoch erst nach der Implantation. In dieser Phase hat die Invasion in die Uterusschleimhaut und damit die Plazentation bereits begonnen und es bildet sich damit auch nur eine Plazenta, die beide Feten versorgen wird. Die Mehrheit der eineiigen Zwillingsschwangerschaften entwickelt sich also in einer gemeinsamen Chorionhülle, mit jeweils einem eigenen Amnionsack (**monochorial-diamnial**, **Abb. 14.15c**).

> **MERKE**
>
> Mit etwa **zwei Drittel** aller Zwillingsanlagen ist die **monochoriale-diamniale** Zwillingsgravidität die bei Weitem häufigste.

- Ab dem 7. Entwicklungstag hat die Anlage der Amnionhöhle begonnen. Teilungen der Embryonalanlagen zu diesem Zeitpunkt führen demnach zu **monochorial-monoamnialen** Zwillingen (**Abb. 14.15d**).
- Ab dem 14. Entwicklungstag haben sich die Keimscheiben und damit die Grundstrukturen der Organanlagen ausgebildet (s. **Tab. 15.1**, S. 403). Eine Trennung nach diesem Zeitpunkt kann nun auch für die Kinder selbst nicht mehr vollständig erfolgen: Die Kinder teilen sich z.T. Organe – es entstehen sog. **siamesische Zwillinge** oder **Pagen**. Je nachdem, welches Organsystem geteilt wird, spricht man z.B. von Kraniopagen oder Thorakopagen (**Abb. 14.15e**).

Klinik und Komplikationen I
Eine **Störung der Plazentafunktion** (s.u.) und die damit verbundenen Folgen treten 2–3-mal häufiger auf. Auch **Stauungsödeme, Varizen** und **Anämien** finden sich häufiger als bei Einlingsschwangerschaften. Darüber hinaus kann es bei Mehrlingsschwangerschaften vermehrt zu **Lageanomalien** kommen (S. 451).

> **MERKE**
>
> Eine **Mehrlingsschwangerschaft** ist für Mutter und Kinder mit einem **höheren Risiko** als bei einer Einlingsschwangerschaft verbunden. Die **perinatale Mortalität** der Kinder ist um das 3–4-Fache erhöht.

Gründe für die erhöhte Mortalität der Kinder sind v.a.:
- **Intrauteriner Fruchttod eines Zwillings:** Das Absterben eines Zwillings kann zu jedem Zeitpunkt den Erhalt der gesamten Schwangerschaft gefährden. Viele Zwillingsanlagen „verdämmern" jedoch bereits in der Frühschwangerschaft. Bei ca. 40 % der im 1. Trimenon sonografisch festgestellten Zwillingsschwangerschaften werden beide Zwillinge lebend geboren. Ein Absterben eines Zwillings in der Frühschwangerschaft äußert sich oftmals in einer **vaginalen Blutung**, gefährdet aber in der Regel nicht die weitere Entwicklung des verbliebenen Einlings. Die Fruchtanlage wird in diesen Fällen oftmals vollständig resorbiert und ist in seriellen Ultraschalluntersuchungen lediglich als „**vanishing twin**" darstellbar. Bei etwas später verstorbenen Zwillingsanlagen kann diese Resorption nur noch unvollständig erfolgen, sodass bei Geburt noch „**papyrusartig**" veränderte Reste geborgen werden.

  Gänzlich anders stellt sich die Situation in höheren SSW dar: In bis zu 7 % der Zwillingsgraviditäten kommt es zum Absterben eines Fetus jenseits der 24. SSW, oftmals aufgrund einer **plazentaren Minderversorgung**. Abhängig von der Chorionizität besteht eine direkte Gefährdung des überlebenden Zwillings durch die akute hämodynamische Umstellung und durch Einschwemmung von gerinnungsfördernden und vasoaktiven Substanzen der Plazenta des avitalen Feten.
- **Fetofetales-Transfusions-Syndrom (FFTS,** **Abb. 14.16**)**:** Oftmals ist ein intrauteriner Fruchttod eines Zwillings Ausdruck eines dekompensierten FFTS. Bei der häufigsten Form der Mehrlingsanlage, der **monochorialen-diamnialen** Geminigravidität, kann es innerhalb der gemeinsam genutzten Plazenta zu Gefäßverbindungen kommen. Resultiert daraus – üblicherweise im **2. Trimenon** – eine Blutumverteilung in Richtung eines Zwillings über diese Shunts, so spricht man vom FFTS.

  Beide Feten sind durch die Blutumverteilung **vital bedroht**: Der „ausblutende" Zwilling (= **Donor**) kann u.a. seine Nierenperfusion nicht mehr aufrechterhalten und wird daher sonografisch durch eine leere Harnblase und eine gerin-

14

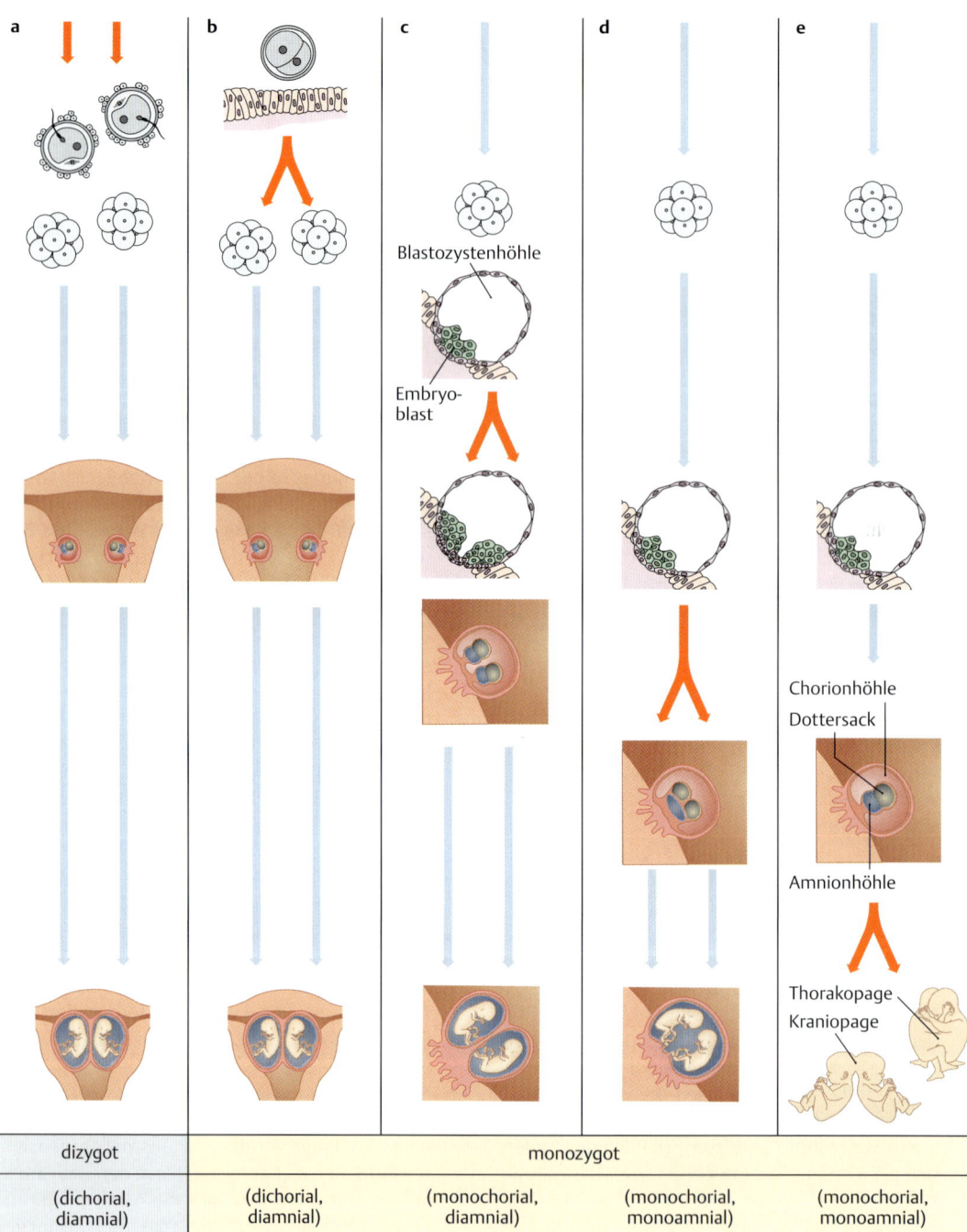

Abb. 14.15   Entstehung von Mehrlingsgraviditäten. a Dizygote Zwillinge: Durch die zwei sich nebeneinander entwickelnden Zygoten kommt es zur Ausbildung von zwei Plazenten sowie zwei Amnion- und Chorionhöhlen (dichorial-diamnial). **b–e Monozygote Zwillinge:** Die Trennung der Blastozyste kann vor (dichorial-diamnial, **b**) oder nach der Implantation erfolgen (monochorial-diamnial, **c**). Nach Anlage der Amnionhöhle entstehen monochorial-monoamniale Zwillinge (**d**). Ab dem 14. Entwicklungstag erfolgt nur noch eine unvollständige Trennung der bereits angelegten Embryonalscheibe – es entstehen Kranio- bzw. Thorakopagen (**e**).

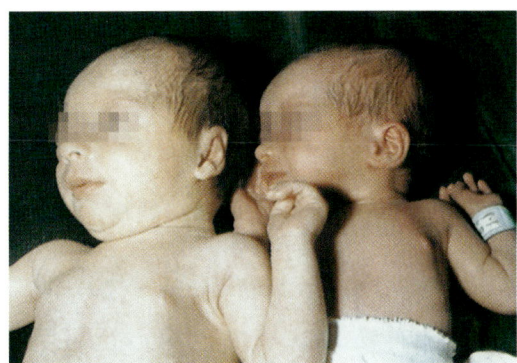

Abb. 14.16 Zwillinge nach inrauteriner fetofetaler Transfusion. Akzeptor links und Donor rechts.

ge Fruchtwassermenge erkennbar. Auf der anderen Seite muss der **Akzeptor** das Blutüberangebot kardiovaskulär kompensieren und scheidet vermehrt Urin aus. Die Folge sind eine deutlich erhöhte Fruchtwassermenge sowie eine prall gefüllte Harnblase des oftmals auch größeren Fetus.

Therapeutisch besteht die Möglichkeit der **Fruchtwasserpunktion**. Wann immer möglich, sollte bei schwerem FFTS eine **fetoskopische Laserkoagulation** von oberflächlichen plazentaren Gefäßanastomosen angeboten werden.

– **Frühgeburtlichkeit:** 20 % aller Frühgeburten unter der 32. SSW sind Mehrlinge. Bei der Ätiologie der Frühgeburtlichkeit bei Mehrlingen spielen die größere **Dehnung des Uterus** und eine daraus resultierende **vorzeitige Wehentätigkeit** und **Zervixinsuffizienz** eine Rolle (S. 371). Alle Risiken der Frühgeburtlichkeit betreffen Zwillingsschwangerschaften in gleicher Weise wie Einlingsschwangerschaften. Bei Mehrlingen ist die **mittlere Schwangerschaftsdauer verkürzt** (**Tab. 14.3**).

– **Plazentafunktion:** Bis zur 30. SSW verlaufen die Wachstumskurven von Einlingen und Zwillingen annähernd parallel. Zwillinge entwickeln sich jedoch im weiteren Verlauf physiologisch entlang einer flacheren Wachstumskurve. Davon abzugrenzen sind **Plazentationsstörungen** (S. 350), die bei Zwillingsschwangerschaften eine mehr als doppelt so hohe Inzidenz aufweisen. Folge davon können Plazentainsuffi-

zienz, Wachstumsrestriktion und schwangerschaftsinduzierter Hypertonus sein, ebenso akut symptomatische Ereignisse wie eine vorzeitige Plazentalösung und Placenta praevia.

– **Nabelschnurkomplikationen:** Monoamniale Mehrlinge weisen eine vergleichsweise hohe Mortalität auf. Durch die fehlende Trennung der beiden Fruchthöhlen treten häufig Nabelschnurumschlingungen oder Nabelschnurknoten auf, die durch die gestörte Blutzirkulation die Versorgung der Feten gefährden (S. 463).

Diagnostik | Obwohl die Mehrlingsgravidität an sich eine physiologische Normvariante darstellt, birgt sie doch im Schwangerschaftsverlauf spezifische Risiken. Von entscheidender Bedeutung ist daher die frühzeitige sonografische Feststellung der Eihautverhältnisse (**Chorionizität**, s.o.), da z.B. dichoriale-diamniale Zwillingsschwangerschaften ein deutlich günstigeres Risikoprofil aufweisen.

> **MERKE**
>
> Die **Chorionizität** der Geminianlage muss bei der Erstvorstellung **vaginalsonografisch** geklärt und im **Mutterpass** vermerkt werden.

In der späteren Schwangerschaft ist es nicht mehr möglich zu unterscheiden, ob zwei Plazenten vorgelegen haben, die nun durch das jeweilige Wachstum nebeneinander liegen, oder ob es sich bereits primär um eine monochoriale Schwangerschaft gehandelt hat.

Zwei **sonografische Zeichen** helfen bei der Unterscheidung der Chorionizität in der Frühschwangerschaft: das **Lambda-** und das **T-Zeichen** (**Abb. 14.17**).

Geburtshilfliches Vorgehen | Das geburtshilfliche Vorgehen wird ausführlich ab S. 467 im Kapitel 17 „Risikogeburt" dargestellt. An dieser Stelle soll nur auf die **Indikationen** für eine **primäre Sectio** bei Mehrlingsschwangerschaften eingegangen werden.

Bei **höheren Mehrlingsschwangerschaften** besteht **generell** die Indikation zur primären Sectio. Bei einer **Zwillingsschwangerschaft** und gleichzeitigem Vorliegen von nachfolgend aufgeführten **Risikofaktoren** ist ebenfalls eine primäre Sectio indiziert:

– Gefahr von Nabelschnurkomplikationen (monoamniale Zwillinge)
– Lageanomalien (führender Zwilling in Beckenend-/Querlage)
– kleine und/oder unreife Kinder (Gewicht < 1800 g)
– ausgeprägte Gewichtsunterschiede (> 500 g)
– mütterliche Risikofaktoren (schwere Präeklampsie, Diabetes, hohes Alter bei Erstgeburt).

14

Tabelle 14.3

Mittlere Schwangerschaftsdauer bei Ein- und Mehrlingsschwangerschaften	
Einlinge	40 SSW
Zwillinge	36 SSW
Drillinge	32 SSW

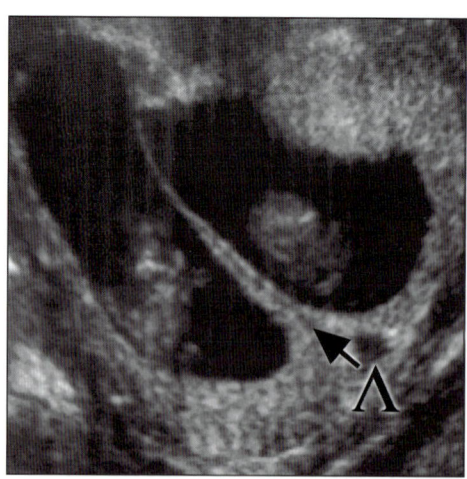 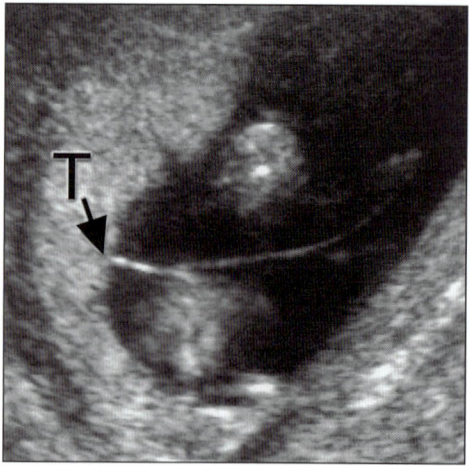

a   b

Abb. 14.17   Sonografische Zeichen zur Bestimmung der Chorionizität. a Lambda-Zeichen. Bei dichorialen Gemini-
graviditäten schiebt sich plazentares Gewebe an der Ansatzstelle dreiecksförmig zwischen die Amnionblätter. **b T-Zeichen.**
Bei monochorialen Zwillingsschwangerschaften stößt die Amniontrennwand T-förmig auf die gemeinsame Plazenta.

14.5 Pathologie der Frühschwangerschaft

Key Point

Der ordnungsgemäße Ablauf der Entwicklung
in der frühen Schwangerschaft ist grundlegend für die weitere physiologische Entwicklung. Fehlsteuerungen in dieser frühen Phase
führen oft zum Verlust der gesamten
Schwangerschaft. Ein falscher Einnistungsort
kann bereits in den ersten Wochen das Leben
der Mutter durch eine akute Blutung bedrohen.

14.5.1 Abort, Fehlgeburt
Grundlagen

Definition I Die Begriffe Abort und Fehlgeburt werden synonym gebraucht, wobei im klinischen Alltag
der Begriff Fehlgeburt eher höheren Schwangerschaftswochen vorbehalten bleibt. In beiden Fällen
bezeichnen sie eine Schwangerschaft, die vor Erreichen der Lebensfähigkeit des Kindes endet.

> **MERKE**
>
> Die **Grenze der Lebensfähigkeit** mit moderner inten-
> sivmedizinischer Hilfe wird bei **24 SSW** und einem
> **Geburtsgewicht** von ca. **500 g** gezogen. Das Schwan-
> gerschaftsalter ist dabei entscheidender als das
> Gewicht.

Im klinischen Alltag spricht man im 1. Trimenon
von einem **Früh-**, in höheren SSW von einem **Spätabort**. Frühaborte kommen häufiger vor und bleiben von der Patientin oftmals unbemerkt bzw. werden als verzögerte und z.T. verstärkte Regelblutung
gedeutet. Eine **Totgeburt** ist durch das Personen-

standsgesetz definiert und bezeichnet jeden tot geborenen Feten, dessen Geburtsgewicht > 500 g
liegt. Sollte das Kind unabhängig von SSW und Geburtsgewicht Lebenszeichen (Herzschlag, spontane
Lungenatmung, Nabelschnurpulsation nach Abnabelung) zeigen, liegt eine **Lebendgeburt** vor. Gerade
an der Grenze der Lebensfähigkeit ergeben sich aus
diesen Definitionen (**Tab. 14.4**) enorme Konsequenzen für Eltern und betreuendes medizinisches Personal.

Pathogenese I

– **Genetische Aberationen** sind die bei Weitem
häufigste Abortursache (> 50 % **numerische**
Chromosomenaberationen) und nehmen mit
dem maternalen Alter zu. Mehr als ein Viertel
dieser Aborte weist eine Trisomie auf. Außer
den Trisomien 13, 18 und 21 führen alle zum
frühen Abort.

– Der **Progesteronspiegel** steigt sehr früh in der
Schwangerschaft auf etwa 10–20 ng/ml an
(**Abb. 14.10**, S. 348). Deutlich niedrigere Pro-
gesteronwerte lassen eine gestörte Gravidität

Tabelle 14.4	
Begriffsdefinitionen	
Fehlgeburt, Abort	Ende der Schwangerschaft vor Erreichen der Lebensfähigkeit
Frühgeburt	Geburt eines lebenden Kindes vor der 37. SSW
Totgeburt	Geburt eines toten Kindes, das > 500 g wiegt
Lebend-geburt	Vorliegen von Herzschlag oder Nabel-schnurpulsationen oder Lungenatmung nach der Abnabelung

14

vermuten. Der Progesteronspiegel wird aber nicht zur Diagnostik eines Abortes herangezogen, da große Schwankungen bestehen und validierte Grenzwerte fehlen (nach einer hormonellen Stimulation im Rahmen einer Kinderwunschbehandlung kann der Wert z.T. um das 10-Fache erhöht sein). Nach der 7. SSW übernimmt die Plazenta zunehmend die Funktion des Gelbkörpers (uteroplazentarer Shift, S. 340). Eine **Gelbkörperschwäche** oder operative Entfernung des Corpus luteum (z.B. bei Ruptur und akuter Blutung) gefährdet akut den Erhalt der Schwangerschaft. Durch eine ausreichende Progesteronsubstitution kann in diesen Fällen ein Abort verhindert werden. Hypothalamisch bedingte Ursachen können mit hCG (als LH-Analogon) behandelt werden.

- **Endokrinopathien** wie Schilddrüsenfunktionsstörungen (z.B. Hypothyreose), Diabetes mellitus kommen ebenso wie das PCO-Syndrom (S. 60) als Ursachen eines Abortes infrage.
- Mikrobiologische Ursachen für rezidivierende Aborte: **Chronische bakterielle Infektionen** (diskutiert werden Chlamydia trachomatis und Ureaplasma urealyticum) können ein akutes Abortgeschehen auslösen, indem sie die Gebärmutterhöhle und den Muttermund so verändern, dass keine regelrechte Einnistung erfolgen kann. Darüber hinaus gibt es eine Vielzahl **akuter Infektionen**, die mit Fehlgeburten assoziiert sind (S. 395), hierzu zählen Viren (Röteln, Masern, Zytomegalie), Bakterien (Listeria monocytogenes, Treponema pallidum) oder Protozoen (Toxoplasmose). Akute, aufsteigende Infektionen können zum Bild des septischen (febrilen) Abortes führen (S. 365).
- Angeborene, strukturelle **Fehlbildungen des Uterus** (S. 12) können eine Einnistung oder die regelrechte Entwicklung der Schwangerschaft unmöglich machen. Das Abortrisiko hängt von Typ und Ausmaß der Anomalie ab.
- Auch **Myome** (S. 195), insbesondere wenn sie sich in die Uterushöhle vorbuckeln und einen regelrechten Aufbau des Endometriums behindern, kommen als Abortursache infrage. Bei einer anatomischen Abortursache kann vor einer erneuten Schwangerschaft eine operative Entfernung des Hindernisses indiziert sein.
- Nach wiederholten Kürettagen kann es zu **intrauterinen Verwachsungen** (Synechien) oder einer irreversiblen Schleimhautschädigung bis hin zum **Asherman-Syndrom** (S. 55) kommen.
- Es existieren verschiedenste **Immunmechanismen**, die die Einnistung und Plazentation ermöglichen (S. 349). Fehlregulationen in diesem

Netzwerk an der fetomaternalen Grenzfläche werden für frühe, v.a. auch rezidivierende Fehlgeburten verantwortlich gemacht.

Mütterliche Autoimmunkrankheiten können den Aufbau dieser Grenzfläche so stören, dass es zum Abort kommt. Ein Beispiel hierfür ist das **Antiphospholipid-Syndrom (APS)**. Hier gehören neben dem zweimaligen Nachweis von Antiphospholipidantikörpern eine Thromboseneigung und rezidivierende Spontanaborte zur **diagnostischen Trias**. Das APS kann als eigenständige Erkrankung oder im Rahmen einer anderen Immunerkrankung auftreten. Zur Prophylaxe kommt eine niedrig dosierte Gabe von Acetylsalicylsäure während der Plazentaentwicklung in Betracht. Das APS ist aufgrund seiner gestörten Plazentaentwicklung auch ein Risikofaktor für eine Präeklampsie (S. 381).

> **MERKE**
>
> 90 % der Frauen mit persistierenden **Antikardiolipin-AK** oder **Lupus-Antikoagulans** erleiden unbehandelt einen Abort oder eine plazentare Schwangerschaftskomplikation (z.B. schwere Präeklampsie bzw. HELLP-Syndrom oder schwere Plazentainsuffizienz).

- Die **Zervixinsuffizienz** ist ein eigenständiges Krankheitsbild (S. 371), das zum Abort führen kann. Der Muttermund als Verschlussapparat des graviden Uterus ist dabei in seiner Struktur so verändert, dass er der mechanischen Belastung der fortgeschrittenen Schwangerschaft nicht mehr standhält. Die Zervixinsuffizienz kommt daher als Abortursache eher bei Spätaborten in Betracht.
- An **exogenen Faktoren** können z.B. starke psychosoziale Stressoren (z.B. Krieg, Flucht oder häusliche Gewalt) den Schwangerschaftserfolg gefährden.
- Auch **angeborene Thrombophilien** können zum Abort führen: Die Quote von rezidivierenden Spontanaborten (RSA) ist bei Prothrombin- bzw. Faktor-V-Leiden-Mutationen und Protein-S-Mangel um den Faktor 2–5 erhöht (S. 365).

Klinik I Die **vaginale Blutung** ist das **Leitsymptom** der Fehlgeburt. In höheren Schwangerschaftswochen kommen die Symptome der **Geburtsbestrebungen** (Wehentätigkeit, Fruchtwasserabgang) hinzu.

Eine geringe vaginale Blutung ist an sich in der Schwangerschaft kein seltenes Ereignis und kann differenzialdiagnostische Probleme bereiten. Zur Abklärung einer genitalen Blutung während der Schwangerschaft siehe S. 500.

14

Praxistipp

Zu Beginn der Schwangerschaft muss die mütterliche Rhesusformel bestimmt werden. Bei rh-Negativität muss bei allen Blutungen in der Schwangerschaft eine entsprechende Prophylaxe verabreicht werden (S. 377).

MERKE

Bis zum Beweis des Gegenteils bleibt eine **vaginale Blutung** in der Schwangerschaft das **Zeichen einer bevorstehenden Geburt**.

Ein weiteres unspezifisches Symptom eines Aborts sind Unterbauchschmerzen. Bei alleinigem Vorliegen von Schmerzen im Unterbauch müssen auch andere Erkrankungen, wie z.B. eine akute Appendizitis, differenzialdiagnostisch abgegrenzt werden. Eine ausführliche Darstellung der Abklärung des Unterbauchschmerzes erfolgt ab S. 99 sowie des „akuten Abdomens" ab S. 504.

Abortformen

In ihrem klinischen Verlauf unterscheidet man verschiedene Abortformen, die unterschiedliche diagnostische und therapeutische Vorgehensweisen bedingen:

- Abortus imminens (drohender Abort)
- Missed Abortion (verhaltener Abort) und Windei
- Abortus incipiens, incompletus, completus
- septischer Abort
- rezidivierender Spontanabort.

Abortus imminens

Definition I Der Abortus imminens (drohende Fehlgeburt) ist definiert durch klinische Hinweise auf Geburtsbestrebungen (Wehentätigkeit, vaginale Blutung) bei gleichzeitig sonografisch intakter Schwangerschaft.

Klinik I In der Frühschwangerschaft ist die vaginale Blutung das führende Symptom des Abortus imminens. Diese kann unterschiedlich stark sein und korreliert nicht notwendigerweise mit der Wahrscheinlichkeit eines tatsächlichen Abortes. Einmalige Blutungen können ebenso auftreten wie längere Schmierblutungen, die eine ansonsten unauffällige Schwangerschaft begleiten. Mögliche Differenzialdiagnosen von Blutungen in der Frühschwangerschaft werden ab S. 500 dargestellt.

Diagnostik I Zentraler Baustein der differenzialdiagnostischen Überlegungen bei einer Blutung ex utero in der Frühschwangerschaft ist der vaginalsonografische Nachweis einer intakten intrauterinen Schwangerschaft. Gelingt dieser Nachweis, liegt ein Abortus imminens vor. Die invasiven Prozesse der frühen Plazentaentwicklung führen dazu, dass mütterliche Blutgefäße enzymatisch eröffnet werden und so Blutungen aus dem Plazentabett verursachen könncn. Bei ca. 25 % der Patientinnen, die sich wegen einer Blutung in der Frühschwangerschaft vorstellen, zeigt sich zudem eine Einblutung zwischen Plazenta und Endometrium (retrochoriales Hämatom, **Abb. 14.14**, S. 354). Gerade bei tieferem Plazentasitz kann sich ein solches Hämatom durch den Muttermund entleeren. Gelingt bei positivem Schwangerschaftstest der sonografische Nachweis einer intakten intrauterinen Schwangerschaft nicht, so kommen eine sehr frühe oder eine extrauterine Schwangerschaft (S. 366) in Betracht.

Therapie I Meist gibt es keine spezifische Therapie, die den Erhalt der Schwangerschaft sicherstellt. Selten können vaginale Infektionen ursächlich mit der Blutung und damit der drohenden Fehlgeburt in Zusammenhang stehen und sind dann einer spezifischen antibiotischen Therapie zugänglich. Ansonsten wird zur Entlastung der plazentaren Anhaftungsstelle körperliche Schonung empfohlen. Bettruhe, auch unter stationären Bedingungen, kann bei großem retrochorialen Hämatom und starker vaginaler Blutung angezeigt sein. Eine orale Magnesiumtherapie wird in der Regel zur Relaxation des Myometriums begonnen. Nach der 20. SSW ist bei Wehentätigkeit eine Tokolyse (S. 370) indiziert.

Praxistipp

Vor der 20. SSW ist keine tokolytische Therapie angezeigt. Insbesondere β-Sympatomimetika sind ohne entsprechende myometriale Rezeptoren wirkungslos. Diese werden erst im Laufe der Schwangerschaft exprimiert, sodass eine zu frühe tokolytische Therapie lediglich Nebenwirkungen (z.B. Lungenödem, kardiovaskuläre Dekompensation, Bronchokonstriktion) verursacht, ohne auf den eigentlichen Krankheitsverlauf Einfluss zu nehmen.

Prognose I Die Prognose eines Abortus imminens ist abhängig vom Schwangerschaftsalter und von der Größe eines etwaigen retrochorialen Hämatoms. Jenseits der 10. SSW führen vaginale Blutungen bei intakter Schwangerschaft seltener zum Abort als in der Frühschwangerschaft. Das Verhältnis zwischen der noch intakten Plazentaanhaftungsstelle und der Fläche eines retrochorialen Hämatoms hat eine gewisse prognostische Relevanz.

14

Das Risiko, dass sich aus dem drohenden ein tatsächlicher Abort entwickelt, ist über den gesamten weiteren Schwangerschaftsverlauf erhöht. In der Mehrzahl der Fälle tritt nach einem Abortus imminens keine unmittelbare Fehlgeburt ein.

Missed Abortion/verhaltene Fehlgeburt

Definition I Nicht jede abgestorbene Fruchtanlage wird auch umgehend ausgestoßen. Von einer verhaltenen Fehlgeburt (Missed Abortion) spricht man dann, wenn eine abgestorbene Schwangerschaftsanlage sonografisch **deutlich kleiner** gemessen wird, als dies aufgrund des **Schwangerschaftsalters** zu erwarten wäre. Man geht dann von einem **länger (Wochen) zurückliegenden Absterben** der Frucht aus.

Klinik I Die verhaltene Fehlgeburt ist oftmals **symptomlos** und wird bei einer Routinevorsorgeuntersuchung festgestellt. Gelegentlich berichten Frauen, dass sie eine Abnahme schwangerschaftstypischer Beschwerden (Übelkeit, Brustspannen) bemerkt hätten.

Diagnostik I Bei der **Palpation** ist der Uterus kleiner zu tasten, als dies nach dem Schwangerschaftsalter zu erwarten wäre. Die **Vaginalsonografie** bestätigt den Befund auch durch den Nachweis fehlender Herzaktionen oder fetaler Bewegungen (**Abb. 14.18**). Ein nicht adäquater **hCG**-Verlauf weist zusätzlich auf eine abgestorbene Embryonalanlage hin.

Eine **Sonderform** stellt die fehlangelegte Schwangerschaft, das sog. **Windei** (Abortivei) dar. Hierbei handelt es sich um eine Schwangerschaftsanlage mit fehlendem Embryoblast (**Abb. 14.19**). Es entwickelt sich dann lediglich eine Chorionhöhle, die nach wenigen Wochen ihr Wachstum einstellt, d.h., der Trophoblast ist eingeschränkt entwicklungsfähig, während der Embryoblast früh zugrunde geht. Ein etwaiger, sonografisch schwer darstellbarer Embryo darf in diesen Fällen unter keinen

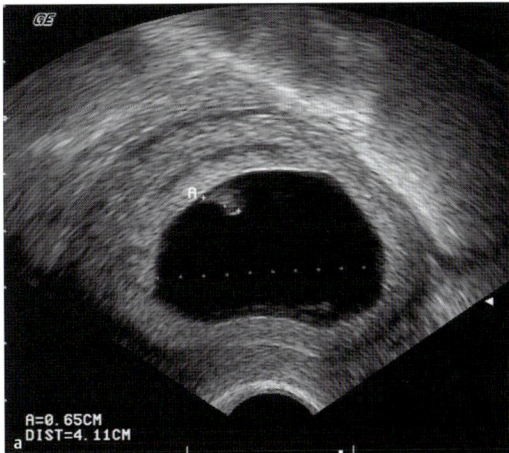

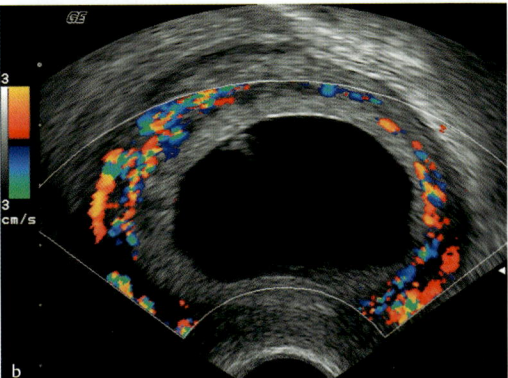

Abb. 14.18   Verhaltene Fehlgeburt (Missed Abortion). **a** Hinweisend ist der im Verhältnis zur Chorionhöhle deutlich zu kleine Embryo. **b** In der Farbdopplersonografie ist keine Perfusion des Embryos nachweisbar.

Umständen übersehen werden. Im Zweifelsfall ist eine erneute Kontrolle nach 1 Woche erforderlich. Im Verlauf können dann Wachstumsstillstand und mangelnder Anstieg des β-hCG beurteilt werden. Die Patientinnen müssen darauf hingewiesen werden, dass es im Rahmen des Aborts zur Blutung kommen kann, die eine erneute, unverzügliche Vorstellung beim Arzt bedingt.

Therapie I Eine verhaltene, abgestorbene Schwangerschaftsanlage sollte **aktiv entfernt** werden. Die Wahrscheinlichkeit einer Komplikation bei Belassen der abgestorbenen Frucht (starke Blutung, Restgewebe, Infektion) ist höher als die Risiken eines aktiven Vorgehens.

– **Operative Ausräumung (Kürettage):** Ist die Fruchtanlage klein, so kann eine einfache Kürettage das Schwangerschaftsgewebe sicher und vollständig entfernen. In einer kurzen Maskennarkose erfolgt eine operative Ausräumung des Uterus, nachdem zuvor der Muttermund mithilfe von **Prostaglandinen** erweicht worden

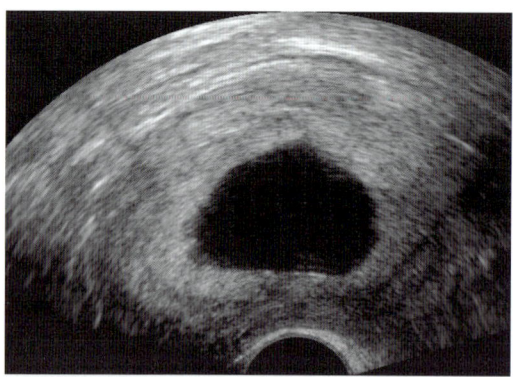

Abb. 14.19   Windei. Leere Fruchthöhle ohne darstellbare Embryonalstrukturen. Die Diagnose gilt ab einem mittleren Chorionhöhlendurchmesser von 16 mm bei der Transvaginalsonografie bzw. 20 mm bei der abdominellen Untersuchung als gesichert.

ist. Vor der 14. SSW bzw. bei einem sonografisch bestimmten biparietalen Durchmesser < 30 mm ist dieses Verfahren sicher anzuwenden. Da die Mehrheit aller Aborte vor diesem Zeitpunkt stattfindet, ist die operative Ausräumung das häufigste Verfahren. Die Kürettage ist das wohl häufigste operative Verfahren in der Frauenheilkunde überhaupt, dennoch birgt sie **Risiken**, die beachtet werden müssen (**Tab. 14.5**):

- Das **Myometrium** ist durch die Schwangerschaft erweicht, sodass das **Risiko einer Perforation** erhöht ist und stumpfe Instrumente verwendet werden müssen. Gleichzeitig ist der **Muttermund rigide und geschlossen** und muss vor dem Einführen der Instrumente durch Gabe von Prostaglandinen erweicht werden (s.o.). Ein funktionsfähiger Verschlussmechanismus ist jedoch Voraussetzung für ein erfolgreiches Austragen einer zukünftigen Schwangerschaft. Ein vorsichtiges Vorgehen ist daher geboten, um Spätaborte und Frühgeburten zu verhindern.
- Die hochaufgebaute Schleimhaut sollte, ebenso wie das Schwangerschaftsgewebe, möglichst vollständig entfernt werden, um kein **Restgewebe** zurückzulassen und einen geregelten Neuaufbau im nächsten Zyklus zu ermöglichen. Keinesfalls darf dabei jedoch die Basalzellschicht zerstört werden, da sonst keine Regenerationsprozesse mehr ablaufen können und es zu **intrauterinen Verwachsungen** (Synechien, Asherman-Syndrom, S. 55) oder einem Ausbleiben der Schleimhautregeneration kommen kann. Eine **sekundäre Amenorrhö** und **Sterilität** sind die Folge.
- Die **medikamentöse Geburtseinleitung** findet immer dann Anwendung, wenn der abgestorbene Fetus bereits zu groß ist, um mittels Kürettage sicher entfernt zu werden. Die Gabe von **Prostaglandinen** erweicht nicht nur den Muttermund, sondern setzt auch eine hormonelle Kaskade in Gang, die zur Ausstoßung des toten Feten führt. Dieser Vorgang kann durch **Antigestagene** unterstützt werden. Die plazentare Grenzschicht, an der die Ablösung von der Uteruswand erfolgt, ist erst am Ende des 3. Trimenons so ausgebildet, dass eine vollständige Lösung postpartal stattfinden kann. Daher muss nach Ausstoßung des Feten **nachkürettiert** werden, um kein Restgewebe zurückzulassen.

Praxistipp

Nach allen Aborten sollte auf eine gute (medikamentös forcierte) Kontraktion des entleerten Uterus geachtet werden, um größere Nachblutungen zu verhindern. Ab der 14. SSW ist ein primäres Abstillen erforderlich, um einen Milcheinschuss zu verhindern.

Abortus incipiens, incompletus und completus

Definition I Befindet sich eine Fehlgeburt bereits im Gange und ist der Zervikalkanal somit eröffnet, kann man den Verlauf danach gliedern, wie viel Schwangerschaftsgewebe bereits ausgestoßen ist:

- Beim **Abortus incipiens** besteht eine ausgeprägte Blutung, während sich gleichzeitig intrauterin

Tabelle 14.5

Risiken der Kürettage in der Schwangerschaft		
Risiko	**Komplikation**	**Prophylaxe**
Verletzung der zervikalen Bindegewebsmatrix	Zervixinsuffizienz	Vorbereitung der OP mit Prostaglandinen
Perforation	– oftmals folgenlos – Risiko der Peritonitis	Klärung der anatomischen Verhältnisse (Palpation, Sonografie)
Schleimhautschädigung	– intrauterine Synechien – Extremfall: Asherman-Syndrom	– stumpfe Instrumente – sorgfältiges und feinfühliges Operieren
Restgewebe	persistierende Blutung, Infektion	bei Unsicherheit intraoperative Ultraschallkontrolle

die abgestorbene Fruchtanlage noch sonografisch nachweisen lässt.

- Beim **Abortus incompletus** ist Schwangerschaftsgewebe bereits teilweise geboren, es zeigt sich jedoch noch intrauterines Restgewebe.
- Beim **Abortus completus** ist das gesamte Schwangerschaftsgewebe geboren und die vaginale Blutung hat deutlich abgenommen.

Klinik und Diagnostik I Die Diagnosesicherung erfolgt **sonografisch**. **Blutung** und **Schmerzen** sind beim Abortus incompletus oftmals stärker als beim Abortus incipiens und die Patientin berichtet von **Gewebeabgang** über die Scheide. Jedes operativ gesicherte Abortgewebe sollte einer **histologischen Untersuchung** zugeführt werden. Gelegentlich kommt erst mit der Histologie eine **Entartung** des Trophoblastgewebes zum Vorschein, die dann spezifisch therapiert werden muss (S. 343).

Das **klinische Bild** (Vorliegen von Unterbauchschmerzen und einer vaginalen Blutung), der **hCG-Nachweis** sowie ein unruhiges sonografisches Bild im Cavum uteri können differenzialdiagnostisch ebenso für eine **Eileiterschwangerschaft** wie für einen inkompletten Abort sprechen. Der (histologische) Nachweis von Schwangerschaftsgewebe im abgegangenen Abortmaterial macht eine extrauterine Schwangerschaft jedoch sehr unwahrscheinlich.

Bei wiederholten Aborten wird Material für z. B. **genetische Tests** speziell asserviert.

Therapie I Etwa ab der 8. SSW ist es unwahrscheinlich, dass ein Abort ohne ärztliche Hilfe vollständig und mit annehmbaren Infektions- und Blutungsrisiko abläuft. Außer in der sehr frühen Schwangerschaft ist damit in der Regel eine **Kürettage** indiziert (s. o.). In sehr frühen SSW, bei sonografisch gut entleertem Cavum uteri und symptomarmer Patientin, kann die Ausstoßung von Restgewebe auch lediglich **medikamentös** (z. B. durch Prostaglandine oder Methergin) unterstützt werden.

Septischer Abort

Definition I Die Infektion des Uterus im Verlauf einer Fehlgeburt ist eine seltene, jedoch potenziell **lebensbedrohliche Komplikation** eines Abortgeschehens. Der septische (febrile) Abort wird durch die Aszension von Entzündungs- und Eitererregern wie **Strepto- und Staphylokokken**, aber auch Escherichia coli verursacht.

Klinik I Die Entzündung der Gebärmutter verursacht Schmerzen bei der **vaginalen Untersuchung**: Die **Gebärmutter ist druckdolent** und es besteht ein **Portioschiebeschmerz**. Infiziertes Endometrium oder Fruchtwasser gehen als **eitriger Fluor vaginalis** ab. Als Ausdruck der systemischen Entzündungsreaktion besteht **Fieber**. Sehr schnell kann der Lo-

kalbefund in eine fortschreitende Peritonitis und die systemische Entzündungsreaktion in die Sepsis abgleiten. Durch den oftmals sehr schnellen Krankheitsfortschritt sind der Erhalt der Gebärmutter und das Leben der Patientin hochgradig gefährdet.

Diagnostik I Vor Beginn der antibiotischen Therapie müssen **Zervikalabstriche** sowie **Blutkulturen** abgenommen werden.

Therapie I Eine **i. v.** Therapie mit einem **Breitspektrumantibiotikum** (z. B. Amoxicillin + Clavulansäure) muss unverzüglich begonnen werden. Zur **Herdsanierung** muss das infizierte Schwangerschaftsmaterial unter antibiotischem Schutz operativ entfernt werden. Die **Kürettage** im entzündlichen Gewebe birgt eine erhöhte Gefahr der Perforation. Sollte trotz intensivmedizinischer Bemühungen keine Stabilisierung der Patientin erreicht werden, kann eine **offene abdominalchirurgische Sanierung** und im Extremfall die **Entfernung der Gebärmutter** notwendig sein.

Rezidivierender Spontanabort (RSA)

Definition I Ein **Spontanabort** wird durch die WHO definiert als spontaner Verlust einer klinisch apperenten Schwangerschaft vor der 20. SSW bzw. als Verlust eines Fetus bis 400 g.

Frauen, die zwei oder mehr Spontanaborte hintereinander erleben, leiden am Krankheitsbild des **rezidivierenden Spontanabortes (RSA)**. Zu unterscheiden ist dabei, ob sie bereits ein lebendes Kind geboren haben oder bislang jede Schwangerschaft in einer Fehlgeburt endete.

Epidemiologie I Von rezidivierenden Spontanaborten betroffen sind 1–2 % aller Frauen. Aborte sind an sich ein relativ häufiges Ereignis – ca. 5 % aller Frauen erleben zwei Fehlgeburten hintereinander.

Pathogenese I Das Ursachenspektrum des RSA unterscheidet sich nicht grundsätzlich von dem des einzelnen Abortes (S. 360). Bei 15–30 % der RSA-Patientinnen liegen jedoch **angeborene anatomische Fehlbildungen** vor. Die Quote von RSA ist bei einer **angeborenen Thrombophilie** (Prothrombin- bzw. Faktor-V-Leiden-Mutationen oder Protein-S-Mangel) um den Faktor 2–5 erhöht.

Diagnostik I So multifaktoriell wie die Ursachen des Krankheitsbildes, so aufwendig ist die Diagnostik. Diese sollte spätestens beim 3. Abort und weiterhin bestehendem Kinderwunsch erfolgen. Zur Abklärung einer uterinen Anomalie empfiehlt sich neben der **klinischen Untersuchung** die **Ultraschalldiagnostik**. Sollte sich hierbei ein Verdachtsmoment ergeben oder mehrere Kürettagen in der Vorgeschichte vorgekommen sein, so sollte auch das Cavum uteri beurteilt und z. B. ein Asherman-Syndrom ausgeschlossen werden. Hierfür eignet sich die **Hysteroskopie**, die am besten mit einem Mikro-

14

hysteroskop ohne Narkose als ambulanter Eingriff erfolgt. Etwaige Infektionen können mittels **lokalem Abstrich** oder **serologischer Untersuchung** nachgewiesen werden. **Blutuntersuchungen** der Mutter dienen auch zur Diagnostik von hämostaseologischen oder endokrinen Ursachen. Zusätzlich kann die Anfertigung eines **Karyogramms** beider Partner erwogen werden, obwohl sich durch diese Untersuchung nur sehr selten Hinweise auf die Abortursache ergeben.

> **MERKE**
>
> Bei **ca. 50 %** der Paare lässt sich auch mit aufwendiger und teurer Diagnostik **keine relevante Abortursache** finden.

Therapie I Beim **Antiphospholipid-Syndrom** wird eine antikoagulatorische Therapie mit niedrig dosiertem Heparin oder Acetylsalicylsäure erfolgreich angewandt (S. 361). Eine optimale Therapie **endokrinologischer Erkrankungen** bessert auch die Wahrscheinlichkeit einer erfolgreichen Schwangerschaft. **Anatomische Hindernisse** sollten operativ behoben werden, wenn der erwartete postoperative Situs mit dem Austragen einer Schwangerschaft vereinbar ist. Bei Vorliegen einer **psychologischen Ursache** für RSA ist eine intensive, über das normale Maß hinausgehende Betreuung („Tender Loving Care") entscheidend.

14.5.2 Extrauterine Gravidität (EUG)

Definition I Wenn sich die Blastozyste nicht im Bereich der Dezidua im Cavum uteri, sondern an anderer Stelle einnistet, spricht man von einer extrauterinen Gravidität (= EUG, Synonym: **ektope** Schwangerschaft). In > 99 % der ektopen Graviditäten nistet sich die Blastozyste im Eileiter ein. Bei dieser sog. **Tubargravidität** kann die Einnistung im ampullären (75–80 % aller EUG), isthmischen oder interstitiellen Tubenabschnitt erfolgen (**Abb. 14.20**).

Sehr selten kommt es zur Einnistung der Blastozyste im **Ovar**, in der **Bauchhöhle** oder im Bereich des **Muttermundes**. Eine Sonderform stellt die sog. **intramurale Schwangerschaft** dar, bei der die Implantation und Invasion der Blastozyste in die Muskulatur der Gebärmutter erfolgt.

Epidemiologie und Risikofaktoren I Eine EUG ist ein häufiges Ereignis und kommt bei ca. 1 % aller Schwangerschaften vor. Die Häufigkeit hat in den vergangenen Jahren zugenommen, verschiedene Gründe werden hierfür diskutiert: **Reproduktionsmedizinische Maßnahmen** bergen ein erhöhtes Risiko. Das **maternale Alter** an sich ist ebenfalls ein Risiko, da die Funktionsfähigkeit der Eileiter im Laufe der Jahre durch Vorschädigungen (wie z. B. **Infektionen**) beeinträchtigt werden kann. Zudem hat eine verfeinerte Diagnostik ebenfalls zur Zunahme der Inzidenz beigetragen. Das **Wiederholungsrisiko** nach einer EUG beträgt 10 % und nach mehrmaligen ektopen Schwangerschaften bis zu 50 %.

Pathogenese I Sowohl **Reifungs-** als auch **Transportstörungen** können zu einer EUG (meist Tubargravidität) führen. Die Eileiter sind mit einem Flimmerepithel ausgekleidet, das im Lumen stark gefältet ist. Der Transport der Eizelle bzw. der befruchteten Blastozyste ist ein aktiver Prozess, der gestört werden kann. Ursächlich hierfür können **Infektionen**, andere **Entzündungsreaktionen** (z. B. im Rahmen einer **Endometriose**, S. 153), ein **operativer Ein-**

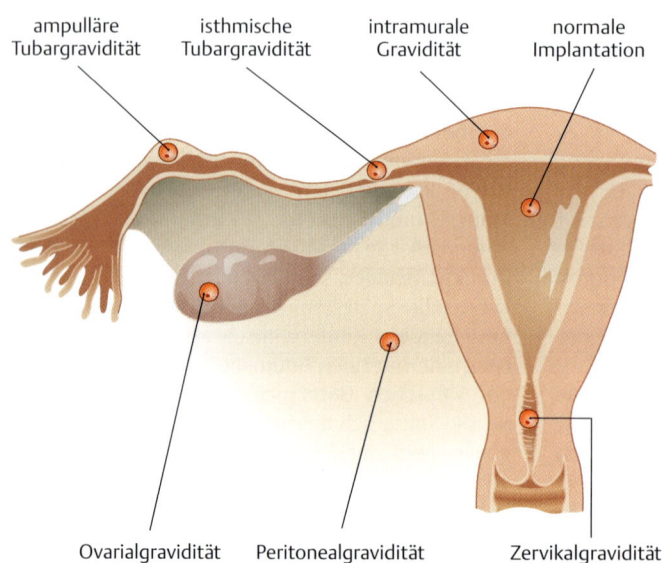

ampulläre Tubargravidität · isthmische Tubargravidität · intramurale Gravidität · normale Implantation

Ovarialgravidität · Peritonealgravidität · Zervikalgravidität

Abb. 14.20   Extrauterine Gravidität – mögliche Nidationsorte.

griff (z.B. Kürettage, Sterilisation, Abdominal-OP) oder eine **vorausgegangene Tubargravidität** sein. Der Trophoblast hat eine invasive Potenz: Er löst enzymatisch Gewebsstrukturen auf und eröffnet Gefäßwände (S. 346). Der einzige Ort, an dem dieser Prozess geregelt ablaufen kann, ist die zur Dezidua umgebaute intrauterine Schleimhaut. An allen anderen Orten kann sich eine Schwangerschaft nicht länger als für wenige Wochen entwickeln. Diese Zeit reicht jedoch aus, um das umliegende Gewebe so zu verändern, dass es beim Abgang der Schwangerschaft zu einer unkontrollierten Blutung kommt.

Klinik ❙ Das klinische Bild einer EUG kann sehr unterschiedlich sein. Viele ektope Schwangerschaften bleiben unentdeckt, da sie aufgrund der ungünstigen Nidationsverhältnisse frühzeitig zugrunde gehen. Das Symptomspektrum reicht von völliger **Beschwerdefreiheit** bis zum Bild des **akuten Abdomens** und des **hämorrhagischen Schocks**.

Typischerweise berichten Patientinnen nach einer **Amennorrhö** von 6–8 Wochen über **leichte** und unregelmäßige **Schmierblutungen**. Bei der vaginalen Blutung handelt es sich um eine Hormonentzugsblutung, die durch die unphysiologische Trophoblastanlage und die dadurch bedingte inadäquate Hormonproduktion bedingt ist. Weiterhin können **Unterbauchschmerzen** in sehr unterschiedlicher Ausprägung bestehen. Sie sind meist einseitig und anfangs gering ausgeprägt.

Bei einer **akuten Ruptur** der aufgetriebenen Tube (**Abb. 19.2**, S. 500) treten die Schmerzen typischerweise plötzlich auf. Eine Blutung in die Bauchhöhle führt zum Bild des **akuten Abdomens**. Es können **stärkste intraabdominelle Blutungen** vorkommen. Das Ausmaß der Blutung bestimmt den Verlauf der Erkrankung. Das Vollbild des **hämorrhagischen Schocks**, mit entsprechend hoher Mortalität, kann sich innerhalb weniger Minuten entwickeln. Auch der **Tubarabort** kann zu einem akuten Abdomen führen. Die Symptomatik verläuft jedoch meist weniger dramatisch, da die Tube nicht rupturiert, sondern das Schwangerschaftsprodukt über den Fimbrientrichter in die Bauchhöhle ausgestoßen wird.

Beim Sonderfall der **Zervixgravidität** kommt es zu einer oftmals nur durch Hysterektomie stillbaren Blutung aus den Gefäßen des Muttermundes.

Diagnostik ❙ Bei der **klinischen Untersuchung** zeigt sich ein geschlossener Muttermund und typischerweise eine leichte Schmierblutung. Bei der **Tastuntersuchung** fallen ein Portioschiebeschmerz und ein druckdolentes und im typischen Fall teigig aufgetriebenes Adnex auf. Der Verlauf des **hCG-Spiegels** im Serum erlaubt eine Aussage über das physiologische Wachstum des Trophoblasten. Im Falle

einer falschen Einnistung steigt die hCG-Konzentration überlicherweise nicht adäquat an (vgl. S. 349). In der **vaginalen Sonografie** zeigt sich ein leeres Cavum uteri mit hoch aufgebauter Schleimhaut (deziduale Transformation) und – im Falle einer Tubargravidität – einer ringförmigen Raumforderung im Bereich eines Eileiters.

> **MERKE**
>
> Beweisend für eine **ektope Schwangerschaft** ist lediglich der **sonografische Nachweis** des Embryos und seiner **Herzaktion** außerhalb des Cavum uteri. Alle anderen Befunde müssen in Zusammenschau von Symptomatik, hCG-Verlauf und Sonografiebefund interpretiert werden. Letztendliche Sicherheit gibt oft nur die **Laparaskopie**.

Bei einem positiven hCG-Nachweis und entsprechender Klinik (Schmierblutung und/oder Unterleibsschmerzen) muss **differenzialdiagnostisch** zwischen einer **EUG** und einer **intakten Schwangerschaft** (mit Schmierblutung = Abortus imminens, S. 362) unterschieden werden.

Therapie ❙ Eine sytemische **medikamentöse Therapie** (Methotrexat) hat v.a. bei sehr frühen Befunden (hCG-Wert < 2 000 IU/l, sonografisch keine Herzaktion nachweisbar) ihren Stellenwert: Sie schont den Eileiter, der nicht eröffnet werden muss, hat jedoch das Risiko des Therapieversagens und muss daher engmaschig kontrolliert werden.

In über 90 % der Fälle ist jedoch eine **Laparoskopie** notwendig. Diese dient gleichzeitig der Diagnosesicherung und der Therapie. Die Entfernung der Schwangerschaft aus dem Eileiter sollte so schonend wie möglich erfolgen. Das beste Verfahren ist hierzu ein Ausmelken der Tube und Auspressen des Schwangerschaftsmaterials über das Fimbrienende. Im isthmischen Anteil muss die Tube jedoch oft geschlitzt werden, um das trophoblastäre Material sicher entfernen zu können. Eine vollständige Entfernung des Trophoblasten ist wichtig, da Restgewebe weiterhin stoffwechselaktiv und invasiv bleibt. Bei aufgeplatzter und in ihrer Struktur im Wesentlichen zerstörter Tube ist es oft ratsamer, diese zu entfernen, da eine gestörte Tubenarchitektur ein hohes Risiko für eine erneute Eileiterschwangerschaft birgt.

14

14.6 Pathologie der Spätschwangerschaft

Key Point
Bei Erkrankungen in der Spätschwangerschaft den richtigen Zeitpunkt zur Entbindung zu finden, stellt die Herausforderung in diesem Schwangerschaftsabschnitt dar: Entbindung und Inkaufnahme der Risiken der Frühgeburtlichkeit steht dem Versuch der Verlängerung der Schwangerschaft und Therapie der zugrunde liegenden Erkrankung gegenüber.
Im Falle einer Terminüberschreitung ist die Abwägung zwischen dem Risiko der Minderversorgung eines ausgereiften Kindes und den Risiken der Geburtseinleitung zu treffen.

14.6.1 Frühgeburt

Definition I Die Frühgeburt, d.h. eine **Geburt vor der 37. SSW**, ist die Hauptursache für schwere perinatale Morbidität und Mortalität. Da die Überlebenswahrscheinlichkeit der Kinder weniger vom Geburtsgewicht als von der Schwangerschaftsdauer abhängt, wurde die früher übliche Definition, alle Kinder mit einem Geburtsgewicht < 2500 g als Frühgeburt zu bezeichnen, verlassen.

Epidemiologie I In den westlichen europäischen Staaten beträgt die Rate der Frühgeburten 7–8 % (vgl. auch S. 468). Die Frühgeburtenrate ist ebenso wie die perinatale Sterblichkeit ein wichtiger Indikator für die Qualität der Gesundheitsfürsorge. Die neonatale Intensivmedizin hat zu verbesserten Überlebenschancen von v.a. sehr kleinen Frühgeborenen geführt. Insgesamt nimmt die Frühgeburtenrate jedoch zu, v.a. durch die erhöhte Anzahl reproduktionsmedizinsch bedingter Mehrlingsschwangerschaften.

Pathogenese I Es existieren folgende unmittelbare Ursachen bzw. Risikofaktoren für Frühgeburten (**Abb. 14.21**): In der Hälfte der Fälle macht eine **Erkrankung des Kindes oder der Mutter** (z.B. intrauterine Wachstumsrestriktion [S. 373], vorzeitige Plazentalösung [S. 353], HELLP-Syndrom [S. 385]) eine vorzeitige Entbindung **medizinisch** notwendig. In der anderen Hälfte der Fälle führen unaufhaltsame **vorzeitige Wehen** (S. 369), ein früher **vorzeitiger Blasensprung** (S. 370) oder eine **Zervixinsuffizienz** (S. 371) trotz geeigneter therapeutischer Maßnahmen zu einer Frühgeburt. Die letztgenannten Frühgeburtsursachen sind pathophysiologisch oftmals nur schwer voneinander abgrenzbar. Sie werden nachfolgend an angegebener Stelle ausführlich dargestellt.

Klinik I Eben diese drei letztgenannten Auslöser der Frühgeburt weisen wiederum klinisch auf eine vorzeitige Geburt des Kindes hin:

Erstes Zeichen einer drohenden Frühgeburt stellt normalerweise das Einsetzen der Wehentätigkeit dar (**vorzeitige Wehen**). In frühen Schwangerschaftswochen und bei v.a. mechanisch bedingter

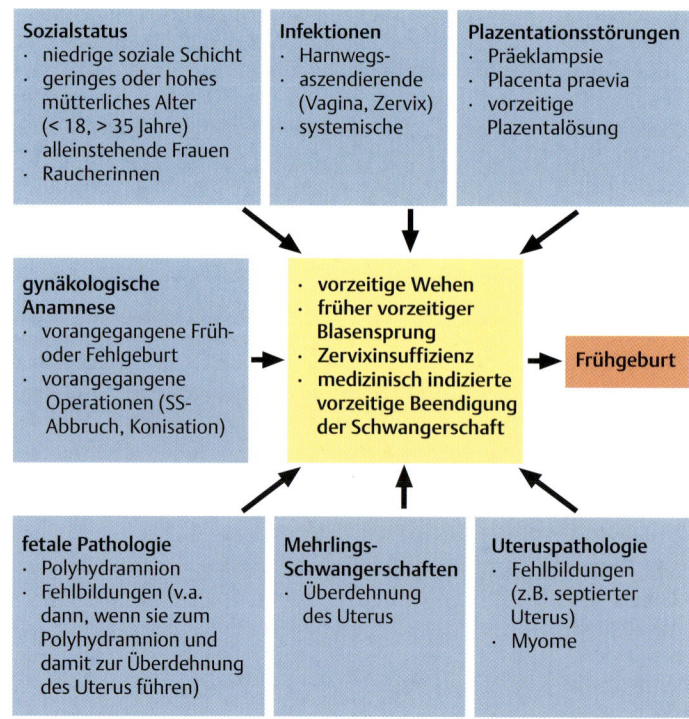

Abb. 14.21 Risikofaktoren für eine Frühgeburt.

Zervixinsuffizienz kommt es gelegentlich auch zur sog. „stillen Eröffnung". Der Muttermund ist immer aufgelockert und dilatiert als Zeichen der Muttermundreifung. Eventuell liegt darüber hinaus bereits ein **vorzeitiger Blasensprung** vor.

Für die frühgeborenen Kinder stellt die **Unreife der Organe** das entscheidende Risiko dar.

Darüber hinaus kann es auch für die Mutter, je nach zugrunde liegender Ursache, zu lebensbedrohlichen Situationen unter der Geburt kommen. So ist etwa der physiologische Ablösungsmechanismus der Plazenta im Rahmen der Nachgeburt noch nicht ausgreift. Daher muss die Gebärmutter in der Regel zügig operativ entleert werden, um postpartale Blutungen bei **Plazentaretention** zu verhindern (S. 463).

Therapie und Prognose I Die **24. SSW** ist derzeit als „Grenze der Lebensfähigkeit" definiert. Zwischen 24. und 25. SSW steigt die Überlebensrate von Frühgeborenen mit intensivmedizinischer Betreuung von 26 % auf 44 %, während die Rate an dauerhaften Behinderungen mit 50 % gleich bleibt. Da schon wenige intrauterine Tage an der Grenze der Lebensfähigkeit einen dramatischen Effekt auf die Überlebenschancen des Neugeborenen haben, gelten folgende **Ziele bei drohender Frühgeburtlichkeit**:

- **Verlängerung der Schwangerschaft** durch Behebung der zugrunde liegenden Ursachen (s.o.), wenn keine kindlichen oder mütterlichen Gründe eine sofortige Entbindung erzwingen.
- **Vorbereitung des Neugeborenen**, falls doch keine Verlängerung der Schwangerschaft möglich sein sollte. Hierzu gehört eine „intrauterine Verlegung" in ein Zentrum, in der eine angemessene neonatale Versorgung gewährleistet ist, ebenso wie die Induktion der Lungenreife mit Glukokortikoiden.

Zum konkreten geburtshilflichen Vorgehen im Falle der Entscheidung für eine Entbindung des Kindes siehe S. 468.

Mögliche Ursachen einer Frühgeburt

Neben den im vorangehenden Abschnitt genannten **medizinischen Indikationen** durch eine Erkrankung von Mutter und/oder Kind können die im Folgenden beschriebenen Faktoren Auslöser einer drohenden Frühgeburt sein.

(Vorzeitige) Wehen

Definition I Wehen sind definiert als muttermundwirksame, schmerzhafte, regelmäßige Kontraktionen. Treten sie vor der 37. SSW auf, spricht man von **vorzeitigen Wehen**. Eine **erhöhte Kontraktilität** des Uterus kann sich zu einer vorzeitigen Wehen-

tätigkeit entwickeln, wobei der Übergang fließend ist.

Pathogenese I Vorzeitige Wehen (und damit eine Frühgeburt) können durch verschiedene **endogene und exogene Einflussfaktoren** bedingt sein (**Abb. 14.21**). Die Mechanismen, die um den Entbindungstermin zur Wehentätigkeit führen, sind dabei grundsätzlich die gleichen, die auch eine vorzeitige Wehentätigkeit bedingen. Im Verlauf der Schwangerschaft steigt jedoch durch physiologische Reifungsprozesse die Wehenbereitschaft.

Die Physiologie der Wehentätigkeit ist kompliziert, da mehrere, z.T. redundante Regelkreise ineinandergreifen. Die 3 wesentlichen Faktoren der **Wehenauslösung** sind:

- **Aktivierung der kindlichen und mütterlichen Hypothalamus-Hypophysen-Nebennierenrinden-Achse:** Das in der Nebennierenrinde gebildete Kortisol induziert nicht nur die Lungenreife des Kindes, sondern auch die Ausschüttung des Corticotropin-Releasing-Hormons (CRH). Das in der Plazenta gebildete CRH gelangt ins Fruchtwasser und stellt einen entscheidenden Faktor zur Wehenauslösung dar. Das Hormon Kortisol gilt als „Stresshormon". Es wird in körperlich oder psychisch belastenden Situationen vermehrt produziert und fördert damit die (ggf. vorzeitige) Wehentätigkeit.
- **Aktivierung der Eihäute und des Myometriums:** Die direkt mit dem Fruchtwasser in Verbindung stehenden **Eihäute** werden durch Kortisol, CRH-induzierte Zytokine, Surfactant und Phospholipide aus der Lunge des Kindes aktiviert. Daraufhin synthetisieren die Eihäute **Prostaglandine** (PG). PG fördern die Uteruskontraktilität. PG sind darüber hinaus Entzündungsmediatoren, die sowohl bei einer Entzündung des graviden Uterus (z.B. Amnioninfekt, S. 354), aber auch z.B. bei gastrointestinalen Infekten ausgeschüttet werden. Zusätzlich werden Zytokine und Proteasen exprimiert, die die Amnionmembran brüchig machen.

Im **Myometrium** führt die uterine Dehnung zu einer erhöhten Kontraktilität. Mehrlingsschwangerschaften oder eine exzessive Fruchtwassermenge können daher ebenfalls vorzeige Wehen bedingen. Erst am Ende der Geburt bewirkt **Oxytozin** eine Erhöhung des Kalziumeinstroms in die Myometriumzellen und unterstützt damit die rhythmischen Kontraktionen des Uterus.

- **Reifung der Zervix:** Die Muttermunderöffnung ist mit der Infiltration des Zervixstromas durch Entzündungszellen assoziiert. Eine solche Infiltration führt zur Sekretion von Proteasen, die Kollagen verdauen und so die Muttermunder-

14

öffnung und den Blasensprung bedingen. Gleichzeitig führt eine solche Entzündungsreaktion zur Freisetzung von Zytokinen und PG, die wiederum zur Aktivierung der Eihäute und des Myometriums beitragen. Diese Entzündungskaskade kann auch durch eine Infektion (erregerbedingte Zervizitis) ausgelöst werden.

Klinik | Besonders durch Gehen und Treppensteigen lassen sich als Frühsymptom **uterine Kontraktionen** auslösen. Begleitet wird eine solche Kontraktionsbereitschaft oft von **menstruationsähnlichen Beschwerden** und **Druckgefühl** im Bereich der Symphyse oder Rückenschmerzen.

Diagnostik | Das **CTG** zeigt die Häufigkeit der Wehen und den fetalen Zustand (S. 413). Die Amplitude auf der CTG-Ableitung ist von mehreren Faktoren abhängig (z.B. etwaige Adipositas der Schwangeren), sodass immer eine zusätzliche **Palpation des Abdomens** erfolgen sollte. Eine **systemische Infektion** (Temperatur, Entzündungsparameter im Blut, Urin-Stix) sollte ebenso ausgeschlossen werden wie eine **Zervizitis** (bakteriologischer Abstrich). Die Zervixlänge an sich wird **vaginalsonografisch** bestimmt und sollte vor der 32. SSW > 30 mm betragen. Durch sanften Fundusdruck kann eine etwaige Eröffnung des inneren Muttermundes dargestellt werden (s. Zervixinsuffizienz, S. 371). Eine **Palpation der Zervix** und ggf. eine **Spekulumeinstellung** geben Hinweise auf Lage, Konsistenz, Länge und Eröffnung des Muttermundes. Bei V.a. Fruchtwasserabgang siehe Diagnostik des vorzeitigen Blasensprungs (S. 371).

Therapie | Im Prinzip kann in alle wehenfördernden Regelkreise **medikamentös** eingegriffen werden (**Tab. 14.6**). Dies ist jedoch nur dann sinnvoll, wenn das Kind von einer Verlängerung der Schwangerschaft profitiert.

MERKE

Kinder jenseits der **34. SSW** haben extrauterin so gute Überlebenschancen, dass auf eine Wehenhemmung verzichtet wird.

Kontraindiziert ist eine Wehenhemmung z.B. auch beim Amnioninfektionssyndrom (AIS, S. 354), bei dem die Kinder keinen Vorteil mehr durch eine Verlängerung des intrauterinen Aufenthaltes haben und gleichzeitig die Mutter durch eine akute Sepsis vital gefährdet ist.

Eine medikamentöse Tokolyse kann die Schwangerschaft statistisch nur um 2–7 Tage verlängern, sodass das primäre Therapieziel die **Induktion der Lungenreife** (S. 372) des Kindes ist. Sollten akute Ursachen einer vorzeitigen Wehentätigkeit frühzeitig beseitigt werden können, ist eine Schwangerschaftsverlängerung auch über diesen Zeitraum hinaus möglich.

Vorzeitiger Blasensprung

Definition | Ein Abgang von Fruchtwasser wird als **vorzeitiger Blasensprung** bezeichnet, wenn er vor Eintritt der Wehen erfolgt. Er tritt bei etwa jeder 5. Schwangerschaft auf. Tritt der Blasensprung vor der 37. SSW auf, wird er als **früher vorzeitiger Blasensprung** (PROM = premature rupture of membranes) bezeichnet und kann dann Auslöser einer Frühgeburt sein.

Pathogenese | Als Hauptursache für einen vorzeitigen Blasenprung werden **genitale Infektionen** (z.B. Chlamydien, Streptokokken der Gruppe B, E. coli) vermutet. Im Rahmen der Infektion kommt es durch die Aktivierung des Arachidonsäurestoffwechsels zur Bildung von Prostaglandinen, die eine Aufweichung der Eihäute und Entstehung von Wehen bewirken. Unabhängig von Infektion können auch eine **Überdehnung des Uterus bzw. der Fruchtblase** (z.B. bei Polyhydramnion [S. 356],

Tabelle 14.6

Medikamentöse Tokolyse

Präparat	Wirkungsmechanismus	Nebenwirkungen (NW)
β₂-Mimetika (Fenoterol)	akute Relaxation glatter Muskulatur	β_1-Kreuzreaktivität → Herzfrequenz ↑ und Schlagvolumen ↑, Bronchospasmus, selten Lungenödem
Oxytozinrezeptor-Antagonist (Atosiban)	kompetitive Blockierung des Oxytozinrezeptors am Uterus	geringere NW, aber sehr teuer
Kalziumantagonisten (Nifedipin)	Hemmung des Ca^{2+}-Influx in glatte Muskelzellen und damit Abnahme der Kontraktilität	Bradykardie, Hypotonie
COX-2-Inhibitoren (Indometacin)	Hemmung der Prostaglandinsynthese	mütterliche NW bei akuter Anwendung gering; fetales Risiko: vorzeitiger Verschluss des Ductus arteriosus, Reduktion der Nierenperfusion → Fruchtwasserreduktion

physischem Stress oder einer Mehrlingsschwangerschaft [S. 356]) sowie eine **Zervixinsuffizienz** (s. u.) eine vorzeitige Ruptur der Eihäute verursachen.

Klinik und Komplikationen I Die beiden prinzipiellen Gefahren eines vorzeitigen Blasensprungs sind die **aufsteigende Infektion** der Fruchthöhle (**AIS**, S. 354), die Mutter und Kind bedroht, sowie die potenzielle Schädigung des Feten durch eine **Frühgeburt** aufgrund unreifer Organe. Frühgeburten werden zu ca. 30 % durch einen vorzeitigen Basensprung verursacht.

Diagnostik I Bei V. a. Fruchtwasserabgang vor der 37. SSW erfolgt eine **Spekulumuntersuchung** mit sterilen Spekula. Die Indikationsstellung zu einer Tastuntersuchung sollte aufgrund der Infektionsgefahr nicht leichtfertig erfolgen. Mittels Lackmusprobe oder Bromthymolblau-Test erfolgt eine **Bestimmung des vaginalen pH-Wertes** (Fruchtwasser ca. pH 7, normales Vaginalmilieu deutlich saurer). Da in beiden Fällen die Testergebnisse durch Blut oder Urin verfälscht sein können, kann in Zweifelsfällen ein Teststreifen zum **Nachweis von Fruchtwasserproteinen** Klarheit schaffen. Die Fruchtwassermenge kann **sonografisch** bestimmt werden. Besondere diagnostische Sorgfalt muss dem **Ausschluss eines Amnioninfektes** gewidmet werden. Frühzeichen, dazu gehören bereits Veränderungen der Laborparameter, müssen äußerst ernst genommen werden.

Therapie I Das therapeutische Vorgehen variiert je nach SSW, Wehentätigkeit und vaginalem Bakterienbefund. In jedem Fall jedoch wird bei Bestätigung der Diagnose eines vorzeitigen Blasensprungs die Patientin **stationär** aufgenommen mit Verbleib in der Klinik bis zur Entbindung.

> **MERKE**
>
> Beim **frühen vorzeitigen Blasensprung** erfolgt **immer** eine kalkulierte **antibiotische Therapie**, ggf. muss nach Erhalt des Zervixabstrichs die Auswahl des Antibiotikums angepasst werden.

Vor der 34. SSW werden Maßnahmen zur Förderung der Lungenreife ergriffen und die Patientin in ein Perinatalzentrum verlegt. Der fetale Zustand wird mit CTG und Ultraschall überwacht. Ein konservatives Vorgehen ist vor der 34. SSW möglich, wenn ein Amnioninfektionssyndrom sicher ausgeschlossen wurde und sich im weiteren Verlauf diesbezüglich keine klinischen Hinweise zeigen. **Nach der 34. SSW** sollte in jedem Fall eine baldige Entbindung angestrebt werden.

Zervixinsuffizienz

Definition I Bei der Zervixinsuffizienz kommt es zu einer **schmerzlosen Erweichung und Eröffnung des Muttermundes**, die ohne Wehentätigkeit zum Spätabort (S. 360) oder zur Frühgeburt führen kann.

Pathogenese I Die **entzündlichen Prozesse**, die zu einer vorzeitigen Wehentätigkeit und zum vorzeitigen Blasensprung führen (**Abb. 14.21**, S. 377), können auch eine „stille Eröffnung" des Muttermundes bewirken. Zusätzlich stellen **operative Eingriffe**, bei denen die Bindegewebsstruktur des Gebärmutterhalses geschädigt wurde, ein Risiko für eine Zervixinsuffizienz dar. Zu den ursächlichen Eingriffen können Schwangerschaftsabbrüche ebenso wie Konisationen und Zervixverletzungen unter der Geburt gehören.

Klinik und Diagnostik I Da Symptome oftmals fehlen, kommt der **klinischen Untersuchung** eine große Bedeutung zu. Die **vaginale Sonografie** ist dabei Mittel der Wahl. Gelegentlich sind die Befunde so ausgeprägt, dass die Fruchtblase in die Scheide prolabiert.

> **MERKE**
>
> Insgesamt ist die **Zervixinsuffizienz** ein eher **seltenes Ereignis**, sodass kein generelles Screening, weder als Tastuntersuchung noch als Vaginalsonografie, indiziert ist.

Therapie und Prognose I Das Wiederholungsrisiko nach Spätaborten ist hoch und rechtfertigt dann eine spezifische Therapie. Bei Bestehen einer strukturellen Schwäche des Muttermundes kann eine prophylaktische **Zerklage** zu Beginn des zweiten Trimenons (**Abb. 14.22**) eine gewisse Haltefunktion übernehmen, hierzu existieren mehrere Techniken. Prinzipiell wird versucht, mit nichtresobierbaren Fäden oder Bändern den inneren Muttermund zu formieren. Ob eine zusätzliche Vernähung des äußeren Muttermundes eine aufsteigende Infektion verhindern kann, ist umstritten. Durch den Eingriff selbst kann es zum vorzeitigen Blasensprung sowie zur Auslösung von Wehen kommen. In verzweifelten Situationen, in denen z. B. die Fruchtblase bereits in die Scheide vorgefallen ist, kann eine Notfallzerklage jedoch die einzige Chance sein, eine Verlängerung der Schwangerschaft zu ermöglichen.

Mögliche Komplikationen des Kindes bei Frühgeburtlichkeit

Vergleiche hierzu auch entsprechenden Abschnitt im Kapitel 18 „Wochenbett und Schwangerschaft" (S. 490).

14

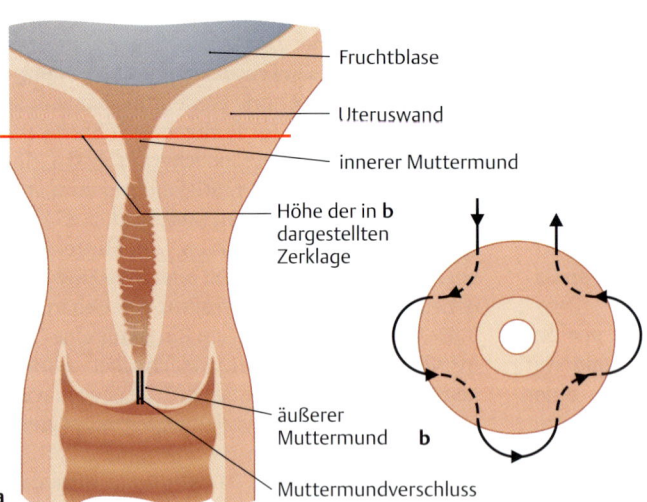

Fruchtblase

Uteruswand

innerer Muttermund

Höhe der in **b** dargestellten Zerklage

äußerer Muttermund

b

Muttermundverschluss

a

Abb. 14.22   Operative Therapiemöglichkeiten bei Zervixinsuffizienz.
a Totaler Muttermundverschluss mit mehreren Einzelknopfnähten. **b** Zerklage in Form einer Tabaksbeutelnaht.

14

Atemnotsyndrom

Epidemiologie | Das **Atemnotsyndrom** (respiratory distress syndrome = **RDS**) stellt bei frühgeborenen Kindern die Haupttodesursache dar. Unterhalb der 30. SSW ist ca. die Hälfte aller Kinder betroffen.

Pathogenese | Die Produktion von Surfactant (**sur**face **act**ive **agent**) ist ein physiologischer Prozess einer gesunden fetalen Lunge etwa ab der **34. SSW**.

> **MERKE**
>
> Das kindliche Atemnotsyndrom ist bedingt durch einen **Surfactant-Mangel**. Dieser führt zu einem Kollaps der Alveolen in der Exspiration.

Ein Surfactant-Mangel findet sich außer bei Frühgeborenen z.B. auch bei Kindern, die durch einen schlecht eingestellten Gestationsdiabetes (Inaktivierung von Surfactant durch Insulin, S. 391), ein Amnioninfektionssyndrom (S.354) oder eine Mekoniumaspiration (S. 487) geschädigt wurden.

Klinik und Diagnostik | Kinder mit einem Atemnotsyndrom zeigen eine **Tachypnoe**. Die zusätzlich bestehende Atemnot äußert sich bei Neugeborenen durch **Nasenflügeln**, Stöhnen während der Exspiration und **interkostale Einziehungen** während der Inspiration. Infolge des resultierenden Sauerstoffmangels und der Azidose kommt es zur **Blässe** oder **Zyanose** sowie einem **verminderten Muskeltonus**. Weiterhin können **intrakranielle Blutungen** auftreten, die durch die notwendigen Beatmungsdrücke ausgelöst werden können.

Therapie | Die Surfactant-Produktion kann medikamentös mit **Glukokortikoiden** angeregt werden (**Induktion der Lungenreife**). Bei drohender Frühgeburt zwischen der 24. und der abgeschlossenen 34. SSW wird im Abstand von 24 h 2 × 12 mg Beta-

methason (z.B. Celestan) i.m. injiziert. 24 h nach der zweiten Gabe gilt die Lungenreife als abgeschlossen.

Sollten Kinder **postpartal** Anzeichen eines Atemnotsyndroms zeigen, muss unverzüglich und **intensiv therapiert** werden. Spezielle Beatmungstechniken (z.B. Oszillationsbeatmung) gehören dann ebenso zum neonatologischen Repertoire wie eine exogene intratracheale Gabe von Surfactant.

Prognose | Schwere Krankheitsbilder haben eine **Letalität** von **30 %**. Die Lungenalveolen von Kindern nach überstandenem RDS bilden sich häufig nicht ausreichend aus: Es kommt zur sog. **bronchopulmonalen Dysplasie** mit diffus verteilten Überblähungs-

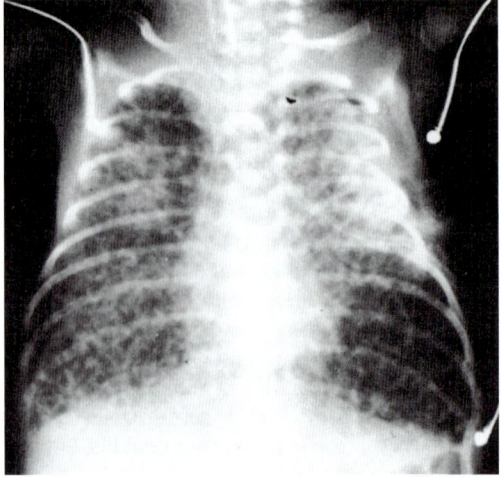

Abb. 14.23   Bronchopulmonale Dysplasie. Z.n. nach Beatmung bei Atemnotsyndrom (3 Wochen alter Säugling, Gestationsalter 29. SSW) mit diffuser Überblähung beidseits (wabenförmige Zeichnung, Herz und Zwerchfell sind nur unscharf abgegrenzt).

bezirken der Lunge (**Abb. 14.23**) neben Bereichen unzureichender Belüftung (Atelektasen). **Hirnschädigungen** nach Phasen der Hypoxie oder nach intrakraniellen Blutungen prägen entscheidend die Langzeitprognose (s. u.).

Hypoglykämie

Das System der Glukosehomöostase ist bei Frühgeborenen noch nicht voll ausgeprägt. Enzyme der Glykolyse sind zwar ab der Embryonalperiode ausgebildet, aber es fehlt eine ausreichende Glukoneogenese. Zudem fehlt dem Herzmuskel eine ausreichende Glykogenreserve, sodass hypoxische Phasen schnell seine Funktionsfähigkeit bedrohen. Auch aus diesem Grund ist ein erhöhter Energiebedarf (z. B. durch Auskühlung) zu vermeiden. Eine Hypoglykämie liegt bei einer **Blutzuckerkonzentration > 45 mg/dl** vor. Solche hypoglykämischen Phasen finden sich sowohl bei Früh- und Mangelgeborenen als auch bei termingerecht geborenen Kindern schlecht eingestellter Gestationsdiabetikerinnen (S. 391). Eine unmittelbare postpartale Therapieoption stellt das frühe Anlegen an die Brust dar. Kann damit keine ausreichende Glukosekonzentration erreicht werden, ist eine Zufütterung von Glukoselösung möglich. Da aber gerade bei Frühgeborenen das Saugvermögen oftmals noch nicht ausreichend ist, kann eine i. v.-Gabe notwendig werden.

Schäden des ZNS

Die nicht ausgereiften neuronalen Regelkreise v. a. bei niedrigem Gestationsalter führen auch ohne eigentliche Schädigung zu spontanen Abfällen der Atem- und Herzfrequenz. Hyperkapnie, Hypoxie, Azidose, Blutdruckschwankungen, Hypoglykämien und Entzündungen schädigen zudem die Gefäßwände und machen diese anfällig für **intrakranielle Blutungen**. Weiterhin kann es durch (auch kurzzeitige) regionale Minderversorgungen zu millimetergroßen Nekrosen, der sog. **periventrikulären Leukomalazie** (PVL), kommen. Die Prognose aller hirnorganischen Schäden ist äußerst schwer einzuschätzen. Sie haben insgesamt das Potenzial einer schweren geistig-körperlichen Behinderung.

Weitere Komplikationen

Bei Frühgeborenen sind wesentliche Körperfunktionen noch nicht auf das extrauterine Leben eingerichtet. Im Herz-Kreislauf-System bestehen oft ein **persistierender Ductus arteriosus** sowie Phasen **arterieller Hypotonie**. Die Haut neigt zu Wassereinlagerungen, sie verliert Feuchtigkeit und Wärme. Das Immunsystem ist nur unzureichend ausgebildet und es besteht eine ausgeprägte **Infektneigung**. Die Leber ist den anfallenden Blutabbauprodukten

enzymatisch noch nicht gewachsen und es entwickelt sich eine **Bilirubinämie**. Der Darm ist für eine reguläre Verdauung noch nicht vorbereitet. Eine akut lebensbedrohliche Komplikation besteht in der **nekrotisierenden Enterokolitis**. Die Entwicklung der Netzhaut ist noch nicht abgeschlossen und es kann sich eine **Neugeborenenretinopathie** entwickeln, die zur Erblindung der Kinder führen kann.

14.6.2 Intrauterine Mangelentwicklung

Definition | Kinder, die ihr eigentliches Wachstumspotenzial nicht ausschöpfen, werden als wachstumsrestringiert bezeichnet (intrauterine growth restriction = **IUGR**). Feten unterhalb der 10. Perzentile, die jedoch ihr Wachstumspotenzial ausschöpfen, werden mit dem Begriff „small for gestational age" (= **SGA**) belegt (vgl. auch S. 490).

> **MERKE**
>
> Ein **IUGR-Kind** wächst nicht – es muss aber nicht automatisch klein sein. Ein **SGA-Kind** wächst, ist aber insgesamt klein.

Epidemiologie | Etwa 5 % aller Schwangerschaften sind von einer uterinen Mangelentwicklung betroffen.

Pathogenese | Beide Diagnosen haben ein unterschiedliches Ursachenspektrum. Während sich hinter wachstumsrestringierten Verläufen (IUGR-Kind) oftmals **plazentare** Ursachen (z. B. Plazentainsuffizienz, S. 352) ausmachen lassen, ist die Ursache für ein SGA-Kind oftmals **kindlicher/genetischer** Natur.

> **MERKE**
>
> Je **früher** sich eine fetale Wachstumsrestriktion manifestiert, desto höher ist der Anteil **chromosomaler Störungen** bei den infrage kommenden Ursachen.

Zu unterscheiden ist zwischen exogenen und intrinsischen Ursachen:
- **Genetisch-intrinsische** Ursachen können klar definiert (z. B. ein Ullrich-Turner Syndrom, S. 24, oder (Mosaik-)Trisomien), aber auch Ausdruck weniger klar definierter vererblicher Syndromen sein.
- Die **extrinsischen** Faktoren lassen eine Prävention und ggf. Therapie zu. Hierzu zählen die Mangelentwicklung im Rahmen von Infektionen (z. B. Röteln, S. 397) oder nach Exposition gegenüber Noxen (Alkohol, Nikotin, Kokain).

Eine Sonderform stellt die Wachstumsdiskrepanz von Zwillingen im Rahmen eines fetofetalen Transfusionssyndroms dar (S. 357).

14

Klinik | Die Klinik der Wachstumsrestriktion zeigt sich nur im Rahmen einer Ultraschalldiagnostik (s. u.).
Diagnostik | Die Erkrankung äußert sich in einer **abflachenden intrauterinen Wachstumskurve** des Kindes.
Ein für das Schwangerschaftsalter zu kleines Kind fällt bei einer **Ultraschalluntersuchung** im 3. Trimenon auf. Hierfür kommen drei unterschiedliche Erklärungen infrage:

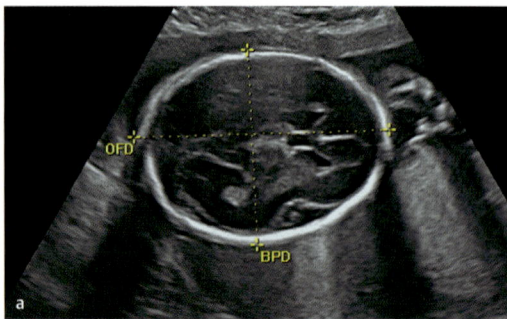

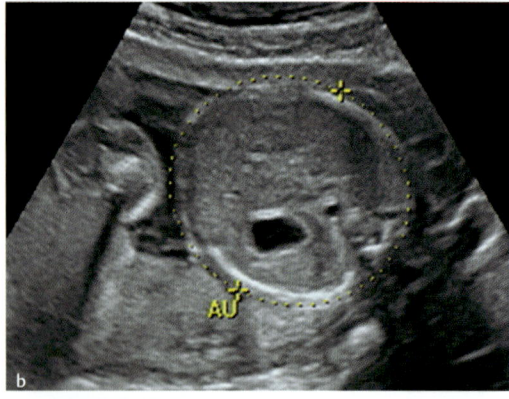

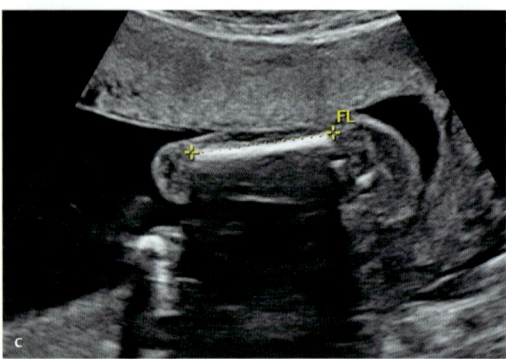

Abb. 14.24 Biometrie im 3. Trimenon. Mithilfe der Biometrie erfolgt die Beurteilung des kindlichen Wachstums. Vom normalen Wachstum werden einerseits eine Wachstumsrestriktion und andererseits eine Makrosomie unterschieden. **a** Kopfumfang: Biparietaler (BIP bzw. BPD) und okzipitofrontaler (OFD) Durchmesser. **b** Abdomenumfang (AU). **c** Femurlänge (FL).

– Das Schwangerschaftsalter ist nicht korrekt errechnet worden.
– Das Kind ist zwar klein, schöpft aber sein genetisches Wachstumspotenzial aus (SGA).
– Das Kind wächst nicht, bleibt hinter seinem Potenzial zurück und ist vital gefährdet (IUGR).

Grundlage der Diagnostik ist eine standardisierte Biometrie: Die **sonografische Biometrie** im 3. Trimenon umfasst den **Kopfumfang**, den **Abdomenumfang** und die **Femurlänge** (**Abb. 14.24**). Aus diesen drei Parametern lässt sich das Gewicht des Feten schätzen.
Therapie | Jede Therapie soll es dem Kind ermöglichen, sein Wachstumpotenzial intrauterin möglichst weitgehend auszuschöpfen. Genetische Ursachen sind hier keiner Therapie zugänglich. Bei exogenen Ursachen ist die Prophylaxe entscheidend (z. B. Infektionen vermeiden, Alkohol-, Nikotinkarenz).

14.6.3 Terminüberschreitung

Definition | Der Begriff **Übertragung** ist als eine Schwangerschaftsdauer von > 42 Wochen (> 294 Tage) definiert.
Pathogenese | Die Überschreitung des errechneten Geburtstermins ist prinzipiell lediglich als **biologische Variation des Geburtsbeginns** zu sehen. Bei einer exakten Festlegung des Schwangerschaftsalters ist eine eigentliche Übertragung selten. Eine **nicht funktionierende fetale Hypophysen-Nebennieren-Achse**, wie sie z. B. im Rahmen schwerer ZNS-Fehlbildungen vorkommt, kann zu einer Übertragung führen. Auch **Plazentainfarkte** können postpartal als Korrelat einer zu langen Schwangerschaftsdauer gefunden werden.
Klinik | Eine zu lange Schwangerschaftsdauer ist mit einem relativen Schädel-Becken-Missverhältnis (S. 461) assoziiert, hierdurch fehlt der unmittelbare Druck auf den Muttermund. Die Rate von Sectioentbindungen und Schulterdystokien (S. 459) ist erhöht.
Weiterhin birgt eine verlängerte Schwangerschaftsdauer das Risiko, dass sich die Funktion des plazentaren Systems erschöpft, bevor Geburtsbestrebungen eingesetzt haben.

> **MERKE**
>
> Nach der **42. SSW** ist die Rate der intrauterinen Fruchttode um den **Faktor 4** erhöht.

Diagnostik | Einer **Sonografie** mit Biometrie und Fruchtwasserbestimmung am – in der Frühschwangerschaft möglichst genau bestimmten – Entbindungstermin folgen Bestimmungen der Fruchtwassermenge und **CTG-Ableitungen** in 3-täglichem Abstand.

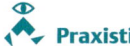

Praxistipp
Überschreitet eine Schwangerschaft den Geburtstermin, ist dies für die Mutter mit Sorgen und Ängsten verbunden. Umso entscheidender sind eine zugewandte Betreuung der Mutter, eine engmaschige Überwachung des fetalen Wohlergehens und eine ggf. rechtzeitige Geburtseinleitung.

Geburtsmanagement I Bei Hinweisen auf eine **beginnende fetale Beeinträchtigung** (z.B. eine reduzierte Fruchtwassermenge, CTG-Auffälligkeiten oder reduzierte Kindsbewegungen) sollte die **Geburt eingeleitet** werden. Darüber hinaus ist bei **geburtsbereitem Zervixbefund** die Geburtseinleitung eine Option, sofern die Schwangere dies wünscht, ab der **41+0 SSW** sollte sie angeboten werden.

> **MERKE**
>
> Das Ziel ist der **natürliche Geburtsbeginn** bei größtmöglicher **Sicherheit** für Mutter und Kind.

14.7 Veränderungen des mütterlichen Organismus im Schwangerschaftsverlauf

Key Point
In der Schwangerschaft ermöglicht der mütterliche Organismus durch vielfältige Anpassungsprozesse eine regelrechte Entwicklung des Kindes. Diese Anpassungsprozesse können pathologisch werden, wenn sie unzureichend erfolgen, die mütterliche Grundkonstitution überlasten oder fehlgesteuert sind.

14.7.1 Hämatologische Veränderungen
Rote Blutzellen
Um den zusätzlichen Sauerstoffbedarf des wachsenden Fetus zu decken, steigt die Anzahl der Erythrozyten und damit die Sauerstofftransportkapazität des mütterlichen Blutes bis zum Ende der Schwangerschaft um ca. 30%. Die deshalb ab der 20. SSW **gesteigerte mütterliche Erythropoese** bedingt, zusammen mit der kindlichen Blutbildung, einen deutlich **erhöhten Eisenbedarf**. Der gesamte mütterliche Eisenbedarf liegt bei etwa 800 mg während der Schwangerschaft. Dies entspricht in etwa dem Gesamtkörpereisen einer nichtschwangeren Frau und einem täglichen Eisenbedarf von 6 mg ab dem 2. Trimenon. Mehr als 50% der Frauen im gebärfähigen Alter leiden jedoch bereits vor der Schwangerschaft unter einem latenten Eisenmangel (s.u.), sodass eine Eisensubstitution häufig notwendig wird. Durch die physiologische **Expansion**

des Blutvolumens um etwa **40%** (vgl. S. 387) nehmen der prozentuale Anteil der Erythrozyten und damit die Hämoglobinkonzentration trotz gesteigerter Erythropoese im Schwangerschaftsverlauf leicht ab.

Anämie
Definition I Während der gesamten Schwangerschaft wird ab einer Hämoglobinkonzentration von **11 g/dl** von einer Anämie gesprochen. Dieser untere Grenzwert ist durch die WHO festgelegt worden.
Epidemiologie I In den westlichen Industrienationen ist die Schwangerschaftsanämie mit 10–15% die häufigste Mangelsituation. In Entwicklungsländern liegen die Raten mit bis zu 75% jedoch noch deutlich darüber.
Pathogenese I Die häufigste Ursache der Anämie inner- und außerhalb der Schwangerschaft ist der **Eisenmangel**. **Risikofaktoren** für einen Eisenmangel sind ein niedriger sozioökonomischer Status, schlechte Essgewohnheiten und Alkoholismus. Selten treten auch Eisenresorptionsstörungen (z.B. bei chronisch entzündlichen Darmerkrankungen) auf. Die einzige schwangerschaftsspezifische Ursache einer Anämie ist die Hämolyse im Rahmen eines HELLP-Syndroms (S. 385). Bei dieser Erkrankung ist die Anämie jedoch nicht das führende klinische Problem.
Klinik I Häufig bestehen eine **reduzierte körperliche Leistungsfähigkeit**, eine **(Ruhe-)Dyspnoe** und eine **Tachykardie**. Bei ausgeprägter Anämie ist auch die fetoplazentare Versorgung gefährdet, was sich in **Wachtumsrestriktionen**, **Früh-** und **Fehlgeburten** äußert. Eine fetale Anämie aufgrund eines mütterlichen Eisenmangels kommt jedoch praktisch nicht vor, da der transplazentare Eisentransport extrem effektiv ist.
Diagnostik I Eine **erniedrigte Konzentration des Ferritins** findet sich als erstes Zeichen einer Eisenmangelanämie und ist ein Indiz für entleerte Eisenspeicher. Eine verminderte Hämoglobinkonzentration (**Hb ↓**) gilt als Spätzeichen. Die Erythrozyten sind bei Eisenmangelanämie hypochrom (**MCH ↓**) und mikrozytär (**MCV ↓**). Als Ausdruck einer verminderten Hämatopoese sind die **Retikulozyten** vermindert.
Therapie I Für den häufigsten Fall (Eisenmangelanämie) muss eine **orale Eisensubstitution** begonnen werden. Empfohlen wird eine Dosis von **100 mg Eisensulfat 2× tgl**. Die Einnahme sollte **außerhalb der Mahlzeiten** erfolgen, da z.B. Milch- und Eiproteine sowie schwarzer Tee und Kaffee durch Komplexbildung die Resorption behindern. Viele Patientinnen berichten von **gastrointestinalen Nebenwirkungen** einer solchen Therapie, wie z.B. Übelkeit, Verstop-

14

fung und dunkle Verfärbung des Stuhls. Dem kann begegnet werden, indem das Eisenpräparat zu den Mahlzeiten oder nur 1× tgl. eingenommen wird. Bei unzureichender Betreuung und Aufklärung beenden viele Patientinnen die Therapie aufgrund der Nebenwirkungen oder stellen auf ein nicht rezeptpflichtiges Eisengluconat-Präparat um. Solche Präparate enthalten jedoch nur einen Bruchteil der Eisenmenge anderer oraler Zubereitungen und haben damit ein vermeintlich besseres Nebenwirkungsprofil.

> **MERKE**
>
> Ziel der Therapie ist eine ausreichende, verträgliche und langfristige Eisensubstitution.

Auf eine **i.v. Verabreichung** von Eisen muss nur in **Ausnahmefällen** (z.B. bei Resorptionsstörung nach Darmresektion oder chronisch entzündlichen Darmerkrankungen) zurückgegriffen werden.

Blutgruppen-Inkompatibilität

Definition I Bei der Blutgruppen-Inkompatibilität kommt es zu **antikörpervermittelten Immunreaktionen** des mütterlichen Immunsystems gegen fetale Blutbestandteile (Antigene).

Epidemiologie I Nach 1970, dem Jahr der Einführung der **postpartalen Rhesus-Prophylaxe** (s.u.), reduzierte sich die Anzahl der Fälle des Morbus hämolyticus neonatorum (s.u.) von 1,2 pro 1000 Geburten auf 0,02 pro 1000 Geburten. Die Sensitivierungsrate sank auf 1,2 %. Eine weitere Reduktion der Sensitivierungsrate auf ca. 0,2 % konnte durch Einführung der **präpartalen Rh-Prophylaxe** im 3. Trimenon erreicht werden.

Pathogenese I Die klassischen Oberflächenantigene sind die des Rhesus-Systems (D-Antigen, **Rhesus-Inkompatibiltät**), aber auch andere Anitgene (AB0, Kell, Duffy) können eine, wenn auch meist geringere Immunreaktion bewirken. Wenn Erythrozyten das D-Antigen tragen, bezeichnet man das Blut als Rh-positiv, andernfalls als rh-negativ.
Gerät das Blut einer rh-negativen Frau mit Rh-positivem kindlichem Blut in Kontakt, kommt es zu einer immunologischen Sensibilisierung gegen die Rhesus-Oberflächenantigene mit einer primären Produktion von nicht-plazentagängigem IgM. Dieser Kontakt kann im Rahmen einer **falschen Bluttransfusion** oder einer **Leckage der Plazentaschranke** vorkommen. Solche **fetomaternalen Transfusionen** treten spontan v.a. während der Geburt, seltener als Folge von uterinen Traumen (z.B. Amniozentese) oder von Aborten in der Frühschwangerschaft auf. Bei einem erneuten Kontakt mit dem D-Antigen (z.B. bei der Schwangerschaft mit einem abermals Rh-positiven Kind) reagiert

die Mutter mit der Produktion von plazentagängigen IgG-Antikörpern. Diese lösen eine Immunreaktion aus, die fetale Blutzellen zerstört. Die Folge ist eine fetale hämolytische Anämie (**Morbus haemolyticus neonatorum**), selten auch eine Thrombozytopenie.

Praxistipp

> Da die Sensibilisierung der rh-negativen Mutter in der Mehrzahl der Fälle erst unter der Geburt erfolgt, wird das erste Rh-positive Kind meist gesund geboren. Bei einer weiteren Schwangerschaft existieren dann bereits IgG-Antikörper, die bei einem Rh-positiven Fetus zur Hämolyse führen.

Klinik I Je nach Ausprägung der fetalen hämolytischen Anämie (**Rh-Erythroblastose**) kommt es zu Wassereinlagerungen in der kindlichen Haut, Aszites und Pleuraergüsse bis hin zum **Hydrops fetalis** (vgl. **Abb. 14.32**, S. 398). Das Vollbild der Erkrankung hat eine hohe fetale Mortalität. Auch nach der Geburt ist das Neugeborene stark gefährdet, da seine Leber das durch die Hämolyse angefallene Bilirubin noch nicht in ausreichendem Maße abbauen kann. Das indirekte Bilirubin lagert sich ohne therapeutische Maßnahmen in den Hirnstammganglien ab (**Kernikterus**) und kann zu ausgeprägten psychomotorischen Entwicklungsstörungen führen.

Diagnostik I Im Rahmen der Erstuntersuchung von Schwangeren werden routinemäßig die Blutgruppe und der Rhesusfaktor bestimmt sowie ein Screeningtest durchgeführt. Bei diesem sog. **indirekten Coombs-Test** werden zirkulierende Rhesus-Antikörper im mütterlichen Blut nachgewiesen. Sollte der Test positiv ausfallen, so muss das Kind bezüglich der Entwicklung einer fetalen Anämie sehr sorgfältig überwacht werden. Eine zunehmende Dynamik der Erkrankung zeigt sich durch einen **Titeranstieg** von Rhesus-Antikörpern im Verlauf der Schwangerschaft.

Die **dopplersonografisch** bestimmte **maximale Flussgeschwindigkeit** in den **fetalen Aa. cerebri mediae** korreliert gut mit dem Ausmaß der fetalen Anämie und geht anderen morphologischen Zeichen deutlich voraus.

Therapie I Letzte diagnostische Sicherheit und gleichzeitig die Möglichkeit einer Therapie bietet die intrauterine Nabelschnurpunktion (**Chordozentese**, S. 410). Hier kann das kindliche Blutbild direkt beurteilt werden und ggf. in gleicher Sitzung eine **Bluttransfusion** erfolgen (**Abb. 14.25**). Bei derTransfusion erhält der Fetus gegen mütterliches Serum getestetes rh-negatives But der Blutgruppe 0. Dieser intrauterine Eingriff hat ein ca. 2 %iges Risiko für eine akute kindliche Gefährdung (z.B. Nabel-

Amnionhöhle

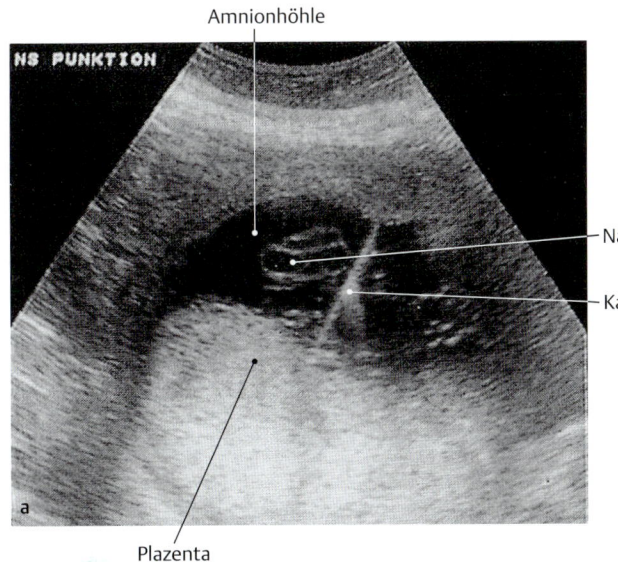

Nabelschnur

Kanüle

a

Plazenta

Abb. 14.25   Intrauterine Bluttransfusion. a Die **Fetalblutentnahme** erfolgt unter sonografischer Kontrolle aus dem plazentaren Nabelschnuransatz (hier Hinterwandplazenta). **b** Während der **Transfusion** kann mithilfe des Farbdopplers zum einen laufend die fetale Herzfrequenz kontrolliert werden, ohne den Schallkopf dabei verschieben zu müssen. Zum anderen kann die exakte intravasale Applikation nachgewiesen werden.

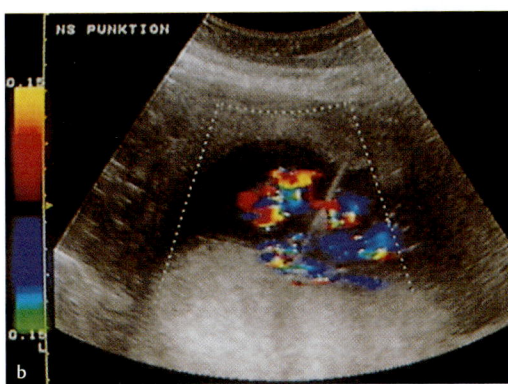

b

schnurblutung oder -hämatom). Je später in der Schwangerschaft ein solcher Eingriff notwendig wird, umso größer sind dann die extrauterinen Chancen des Kindes. **Ab der 34. SSW** sind die Risiken des Eingriffs größer als die einer **vorzeitigen Entbindung**.

Prophylaxe ▎ Die **Anti-D-Prophylaxe** beinhaltet die Injektion von Anti-D-Gamma-Globulin **unmittelbar** (innerhalb von 72 h) **postpartal** bzw. nach Fehlgeburt, Abruptio oder Amniozentese. Voraussetzung ist, dass bei der Mutter keine Antikörper nachgewiesen wurden (= **negativer Antikörper-Suchtest** im Mutterpass, s.o.). Durch die injizierten Antikörper werden die übergetretenen kindlichen Erythrozyten abgefangen und somit eine Sensibilisierung der Mutter verhindert.

Weiße Blutzellen

Die Leukopoese ist während der Schwangerschaft gesteigert. Dies äußert sich im Blutbild in einer physiologisch bis auf 15 000/ml gesteigerten Leu-

kozytenzahl bei gleichzeitigem Auftreten junger Vorläuferzellen (sog. **Linksverschiebung**). Eine alleinige Leukozytose bis zu diesem Wert kann während der Schwangerschaft daher nicht als Infektionszeichen gewertet werden. Postpartal ist auch ohne Infektion ein Anstieg der Leukozyten bis auf 20 000/ml zu beobachten.

Leukämien, maligne Lymphome
Leukämien und maligne Lymphome treten in der Schwangerschaft nicht häufiger auf, aber insbesondere letztgenannte haben einen Altersgipfel um das 30. Lebensjahr und damit in der reproduktiven Phase. Bei Patientinnen im reproduktionsfähigen Alter treten meist akute, aggressive Verlaufsformen auf. Diese führen untherapiert z.T. innerhalb weniger Wochen zum Tode – mit einer frühzeitigen Polychemotherapie besteht allerdings eine gute Chance auf eine Komplettremission. Diese Konstellation zwingt oft zu einer **Chemotherapie während der Schwangerschaft**.

Alle Substanzen sind teratogen, sodass in der **Embryonalperiode** ein Abbruch der Schwangerschaft empfohlen wird. In der **Fetalperiode** hingegen treten intrauterine Wachstumsrestriktionen und fetale Anämien zwar häufiger auf, der Fetus toleriert jedoch nach Abschluss der Organanlage (**Abb. 15.1**, S. 404) eine Chemotherapie deutlich besser, als dies die mütterlichen Nebenwirkungen vermuten lassen würden.

Die **Entbindung nach Erreichen der Lebensfähigkeit** sollte dann erfolgen, wenn vonseiten der mütterlichen Therapienebenwirkungen (Thrombozytopenie → Gerinnungsstörung; Immunsuppression) möglichst wenige Komplikationen zu erwarten sind.

14

Eine **Strahlentherapie** kann z.B. bei Lymphomen indiziert sein. Auch wenn es sich um eine Lokaltherapie handelt, ist der Fetus in der Regel einer signifikanten (Streu-)Strahlung ausgesetzt. Auch nach Abschluss der Organentwicklung kommt es hier zu fetalen neurologischen Störungen, Wachstumsverzögerung und Mikrozephalie. Bestrahlungen sollten daher erst im Anschluss an die Schwangerschaft erfolgen.

Gerinnung

Die Aggregabilität der **Thrombozyten** im Schwangerschaftsverlauf ist erhöht. Die Anzahl bleibt trotz des vergrößerten Blutvolumens annähernd konstant. In ca. 8 % kommt es jedoch gegen Ende der Schwangerschaft zu einer Verminderung der Thrombozytenzahl auf 100 000–150 000/µl.
Im **plasmatischen Gerinnungssystem** kommt es zu einer deutlichen Veränderung der Zusammensetzung der Gerinnungsfaktoren. Bis zum Schwangerschaftsende erhöhen sich die Plasmakonzentrationen der Faktoren VII, VIII und X etwa um das 2-Fache. Die Fibrinogenkonzentration nimmt um ca. 50 % zu. Andere Faktoren bleiben unverändert oder zeigen eine Konzentrationsabnahme, wie z.B. Faktor XIII. Ausdruck einer gesteigerten intravasalen Fibrinbildung mit nachfolgender Fibrinolyse ist der schwangerschaftstypische Anstieg des D-Dimers.

> **MERKE**
>
> Insgesamt ist die **Schwangerschaft** ein Zustand zunehmender **Hyperkoagulabilität**, der sich jedoch nicht in den routinemäßig bestimmten Gerinnungsparametern widerspiegelt.

Thrombozytopenie

Ab einer Thrombozytenzahl < 150 000/µl spricht man von einer Thrombozytopenie. Diese ist in der Spätschwangerschaft häufig und bereitet oftmals differenzialdiagnostische Schwierigkeiten. Eine solche **idiopathische schwangerschaftsassoziierte Thrombozytopenie** ist abzugrenzen von einer Thrombozytopenie im Rahmen einer Schwangerschaftserkrankung (z.B. **Präeklampsie**, S. 381; **HELLP-Syndrom**, S. 385) und primären autoantikörpervermittelten Thrombozytopenien, wie z.B. dem **Morbus Werlhof**. Auch bestimmte **Medikamente** und v. a **Virusinfekte** können eine Thrombozytopenie nach sich ziehen.
Zu **Blutungserscheinungen** (Petechien, Epistaxis) kommt es bei funktionstüchtigen Thrombozyten erst unterhalb einer Grenze von 30 000/µl. Wenn die Geburt nicht unmittelbar bevorsteht, keine Blutungskomplikationen vorliegen und die Thrombozytenzahl > 30 000/µl liegt, sollte man von einer

Therapie Abstand nehmen. Obwohl bei einer Thrombozytenzahl von ca. 50 000/µl unter der Geburt nicht mit vermehrten Blutungskomplikationen zu rechnen ist, ist eine Periduralanästhesie dann jedoch wegen der Gefahr einer Einblutung in den Rückenmarkskanal kontraindiziert (S. 440).

Thrombembolie

Definition I Bei einer Thrombembolie handelt es sich um eine Verschleppung thrombotischen Materials in die (Lungen-)Endstrombahn.
Epidemiologie I Eine Thrombembolie kommt mit 0,3–1,2 % relativ häufig während der Schwangerschaft vor. Das Thromboserisiko in der Schwangerschaft steigt um den Faktor 4, im Wochenbett sogar um den Faktor 14. Nach Sectio, insbesondere nach Notsectio, ist dieses Risiko nochmals um das bis zu 10-Fache erhöht. Im Wochenbett stirbt 1 von 100 000 Müttern an einer Lungenembolie.

> **MERKE**
>
> Die **Thrombembolie** ist damit der Hauptgrund der **mütterlichen Sterblichkeit** bei ansonsten guter Gesundheitsfürsorge.

Pathogenese I Zu den physiologischen hämostaseologischen Veränderungen in der Schwangerschaft (venöse Stase durch wachsenden Uterus, Hyperkoagulabilität, s.o.) kommen im Wochenbett **Immobilisierung** und bei Sectio das **operative Trauma** hinzu. Zusätzlich bestehen nicht selten **genetische Prädispositionen**, wie z.B. eine Mutation des Faktors V.
Klinik I Patientinnen mit einer **Thrombose** geben eine einseitige Beinschwellung verbunden mit einem Spannungsgefühl und oftmals Schmerzen in der betroffenen Extremität an. Klinisch zeigt sich ein überwärmtes, druckempfindliches Bein, bei dem sich ein Wadenkompressionsschmerz auslösen lässt. Die Treffsicherheit der klinischen Zeichen einer Thrombose ist jedoch mit ca. 50 % nicht verlässlich.
Eine **Lungenembolie** äußert sich in der Regel akut mit:
- Dyspnoe/Tachypnoe (85 %)
- Thoraxschmerzen (85 %, evtl. auch infradiaphragmale Schmerzprojektion)
- Tachykardie, Angst und Beklemmungsgefühl (60 %)
- Husten (50 %).

In ca. 15 % der Fälle führt eine Lungenembolie zum akuten kardiorespiratorischen Versagen und zum Schock bzw. zur Reanimationsbedürftigkeit.
Diagnostik I Ein prinzipielles diagnostisches Problem besteht darin, dass der ansonsten recht spezi-

fische Thrombosemarker, das **D-Dimer**, in der Schwangerschaft konstitutiv erhöht ist.

So bleiben für die Diagnostik der **Lungenembolie** die Blutgasanalyse und das EKG. Letzteres zeigt jedoch nur in 50 % der Fälle typische Veränderungen, die zudem z. T. auch schwangerschaftsbedingt sein können (s. u.). Der **Goldstandard** in der Diagnostik einer Lungenembolie bleibt ein **Embolie-Spiral-CT mit Kontrastmittel**. Aufgrund der Strahlenbelastung kann in der Schwangerschaft alternativ ein MRT indiziert sein.

Eine **Thrombose** kann durch eine Doppleruntersuchung der tiefen Beinvenen dargestellt werden.

Therapie | Die initiale Antikoagulation der Venenthrombose sowie die Behandlung der Lungenembolie in der Schwangerschaft unterscheiden sich nicht von der Behandlung nichtschwangerer Frauen. Die Antikoagulation zur **Sekundärprophylaxe** mittels **niedermolekularen Heparin** muss mindestens bis zum Ende des Wochenbetts fortgeführt werden. Während der Stillzeit kann – unter Vitamin-K-Prophylaxe des Säuglings – auf **Warfarin** übergegangen werden, das in der Schwangerschaft kontraindiziert ist.

14.7.2 Kardiale Veränderungen

Das **gesteigerte Gesamtblutvolumen** führt zu einem **gesteigerten Herzminutenvolumen (HMV)**. In der 1. Schwangerschaftshälfte wird dies v. a. durch ein **erhöhtes Schlagvolumen**, in der 2. Schwangerschaftshälfte zusätzlich durch einen **Anstieg der Herzfrequenz** um 10–30 Schläge/min erreicht. Das HMV einer gesunden, nichtschwangeren Frau beträgt etwa 4,2 l/min bei einer Herzfrequenz von 60/min. Bereits in der 30. SSW beträgt die Pumpleistung des Herzens 7 l/min und kann unter der Geburt auf bis zu 10 l/min ansteigen. Das hohe HMV hat eine Vergrößerung des linken Ventrikels zur Folge.

> **MERKE**
>
> Eine **erhöhte Pumpleistung** bei gleichzeitig **vermindertem venösem Rückfluss** prägt die Hämodynamik der Schwangerschaft.

Die **Verminderung des venösen Rückflusses** wird zum einen durch die (progesteronvermittelte) Erniedrigung des peripheren Gefäßwiderstands und zum anderen durch eine venöse Kompression durch den wachsenden Uterus verursacht. Das Uteruswachstum führt über einen Zwerchfellhochstand zu einer **Querlage des Herzens**. Aufgrund der genannten Veränderungen lassen sich im **EKG** einer Schwangeren eine Drehung der elektrischen Herzachse nach links, gelegentlich auch ein SI-QIII-Typ, ST-Strecken-Veränderungen oder ventrikuläre Extrasystolen nachweisen; diese Änderungen sind aber nicht per se als pathologisch einzustufen.

Herzerkrankungen

Die hohe physiologische kardiale Belastung durch eine Schwangerschaft kann bei vorbestehenden Herzerkrankungen zur **Dekompensation** führen. Idealerweise sollten sich daher Patientinnen mit Herzerkrankungen bereits präkonzeptionell zur Abschätzung des Risikos ärztlich vorstellen.

Risikogruppen | Der Grad einer Herzinsuffizienz wird nach der Klassifikation der New York Heart Association (**NYHA**) in 4 Klassen eingeteilt: Bei **Klasse I und II** besteht keine Ruhesymptomatik und lediglich bei stärkerer körperlicher Belastung treten Beschwerden auf. Bei **Klasse III** treten Symptome bereits bei leichterer Belastung auf und bei **Klasse IV** besteht eine Ruhesymptomatik.

Patientinnen mit NYHA-Klasse I und II (> 90 % der Fälle) sind auf die positive Prognose einer Schwangerschaft hinzuweisen (**Tab. 14.7**). In Klasse III muss mit einem deutlichen Mortalitätsrisiko gerechnet werden. Bei Erstvorstellung einer Patientin mit NYHA-Klasse-IV-Symptomatik in der Frühschwangerschaft oder einer kardialen Erkrankung, die ein hohes Mortalitätsrisiko birgt, muss ein Schwangerschaftsabbruch erwogen werden.

Diagnostik | Teil der Erstvorstellung sind die kardiale **Anamnese** und eine **klinische Untersuchung** des kardiovaskulären Systems. Eine interdisziplinäre Betreuung mit Kardiologen, ggf. Kardiochirurgen und Anästhesisten ist bei allen auffälligen Befunden

14

Tabelle 14.7		
Mütterliches Mortalitätsrisiko bei kardialen Erkrankungen in der Schwangerschaft (American Congress of Obstetricians and Gynecologists, ACOG)		
Mortalität	**kardiale Erkrankungen**	
< 1 %	Mitralstenose (NYHA I und II), Vorhofseptumdefekt, Ventrikelseptumdefekt, offener Ductus arteriosus, operierte Fallot-Tetralogie	
5–15 %	Mitralstenose (NYHA III und IV), Klappenersatz, Aorten(isthmus)stenose, nicht korrigierte Fallot-Tetralogie, Marfan-Syndrom mit normaler Aorta, vorangegangener Herzinfarkt	
25–50 %	pulmonale Hypertension, komplizierte Aortenisthmusstenose, Marfan-Syndrom mit Aortenbeteiligung, Eisenmenger-Syndrom	

notwendig. Folgende Punkte müssen besprochen bzw. geklärt werden:

- Prognose und mögliches Vorgehen bei Verschlechterung der Befunde
- Inwiefern ist eine Endokarditisprophylaxe notwendig?
- Besteht eine Indikation zur Sectio, um die kardiale Maximalbelastung in der Austreibungsperiode zu vermeiden?
- Ist ein rückenmarknahes Anästhesieverfahren möglich? (Eine Aortenstenose kann sich bei peripherer Vasodilatation, z.B. bei Spinalanästhesie, fatal auf die koronare Durchblutung auswirken.)
- Das Wochenbett ist ein weiterer kritischer Zeitpunkt, an dem es zu einer Dekompensation durch den erhöhten venösen Rückstrom kommen kann.

14.7.3 Vaskuläre Veränderungen

Trotz der deutlichen Zunahme des HMV **sinkt** in der 1. Hälfte der Schwangerschaft der **Blutdruck** leicht ab. Hierfür ist ein verminderter Gefäßwiderstand verantwortlich, der wiederum durch den Progesteronanstieg bedingt ist. Der Blutdruck erreicht um die 22. SSW seinen Tiefpunkt und steigt dann langsam wieder an, um gegen Ende der Schwangerschaft wieder das Ausgangsniveau zu erreichen. Eine Blutdruckmessung ist Teil jeder Schwangerenvorsorge (S. 406).

Vena-cava-Kompressionssyndrom

Definition I Als Vena-cava-Kompressionssyndrom wird ein **Abklemmmen des venösen Rückflusses** durch den Druck des graviden Uterus verstanden. Dies tritt v.a. in Rückenlage auf.
Epidemiologie I 30–40 % aller Schwangeren sind nach dem 1. Trimenon von einer leichten Form betroffen.
Pathogenese I Durch den verminderten venösen Rückfluss in Rückenlage (auch z.B. im Rahmen einer Ultraschalluntersuchung!) sinkt die kardiale Vorlast; es kommt zur Abnahme der Auswurfleistung. Da der Uterus kein Regulationssystem besitzt, betreffen alle Blutdruckveränderungen immer auch die fetale Versorgung. Eine konsekutive akute Minderversorgung des Kindes äußert sich in ausgeprägten CTG-Veränderungen (prolongierte Dezeleration, S. 416).
Klinik I Zu Beginn eines Vena-cava-Kompressionssyndroms wird die Schwangere unruhig, tachypnoeisch und blass. Sie berichtet typischerweise über Übelkeit und Schweißausbruch. Die Symptomatik kann sich bis hin zur **Bewusstlosigkeit** bzw. zum **Schock** steigern.

Therapie I Die zügige **Lagerung auf die Seite** behebt in der Regel die Symptomatik. Wenn möglich sollte die **linke** Seite gewählt werden, da die V. cava rechts der Wirbelsäule verläuft und so maximal entlastet wird. **Prophylaktisch** sollten Schwangere ab dem 3. Trimenon möglichst nicht mehr auf dem Rücken liegen, sondern in leicht gekippter Linksseitenlage. Kritisch sind v.a. Situationen, in denen die kardiale Vorlast durch andere Maßnahmen (z.B. rückenmarknahe Anästhesieverfahren) reduziert wird.

Varizen und Hämorrhoiden

Bei 30 % der Erstgebärenden und 50 % der Mehrgebärenden entstehen Varizen (Krampfadern). Diese **vaskulären Dilatationen** kommen in der Schwangerschaft gehäuft an Beinen, Leiste, Vagina und Vulva (**Abb. 14.26**) sowie als Hämorrhoiden am After vor. Sie entstehen meist früh in der Schwangerschaft und nehmen im Verlauf bezüglich Größe und Beschwerdesymptomatik zu. Eine ursächliche Rolle spielen die **progesteronbedingte Vasodilatation** ebenso wie die **venöse Stauung** durch den wachsenden Uterus sowie eine gewisse **genetische Prädisposition**.

Neben der ästhetischen Problematik klagen Patientinnen über Ödeme, Müdigkeit bzw. nächtliche Rastlosigkeit der Beine und Wadenkrämpfe. Angepasste **Kompressionsstrümpfe** (Kompressionsklas-

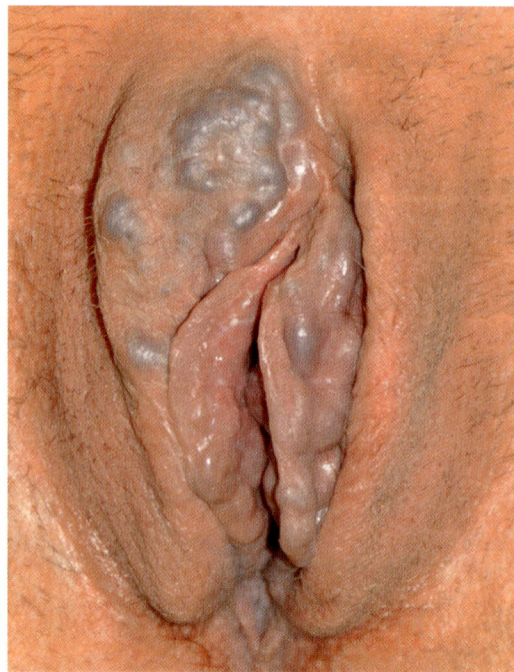

Abb. 14.26   Vaskuläre Dilatationen in der Schwangerschaft. Vulvavarizen bei einer Schwangeren in der 36. SSW – auch derart ausgeprägte Befunde stellen in der Regel keine Kontraindikation gegen eine vaginale Geburt dar.

se II) sind eine angemessene und ausreichende Therapie der Beinvarizen und können auch zur Prophylaxe eingesetzt werden. Mehr als 80 % aller Varizen bilden sich nach der Geburt spontan zurück. Insofern sollte von anderen Therapieformen (Sklerosierung, Stripping, medikamentöse Therapien) Abstand genommen werden.

Hypertensive Schwangerschaftserkrankungen

Der Begriff hypertensive Schwangerschaftserkrankungen bezeichnet zusammenfassend Erkrankungen, z.T. unterschiedlicher Pathogenese, die als gemeinsames **Leitsymptom** die arterielle Hypertonie aufweisen.

Definition I Die **Hypertonie in der Schwangerschaft** ist definiert als ein Blutdruck höher als 140/90 mmHg. Eine **schwere Schwangerschaftshypertonie** beginnt ab Werten von 160/110 mmHg, wobei die Überschreitung eines Wertes ausreicht.

Epidemiologie I Hypertensive Schwangerschaftserkrankungen sind häufig. Sie treten bei 6–8 % aller Schwangerschaften auf.

> **MERKE**
>
> Hypertensive Schwangerschaftserkrankungen sind (nach den Thrombembolien) die **zweithäufigste Todesursache von Müttern** in westlichen Industrienationen.

Einteilung I Prognostisch bedeutsam ist der Zeitpunkt des Auftretens während der Schwangerschaft (**Tab. 14.8**).

Pathogenese I Die Ursachen der **chronischen Hypertonie** sind in > 90 % der Fälle unbekannt (essenzielle/**primäre Hypertonie**). Ernährungsfaktoren tragen ebenso wie eine genetische Prädisposition und Genussmittel (Kaffee, Alkohol, Nikotin) zur Entstehung bei. Sie findet sich oft im Rahmen des metabolischen Syndroms. Hiervon abzugrenzen sind **sekundäre Formen**, bei der renale (8 %) und endokrine (< 1 %) Ursachen sowie die Aortenisthmus-

stenose (< 1 %) eine Rolle spielen. Eine **Gestationshypertonie** ist selten. Hierbei kommt es durch die kardiovaskuläre Mehrbelastung im Rahmen der Schwangerschaft zur Manifestation einer bereits vorbestehenden Hypertonieneigung.

Die eigentliche Pathogenese der **Präeklampsie** ist nach wie vor unbekannt. Derzeit wird davon ausgegangen, dass der extravillöse Trophoblast in der Frühschwangerschaft nicht ausreichend in das mütterliche Stroma eindringt und das Endothel und die Muskularis der Spiralarterien nicht ersetzt (S. 346). So bleibt ein plazentares Hochdrucksystem bestehen, das im weiteren Verlauf zu einer Hypoxie des Trophoblasten führt. Die Hypoxie führt zu einer veränderten Immunreaktion an der fetomaternalen Grenzfläche. Hierdurch kommt es an den mütterlichen Gefäßen, über die Freisetzung von verschiedensten Mediatoren, zu einer **peripheren Vasokonstriktion** (→ Hypertonus, zentralnervöser Vasospasmus, Nierenversagen), **Hyperpermeabilität** (→ Proteinurie, Ödeme) und **Thrombozytenaktivierung** (→ Thrombangiopathie, Organdysfunktionen). Das plazentare Hochdrucksystem kann eine **intrauterine Wachstumsrestriktion** des Feten sowie **Plazentainfarkte** und eine **vorzeitige Plazentalösung** zur Folge haben.

Risikofaktoren für eine Präeklampsie sind eine vorausgegangene schwere Präeklampsie, vorbestehende Nierenkrankheiten, das Antiphospholipidsyndrom und die chronische Hypertonie.

> **MERKE**
>
> Als **Präeklampsie** bezeichnet man eine **neu** in der **2. Schwangerschaftshälfte** aufgetretene **Hypertonie**, die von einer **Proteinurie** > 300 mg/24 h begleitet wird.

Klinik I Die subjektiven Beschwerden einer **leichten Präeklampsie** sind im Vergleich zu der **schweren Form** gering (**Tab. 14.9**). Der Verlauf einer Prä-

14

Tabelle 14.8		
Formen der Hypertonie während der Schwangerschaft		
Form	**Beschreibung**	
Präeklampsie	Neuauftreten von erhöhten Blutdruckwerten **und** Proteinurie **nach** der 20. SSW (**leichte** und **schwere Form**)	
Propfpräeklampsie	— chronische Hypertonie mit **Neuauftreten** einer Proteinurie **nach** der 20. SSW — bei chronischer Hypertonie und **vorbestehender** Proteinurie Exazerbation der Hypertonie oder Proteinurie in der 2. Schwangerschaftshälfte	
transiente bzw. chronische Gestationshypertonie	— erhöhte Blutdruckwerte **nach** der 20. SSW **ohne** Proteinurie — bei Normalisierung der Werte bis 12 Wochen post partum spricht man von einer **transienten** Gestationshypertonie, bei Persistenz > 12 Wochen von einer **chronischen** Gestationsypertonie	
chronische Hypertonie	erhöhte Blutdruckwerte **vor** der 20. SSW, vorbestehend oder post partum > 12 Wochen persistierend	

Tabelle 14.9

Einteilung der Präeklampsie (American College of Obstetrics and Gynecology)

Form	Kriterien
leichte Präeklampsie	– Blutdruck (systolisch ≥ 140 mmHg; diastolisch ≥ 90 mmHg) – Proteinurie ≥ 300 mg/24 h
schwere Präeklampsie	– Blutdruck (systolisch ≥ 160 mmHg; diastolisch ≥ 110 mmHg) – Proteinurie ≥ 500 mg/24 h – Oligurie < 500 ml/24 h – Lungenödem oder Zyanose – Thrombozytopenie – gestörte Leberfunktion (Aminotransferasen ↑) – Sehstörungen, Kopf- und Oberbauchschmerzen, fetale Wachstumsrestriktion (S. 373)

eklampsie ist in der Mehrzahl der Fälle **progredient**. Aus leichten Formen können sich innerhalb weniger Stunden schwere Verläufe entwickeln (s. Eklampsie, S. 393, und HELLP-Syndrom, S. 385). **Präeklampsien**, die vor der 28. SSW auftreten, verlaufen in der Regel schwerer als Erkrankungen, die zu einem späteren Zeitpunkt der Schwangerschaft neu auftreten. **Pfropfpräeklampsien** manifestieren sich oftmals frühzeitig in der Schwangerschaft und haben daher ein höheres Risiko für einen schweren Verlauf.

Da eine Vielzahl unterschiedlicher Organe betroffen sein kann, variiert die klinische Symptomatik. Gleichzeitig liegen hierin die hohe Mortalität und auch die Schwierigkeit der differenzialdiagnostischen Abgrenzung begründet.

Diagnostik | Da erst im Spätstadium der Hypertonie Symptome auftreten, ist bei der Häufigkeit und den Folgen der Erkrankung in der Schwangerschaft ein **Screening** wesentlich.

> **MERKE**
>
> Bei **jedem Vorsorgetermin** müssen eine Blutdruckmessung und eine Teststreifenkontrolle auf Proteinurie erfolgen (S. 406).

Liegen Risikofaktoren für eine Präeklampsie vor (s.o.), sollte die Anzahl der Vorsorgeuntersuchungen erhöht und eine medikamenöse Prophylaxe (s.u.) erwogen werden. Bei Nachweis einer Proteinurie im Streifentest wird die Menge des Proteins im **24-h-Urin** bestimmt. Eine Ausscheidung von 300 mg/24 h bestätigt die Diagnose einer Präeklampsie. Die sonografische **Doppleruntersuchung** hilft das Ausmaß der fetalen Beeinträchtigung zu bestimmen (S. 353). Das weitere Vorgehen hängt ab von der Schwere der Erkrankung, dem mütterlichen und fetalen Allgemeinzustand und dem Schwangerschaftsalter (**Tab. 14.10**).

Management |

> **MERKE**
>
> Die einzige **kausale Therapie** ist die **Beendigung der Schwangerschaft**. Das Management der Präeklampsie ist daher eine Gratwanderung zwischen der Gefährdung von Mutter und Kind durch die Erkrankung selbst und der Bedrohung des Kindes durch die Frühgeburtlichkeit.

Deshalb ist **nach der 32. SSW** bei schwerer Präeklampsie die zügige **Entbindung** der ggf. zuvor stabilisierten Patientin indiziert. **Vor der 32. SSW** wird versucht, den Abschluss der **Lungenreifebehandlung** (S. 372) abzuwarten. Im Rahmen der **Intensivüberwachung** erfolgen die Reizabschirmung gegen Licht und Lärm sowie laufende Kontrollen des Blutdrucks und der Urinausscheidung und der

Tabelle 14.10

Management bei schwerer Präeklampsie in Abhängigkeit vom Schwangerschaftsalter

Schwangerschaftsalter	Vorgehen bei schwerer Präeklampsie
< 24. SSW	– Überlebenschancen des Kindes auch bei aggressivem konservativen Management gering – Beendigung der Schwangerschaft erwägen
24.–32. SSW	– bei konservativem Management Verlängerung der Schwangerschaft um durchschnittlich 10 Tage möglich (dadurch steigen die Überlebenschancen des Kindes beträchtlich)
> 32. SSW	– Kind profitiert nicht mehr von Verlängerung der Schwangerschaft – zügige Beendigung der Schwangerschaft nach initialer mütterlicher Stabilisierung und nach Abschluss der Lungenreifebehandlung

Laborparameter in Blut und Urin. Wesentlich sind die **prophylaktische antikonvulsive Therapie** mit Magnesium i.v. sowie die schnelle, aber maßvolle **Senkung des Blutdrucks** unter Erhalt einer angemessenen Plazentaperfusion (CTG!). Thrombozytenwerte unter 50 000/µl werden vor Entbindung durch **Thrombozytenkonzentrate** ausgeglichen. In Studien konnte gezeigt werden, dass zwischen der 24. und 32. SSW ein konservatives Management in perinatalmedizinischen Zentren die kindlichen Überlebenschancen verbessert, ohne die mütterliche Morbidität und Mortalität zu erhöhen (**Tab. 14.10**).

Medikamentöse Blutdrucksenkung in der Schwangerschaft ▌ Bei nur mäßig erhöhtem Blutdruck (< 160/100 mmHg) ist eine antihypertensive Therapie in der Schwangerschaft nicht indiziert, da aufgrund der relativ kurzen Zeit der Schwangerschaft bei der Mutter nicht mit chronischen Schäden zu rechnen ist, die uterofetale Perfusion jedoch gefährdet würde. Bei vorbestehendem mäßigem Hypertonus sollte die Medikation sogar am Beginn einer Schwangerschaft abgesetzt werden, da die physiologische Vasodilatation oftmals für eine Normalisierung der Blutdruckwerte sorgt. Bei notwendiger Therapie wird zwischen einer notfallmäßigen, kurzwirksamen Medikation zur initialen Stabilisierung und einer längerfristigen Blutdruckeinstellung unterschieden (**Tab. 14.11**).

Prognose und Prophylaxe ▌

Zur **Prophylaxe** bei erhöhtem Risiko für eine Präeklampsie wird Acetylsalicylsäure (ASS) 100 mg/d p.o. erfolgreich eingesetzt. Es konnte gezeigt werden, dass bei Risikopatientinnen, die ab der 12.–16. SSW mit einer niedrig dosierten ASS-Therapie begonnen hatten, weniger Präklampsien auftraten und damit weniger Kinder früh geboren bzw. perinatal geschädigt wurden. **Nach der 34. SSW** sollte ASS abgesetzt werden, da kein weiterer Nutzen zu erwarten ist. Hingegen zieht die Hemmung der Thrombozytenaggregation eine Blutungsneigung nach sich. Des Weiteren wird ein vorzeitiger Verschluss des Ductus arteriosus diskutiert.

Praxistipp

Mehrgebärende mit einer Präeklampsie weisen für das weitere Leben eine erhöhte Wahrscheinlichkeit für eine arterielle Hypertonie auf und sterben statistisch doppelt so häufig an hypertonieassoziierten Erkrankungen.

14.7.4 Pulmonale Veränderungen

Viele Schwangere klagen über **Kurzatmigkeit**. Ursächlich sind der durch das progrediente Uteruswachstum bedingte Zwerchfellhochstand mit Kompression der Lungen und die vermehrte Belastung des kardiorespiratorischen Systems. Bei insgesamt etwa gleichbleibender **Atemfrequenz** erhöht sich das **Atemzugvolumen** um bis zu 40 % durch die stimulierende Wirkung des Progesterons auf das Atemzentrum. Die **Lungenperfusion** ist deutlich erhöht. Das **inspiratorische** und **exspiratorische Reservevolumen** ist erniedrigt. Ebenso die **funktionelle Residualkapazität**, wodurch die Menge des pulmonalen Mischgases reduziert ist. Schwankungen der Sauerstoffversorgung können somit schlechter ausgeglichen werden und wirken sich schneller auf die Sauerstoffkonzentration im Blut aus. Eine Hyperventilation unter der Geburt erhöht daher unmittelbar das plazentare Sauerstoffangebot, wohingegen Apnoephasen, wie z.B. bei einer Intubationsverzögerung, ebenso unmittelbar eine verminderte fetale Oxygenierung zur Folge haben.

14

Tabelle 14.11			
Blutdruckmedikation in der Schwangerschaft			
schnelle Blutdrucksenkung		**langfristige Blutdruckeinstellung**	
Präparat	**Dosis**	**Präparat**	**Dosis**
Dihydralazin (z.B. Nepresol)	2–20 mg/h i.v. als Perfusor	**α-Methyldopa** (z.B. Presinol)	250–500 mg p.o. bis zu 4× tgl. (weites therapeutisches Fenster, 1. Wahl)
Urapidil (z.B. Ebrantil)	6,25–12,5 mg i.v. über 2 min	**Metoprolol** (z.B. Beloc)	50–100 mg/d (plazentare Perfusion ↓, 2. Wahl)
Nifedipin (z.B. Adalat)	10 mg p.o. (starke, schnelle Blutdrucksenkung, Interaktion mit Mg^{2+}, schlecht steuerbar)	**retard. Nifedipin** (z.B. Adalat retard)	30 mg p.o. 2× tgl.

14.7.5 Gastrointestinale Veränderungen

Mundraum

„Jede Schwangerschaft kostet einen Zahn." Diese Volksweisheit hat bei guter Oralhygiene sicher nur noch historische Bedeutung. Verschiedene Faktoren machen jedoch in der Schwangerschaft eine ausreichende Mundhygiene besonders notwendig: Der Speichelfluss ist oft vermehrt, der pH-Wert des Speichels vermindert, wodurch leichter **Karies** entstehen kann. Die hohen Östrogenspiegel führen zu einer Zahnfleischhyperämie und -proliferation. Dies äußert sich in einer verstärkten Verletzlichkeit und vermehrtem **Zahnfleischbluten**. Bei einer Entzündung und überschießendem Zahnfleischwachstum spricht man von einer **Gingivitis hyperplastica**. Bei der **Schwangerschaftsepulis** wuchert das Zahnfleisch tumorartig zwischen den Zähnen, blutet leicht und verursacht Schmerzen.

Ösophagus und Magen

Während der Schwangerschaft sind der **Tonus** und die **Motilität** der glatten Muskulatur im Magen-Darm-Trakt, aufgrund des erhöhten Progesteronspiegels, **vermindert**. Durch die verzögerte Magenentleerung, den erschlafften Ösophagussphinkter und den sich ausbreitenden Uterus tritt häufig ein **gastroösophagealer Reflux** mit dem Gefühl des „Sodbrennens" auf.

> **Praxistipp**
>
> Schwangere sollten häufige kleinere Mahlzeiten zu sich nehmen und fettreiches Essen vermeiden. Die letzte Mahlzeit sollte mehrere Stunden vor dem Schlafengehen eingenommen werden.

Vor allem morgens treten in der Frühschwangerschaft gehäuft **Übelkeit** und **Erbrechen** (Emesis, 2–3×/d) auf, vermutlich bedingt durch die hormonelle Umstellung. Die Emesis kann sich bis zur **Hyperemesis gravidarum** steigern. Hierbei handelt es sich um anhaltendes, therapieresistentes Erbrechen. Als Folge kommt es zur Ketonurie und Störungen im Elektrolythaushalt mit Verschlechterung des Allgemeinzustandes. Eine stationäre Aufnahme kann erforderlich werden. Ursächlich kommen eine stark erhöhte hCG-Bildung (Mehrlingsschwangerschaften, Blasenmole) sowie eine psychische Belastung infrage.

Extrahepatische Gallenwege

Auch die Motilität der Gallenblase ist in der Schwangerschaft erniedrigt. Durch die verzögerte biliäre Entleerung ist die **Fettverdauung erschwert**. Ihr Volumen ist durch die progesteronbedingte Erschlaffung der glatten Muskulatur erhöht. Da in der Schwangerschaft gleichzeitig eine physiologische **Hyperlipidämie** besteht, erhöht eine solche extrahepatische Cholestase die Wahrscheinlichkeit von **Gallensteinen** (Cholezystolithiasis). Gallensteinkoliken treten daher in der Schwangerschaft häufiger auf als außerhalb. Durch die Gallensteine und den verminderten Gallefluss kann eine **Cholezystitis** entstehen. Diese sollte konservativ behandelt werden. Bei Indikation für eine Cholezystektomie sollte die Operation möglichst im 2. Trimenon oder im Wochenbett durchgeführt werden.

Leber

Eine mäßiggradige **intrahepatische Cholestase** ist typisch für das 3. Trimenon. Sie kann sich in einem **Anstieg der Gallensäuren** und starkem, stammbetonten Juckreiz äußern, der bis zum Ende der Schwangerschaft anhält (**Pruritus gravidarum**). Ein Ikterus ist selten. Eine ähnliche Symptomatik findet sich bei diesen Frauen häufig auch anamnestisch während der Einnahme östrogenhaltiger Kontrazeptiva, was erhöhte Östrogenspiegel als Ursache vermuten lässt. Deutlich erhöhte Gallensäurekonzentrationen im Serum (> 40 μmol/l) sind assoziiert mit **Frühgeburtlichkeit** und **intrauterinem Fruchttod**. Diagnostisch finden sich erhöhte Werte für **konjugiertes Bilirubin** und **alkalische Phosphatase**. Dabei zu beachten ist die in der Schwangerschaft physiologische Erhöhung der alkalischen Phosphatase um das 7–10-Fache. Die Transaminasen sind nicht oder nur leicht erhöht. Therapeutisch werden **Antihistaminika** und in schweren Fällen **Cholestyramin** und **Ursodesoxycholsäure** verabreicht. Die gallensäurebindenden Präparate reduzieren auch die Resorption fettlöslicher Vitamine, weshalb die Prothrombinzeit kontrolliert und evtl. **Vitamin K** substituiert werden muss. Dem Kind sollte unmittelbar postpartal Vitamin K verabreicht werden. Postpartal verschwindet der Juckreiz rasch.

Lebererkrankungen sind in der Schwangerschaft selten, können aber eine extreme Dynamik aufweisen, wie z.B. bei der **akuten Schwangerschaftsfettleber** (s.u.) oder beim **HELLP-Syndrom** (s.u.) und der **fulminanten Hepatitis E** (S. 397). Sie können das Leben von Mutter und Kind z.T. innerhalb weniger Stunden akut bedrohen.

Akute Schwangerschaftsfettleber

Die akute Schwangerschaftsfettleber tritt im **3. Trimenon** auf. Sie ist induziert durch die Schwangerschaft und geht mit einem **akuten Leberversagen** einher. Mit 1 : 7000–13 000 Geburten ist sie selten. Als Ursache werden **Mutationen** im kindlichen und plazentaren **fettsäuremetabolisierenden Enzymsystem** diskutiert. Die Erkrankung zeigt zunächst eine **unspezifische Symptomatik** mit rechtsseitigen

Oberbauchschmerzen, die Ausdruck der gespannten Leberkapsel sind. Weiterhin kommt es zu Appetitlosigkeit, Übelkeit und Erbrechen. In wenigen Tagen entwickelt sich das Vollbild eines akuten Leberversagens mit Ikterus. In der Laboruntersuchung zeigen sich **pathologische Leber- und Gerinnungswerte**. In Abgrenzung zur akuten Virushepatitis sind dabei die Transaminasen lediglich mäßig erhöht. Eine Thrombozytopenie, wie sie für das HELLP-Syndrom typisch ist, findet sich in der Anfangsphase nicht, stattdessen ist die **Leukozytenzahl deutlich erhöht**. Ein weiteres differenzialdiagnostisches Kriterium in Abgrenzung zum HELLP-Syndrom ist das Auftreten von **Hypoglykämien**. Das akute Leberversagen mit hepatischer Enzephalopatie, akuter Niereninsuffizienz und Verbrauchskoagulopathie entwickelt sich rasch. Die Therapie besteht in der **sofortigen Beendigung der Schwangerschaft**, intensivmedizinischer Betreuung und ggf. akuter Lebertransplantation. Auch bei frühzeitiger Diagnose und modernen therapeutischen Optionen liegt die Mortalität von Mutter und Kind bei 10–30 %.

HELLP-Syndrom

Definition I Seit 1982 wird für die Assoziation einer **(Prä-)Eklampsie** mit einer **Thrombozytopenie** und einer **Hämolyse** der Begriff HELLP-Syndrom (**hae**molysis, **e**levated **l**iver enzymes, **l**ow **p**latelets) verwandt und als eigenes Krankheitsbild definiert.
Epidemiologie I Die Inzidenz eines HELLP-Syndroms bei Patientinnen mit Präeklampsie beträgt 10–14 %, mit Eklampsie ca. 30 %. Antepartal treten 69 % der Fälle und 30 % unmittelbar postpartal (meist innerhalb von 48 h) auf.
Pathogenese I Wie bei der Präeklampsie ist auch die Pathogenese des HELLP-Syndroms nicht abschließend geklärt, wird aber in der Modellvorstellung ähnlich begründet (S. 381): Generalisierte entzündlich bedingte Endothelschäden führen zu einer Thrombozytenaggregation und einer intravasalen Gerinnung (DIC), die schlussendlich zur **Thrombozytopenie** und zur Bildung von **Mikrothromben** führen. Die **Hämolyse** scheint durch eine mechanische und hypoxische Schädigung von Erythrozyten beim Durchtritt durch verengte und entzündete Gefäßareale zu entstehen. Der meist schwere Leberschaden ist bedingt durch eine hypoxische Beeinträchtigung des Leberparenchyms, die sich histologisch in periportalen **Leberzellnekrosen** äußert.
Klinik I Die **(Früh-)Symptome** des HELLP-Syndroms sind unspezifisch:
- Zeichen einer Präeklampsie (79 %)
- Hypertonie (kann jedoch in 20 % der Fälle fehlen)
- Proteinurie (85 %)

- allgemeines Unwohlsein und epigastrische Schmerzen (90 %).

80 % dieser epigastrischen Schmerzen sind im rechten Oberbauch lokalisiert und werden verursacht durch den fortschreitenden Parenchymschaden, der ein reaktives Ödem mit Leberschwellung und Kapselspannung bedingt. Die Kapselspannung kann so groß werden, dass es zur **Leberruptur** kommt, die eine hohe mütterliche Mortalität nach sich zieht.

Gesunde Schwangere können die Endorganschäden lange kompensieren, bevor sich unerwartet und schnell das volle Ausmaß eines **Multiorganversagens** zeigt. Ein HELLP-Syndrom muss daher differenzialdiagnostisch stets berücksichtigt werden.

> **MERKE**
>
> Eine schwere **mütterliche Komplikation** des HELLP-Syndroms ist ein **akutes Nierenversagen**, sodass die Überwachung der Urinausscheidung und der Nierenretentionsparameter Teil des klinischen Managements ist.

Diagnostik I Das Fehlen von Hypertonus und Proteinurie schließt ein HELLP-Syndrom keinesfalls aus. Das HELLP-Syndrom geht häufig mit einer Plazentainsuffizienz einher (S. 352). Große Sorgfalt sollte daher auf die **(doppler-)sonografische** Überwachung der uteroplazentaren Einheit und dem **CTG** gewidmet werden. Der Leberzellzerfall, der sich im **hohen Transaminasenanstieg** (GOT, GPT) ausdrückt, kann in seltenen Fällen solche Ausmaße annehmen, dass er zu akuten Funktionseinschränkungen der Leber führt. Weiterhin findet sich im Labor eine **Thrombozytopenie** mit Werten < 100 000/µl und als Ausdruck der **Hämolyse** ein stark vermindertes Haptoglobin. **Differenzialdiagnostisch** kommen hämolytische oder thrombozytopenische Syndrome (thrombotisch-thrombozytopenische Purpura [TTP], hämolytisch-urämisches Syndrom [HUS]) sowie primäre Lebererkrankungen (Virushepatitiden, akute Schwangerschaftsfettleber, S. 384) infrage.
Therapie I Nach Stabilisierung der Mutter, analog zur Präeklampsie (S. 381), sollte unabhängig vom Gestationsalter eine **rasche Entbindung** als kausale Therapie vorgenommen werden. Oftmals benötigen die Patientinnen eine Substitution von Thrombozyten oder anderen Gerinnungsfaktoren sowie Bluttransfusionen. Nach Entbindung muss die Patientin über **48–72 h intensiv überwacht** werden, da sich das volle Ausmaß der Erkrankung auch erst postpartal zeigen kann. Wie bei der Präeklampsie stellt sich bei einem niedrigen Gestationsalter die Frage, ob eine Verlängerung der

14

Schwangerschaft sinnvoll (Ausmaß einer etwaigen Plazentainsuffizienz?) bzw. möglich ist. Oftmals stehen nicht einmal 48 h zum Abschluss der Lungenreife zur Verfügung, bevor eine DIC, ein entgleisender Hypertonus, eine Niereninsuffizienz oder ein progredienter Leberschaden zur sofortigen Entbindung zwingt. Der Fetus ist durch eine vorzeitige Plazentalösung und DIC gefährdet.

Prognose I Wenn die Akutphase unbeschadet überstanden ist, bessert sich ein HELLP-Syndrom postpartal innerhalb weniger Tage. Bei normotonen Frauen beträgt das **Wiederholungsrisiko** in einer zukünftigen Schwangerschaft 3 %, bei chronischer Hypertonie 5 %.

Darm

Eine **Appendizitis** ist während der Schwangerschaft genauso häufig wie außerhalb. Die Diagnosestellung ist in höheren Schwangerschaftswochen allerdings durch die veränderte intraabdominale Anatomie deutlich erschwert – mögliche Differenzialdiagnosen sind z. B. eine Cholezystitis oder eine akute Pyelonephritis. Generell wandert die Appendix während der Schwangerschaft immer mehr in den Oberbauch (**Abb. 14.27**). Sie liegt im 5. Schwangerschaftsmonat etwa auf Nabelhöhe und erreicht im 8. Monat fast den Unterrand des rechten Brustkorbes. Die **Notfallindikation zur operativen Therapie** ist auch in der Schwangerschaft gegeben. In höheren SSW sollte bei der Lagerung die Kompression der unteren Hohlvene vermieden werden (S. 380). Da frühe Geburtsbestrebungen durch die Operation nicht ausgeschlossen werden können, wird von der 24.–34. SSW eine **Lungenreife**

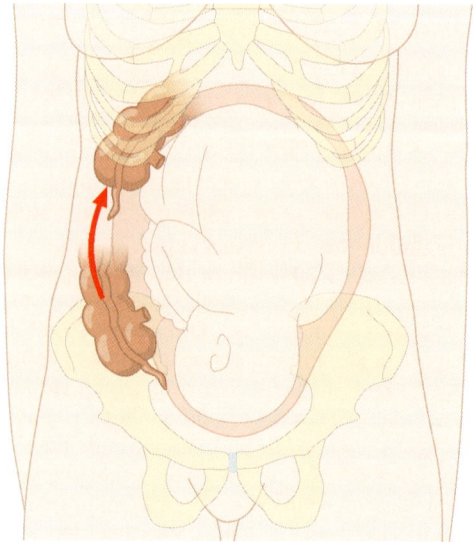

Abb. 14.27   Lageveränderung der Appendix in der Schwangerschaft.

induziert (S. 372). Gelegentlich kann eine **tokolytische Therapie** postoperativ notwendig werden. Vor und nach jeder Operation muss in höheren SSW ein CTG geschrieben werden.

Chronische entzündliche Darmerkrankungen (CED)
Die chronisch entzündlichen Darmerkrankungen **Colitis ulcerosa** und **Morbus Crohn** haben ihren Häufigkeitsgipfel im reproduktiven Alter und betreffen in > 50 % der Fälle Frauen.

> **MERKE**
>
> Bei Vorliegen einer CED sollte eine Schwangerschaft, wenn möglich, nach einer längeren krankheitsfreien Phase geplant werden.

Bei etwa einem Drittel der Patientinnen kommt es durch die Schwangerschaft zur **Auslösung eines Krankheitsschubes**. Bei bereits aktiver Erkrankung am Beginn der Schwangerschaft erleben sogar 30–45 % der Patientinnen eine Verschlechterung. Generell neigen Patientinnen mit Colitis ulcerosa eher zu einer (Re-)Aktivierung der Erkrankung als Patientinnen mit Morbus Crohn.

Die Erkrankungsaktivität während der Schwangerschaft korreliert mit der Wahrscheinlichkeit von Komplikationen. Das **Risiko einer Frühgeburt** ist mit ca. 17 % im Vergleich zu 6 % im Normkollektiv **deutlich erhöht**. Bei einer intensiven medikamentösen Therapie und einer evtl. auftretenden intestinalen Malabsorption ist das Risiko einer **Wachstumsrestriktion** und eines **niedrigen Geburtsgewichtes** ebenfalls deutlich erhöht.

Eines der zentralen Medikamente in der Behandlung entzündlicher Darmerkrankungen ist **5-Aminosalicylsäure** (5-ASA, Mesalazin). Dieses Präparat kann problemlos während der Schwangerschaft verabreicht und bis ins Wochenbett eingenommen werden. Auch Stillen ist möglich. Keinesfalls sollte eine bestehende Medikation am Beginn der Schwangerschaft abgesetzt werden.

Auch **Kortikosteroide** können in der Schwangerschaft indikationsgerecht verabreicht werden. Bei hohen Dosierungen über längere Zeit müssen die dadurch bedingte diabetogene Stoffwechsellage und das häufigere Auftreten eines Gestationsdiabetes berücksichtigt werden. Sollten hohe systemische Steroiddosierungen bis zur Geburt notwendig sein, so ist eine etwaige kindliche Nebennierenrindeninsuffizienz neonatologisch zu überwachen. Nach Möglichkeit sind topische bzw. nichtsystemisch wirksame oder zumindest nicht plazentagängige Steroide anzuwenden.

> **MERKE**
>
> Eigentliche Immunsuppressiva wie **Azathioprin** dürfen nur **in Extremfällen** verwendet werden. Moderne Immunmodulatoren, wie **TNF-alpha-Antikörper**, sind plazentagängig und bislang **streng kontraindiziert**.

Durch eine **bewusste und gut zusammengestellte Ernährung** kann oftmals die Krankheitsaktivität beeinflusst und eine malabsorptionsbedingte Mangelernährung verhindert werden. Die schwangerschaftsbedingte Hypomotilität des Darmtraktes begünstigt eine bakterielle Fehlbesiedelung und das Auftreten pathologischer Entzündungsreaktionen. Patientinnen können versuchen, die Darmpassage mit **ausreichender Flüssigkeitszufuhr** zu erleichtern. In schweren akuten Krankheitsschüben kann eine ballaststofffreie Flüssignahrung, aber auch eine vollparenterale Ernährung notwendig werden.

Chirurgische Interventionen in der Schwangerschaft sollten, mit Ausnahme von **Notfallindikationen**, unterbleiben. Krankheitsbedingte Voroperationen können einen Kaiserschnitt deutlich erschweren und bergen das Risiko von Darmverletzungen. Die Einbeziehung von Perineum, Vulva oder Scheide in den Entzündungsprozess (z.B. durch Fistelbildung) kann eine vaginale Geburt unmöglich machen.

14.7.6 Veränderungen im Wasser- und Elektrolythaushalt

Volumen ▮ Das gesamte **Blutvolumen** nimmt im Verlauf der Schwangerschaft um etwa **40 %** zu. Der **erhöhten Gesamtzellzahl** – insbesondere der Erythrozyten – steht dabei eine zunehmende **Flüssigkeitsretention** gegenüber. Trotz deutlich gesteigerter Hämatopoese sinkt daher im Laufe der Schwangerschaft der Hämatokrit leicht.

Natrium ▮ Aldosteron wird in der Schwangerschaft vermehrt produziert. Der Aldosteronspiegel ist in der Schwangerschaft um das 5–6-Fache erhöht. Aldosteron reguliert die physiologische Adaptation des Flüssigkeitshaushaltes in der Frühschwangerschaft über die zentrale Retention von Natrium und Wasser. Die biologische Wirkung des Aldosterons wird allerdings z.T. durch die natriuretische Wirkung des **Progesterons** neutralisiert, sodass im Endeffekt ein Zustand erhöhter Wasserretention (= **Ödeme**) bei gleichzeitiger erhöhter Nierenfiltration (= **häufiges Wasserlassen**) verbleibt.

Kalzium ▮ Für den Aufbau des **fetalen Skeletts** werden etwa 30 g Kalzium benötigt. Dies entspricht etwa 3 % der mütterlichen Skelettmasse. Durch die erhöhte glomeruläre Filtrationsrate (s.u.) geht der Mutter jedoch Kalzium über die **Nieren** verlo-

ren. Bei einer Stillzeit von 6 Monaten kommt ein weiterer Kalziumverlust über die **Muttermilch** von ca. 50 g hinzu. Eine negative Kalziumbilanz wird aber zum einen durch die erhöhte Produktion von **Steroidhormonen** (Progesteron, Östrogene, Androgene) und zum anderen durch eine verbesserte **intestinale Resorption** durch erhöhte Vitamin-D-Konzentrationen verhindert. In der Schwangerschaft bilden Plazenta und Niere vermehrt α-Hydroxylase, die die Bildung von **Vitamin D** fördert. Des Weiteren existieren schwangerschaftstypische Hormone, die über eine **Hemmung der Osteoklasten** und eine **Stimulierung der renalen Phosphatausscheidung** einem Knochenabbau entgegenwirken. Aufgrund des erhöhten Kalziumbedarfs durch den Feten besteht während der Schwangerschaft ein physiologischer **sekundärer Hyperparathyreoidismus**.

> **MERKE**
>
> Während der Schwangerschaft und Stillzeit kommt es zu einer Abnahme der **Knochendichte**, die sich jedoch spontan wieder erholt. Studien zu diesem Thema zeigen 18 Monate nach der Geburt sogar eine höhere Knochendichte als vor der Schwangerschaft.

14.7.7 Veränderungen von Nieren und Harntrakt

Die **renale Durchblutung** nimmt, entsprechend dem erhöhten Herzminutenvolumen, bereits in der Frühschwangerschaft deutlich zu und steigert sich im Schwangerschaftsverlauf um ca. 50 %. Die vermehrte Nierenperfusion bedingt eine um 35 % verstärkte **renale Filtration**. Da die Mechanismen der tubulären Rückresorption hierbei bis zur Grenze der Leistungsfähigkeit belastet werden, besteht für **Kreatinin** in der Schwangerschaft eine erhöhte Clearance. Eine Erhöhung des Kreatininspiegels im Plasma ist daher in der Schwangerschaft Ausdruck einer bereits deutlich eingeschränkten Nierenfunktion. Aber auch andere Stoffe, wie z.B. **Glukose** oder **Eiweiß**, entgehen zu einem gewissen Teil der tubulären Rückresorption und erschweren dadurch die Interpretation von Untersuchungsergebnissen (s. Präeklampsie, S. 381 und Gestationsdiabetes, S. 391).

Nierenbecken und **Harnleiter** sind in der **Schwangerschaft** physiologisch **erweitert**. Dies ist zum einen durch eine vermehrte Progesteronproduktion bedingt (S. 348), zum anderen durch eine mechanische Kompression durch den graviden Uterus und das vermehrt durchblutete parauterine Venengeflecht. Oftmals ist die Nierenbecken- und Uretererweiterung durch die anatomische Rechtsrotation des Uterus auf der **rechten Seite** ausgeprägter.

14

Therapiebedürftige Harnwegsdilatation in der Schwangerschaft

Etwa zwei Drittel aller Schwangeren haben dilatierte Harnleiter und Nierenbecken (s.o.). Im Gegensatz dazu ist nur in den seltensten Fällen eine spezifische Therapie notwendig. Indikationen sind eine **Infektion**, **Schmerzen** oder eine **Gefährdung der Nierenfunktion**. Bei lediglich schmerzhafter Stauung kann mit geschickter **Lagerung** (z.B. Liegen auf der nicht betroffenen Seite, Fernsehen im Vier-Füßler-Stand etc.) oftmals eine deutliche Beschwerdebesserung erreicht werden. Mit großer Zurückhaltung wird die Indikation zur **retrograden Schienung** gestellt. Uretherschienen neigen in der Schwangerschaft zur Verkrustung, müssen engmaschig kontrolliert und oftmals bereits nach wenigen Wochen unter entsprechenden Schwierigkeiten gewechselt werden. Eine ansonsten durchgeführte radiologische Kontrolle durch Bildwandler ist nicht möglich. Zudem besteht beim Legen und Wechsel der Schienen ein substanzielles Risiko vorzeitiger Wehen, weswegen oftmals eine Tokolyse notwendig ist.

Harnwegsinfekt

Durch die schwangerschaftsbedingten physiologischen Veränderungen ist die **Keimaszension** in den ableitenden Harnwegen und damit die Entstehung einer **Pyelonephritis** (s.u.) begünstigt. Bei vielen Schwangeren fehlt trotz signifikanter Bakteriurie eine entsprechende Symptomatik.

Praxistipp

Da das Risiko einer vorzeitigen Wehentätigkeit und Frühgeburt bei Harnwegsinfekten deutlich erhöht ist, sind eine regelmäßige Kontrolle des Urinbefundes, eine Urinkultur bei auffälligem Befund und die frühzeitige Therapie bei Infektion in der Schwangerschaft entscheidend.

Asymptomatische Bakteriurie, akute Zystitis

Definition und Epidemiologie I Eine **schmerzhafte Entzündung der Harnblase** tritt bei **1–5 %** aller Frauen zumindest einmal während der Schwangerschaft auf. Bei **10 %** aller Schwangeren wird ärztlicherseits eine **asymptomatische Bakteriurie** (Keimzahl $> 10^5$/ml) festgestellt.

Pathogenese I Das **Keimspektrum** entspricht dem außerhalb der Schwangerschaft (80 % E. coli, 20 % Klebsiellen, selten Enterococcus faecalis oder Proteus mirabilis).

Klinik I Die Symptomatik einer akuten Zystits in der Schwangerschaft kann **untypisch** sein. Häufig besteht ohnehin eine **Pollakisurie**. Eine **Dysurie** wird oft als „Ziehen im Unterbauch" berichtet und

kann dann zur vorzeitigen Wehentätigkeit schwierig abzugrenzen sein. **Fieber** besteht typischerweise erst bei beginnender Aszension in das oftmals ohnehin gestaute Nierenbeckenkelchsystem.

Diagnostik I Bei **jeder Schwangerenvorsorge** wird ein **Urinstreifentest** durchgeführt (vgl. S. 406). Dabei ist kein direkter Bakteriennachweis möglich, einzig spezifisch ist der Nachweis von Nitrit. Nicht alle Bakterienstämme produzieren jedoch Nitrit, sodass dieser Test eine eingeschränkte Sensitivität hat. Der Nachweis einer erhöhten Leukozytenzahl im Mittelstrahlurin sowie eine mäßiggradige Erythrozyturie sind nicht spezifisch. Bei Vorliegen von auffälligen Befunden muss ein **Urinsediment** angefertigt werden, das eine mikroskopische Beurteilung einer Bakteriurie zulässt. Liegt eine signifikante Bakteriurie vor, sollte immer auch eine **Urinkultur** angelegt werden.

Therapie I Neben dem Rat, **viel zu trinken**, ist auch eine **Antibiotikatherapie** (z.B. Amoxicillin) angezeigt. Eine begonnene Antibiotikatherapie sollte über 1 Woche fortgeführt werden (keine Single-shot-Antibiotikatherapie!).

> **MERKE**
>
> Aufgrund der erleichterten Keimaszension mit der Gefahr einer Pyelonephritis (s.u.) ist ein Harnwegsinfekt in der Schwangerschaft **niemals** ein **unkomplizierter Harnwegsinfekt**. Daher sollte in der Schwangerschaft auch eine asymptomatische Bakteriurie von $> 10^5$ Keimen/ml behandelt werden.

Pyelonephritis

Definition I Die Pyelonephritis ist definiert als eine **Entzündung des Nierenbeckens**.

Epidemiologie I Etwa 1 % aller Schwangeren erkrankt an einer akuten Pyelonephritis.

Pathogenese I Schwangerschaftstypische physiologische Faktoren (progesteronbedingte Dilatation der Harnleiter, Abflussbehinderung durch den graviden Uterus, Erniedrigung der Nierenschwelle für z.B. Glukose) erleichtern ein schnelles Aufsteigen von Infektionen bis in das Nierenbecken.

Klinik I Die **akute Pyelonephritis** äußert sich durch Flankenschmerz, hohes Fieber, Schüttelfrost, Dysurie und Pollakisurie. Symptomarme **chronische Verläufe** sind möglich, aber selten.

Selten können infizierte, gestaute Harnwege in eine **Urosepsis** entgleiten. Bei zögerlicher Diagnostik und nicht sachgerechter Therapie besteht das Risiko einer **Chronifizierung** mit einer dauerhaften Schädigung der Nierenfunktion. Etwa 20 % aller **terminalen Niereninsuffizienzen** entstehen auf dem Boden einer chronischen Pyelonephritis. Das Risiko einer **Frühgeburt** ist bei Patientinnen mit akuter Pyelonephritis erhöht.

14

Diagnostik | Zusätzlich zur Basisdiagnostik bei Harnwegsinfekt in der Schwangerschaft (s.o.) müssen auch der Verlauf der systemischen Entzündungsreaktion im Blut (Leukozytenzahl, CRP) sowie die Nierenfunktion (Kreatinin) überwacht werden. In der Sonografie findet sich eine Erweiterung des Nierenbeckens. Die Nierenlager sind klopfschmerzhaft.

Therapie | Um bei der Antibiotikatherapie rasch therapeutische Wirkspiegel zu erreichen, werden die Patientinnen stationär aufgenommen und die ersten Gaben immer i.v. verabreicht. Indiziert sind Penicilline oder Cephalosporine mit einem erweiterten Wirkspektrum. Das Antibiotikaregime wird nach Erhalt des Antibiogramms aus der Urinkultur ggf. angepasst. Bessern sich die Beschwerden nach 48 h nicht, muss, auch bei noch ausstehendem Kulturergebnis, zusätzlich ein Aminoglykosid gegeben werden. In der Regel lässt sich das Abflusshindernis (= die Schwangerschaft) nicht akut beseitigen, auch wenn dies in schweren Fällen und höheren Schwangerschaftswochen durchaus erwogen wird. Eine Schienung der Harnleiter zur Sicherstellung des Urinabflusses kann indiziert sein.

Nierenfunktionsstörungen

Bei Patientinnen mit Z.n. einseitiger Nephrektomie ist (bei intakter Funktion der verbliebenen Niere) eine erfolgreiche Schwangerschaft möglich. Bei vorbestehenden Nierenerkrankungen verschlechtert sich jedoch die Nierenfunktion durch die Schwangerschaft. Eine renale Hypertonie erhöht die Wahrscheinlichkeit einer Präeklampsie, Pfropfeklampsie, Wachstumsrestriktion und Frühgeburt. Daher ist bei nierenerkrankten Frauen mit Kinderwunsch eine präkonzeptionelle Beratung wichtig. Bei einer chronischen Niereninsuffizienz mit Serumkreatininkonzentrationen > 2 mg/dl und/oder einer therapierefraktären schweren Hypertonie sollte von einer Schwangerschaft abgeraten werden, da die Schwangerschaft hierdurch gefährdet und das Risiko einer terminalen Niereninsuffizienz erhöht ist. Liegt der Nierenfunktionsstörung eine immunologische Systemerkrankung (z.B. Lupus-Nephritis, S. 390) zugrunde, sollten die Patientinnen präkonzeptionell ein Jahr in Remission sein. Auch genetische Aspekte der vorliegenden Nierenerkrankung müssen beachtet werden. Die Schwangeren sollten in einer Institution für Hochrisikoschwangere mit neonataler Intensivmedizin betreut werden. Im Rahmen der engen Zusammenarbeit zwischen Geburtshelfern, Nephrologen und Neonatologen ist besonders Folgendes zu beachten:

– adäquate Blutdruckkontrolle
– ausgeglichener Elektrolyt- und Säure-Basen-Haushalt

– adäquate Protein- und Kalorienzufuhr
– Kontrolle der Retentionsparameter
– sorgfältige Kontrolle des Fetus und ggf. neonatale intensivmedizinische Versorgung.

Glücklicherweise entgleisen nur wenige Niereninsuffizienzen in der Schwangerschaft bis zur Dialysepflichtigkeit.

> **MERKE**
>
> **Schwere Nierenerkrankungen** gehen trotz Dialyse mit einer hohen **fetalen Morbidität und Mortalität** einher.

Die Prognose einer Schwangerschaft kann durch eine Nierentransplantation deutlich gebessert werden. So werden nach einer Nierentransplantation 75–85 % der Kinder lebend geboren, wohingegen es bei Dialysepatientinnen nur in 30–50 % zu Lebendgeburten kommt. Neben der perinatalen Mortalität ist auch die Anzahl der kindlichen Fehlbildungen nach einer Nierentransplantation deutlich erniedrigt. Die gegen eine Transplantatabstoßung notwendigen Immunsuppressiva scheinen weder nennenswert embryotoxische noch fetotoxische Wirkungen zu haben. Es werden jedoch höhere Raten an Präeklampsie, Frühgeburtlichkeit und niedrigerem Geburtsgewicht bei diesen Patientinnen beobachtet.

14.7.8 Immunologische Veränderungen

Schwangere sind nicht immunsupprimiert. Es stellt sich vielmehr ein immunkompetenter Zustand ein, der den optimalen Schutz der Mutter und des Kindes sicherstellt. Im Rahmen der Schwangerschaft führt diese neue immunologische Balance zu veränderten Verläufen immunologisch bedingter Grunderkrankungen.

Rheumatoide Arthritis

Die rheumatoide Arthritis ist eine autoimmun bedingte chronische Gelenkerkrankung, betrifft etwa 1–2 % der erwachsenen Bevölkerung und hat ihren Häufigkeitsgipfel im 4. Lebensjahrzehnt. Frauen sind 3–5 Mal häufiger betroffen als Männer. Die Ätiologie der Erkrankung ist weitgehend unbekannt, wobei eine genetische Disposition beobachtet wird. Die Klinik entspricht der außerhalb der Schwangerschaft: Es existieren 7 diagnostische Kriterien des American College of Rheumatology (ACR), von denen 4 erfüllt sein müssen: Morgensteifigkeit, Arthritis an > 3 Gelenken, Arthritis der Hand- oder Fingergelenke, symmetrische Arthritis, Rheumaknoten, Rheumafaktoren in Serum und/oder typische Röntgenbefunde der Hände. Neben physikalischen Maßnahmen werden therapeutisch nichtsteroidale Antirheumatika und Glukokortikoide angewandt.

14

> **MERKE**
>
> Etwa 75 % aller rheumatoiden Arthritiden **bessern** sich im Schwangerschaftsverlauf: Ein Drittel der Patientinnen ist während der Schwangerschaft beschwerdefrei.
> Im **Wochenbett** kann es hingegen zu einer **akuten Exazerbation** kommen.

Systemischer Lupus erythematodes (SLE)

Der systemische Lupus erythematodes (SLE) ist eine Autoimmunerkrankung, die vorwiegend um das 30. Lebensjahr und somit im gebärfähigen Alter auftritt. Im Rahmen der Schwangerschaft kann es sowohl zu einer Remission (ca. 33 %) als auch zu einer Verschlechterung der Symptomatik kommen. Der Krankheitsverlauf kann jedoch von der Schwangerschaft auch unbeeinflusst bleiben. Die klinischen Symptome entsprechen denen außerhalb einer Schwangerschaft. Eine medizinische Beratung von erkrankten Frauen mit Kinderwunsch ist notwendig, da im Rahmen der Erkrankung oftmals eine Nierenbeteiligung mit Proteinurie besteht, die sich durch die Schwangerschaft verschlechtern und das Leben der Mutter bedrohen kann. Aber auch das Kind kann durch die Grunderkrankung gefährdet werden: So treten bei Schwangeren mit SLE häufiger Spontanaborte, Früh- bzw. Totgeburten und Wachstumsrestriktionen auf (vgl. S. 361). Nicht selten wird der SLE erst aufgrund von Komplikationen während der Schwangerschaft diagnostiziert. Neben der Anamnese und klinischen Untersuchung sichern Blutuntersuchungen (BSG ↑, Anämie, Leuko- und Thrombozytopenie, Antikörper [ANA, dsDNS-AK]) die Diagnose. Die Antikörper gegen native Doppelstrang-DNS (dsDNS-AK) sind spezifisch für den SLE und damit beweisend.

14.7.9 Endokrinologische Veränderungen

Schilddrüse

Das in der Frühschwangerschaft in hohen Mengen von der Plazenta sezernierte Hormon hCG weist strukturelle Ähnlichkeit mit TSH auf. Die dadurch bedingte Stimulation der Schilddrüse führt zu einer leicht hyperthyreoten Stoffwechsellage. Im 1. Trimenon zeigt sich daher ein passagerer Anstieg des aktiven fT4 bei einem gleichzeitigen passageren Abfall des TSH. Besonders in Jodmangelgebieten und bei vorbestehender Struma kommt es dadurch zu einer weiteren Volumenzunahme der Schilddrüse in der Frühschwangerschaft. Ein Spannen des sog. Kropfbandes, wie es Teil der weiblichen alpenländischen Tracht ist, wurde aus diesem Grunde als frühes Schwangerschaftszeichen gewertet (Abb. 14.28). Die Gesamtkonzentration der thyroxinbindenden Globuline sowie des gebundenen (inaktiven) Schilddrüsenhormons (T3, T4) nimmt in der

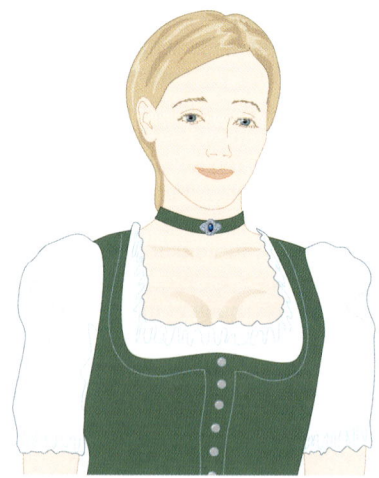

Abb. 14.28 Das Kropfband als Teil der alpenländischen Tracht – sein Spannen durch Volumenzunahme der Schilddrüse galt als früher Hinweis auf eine mögliche Schwangerschaft.

Schwangerschaft zu. Die Konzentration des aktiven, nicht gebundenen fT3 und fT4 bleibt jedoch konstant.

Die Jodzufuhr über die Nahrung ist bereits außerhalb der Schwangerschaft in vielen Gegenden kritisch. Zudem führt die erhöhte glomeruläre Filtrationsrate zu einem erhöhten Jodverlust über den Urin. Gleichzeitig hängt die fetale Produktion der Schilddrüsenhormone, die bereits ab der 12. SSW beginnt, kritisch von der transplazentaren Jodversorgung ab. Obwohl die Jodbindungskapazität der fetalen Schilddrüse gegenüber der mütterlichen um das 40-Fache erhöht ist, kann sich ein mütterlicher Jodmangel in einer schweren kindlichen Retardierung äußern.

Hypophyse

Die Plazenta nimmt Einfluss auf die hypophysären Regelkreise:

- Die plazentaren Steroidhormone reduzieren durch ihr negatives Feedback die hypophysäre Sekretion von LH und FSH.
- Der Hypophysenvorderlappen verdoppelt sein Volumen durch die gesteigerte Prolaktinsekretion.

Prolaktin bewirkt postpartal die Milchbildung in den neugebildeten Drüsengängen der graviden Brust (S. 480).

Sein physiologischer Mitspieler ist das aus dem Hypophysenhinterlappen sezernierte Neurohormon Oxytozin (S. 480). Es ist Teil des neurohormonalen Laktationsreflexes und bewirkt die Milchsekretion beim Stillen. Zudem bewirkt Oxytozin die Wehentätigkeit in der fortgeschrittenen Eröffnungs- und Austreibungsperiode (S. 430). Die Auslösung der

Wehentätigkeit und insbesondere die Erweichung der Zervix am Beginn der Geburt sind hingegen oxytozinunabhängig.

Glukosestoffwechsel

In der Schwangerschaft ist die Gewährleistung der Glukosehomöostase für den Körper deutlich erschwert: Überwiegend von der Plazenta gebildete schwangerschaftstypische Hormone (Sexualsteroide, hPL, Prolaktin) bewirken eine **periphere Insulinresistenz**, die sich während des 3. Trimenons steigert. Gesunde Schwangere können diese Insulinresistenz durch eine gesteigerte Insulinproduktion der Inselzellen ausgleichen und so eine normoglykäme Stoffwechsellage halten. Im Wochenbett dreht sich mit dem Wegfall der Plazenta und ihrer die Insulinresistenz steigernden Hormone die Situation um.

> **MERKE**
>
> In der **Schwangerschaft** bedroht eine **Hyperglykämie** Mutter und Kind.
> Im **Wochenbett** sind beide durch eine **Hypoglykämie** gefährdet.

Demgegenüber liegt bei **schwangeren Typ-1-Diabetikerinnen** generell eine mangelnde Insulinproduktion vor. Während des 1. Trimenons nimmt der Insulinbedarf bei ihnen allerdings zunächst kontinuierlich ab und erreicht ab der 16. SSW seinen Tiefpunkt, um dann ab der 20. SSW wieder deutlich anzusteigen. Dies liegt daran, dass die Insulinwirkung in den ersten SSW gesteigert ist und die kontrainsulinäre Wirkung der Plazentahormone erst in der zweiten Schwangerschaftshälfte relevant wird. Es bildet sich dann eine periphere Insulinresistenz aus (→ wie bei gesunden Schwangeren, s.o.), die den Insulinbedarf auf das 2–3-Fache ansteigen lässt. Oftmals beobachtet man ab der 36. SSW wieder eine Reduktion des Insulinbedarfs um 10–20%, da die periphere Insulinresistenz gegen Ende der Schwangerschaft etwas nachlässt. Unter der Geburt reduziert sich der Insulinbedarf nochmals.
Der **transplazentare Glukosetransport** findet durch erleichterte Diffusion statt, wobei die Dichte der Glukosetransporter auf der kindlichen Seite der Plazenta die Transportrate bestimmt.

Gestationsdiabetes

Definition | Eine **diabetogene Stoffwechselstörung**, die durch die Mehrbelastung des Kohlehydratstoffwechsels während der Schwangerschaft entsteht und **postpartal wieder verschwindet**, bezeichnet man als Gestationsdiabetes.
Epidemiologie | In Westeuropa hat sich die **Prävalenz** in den letzten 20 Jahren auf 3,5% **verdoppelt**.

Dies ist auf eine höhere Prävalenz der Risikofaktoren (s.u.) und auf eine verbesserte Diagnostik zurückzuführen.
Pathogenese | Die physiologisch während der Schwangerschaft aufgrund der Wirkung der Plazentahormone zunehmende **periphere Insulinresistenz** (s.o.) ist bei Gestationsdiabetikerinnen pathologisch erhöht.
Risikofaktoren | Wie für den Typ-2-Diabetes stellen ein **Body-Mass-Index > 27**, ein **höheres Alter** (> 25 Jahre) sowie eine **genetische Disposition** (Familienanamnese, indische und hispanische Zugehörigkeit) Risikofaktoren für die Entwicklung eines Gestationsdiabetes dar.
Einfluss auf das Kind | Hohe Blutzuckerwerte können zu **Aborten** und **Fehlbildungen** in der Embryonalperiode führen. Die **Fehlbildungsrate** ist bei Diabetikerinnen etwa um das 3-Fache erhöht und steigt mit der Höhe des mittleren Blutzuckers. Im Rahmen der **diabetischen Embryopathie** kommt es zu Fehlentwicklungen des Herzens, der Nieren und der Wirbelsäule bis hin zum seltenen sog. **kaudalen Regressionssyndrom** (Hypoplasie der unteren Wirbelsäule, des Beckens und der Beine, **Abb. 14.29**).
Die **diabetische Fetopathie** äußert sich in einer **Makrosomie** (Gewicht > 4500 g) bei gleichzeitiger Reifungsverzögerung von Herz, Lunge und ZNS. Die Größe des Kindes erhöht das Risiko eines **Geburtstraumas** insbesondere einer Schulterdystokie (S. 459). Unmittelbar **postpartale Anpassungsstörungen** der nicht ausgereiften Organsysteme (Lunge → Atemnotsyndrom, Leber → Ikterus) drohen ebenso wie eine ausgeprägte **fetale Hypoglykämie**, da die überschießende transplazentare Glukoseversorgung, die beim Fetus zu einer Hyperinsulinämie geführt hat, nach der Geburt wegfällt (S. 488).

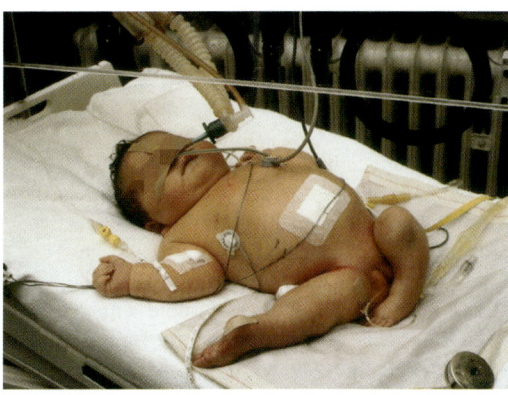

Abb. 14.29 Kaudales Regressionssyndrom mit typischen Fehlbildungen des Kindes einer diabetischen Mutter: Die untere Wirbelsäule, das Becken und die Beine sind hypoplastisch.

14

Die **Plazentation ist gestört**, sodass eine Präeklampsie, Plazentainsuffizienz und eine daraus resultierende Wachstumsrestriktion gehäuft auftreten. Durch die **Wachstumsstörung der Plazenta** ist das Risiko des intrauterinen Fruchttods und einer intrapartalen Hypoxie deutlich erhöht.

MERKE

Für Kinder von Müttern mit unzureichend behandeltem Gestationsdiabetes besteht ein signifikant erhöhtes Risiko, bereits in jungen Jahren an einem **metabolischen Syndrom** mit einem **Typ-2-Diabetes** zu erkranken.

Einfluss auf die Mutter I Bei Gestationsdiabetikerinnen ist das ohnehin bei Schwangeren erhöhte Risiko für einen **Harnwegsinfekt** und eine **Pyelonephritis** (S. 388) nochmals deutlich gesteigert. Für die Entwicklung einer **Präeklampsie** (S. 381) besteht ein 8-fach erhöhtes Risiko. Auch bedingt durch diese beiden Faktoren haben Gestationsdiabetikerinnen eine um 50 % **erhöhte Frühgeburtenrate** (S. 368). Die Schwangerschaft demaskiert oftmals eine **diabetische Disposition**: 40–50 % der Gestationsdiabetikerinnen entwickeln innerhalb der kommenden 10 Jahre daher einen manifesten **Typ-2-Diabetes**.

Diagnostik I Ein **Diabetes-Screening** ist (noch) nicht Teil der Mutterschaftsrichtlinien, sollte aber aufgrund der hohen fetalen und maternalen Morbidität jeder Schwangeren (auch ohne Risikofaktoren) angeboten werden. **Uринteststreifen** sind als Screeningtest ungeeignet: Da in der Schwangerschaft die Nierenschwelle deutlich erniedrigt ist (S. 387), wird auch bei normoglykämischer Stoffwechsellage in bis zu 50 % eine Glukosurie nachgewiesen. Eine wiederholt nachgewiesene Glukosurie ist jedoch zusätzlicher Anlass für die Durchführung eines **oralen Glukose-Toleranz-Tests** (**OGTT**, **Abb. 14.30**). Ist bereits eine Schwangerschaft vorausgegangen, können sich **anamnestisch** folgende Hinweise für eine Neigung zum Gestationsdiabetes finden: Aborte und intrauteriner Fruchttod, aber v.a. auch fetale Fehlbildungen und Makrosomie.

MERKE

Ein bereits in einer Vorschwangerschaft diagnostizierter **Gestationsdiabetes** hat ein **Wiederholungsrisiko** von 60 %.

Therapie I Grundlage der Therapie eines Gestationsdiabetes ist ein **Ernährungsprogramm**. Bei diesem wird eine ausgewogene Ernährung von nicht mehr als 40 kcal/kg KG auf mindestens 5 kleine Mahlzeiten aufgeteilt. In 80 % der Fälle ist die körpereigene Insulinproduktion dann für eine Normo-

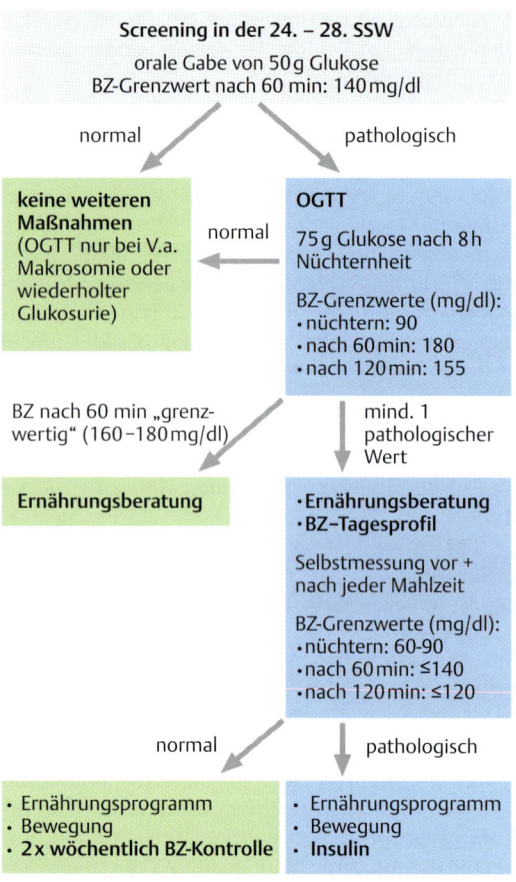

Abb. 14.30   Algorithmus eines Diabetes-Screenings. Das dargestellte zweizeitige Vorgehen ist nur außerhalb des Risikokollektivs möglich, ansonsten primär OGTT. BZ = Blutzucker, OGTT = oraler Glukose-Toleranz-Test.

glykämie ausreichend. Ein maßvolles **Bewegungsprogramm** unterstützt die Therapie.

Gelingt mit diesen Maßnahmen keine ausreichende Blutzuckereinstellung, wird eine **Insulintherapie** begonnen. Orale Antidiabetika sind aufgrund vermuteter embryo- und fetopathischer Effekte kontraindiziert, wobei hier derzeit einer Neubewertung der Risikoprofile stattfindet. Die benötigten **Insulindosen** sind, bedingt durch die ausgeprägte periphere Insulinresistenz, die Ursache des Gestationsdiabetes ist, oft **deutlich höher** als bei schwangeren Typ-1-Diabetikerinnen.

Für den **Insulinbedarf** gilt ein Richtwert von **1 I.E./ kg KG/24 h**. Zu Beginn der Therapie ist das Ausmaß der Insulinresistenz sowie der körpereigenen Insulinproduktion zunächst unbekannt, sodass mit ca. 0,3 I.E./kg KG/24 h begonnen und in Abhängigkeit der gemessenen Blutzuckerwerte zügig gesteigert wird. **Zielwerte** der Blutzuckereinstellung sind präprandial < 90 mg/dl und postprandial < 120 mg/dl.

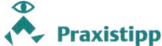
Praxistipp
Bestehen keine zusätzlichen Risikofaktoren (Präeklampsie, IUGR, Makrosomie), kann bis zum errechneten Geburtstermin der spontane Wehenbeginn abgewartet werden.

14.7.10 Neurologische Erkrankungen

Die Grundproblematik zentralnervöser Erkrankungen in der Schwangerschaft besteht in ihrem z.T. sehr breiten Differenzialdiagnosenspektrum und in der Tatsache, dass eine neurologisch indizierte medikamentöse Therapie oftmals schädigende Auswirkungen auf den Feten hat.

Kopfschmerzen und Migräne

Kopfschmerzen I Kopfschmerzen sind ein **häufiges Symptom** und das Spektrum der Differenzialdiagnosen ist groß. In der Schwangerschaft kommen als ursächliche Erkrankungen der **schwangerschaftsinduzierte Hypertonus** sowie die **Präeklampsie** (S. 381) hinzu. Letztere ist typischerweise assoziiert mit Flimmern vor den Augen. Nach neurologischer Diagnostik und Ausschluss geburtshilflicher Ursachen kann mit **Paracetamol** therapiert werden.

Migräne I An Migräne erkrankte Frauen bleiben aufgrund der hohen Östrogenspiegel während der Schwangerschaft, im Gegensatz zum Wochenbett, oftmals von Attacken verschont. Alle **Migränemedikamente** haben bezüglich der Schwangerschaft ein eher ungünstiges Nebenwirkungsprofil bzw. sind **kontraindiziert** (z.B. Ergotamin-Präparate, Triptane). Einzig **β-Blocker** und **Kortisol** können relativ sicher eingesetzt werden.

Eklampsie

Bei der Eklampsie handelt es sich um ein **schwangerschaftsbedingtes Anfallsleiden**. Zwei Drittel der Anfälle treten präpartal, ein Drittel bis zum 7. Tag postpartal auf. In entwickelten Ländern hat die Eklampsie eine Inzidenz von ca. 4–5/10 000 Geburten. Bei schlechter Schwangerschaftsvorsorge ist diese Zahl deutliche höher. Die Eklampsie ist in Entwicklungsländern für einen Großteil der mütterlichen Mortalität verantwortlich.

Die Eklampsie wird im Allgemeinen als **Endpunkt einer Präeklampsie** angesehen, wobei in etwa 40 % aller Anfälle keine Proteinurie und kein Hypertonus nachgewiesen werden können. Bei Zeichen einer Präeklampsie besteht keine Korrelation zwischen dem Auftreten einer Eklampsie und der Höhe des Blutdrucks.

Insgesamt besteht eine **erhöhte Errregbarkeit des Nervensystems** mit Hyperreflexie, Anfallsneigung, Sehstörungen und Kopfschmerzen. Der Anfall ähnelt einem epileptischen Anfall mit Apnoe, Zyanose und Bewusstlosigkeit und beginnt meist als **tonisch-klonischer Anfall** an den Extremitäten. **Differenzialdiagnostisch** kommt eine Erstmanifestation einer Epilepsie (s.u.) oder eine hirnorganische Schädigung in Betracht. Die wichtigsten **therapeutischen Maßnahmen** sind:

– Erhalt der Vitalfunktionen
– Anfallsunterbrechung: Diazepam (10–20 mg) oder Magnesiumsulfat als i.v.-Bolus (3–4 g $MgSO_4$ innerhalb von 5 min)
– postikterische Intensivüberwachung und -therapie von Mutter und Kind.

Sollten sich Zeichen einer unmittelbaren kindlichen Beeinträchtigung zeigen, erfolgt die Entbindung.

Epilepsie

Epidemiologie I Epilepsien sind die häufigsten neurologischen Erkrankungen in der Schwangerschaft. Eine von 1000 Schwangeren leidet an Epilepsie. Bei einem Drittel der Epileptikerinnen nimmt die Anfallshäufigkeit in der Schwangerschaft zu.

Einfluss auf das Kind I Die meisten Kinder (**90 %**) werden **gesund** geboren. Kinder epilepsiebetroffener Mütter haben aus unbekannten Gründen – auch ohne Einnahme von Antikonvulsiva – ein 3-fach erhöhtes **Fehlbildungsrisiko**. Antikonvulsiva (v.a. Kombinationstherapien) können dieses Risiko noch zusätzlich leicht erhöhen. Die Rate von Kindern mit **Wachstumsrestriktion** ist erhöht. Während des Anfalls selbst kann es zu ausgeprägten **fetalen Bradykardien**, bei mehrmaligen Anfällen zu **Hirnblutungen** oder sogar zum **intrauterinen Fruchttod** kommen.

Diagnostik und Differenzialdiagnose I Bei vorbestehender Epilepsie sind die Erkrankung und die typische Symptomatik in der Regel bekannt. Bei erstmalig in der Schwangerschaft auftretender Symptomatik oder ohne ausreichende Anamnese kommen **differenzialdiagnostisch** v.a. eine Eklampsie (s.o.), eine Hypoglykämie (v.a. im Wochenbett), eine vasovagale Synkope, eine Hyperventilationstetanie oder ein Medikamentenentzug infrage. Die Diagnose wird mittels **EEG** gestellt. Bildgebende Verfahren dienen dem Nachweis bzw. Ausschluss symptomatischer Ursachen.

Therapie I Die **Akuttherapie** unterscheidet sich nicht vom Vorgehen außerhalb der Schwangerschaft. Ein besonderes Problem stellt jedoch die medikamentöse **Anfallsprophylaxe** dar. Sämtliche Präparate, insbesondere Phenytoin und Valproat, weisen ein erhöhtes Fehlbildungsrisiko auf.

Wenn möglich sollte die Medikation **präkonzeptionell ausgeschlichen** bzw. eine **niedrig dosierte Monotherapie** verabreicht werden. Bei Carbamazepin-Therapie ist das Risiko von Neuralrohrdefekten erhöht, wodurch es z.B. zur Entwicklung einer Spina

14

bifida kommen kann. Vor Eintreten der Schwangerschaft sollten die Patientinnen daher 4–5 mg Folsäure täglich einnehmen (bei gesunden Frauen liegt die perikonzeptionell empfohlene Tagesdosis bei 0,8 mg).

> **MERKE**
>
> **Anfallsfreiheit** ist das oberste Therapieziel, um Mutter und Kind nicht zu gefährden. Deshalb sollte bei bereits bestehender Schwangerschaft und gut eingestellter Patientin die Medikation **nicht** umgestellt werden.

Unter der Geburt kann Schlafentzug einen Anfall fördern, weswegen eine **Bedarfsmedikation** bereitgehalten werden sollte. Die Substitution von **Vitamin K** unmittelbar postpartal beim Kind und unmittelbar präpartal bei der Mutter ist bei fast allen Antikonvulsiva indiziert, um einer Gerinnungsstörung vorzubeugen.

Fazialisparese

Eine Schädigung des peripheren N. facialis und Lähmung der durch ihn innervierten Gesichtsmuskulatur ist (unabhängig von einer Schwangerschaft) die **häufigste periphere Nervenläsion**. Ihre Inzidenz ist jedoch in der Schwangerschaft nochmals um den Faktor 3 erhöht. Bei Patientinnen mit Präklampsie kommt eine Fazialisparese **ödembedingt** sogar 6-mal häufiger vor. Sie tritt meist **gegen Ende der Schwangerschaft** oder unmittelbar postpartal auf und kündigt sich oft durch **unspezifische Prodromi** (Schmerzen, Taubheit, Schwellungsgefühl) an. 75 % der idiopathischen Fazialisparesen **heilen spontan** vollständig aus. Vor allem wenn noch eine gewisse Restfunktion der Gesichtsmuskulatur vorhanden ist, ist die Prognose auch ohne ursächliche Therapie sehr gut. Bei kompletten Lähmungen ohne Restfunktion sollte eine orale Therapie mit **Kortikosteroiden** begonnen werden.

Darüber hinaus kommen in der Schwangerschaft auch andere Einklemmungssyndrome peripherer Nerven, wie z.B. das **Karpaltunnelsyndrom**, vor.

14.7.11 Psychische Veränderungen

Eine **Schwangerschaft** ist ein einschneidendes Lebensereignis und erfordert von der Schwangeren selbst, aber ebenso von ihrem sozialen Umfeld, vielfältige aktive Veränderungen. Die Leichtigkeit mit der diese Anpassungen gelingen, hängt von der Persönlichkeit der Schwangeren, aber v.a. auch davon ab, inwiefern die Schwangerschaft geplant und erwünscht ist. Dabei kann eine erwünschte Schwangerschaft nicht geplant und eine geplante Schwangerschaft nicht erwünscht sein.

Die **ersten Wochen** sind geprägt durch das Bewusstwerden der Schwangerschaft. Während der Fetus ohne apparative Diagnostik noch nicht als eigenständiges Lebewesen wahrnehmbar ist, machen sich doch typische körperliche Veränderungen bemerkbar und zwingen zur Auseinandersetzung mit der neuen Lebenssituation.

Im **2. Trimenon** nimmt die Schwangere das wachsende Kind auch zunehmend direkt wahr. Der im 2. Trimenon angesiedelte „große Ultraschall" (S. 413) verstärkt diese Wahrnehmung zusätzlich. Wenn nicht Ängste um die Gesundheit des Kindes überwiegen, dann wird diese Phase der Schwangerschaft oftmals als Phase des Wohlbefindens erlebt.

Im **3. Trimenon** tritt die nahende Geburt des Kindes in den Vordergrund. Angst vor dem Geburtsschmerz, um die eigene Gesundheit und die Unversehrtheit des Kindes und Angst, die Herausforderung der Elternschaft nicht meistern zu können, prägen manchmal diese Phase der Schwangerschaft. Diese besondere Situation im Leben eines Menschen gilt es einfühlsam und unterstützend ärztlich zu begleiten.

Im **Wochenbett** tritt nicht selten eine depressive Verstimmung (Baby Blues) mit Mut- und Antriebslosigkeit und scheinbar unbegründeten Tränenausbrüchen auf (S. 475). Die Abgrenzung zur postpartalen Depression und Psychose ist entscheidend.

14.7.12 Veränderungen von Binde- und Stützgewebe

Haut

Während der Schwangerschaft wird im Hypophysenvorderlappen vermehrt adrenokortikotropes Hormon (ACTH) gebildet. Ebenso lassen sich erhöhte Spiegel des Melanozyten-stimulierenden Hormons (MSH) finden. Beide Faktoren führen zu einer vermehrten Aktivierung von Melanokortinrezeptoren auf Melanozyten und damit zu einer **verstärkten Pigmentierung der Haut**. Dies betrifft besonders bereits verstärkt pigmentierte Körperregionen, wie z.B. die Brustwarzen und den Warzenhof. Schwangerschaftstypische Hyperpigmentationen sind die sog. **Linea fusca**, die sich als dunkle, vom Nabel abwärts ziehende Linie darstellt (Abb. 14.31), und das **Chloasma gravidarum**, eine sommersprossenartige, jedoch konfluierende Verfärbung im Bereich der Stirn, des Nasenrückens und der Wangen. Das Ausmaß der Hyperpigmentation ist individuell sehr unterschiedlich, verstärkt sich jedoch unter Lichtexposition. Postpartal gehen die Hyperpigmentationen in aller Regel über mehrere Wochen wieder zurück.

Bedingt durch die hohen Kortisolspiegel bei gleichzeitigem schnellen Wachstums des Bauchumfangs entstehen streifige Hautatrophien, in denen die elastischen Fasern verloren gehen. Diese Dehnungsstreifen (**Striae distensae/gravidarum**, Abb.

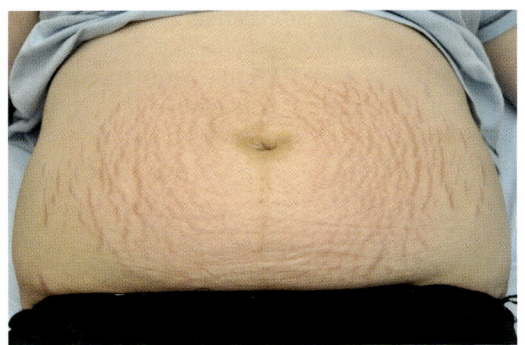

Abb. 14.31   Striae gravidarum (Dehnungsstreifen) und Linea fusca (vom Nabel abwärts ziehende hyperpigmentierte Linie).

14.31) treten v. a. an Bauch, Brüsten, Gesäß und Hüften auf. Sie sind zunächst rot, blassen postpartal ab und verbleiben als weißliche Streifen.

Häufig beklagen Schwangere einen Haarausfall. Dieser ist wenige Monate postpartal reversibel.

Bereits bestehende Dermatosen können sich während der Schwangerschaft sowohl verbessern als auch verschlechtern. Hautkrankheiten, die nur während einer Schwangerschaft auftreten und sich postpartal zurückbilden, werden als Schwangerschaftsdermatosen bezeichnet. Dazu gehören z. B. generalisierter Juckreiz, Herpes gestationis und die juckende polymorphe Dermatose. Die beiden Letztgenannten weisen eine ähnliche Symptomatik auf. Im Gegensatz zum Herpes gestationis (eine papulovesikulöse Erkrankung aus der Pemphigoid-Gruppe) tritt die juckende polymorphe Dermatose jedoch erst am Ende der Schwangerschaft und vorwiegend bei Erstgebärenden auf. Zum systemischen Lupus erythematodes (SLE) siehe S. 390.

Skelett
Gegen Ende der Schwangerschaft verstärkt sich die physiologische Lendenlordose, um das zunehmende Gewicht des Feten ausbalancieren zu können. Wie das Bindegewebe im Allgemeinen lockern sich gegen Ende der Schwangerschaft auch die straffen Faserknorpel der Gelenke des Beckenringes. Die zunehmende Lockerung des Ileosakralgelenks sowie der Symphyse erleichtert den Durchtritt des Kindes durch das Becken, hat aber gleichzeitig eine gewisse Instabilität des Beckenringes zur Folge. Eine Schädigung der Symphysenstruktur durch eine exzessive Lockerung oder sogar eine Zerreißung des Faserknorpels mit Sprengung der Schambeinfuge unter der Geburt sind seltene Ereignisse. Im Gegensatz dazu klagen etwa ein Drittel aller Schwangeren über Symphysenschmerzen, v. a. am Ende der Schwangerschaft, die in die Ober-

schenkel und in die Kreuzbeinhöhle ausstrahlen. Die Schwangere versucht die durch die Bandauflockerungen entstandene Instabilität durch den vermehrten Einsatz der Rückenmuskulatur zu kompensieren. Die oftmals daraus resultierende Fehlhaltung und verstärkte Muskelbeanspruchung führen zu den häufig beklagten Rückenschmerzen.

14.7.13 Veränderungen des Körpergewichts
Die Gewichtszunahme beträgt über die gesamte Schwangerschaft durchschnittlich 9–14 kg, unterliegt jedoch großen individuellen Schwankungen. Zum Geburtstermin beträgt der Anteil von Fetus, Plazenta und Fruchtwasser etwa 5 kg vom Gesamtgewicht. Das verbleibende Mehrgewicht verteilt sich auf die Blutvolumenzunahme, Wasserretention sowie Fettgewebsvermehrung.

14.7.14 Veränderungen der Mammae
In der frühen Schwangerschaft berichten viele Frauen über ein Spannen der Brüste. Es sprossen neue Drüsenläppchen aus und das Gesamtvolumen der Brust nimmt zu. Unter dem Einfluss der plazentaren Steroide kommt es zunächst zu einer Neubildung sekretorischer Epithelien und ab dem 2. Trimenon zu einer Zellhypertrophie und beginnender Milchbildung. Im 3. Trimenon ist auf histologischen Schnitten bereits Kolostrum (Vormilch) zu sehen. Das plazentare Östrogen hemmt dabei die sekretorische Wirkung von Prolaktin. Erst nach Geburt der Plazenta entfällt diese Hemmung und die Milchsekretion kommt in Gang. Das Saugen des Kindes ist Teil des neurohormonalen Laktationsreflexes und verstetigt die Milchbildung und Sekretion (S. 480).

14.8 Infektionen in der Schwangerschaft

 Key Point
Bakterien, Viren und Protozoen können eine Schwangerschaft gefährden. Manche Infektionskrankheiten zeigen besonders schwere Verläufe, andere treten überhaupt nur in der Schwangerschaft auf. Manche Infektionen bedrohen v. a. die Mutter (und damit sekundär auch das Kind), andere wiederum sind v. a. für die Entwicklung des Kindes gefährlich.

In einer frühen Phase kann die kindliche Organogenese durch eine Infektion gestört werden, in den späteren Phasen ist es die Organentwicklung (Abb. 15.1, S. 404). Eine solche Schädigung kann sowohl hämatogen/diaplazentar als auch durch eine aufsteigende Infektion bzw. beim Durchtritt durch den Geburtskanal erfolgen. Eine lokale bakterielle Infektion der Scheide und der Zervix ist eine der

14

Hauptursachen der Frühgeburtlichkeit (s. auch S. 368).

14.8.1 Bakterielle Infektionen
Streptokokkeninfektionen der Gruppe B

Strepptokokken der Gruppe B führen bei ca. 20 % aller Schwangeren zu einer **asymptomatischen Besiedlung** der vaginalen Schleimhaut. Sie können Frühgeburtsbestrebungen auslösen und führen zu schweren neonatalen septischen Infektionen.

Einfluss auf das Kind I In seiner **Early-onset-Form** erkrankt das Kind unmittelbar postpartal. Zwei Drittel der Kinder erkranken bereits innerhalb der ersten 20 Lebensstunden. Sie weisen schlechte AP-GAR-Werte (S. 485) auf, sind lethargisch, hypotensiv, tachykard und haben eine gestörte Atmung. Einige Kinder erkranken an einer **Meningitis** oder **Pneumonie**. Diese beiden Krankheiten kommen bei der nach mehr als 7 Tagen auftretenden **Late-onset-Form** häufiger vor. Die Late-onset-Form ist mit 10 % der Fälle deutlich seltener, hat jedoch eine hohe Mortalität und hinterlässt häufiger **neurologische Langzeitschäden**.

Therapie I Mittel der Wahl sind **Penicilline**. Wichtig ist jedoch v.a. die **Prophylaxe** der Erkrankung. Ein **Screening** durch einen vaginalen und anorektalen Abstrich in der 35.–37. SSW ist Teil der Mutterschaftsrichtlinien (S. 412). Neben einer Penicillingabe unter der Geburt (sub partu) sollten lange Geburtsverläufe – v.a. bei vorzeitigem Blasensprung (S. 370) – vermieden werden.

Lues (Syphilis)

Allgemeine (nicht schwangerschaftstypische) Angaben zur Lues finden sich ab S. 128. Die durch den Keim **Treponema pallidum** verursachte Erkrankung ist in Deutschland selten und nur im Risikokollektiv zu finden.

Einfluss auf das Kind I Die Ansteckung erfolgt transplazentar und breitet sich dann als Bakteriämie im gesamten kindlichen Organismus aus. Die **Lues connata praecox** entspricht dem Sekundärstadium der Syphilis. Schwere Infektionen bedingen neben den typischen Haut- und Schleimhautveränderungen, wie z.B. harter Schanker (Ulcus durum), Exanthem und Condylomata lata, einen **Hydrops fetalis** (vgl. **Abb. 14.32**, S. 398) mit hämatogenen Veränderungen (Syphilisantikörper) und einer Hepatosplenomegalie.

Die **Lues connata tarda** tritt erst im späten Kindesalter auf. Es zeigen sich Zahn- und Knochenveränderungen und extrem selten die sog. **Hutchinson-Trias** mit Tonnenzähnen, Labyrinthschwerhörigkeit und Hornhautentzündung (Keratitis parenchymatosa).

Therapie I Jede floride Infektion wird hochdosiert und lange mit **Penicillinen** behandelt. Eine neonatale Infektion ist durch Therapie zuverlässig zu verhindern. Es existiert ein verpflichtendes **Lues-Screening** nach den Mutterschaftsrichtlinien (S. 406).

Gonorrhö

> **MERKE**
>
> Die Infektion mit **Neisseria gonorrhoeae** ist die häufigste Geschlechtskrankheit in Deutschland (vgl. S. 127).

Einfluss auf das Kind I Eine fetale Infektion erfolgt nicht. Die intrapartal erworbene **Neugeborenenkonjunktivitis** ist extrem selten geworden. Eine unmittelbar postpartal ins Auge geträufelte antibakterielle Lösung (Erythromycin, früher Silbernitrat) verhindet das Auftreten (**Credé-Prophylaxe**). Sie sollte angeboten werden, ist jedoch im Verdachtsfall bei negativem Abstrichbefund bzw. rechtzeitiger Diagnose und antibiotischem Therapiebeginn verzichtbar.

Listeriose

Das gram-negative Bakterium **Listeria monocytogenes** wird v.a. durch nicht pasteurisierte Rohmilch übertragen. Im Menschen hat es als Hauptreplikationsort die Plazenta und infiziert von dort aus Mutter und Kind.

Einfluss auf das Kind I Während die Mutter unspezifische fieberhafte Symptome zeigt, kommt es beim Kind zu einem generalisierten Befall der Organe und einem **Amnioninfektionssyndrom** (S. 354). Dieses schwere, jedoch seltene septische Krankheitsvollbild bessert sich meist rasch nach (Fehl-)Geburt, da die Plazenta als Erregerreservoir ausgestoßen wird. Eine **Listeria-Meningitis** hat auch bei Behandlung eine Mortalität von 50 %. Häufig bleiben **Spätschäden**, wie z.B. geistige Entwicklungsstörungen.

Therapie I Schwangere sollten nicht pasteurisierte **(Roh-)Milchprodukte meiden**. Bei Erkrankung sind **Aminopenicilline** wirksam.

Chlamydieninfektion

2–8 % der Frauen im gebärfähigen Alter haben eine Chlamydieninfektion (vgl. S. 131). Geburtshilflich relevant ist die chlamydienbedingte **Zervizitis** und die **neonatale Infektion**.

Einfluss auf das Kind I Ein Infektionsrisiko besteht bei **vorzeitiger Wehentätigkeit** und **Blasensprung**. Bei Spontangeburten tritt in 50 % eine Übertragung auf das Neugeborene auf mit Ausbildung einer schweren **Konjunktivitis** nach 1–2 Wochen. In bis

14

zu 20 % der Fälle kommt es zu einer **Late-onset-Pneumonie** nach einer Inkubationszeit von 2–8 Wochen. Es besteht das Risiko der Defektheilung im Sinne einer **obstruktiven Atemwegserkrankung**.

> **MERKE**
>
> Das **Screening** bezüglich einer **Chlamydieninfektion** sollte möglichst **früh** in der Schwangerschaft stattfinden.

Therapie ❚ Bei positivem Erregernachweis erfolgt eine sytemische Therapie mit **Makroliden** ab dem 2. Trimenon.

14.8.2 Virale Infektionen
Virale Hepatitis
Allgemeine (nicht schwangerschaftstypische) Angaben zur viralen Hepatitis finden sich ab S. 137.
Bei an einer **Virushepatitis** erkrankten Schwangeren muss eine Übertragung auf das Kind während der Geburt (= vertikale Transmission) vermieden werden. Hierzu erhalten alle Kinder von HBs-positiven Müttern eine **Aktiv-passiv-Impfung** direkt nach der Geburt (post partum). Eine **Auffrischung** ist nach 4 Wochen und 6 Monaten notwendig.
Eine Sonderform stellt die **enteral übertragene Hepatitis E** dar, die bei Ausbruch im 3. Trimenon fulminante Verläufe mit einer Mortalität von bis zu 20 % zeigen kann. Es gibt bei chronischen Hepatitiden – auch bei Hepatitis C – keine generelle Empfehlung zum Stillverzicht.

> **MERKE**
>
> Eine **chronische Hepatitis** hat keine direkte Auswirkung auf die Schwangerschaft.

Rötelninfektion
3–7 % aller Frauen im gebärfähigen Alter sind seronegativ für Rubellaviren, d. h., sie sind nicht immun gegenüber eine Neuinfektion. Die Ansteckung erfolgt über Tröpfcheninfektion, wobei die Virusausscheidung 10 Tage vor Exanthemausbruch beginnt. Eine Neuinfektion verläuft bei der Schwangeren meist als harmlose Infektionserkrankung.
Einfluss auf das Kind ❚ Die Ansteckung des Kindes erfolgt transplazentar. Die Wahrscheinlichkeit einer fetalen Infektion ist vom Zeitpunkt der maternalen Virämie abhängig. In der **Frühschwangerschaft** werden 70–90 % der Feten infiziert. Es kommt in bis zu 20 % zum **Abort**. In > 50 % tritt das sog. **Rubellasyndrom** mit Innenohrschäden sowie Herz- und Augenfehlbildungen auf. Die fetale Infektionsrate sinkt im Verlauf der Schwangerschaft. Bis zur 17. SSW werden noch ca. 50 % aller Feten infiziert und es verbleiben in 8–20 % Innenohrschäden. Herz- und Augenfehlbildungen treten nicht mehr auf. Ab der 17. SSW treten nur noch in 3 % der Fälle Hörschäden auf.

Therapie ❚ Es existiert eine **generelle Impfempfehlung** für Röteln. Seronegative Frauen sollten vor Eintritt einer Schwangerschaft geimpft werden. Im Mutterpass wird am Beginn der Schwangerschaft die Rötelnimmunität vermerkt.

> **MERKE**
>
> Eine Impfung mit dem **Lebendimpfstoff** ist in der Schwangerschaft **nicht** möglich.

Bei Infektion einer seronegativen Frau in der Schwangerschaft ist der **Verlauf der Antikörpertiter** entscheidend, um Hinweise auf den Infektionsverlauf zu gewinnen. Eine spezifische Therapie existiert nicht.

Ringelröteln
Parvovirus B19 vermehrt sich lytisch in erythropoetischen Vorläuferzellen. Etwa die Hälfte aller Schwangeren hatte noch keinen Kontakt mit Parvovirus B19 und ist damit potenziell gefährdet. Ringelröteln treten typischerweise in Kleinraumepidemien in Schulen und Kindergärten auf und werden durch Tröpfcheninfektion übertragen. Bei Kontakt der Schwangeren mit einer erkrankten Person muss eine sofortige **Titerbestimmung** die Frage der Immunität und ggf. ein Titerverlauf die Frage der Ansteckung klären.
Einfluss auf das Kind ❚ Die Übertragung auf das Kind erfolgt diaplazentar. Eine fetale Infektion kann über eine transiente aplastische Krise mit Erythrozytendestruktion zu einer ausgeprägten **fetalen Anämie** und konsekutivem **Hydrops fetalis** führen (**Abb. 14.32**). Je später die Infektion in der Schwangerschaft erfolgt, desto geringer ist das Risiko.
Therapie ❚ Bei maternaler Infektion nach der 20. SSW ist das Risiko einer Totgeburt durch die Möglichkeit der **intrauterinen Bluttransfusion** auf ein Mindestmaß reduziert.

Varizellen und Herpes zoster
Eine Neuinfektion in der Schwangerschaft ist selten, da nur 5 % aller Frauen im gebärfähigen Alter keine Antikörper gegen das **Varizella-zoster-Virus** haben. Die Ansteckung erfolgt durch Tröpfcheninfektion. Die Kontagiosität ist sehr hoch und beginnt etwa 1–2 Tage vor Auftreten des Exanthems. Ein Herpes zoster ist, wenn überhaupt, nur äußerst schwach kontagiös. Die Übertragung auf das Kind erfolgt bis zur 20. SSW transplazentar und dann wieder intrapartal.
Einfluss auf das Kind ❚ Ein **kongenitales Varizellensyndrom** bei transplazentarer Infektion umfasst narbige segmentale Hautveränderungen, die bewe-

14

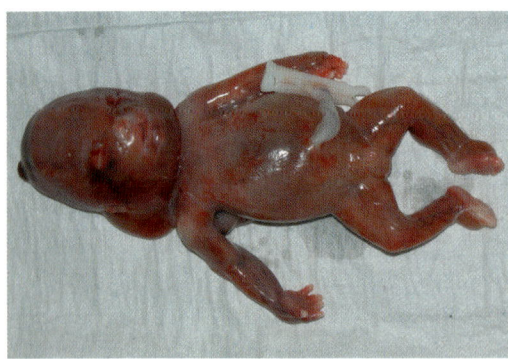

Abb. 14.32 Hydrops fetalis in der 20. SSW. Typische Ödeme bzw. Flüssigkeitsansammlungen in den präformierten Körperhöhlen; nebenbefundlich zeigt sich eine Lippenspalte.

gungseinschränkend sein können, und Skelettanomalien sowie Augen- und ZNS-Schäden. Die Letalität beträgt 25 %.

> **MERKE**
>
> Das Hauptrisiko für eine neonatale Erkrankung besteht bei Varizellenerkrankung der Mutter **5 Tage vor** bis **48 Stunden nach** der Geburt. Das Neugeborene hat dann noch keine transplazentaren Antikörper.

Je länger der Fetus nach der mütterlichen Infektion in utero verbleibt, desto geringer ist die Erkrankungswahrscheinlichkeit. Die neonatale Letalität beträgt ca. 10 %

Therapie | Bei V.a. eine frische Infektion um den Entbindungstermin ist die wichtigste therapeutische Maßnahme die **Verschiebung der Entbindung**. Bei seronegativen Schwangeren vor der 22. SSW wird bei Exposition eine **passive Immunisierung** mit Immunglobulinen innerhalb von 3 Tagen empfohlen. Diese verhindert jedoch nur in 50 % der Fälle eine Infektion.

Herpes genitalis

Allgemeine (nicht schwangerschaftstypische) Angaben zum Herpes genitalis finden sich ab S. 134. Die Durchseuchung mit dem **Herpes-simplex-Virus** im Genitalbereich nimmt zu.

Einfluss auf das Kind | Gefürchtet ist die Erstinfektion des Neugeborenen (**Herpes neonatorum**, Abb. **14.33**), die intrapartal erworben wird. Besonders gefährdet sind frühgeborene Kinder. Es kommt in schweren Fällen zu einer generalisierten **Herpes-Sepsis** mit hoher Mortalität. Typisch sind weiterhin **Meningitiden** und eine (z.T. auch chronisch verlaufende) **Keratokonjunktivitis**. Nicht selten kommt es zur **bakteriellen Superinfektion** von Hautläsionen und zur Narbenbildung.

Therapie | Bei Primärinfektionen wird die Schwangere mit **Aciclovir** behandelt. Bei Infektion < 6 Wochen vor Entbindung erfolgt ein **Kaiserschnitt**. Stillen ist problemlos möglich. Bei Reaktivierung und Bläschenbildung in Terminnähe erfolgt ebenfalls die primäre Sectio. Bei häufigen Rezidiven kann eine **orale Suppressionstherapie** mit Aciclovir ab der 36. SSW begonnen werden.

Zytomegalie

Eine Infektion mit dem **Zytomegalievirus** (CMV) verläuft bei der Schwangeren meist asymptomatisch bzw. äußert sich in unspezifischen grippalen Symptomen.

> **MERKE**
>
> Die **CMV-Infektion** ist die häufigste kongenital übertragene Infektion. Die Übertragung erfolgt transplazentar.

Einfluss auf das Kind | Die Erkrankung des Feten hängt von der **Art der Infektion** (Erst- bzw. Zweitinfektion) sowie der **Immunkompetenz** der Mutter ab und ist schwer einzuschätzen. Generell kommt es bei Zweitinfektionen zu einer geringeren Virämie und einer milderen Klinik. Endogene Reaktivierungen und Infektionen mit anderen CMV-Stämmen kommen jedoch vor.

Bei den immunsupprimierten Müttern (z.B. HIV-infizierte Schwangere) kann sich ein **schweres Krankheitsbild** mit Hämolyse, Pneumonie, Enterokolitis, Hepatits und Myo- bzw. Perikarditis zeigen.

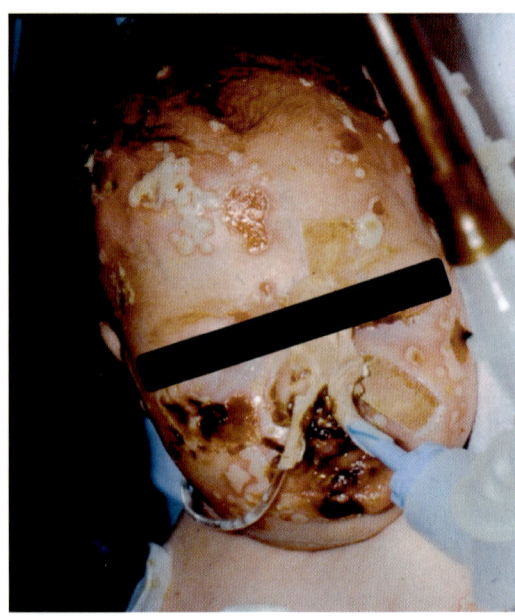

Abb. 14.33 Herpesinfektion eines Neugeborenen (Herpes neonatorum).

Bei 90 % der Feten erfolgt die intrauterine Infektion ohne schwere Schädigungen. Vor allem **Frühgeborene** sind jedoch gefährdet, klinische Symptome zu zeigen. Hierzu gehört eine Hepatosplenomegalie mit petechialen Blutungen aufgrund einer Thrombozytopenie. Die **neurologische Problematik** umfasst intrakranielle Verkalkungen und eine Mikrozephalie sowie Schwerhörigkeit und Chorioretinitis.

Therapie ▮ Ein Screening auf CMV ist bislang nicht in den Mutterschaftsrichtlinien vorgesehen. Eine **serologische Diagnostik** sollte bei Frühgeburtlichkeit und sonografischen Hinweiszeichen auf eine Infektion erfolgen. Eine antivirale Therapie mit **Aciclovir** oder eine **passive Immunisierung** mit Immunglobulin ist möglich. Ihr Nutzen im Rahmen einer intrauterinen Infektion ist aber nicht nachgewiesen.

HIV-Infektion

Allgemeine (nicht schwangerschaftstypische) Angaben zur HIV-Infektion finden sich ab S.135.

Einfluss auf das Kind ▮ In der Schwangerschaft besteht das Risiko der intra- oder peripartalen Übertragung des Virus auf das Kind. Durch die **effektive antiretrovirale Therapie** in der Schwangerschaft und **Stillverzicht** kann dieses Risiko von 20 % auf < 1 % gesenkt werden. Deshalb haben in Deutschland alle Schwangeren Anspruch auf einen HIV-Test.

Therapie ▮

Praxistipp

Traditionell erfolgt die Entbindung HIV-infizierter Schwangerer durch primären Kaiserschnitt. Bei optimaler antiretroviraler Therapie scheint diese Maßnahme jedoch keinen Einfluss auf die peripartale Infektionsrate zu haben. Sollten keine anderweitigen geburtshilflichen Gründe dagegensprechen, kann bei optimaler medikamentöser Einstellung eine Spontangeburt angestrebt werden.

In der Schwangerschaft sind zusätzlich zu den üblichen Vorsorgeuntersuchungen weitere Untersuchungen, wie z.B. eine **Bestimmung der Viruslast** und der **CD4-Zellzahl**, notwendig.

Aufgrund der steten Weiterentwicklung in der Therapie der HIV-Infektion ist die Kooperation mit **spezialisierten Ärzten** notwendig. Die Betreuung und Entbindung HIV-positiver Schwangerer verlangen eine hohes Maß an technischer und logistischer Ausstattung sowie geschulte Mitarbeiter, sodass diese in **spezialisierten Zentren** erfolgen sollte.

14.8.3 Parasitäre Infektionen
Toxoplasmose

Toxolasma gondii ist ein Protozoon, das v.a. durch Katzenkot und verunreinigte Lebensmittel übertragen wird. Die Erkrankung verläuft bei Schwangeren meist als harmlose fieberhafte Erkrankung.

Einfluss auf das Kind ▮ Im Rahmen der maternalen Parasitämie kommt es zur Infektion der Plazenta und der Eihäute. Anschließend erfolgt der transplazentare Übertritt der Tachyzoiten mit asexueller Vermehrung im Feten und **Schädigung verschiedener Organe** (Chorioretinitis, intrazerebrale Verkalkungen, Hydrozephalus internus). Die fetale Infektionsrate und Schädigung hängt vom Infektionszeitpunkt ab. Im **1. Trimenon** kommt es nur in 15 % zu einer fetalen Infektion, dann besteht jedoch in 70 % eine zerebrale Schädigung. Im **2. Trimenon** steigt zwar die transplazentare Infektionsrate auf 25 %, mit einer fetalen Schädigung ist aber nur noch in 10–20 % zu rechnen. Im **3. Trimenon** wird der Fetus in 60 % infiziert, übersteht diese Infektion jedoch folgenlos.

Therapie ▮ Ein serologisches **Screening** ist in Österreich verpflichtend, in Deutschland und der Schweiz optional. Die **Expositionsprophylaxe** ist bei fehlender Immunität entscheidend. Bei keiner ausreichenden Immunität (IgG ↓) und V.a. Toxoplasmose ist der Verlauf der IgM-Titer entscheidend. Eine Therapie mit **Sulfasalazin** und **Pyrimetamin** ist möglich.

14

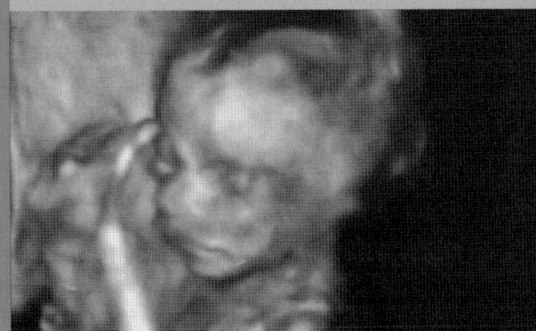

Kapitel 15

Ärztliche Betreuung und Untersuchungen in der Schwangerschaft

Eine neue Dimension

Baby-TV

„Meine Freundin, die auch schwanger ist, hat mir erzählt, dass sie neulich bei ihrem Frauenarzt zum Babyfernsehen war – das würde ich auch gerne machen! Bieten Sie das denn an?", fragt Frau Melchior ihren Frauenarzt während der Mutterschaftsvorsorgeuntersuchung. „Sie meinen einen sogenannten vierdimensionalen Ultraschall, in dem man Filmsequenzen von dem Ungeborenen sehen kann?" fragt der Arzt nach, worauf die 29-Jährige entgegnet, sie habe etwas von einem „3D"-Film gehört. „Ja, das Bild ist in 3D und damit ein Film entsteht, benötigt man eine vierte Dimension, nämlich die Zeit. Dann kann man fast in Echtzeit die Bewegungen des Kindes sehen. Leider habe ich ein solches Gerät nicht, aber ich kann Ihnen eine Kollegin empfehlen, die ein solches Ultraschallgerät in ihrer Praxis hat."

Kurze Bedenken

„Allerdings ist aus medizinischer Sicht eine solche Untersuchung nicht notwendig, sodass Sie die Kosten dafür selbst tragen müssen", erklärt der Gynäkologe. Frau Melchior fragt zaghaft nach: „Finden Sie das denn bedenklich, wenn ich es trotzdem mache – einfach weil ich mein Baby sehen möchte?" Der Arzt beruhigt seine Patientin: „Nein, ich kann gut verstehen, dass Sie so viel wie möglich von Ihrem ungeborenen Kind mitbekommen wollen." Während er Frau Melchior zur Tür begleitet, fügt er noch hinzu: „Es ist also bei Ihnen einfach eine Dienstleistung, die Sie in Anspruch nehmen und selbst bezahlen – das ist meiner Meinung nach völlig in Ordnung. Im Regelfall ist der 3D-Ultraschall aber kein Babyfernsehen, sondern eine zusätzliche diagnostische Möglichkeit für Fehlbildungen vor allem an Knochen, Herz und Gehirn." Frau Melchior ist erleichtert, dass der Arzt grundsätzlich keine Bedenken hat, und lässt von der Sprechstundenhilfe gleich einen Termin in der anderen Praxis ausmachen.

Perfekte Bedingungen

Einige Tage später ist es so weit. Frau Melchior und ihr Mann freuen sich schon auf den Film ihres Babys. Die Ärztin erklärt dem Ehepaar, dass die 26. Schwangerschaftswoche ein guter Zeitpunkt sei, um das Gesicht des Ungeborenen zu erkennen. Frau Melchior legt sich auf die Untersuchungsliege und die Ärztin fängt an den Bauch der Patientin zu schallen. „Schatz, das Kind sieht ja aus wie du und es hat die Augen offen!" ruft Frau Melchior, überrascht darüber, wie detailliert die Darstellung ist. „Schau mal, jetzt macht es eine Faust." Herr Melchior ist ebenfalls erstaunt und fragt die Ärztin, ob es normal sei, dass man das alles so gut sieht. „Die Bauchdecke ihrer Frau ist dünn und zwischen Schallkopf und Ihrem Nachwuchs befindet sich ausreichend Fruchtwasser, das erleichtert ein gutes Bild enorm. Zudem hat das Baby eine gute Stellung eingenommen, es schaut uns an und liegt nicht auf dem Bauch, sonst könnten wir nur den Rücken betrachten." Die Ärztin misst den Kopfdurchmesser, der bei 65 mm liegt, die gesamte Körperlänge beträgt 30 cm und stellt fest, dass das alles völlig normal sei.

Zum Mitnehmen für zu Hause

Als das Ungeborene strampelt, ist Frau Melchior berührt: „Jetzt kann ich sehen, was ich die letzten Wochen oft gefühlt habe." Kurz darauf scheint das Baby genug von den Beobachtungen seiner Eltern zu haben, es dreht sich etwas zur Seite und sie können deshalb leider das Gesicht nicht mehr sehen. Trotzdem ist das Ehepaar begeistert, ihr Kind bereits so deutlich vor Augen gehabt zu haben. Sie freuen sich sehr, als ihnen die Ärztin zum Abschied noch eine DVD mit dem Film mitgibt. „Sie werden sich die Bilder bestimmt auch im Nachhinein gerne noch einmal in Ruhe anschauen wollen…"

15 Ärztliche Betreuung und Untersuchungen in der Schwangerschaft

15.1 Grundlagen

Key Point
Ziel der Schwangerenvorsorge ist es, Risikoschwangerschaften und -geburten zu erkennen, um im weiteren Verlauf die mütterliche
und kindliche Morbidität und Mortalität
möglichst gering zu halten. In Deutschland ist
die ärztliche Betreuung durch rechtliche Rah-
menbedingungen vorgegeben, sie sollte sich
aber selbstverständlich an den individuellen
Bedürfnissen der Schwangeren orientieren.
Die Ergebnisse der Untersuchungen bilden
neben allgemeinen Informationen eine wesentliche Grundlage der Beratungsgespräche.

Den   **Schwangerschaftsvorsorgeuntersuchungen**
liegen die **Mutterschaftsrichtlinien** zugrunde. Diese
vom gemeinsamen Bundesausschuss der Ärzte und
Krankenkassen erarbeiteten Vorgaben haben recht-
lich bindenden Charakter und sollen eine „ausreichende, zweckmäßige und wirtschaftliche ärztliche
Betreuung" während der Schwangerschaft gewährleisten. Im Schwangerschaftsverlauf sind etwa **10–
12 Untersuchungen** vorgesehen, die im Normalfall
zunächst **alle 4** und in den letzten beiden Schwan-
gerschaftsmonaten **alle 2 Wochen** stattfinden. Das
Mutterschutzgesetz regelt die Beschäftigung aller
Schwangeren, die in einem abhängigen Arbeitsver-
hältnis stehen.
Im Folgenden werden die verschiedenen notwendigen Maßnahmen chronologisch anhand der im klinischen Sprachgebrauch üblichen Einteilung in
gleich lange Schwangerschaftsdrittel (**Trimenon**)
beschrieben. Dabei erfolgt jeweils einleitend eine
kurze Darstellung der kindlichen Entwicklung in
den entsprechenden Phasen, um die Grundlage
zu liefern, warum bestimmte Untersuchungen/
Maßnahmen durchgeführt werden sollten.

15.2 Erstes Trimenon

Key Point
Wesentliche Punkte der ärztlichen Betreuung
im ersten Trimenon sind die Feststellung der
Schwangerschaft sowie eine initiale Anamnese, Untersuchung und Beratung anhand
Mutterschaftsrichtlinien. Sonografisch ist das
Alter und der Sitz der Schwangerschaft ebenso
entscheidend wie die Eihautverhältnisse einer
etwaigen Mehrlingsgravidität. Neben den im

Mutterpass vorgegebenen Untersuchungen
existieren noch Untersuchungen, deren Ziel
die frühe Entdeckung von genetischen
Merkmalen (meist numerischen Chromosomenaberationen) ist. Hierfür bedarf es einer
gesonderten Aufklärung und es gelten die
Bestimmungen des Gendiagnostikgesetzes.

15.2.1 Kindliche Entwicklung
Physiologisch teilt sich eine Schwangerschaft in die
Embryonalperiode (Befruchtung bis zum Abschluss
der 8. SSW) und in die **Fetalperiode** (9. SSW bis zur
Geburt).
Bis zur 3. SSW spricht man zudem von einer **Prä-
embryonalperiode**, in dieser Zeit enthalten ist wiederum die etwa eine Woche dauernde **Präimplanta-
tionsperiode**, in der das befruchtete Ei vom Ort der
Befruchtung bis in die Gebärmutter wandert und
die ersten sog. Furchungsteilungen stattfinden
(**Abb. 14.2**, S. 341). Nach der Implantation entwickelt
sich die dreiblättrige Keimscheibe, aus der sich in
der weiteren Embryonalperiode die Organanlagen
bilden (**Tab. 15.1**).
Diese sensiblen Phasen der Organanlage können
durch **exogene Einflüsse** gestört werden. Eine
Tablette des inzwischen (u.a. zur Behandlung des
multiplen Myeloms) wieder zugelassenen Medikaments Thalidomid zwischen dem 35. und 50.
Schwangerschaftstag eingenommen reicht beispielsweise aus, um schwerste Fehlbildungen zu
verursachen. In **Abb. 15.1** sind die kritischen Phasen
für die Entwicklung einiger wichtiger Organe dargestellt.
Während der **Embryonalperiode** erlangt das Kind
seine menschliche Gestalt und nimmt rapide an
Größe zu. Aus einer Eizelle (ca. 1 µg) entsteht so innerhalb von 12 Wochen durch geregeltes Wachstum ein ca. 3 g wiegender Fetus. Dies entspricht
einem Wachstum um den Faktor 3×10^6. Im Verhältnis dazu nimmt das Gewicht des Feten bis
zur Geburt nur noch um den Faktor 10^3 zu.

15

Tabelle 15.1	
Die drei Keimblätter der Embryonalanlage und die daraus entstehenden Organe	
Ektoderm	Organe mit Kontakt zur Außenwelt (ZNS, PNS, sensorische Epithelien von Ohr, Nase und Auge, Epidermis und Haaranlagen), Hypophyse, Schweiß- und Milchdrüsen, Zahnschmelz
Mesodem	Binde- und Stützgewebe (Muskulatur, Skelett), Blut- und Lymphgefäßsystem, Urogenitaltrakt
Endoderm	epitheliale Auskleidung des Respirations- und Gastrointestinaltrakts, Urothel, Schilddrüse, Nebenschilddrüse, Thymus, Leberparenchym, Pankreas

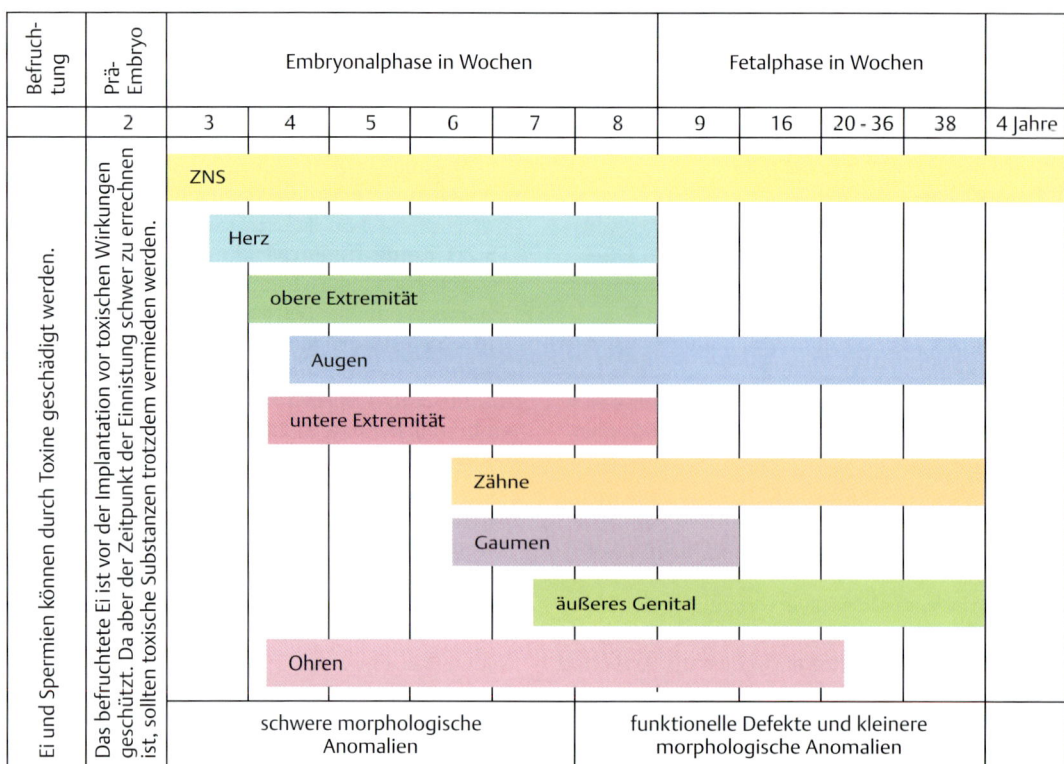

Abb. 15.1 Sensible Phasen der Organogenese.

15.2.2 Diagnose der Schwangerschaft

Meist suchen Frauen den Arzt mit der Bitte um Bestätigung einer Schwangerschaft auf, weil die Periode ausgeblieben (Amenorrhö) oder ein daheim durchgeführter Schwangerschaftstest positiv ausgefallen ist.

Unsichere Schwangerschaftszeichen

Zusätzlich zur Amenorrhö berichten viele Frauen im Anamnesegespräch in der Frühschwangerschaft über vermehrten Speichelfluss und vermehrten Fluor vaginalis. Bekannt sind außerdem eine morgendliche Übelkeit (ggf. auch mit Erbrechen) sowie veränderte Essgewohnheiten und eine mit einem Spannungsgefühl einhergehende Vergrößerung der Brüste. Da diese äußerst unspezifischen Symptome gehäuft in der Frühschwangerschaft vorkommen, werden sie als „unsichere Schwangerschaftszeichen" bezeichnet.

Zentraler Bestandteil der Untersuchung zur Feststellung einer intakten Schwangerschaft ist die Bestimmung des β-hCG-Wertes im Serum der Schwangeren. Als ein vom Trophoblasten gebildetes Hormon ist es jedoch lediglich spezifisch für das Vorliegen von trophoblastärem Gewebe und damit ein „wahrscheinliches Schwangerschaftszeichen". Aus Verlauf und absoluter Höhe der β-

hCG-Konzentration können trotzdem Rückschlüsse auf Vorliegen und physiologisches Wachstum einer Schwangerschaft gezogen werden (vgl. **Abb. 14.10**, S. 348).

Sichere Schwangerschaftszeichen

> **MERKE**
>
> Der **frühestmögliche** sichere Nachweis einer Schwangerschaft gelingt mithilfe einer **vaginalen Ultraschalluntersuchung**.

Bereits ab etwa der **5. SSW** kann intrauterin eine Fruchthöhle gesehen werden (S. 408). Etwa 1 SSW später gelingt – als erstes sicheres Schwangerschaftszeichen – bei physiologischem Schwangerschaftsverlauf der sonografische Nachweis der embryonalen Herzaktion. Mehrgebärende können oftmals Kindsbewegungen bereits ab der 18. SSW spüren.

15.2.3 Geburtshilfliche Erstvorstellung

Bei der Erstuntersuchung sind nach den Mutterschaftsrichtlinien nachfolgend beschriebene Anamnese-, Untersuchungs- und Beratungspunkte vorgesehen. Die jeweiligen Befunde werden im Mutterpass notiert (**Abb. 15.3**, S. 406).

Praxistipp

Schwangere sollten den Mutterpass stets bei sich tragen, damit im Notfall alle wichtigen Informationen sofort vorliegen.

Anamnese

Arbeits- und Sozialanamnese I Ausgangspunkt der Anamnese ist das **subjektive Erleben der Schwangerschaft**. Was sind die Vorstellungen und Ängste der Schwangeren? In welchem psychosozialen Kontext befindet sie sich sowohl privat als auch beruflich?

Eigenanamnese I Wichtig ist auch die medizinische Eigenanamnese, um Prognose und Verlauf der Schwangerschaft abschätzen zu können. Möglicherweise unerkannte und untherapierte **vorbestehende Grunderkrankungen** können zu lebensbedrohlichen Komplikation in der Schwangerschaft führen (z.B. Herzerkrankungen, S. 379). Auch die Einnahme von **Medikamenten** und **Drogen** sowie **Alkohol- und Nikotinabusus** müssen im Rahmen der Anamnese aktiv erfragt werden.

Familienanamnese I Wenn **genetische Erkrankungen** in der Familie bestehen, kann das Risiko einer Vererbung in Zusammenarbeit mit einem Facharzt für Humangenetik geklärt und die Möglichkeit einer Pränataldiagnostik erörtert werden.

Schwangerschaftsanamnese I Die spezifische geburtshilfliche Anamnese umfasst folgende Fragen:

- Wie viele Kinder wurden bereits geboren (→ **Parität**)?
- Wie oft lag eine Schwangerschaft vor, ohne dass ein lebendes Kind geboren wurde?
- Wann endeten diese Schwangerschaften und warum (Abort, Fehlgeburt, Totgeburt, Schwangerschaftsabbruch, S. 360 bzw. S. 313)?

MERKE

Der Begriff **Gravida** bezeichnet die Anzahl der bisherigen Schwangerschaften unabhängig von deren Ausgang, der Begriff **Para** die Anzahl der Geburten.

Eine Mutter, die zwei Kinder hat und zum dritten Mal schwanger ist, wird als **Gravida 3**, **Para 2** bezeichnet. Eine Frau, die noch nicht entbunden hat wird als **Nullipara**, eine Erstgebärende als **Primipara** bezeichnet. Bei Mehrgebärenden (< 5 Geburten) spricht man von **Pluripara**, bei Vielgebärenden (ab 6 Geburten) von **Multipara**. Diese Nomenklatur gilt entsprechend auch für die Anzahl der Schwangerschaften (Nulligravida, Primigravida/Erstgravida, Plurigravida und Multigravida). **Frühere Eileiterschwangerschaften** (S. 366) weisen ein erhöhtes Wiederholungsrisiko auf. **Rezidivierende Spontanaborte** bedürfen unter Umständen

einer gesonderten Abklärung. **Frühere Schwangerschaftsabbrüche** können ebenso wie vorausgegangene **Konisationen** (S. 92) eine Zervixinsuffizienz bedingen und ein Frühgeburtsrisiko darstellen.

Zyklusanamnese und Bestimmung des Schwangerschaftsalters I Die **mittlere Schwangerschaftsdauer** bei einem 28-tägigen Zyklus beträgt vom 1. Tag der letzten Periode an **40 Wochen**.

EXKURS

Befruchtung genau genommen erst am Beginn der 3. SSW
Bei der Bezeichnung der Schwangerschaftswochen gilt die Woche der letzten Periodenblutung bereits als 1. SSW. Geht man jedoch rechnerisch davon aus, dass der Eisprung erst am 14. Tag nach Beginn der Periodenblutung stattfindet, davor also auch noch keine Befruchtung stattgefunden haben kann, ist die Schwangere in den ersten 2 Schwangerschaftswochen genau genommen noch gar nicht schwanger.

Aus dem 1. Tag der letzten Periode kann mithilfe der **Naegele-Regel** der **Entbindungstermin** berechnet werden.

MERKE

Naegele-Regel: Entbindungstermin = 1. Tag der letzten Periode + 7 Tage − 3 Monate + 1 Jahr.

Schwankungen im Menstruationszyklus machen diese Berechnung recht ungenau. Daher wird bei der sog. „erweiterten Naegele-Regel" die Abweichung vom zugrunde gelegten 28-Tage-Zyklus addiert bzw. abgezogen.

Eine noch präzisere Berechnung ermöglicht – sofern bekannt – der **Konzeptionstermin**, hier lautet die Formel: Entbindungstermin = Konzeptionstermin − 7 Tage − 3 Monate + 1 Jahr.

Eine exakte **Bestimmung des Schwangerschaftsalters** ist mithilfe der transvaginalen Ultraschalluntersuchung möglich: Da in der Frühschwangerschaft das Wachstum schnell und weitgehend unabhängig von externen Einflüssen erfolgt, kann durch die sonografische Messung der **Scheitel-Steiß-Länge** (**SSL**, **Abb. 15.2**) und deren Vergleich mit Normkurven das Alter des Kindes ermittelt werden.

MERKE

Ein exakt bestimmtes Schwangerschaftsalter fungiert quasi als **Eichung aller Parameter**, die im weiteren Schwangerschaftsverlauf erhoben werden.

15

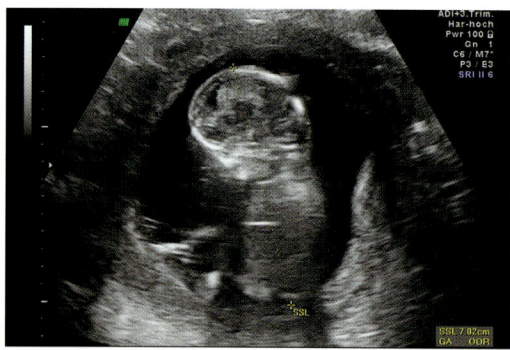

Abb. 15.2 Sonografische Messung der Scheitel-Steiß-Länge (SSL). Sagittalschnitt in der 12. SSW.

Untersuchung

Allgemeine Untersuchung | Am Beginn der Schwangerschaft ist eine umfassende klinische Untersuchung notwendig. Hierzu gehört der Ernährungsstatus mit Gewichtsbestimmung. Ein erhöhter Body-Mass-Index (BMI) macht z.B. die Entstehung eines Gestationsdiabetes (S. 391) wahrscheinlicher. Ein bereits in der Frühschwangerschaft bestehender erhöhter Blutdruck muss im Mutterpass notiert werden, um ggf. später zwischen einer schwangerschaftsbedingten Hypertension (S. 381) und einem chronischen Hypertonus differenzieren zu können.

Blut | Hämatologische und serologische Ausgangswerte werden bestimmt. Hierzu gehören der Hämoglobin-(Hb-)Wert und die Blutgruppe inklusive Rhesus-Formel sowie ein Test auf Antikörper gegen Blutgruppenantigene, die zu einem Morbus hämolyticus neonatorum (S. 376) führen können. Zu einem möglichst frühen Zeitpunkt erfolgen eine Lues-Suchreaktion (TPHA-Test, S. 129) sowie die Bestimmung des Rötelntiters. Zudem muss jeder Schwangeren ein HIV-Test angeboten werden.

Praxistipp

Die Befunde des Lues- und HIV-Tests dürfen nicht direkt im Mutterpass dokumentiert werden. Es darf nur vermerkt werden, dass ein entsprechender Test durchgeführt bzw. angeboten wurde.

Urin | Bei jeder Schwangerenvorsorgeuntersuchung wird der Mittelstrahlurin auf Eiweiß, Zucker sowie Hinweise für einen Harnwegsinfekt (HWI) geprüft. Hierzu wird meist ein Teststreifen verwendet, der zusätzliche Informationen, wie z.B. eine etwaige Ketonausscheidung bei Hungerstoffwechsel (z.B. bei Hyperemesis gravidarum), liefert. Bei anamnestischen Hinweisen für einen HWI oder Auffälligkeiten im Urinstix ist eine bakteriologische Folgeun-

tersuchung bzw. bei Eiweißausscheidung eine Quantifizierung im 24h-Urin indiziert.

Gynäkologische Untersuchung | Bei der initialen gynäkologischen Untersuchung erfolgt die bimanuelle Palpation von Uterus, Adnexe, und kleinem Becken. Der Gebärmutterhals wird mittels Spekula dargestellt und dabei ein Krebsvorsorgeabstrich (PAP-Abstrich, vgl. S. 81) sowie ein Urintest zum Nachweis bzw. Ausschluss von Chlamydia trachomatis durchgeführt.

> **MERKE**
>
> Auch bei allen weiteren Vorsorgeuntersuchungen müssen das **Körpergewicht**, der **Blutdruck** und der **Hb-Wert** gemessen sowie der **Fundusstand** palpiert und eine **Urinuntersuchung** (Zucker, Eiweiß) mittels Teststreifen durchgeführt und im **Mutterpass** dokumentiert werden (**Abb. 15.3**).

Beratung der Schwangeren

Die Mutterschaftsrichtlinien sehen auch eine Beratung der Schwangeren zum alltäglichen Verhalten während der Schwangerschaft vor:

– Die Schwangere ist über die vorgesehenen Vorsorgeuntersuchungen und deren Bedeutung

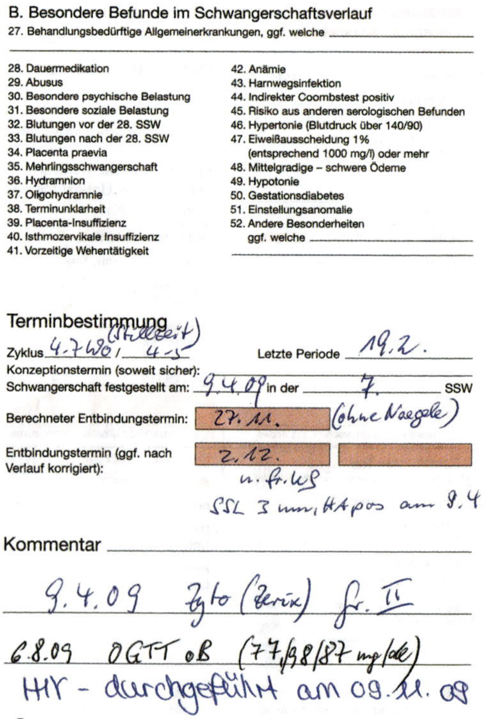

B. Besondere Befunde im Schwangerschaftsverlauf
27. Behandlungsbedürftige Allgemeinerkrankungen, ggf. welche _____

28. Dauermedikation	42. Anämie
29. Abusus	43. Harnwegsinfektion
30. Besondere psychische Belastung	44. Indirekter Coombstest positiv
31. Besondere soziale Belastung	45. Risiko aus anderen serologischen Befunden
32. Blutungen vor der 28. SSW	46. Hypertonie (Blutdruck über 140/90)
33. Blutungen nach der 28. SSW	47. Eiweißausscheidung 1%
34. Placenta praevia	(entsprechend 1000 mg/l) oder mehr
35. Mehrlingsschwangerschaft	48. Mittelgradige – schwere Ödeme
36. Hydramnion	49. Hypotonie
37. Oligohydramnie	50. Gestationsdiabetes
38. Terminunklarheit	51. Einstellungsanomalie
39. Placenta-Insuffizienz	52. Andere Besonderheiten
40. Isthmozervikale Insuffizienz	ggf. welche
41. Vorzeitige Wehentätigkeit	

Terminbestimmung
Zyklus 4.7 40 (Stillzeit) 4-5   Letzte Periode 19.2.
Konzeptionstermin (soweit sicher):
Schwangerschaft festgestellt am: 9.4.09 in der 7. SSW
Berechneter Entbindungstermin: 27.11. (ohne Naegele)
Entbindungstermin (ggf. nach 2.12.
Verlauf korrigiert): u. fr. US
SSL 3 mm, HA pos am 8.4.09

Kommentar _____

9.4.09 Zyto (Zervix) fr. II
6.8.09 OGTT oB (77/88/87 mg/dl)
HIV - durchgeführt am 09.11.09

a

Abb. 15.3 Wesentliche Seiten eines beispielhaft ausgefüllten Mutterpasses. a Besondere Befunde und Terminbestimmung. **b** Die Ergebnisse der Vorsorgeuntersuchungen werden über den gesamten Schwangerschaftsverlauf dokumentiert (sog. Gravidogramm). ▶

aufzuklären. Auch die Ergebnisse dieser Untersuchungen sollten der Schwangeren mitgeteilt und erklärt werden.

- Eine vermehrte Nahrungsaufnahme ist während der Schwangerschaft nicht notwendig. Die durchschnittliche Kalorienzufuhr pro Tag in Deutschland (2800 kcal) überschreitet den Kalorienbedarf einer Schwangeren bereits (2300 kcal). Allerdings ist bei Schwangeren der Protein- und Eisenbedarf und auch der Bedarf an Vi-

Gravidogramm

taminen (v. a. **Folsäure**) erhöht. Eine Reduktionsdiät während der Schwangerschaft sollte, auch bei Übergewicht, vermieden werden.

– Morgendliche **Übelkeit** und gelegentliches **Erbrechen** (2–3-mal tgl.) sind häufig. Eine **Hyperemesis gravidarum** (S. 384) und ein daraus resultierender Hungerstoffwechsel hingegen ist pathologisch und kann zu gefährlichen Elektrolytverschiebungen führen.

– Wegen der Gefährdung für das Kind muss auf **Alkohol** (Alkoholembryo- und -fetopathie) aber auch auf **Nikotin** (Plazentainsuffizienz, Mangelentwicklung, S. 352 bzw. S. 373) konsequent verzichtet werden.

– Aufgrund der Plazentagängigkeit und schädigenden Wirkung vieler **Medikamente** auf das Kind sollten in der Schwangerschaft so wenige Medikamente wie möglich und wenn, dann nur nach ärztlicher Rücksprache, eingenommen werden.

– **Schwere körperliche Belastung** in Freizeit/Sport, Haushalt und Beruf sollten aufgrund der erhöhten Frühgeburtsrate vermieden werden. Eine gemäßigte Bewegung (Gymnastik, Schwimmen) ist sinnvoll.

– **Reisen** sollten mit ausreichenden Pausen und in Regionen mit gemäßigtem Klima erfolgen. Im 2. Trimenon ist das Risiko für Komplikationen am geringsten.

– **Extreme Temperaturen** und schnelle Temperaturwechsel sollten auch beim Duschen und Baden vermieden werden. Saunagänge sind nicht sinnvoll.

– **Lebendimpfstoffe** sind kontraindiziert. **Totimpfstoffe** (z. B. Influenza, Tetanus) können nach sorgfältiger Risiko-Nutzen-Abwägung indiziert sein. Eine turnusmäßig alle 10 Jahre durchzuführende Tetanusauffrischimpfung sollte erst nach der Entbindung durchgeführt werden. Nach Exposition mit Hepatitis, Mumps, Masern, Röteln, Windpocken oder FSME muss schnellstmöglich eine **passive Immunisierung** erfolgen.

– Bei unauffälligem Schwangerschaftsverlauf gefährdet die **Kohabitation** die Schwangerschaft nicht. Bei einer Neigung zu Zervixinsuffizienz oder Aborten kann durch den Geschlechtsverkehr jedoch eine vorzeitige Wehentätigkeit (S. 369) oder ein vorzeitiger Blasensprung (S. 370) begünstigt werden.

Nach dem **Mutterschutzgesetz** besteht ein **Kündigungsschutz** während der Schwangerschaft und bis 4 Monate nach der Entbindung. Außerdem darf die Schwangere keine Tätigkeiten ausüben, die ihre oder die Gesundheit des Kindes gefährden. Solange es nicht ausdrücklich anders von der Schwangeren gewünscht wird, darf diese 6 Wochen vor der Entbindung nicht mehr beschäftigt werden. Nach der Entbindung besteht ein ausnahmsloses **Beschäftigungsverbot** für 8 Wochen (für Mütter von Mehrlingen oder Frühgeborenen für 12 Wochen). Der Arbeitgeber ist für diesen Zeitraum zur **Lohnfortzahlung** verpflichtet. Der Arzt stellt der Schwangeren eine Bescheinigung über die Schwangerschaft zur Vorlage beim Arbeitgeber aus.

15.2.4 Pränataldiagnostik im ersten Trimenon

Jede **Schwangerenvorsorgeuntersuchung** ist eine pränataldiagnostische Maßnahme. Ziel ist es, Risikoschwangerschaften rechtzeitig zu erkennen, um Gefahren für Leben und Gesundheit von Mutter und Kind abzuwenden. Hierbei werden **nichtinvasive Verfahren** (sonografische Basisuntersuchungen und die Bestimmung mütterlicher Parameter) von **invasiven Verfahren** (Chorionzottenbiopsie, Amniozentese, Fetalblutgewinnung durch Punktion der Nabelschnur) unterschieden.

Ultraschall

> **MERKE**
>
> Durch die Mutterschaftsrichtlinien sind **3 Basis-Ultraschalluntersuchungen** vorgegeben:
> **1. Trimenon**: 9.–12. SSW; **2. Trimenon**: 19.–22. SSW;
> **3. Trimenon**: 29.–32. SSW.

Zu den **Aufgaben der Ultraschalluntersuchung** im **1. Trimenon** gehört die Darstellung von:

– intrauterinem Sitz der Frucht
– Mehrlingsschwangerschaft → Eihautverhältnisse
– Intaktheit der Schwangerschaft (Herzaktion)
– Schwangerschaftsalter: Biometrie (SSL und BIP, s. u.)
– groben Auffälligkeiten, z. B. Nackenödem, retroplazentares Hämatom.

Mit modernen hochauflösenden Ultraschallgeräten wird bereits **wenige Tage** nach Ausbleiben der Regelblutung eine echoarme, wenige Millimeter große Fruchtblase im echoreicheren, hochaufgebauten Endometrium sichtbar. Etwa ab der **5. SSW** sind innerhalb der Chorionhöhle der Dottersack als echoreichere Ringstruktur und die erste Herzaktion des ca. 2 mm großen Embryos nachzuweisen. Bereits **ab der 6. SSW** ist der Embryo als abgegrenzte C-förmige Gestalt in der Fruchthöhle darstellbar. Jetzt können auch die Scheitel-Steiß-Länge (SSL, **Abb. 15.2**, S. 406), der Dottersack- und biparietale Durchmesser (BIP, vgl. **Abb. 14.24**, S. 374) bestimmt und zur Festlegung des Gestationsalters verwendet werden. Wichtig ist auch die Feststellung einer Mehrlingsschwangerschaft und ihrer Eihautverhältnisse (S. 357). In der **12. SSW** ist die Körperform

15

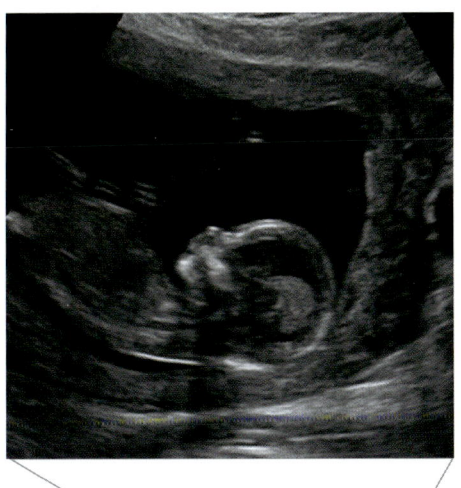

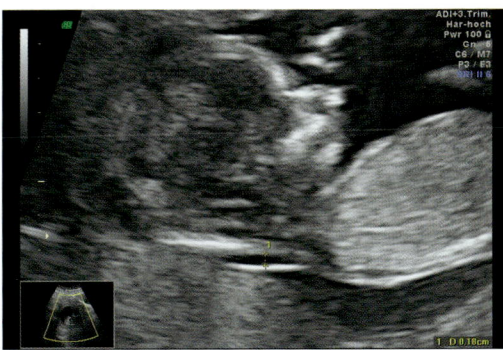

Bewertung | Anhand des sonografischen Befundes kann, unter Berücksichtigung des **Alters der Schwangeren** und ggf. einer zusätzlichen **hormonellen Diagnostik** (s.u.), z.B. das Risiko einer Trisomie 21 errechnet werden. Dennoch haben 80 % der Feten mit einer verdickten Nackentransparenz einen normalen Karyotyp und keinen pathologischen Befund.

Hormonelle Diagnostik
Im Rahmen der Pränataldiagnostik kann in der 16.–19. SSW ein sog. **Triple-Test** durchgeführt werden. Hierbei werden **α-Fetoprotein (AFP)**, **hCG** und **Estriol** im mütterlichen Serum bestimmt. In Zusammenschau der Befunde mit dem Alter der Schwangeren und der SSW kann so das relative Risiko für eine fetale **Trisomie 21** errechnet werden (bei einer Trisomie 21 wären Estriol und AFP erniedrigt, hCG dagegen erhöht). Der Triple-Test allein ist jedoch unspezifisch und weist eine hohe Rate falsch positiver Ergebnisse auf.
Relativ neu ist ein Test für die Frühschwangerschaft (10.–14. SSW), bei dem **freies β-hCG** und ein schwangerschaftsspezifisches Eiweiß, das **Pregnancy associated plasmaprotein A** (PAPP-A), bestimmt werden.

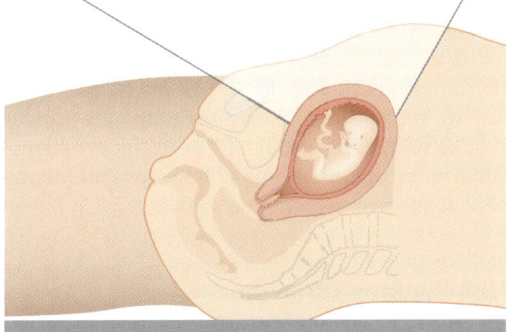

Abb. 15.4 Ultraschallbild eines Feten in der 14. SSW. Zum Größenvergleich sind zusätzlich die Verhältnisse in situ schematisch dargestellt. Gegen Ende des ersten Trimenons ist bereits eine Vielzahl von Details des Feten zu erkennen.

bereits deutlich zu erkennen und etwaige schwere strukturelle Anomalien werden sichtbar. Weltweit setzt sich daher, entgegen dem durch die Mutterschaftsrichtlinien empfohlenen Zeitraum (9.–12. SSW, s.o.), zunehmend der etwas spätere Zeitraum zwischen **11.–14. SSW** für diese frühe Ultraschalluntersuchung durch (**Abb. 15.4**).

Nackentransparenzmessung
Definition | Als Nackentransparenz wird das sonografische Korrelat eines physiologischen **subkutanen Ödems** zwischen Haut und Halswirbelsäule des Feten bezeichnet.
Indikation | Eine bezogen auf das Schwangerschaftsalter **vergrößerte** Nackentransparenz kann ein Hinweis auf eine **numerische Chromosomenaberration** (z.B. Trisomie 21) und **Herzfehlbildungen** sein. Die Durchführung bedarf eines gesonderten Beratungsgesprächs.
Durchführung | Sie kann in der **11.–14. SSW** sonografisch relativ leicht im Sagittalschnitt dargestellt werden (**Abb. 15.5**).

> **MERKE**
>
> Die Kombination aus Nackentransparenzmessung und hormoneller Diagnostik wird oft als **„Ersttrimester-Screening"** bezeichnet.

Chorionzottenbiopsie
Definition | Die Chorionzottenbiopsie zählt zu den invasiven Verfahren der Pränataldiagostik. Es werden **kindliche Zellen** aus dem **Chorion** gewonnen.
Indikation | Seit der Möglichkeit der Risikoeinschätzung durch Nackentransparenzmessung ggf. kombiniert mit einer hormonellen Diagnostik verzichten viele Paare bei unauffälligem Befund auf eine

15

weitere invasive Diagnostik. Die Chorionzottenbiopsie bietet jedoch, insbesondere bei einem auffälligen Befund den Vorteil, innerhalb weniger Tage ein **Karyogramm** (S. 22) vorliegen zu haben. Weiterhin können bei spezifischem Verdacht eine **DNA-Analyse** sowie eine **frühe Diagnostik von Stoffwechselerkrankungen** erfolgen.

Durchführung I Üblicherweise wird eine Chorionzottenbiopsie zwischen der 12.–14. SSW durchgeführt. Man entnimmt unter Ultraschallsicht (auf transabdominalem oder selten transzervikalem Weg) Chorionzotten oder Plazentagewebe durch Aspiration. Das entnommene Gewebe wird dann molekulargenetisch weiter untersucht.

Risiken I Nach dem Eingriff können schmerzhafte Uteruskontraktionen und Blutungen entstehen. Die **Komplikationsrate** liegt bei etwa 1 %, die häufigste Komplikation ist ein Abort.

Amniozentese

Definition I Auch die Amniozentese zählt zu den invasiven Verfahren der Pränataldiagnostik. Es wird **Amnionflüssigkeit** gewonnen, aus der **Zellen fetalen Ursprungs** isoliert werden.

Indikation I Das Indikationsspektrum ist breiter als bei der Chorionzottenbiopsie. Fruchtwasser kann z.B. auch zur **Entlastung bei Polyhydramnion** oder zur **Diagnostik eines Amnioninfektionssyndroms** (IL-6 Bestimmung) entnommen werden.

Durchführung I Unter sonografischer Sicht wird transabdominal eine Nadel in die Amnionhöhle eingeführt und zu diagnostischen Zwecken 20–25 ml Fruchtwasser entnommen. Enthaltene fetale Zellen werden kultiviert und im Anschluss zytogenetisch untersucht. Für eine **genetische Untersuchung** müssen die Zellen im Gegensatz zur Chorionzottenbiopsie zunächst in Kultur gebracht werden. Das Ergebnis einer solchen Langzeitkultur ist daher erst nach 10–14 Tagen zu erwarten. Ein Ergebnis nach 24–48 h liefert die **Direktpräparation** fetaler Zellen, wie sie aus der Chroionzottenbiopsie möglich ist, oder das Einbringen einer spezifischen Gensonde (**FISH-Test**, S. 22).

Praxistipp
Eine Amniozentese kann je nach Fragestellung zwischen der 15. SSW und dem Entbindungstermin durchgeführt werden.

Risiken I Die Amniozentese ist das häufigst angewandte und sicherste invasive pränataldiagnostische Verfahren. Dennoch beträgt die **Komplikationsrate** insgesamt ca. 1 %. Komplikationen sind Blasensprung, Fehl- bzw. Frühgeburt und intrauteriner Fruchttod.

Chordozentese

Definition I Bei der Chordozentese, die ebenfalls ein invasives Verfahren innerhalb der Pränataldiagnostik darstellt, wird **Fetalblut** aus der **Nabelschnur** gewonnen.

Indikation I Die Hauptindikation ist der Verdacht auf eine **fetale Anämie**. In einer Sitzung kann sowohl das fetale Blutbild bestimmt als auch ggf. Blut transfundiert werden (vgl. S. 376). Eine Chordozentese ist auch dann notwendig, wenn der Fetus **selektiv Medikamente** erhalten soll, z.B. im Rahmen einer fetalen Narkose für intrauterine Eingriffe.

Durchführung I Die Punktion der Nabelschnur ist unter sonografischer Kontrolle **nach der 20. SSW** möglich. Sie ist technisch schwieriger als die Amniozentese.

Risiken I In geübten Händen ist das Risiko nicht wesentlich höher als bei der Amniozentese. Es besteht allerdings das spezifische Risiko des **Nabelschnurhämatoms**, das die Blutversorgung des Kindes akut beeinträchtigen kann. Im Bereich der Lebensfähigkeit ist dann eine notfallmäßige Entbindung per Sectio indiziert.

15.3 Zweites Trimenon

Key Point
Im zweiten Trimenon (14.–26. SSW) bestimmt die Frage nach der Entwicklung des Kindes und seiner Versorgung die Vorsorgeuntersuchungen. In der 24. SSW liegt unter Zuhilfenahme der neonatologischen Intensivmedizin die Grenze der Lebensfähigkeit.

15.3.1 Kindliche Entwicklung

Die **Fetalperiode**, d.h. die Entwicklung ab der 9. SSW bis zur Geburt, ist durch das **Größenwachstum** des Kindes gekennzeichnet. Bis zur 24. SSW überwiegt das **Längenwachstum**, während gegen Ende der Schwangerschaft die **Gewichtszunahme** im Vordergrund steht. Etwa um die 20. SSW sind für die Schwangere erste **Kindsbewegungen** zu spüren. Mehrgebärende nehmen die Kindsbewegungen oftmals etwa 2 Wochen früher war.

15.3.2 Vorsorgeuntersuchung

Im 2. Trimenon sollte **alle 4 Wochen** eine Vorsorgeuntersuchung stattfinden. Ohne pathologischen Befund erfolgen bei jedem Praxisbesuch **Blutdruck-** und **Gewichtsmessung** sowie Kontrolle des **Mittelstrahlurins** (Eiweiß, Zucker, Sediment) (vgl. S. 406). Bei unauffälligem Ausgangsbefund sollte ab der 24. SSW auch die Bestimmung der **Hämoglobinkonzentration** zur Untersuchung gehören. Bei einem

Hb-Wert < 11,2 g/dl muss eine genaue Zählung der Erythrozyten und ggf. eine adäquate Therapie (in der Regel eine Eisensubstitution) erfolgen. Der regelrechte Fortschritt der Schwangerschaft kann mit einfachen Mitteln beurteilt werden. Die **kindlichen Herztöne** werden in der Regel mittels eines einfachen Doppler-Gerätes kontrolliert. Bei zunehmender Kindsgröße ist auch die Ableitung eines CTGs (S. 413) möglich. Die **Kindslage** wird palpatorisch (s. u.) oder mithilfe des Ultraschalls festgestellt. Auch der **Fundusstand** wird bei jeder Vorsorgeuntersuchung bestimmt.

Äußere Tastuntersuchung der Schwangeren

Die standardisierte, äußere Tastuntersuchung, meist in den sog. **Leopold-Handgriffen** zusammengefasst (s. u.), erlaubt ohne technische Hilfsmittel eine gute Orientierung über **Größenwachstum, Kindslage, Stellung des kindlichen Rückens** und in höheren Schwangerschaftswochen die **Beziehung des kindlichen Kopfes zum mütterlichen Becken**. Ab der **20. SSW** können diese Parameter – bei entleerter Blase – erhoben werden.
Bereits ab der **12. SSW** gelingt es meist, den Fundus uteri knapp über der Symphyse zu tasten (**Fundusstand**, **Abb. 15.6**).

MERKE

Normwerte des Fundusstands:
− **24. SSW:** Fundus uteri am Nabel
− **36. SSW:** Fundus uteri am Rippenbogen
− **40. SSW (um den Geburtstermin):** 1–2 Querfinger unter dem Rippenbogen.

Um dem Untersucher den Vergleich der eigenen Befunde zu erleichtern, sollten die **Leopold-Handgriffe** (**Abb. 15.7**) – wie jede andere körperliche Untersuchung – stets von der gleichen, in der Regel der rechten Seite ausgeführt werden. Folgende Parameter können mit den einzelnen Handgriffen palpiert werden:

− **1. Leopold-Handgriff** – Fundusstand
  • zeitgerecht (vgl. **Abb. 15.6**)?
  • kindlicher Teil im Fundus (Kopf, Steiß oder leer?)
− **2. Leopold-Handgriff** – Stellung des Rückens (**Abb. 16.8**, S. 425) und Lagebestimmung (**Abb. 16.7**, S. 425)
  • Rücken links → I. Stellung → vorne Ia; hinten Ib
  • Rücken rechts → II. Stellung → vorne IIa; hinten IIb
  • Längs- oder Querlage?
− **3. Leopold-Handgriff** – vorangehender Teil (Poleinstellung)
  • Kopf (rund, hart, ballottierend durch die Beweglichkeit im Kopf-Hals-Gelenk)
  • Steiß (weich, unregelmäßig, weniger beweglich)
  • leer (z.B. bei Querlage)
− **4. Leopold-Handgriff** – Beziehung zwischen vorangehendem Teil und mütterlichem Becken
  • Höhe über Beckeneingang (ggf. bereits fest im Beckeneingang)?
  • Schädel-Becken-Missverhältnis?

 Praxistipp
Während der ersten 3 Schritte des Untersuchungsablaufes bleibt das Gesicht des sitzenden Untersuchers der liegenden Schwangeren zugewandt, um den Kontakt mit ihr zu ermöglichen und etwaige Schmerzen sofort feststellen und den Untersuchungsablauf unterbrechen zu können.

Schlussendlich kann unter der Geburt – bei gesprungener Fruchtblase und vollständig eröffnetem Muttermund – mittels des **Zangenmeister-Hand-**

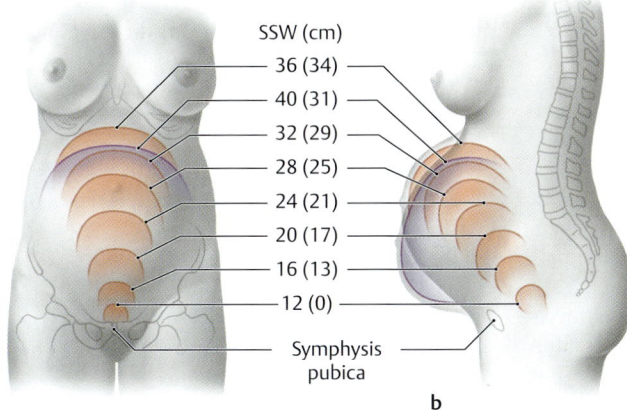

SSW (cm)
36 (34)
40 (31)
32 (29)
28 (25)
24 (21)
20 (17)
16 (13)
12 (0)
Symphysis pubica

a   b

Abb. 15.6 Fundusstand in Abhängigkeit zum Gestationsalter. Der Höhenstand des Fundus uteri wird bei leerer Harnblase in der Medianlinie von der Symphysenoberkante bis zum höchsten Punkt des Fundus uteri palpiert und mit einem Maßband gemessen. So kann der Fundusstand in cm in Bezug zur aktuellen Schwangerschaftswoche (SSW) bestimmt und mit Normwerten verglichen werden. Beachte: Ab der 40. SSW wendet sich der Fundus uteri nach ventral, senkt sich dadurch wieder ab und steht dann tiefer als in der 36. SSW.

15

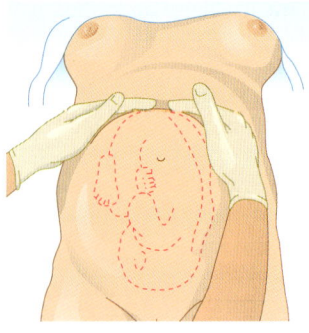

a 1. Leopold-Handgriff

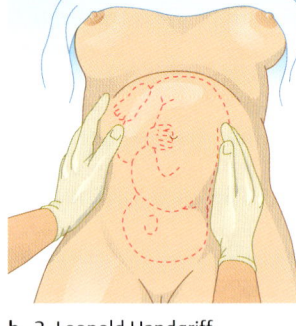

b 2. Leopold-Handgriff

Abb. 15.7 Standardisierte äußere Tastuntersuchung der Schwangeren.
a Zunächst wird der Höhenstand des Fundus uteri und der darin stehende Kindsteil mit beiden Händen ertastet.
b Lateral am Uterus wird mit der flachen Hand die Stellung des kindlichen Rückens palpiert.
c Mit der rechten Hand wird nun im dritten Schritt der vorangehende Teil des Kindes beurteilt. Zwischen dem abgespreizten Daumen und Fingerspitzen lässt sich der Kopf als harter runder Widerstand tasten (bei Seitwärtsbewegungen der Hand ist die Berührung des kindlichen Kopfes mit dem Anstoßen einer Kugel an den Wänden eines flüssigkeitsgefüllten Behältnisses vergleichbar, sog. Ballottement). Demgegenüber ist der kindliche Steiß weicher und unregelmäßiger begrenzt.
d Von oben kommend werden die Fingerspitzen beider Hände von lateral her entlang der Leistenbänder vorsichtig ins Becken eingerückt, um Art und Höhenstand des vorangehenden Teils im Verhältnis zum Beckeneingang zu beurteilen.

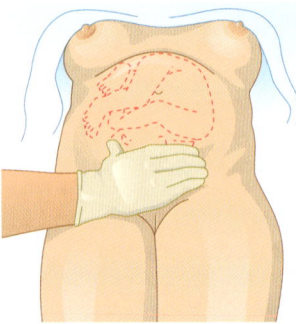

c 3. Leopold-Handgriff

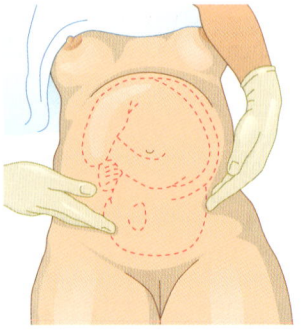

d 4. Leopold-Handgriff

griffs (auch **5. Leopold-Handgriff** genannt) ein vermutetes Schädel-Becken-Missverhältnis untersucht werden. Die flache linke Hand des Untersuchers palpiert dabei den kindlichen Kopf, während sich die rechte Hand auf der mütterlichen Symphyse abstützt. Überragt dabei die linke Hand die Ebene der rechten Hand, so besteht der Verdacht auf ein Schädel-Becken-Missverhältnis (vgl. hierzu S. 461).
Der 4. und 5. Leopold-Handgriff dienen v. a. der Beantwortung **geburtsmechanischer** Fragestellungen und sind daher erst in höheren SSW bzw. unter der Geburt von Bedeutung (S. 426).

Vaginale Untersuchung

Nach der Erstvorstellung (S. 404) gehört die vaginale Untersuchung nicht mehr zur Routine im Rahmen der Schwangerenvorsorge. Sie bedarf einer gesonderten **Indikation** (s. u.). Eine Ausnahme bildet hierbei das empfohlene **Screening auf β-hämolysierende Streptokokken** in der 32.–36. SSW zur Vermeidung einer Neugeborenensepsis.
Zur Vorbereitung der Geburt empfiehlt sich gegen Ende der Schwangerschaft (35.–37. SSW) eine **palpatorische Orientierung** über die räumlichen Verhältnisse im kleinen Becken (vgl. hierzu „Innere Untersuchung" im Kreißsaal, S. 426). Bei der schmerzlosen tiefen Palpation mit Zeige- und Mittelfinger sollte das Promontorium nicht erreicht

werden. Ein tastbares Promontorium spricht für einen verkürzten Beckeneingang. Der Muttermund ist sakral als 2–3 cm langer derber Zapfen tastbar. Bei einer Erstgravida ist zentral lediglich ein kleines Grübchen, bei der Mehrgebärenden eine schlitzförmige Vertiefung zu spüren (vgl. kolposkopischer Befund im Wochenbett, **Abb. 18.3**, S. 474). Die Spinae ischiadicae springen geringfügig in die sonst glatte Beckenhöhle ein und stellen für den späteren Geburtsfortschritt eine wichtige Landmarke dar. Schließlich sollte der Schambogenwinkel ermittelt werden, der beim weiblichen Becken stumpfwinklig sein sollte und einen Hinweis auf die Beckenweite geben kann.

Indikationen zur **vaginalen Untersuchung** während der Schwangerschaft:
- Erstvorstellung
- Wehen/Schmerzen
- Blutung
- Flüssigkeitsabgang
- V. a. vaginale Infektion
- Screening auf β-hämolysierende Streptokokken (32.–36. SSW)
- Beckenhöhlenaustastung vor Geburt (35.–37. SSW).

15.3.3 Pränataldiagnostik im zweiten Trimenon

Ultraschall

In der **19.–22. SSW** erfolgt das sog. **„2. Screening"**. Die Hauptaufgabe hierbei ist die Feststellung einer **regelrechten Entwicklung**. Nachdem in der Frühschwangerschaft ein exaktes Gestationsalter festgelegt wurde, kann nun bezogen auf dieses Datum das **proportionierte Größenwachstum** an Kopf, Bauch und Extremitäten beurteilt werden.

Eine regelrechte **Durchblutung** der fetomaternalen Grenzfläche, wie sie mithilfe der **Dopplersonografie** dargestellt wird, ist Voraussetzung einer zeitgerechten Entwicklung. In dieser Phase können bereits kritische Flussmuster erfasst werden, die Ursache für Erkrankungen der späteren Schwangerschaft sein können (z.B. Präeklampsie oder HELLP-Syndrom, S.381 bzw. S. 385). Die **kindlichen Organe** haben nun auch eine Größe erreicht, die eine Feindiagnostik erlaubt. Weiterhin werden **Plazentasitz** (S. 350) und **Fruchtwassermenge** (**Abb. 15.8** bzw. S. 355) beurteilt.

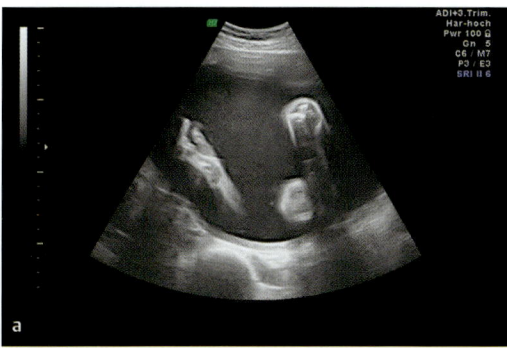

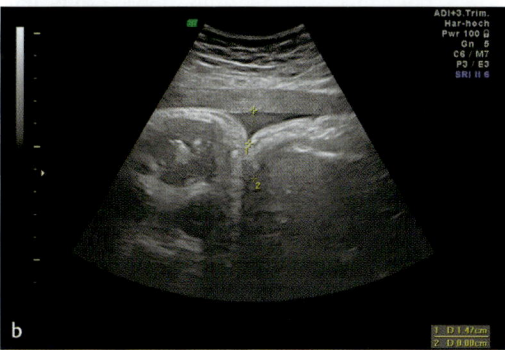

Abb. 15.8 Sonografische Bestimmung der Fruchtwassermenge. a Polyhydramnion. **b** Oligohydramnion.

15.4 Drittes Trimenon

Key Point

Die ärztliche Betreuung im dritten Trimenon verfolgt die physiologische Entwicklung des Kindes und registriert eine etwaige vorzeitige Erschöpfung des intrauterinen Wachstumspotenzials. An der Grenze zwischen zweitem und drittem Trimenon sollte ein oraler **Glukosetoleranztest (OGTT)** zum Ausschluss eines Gesationsdiabetes erfolgen (Abb. 14.30, S. 392). Die Anzeichen einer Erkrankung der späten Schwangerschaft (z.B. Präeklampsie) sollen erkannt und die Geburt vorbereitet werden.

15.4.1 Kindliche Entwicklung

Das 3. Trimenon ist geprägt von **Wachstum und Reifung** des Kindes. Kinder, die sich noch nicht in **Schädellage** gedreht haben, tun dies in der Regel jetzt. Gleichzeitig kommt jedoch auch das **plazentare Austauschsystem** an seine Grenzen. Dies kann sich bereits vor Erreichen des Entbindungstermins bemerkbar machen und erzwingt dann eine vorzeitige Beendigung der Schwangerschaft.

15.4.2 Vorsorgeuntersuchung

Die Vorsorgeuntersuchungen werden gegen Ende der Schwangerschaft engmaschiger: Bis zur 32. SSW erfolgt **alle 4 Wochen** eine Kontrolle, ab dann alle 2 Wochen. Ab der 37. SSW sollten **wöchentliche** Kontrollen erfolgen und spätestens jetzt auch die **Vorstellung in einer Entbindungsklinik**. Nach Verstreichen des Entbindungstermins erfolgt eine Überwachung **alle 3 Tage**.

Zusätzlich zu den Standarduntersuchungen erfolgt gegen Ende der Schwangerschaft die Kontrolle des **HBs-Ag** (S. 137).

15.4.3 Pränataldiagnostik im dritten Trimenon

Ultraschall

Dieses sog. **„3. Screening"** dient v.a. der **Wachstumskontrolle** (Abb. 14.24, S. 374). Bei sachgerecht durchgeführten Voruntersuchungen treten hier in der Regel keine gänzlich unerwarteten Diagnosen mehr auf. **Dopplersonografische Messungen** lassen das Risiko einer Wachstumsrestriktion (S. 373) abschätzen und ihr Verlauf kann Hinweise auf die Krankheitsdynamik geben.

Kardiotokografie (CTG)

Definition I Mit der Kardiotokografie (CTG) werden die **Herzschlagfrequenz** (**FHF** = fetale Herzfrequenz) des ungeborenen Kindes und gleichzeitig die **Wehentätigkeit** bei der werdenden Mutter registriert

15

und aufgezeichnet. Eine Sonderform stellt das sog. **Kineto-CTG** dar, bei dem zusätzlich die **Kindsbewegungen** aufgezeichnet werden.

Indikation | Die Indikation zu einer CTG-Kontrolle ist bei **V. a. eine fetale Beeinträchtigung** ab der 24. SSW gegeben. **Sub partu** wird, gemäß den Mutterschaftsrichtlinien, oft eine kontinuierliche CTG-Überwachung zur Kontrolle des fetalen Wohlbefindens durchgeführt (vgl. S. 436).

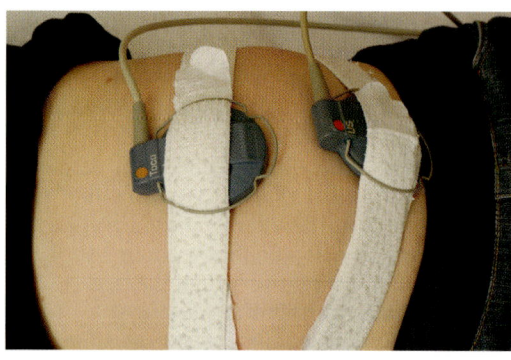

> **MERKE**
>
> Ziel der CTG-Registrierung ist in allen Fällen, eine **fetale Gefährdung** rechtzeitig zu erkennen, um vor Eintreten einer Schädigung des Kindes eingreifen zu können.

Abb. 15.9 Ableitung des CTG. Die Herzfrequenz des Kindes wird mithilfe einer Ultraschallsonde („US") möglichst dort, wo der Rücken des Kindes liegt (z. B. bei I. Schädellage im linken Unterbauch der Schwangeren), abgeleitet. Die Aufzeichnung der mütterlichen Wehen erfolgt über einen Drucksensor („Toco"), der über dem Fundusbereich des Uterus (→ „Wehenschrittmacher", S. 422) angebracht wird.

Durchführung | Die fetale Herzfrequenz wird mittels **Ultraschallsonde** über die Bauchdecke abgeleitet (**Abb. 15.9**). Durch die Zeit zwischen zwei Schlägen wird eine Anzahl der Schläge/min hochgerechnet und auf einem sich 1 cm/min fortbewegenden Streifen aufgetragen. So entsteht die typische „Herztonkurve" die über mindestens 30 min abgeleitet wird (obere Kurve in **Abb. 15.10**). Gleichzeitig erfolgt mittels eines **Drucksensors** auf der Bauchdecke (optimale Platzierung über dem linken oberen Quadranten des Uterus → „Wehenschrittmacher") eine Messung der Uteruskontraktionen (untere Kurve in **Abb. 15.10**).

> **MERKE**
>
> **Langfristige** FHF-Änderungen betreffen eine Änderung der **Grundfrequenz**.
> **Mittelfristige** FHF-Änderungen werden als **Dezelerationen** bzw. **Akzelerationen** bezeichnet (v. a. sie sind nur in Zusammenschau mit der Wehentätigkeit interpretierbar).
> Die **kurzfristigen** FHF-Änderungen betreffen die **Oszillation** innerhalb einer Minute.

Praxistipp

Bei Bedarf, z. B. während eines Bades oder beim Herumlaufen, ist die CTG-Registrierung auch telemetrisch (d. h. in Form einer drahtlosen Fernüberwachung) möglich.

Bewertung | Es werden **lang**, **mittel-** und **kurzfristige** Herzfrequenzveränderungen unterschieden.

- **Langfristige Frequenzveränderungen:** Bei der Beurteilung von langfristigen Änderungen dient die **Basalfrequenz** (= **Baseline**) als Bezugsgröße. Sie sollte am Entbindungstermin zwischen 110–150 Schlägen/min liegen. Eine **Tachykardie** besteht bei > 150 Schlägen/min, eine **Bradykardie** bei < 110 Schlägen/min über 3 min und eine **schwere Bradykardie** bei < 100 Schlägen/min. Mögliche Ursachen dieser langfristigen Änderungen zeigt **Tab. 15.2**.

Tabelle 15.2

Ursachen von langfristigen (d. h. die Basalfrequenz betreffenden) Änderungen der fetalen Herzfrequenz	
Bradykardie	**Tachykardie**

– erhöhter Vagotonus (z. B. Gestationsalter > 40. SSW)
– akute Hypoxie des Kindes, z. B. durch
  • Nabelschnurkompression (S. 462)
  • Hypotonie der Mutter
  • Vena-cava-Kompressionssyndrom (S. 380)
  • Dauerkontraktion des Uterus (→ uteroplazentare Minderdurchblutung)
– angeborene Herzfehler, Herzrhythmusstörungen (z. B. AV-Block)
– Medikamente (z. B. Benzodiazepine)
	– erhöhter Sympathikotonus (z. B. bei unreifen Kindern oder durch externe Reize)
	– ausgeprägte Kindsbewegungen
	– chronische Hypoxie des Kindes (z. B. bei Plazentainsuffizienz, S. 352)
	– Stress/Angst der Mutter (→ Katecholaminausschüttung)
	– fieberhafter Infekt der Mutter
	– Amnioninfekt (AIS, S. 354)
	– angeborene Herzfehler, Herzrhythmusstörungen (z. B. Extrasystolie)
	– Medikamente (z. B. β-Mimetika, S. 370)

15

– **Mittelfristige Frequenzveränderungen:** Als mittelfristige Änderungen werden Herzfrequenzzu- (**Akzelerationen**) und bzw. -abnahmen (**Dezelerationen**) von > 15 Schlägen/min über mind. 15 sec bezeichnet.

- **Akzelerationen** entstehen entweder **sporadisch** (physiologisch als eine Reaktion auf Kindsbewegungen einzustufen) oder **periodisch** (wehenabhängig, **Abb. 15.10**). Unter der Geburt werden Letztere als Kompensationszeichen bei uteroplazentarer Minderdurchblutung oder bei Kompression der Nabelvene aufgefasst und eher prognostisch günstig interpretiert.
- Im Verhältnis zur Wehentätigkeit werden **frühe Dezelerationen** (**Dip 1** = mit der Wehe, d.h. das Aussehen ist spiegelbildlich: Wehenhöhepunkt, sog. Wehenakme, und Tiefpunkt der Dezeleration sind zeitgleich) und **späte Dezelerationen** (**Dip 2** = nach der Wehe bzw. Beginn zeitgleich mit Wehenakme) unterschieden. Erstere sind vasomotorischen Reflexen geschuldet (v.a. bei einer Kompression des kindlichen Kopfes beim Durchtritt durch das Becken in der Austreibungsphase). Späte Dezelerationen sind als Reaktion auf eine fetale Minderperfusion zu verstehen (z.B. bei Plazentainsuffizienz) und deuten auf eine ernste hypoxische Gefährdung hin.

- Unabhängig von der Wehentätigkeit treten die sog. **variablen Dezelerationen** auf, die als suspekt einzustufen sind. Ursache hierfür kann z.B. eine Kompression der Nabelschnur sein (in der Pressperiode häufig ohne pathologischen Wert, bei längerem Andauern müssen ggf. Maßnahmen zur Beseitigung der Kompression ergriffen werden, S. 462).
- **Sporadische Dezelerationen**, die unabhängig von regelmäßigen Wehen auftreten und < 30 sec dauern (**Dip 0**, **Abb. 15.10**), sind phy-

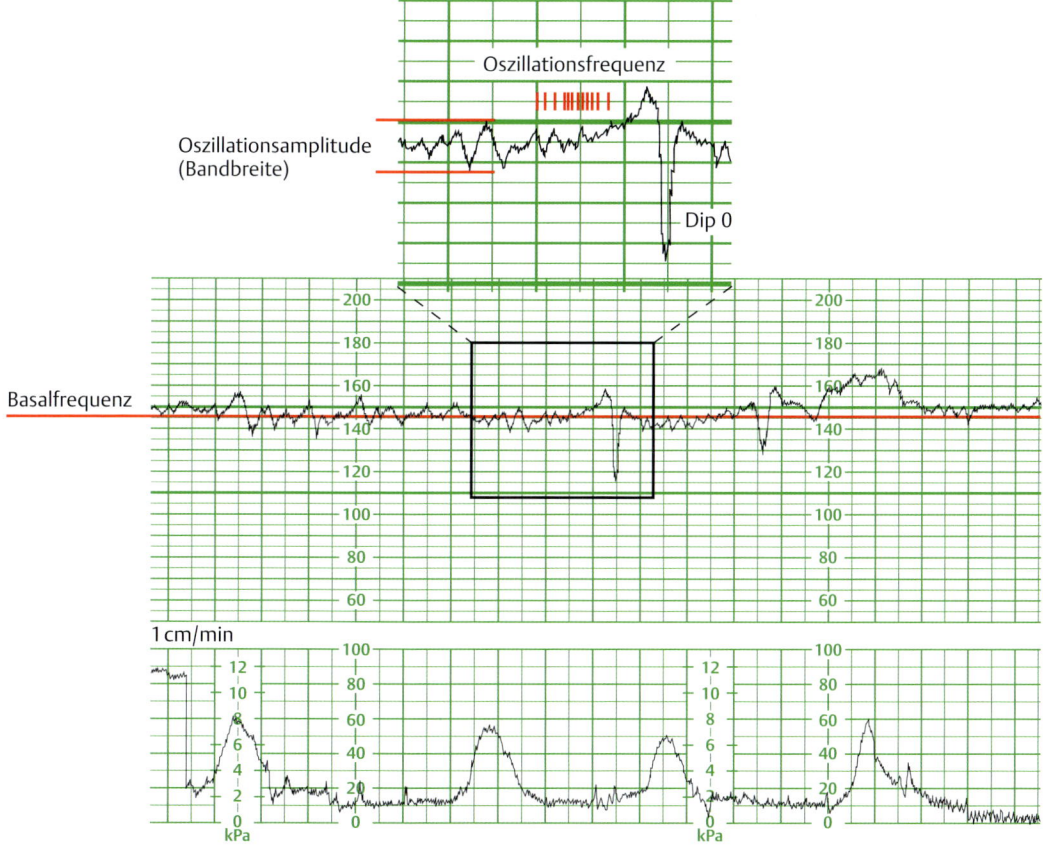

Abb. 15.10 Beispielhafter CTG-Befund aus der Eröffnungsperiode. Die obere Kurve zeigt die fetale Herzfrequenz (in Schlägen/min = bpm), die untere die Wehentätigkeit (kPa). Die Basalfrequenz beträgt ca. 145 bpm. Bei einer Wehentätigkeit alle 4–5 min zeigt sich ein sog. Dip 0 (im Ausschnittsfenster vergrößert dargestellt) sowie mit der letzten Wehe eine Akzeleration. In der Vergrößerung erkennt man das Vorgehen zur Beurteilung der kurzfristigen Herzfrequenzänderungen (Oszillationsamplitude und -frequenz).

siologisch und können durch Nabelschnur-kompressionen im Rahmen von Kindsbewe-gungen verursacht werden. Ein Abfall der Herzfrequenz, der über 2 Wehen bzw. > 3 min anhält („wannenförmige" **prolongierte Dezelerationen**, z.B. bei Vena-cava-Kompres-sionssyndrom, S. 380, oder einer Dauerkon-traktion des Uterus), ist hingegen als patholo-gisch zu werten.

— **Kurzfristige Herzfrequenzveränderungen** be-treffen die **Oszillationsamplitude** (= **Bandbreite = Variabilität**) und **Oszillationsfrequenz**. Diese beiden Begriffe bezeichnen die maximale Aus-lenkung bzw. die Anzahl der Schwingungen um die Basalfrequenz während eines kurzen Zeitfensters von 1 min.
  • Normal ist ein **undulierendes** Schwingungs-muster mit 6–13 Nulldurchgängen/min und einer Oszillationsamplitude von 10–25 Schlä-gen/min.
  • Eine **springende Oszillation** mit einer Ampli-tude von > 25 Schlägen/min (= **saltatorisches Muster**) ist oft Hinweis auf eine Nabelschnur-komplikation.
  • Eine **eingeengte Oszillationsamplitude** (Amp-litude < 5–10 Schläge/min) kann auf eine phy-siologische Ruhephase des Kindes oder bei einer Dauer von > 40 min auch auf eine Oxy-genierungsstörung hinweisen.
  • Ein **kompletter Oszillationsverlust** (= **silentes Muster**, Amplitude < 5 Schläge/min) ist meist Ausdruck einer Hypoxie.

  • Ein langsames Schwingen der Herzfrequenz um die Basalfrequenz (= **sinusoidales Muster**) hat oft unmittelbar präfinalen Charakter.

Die Bewertung erfolgt **standardisiert** nach interna-tionalen Kriterien. Die **einzelnen Parameter** (Grundfrequenz, Bandbreite, Vorhandensein/Art von Dezelerationen oder Akzelerationen) werden dabei in die **3 Kategorien** „normal", „suspekt" und „pathologisch" eingeteilt. Anhand dieser Ein-zelbewertungen wird dann wiederum das **gesamte CTG** klassifiziert und damit über den **notwendigen Handlungsbedarf** entschieden (**Tab. 15.3**).

MERKE

Eine übliche **CTG-Auswertung** berücksichtigt folgende Punkte:
1. Welches **Frequenzniveau** weist die **Baseline** auf?
2. Welche **Bandbreite und Oszilationsfrequenz** ist vorhanden?
3. Welche **mittelfristigen FHF-Änderungen** (ggf. Dezelerationen) liegen vor?
4. Was ist zur **Uterusmotilität** (Kontraktionsfrequenz, Wehenintensität) zu sagen?

Wenn suspektes oder pathologisches CTG-Muster vorliegt:
1. Wodurch werden die FHF-Veränderungen hier möglicherweise **verursacht**?
2. Welche **Therapie** und/oder Maßnahmen erscheinen bei diesem CTG-Muster sinnvoll?

Tab. 15.3

Klassifikation der fetalen Herzfrequenz zur Beurteilung des CTG-Befundes (nach FIGO[1])

Kategorie	Definition	Handlungsbedarf
normal	alle 4 Beurteilungskriterien[2] normal	keiner
suspekt	mind. 1 Beurteilungskriterium suspekt und alle anderen normal	konservativ[3]
pathologisch	mind. 1 Beurteilungskriterium pathologisch bzw. 2 oder mehr suspekt	konservativ und/oder invasiv[4]

[1] Fédération Internationale de Gynécologie et d'Obstétrique
[2] **Beurteilungskriterien:** Grundfrequenz, Bandbreite, Dezelerationen und Akzelerationen
[3] **konservative Maßnahmen** sind z.B. Tokolyse, Weckversuche, Lagewechsel, Infusion oder O$_2$-Gabe
[4] **invasive Maßnahmen:** subpartual Mikroblutuntersuchung (S. 437), ggf. rasche Geburtsbeendigung bzw. Sectio

15

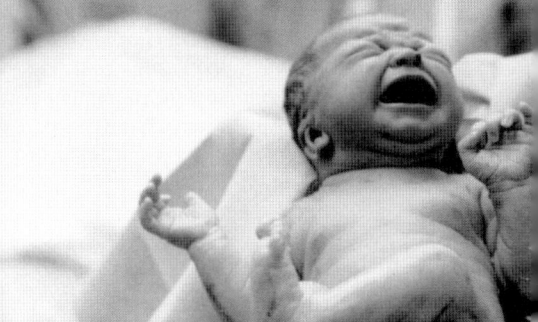

Kapitel **16**

Die regelrechte Geburt

Werdende Eltern

Kein Fehlalarm!

Frau Roth zuckt zusammen, sie spürt einen Schmerz im Rücken, als ob ein Band um ihren Bauch gelegt und an der Lendenwirbelsäule fest und ruckartig zusammengeschnürt wird. Frau Roth setzt sich auf einen Stuhl, einige Minuten später fühlt es sich wieder so an. Die 25-Jährige wählt die Handynummer ihres Mannes. „Ich bin zu Hause im Garten, du musst sofort kommen, die Wehen haben eingesetzt – es geht los!", ruft sie ohne Begrüßung ins Telefon. „Schatz, das Gefühl hattest du doch in den letzten Tagen schon öfter. Ich habe noch einen wichtigen Termin, aber ich bin in zwei Stunden bei dir." Frau Roth traut ihren Ohren nicht: „In zwei Stunden? Diesmal ist es viel stärker als die letzten Tage. Ich habe Schmerzen und Krämpfe im Bauch." Der Ehemann verspricht, sich gleich auf den Weg zu machen. Frau Roth ist in der 39. Woche, ihre Schwangerschaft verlief ohne Probleme, ihre Gynäkologin konnte bei den Vorsorgeuntersuchungen weder Schwangerschafts- noch Geburtsrisiken erkennen.

Noch wenige Stunden

Eine halbe Stunde später betritt das Ehepaar die Geburtsklinik. Herr Roth ist mittlerweile aufgeregter als seine Frau und erklärt der Hebamme, die die beiden in Empfang nimmt: „Meine Tochter kommt. Wir müssen sofort in den Kreißsaal!" Die Hebamme beruhigt die beiden, die zum ersten Mal Eltern werden, und nimmt die junge Frau auf: „Sie haben zwar jetzt regelmäßige Wehen, aber bis zur Geburt haben wir noch ein bisschen Zeit." Die Hebamme wickelt Frau Roth einen Gurt mit integrierten Messfühlern um den oberen Bauch und Unterleib: „Damit zeichnen wir jetzt für 30 Minuten die Herztöne des Kindes und ihre Wehen auf. Währenddessen kann ich Ihnen noch ein paar Fragen stellen." Die werdende Mutter hat sich schon während ihrer Schwangerschaft in dieser Klinik vorgestellt, deshalb fehlen nur noch wenige Angaben für die vollständige Anamnese. Frau Roth geht es gut, Blutdruck, Puls und Körpertemperatur sind normal. Der Erstgebärenden wird noch Blut abgenommen. In der vaginalen Untersuchung zeigt sich der Muttermund leicht geöffnet.

Ein kleines Wunder!

In den nächsten zwei Stunden werden die Wehen immer stärker und regelmäßiger, die Fruchtblase „platzt" und der Muttermund öffnet sich vollständig. Frau Roth wird in den Kreißsaal aufgenommen, ihr Ehemann begleitet sie. Die Herztöne des Kindes werden jetzt durchgehend abgeleitet. Die Hebamme kann bei der vaginalen Untersuchung das Köpfchen spüren, es hat die perfekte Lage für eine spontane Geburt. Kurz darauf verspürt Frau Roth den Drang zu pressen und während der Wehe erscheint das Köpfchen in der Vulva, später bleibt es auch in den Wehenpausen sichtbar. Frau Roth ist mittlerweile sehr erschöpft und schreit vor Schmerz, möchte aber keine Medikamente bekommen. Die Hebamme empfiehlt Frau Roth: „Jetzt entspannen Sie sich in der Wehenpause noch einmal und sammeln Kraft für die nächste Wehe." Die werdende Mutter atmet tief durch. Die nächste Wehe setzt ein. Die Hebamme schützt mit einer Hand den Damm und deckt den Anusbereich mit einem feuchten Tuch ab. Das Köpfchen darf jetzt nicht zu schnell „herausschießen", sonst könnte der Damm reißen. Deshalb gibt die Hebamme Frau Roth genaue Anweisungen: „Schieben – jetzt hecheln – noch ein bisschen schieben – langsamer..." In den nächsten Minuten wir das Mädchen der Roths geboren. „Es ist wirklich ein kleines Wunder!", überkommt es Herrn Roth gerührt, als er die Nabelschnur durchtrennt und seine kleine Tochter kurz darauf in den Arm gelegt bekommt.

16   Die regelrechte Geburt

Die Geburt eines regelrecht eingestellten Kindes ist ein natürlicher Vorgang. Aufgabe des Geburtshelfers und der Hebamme ist es, diesen Vorgang unter Berücksichtigung der individuellen Situation der Frau und der geburtsmechanischen Gegebenheiten risikoadaptiert zu überwachen.

Aufgrund des zunehmenden Anspruches auf ein „perfektes Kind" und der daraus entstehenden rechtlichen Konsequenzen erfordert auch die regelrechte Geburt immer häufiger ein Eingreifen von ärztlicher Seite. Diese ärztlichen Interventionen und Überwachungsmaßnahmen haben im Laufe der Zeit nach sich gezogen, dass die Geburtshaltung der Frau von der vertikalen Haltung mehr in die horizontale Gebärposition übergegangen ist.

Auch die Einstellung der Frauen in Bezug auf die Schmerztoleranz hat sich verändert, so dass heutzutage häufiger potente Schmerzmittel eingesetzt werden. Daraus ergibt sich ebenfalls eine zunehmend ärztlich geleitete Geburtshilfe.

Insgesamt ist die Geburtshilfe entsprechend der sich ändernden persönlichen Einstellungen und den öffentlichen Trends immer wieder Wandlungen unterworfen, die fortlaufend Variationen der Geburtsleitung erfordern.

16.1 Anatomische und physiologische Grundlagen der Geburt

Key Point

Um einen reibungslosen Ablauf der Geburt zu gewährleisten, müssen die anatomischen und physiologischen Voraussetzungen bei Mutter und Kind möglichst optimal aufeinander abgestimmt sein. Maßgebliche Faktoren sind dabei der mütterliche Geburtskanal, der kindliche Kopf und die Wehentätigkeit. Bereits kleine anatomische Abweichungen oder Funktionsstörungen können den natürlichen Ablauf stören und zu einer sog. Risikogeburt führen (S. 445).

16.1.1 Geburtskanal

Der mütterliche Geburtskanal besteht aus dem **knöchernen Becken** und dem sog. **Weichteilkanal** (vgl. **Abb. 16.15**, S. 431). Während der Geburt muss das Kind unter dem Einfluss der Wehen durch diesen Kanal aus der Gebärmutter herausgepresst werden. Die anatomischen Gegebenheiten der einzelnen Strukturen sind maßgeblich am Verlauf der Geburt beteiligt.

Knöchernes Becken

Beckenformen

Das normale weibliche Becken ist mit seiner **gynäkoiden Form** ideal für die geburtsmechanischen Abläufe geeignet: Es besitzt im Gegensatz zu den herzförmigen/dreieckigen (androides/männliches Becken), längsovalen (anthropoides/affenähnliches Becken) oder platten (platypeloides Becken) Varianten einen **querovalen Beckeneingang** (vgl. **Tab. 16.1**).

Beckenebenen

Klassischerweise werden in der Geburtshilfe **4 Ebenen** des knöchernen Beckens festgelegt, die als Bezugssystem im Rahmen des Geburtsverlaufs dienen. Ihre Begrenzungen und Maße sind in **Tab. 16.1** bzw. **Abb. 16.1a** dargestellt.

16

Tabelle 16.1

Klassische Beckenebenen und die zugehörigen Beckenmaße					
Becken-ebene	**Begrenzung**	**Form**	**Durchmesser**		
			gerade (Längsdurchmesser)	**schräg (Diagonal-durchmesser)**	**quer (Quer-durchmesser)**
Becken-eingang	– vorne: hinterer Symphysenrand – hinten: Promontorium	queroval	11 cm (Conjugata vera obstetrica)	12,5 cm (1. und 2.)	13 cm
Beckenmit-te/-weite	– vorne: hinterer Symphysenrand – hinten: 3. Kreuzbeinwirbel	rund	12 cm	12 cm	12 cm
Becken-enge	– vorne: unterer Symphysenrand – hinten: Kreuzbeinspitze – seitlich: Spinae ischiadicae	rund bis längsoval	11 cm		10,5 cm (Interspinal-linie)
Becken-ausgang	– vorne: unterer Symphysenrand – hinten: Steißbeinspitze – seitlich: Ligamenta tubera ischiadica	längsoval	normalerweise 9 cm bzw. bei Verdrängung durch den kindlichen Kopf unter der Geburt bis zu 11 cm	12 cm	11 cm

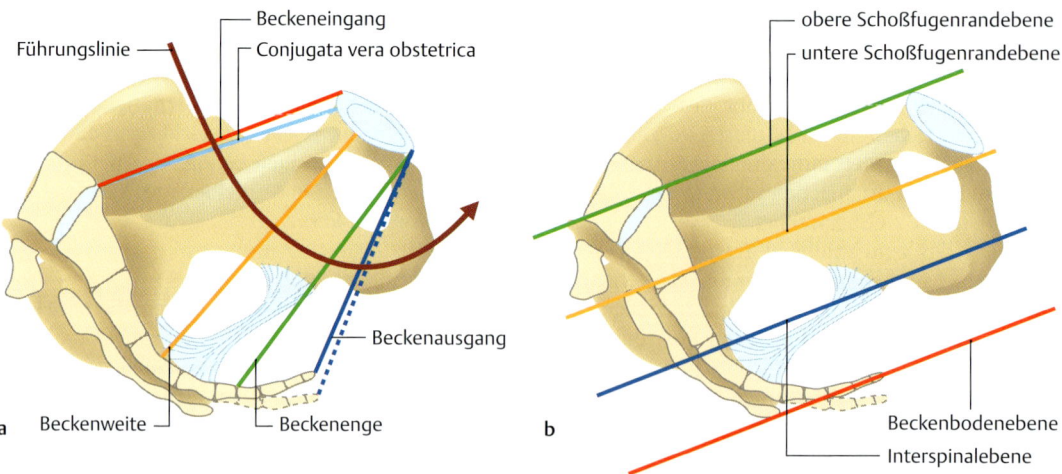

Abb. 16.1   Einteilung des weiblichen Beckens. a Klassische Beckenebenen. Die Verbindung zwischen den Mittelpunkten dieser Ebenen ergibt die Führungslinie: Sie beschreibt den Geburtsweg, den der kindliche Kopf zwangsläufig vom Beckeneingang bis zum -ausgang nehmen muss. Die Conjugata vera obstetrica ist die engste Stelle des Beckeneingangsraumes. **b Parallele Ebenen nach Hodge.**

MERKE

Der weibliche Becken**eingang** ist **quer**oval,
der Becken**ausgang längs**oval geformt.

Darüber hinaus werden u. a. zur Höhenstandsdiagnostik im Geburtsverlauf (S. 427) noch die **parallelen Ebenen nach Hodge** verwendet, die per Definition jeweils 4 cm voneinander entfernt im kleinen Becken angeordnet sind (**Abb. 16.1b**). Immer gebräuchlicher wird in diesem Zusammenhang aber auch die Angabe des Höhenstands des vorangehenden Kindsteils in Bezug auf die **Interspinalebene** (**Abb. 16.12**, S. 428).

Beckenmaße
Besonders hervorzuheben unter den Maßen des weiblichen Beckens ist die **Conjugata vera obstetrica**. Es handelt sich dabei um den **kleinsten geraden Durchmesser** (Längsdurchmesser) im gesamten knöchernen Geburtskanal. Er liegt im Bereich der Beckeneingangsebene und wird begrenzt vom Promontorium und dem am weitesten ins kleine Becken ragenden Punkt der Symphysenhinterfläche. Dieses und weitere gynäkologisch relevante Beckenmaße zeigt **Abb. 16.2** (vgl. hierzu auch eine entsprechende sagittale Darstellung in **Abb. 1.1**, S. 3). Die Normalwerte sind in **Tab. 16.1** in Bezug auf die verschiedenen Beckenebenen aufgeführt.

Weichteilkanal
Wesentlich dehnbarer als der relativ starre knöcherne Anteil des Geburtskanals ist der darin untergebrachte Weichteilkanal. Er setzt sich zusammen aus dem **unteren Uterinsegment**, dem **Gebärmut-**

terhals (Zervix), der **Scheide** (Vagina) und der **Beckenbodenmuskulatur**. Diese Strukturen werden unter der Geburt während des Durchtritts des Kindes sehr stark aufgeweitet und „ausgewalzt" (**Abb. 16.15**, S. 431).

16.1.2 Kindlicher Kopf
Durch seine Größe und Form sowie aufgrund seiner relativ geringen Verformbarkeit bestimmt der Kopf des Kindes entscheidend den Ablauf der Geburt bei der Passage durch das mütterliche Becken.

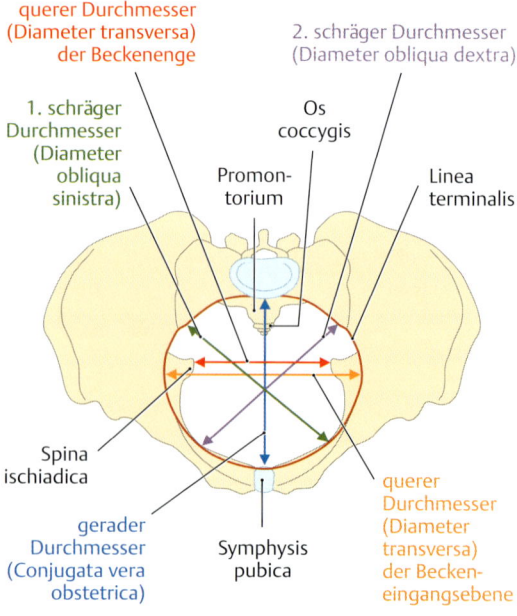

Abb. 16.2   Durchmesser des weiblichen Beckens.

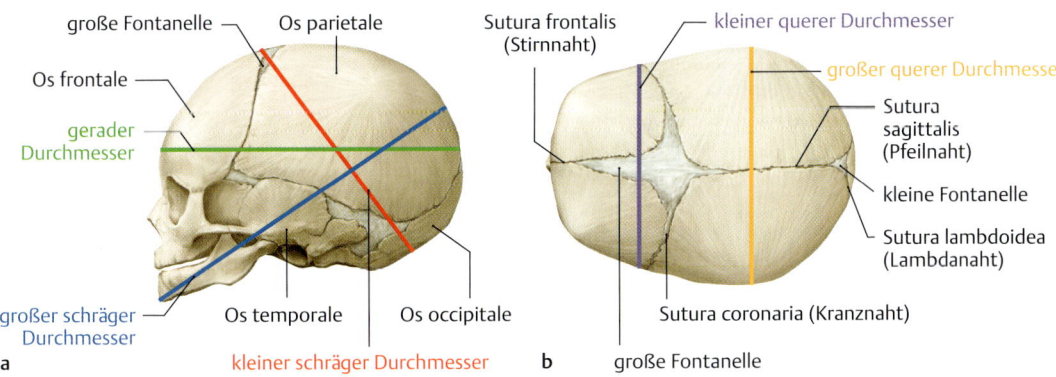

große Fontanelle — Os parietale — Sutura frontalis (Stirnnaht) — kleiner querer Durchmesser

Os frontale

großer querer Durchmesse

gerader Durchmesser

Sutura sagittalis (Pfeilnaht)

kleine Fontanelle

Sutura lambdoidea (Lambdanaht)

großer schräger Durchmesser — Os temporale — Os occipitale — Sutura coronaria (Kranznaht)

a

kleiner schräger Durchmesser — b — große Fontanelle

Abb. 16.3 Morphologie und Maße des kindlichen Schädels in der Seitenansicht (**a**) und in der Aufsicht (**b**).

 MERKE

In 95 % aller Geburten ist der Kopf der vorangehende Kindsteil (Schädellage, S. 424).

Nur durch eine optimale Anpassung des Kopfes an den Geburtskanal ist der normale Geburtsverlauf möglich. Dies geschieht zum einen durch eine gewisse **Verformung** des kindlichen Schädels, die möglich wird aufgrund der bindegewebigen Nähte (Suturae), die an den Fontanellen zusammentreffen (**Abb. 16.3b**). Zum anderen erfolgt die Anpassung durch eine genau abgestimmte **Drehung/Wendung** des Kopfes während des Tiefertretens im mütterlichen Becken (S. 428).

Zur Beschreibung der Kopfgröße werden Längs-, Quer- und Schrägdurchmesser angegeben, denen teilweise bestimmte Umfänge zugeordnet sind (**Abb. 16.3** bzw. **Tab. 16.2**).

Praxistipp

Unter der Geburt kann die Ausrichtung des kindlichen Kopfes während der vaginalen Untersuchung ertastet werden (S. 426). Man orientiert sich dabei am Verlauf der Suturen und der Lage der Fontanellen.

16.1.3 Geburtskräfte (Wehen)

Definition I Als **Wehen** bezeichnet man die rhythmischen Kontraktionen des Myometriums des Corpus uteri, die als austreibende Kräfte die Grundlage der Geburt eines Kindes liefern. Zu den auslösenden Mechanismen siehe Abschnitt „Geburtsbeginn" (S. 424) bzw. S. 369.

Bereits im Verlauf der Schwangerschaft treten physiologischerweise in unregelmäßigen Abständen Uteruskontraktionen auf. Diese sind in der Regel noch nicht muttermundswirksam und nicht schmerzhaft. Mit fortschreitender Schwangerschaftsdauer nehmen sie an Häufigkeit zu und

16

Tabelle 16.2				
Geburtshilflich relevante Maße des kindlichen Kopfes				
Durchmesser		**Normalwert (cm)**	**Umfang**		**Normalwert (cm)**
gerader Durchmesser	Diameter frontooccipitalis	12,0	Hutmaß	Circumferentia frontooccipitalis	34
kleiner schräger Durchmesser	Diameter suboccipitobregmaticus[1]	9,5	Hinterhauptsumfang	Circumferentia suboccipitobregmatica[1]	32
großer schräger Durchmesser	Diameter mentooccipitalis[2]	13,5		Circumferentia mentooccipitalis	38
großer querer Durchmesser	Diameter biparietalis	9,5			
kleiner querer Durchmesser	Diameter bitemporalis	8,0			

[1] Der Punkt, an dem Pfeilnaht und Kranznaht aufeinandertreffen (im Bereich der großen Fontanelle), wird als „Bregma" bezeichnet.
[2] größter Durchmesser des kindlichen Kopfes am Geburtstermin

Tabelle 16.3

Wehenarten und ihre Charakteristika

Phase und Wehentyp	Frequenz	Druck	Beschreibung
Schwangerschaft			
— „Alvarez-Wellen"	alle 2–3 min	10–15 mmHg (niedrige Intensität)	— ab der 20. SSW — unkoordinierte, lokale Kontraktionen
— „Braxton-Hicks-Kontraktionen"	max. alle 20 min (unregelmäßig)	15–20 mmHg (intensiver)	— 20.–30. SSW — vereinzelte, stärkere Kontraktionen des gesamten Uterus
— Senkwehen	unregelmäßig	bis zu 30–40 mmHg	— 4–5 Wochen vor der Geburt — bewirken Eintritt des Kopfes[1] ins kleine Becken — Fundus rückt tiefer (ca. 2–3 cm)
— Vorwehen	unregelmäßig	bis zu 30–40 mmHg	— letzte Tage vor der Geburt — z.T. schmerzhaft — tragen zur Verkürzung und Auflockerung der Zervix bei — Kopf[1] wird fest auf den Beckeneingang gedrückt — noch nicht muttermundwirksam
Geburt			
— Eröffnungswehen	alle 5–10 min (regelmäßig), im Verlauf zunehmend	40–60 mmHg	— Wehendauer ca. 30–60 sec — schmerzhaft — erhöhen den Ruhetonus — Erweiterung des Muttermundes — weiteres Tiefertreten des Kopfes[1] — Dauer: Erstpara bis 12 h, Multipara 2–8 h
— Austreibungswehen	alle 4–6 min (regelmäßig)	150–200 mmHg	— nach vollständiger Muttermundöffnung: reflektorische Zunahme von Druck und Frequenz — „schieben" Kind durch Geburtskanal — Dauer: Erstpara bis 50 min, Multipara bis 20 min
— Presswehen	alle 2–3 min	bis zu 200 mmHg	— zusätzlich Einsatz der Bauchpresse (aktive Mitarbeit der Gebärenden verkürzt die Pressphase) — hoher intrauteriner Druck — führen zur Geburt des Kindes
— Nachgeburtswehen	nachlassend, unregelmäßig	nachlassend	— wesentlich schwächere Uteruskontraktionen — Lösung und Austreibung der Plazenta — Tonisierung des Myometriums → Blutstillung — Dauer: ca. 10 min
Wochenbett			
— Nachwehen	v.a. nach dem Stillen	kaum spürbar	— lokale Kontraktionen zur weiteren Blutstillung und Involution (Rückbildung) des Uterus — gefördert durch Oxytozinausschüttung beim Stillen

[1] bzw. vorangehender Kindsteil; SSW: Schwangerschaftswoche

verändern sich in ihrer Qualität, der Übergang zu den Geburtswehen ist meist fließend. Auch im Anschluss an die Geburt und die Ausstoßung der Plazenta kommt es noch zu Wehen, die zur Rückbildung des Uterus im Wochenbett beitragen.

Die für die verschiedenen Phasen charakteristischen Wehenarten und ihre typischen Eigenschaften sind in **Tab. 16.3** zusammengestellt.

Die **Ausbreitung der Wehen** über den Uterus erfolgt koordiniert: Die Kontraktionen beginnen am Fundus (meist in der Nähe des linken Tubenwinkels) und pflanzen sich von dort zervixwärts über das Corpus uteri fort. Das Corpus uteri kontrahiert sich dabei **aktiv**, während das untere Uterinsegment und die Zervix (die keine Muskulatur enthalten und durch Bänder im kleinen Becken befestigt sind) **passiv** gedehnt und über den vorangehenden Teil des Kindes nach oben gezogen werden (**funktionelle Zweiteilung**). Zwischen dem aktiven und dem passiven Uterusabschnitt liegt der **Kontraktionsring** (**Abb. 16.4**). Dieser steigt im Geburtsverlauf nach kranial, was durch die Bauchdecke tastbar ist. In einer sehr ausgeprägten Form (sog. **Bandl-Furche**) kann er Hinweis auf eine drohende Uterusruptur sein (S. 464).

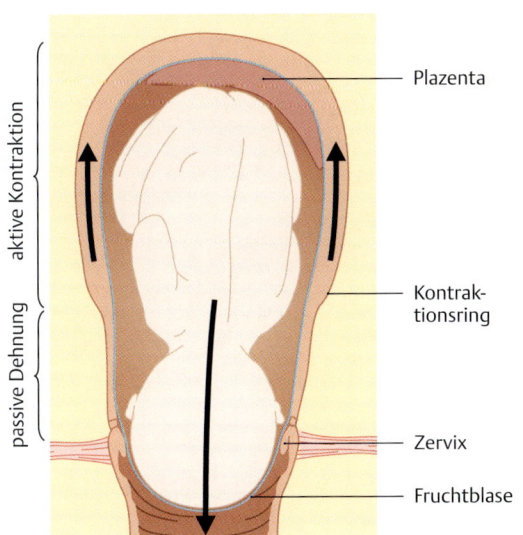

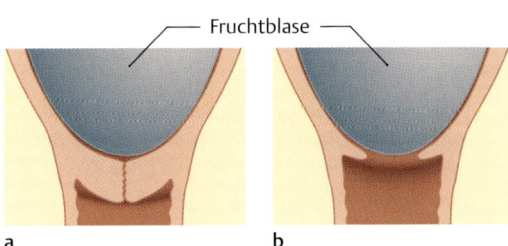
Fruchtblase

a   b

Abb. 16.5 Verstreichen der Zervix als Zeichen der bevorstehenden Geburt. a Noch nicht verkürzte Zervix bei geschlossenem Muttermund. **b** Verstrichene Zervix und anfängliche Eröffnung des Muttermundes.

Plazenta

Kontrak-
tionsring

aktive Kontraktion

passive Dehnung

Zervix

Fruchtblase

Abb. 16.4 Kontraktionsring. Unter der Geburt steigt diese Grenze zwischen dem aktiven und dem passiven Abschnitt des Uterus funduswärts. Der Muttermund wird eröffnet und durch den tieferdrängenden Kopf des Kindes zusätzlich gedehnt.

Der **Ablauf der Wehe** selbst ist wiederum ebenfalls relativ gleichförmig: Auf den Anstieg der uterinen Kontraktion (**Stadium incrementi**) folgt nach dem Höhepunkt (**Akme**) ein langsamer Abfall (**Stadium decrementi**).
Die **Dauer einer Wehe** variiert zwischen 20–60 sec. Ausgehend vom **Basaltonus** des Uterus (8–12 mmHg) werden **unter den Wehen** Druckwerte bis zu 200 mmHg erreicht (→ Presswehen, **Tab. 16.3**).

> **MERKE**
>
> Ab einer Stärke von **ca. 20–25 mmHg** werden Wehen als **schmerzhaft** empfunden. Etwa ab derselben Intensität kann man sie von außen durch die Bauchdecke fühlen.

Mithilfe der **Kardiotokografie** (CTG) kann die Wehentätigkeit im Rahmen der Vorsorgeuntersuchungen und bei der Überwachung unter der Geburt aufgezeichnet und ausgewertet werden (S. 413 bzw. S. 436).

16.2 Vorbereitung der Geburt

Key Point
Es gibt eine Reihe von typischen klinischen Zeichen, die auf den baldigen Beginn der Geburt hinweisen. Die mütterliche Umgebung bereitet sich dabei auf die Austreibung des Kindes vor, das Kind selbst wird in eine möglichst optimale Ausgangsposition für die Geburt gebracht.

- **Senkung des Leibes:** Etwa 4–5 Wochen vor der Geburt setzen Senkwehen ein (**Tab. 16.3**). Der Fundus rückt von seiner höchsten Position auf Höhe des Rippenbogens in der 36. SSW wieder tiefer (ca. 2–3 cm, **Abb. 15.6**, S. 411). Dadurch lässt der Druck auf den Magen nach, die Atmung ist erleichtert.
- **Eintritt des Kopfes in das Becken:** Von einer ungezwungenen (indifferenten) Haltung über dem Beckeneingang geht der kindliche Kopf beim Eintritt mit kleinem Umfang in das Becken in eine gebeugte Haltung über, wobei das Hinterhaupt führt.
- **Vorwehen:** Die Vorwehen (**Tab. 16.3**) setzen einige Tage vor dem eigentlichen Wehenbeginn ein. Sie sind meist nicht sehr schmerzhaft und werden als „Hartwerden" des Bauches empfunden.
- **Zentrierung der Zervix:** Die Zervix verlagert sich von einer dezentrierten Stellung in die Längsachse des Uterus.
- **Verkürzung der Zervix:** Durch den Druck von oben „verstreicht" der Gebärmutterhals (**Abb. 16.5** bzw. S. 430). Bei Mehrgebärenden öffnet sich bereits zu diesem Zeitpunkt der Muttermund etwas.
- **Abgang des Schleimpfropfes:** Während der Schwangerschaft ist die Zervix durch einen Schleimpfropf abgedichtet, sein Austritt kann mit leichten Blutungen einhergehen, die aus kleinen Gefäßen der Dezidua stammen.

> **MERKE**
>
> Dieser auch als **„Zeichnen"** benannte Vorgang des Schleimpfropfabgangs ist einer der klassischen Hinweise auf die bevorstehende Geburt.

- **Druck auf die Blase:** Da die Harnblase aus dem kleinen Becken verdrängt wird, nimmt der auf ihr lastende Druck zu, was zu vermehrtem Harndrang führen kann.

16

16.3 Geburtsbeginn

Key Point

Der Blasensprung und/oder das Auftreten von schmerzhaften Wehen sind häufig der Anlass für die Schwangere, sich im Kreißsaal der Geburtsklinik vorzustellen. Es gilt, die anstehende Entbindung möglichst gut vorzubereiten, indem eine Vertrauensbasis aufgebaut und der Zustand von Mutter und Kind durch bestimmte Aufnahmeuntersuchungen eingeschätzt wird.

Definition I Vom **Geburtsbeginn** spricht man, wenn über einen Zeitraum von einer Stunde **regelmäßig** (d. h. alle 10 Minuten) **muttermundwirksame Wehen** auftreten oder wenn die Eihäute der Fruchtblase einreißen (**Blasensprung**, S. 430) und in der Folge Fruchtwasser abgeht.

Auslöser dieses Geburtsbeginns bzw. der damit verbundenen Wehentätigkeit ist ein komplexes Zusammenspiel verschiedener Faktoren:
– Reife des Kindes
– hormonale Faktoren (z.B. Oxytozin, Prostaglandine, Östrogen/Progesteron, CRH, Kortisol sowie Stimulatoren von adrenergen α-Rezeptoren)
– mechanisch-nervöse Faktoren (u.a. Dehnung des Uterus).

Die Sensibilität des Myometriums für **Prostaglandine** und **Oxytozin** nimmt am Ende der Schwangerschaft zu, Letzteres v.a. durch eine Zunahme der Oxytozinrezeptoren im Myometrium. Der Oxytozinspiegel im mütterlichen Plasma steigt im Verlauf der Schwangerschaft sukzessive an. Wesentlich für die Auslösung der Wehen ist aber auch die v.a. um den Geburtstermin gesteigerte Oxytozinproduktion in der fetalen Hypophyse. Zu weiteren Einzelheiten bezüglich der wehenauslösenden Mechanismen siehe S. 369.

16.3.1 Aufnahme in den Kreißsaal

Folgende **Maßnahmen** werden bei der Aufnahme in den Kreißsaal (**Abb. 16.6**) veranlasst:
– Aufnahmegespräch (inkl. Anamnese und Kontrolle des Mutterpasses, u.a. zur Abklärung von speziellen Geburtsrisiken, Aufklärung über weiteren Ablauf und Möglichkeiten der Schmerzerleichterung, S. 438)
– Untersuchung (klinisch, sonografisch s.u.)
– Allgemeinstatus: Puls, Blutdruck, Temperatur, Körpergewicht
– Aufnahme-CTG (S. 436)
– venöser Zugang (inkl. Blutabnahme, s.u.)
– ggf. Einlauf, Bad.

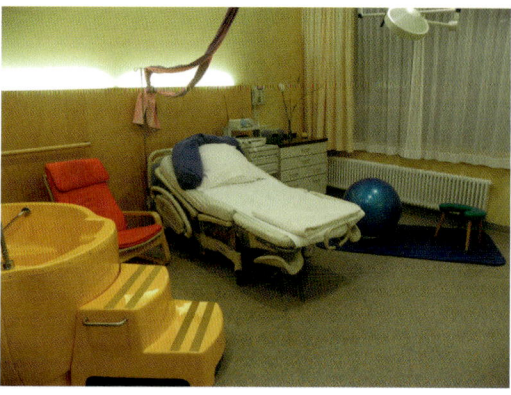

Abb. 16.6   Kreißsaal.

Bei der initialen Untersuchung der **Blut-/Laborparameter** sollten berücksichtigt werden:
– Blutgruppe (wenn nicht bereits bekannt → Mutterpass)
– Blutbild
– Gerinnung (notwendig u.a. in Vorbereitung auf mögliche PDA, S. 440)
– Elektrolyte
– HBs-Antigen (wenn nicht bereits bekannt, s.o. bzw. S. 413)
– CRP (wenn Blasensprung bereits erfolgt).

Praxistipp

Wichtig ist es, durch eine professionelle, kontinuierliche Begleitung durch das geburtshilfliche Team eine Vertrauensbasis zu schaffen, die den Geburtsverlauf wesentlich beeinflussen kann (z.B. in Form einer besseren psychischen Verarbeitung oder eines reduzierten Analgetikabedarfs).

16.3.2 Untersuchung der Kreißenden

Die äußere und innere Untersuchung der Schwangeren dienen dazu, den **Geburtsverlauf einzuschätzen** und seinen **Fortschritt zu beurteilen**.
Folgende Parameter werden zur Beschreibung der **Position des Kindes** in Bezug auf den Geburtskanal bei der Aufnahmeuntersuchung berücksichtigt:
– **Fundusstand** (zur Schätzung der Größe des Kindes sowie seines vorgeburtlichen Tiefertretens ins mütterliche Becken, **Abb. 15.6**, S. 411)
– **Lage** (Verhältnis der Längsachse des Kindes zur Längsachse der Mutter bzw. des Uterus, **Abb. 16.7**)
  • Längslagen (Schädel- oder Beckenendlage, S. 451)
  • Querlage (S. 453)
  • Schräglage (S. 453)
– **Stellung** (Beziehung des Kindes zum Uterus): Bei der physiologischen **Längslage** des Kindes ist

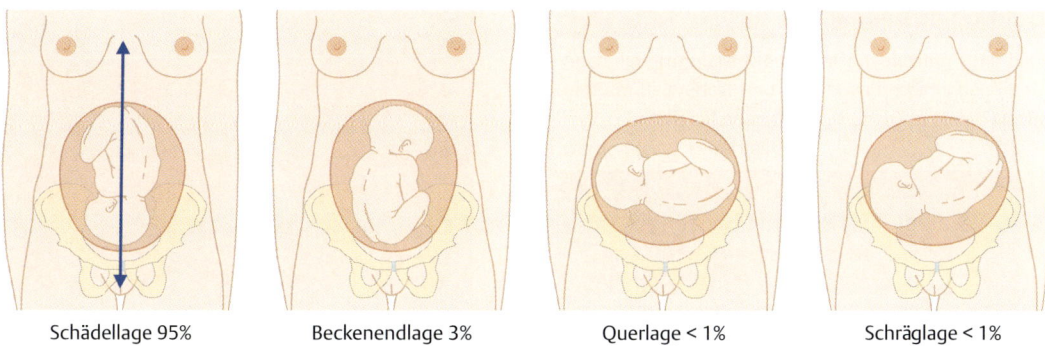

| Schädellage 95% | Beckenendlage 3% | Querlage < 1% | Schräglage < 1% |

Abb. 16.7 Lage des Kindes. Beziehung der Längsachse des Kindes zur Längsachse der Mutter.

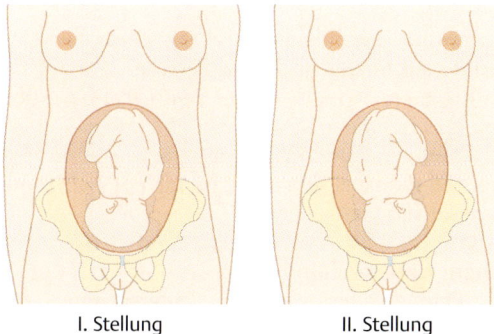

| I. Stellung | II. Stellung |

Abb. 16.8 Stellung des Kindes. Position des kindlichen Rückens in Bezug auf den Uterus.

damit das Verhältnis des kindlichen Rückens zur Uteruswand gemeint, **Abb. 16.8**)
- I. Stellung: Rücken des Kindes links (Tendenz nach vorne Ia; nach hinten Ib)
- II. Stellung: Rücken des Kindes rechts (Tendenz nach vorne IIa; nach hinten IIb)

> **MERKE**
>
> **R**ücken **r**echts → 2-mal „r" = II. Stellung

Praxistipp

Im klinischen Alltag werden die beiden Parameter Lage und Stellung häufig zusammengefasst, z.B. heißt es dort: „I. Schädellage" (vgl. „Normalbefund bei Aufnahme", S. 428)

Bei einer **Querlage** des Kindes ist für die Beschreibung der Stellung die Position des kindlichen Kopfes entscheidend:
- I. Querlage: Kopf links
- II. Querlage: Kopf rechts.
– **Haltung** (Beziehung der Kindsteile zueinander, insbesondere des kindlichen Kopfes zum kindlichen Rumpf, **Abb. 16.9**).
Die nachfolgenden Angaben in Klammern beziehen sich auf die resultierenden Einstellungen beim Eintritt in den Geburtskanal (s.u.)
- indifferente Haltung (→ Scheitellage)
- Kopf leicht gebeugt (Flexion) (→ vordere Hinterhauptslage, s.u.)
- Kopf stark gebeugt (→ Roederer-Kopfhaltung, S. 457)
- Kopf nach hinten überstreckt (Deflexion) (→ Vorderhaupts-, Stirn- oder Gesichtslage, ab S. 455)

Auf dem Weg durch den Geburtskanal macht der Kopf des Kindes je nach Höhenstand bestimmte Haltungsänderungen durch (von der indifferenten Haltung über die Beugung in die Streckhaltung beim Austritt), damit beim Durchtritt durch das mütterliche Becken immer der jeweils kleinste Kopfumfang zum Tragen kommt (S. 428).

> **MERKE**
>
> Eine **Deflexion** (Überstreckung) des Kopfes bzw. ein Ausbleiben der Flexion im Geburtsverlauf ist pathologisch (S. 455).

– **(Pol-)Einstellung** (Beziehung des vorangehenden Teiles zum Geburtskanal: Abhängig von der Haltung wird beschrieben, welcher Körperteil des

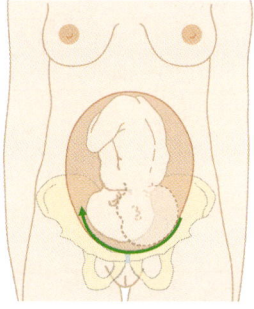

Abb. 16.9 Haltung des Kindes. Beziehung des kindlichen Kopfes zum kindlichen Rumpf.

16

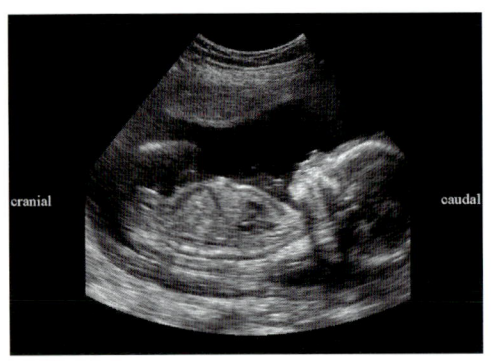
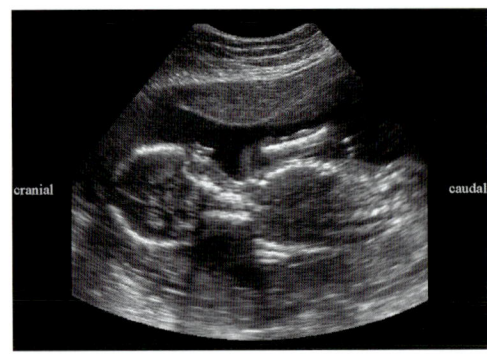

Abb. 16.10   Sonografische Bestimmung der Lage des Kindes. a Bei regelrechter Schädellage und korrekter Einstellung des Schallkopfes ist der Kopf des Kindes im Längsschnitt nach rechts und damit nach kaudal gerichtet. **b** Im Falle einer Beckenendlage (S.) zeigt sich das entgegengesetzte Bild.

Kindes in den Kanal „eingestellt" ist; vgl. „Innere Untersuchung", s.u.)

- bei **Schädellage** (**Abb. 16.10a**): Hinterhaupt, Vorderhaupt oder Stirn/Gesicht
- bei **Beckenendlage** (**Abb. 16.10b** bzw. S. 451): Steiß (reine Steißlage), Steiß und beide Füße (vollkommene Steiß-Fuß-Lage), Steiß und ein Fuß (unvollkommene Steiß-Fuß-Lage), beide Füße oder ein Fuß (vollkommene oder unvollkommene Fußlage) oder beide/ein Knie (**Abb. 17.5**, S. 451).

Darüber hinaus wird die **mütterliche Umgebung** beurteilt (Beckenmaße, Fruchtblase, Zervix und Muttermund), um zum einen wiederum Rückschlüsse auf den **Geburtsfortschritt** zu erhalten, zum anderen aber auch mögliche **Geburtshindernisse** (z.B. aufgrund eines relativen Missverhältnisses zwischen kindlichem Kopf und mütterlichem Becken) frühzeitig erkennen zu können.

Äußere Untersuchung

Von außen lassen sich folgende Parameter palpieren:
- Fundusstand
- Lage des Kindes
- Stellung des Rückens.

Die hierzu verwendeten und bereits bei den Vorsorgeuntersuchungen im Schwangerschaftsverlauf beschriebenen **Leopold-Handgriffe** (S. 411) werden heute zunehmend durch die **abdominale Ultraschalluntersuchung** (**Abb. 16.10**) ersetzt, die in den meisten Kliniken zum Standard bei der Aufnahme in den Kreißsaal gehört.

Innere Untersuchung

Im Rahmen der vaginalen Untersuchung, die grundsätzlich unter aseptischen Bedingungen stattfinden sollte, werden anhand des palpatorischen Befundes folgende Faktoren beurteilt:
- Länge, Lage und Konsistenz der Zervix („Reife")
- Weite des Muttermundes
- Beurteilung des Beckens
- Höhenstand und Einstellung des vorangehenden Kindteils
- Fruchtblase intakt oder bereits eröffnet?
- Pathologien: Nabelschnurvorfall (S. 462), Vorliegen kleiner Teile (S. 454).

Beurteilung von Gebärmutterhals (Zervix) und Muttermund | Mithilfe des Befundes von Zervix und Muttermund kann zusammen mit dem ebenfalls palpierten Höhenstand des vorangehenden Kinds-

Tabelle 16.4

Bishop-Score (weitere Erläuterung siehe Text)

Befund	0 Punkte	1 Punkt	2 Punkte	3 Punkte
Zervix				
— Stand	sakral (kreuzwärts)	mediosakral (nahe der Führungslinie)	zentriert (in der Führungslinie)	
— Länge	≥ 2 cm	1 cm	verstrichen	
— Konsistenz	derb	mittel	weich	
Muttermundweite	geschlossen	1 cm	2 cm	3 cm
Höhenstand des vorangehenden Teils (Abb. 16.12, S.)	2 cm über ISP	0–1 cm über ISP	unter ISP	
ISP = Interspinalebene				

teils (s. u.) der **Prognoseindex nach Bishop** (**Tab. 16.4**) errechnet werden. Dabei werden je nach Fortschritt der Geburt 0–3 Punkte für 5 verschiedene Parameter vergeben, maximal sind also 15 Punkte möglich. Der Score wird zum einen während der Schwangerschaft zur Risikobeurteilung einer drohenden Frühgeburt verwendet (erhöhte Gefahr ab 3 Punkten), zum anderen zur Einschätzung des Geburtsfortschritts am Termin bzw. im Kreißsaal (> 8: „Geburtsreife").

Beurteilung des Beckens I Sie dient der Abschätzung der Beckenmaße **(Pelvimetrie)** bzw. dem Ausschluss eines fetopelvinen Missverhältnisses (S. 461).

- **Beckeneingang:** Durch Ermittlung des „**Hebammen-Durchmessers**" (Conjugata diagonalis, **Abb. 16.11**; normal: ca. 12,5 cm) kann der gerade Durchmesser des Beckeneingangs (**Conjugata vera obstetrica**, vgl. **Abb. 16.1a** bzw. **Abb. 16.2**, S. 420) anhand einer Faustregel abgeschätzt werden: Conjugata diagonalis – 1,5 cm (normal: ca. 11 cm, vgl. **Tab. 16.1**, S. 419).
- **Beckenmitte:** Man palpiert die Spinae ischiadicae, der Abstand sollte > 9 cm betragen. Damit kann man den **queren Durchmesser** im Bereich der Beckenenge abschätzen (Diameter transversa bzw. **Interspinallinie**, **Abb. 16.2**, S. 420; normal: ca. 10,5 cm, vgl. **Tab. 16.1**, S. 419). Weiterhin kann die **Neigung der seitlichen Wände** des kleinen Beckens zur Beurteilung herangezogen werden: Eine starke Inklination (konvergierende oder divergierende Ausrichtung) führt zur Verengung des Beckens, normal ist ein annähernd paralleler Verlauf der Seitenwände.
- **Beckenausgang:** Auch der **gerade Durchmesser** des Beckenausgangs kann indirekt bestimmt werden: Die Steißbeinspitze sollte bei der Palpation nicht nach vorn springen und der Schambeinbogen bequem 2 Querfinger aufnehmen. Zur Abschätzung des **queren Durchmessers** soll-

te eine normale Faust zwischen die beiden Tubera ischiadica passen (> 8 cm), bei einem verengten Becken wäre das nicht möglich.

Neben diesen inneren Untersuchungen kann auch die Betrachtung der **Michaelis-Raute** (Begrenzungen: oben Grübchen über Proc. spinosus des LWK 4, unten Beginn der Analfurche, seitlich Grübchen über Spinae iliacae post. sup.) einen Hinweis auf eine Beckenverengung liefern. Normal ist eine annähernd quadratische Form im Sinne einer symmetrischen Raute. Bei einem allgemein verengten Becken wäre sie eher länglich, bei einem ebenfalls geburtsmechanisch ungünstigen platten Becken „papierdrachenförmig".

Unterstützend bzw. zur direkten Quantifizierung der Beckenmaße können eine **sonografische Untersuchung** oder ein **MRT** eingesetzt werden.

Beurteilung von Höhenstand und Einstellung des vorangehenden Teils I Die Beurteilung des **Höhenstandes** des vorangehenden Teils in Relation zu den Beckenebenen bezieht sich zunächst auf den **größten Durchmesser des vorangehenden Teiles**, also in der Regel des kindlichen Kopfes.

Ein weiterer Bezugspunkt, der häufig klinisch eingesetzt wird, ist die **knöcherne Leitstelle** (tiefster Punkt des vorangehenden Teiles). Für den untersuchenden Finger ist dieser Punkt relevanter, da er erreichbar ist (**Abb. 16.12a**). Auf den Höhenstand des größten Durchmessers kann man dann entsprechend zurückschließen. Zur Beurteilung des Höhenstandes der Leitstelle werden die Spinae ischiadicae aufgesucht und die Leitstelle zur gedachten Verbindungslinie (Interspinallinie, vgl. **Abb. 16.2**, S. 420) in Bezug gesetzt (**Abb. 16.12b**):

- Der Kopf ist mit seinem größten Umfang im **Beckeneingang**, wenn die Leitstelle in der Interspinallinie ist.
- Erreicht man die Spinae nicht mehr, steht der größte Umfang in **Beckenmitte**.

Conjugata diagonalis

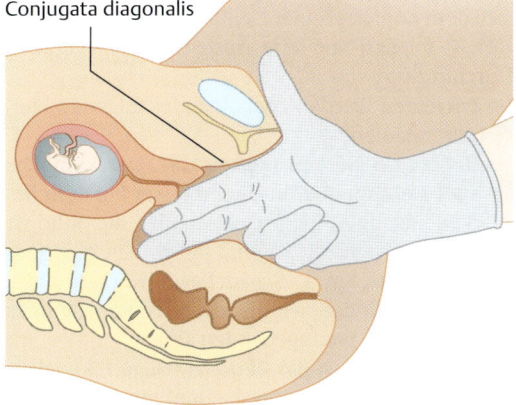

Abb. 16.11 Ermittlung des „Hebammen-Durchmessers" (Conjugata diagonalis). Man versucht, mit Zeige- und Mittelfinger von vaginal her am Unterrand der Symphyse vorbei das Promontorium zu erreichen. Dies ist bei einem sehr weiten Beckeneingang nicht möglich.

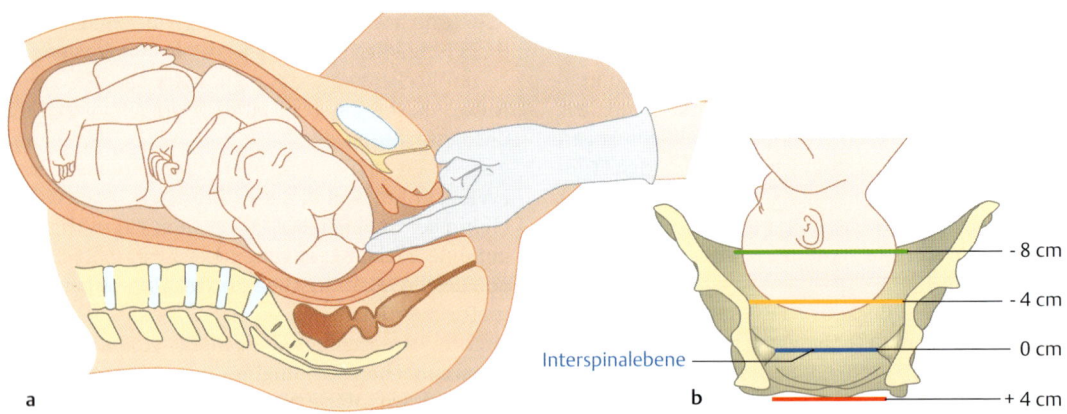

Abb. 16.12   Ermittlung des Höhenstandes. a Beurteilung bei der inneren (vaginalen) Tastuntersuchung. **b** Dokumentation in Bezug auf die Interspinalebene. Die Angabe des Abstandes zur Interspinalebene (in cm) wird mit einem negativen Vorzeichen versehen, wenn die Leitstelle noch oberhalb davon ist, unterhalb mit einem positiven Vorzeichen.

- Hat der Kopf den Beckenboden erreicht, kommt man mit dem Finger kaum noch zwischen Kopf und Beckenboden.
- Am Beckenausgang ist der Kopf sichtbar.

Die Einstellung beschreibt, in welcher Ausrichtung sich der vorangehende Teil dem Untersucher in Beziehung zum umgebenden Geburtskanal präsentiert. Die Orientierung hierzu erfolgt anhand der Palpation der Schädelnähte und Fontanellen. Es wird beurteilt, ob die Einstellung einer optimalen Anpassung an die verschiedenen Ebenen und Durchmesser des Beckens im Geburtsverlauf entspricht (Abb. 16.13) und damit eine regelrechte Geburt möglich ist.

Um rechtzeitig entsprechende Schritte zur Vermeidung von Komplikationen eines drohenden Geburtsstillstandes in die Wege leiten zu können, müssen v.a. regelwidrige Einstellungen, wie beispielsweise der hohe Geradstand (Pfeilnaht am Beckeneingang gerade statt quer, S. 457) oder der tiefe Querstand (quere statt gerade Pfeilnaht am Beckenboden, S. 458), möglichst frühzeitig erkannt werden.

MERKE

Normalbefund bei Aufnahme in den Kreißsaal
- Fundus 2 Querfinger unter dem Rippenbogen
- I. Schädellage (Rücken links, Kopf unten)
- Zervix zentriert, 1 cm
- Muttermund 2–3 cm
- Pfeilnaht quer
- Kopf fest auf Beckeneingang
- Hinterhaupt (kleine Fontanelle) führt (→ „vordere Hinterhauptslage").

Zu möglichen pathologischen Befunden und ihren Konsequenzen siehe Kapitel „Risikogeburt" (ab S. 445).

16.4 Fortschritt der Geburt

Key Point
Nachfolgend werden die Abläufe einer normalen Geburt, d.h. einer Spontangeburt aus vorderer Hinterhauptslage, beschrieben. Die Erläuterungen zum Geburtsmechanismus beinhalten den prinzipiellen Weg des Kindes durch den Geburtskanal. Der klinische Ablauf einer Entbindung gliedert sich in Eröffnungs-, Austreibungs- und Nachgeburtsperiode.

16.4.1 Geburtsmechanismus

Bei seinem Weg durch den Geburtskanal dreht und beugt sich der Kopf des Kindes, er passt sich damit der Form und Biegung der verschiedenen Ebenen des Geburtsweges an: Da das weibliche Becken am Beckeneingang queroval, am Beckenausgang jedoch längsoval ist (S. 419), muss der kindliche Kopf beim Durchtritt durch das Becken eine **1. Rotation** vollziehen („innere Drehung"). Auch die Schultern treten quer in das Becken ein und drehen sich dem Kopf bei seiner **„äußeren Drehung" (2. Rotation)** folgend vor dem Austritt in den geraden Durchmesser.

Im Einzelnen werden nacheinander folgende Phasen durchlaufen:

- **Eintritt ins Becken** (Abb. 16.13a): Der kindliche Kopf steht im queren Durchmesser auf dem Beckeneingang („hoher Querstand"), das Kind ist seitlich orientiert. Vaginal tastet man die Pfeilnaht quer. Bei I. Schädellage (Rücken links, S. 425) befindet sich die kleine Fontanelle links am tiefsten, vorangehenden Teil.
- **Durchtritt durch das Becken** (Abb. 16.13b): Während des Tiefertretens beginnt der Kopf nach

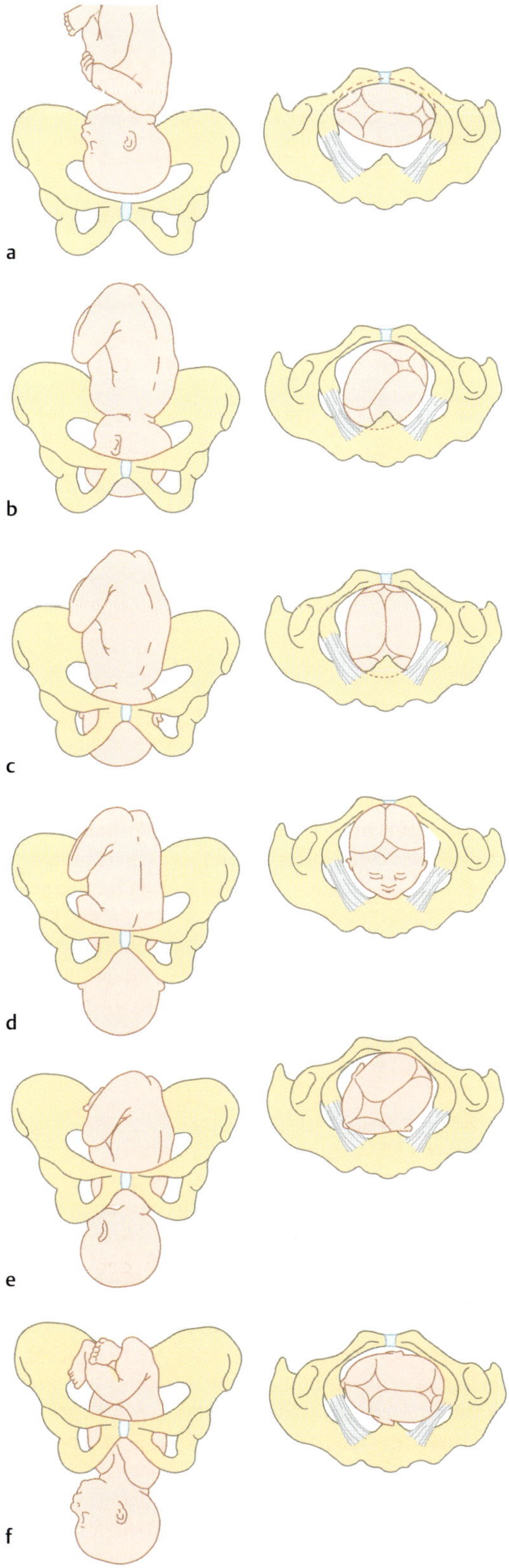

Abb. 16.13 Normaler Geburtsverlauf aus der vorderen Hinterhauptslage. Jeweils links: Durchtritt des Kindes durch das mütterliche Becken (von ventral dargestellt), rechts: Dynamik der Einstellung des kindlichen Kopfes (Blick von unten auf den Beckenboden der Mutter). Erläuterungen siehe Text.

hinten zu rotieren (= Veränderung der Einstellung), er wird zunehmend gebeugt (= Veränderung der Haltung). Durch diese Flexion wird das Durchtrittsplanum kleiner, der geringste Umfang des Kopfes (Circumferentia suboccipitobregmaticus, **Tab. 16.2**, S. 421) wird in den Geburtskanal eingestellt. Der Rücken des Kindes ist in einer Zwischenstellung. Die Pfeilnaht tastet sich bei I. Schädellage schräg, die kleine Fontanelle ist links vorne.

— **Innere Drehung des Kopfes** (**Abb. 16.13c**): Auf dem Beckenboden ist der Kopf komplett in den geraden Durchmesser rotiert („1. Rotation"). Der Rücken des Kindes steht (fast) vorne. Man tastet die Pfeilnaht gerade (sagittal) mit der kleinen Fontanelle vorne („tiefer Geradstand").
— **Austritt aus dem Becken** (**Abb. 16.13d**): Beim Austritt des Kopfes aus dem Beckenausgang deflektiert der Kopf mit der Symphyse als Hypomochlion („Streckung"). Zuerst wird das Hinterhaupt geboren, dann der Scheitel, das Vorderhaupt und schließlich das Gesicht.
— **Äußere Drehung des Kopfes** (**Abb. 16.13e, f**): Beim weiteren Tiefertreten müssen die Schultern die Rotation des Kopfes nachvollziehen, sie drehen sich vom queren in den geraden Durchmesser und können so aus dem längsovalen Beckenausgang austreten. Der Kopf folgt dieser Bewegung und dreht sich wiederum zur Seite („2. Rotation").

16.4.2 Klinischer Geburtsverlauf
Der Ablauf einer normalen Geburt aus vorderer Hinterhauptslage wird klinisch unterteilt in:
— **Eröffnungsperiode** (Eröffnung des Muttermundes)
— **Austreibungsperiode** (Austreiben des Kindes)
— **Nachgeburtsperiode** (Geburt der Plazenta).

MERKE

Insgesamt beträgt die Dauer der Geburt nach Einsetzen regelmäßiger Wehen bei Erstgebärenden im Durchschnitt **10 Stunden**, bei Mehrgebärenden **6–8 Stunden**.

Praxistipp
Durch den Einsatz von wehenfördernden Mitteln kann man diese Zeit um durchschnittlich 2 Stunden verkürzen.

Eröffnungsperiode

Definition ▌ Die Eröffnungsperiode umfasst den Zeitraum vom Auftreten „muttermundwirksamer" Wehen bis zur vollständigen Eröffnung des Muttermundes auf ca. 10 cm.

Normale Dauer ▌ Bei Erstgebärenden ca. 10–12 h, bei Mehrgebärenden ca. 6–8 h.

Ablauf ▌ Während der Latenzphase richtet sich die ursprünglich sakralwärts orientierte Zervix durch den Druck des vorangehenden kindlichen Teils nach vorne. Sie zentriert sich in der Führungslinie und verkürzt sich dabei – der Gebärmutterhals „verstreicht" (Abb. 16.5, S. 423) bzw. wird „aufgebraucht". Der Muttermund ist zunächst nur ca. 2–3 cm geöffnet.

In der folgenden Aktivphase nimmt die Wehenfrequenz zu. Die Wehen bewirken eine passive Dehnung des Muttermundes durch die Retraktion des Uterus nach oben (S. 422). Darüber hinaus kommt es unter dem Einfluss von Prostaglandinen (PGF$_{2\alpha}$ und PGE$_2$) zu einer fortschreitenden Auflockerung („Weicherwerden") und Dilatation der Zervix bis zur vollständigen Eröffnung des Muttermundes auf ca. 10 cm Durchmesser.

Praxistipp

Die Kenntnis der Prostaglandinwirkung auf den Zervikalkanal wird zur Geburtseinleitung bei noch unreifem Muttermund eingesetzt: In Gel- oder Tablettenform kann PGE$_2$ lokal appliziert werden, um die Zervixreifung zu beschleunigen (S. 447).

MERKE

Bei **Erstgebärenden** folgen Zervixverkürzung und Muttermundseröffnung sukzessive aufeinander. Bei **Mehrgebärenden** verlaufen diese Prozesse parallel (Abb. 16.14).

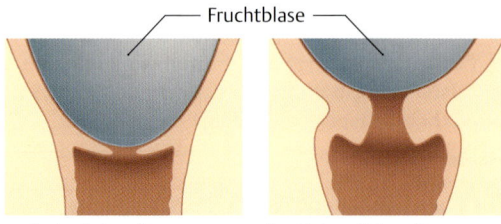

Fruchtblase

a Erstgebärende   b Mehrgebärende

Abb. 16.14 Unterschiedliche Zervixreifung bei Erst- und Mehrgebärenden. a Bei einer Erstgebärenden erweitert sich zunächst der innere Muttermund, während sich die Zervix verkürzt. Erst nach vollständigem Verstreichen der Zervix (vgl. Abb. 16.5, S. 423) folgt die Eröffnung des äußeren Muttermundes. **b** Bei einer Mehrgebärenden erweitern sich innerer und äußerer Muttermund ungefähr zeitgleich, der Muttermund bleibt über längere Zeit „wulstartig" tastbar.

Tabelle 16.5

Formen des Blasensprungs

vorzeitiger Blasensprung	vor Beginn der Eröffnungsperiode, d.h. vor dem Eintreten MM-wirksamer Wehen (Gefahr: aufsteigende Infektion, S. 354)
frühzeitiger Blasensprung	zu Beginn der Eröffnungsphase, vor vollständiger MM-Eröffnung
rechtzeitiger Blasensprung	am Ende der Eröffnungsperiode bei vollständig eröffnetem MM (ca. 60–70 % aller Geburten)
verspäteter Blasensprung	in der Austreibungsperiode, d.h. einige Zeit nach der vollständigen Eröffnung des MM
hoher Blasensprung	Ruptur der Fruchtblase oberhalb des MM-Bereichs; die Vorblase ist noch tastbar, obwohl Fruchtwasser abfließt (die Rupturstelle kann sich spontan wieder verschließen)
doppelter/ zweizeitiger Blasensprung	nach einem hohen Blasensprung tritt im Verlauf ein zusätzlicher, regelrechter Sprung im Bereich des MM auf
falscher Blasensprung	Ruptur des Chorions bei erhaltenem Amnion; es tritt nur wenig Flüssigkeit aus, die sich zwischen den Eihäuten befunden hat

MM = Muttermund

Bei zwei Drittel aller Frauen kommt es am Ende der Eröffnungsperiode durch Druck der Vorblase (= Ansammlung von Fruchtwasser zwischen unterem Eipol und kindlichem Kopf) in den sich öffnenden Muttermund zum spontanen Blasensprung. Wenn dabei der Muttermund bereits vollständig eröffnet ist, handelt es sich um einen rechtzeitigen Blasensprung. In Abweichung davon werden die in Tab. 16.5 aufgeführten Formen des Blasensprungs unterschieden.

Austreibungsperiode

Definition ▌ Die Austreibungsperiode umfasst die zweite Phase der Geburt von der vollständigen Eröffnung des Muttermundes bis zur Geburt des Kindes.

Normale Dauer ▌ Bei Erstgebärenden ca. 1 h, bei Mehrgebärenden ca. 20–30 min.

Ablauf ▌ In der passiven Phase dieses Geburtsabschnitts tritt der Kopf des Kindes bis zum Beckenboden, die innere Rotation bis hin zum tiefen Geradstand wird abgeschlossen. Das sog. Weichteilansatzrohr des Geburtskanals wird aufgedehnt (Abb. 16.15).

Der Druck des vorangehenden Kindsteils auf den Beckenboden löst bei der Mutter den Drang zum aktiven Mitpressen aus. Durch diese willkürliche Anspannung der Bauchdeckenmuskulatur bei verschlossener Stimmritze werden die Austreibungs-

16

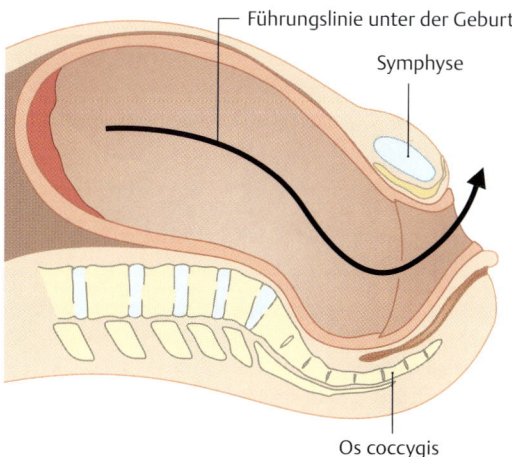

Führungslinie unter der Geburt

Symphyse

Os coccygis

Abb. 16.15 Der Geburtskanal in der Austreibungs-phase. Zervix, Vagina und Beckenbodenmuskulatur werden zum sog. Weichteilansatzrohr aufgedehnt. Der Kopf des Kindes folgt unter der Geburt der Führungslinie (vgl. **Abb. 16.1a**, S. 420), indem er sich mit seinem größten (sagittalen bzw. geraden) Durchmesser immer in den größten Durchmesser der jeweiligen Beckenebene dreht.

wehen unterstützt (**Pressphase**). Gleichzeitig wird die Wehentätigkeit reflektorisch durch eine infolge der Dehnung von unterem Uterussegment und Zervix auftretende gesteigerte Oxytozinausschüttung aus dem Hypophysenhinterlappen verstärkt (**Ferguson-Reflex**).

Praxistipp

Um ein vorzeitiges Ermüden der Mutter und eine Störung der physiologischen Einstellung des kindlichen Kopfes zu vermeiden, sollten für das aktive Mitpressen der Mutter folgende Voraussetzungen erfüllt sein:
- Der Muttermund ist vollständig eröffnet.
- Der Kopf steht mit seiner Leitstelle auf dem Beckenboden.
- Die Pfeilnaht ist gerade ausgerichtet.

Zunächst wird der Kopf des Kindes nur während der Wehe in der Vulva sichtbar („Einschneiden" des Kopfes, **Abb. 16.16**), sinkt in der Wehenpause aber wieder in die Gebärmutter zurück. Der Damm wölbt sich mehr und mehr vor, der Anus beginnt zu klaffen. Sobald der Kopf auch in der Wehenpause in der Vulva stehen bleibt („Durchschneiden" des Kopfes, **Abb. 16.17**), sollte das aktive Mitpressen beendet werden, um den maximal gespannten Damm nicht zu gefährden und die Geburt des kindlichen Kopfes möglichst schonend und gut steuerbar zu gestalten.

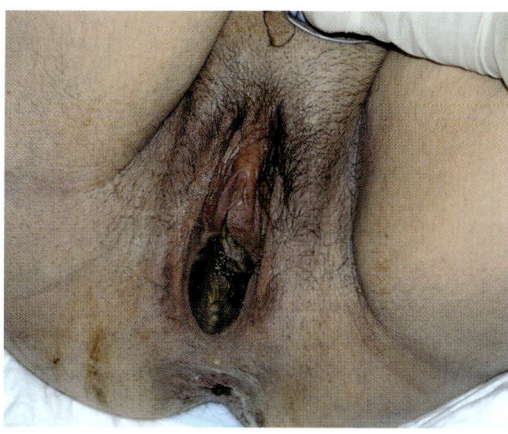

Abb. 16.16 Einschneiden des Kopfes. Nur während einer Wehe wird der kindliche Kopf in der Vulva sichtbar.

MERKE

Ist bei Erstgebärenden nach einer **1 h** dauernden **Austreibungsphase** (bei Mehrgebärenden nach **30 min**) das Ende der Geburt noch nicht absehbar, sind **weitere Maßnahmen** zu ergreifen (z. B. Zangen- oder Vakuumextraktion, S. 447), da das Kind ansonsten durch die verminderte Durchblutung von Uterus und Plazenta während der Presswehen in akute Sauerstoffnot gebracht werden kann.

Dammschutz

Indikation Der Dammschutz wird angewandt, um in der Austreibungsphase einen Riss des angespannten Damms (S. 465) und auch das sog. „Sektkorkenphänomen" zu verhindern.
Durchführung Die linke Hand des Geburtshelfers dient dazu, den Kopf des Kindes zu bremsen, indem sie das Hinterhaupt umfasst und durch leichten

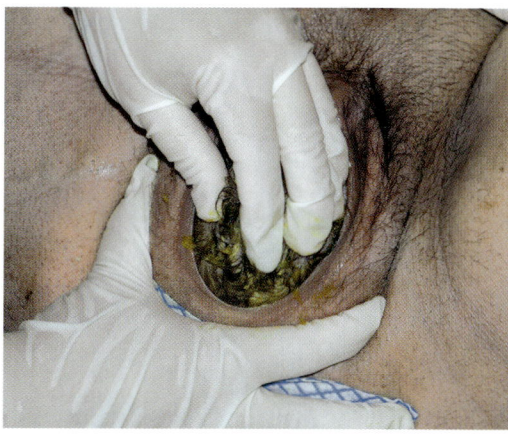

Abb. 16.17 Dammschutz. Wenn der Kopf auch während der Wehenpausen sichtbar bleibt („Durchschneiden"), leitet ihn der Geburtshelfer mit beiden Händen vorsichtig über den Damm, um größere Verletzungen zu vermeiden.

16

Tabelle 16.6	
Indikationen zur Episiotomie	
Verkürzung der Austreibungsperiode	z.B. bei drohender Asphyxie oder Geburtsstillstand bei derbem/vernarbtem Gewebe
Schonung des kindlichen Kopfes	z.B. bei Frühgeburten (S. 468)
Schonung des Beckenbodens	z.B. bei drohendem Dammriss Grad III oder IV („hoher Damm", S. 465)
vaginal-operative Entbindungen	Zangenextraktion, Vakuumextraktion (S. 447), Schulterdystokie (S. 459), Manualhilfe bei Beckenendlage (S. 453)

Gegendruck die Geschwindigkeit des Durchtritts reguliert. Währenddessen rafft die rechte Hand den Damm, um möglichst viel Platz zu schaffen und gleichzeitig die Dammregion zu stabilisieren (**Abb. 16.17**).

Als weitere unterstützende Maßnahme kann mit der rechten Hand hinter dem Anus das kindliche Kinn ertastet werden. Indem man dieses fasst und – unter Bremsen des Kopfes mit der linken Hand – vorschiebt, ist eine kontrollierte Kopfentwicklung möglich (**Ritgen-Handgriff** = „Hinterdammgriff").

Dammschnitt (Episiotomie)

Indikation ❙ Falls durch die extreme Anspannung des Dammes unkontrollierte Risse (S. 465) in diesem Bereich drohen, kann mithilfe eines Schnitts (Episiotomie) die Dammregion entlastet werden. Eine schnellere Entwicklung des kindlichen Kopfes wird möglich. **Tab. 16.6** zeigt eine Übersicht der Indikationen.

 Praxistipp

Auch bei einem drohenden Dammriss besteht – wenn keine Darmverletzung zu befürchten ist – keine zwingende Indikation zur Episiotomie, da die Heilungsergebnisse bei einem sorgfältig versorgten Dammriss vergleichbar sind mit denen nach einer Episiotomie.

MERKE

Insgesamt sollte die Methode der **Episiotomie** eher **restriktiv** und nach **sorgfältiger Indikationsstellung** eingesetzt werden. Ein „routinemäßiger" Dammschnitt ist heute aufgrund der bestehenden Komplikationsgefahr (z.B. Dyspareunie, S. 117) obsolet.

Formen ❙ Folgende Methoden stehen zur Verfügung (**Abb. 16.18**):
- Die **mediane Episiotomie** (= Durchtrennung der bindegewebigen hinteren Kommissur in der Medianlinie, muskuläre Strukturen werden verschont) ist am wenigsten traumatisch und berei-

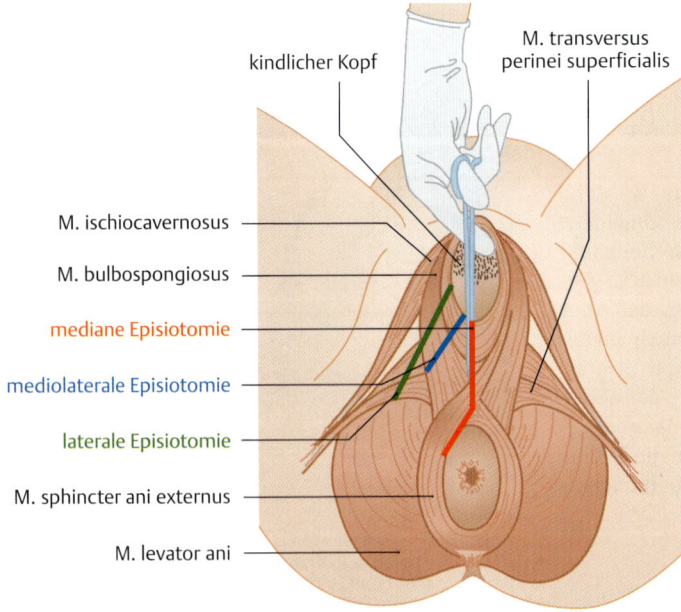

kindlicher Kopf

M. transversus perinei superficialis

M. ischiocavernosus

M. bulbospongiosus

mediane Episiotomie

mediolaterale Episiotomie

laterale Episiotomie

M. sphincter ani externus

M. levator ani

Abb. 16.18   Mögliche Schnittführungen bei der Episiotomie.

16

tet den Frauen kaum Beschwerden. Allerdings bietet sie auch nicht viel Platz. Zudem ist die Gefahr relativ groß, dass bei einem Weiterriss der Sphincter ani teilweise oder komplett reißt.

– Am meisten Platz bietet die **mediolaterale Episiotomie** (= von der hinteren Kommissur ausgehende Durchtrennung des Dammgewebes inkl. M. bulbospongiosus und M. transversus perinei superficialis). Sie sollte daher bei großen Kindern oder in der Situation einer schnell zu beendenden Geburt eingesetzt werden. Bei einem Weiterriss kommt es eher zu Scheidenrissen als zu einem Sphinktereinriss. Sollte es notwendig sein, lässt sich diese Form der Episiotomie gut erweitern. Nachteilig sind hier jedoch der größere Blutverlust, ein schmerzhafter Heilungsverlauf und die aufwändigere Nahttechnik aufgrund der Muskulaturdurchtrennung.

– Die **laterale Episiotomie** (= Durchtrennung von M. bulbospongiosus, M. transversus perinei superficialis und M. levator ani) wird kaum eingesetzt. Sie bietet nur wenig mehr Platz als die mediane Episiotomie und bereitet den Frauen im Nachhinein am meisten Beschwerden. Im Grunde gibt es keine Indikation für diese Form der Episiotomie.

Durchführung | Jede Episiotomie sollte in ausreichender Analgesie durchgeführt werden (→ mindestens Lokalanästhesie durch Infiltration des Dammes, S. 439). Auf dem Höhepunkt einer Wehe ist der Schnitt am wenigsten schmerzhaft. Um den Blutverlust und das Infektionsrisiko möglichst zu minimieren, sollte die Wunde sofort im Anschluss an die Lösung der Plazenta durch sukzessive Nähte

der verschiedenen Schichten (jeweils von proximal nach distal) versorgt werden.

Entwicklung der Schultern und Erstversorgung des Kindes

Nachdem der Kopf und damit der umfangreichste Kindsteil vollständig herausgetreten ist, folgt die **innere Drehung der Schultern** um 90° (von der queren Haltung im Beckeneingang zur geraden im Beckenausgang) gemeinsam mit der äußeren Drehung des Kopfes (S. 429).

Die **Entwicklung der Schultern** wird durch den Geburtshelfer unterstützt, indem er den Kopf dammwärts drückt (d.h. senkt, **Abb. 16.19a**), bis die vordere Schulter unter der Symphyse erscheint – die hintere Schulter weicht in die Kreuzbeinhöhle aus. Sobald die vordere Schulter bis zur Oberarmmitte sichtbar ist, wird der Kopf vorsichtig Richtung Symphyse geführt und ohne Zug die hintere Schulter über den Damm geboren (**Abb. 16.19b**). Der übrige Körper folgt anschließend spannungslos, da die Geburtswege durch die bereits geborenen Kindsteile schon geweitet sind.

Zur **Erstversorgung des Kindes** unmittelbar nach der Geburt siehe S. 484.

Nachgeburtsperiode

Plazentarperiode

Definition | Unmittelbar im Anschluss an die Geburt des Kindes folgt die Plazentarperiode. Sie beginnt mit dem **Abnabeln des Kindes** und endet mit der **Lösung und Ausstoßung der Plazenta**.

Normale Dauer | Ca. 30–45 min. Löst sich die Plazenta nicht in diesem Zeitraum, spricht man von

16

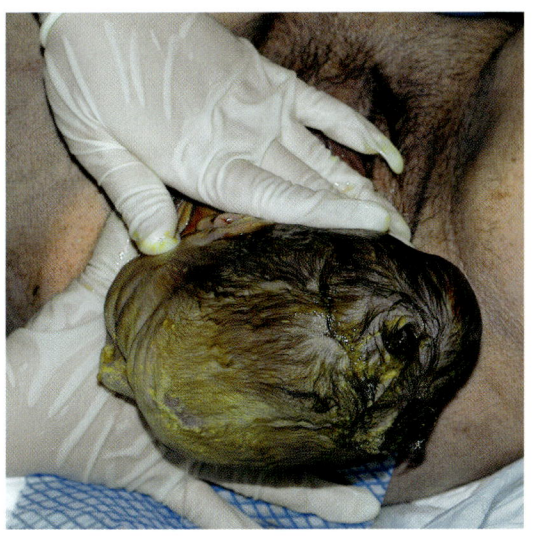

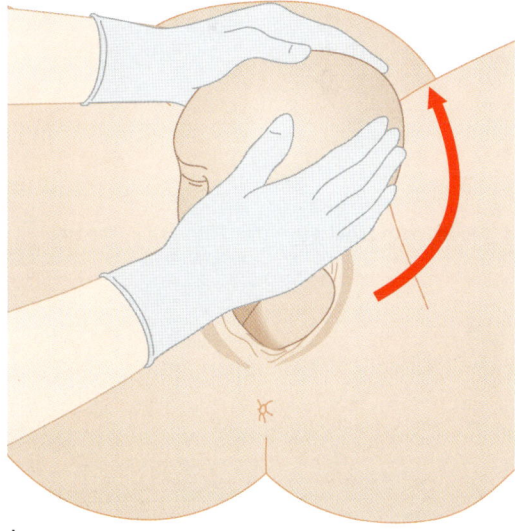

a   b

Abb. 16.19   Geburt der Schultern. Entwicklung der vorderen (**a**) und der hinteren (**b**) Schulter.

einer pathologischen **Plazentaretention** (s.u. bzw. S. 463)

Ablauf I Ausgelöst durch die Volumenverkleinerung des Uterus nach Geburt des Kindes kommt es gleichzeitig mit einem erhöhten Oxytozinausstoß zur Kontraktion des Uterus (**Nachgeburtswehen**, vgl. **Tab. 16.3**, S. 422). Da die Plazenta sich nicht kontrahieren kann, wird sie durch diesen Vorgang von der Uteruswand abgehoben. Dies geschieht im Bereich der Decidua spongiosa innerhalb der Decidua basalis (vgl. **Abb. 14.9**, S. 347). Dabei werden Gefäße auf- und abgerissen. Die entstehende Blutung fließt zum Teil nach außen ab, bildet andererseits aber auch ein **retroplazentares Hämatom**, das durch seine Größenzunahme den Ablösungsvorgang unterstützt.

> **MERKE**
>
> Der **normale Blutverlust** in diesem Zeitraum liegt zwischen 200–400 ml. Blutet es mehr, spricht man von einer **verstärkten Lösungsblutung**.

Die **Lösung der Plazenta** kann auf zwei verschiedene Arten erfolgen (**Abb. 16.20**):

- **Modus nach Schultze (80 % der Fälle):** Das retroplazentare Hämatom bildet sich in der Mitte und löst die Plazenta nach außen hin ab. Der mittlere Teil der Plazenta (= kindliche, glatte Seite) erscheint zuerst in der Vulva.
- **Modus nach Duncan (20 % der Fälle):** Die Plazenta löst sich zuerst am Rand und dann zur Mitte hin. Hierbei erscheint der untere Teil (= mütter-

liche Seite) zuerst in der Vulva. Bei dieser Art der Lösung ist der Blutverlust etwas größer und die Vollständigkeit der Plazenta oft nicht so eindeutig zu beurteilen.

Es gibt verschiedene klinische Zeichen (sog. **Lösungszeichen**), die der Hebamme und dem Geburtshelfer die Beurteilung erleichtern, ob die Plazenta bereits gelöst ist oder ob noch abgewartet wird. Alle Zeichen sind nur eine Hilfe und nicht als absolut sicher zu werten.

- **Schröder-Zeichen:** Der Uterus wird kantig (man tastet quasi die Kontraktion), gleichzeitig „verkantet" er sich und weicht von der Mittellinie ab. Der Fundus uteri steigt hoch und der Querdurchmesser wird kleiner.

  Ist der Uterus nicht kontrahiert, sondern eher weich, muss an einen intrauterinen Blutverlust aufgrund einer Einblutung in den retroplazentaren Raum gedacht werden und die Plazentarperiode möglicherweise aktiv beendet werden (s.u. bzw. S. 464).
- **Küstner-Zeichen:** Beim Eindrücken des Unterbauches oberhalb der Symphyse zieht sich die Nabelschnur der noch nicht gelösten Plazenta in die Vagina zurück.
- **Ahlfeld-Zeichen:** Legen eines Bändchens um die Nabelschnur direkt nach der Geburt des Kindes. Während des Lösungsvorgangs der Plazenta rückt das Bändchen nach kaudal vor.

16

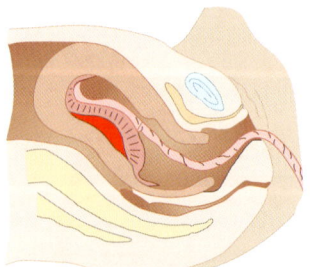 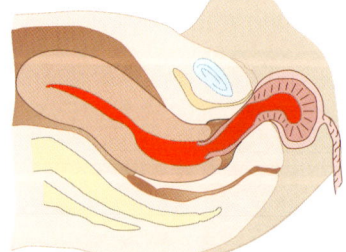

a **Modus nach Schulze:** zentrale Lösung der Plazenta

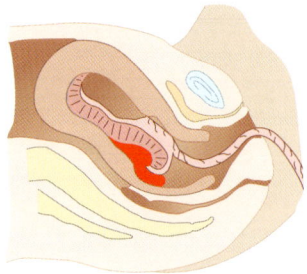 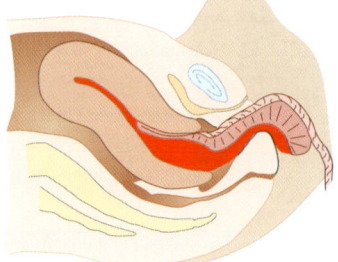

b **Modus nach Duncan:** laterale Lösung der Plazenta

Abb. 16.20 Verschiedene Arten der Plazentalösung.

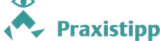

Praxistipp

Wird die Lösung der Plazenta nicht medikamentös unterstützt und besteht keine verstärkte Blutung, kann man bis zu 45 min auf
die spontane Ausstoßung der Plazenta warten.
Ansonsten muss ein aktives Vorgehen gewählt
werden (S. 464)

Die Blutstillung an der Ablösungsstelle der Plazenta
(sog. Plazentabett) erfolgt durch zwei Mechanismen:
- Weitere Kontraktionen des Uterus in Form von
  Nachwehen bewirken eine Kompression der offenen Gefäße.
- Gleichzeitig bilden sich Thromben in den Gefäß-
  lumina, die zu einer zusätzlichen Blutstillung
  führen. Diese sind v. a. in der Erschlaffungsphase
  des Uterus notwendig, da es sich bei den Nachwehen nicht um eine Dauerkontraktion, sondern intervallförmig ablaufende Muskelkontraktionen handelt.

Die Plazenta muss vollständig aus dem Uterus entfernt sein, da ansonsten folgende Gefahren für die
Mutter bestehen:
- Der Uterus kann sich nicht richtig kontrahieren,
  so dass es im Anschluss an die Geburt zur einer
  atonischen Nachblutung kommt (ggf. notfallmä-
  ßiges Handeln erforderlich, S. 502). Dies kann
  auch als sog. Spätblutung im Wochenbett auftreten.
- Durch die mangelnde Kontraktionsfähigkeit des
  Uterus können Keime in den Uterusmuskel und
  die Gefäße eindringen, die zu einer Endomyometritis und ggf. sogar zu einer mütterlichen
  Sepsis führen können.
- Eine selten vorkommende Spätkomplikation ist
  die Umwandlung des Restes in ein Chorionepitheliom (= Chorionkarzinom, S. 343).
Zu den Ursachen einer solchen, unvollständigen
Plazentalösung (Plazentaretention) siehe S. 463.

Zum Ausschluss einer unvollständigen Lösung ist
eine sorgfältige Inspektion der Plazenta und der
Eihäute notwendig. Sie umfasst folgende Schritte:
- Nach der Geburt der Plazenta wird diese zunächst hochgehalten, so dass die Eihäute sack-
  förmig herunterhängen, um zu beurteilen, ob
  sie ein- oder abgerissen sind (Abb. 16.21).
- Bei direkt am Rand der Plazenta abgerissenen
  Eihäuten muss genau auf die Gefäße am Rand
  geachtet werden. Brechen sie ab und laufen
  nicht auf die Plazenta zurück, ist an eine Nebenplazenta (S. 350) zu denken.

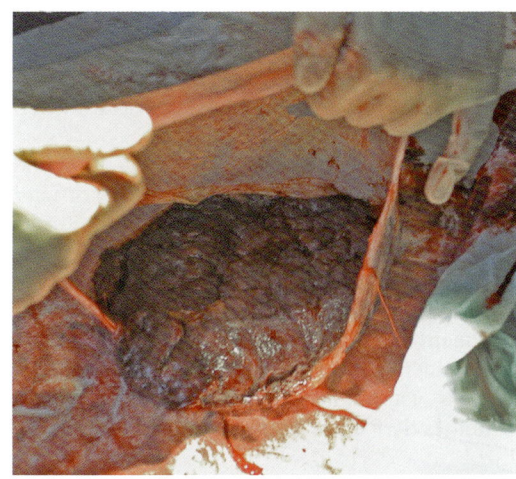

**Abb. 16.21 Geborene Plazenta mit hochgehaltenen
Eihäuten.** Man blickt auf die maternale Seite.

- Anschließend wird die Form und der Ansatz der
  Nabelschnur beurteilt (Abb. 16.22). Normalerweise liegt der Ansatz zentral (Insertio centralis).
  Andernfalls wird zwischen lateralem (Insertio
  lateralis), marginalem (Insertio marginalis)
  und einem entfernt in den Eihäuten gelegenen
  Ansatz (Insertio velamentosa) unterschieden
  (vgl. hierzu S. 350).

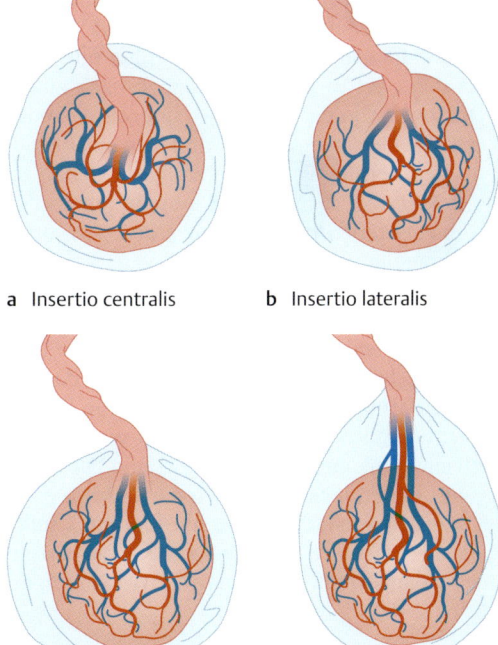

a Insertio centralis   b Insertio lateralis

c Insertio marginalis   d Insertio velamentosa

**Abb. 16.22 Verschiedene Formen des Nabelschnuran-
satzes an der Plazenta.**

16

- Die **Beurteilung der Nabelschnur** umfasst die **Länge** (durchschnittlich 50 cm), die **Dicke** (durchschnittlich 1,3 cm), Feststellung von **Knoten** (S. 463) sowie Betrachtung der **Gefäße** (zwei Arterien und eine Vene).
- Anschließend wird die Plazenta umgedreht und die **mütterliche Seite** begutachtet. Hierzu wird der Mutterkuchen flach ausgebreitet, Koagel werden abgestrichen. Danach sollte sich die Oberfläche grau schimmernd darstellen (vgl. **Abb. 14.9b**, S. 347). Die einzelnen Lappen (Kotyledonen) müssen sich zwanglos ohne Lücken aneinanderlegen lassen. Die Plazentaoberfläche muss vollständig von Dezidua bedeckt sein und es darf kein Plazentastück fehlen.

> **MERKE**
>
> Zeigt sich ein **mehr als bohnengroßer Defekt** der Plazenta, muss in jedem Fall eine **manuelle Austastung** des Uterus in Vollnarkose oder Periduralanästhesie erfolgen.

Postplazentarperiode

Definition und Dauer | Als Postplazentarperiode werden die **ersten 2 Stunden nach der Geburt der vollständigen Plazenta** bezeichnet.

Ablauf | In dieser Zeit muss die Wöchnerin wegen der Gefahr einer Blutung besonders **überwacht** werden:

- Zunächst werden die äußeren Genitalien und die Scheide auf **Verletzungen** (S. 465) untersucht, die dann ggf. versorgt werden müssen.
- Es muss auf verstärkte **Blutungen** nach außen geachtet werden. Allerdings sind auch stetige geringe Blutungen als Alarmzeichen einer eventuellen Gerinnungsstörung zu betrachten.
- Die **Kontraktion des Uterus** muss in regelmäßigen Abständen kontrolliert werden, um intrauterine Blutungen zu erkennen.
- Kontrollen von **Puls**, **Blutdruck** und **Temperatur** sind erforderlich.
- Es muss weiterhin darauf geachtet werden, dass die Wöchnerin ihre **Harnblase** entleert, da eine volle Harnblase die Nachwehen hemmt. Ist dies nicht möglich, muss katheterisiert werden.

Nach einer unkomplizierten Geburt und bei Wohlergehen der Frau kann nach 2 h die **Verlegung auf die Wochenbettstation** erfolgen. Allerdings sollte v.a. auch dort während der ersten 24 h post partum eine regelmäßige Begutachtung der Wöchnerin erfolgen (S. 482).

16.5 Überwachung unter der Geburt

Key Point

Um Störungen oder bedrohliche Situationen möglichst frühzeitig erkennen und entsprechend therapieren zu können, sind während der Geburt eine sorgfältige klinische und apparative Überwachung von Mutter und Kind notwendig.

16.5.1 Überwachung der Mutter

Während der gesamten Geburt werden **Puls-, Blutdruck und Temperatur** der Gebärenden in regelmäßigen Abständen (alle 1–2 h) kontrolliert. Um den Geburtsfortschritt einzuschätzen (Muttermundsweite und -konsistenz, Höhenstand der Leitstelle, Haltung des Kopfes), wird während der Eröffnungsphase die **vaginale Untersuchung** (S. 426) in ähnlichen Abständen wiederholt.

16.5.2 Überwachung des Fetus

Um eine subpartuale Hypoxie bzw. deren Vorboten frühzeitig zu erkennen und die Geburt rechtzeitig beenden zu können, ist selbstverständlich auch eine Überwachung des Fetus erforderlich. Hierzu wird in erster Linie das **Kardiotokogramm (CTG)**, ggf. in Kombination mit einer **Mikroblutuntersuchung (MBU)**, eingesetzt. Das CTG ist detailliert ab S. 413 beschrieben, im Folgenden wird v.a. auf die Besonderheiten unter der Geburt eingegangen.

Kardiotokografie (CTG)

Prinzip | Bei der Kardiotokografie werden die **Herztöne** des Kindes gleichzeitig mit der **Wehentätigkeit** der Mutter aufgezeichnet. Die Reaktion der fetalen Herztöne auf die Wehen erlaubt Rückschlüsse auf das Befinden des Kindes. Besonders in Verbindung mit den Laborwerten (MBU, s.u.) ist das CTG unter der Geburt ein guter Indikator für die fetale Anpassung.

Indikation | Nach einem 30-minütigen **Aufnahme-CTG** zum Ausschluss einer primären Gefährdung des Fetus kann die Registrierung **kontinuierlich** oder bei unauffälligen Schwangerschaften **alle 30 min bis maximal 2 h** erfolgen. In der **späten Eröffnungs- und Austreibungsperiode** sollte eine **kontinuierliche** CTG-Aufzeichnung durchgeführt werden. Auch bei einer **Tokolyse** (S. 446) oder bei der Gabe von wehenfördernden Medikamenten (Oxytozin, Prostaglandine, S. 446) ist – sofern Wehen nachweisbar sind – eine CTG-Registrierung indiziert.

Bewertung

Folgende Parameter werden ausgewertet:
- die fetale Herzfrequenz
- die Bandbreite (Oszillationen)
- Akzelerationen und Dezelerationen.

Die Auswertung muss alle 30 min erfolgen und dokumentiert werden. Entsprechend der Einstufung (normal, suspekt, pathologisch) wird das weitere Vorgehen bestimmt (s. **Tab. 15.2** und **Tab. 15.3**, S. 414 bzw. S. 416).

⚘ Praxistipp

Um unter der Geburt einen Überblick auch über längerfristige CTG-Veränderungen zu bekommen, wie z.B. eine ansteigende Basalfrequenz (die aussagekräftiger sein kann als eine im gesamten Verlauf erhöhte Basalfrequenz), sollten kleinere Ausschnitte der Aufzeichnung immer wieder mit vorherigen Abschnitten verglichen werden.

Insgesamt muss bei der intrapartualen im Vergleich zur antepartualen Auswertung immer der zusätzliche **Einfluss der Geburtswehen** berücksichtigt werden, die durch eine gedrosselte Sauerstoff- und Energiezufuhr Stress für den Fetus bedeuten (**Abb. 16.23**). Unter der Geburt erfordern bestimmte Herzfrequenzalterationen teilweise ein anderes Vorgehen als bei einer vorgeburtlichen Aufzeichnung.

Mikroblutuntersuchung (MBU)

Prinzip ❘ Unter einer Mikroblutuntersuchung (MBU) versteht man die **Analyse der fetalen Blutgase** unter der Geburt durch Entnahme einer Blutprobe aus dem fetalen Skalp (Synonym: **Fetalblutanalyse**, **FBA**).

Indikation ❘ Wird ein **CTG** als **suspekt** eingestuft, besteht zur weiteren Abklärung die Möglichkeit der MBU. Hierzu muss allerdings der **Muttermund mind. 2 cm eröffnet** und der **Blasensprung** bereits erfolgt sein.

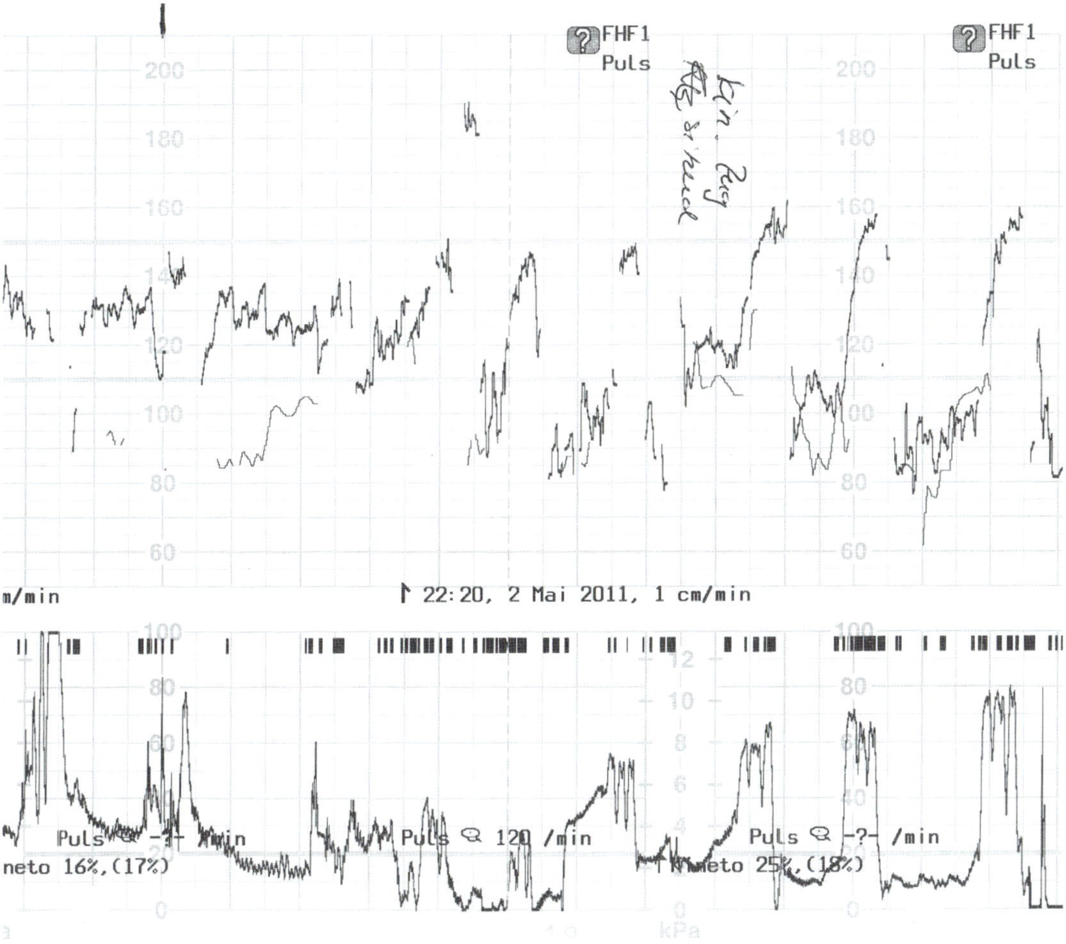

Abb. 16.23 Normales CTG in der Austreibungsperiode. Wehensynchroner Herztonabfall bis 65 Schläge/min mit guter Erholung und kompensatorischen Akzelerationen.

Tabelle 16.7	
Bewertung und empfohlenes Vorgehen bei der Mikroblutuntersuchung (MBU) (modifiziert nach FIGO[1] bzw. DGGG[2] 2007)	
Ergebnis der MBU[3]	**Empfehlung**
pH ≥ 7,25	Wiederholung der MBU innerhalb von 30 min bei persistierender CTG-Abnormalität
pH 7,21–7,24	Wiederholung der MBU innerhalb von 30 min oder Entbindung in Erwägung ziehen (bei raschem pH-Abfall seit der letzten Messung)
pH ≤ 7,20 pCO_2 > 65 mmHg (respir. Azidose) BE[4] > −9,8 (metab. Azidose)	Indikation zur raschen Entbindung (insbesondere bei metabolischer Azidose)

[1] Fédération Internationale de Gynécologie et d'Obstétrique
[2] Deutsche Gesellschaft für Gynäkologie und Geburtshilfe
[3] Bei der Interpretation der Mikroblutuntersuchung sollten initialer pH-Wert, Metabolismus, Geburtsfortschritt und sonstige klinische Befunde bei Kind und Mutter berücksichtigt werden.
[4] Base excess (= Basenüberschuss)

MERKE

Ausnahmen stellen **schwere fetale Bradykardien** oder **hochpathologische CTG-Muster** dar: Hier erfolgt eine sofortige Intervention zur Beendigung der Geburt, auf die Durchführung einer MBU wird verzichtet.

Kontraindikation | Hinderungsgründe bzw. Kontraindikationen für eine MBU sind:
– maternale Infektionen (z.B. HIV, Hepatitis A oder C)
– fetale Gerinnungsstörungen (z.B. Hämophilie)
– Frühgeburtlichkeit (< 34. SSW)
– ungenügend eröffneter Muttermund
– nicht führender Mehrling
– Ende der Pressperiode (eher rasche Entbindung anstreben).

Durchführung und Bewertung | Es wird – unter Sicht mittels Spekulumeinstellung oder Amnioskopie – nach Inzision am kindlichen Skalp etwas Blut entnommen und eine Blutgasanalyse durchgeführt. Je nach Auswertung und Fortschritt der Geburt muss dann entschieden werden, ob die Geburt sofort beendet werden muss, weitere Kontrollen durchzuführen sind oder zunächst abgewartet werden kann (**Tab. 16.7**).

Praxistipp
Durch Einsatz der MBU in der kombinierten Geburtsüberwachung mit dem CTG können die Anzahl vermeidbarer operativer Entbindungen (aufgrund falsch positiver CTG-Befunde) und das Auftreten neonataler Krämpfe deutlich verringert werden. Derzeit sind es die besten Methoden, um die perinatale Mortalität und Morbidität zu reduzieren.

Weitere Methoden zur Überwachung des Fetus
In der neueren Entwicklung sind weitere fetale Überwachungsmethoden: ST-Strecken-Analyse

(STAN) mit direktem fetalen EKG und Pulsoxymetrie (z.B. an der kindlichen Wange oder am fetalen Skalp mithilfe einer Spiralelektrode). Beide Methoden sind jedoch noch nicht so ausgereift, dass sie bereits allgemein empfohlen werden könnten.

16.6 Analgesie und Spasmolyse unter der Geburt

Key Point
Zur Unterstützung der Geburt und Schmerzerleichterung der Gebärenden steht den Geburtshelfern ein breites Spektrum an Maßnahmen zur Verfügung. Dazu gehören neben der psychischen Betreuung auch die medikamentöse Analgesie und die Durchführung einer Lokal- bzw. Leitungsanästhesie. Ziel ist es, den häufig bestehenden Teufelskreis aus Angst, Schmerz und Anspannung zu durchbrechen und damit das Geburtsgeschehen positiv zu beeinflussen.

16.6.1 Grundlagen
Folgende Mechanismen tragen zur Entstehung des Wehen- und Geburtsschmerzes bei:
– Kontraktion des Uterus
– Dehnung des gesamten Geburtskanals (v.a. Uterus, Zervix, Vagina und Beckenboden)
– psychische Faktoren.

MERKE

Analgetische und geburtserleichternde Maßnahmen müssen **unbedenklich** sein für Mutter und Kind. Sie sollten den Geburtsablauf und die Geburtsdauer möglichst nicht beeinflussen.

16

16.6.2 Allgemeine Maßnahmen

Die Anwendung von **Entspannungsübungen**, **Massage**, **Aroma- und Musiktherapie** sowie **Akupunktur** kann wesentlich zur Schmerzreduktion beitragen.

Praxistipp

Durch eine gute, individuelle Betreuung unter der Geburt (ausreichende Aufklärung, Anleitung zur richtigen Atemtechnik, Vermittlung von Sicherheit) wird häufig auf eine medikamentöse Therapie verzichtbar bzw. ist eine deutliche Reduktion der Dosierungen möglich.

16.6.3 Medikamentöse Therapie des Geburtsschmerzes

Spasmolytika

Spasmolytika, wie **Butylscopolamin** (als Suppositorium oder per Injektion: i.v./s.c./i.m.), vermindern den Tonus der extragenitalen glatten Muskulatur. Sie werden v.a. in der Eröffnungsphase zur Lösung von Spasmen (z.B. bei straffem Muttermund) eingesetzt, um einen schnelleren Geburtsfortschritt zu ermöglichen.

Analgetika

Aufgrund ihrer sehr guten analgetischen und spasmolytischen Wirkung sind in der Geburtshilfe **opiatähnliche Medikamente** (z.B. Tramadol oder Meptazinol) weit verbreitet. Sie werden besonders bei hyperkinetischer Wehentätigkeit oder straffem Muttermund angewendet. Allerdings kann die Abschwächung der Wehentätigkeit zur Verlängerung des Geburtsverlaufs führen. Aufgrund der Plazentagängigkeit von Opioden kann es darüber hinaus zu CTG-Veränderungen sowie zu einer Atemdepression des Neugeborenen kommen. Gegebenfalls ist die Gabe eines Antidots (Naloxon s.c.) post partum erforderlich.

16.6.4 Infiltration des Dammes (Lokalanästhesie)

Wirkprinzip und Indikationen I Durch die Infiltration des Dammbereichs mit einem Lokalanästhetikum wird dieser Bereich vorbereitet auf einen unmittelbar bevorstehenden **Dammschnitt**, die **Geburt des vorangehenden Kindsteils** oder – in der Nachgeburtsperiode – auf die **Versorgung einer Episiotomie** und/oder eines **Dammrisses**.

Durchführung I Nach Aspirationskontrolle (zum Ausschluss einer intravasalen Lage der Nadel) erfolgt die fächerförmige Infiltration des Dammes mit 10–20 ml eines Lokalanästhetikums (ohne Adrenalinzusatz, z.B. Lidocain 1 %, Mepivacain 1 % oder Bupivacain 0,5 %).

Nebenwirkungen und Komplikationen I Bei akzidenteller intravasaler Injektion können **zentalner-**

vöse (z.B. Atemlähmung, Krampfanfall) und **kardiale Störungen** (z.B. Hypotonie, Bradykardie) auftreten. Darüber hinaus sind **allergische Reaktionen** möglich und es besteht die Gefahr einer **Überdosierung**, wenn zusätzlich weitere Anästhesieverfahren (z.B. Pudendus- oder Periduralanästhesie, s.u.) angewendet werden.

16.6.5 Leitungsanästhesie

Pudendusanästhesie

Wirkprinzip I Eine Leitungsanästhesie im Bereich des N. pudendus und seiner Äste (sog. **Pudendusblockade**) bewirkt eine Ausschaltung des Dehnungsschmerzes im unteren Scheidendrittel, Vulvabereich und Dammgebiet. Der Pressdrang, aber auch die Wehenschmerzen bleiben unbeeinflusst.

Indikationen I Analgesie und Relaxation in der **Austreibungsphase** (zu Beginn der Pressperiode) sowie ggf. vor einer **Episiotomie** (S. 432).

Durchführung I Nach Eingehen mit Mittel- und Zeigefinger in die Scheide wird die Spina ischiadica palpiert, die Injektionsstelle befindet sich medial und 1 cm kaudal davon. Über eine Führungskanüle wird die Injektionsnadel dicht an die Kuppe von Mittel- und Zeigefinger geführt (**Abb. 16.24**). Nach Aspirationskontrolle (s.o.) erfolgt dann die Injektion von 10 ml Lokalanästhetikum (z.B. Mepivacain 1 %). Anschließend wird das Prozedere auf der Gegenseite wiederholt.

Nebenwirkungen und Komplikationen I Neben allergischen Reaktionen, Infektionen, Hämatom- und Abszessbildung oder Rektumdurchstechung kann es zur teilweisen oder kompletten Ausschaltung des N. ischiadicus mit **sensorischen und mo-**

16

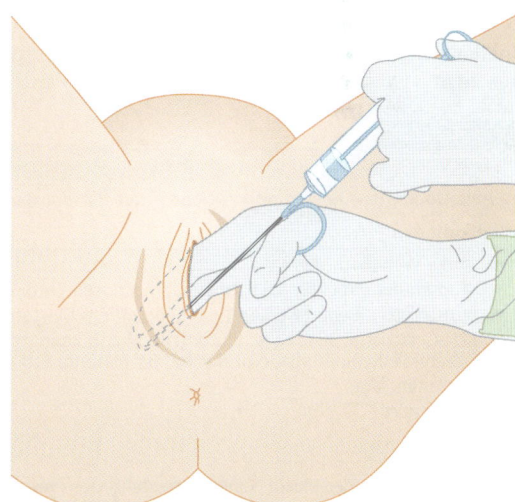

Abb. 16.24 Pudendusblockade. Nach Palpation der Spina ischiadica wird eine Führungskanüle platziert. Über diese Kanüle kann die Injektionsnadel eingeführt und das Lokalanästhetikum appliziert werden.

torischen Ausfällen der unteren Extremität kommen. Bei intravasaler Applikation sind systemische Nebenwirkungen (s.o.) möglich.

Periduralanästhesie (PDA)

Wirkprinzip | Zur Schmerzausschaltung wird ein Lokalanästhetikum in den Periduralraum (zwischen Dura mater und Lig. flavum) injiziert. Das Lokalanästhetikum diffundiert durch die Dura zum Rückenmark und zu den paravertebralen Nerven. Für eine schmerzfreie Geburt müssen folgende sensiblen Segmente erfasst werden:

— **Eröffnungsphase:** viszerale Schmerzen durch Uteruskontraktion sowie Dehnung der Zervix und des unteren Uterinsegments
→ Fortleitung über marklose **C-Fasern** (in der frühen Phase über **Th11/12**, später über **Th10 bis L1**)
— **Austreibungsphase:** somatische perineale Schmerzen durch Dehnung der Vagina, des Beckenbodens und der Vulva im Bereich des N. pudendus
→ Fortleitung über myelinisierte **A-Delta-Fasern** (zusätzlich über **Th10 bis L1** und **L2 bis S4/5**).

MERKE

Durch die **PDA** wird eine individuell steuerbare **Schmerzminderung** bzw. im Idealfall eine komplette **Schmerzausschaltung** ermöglicht.

Infolge der Analgesie kommt es durch eine geringere Katecholaminfreisetzung und eine Reduzierung der Vasospasmen zu einer **Verbesserung der uteroplazentaren Perfusion** (um ca. 30 % bei gesunden Müttern und um ca. 70 % bei einer EPH-Gestose, S. 381).

Indikationen und Kontraindikationen | Siehe hierzu **Tab. 16.8.**

Durchführung | Nach **Desinfektion** und **Lokalanästhesie** wird bei der mit gekrümmtem Rücken je nach Situation sitzenden (**Abb. 16.25a**) oder in Linksseitenlage liegenden Patientin zwischen **L2/3** oder **L3/4** der Periduralraum punktiert (**Abb. 16.25b**). Die korrekte Lage der Punktionsnadel wird mithilfe der **„Loss of Resistance"-Technik** (Verlust des Widerstands nach dem Durchtritt durch das Lig. flavum) oder nach der **„Technik des hängenden Tropfens"** (an die Nadel angehängter Tropfen NaCl wird beim Vorschieben durch das Lig. flavum aufgrund des Unterdrucks im Periduralraum in die Kanüle gesaugt) überprüft.

Praxistipp

> Bei anhaltenden Wehen und deshalb unruhiger Patientin kann für die Anlage der PDA eine kurzzeitige Tokolyse (z. B. 25 μg Fenoterol i. v.) hilfreich sein.

Nach Einführen des Katheters erfolgt die Gabe einer **Testdosis** des Lokalanästhetikums (z. B. Bupivacain 0,25 %) zum Ausschluss einer **intravasalen Lage** (Hinweise nach 3–5 min: Bradykardie, Schwindel, Übelkeit oder metallischer Geschmack auf der Zunge) oder einer **totalen Spinalanästhesie** (Hinweise: Warmwerden der unteren Extremität, „Kribbeln in den Beinen", s. u.). Danach kann die **Wirkdosis** nachgespritzt werden: Um eine Analgesie bis zur Höhe **Th10** zu erreichen, sind ca. 8–12 ml notwendig (ca. 1 ml pro Segment).

Praxistipp

> Bei geplanter Sectio caesares in PDA ist eine Anästhesie von Th3 bis S3 erforderlich. Hierzu wird fraktioniert Bupivacain 0,5 % (15–25 ml) unter kontinuierlichem Monitoring von Kind und Mutter verabreicht.

16

Tabelle 16.8

Indikationen und Kontraindikationen einer Periduralanästhesie (PDA)	
Indikationen	**Kontraindikationen**
— starke Wehenschmerzen — Wunsch der Patientin nach einer schmerzlosen Entbindung — protrahierter Geburtsverlauf (v.a. bei straffem Muttermund) — EPH-Gestose (S. 381; cave: Blutdrucksenkung kann im Extremfall zu einer Minderperfusion der Plazenta führen) — Beckenendlage — Frühgeburt < 32. SSW — Gemini — Totgeburt — Erkrankungen der Mutter (zur Vermeidung des Pressdrangs, z.B. bei Herz-, Lungen- oder Augenerkrankungen) — sekundäre Sectio caesare (alternativ zur Intubationsnarkose oder Spinalanästhesie, S. 450), z.B. auf Wunsch der Mutter („Geburtserlebnis") oder bei geplanter postoperativer Schmerztherapie	— Allergie gegen Lokalanästhetikum — Gerinnungsstörungen (z.B. Thrombozytopenie ≤ 50 000/μl, vgl. S. 378) — Antikoagulazientherapie (Ausnahme: Low-dose-Heparinisierung) — schweres Volumendefizit, Schock — Sepsis — Infektionen an der Punktionsstelle — kardiale Erkrankungen (AV-Block II° und III°, Herzinsuffizienz, Herzfehler mit Rechts-links-Shunt) — Erkrankungen des ZNS (z.B. Epilepsie, Multiple Sklerose) — starke Anomalien der Wirbelsäule — unkooperative Patientin — vitale Indikationen zur Sectio, fetale Notlage

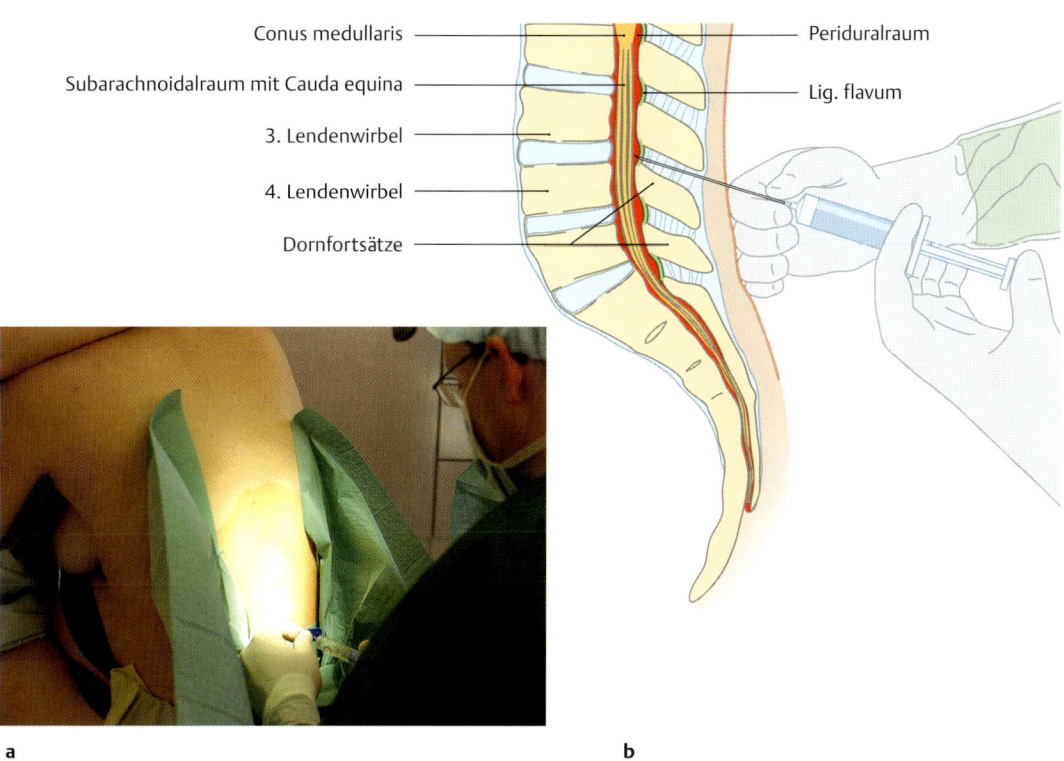

Conus medullaris

Subarachnoidalraum mit Cauda equina

3. Lendenwirbel

4. Lendenwirbel

Dornfortsätze

Periduralraum

Lig. flavum

a

b

Abb. 16.25 Periduralanästhesie (PDA). Punktion des Periduralraums zwischen den Wirbelkörpern L3 und L4.

Die Wirkung tritt nach ca. **15–20 min** ein und hält normalerweise **2–3 h** an. Zur Verlängerung der Wirkdauer gibt es mehrere Möglichkeiten:

– **Nachinjektionen (klassische PDA):** Bei Bedarf, d.h. Zunahme der Schmerzsymptomatik, wird erneut appliziert (steuerbar auch durch die Patientin selbst).
– **Kontinuierliche PDA:** Nach anfänglich intermittierender Gabe (Testdosis plus 1-mal nachspritzen) und unproblematischem Verlauf in den ersten 30 min erfolgt eine kontinuierliche Infusion mittels Perfusor.
– **„Walking-Epidural":** Durch Zugabe des Opioids Sufentanil wird die Analgesie verlängert und qualitativ verbessert. Bei stärkerer sensorischer Blockade ist die motorische Blockade vermindert. Die Menge des Lokalanästhetikums kann reduziert werden und die Rate der instrumentellen Entbindungen soll geringer sein.

Nebenwirkungen und Komplikationen I
– **arterielle Hypotonie** (durch Sympathikusblockade oder Vena-cava-Kompressionssyndrom, S. 380)
– Bradykardie
– Übelkeit, Erbrechen
– **Atemdepression** (ständige Verfügbarkeit einer assistierten Beatmung erforderlich!)

– **einseitige Lage:** evtl. Besserung durch Zurückziehen des PDA-Katheters
– **toxische Reaktion:** ZNS → Bewusstlosigkeit, kardial → Asystolie
– Katheterabriss, Verletzungen des Rückenmarks, epidurales Hämatom, Duraperforation
– **totale Spinalanästhesie:** Gähnen, Sprachstörungen, Mydriasis, Hypotonie, Bradykardie, Bewusstlosigkeit, Apnoe, Asystolie
– **massive peridurale Komplikationen:** Parese der Arme, Asystolie
– **Spätkomplikationen:** (postpunktioneller) Kopfschmerz, Harnretention, Infektionen, anhaltende Parästhesien, Parese/Paralyse.

MERKE

Zur Vorbeugung der vasodilativ bedingten Hypotonie sollte periinterventionell eine **Volumenvorgabe** (z.B. 500 ml Elektrolytlösung + 500 ml kolloidales Plasmaersatzmittel) erfolgen.
Nach Anlage der PDA ist eine **engmaschige Kontrolle der Kreislaufparameter** (Puls, Blutdruck) und der Atmung essenziell.

16

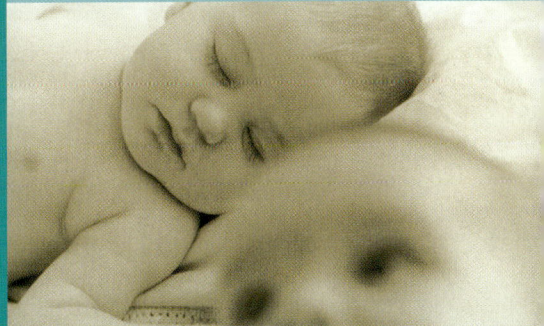

Die Risikogeburt

Bange Minuten

Pulsierender Tastbefund

Frau Schneider liegt bereits seit vier Stunden mit Wehen in der Klinik, als ihre Fruchtblase platzt. Wenige Minuten darauf ertönt ein lautes Piepen aus dem Gerät, das die Herztöne ihres Ungeborenen aufzeichnet. Die Frequenz der Herztöne ist auf unter 90 Schläge pro Minute gesunken. „Was ist denn los, ist etwas mit meinem Kind? Meine Schwangerschaft verlief doch ganz normal...", fragt die 23-Jährige die herbeigeeilte Hebamme beunruhigt. Diese erklärt der Patientin mit sanfter Stimme, dass sie sofort nachschaue. Bei der vaginalen Untersuchung kann sie das Pulsieren der Nabelschnur tasten, das Köpfchen des Kindes tritt während der Wehen schon etwas durch den Muttermund. Im Wehenschreiber zeigt sich, dass während der Kontraktion oft auch die Herztöne des Kindes abfallen.

Erste Entlastung

„Die Nabelschnur ist nach dem Blasensprung so weit vor das Baby gefallen, dass ich sie im Bereich des Muttermunds spüren kann. Das ist ungünstig, denn die Nabelschnur versorgt Ihr Kind mit Blut und Sauerstoff. Während der Wehen wird sie zwischen dem Köpfchen und Ihrer Beckenwand abgedrückt. Damit Ihrem Kind nichts passiert, müssen wir es wahrscheinlich mit einem Kaiserschnitt holen", erklärt die Hebamme der Patientin und sagt ihr genau, was sie macht: „Ich schiebe jetzt vorsichtig das Köpfchen ein Stück zurück, damit es nicht weiter die Nabelschnur abklemmt und die Versorgung des Kindes gefährdet." Währenddessen normalisieren sich die Herztöne des Kindes erstaunlich rasch, was typisch für einen Nabelschnurvorfall ist. „Wie kann denn so etwas passieren?", fragt die werdende Mutter aufgebracht. Die Hebamme erläutert ihr: „Bevor das Kind auf die Welt kommt, muss es ja durch den Geburtskanal. Dort ist es sehr eng und zwischen Köpfchen und der Wand des Kanals bleibt im Grunde kein Platz. Bei Ihrem Kind war das Köpfchen, als die Fruchtblase geplatzt ist, aber noch nicht fest auf dem Becken aufgesetzt, sodass die Nabelschnur sozusagen davorrutschen konnte."

Unvermeidlicher Eingriff

Nach dem entsprechenden Aufklärungsgespräch, bei dem die werdende Mutter dem möglicherweise notwendigen Eingriff zugestimmt hat, trifft die im Kreißsaal diensthabende Ärztin telefonisch alle Vorbereitungen für eine rasche Sectio. Ein Nabelschnurvorfall ist für das Kind sehr gefährlich, es kann behindert oder sogar tot auf die Welt kommen, wenn es längere Zeit nicht ausreichend mit Sauerstoff versorgt wird. Frau Schneider ist aufgebracht und hat Angst um ihr Kind, die Hebamme versucht die junge Frau zu beruhigen: „Machen Sie sich keine Sorgen, Sie sind hier bei uns in der Klinik gut versorgt. Bei einem schnellen Kaiserschnitt tragen die Kinder in der Regel keinen Schaden davon und im Operationssaal sind wir von hier aus, wenn notwendig, in kürzester Zeit." Als physikalische Unterstützung legt die Hebamme einige Kissen unter das Becken der Patientin, oft zieht sich dadurch die Nabelschnur wieder zurück. Dann könnte Frau Schneider ihren Jungen vielleicht sogar doch auf „normalem" Wege gebären. Aber der Kleine hat es offensichtlich so eilig, dass er unter den starken Wehen seiner Mutter sein Köpfchen immer weiter nach unten drückt und damit die Nabelschnur immer wieder phasenweise einklemmt. Um diese zu entlasten, hält die Hebamme das Köpfchen während der ganzen Fahrt in den OP mit der Hand zurück. Zusätzlich bekommt Frau Schneider ein Medikament, das die Wehentätigkeit hemmt.

Gestresst, aber gesund

Das Geburtshilfeteam entscheidet sich endgültig für einen notfallmäßigen Kaiserschnitt. Kurz darauf erblickt ein etwas gestresster, aber gesunder Junge das Licht der Welt. Der Kleine erholt sich sehr schnell und lernt seinen Papa kennen, der ihn nach der Untersuchung durch den herbeigerufenen Kinderarzt liebevoll in den Arm nimmt. Auf die Mama muss der Kleine noch warten, bis sie aus der Narkose aufgewacht ist.

17 Die Risikogeburt

17.1 Grundlagen

Key Point

Wenn die Entbindung eines Kindes von der normalen Spontangeburt aus vorderer Hinterhauptslage aufgrund eines regelwidrigen Ablaufs, einer zeitlichen Verzögerung oder einer Verletzung von Mutter oder Kind abweicht, spricht man von einer Risikogeburt. In diesem Zusammenhang wird der Begriff Dystokie (griech.: erschwerte bzw. gestörte Geburt) v. a. bei Störungen der Wehentätigkeit (Wehendystokie), bei verzögerter oder unzureichender Erweiterung des Gebär-

mutterhalses (Zervixdystokie) und bei einer erschwerten Geburt der Schultern (Schulterdystokie) gebraucht.

17.1.1 Ursachen einer Risikogeburt

Ein Risiko unter der Geburt kann aus maternalen oder fetalen Gründen entstehen (**Tab. 17.1**). Diese Ursachen sind teilweise bereits anamnestisch bekannt (aus dem Mutterpass oder dem Gespräch bei der Aufnahme in den Kreißsaal, S. 424), können sich aber auch erst unmittelbar unter der Entbindung entwickeln. Aufgabe des aufnehmenden Arztes ist es, diese Risiken zu erkennen und entsprechend zu handeln bzw. adäquate Vorkehrungen zu treffen.

Tabelle 17.1

Mögliche Ursachen für eine Risikogeburt

Ursachen	Beispiele
regelwidriger Geburtsmechanismus	– Lageanomalien (Beckenendlage, Querlage, Schräglage) – Haltungsanomalien (Vorderhauptslage, Stirnlage, Gesichtslage, Roederer-Kopfhaltung) – Einstellungsanomalien (hoher Geradstand, Scheitelbeineinstellung, tiefer Querstand, hintere Hinterhauptslage) – Schulterdystokie – Armvorliegen/-vorfall
protrahierte Geburtsdauer bzw. Geburtsstillstand	**mütterliche Ursachen** – fetopelvines Missverhältnis bzw. pathologische Beckenformen (Beckendystokie) – Störungen der Wehentätigkeit (Wehendystokie) – Zervixdystokie – vorausgegangene Operationen am Uterus – Myome – Uterusfehlbildungen
	fetale Ursachen – regelwidriger Geburtsmechanismus (s. o.) – Mehrlingsgeburten (S. 467) – Fehlbildungen (z. B. Hydrozephalus) – Makrosomie (S. 391)
Nabelschnurkomplikationen	– Vorliegen/Vorfall der Nabelschnur – Nabelschnurumschlingung – Nabelschnurknoten – Insertio velamentosa (**Abb. 16.22**, S. 435)
Regelwidrigkeiten der Eihäute und des Fruchtwassers	– Polyhydramnion (S. 356) – Oligohydramnion (S. 356) – vorzeitiger Blasensprung (S. 370) – Amnioninfektionssyndrom (S. 354) – Fruchtwasserembolie (S. 503)
Regelwidrigkeiten der Plazenta	– Plazentainsuffizienz (S. 352) – Placenta praevia (S. 350) – vorzeitige Lösung (S. 353)
Regelwidrigkeiten der Nachgeburtsperiode	– Plazentaverhalt/-retention (S. 463) – atonische Nachblutung (postpartale Uterusatonie, S. 502)
Geburtsverletzungen	– Verletzungen der Mutter (Uterusruptur, Rissverletzungen, Hämatome) – Verletzungen des Kindes (Kephalhämatom/Caput succedaneum, Torticollis, Frakturen, Nervenverletzungen, ab S. 489)
regelwidrige Schwangerschaftsdauer	– Frühgeburt (Geburt vor der vollendeten 37. SSW, S. 368) – Übertragung (Geburt nach der 42. SSW, S. 374)

17

Da einige der in **Tab. 17.1** genannten Pathologien bereits im Verlauf der Schwangerschaft bzw. bis in die Nachgeburtsperiode hinein relevant sein können, werden diese in den entsprechenden Kapiteln ausführlich behandelt (siehe Textverweise).

17.1.2 Therapiemöglichkeiten bei einer Risikogeburt

Medikamentöse Wehenhemmung/-förderung

Wehenhemmung (Tokolyse)
Zur Wehenhemmung kann eine Reihe von Medikamenten eingesetzt werden. Derzeit gebräuchlich sind Betasympathomimetika, Oxytozinrezeptor-Antagonisten, Kalziumantagonisten, Magnesiumsulfat, Prostaglandinsynthesehemmer und NO-Donatoren (vgl. hierzu **Tab. 14.6**, S. 370).

> **MERKE**
>
> Eine **kombinierte Gabe** von verschiedenen Tokolytika sollte möglichst **vermieden** werden!
> Beispielsweise dürfen Kalziumantagonisten nicht in Verbindung mit Magnesium verabreicht werden, da bei dieser Kombination schwere fetale Bradykardien und tödliche Komplikationen beschrieben wurden.

Indikationen | Eine medikamentöse Tokolyse kann z.B. aus folgenden Gründen indiziert sein:
- vorzeitige Wehen mit drohender Frühgeburt im Zeitraum zwischen der 24.–34. SSW (S. 386, z.B. ausgelöst durch eine Appendektomie während der Schwangerschaft, S. 386)
- intrauterine Reanimation
- Blutung einer Placenta praevia in einer frühen Schwangerschaftswoche
- unkoordinierte Wehentätigkeit (meist zu Beginn der Eröffnungsperiode, S. 461)
- eine durch (übermäßige) Wehen verursachte Gefährdung des Kindes unter der Geburt (S. 461)
- die Entwicklung des Feten bei der Sectio caesarea (S. 449).

Kontraindikationen | sind hingegen:
- intrauterine Infektion
- Fetus, der aufgrund einer Fehlbildung nicht überlebensfähig ist, oder intrauteriner Fruchttod
- mütterliche Indikation zur Schwangerschaftsbeendigung (**Tab. 17.3**, S. 450)
- kindliche Indikation zur Schwangerschaftsbeendigung (**Tab. 17.3**, S. 450)
- > 34. SSW.

Wehenförderung
Zur medikamentösen Förderung der Wehen, z.B. bei einer **hypokinetischen Wehenschwäche** (S. 461), wird in der Regel unter kontinuierlicher CTG-Registrierung Oxytozin (z.B. Syntocinon) i.v. verabreicht (sog. Wehentropf).

Praxistipp
Um Überdosierungen zu vermeiden, die zum Wehensturm oder zur Dauerkontraktion führen könnten, darf die Gabe von Oxytozin unter der Geburt nur mithilfe einer Infusionspumpe geschehen.
Postpartal (z.B. bei Blutungen, S. 502, oder zur Förderung der Rückbildung im Wochenbett, S. 476) und bei der Anwendung im Rahmen einer Kürettage (S. 91) ist auch eine i.m. oder langsame i.v. Gabe als Bolus möglich.

Kontraindikationen | für die Verabreichung von Oxytozin sind:
- geburtsunmögliche Lagen (z.B. Querlage, S. 453)
- eindeutiges fetopelvines Missverhältnis (S. 461)
- fetale Beeinträchtigung (pathologisches CTG) mit drohender Asphyxie
- drohende Uterusruptur (S. 464)
- Placenta praevia (S. 350)
- vorzeitige Plazentalösung (S. 353).

> **MERKE**
>
> Die ebenfalls wehenauslösenden **Mutterkornalkaloide** sind während der gesamten Schwangerschaft und unter der Geburt absolut **kontraindiziert**, da sie eine Dauerkontraktion des Uterus bewirken.

Geburtseinleitung

Indikationen | Eine künstliche Einleitung der Geburt kann aus folgenden kindlichen und mütterlichen Indikationen notwendig werden:
- mütterliche Erkrankungen (Präeklampsie, Diabetes mellitus, respiratorische, kardiale, hepatische oder renale Erkrankungen)
- vorzeitiger Blasensprung in der > 34. SSW, wenn nicht innerhalb von 12 h zervixwirksame Wehen auftreten (zur Vermeidung eines Amnioninfektionssyndrom, S. 354)
- Übertragung: Überschreitung des errechneten Termins um 8 Tage (relative Ü.) oder um ≥ 14 Tage (absolute Ü.) (S. 374)
- pathologisches CTG
- fetale Wachstumsretardierung (S. 373)
- intrauteriner Fruchttod (S. 360).

Kontraindikationen | Neben den bereits im vorangehenden Abschnitt zur Wehenförderung genannten Kontraindikationen (geburtsunmögliche Lage, fetopelvines Missverhältnis, Placenta praevia, vorzeitige Plazentalösung) ist die Einleitung einer vaginalen Geburt nicht möglich/erlaubt bei:

- Nabelschnurvorliegen/-vorfall (S. 462)
- aktivem Herpes genitalis (S. 398)
- manifestem Amnioninfektionssyndrom (S. 354)
- Allergie gegen Prostaglandine
- mütterlichem Status asthmaticus in der Vorgeschichte
- Z.n. operativer Eröffnung des Cavum uteri, z.B. bei Sectio (außer nach Querschnitt im unteren Uterinsegment, S. 450) oder Myomenukleation (S. 199) gilt als relative Kontraindikation.

Durchführung I Die Geburt kann auf **medikamentösem** (Prostaglandin, Oxytozin) oder **mechanischem** Weg (Amniotomie) eingeleitet werden. Für die Wahl des entsprechenden Verfahrens orientiert man sich an der **Geburtsreife der Zervix**, die anhand des Bishop-Scores ermittelt wird (**Tab. 16.4**, S. 426).

- **unreife Zervix (Bishop-Score ≤ 8):** Hormonelle Induktion der Zervixreifung (sog. **Priming**) mithilfe von **Prostaglandin E_2** (Dinoproston), welches unmittelbar intra- oder retrozervikal in Gel- oder Vaginaltablettenform appliziert wird. Im Anschluss ist eine intermittierende CTG-Überwachung (ca. alle 1–2 h) obligat. Bei Bedarf kann die Gabe nach 6–8 h wiederholt werden. Die weltweit zur Geburtseinleitung ebenfalls sehr verbreitet eingesetzte orale Gabe von **Prostaglandin E_1** (Misoprostol) ist trotz guter Datenlage zu Erfolgsrate und Sicherheit in Deutschland noch nicht zugelassen.

Praxistipp

Bei lebensfähigem Fetus dürfen ausschließlich natürliche Prostaglandine verwendet werden. Da die synthetischen Formen aufgrund ihrer starken Kontraktionswirkung den Fetus hypoxisch schädigen können, kommen sie nur bei Aborten (S. 360) oder zur Behandlung einer postpartalen Uterusatonie (S. 503) zum Einsatz.

- **reife Zervix (Bishop-Score > 8):** In diesem Falle können die Wehen unter kontinuierlicher CTG-Registrierung mithilfe einer **Oxytozin**-Infusion stimuliert werden (vgl. S. 446).

Eine weitere Möglichkeit der Geburtseinleitung bei geburtsbereiter Zervix ist die instrumentelle Fruchtblasensprengung (**Amniotomie**). Dabei wird die chorioamniale Membran mithilfe eines häkchenförmigen Instruments angeritzt. Durch den Eingriff werden Wehen stimuliert, die meist innerhalb von 1–2 h einsetzen. Die **Indikation** zur Fruchtblaseneröffnung muss streng gestellt werden: Der **Kopf des Kindes** sollte bereits **fest auf dem Beckeingang** stehen, da ansonsten die Gefahr eines Nabelschnurvorfalls (S. 462) be-

steht. Eine kontinuierliche CTG-Überwachung ist auch bei dieser Vorgehensweise obligat.

> **MERKE**
>
> Eine **wesentliche Voraussetzung** für alle Formen der Geburtseinleitung ist die Möglichkeit, im Notfall eine **zügige Notsectio** (S. 449) durchführen zu können.

Vaginal-operative Entbindungsverfahren

Formen I Um in kritischen Situationen den Ablauf der Geburt auf vaginalem Weg zu unterstützen bzw. zu beschleunigen, stehen dem Geburtshelfer zahlreiche vaginal-operative Verfahren zur Verfügung. Nachfolgend wird auf die **Vakuumextraktion** und die **Zangenentbindung** (Forzeps) eingegangen. Alle weiteren werden im Zusammenhang mit den jeweiligen Ursachen der Risikogeburt erläutert, beispielhaft seien hier die äußere Wendung bei Beckenend- oder Querlage (S. 452), das MacRoberts- oder das Woods-Manöver bei Schulterdystokie (S. 460) und der Credé-Handgriff bei Uterusatonie (S. 461) genannt.

Indikationen I Gemeinsame Indikationen für eine Vakuumextraktion und Zangenentbindung sind:

- drohende kindliche Asphyxie (pathologisches CTG, fetale Hypoxämie, fetale Azidose)
- sekundäre Wehenschwäche oder Geburtsstillstand in der Austreibungsphase
- Kontraindikationen zum Mitpressen der Mutter (kardiopulmonale und zerebrovaskuläre Erkrankungen, z.B. Vitien oder Aneurysmen).

Zu weiteren **speziellen Indikationen** bzw. **Vor- und Nachteilen** sowie **Kontraindikationen** der beiden Verfahren siehe **Tab. 17.2**.

Praxistipp

Für die Auswahl des Verfahrens ist neben der geburtshilflichen Situation und der Verfügbarkeit v.a. die Erfahrung des Geburtshelfers entscheidend.

Die Risiken beider Methoden sind vergleichbar. Für das Kind ist die Zangenentbindung tendenziell etwas schonender, für die Mutter die Vakuumextraktion.

Voraussetzungen I Folgende Bedingungen müssen vor einer vaginal-operativen Entbindung erfüllt sein und entsprechend vom Geburtshelfer unmittelbar vor dem Eingriff überprüft werden:

- Muttermund ist vollständig eröffnet
- Blasensprung ist erfolgt
- Schädellage (keine Beckenendlage, da bei Zug die Arme hochschlagen können)
- Kopf sollte mindestens in der Beckenmitte stehen (= tiefster Punkt 2–3 cm unter der Interspi-

Tabelle 17.2		
Charakteristika von Vakuumextraktion und Zangenentbindung		
	Vakuumextraktion (VE)	**Zangenentbindung**
spezielle Indikationen	– geringere Erfahrung des Geburtshelfers – kein allzu rascher Handlungsbedarf	– Frühgeburt – SGA-Kind (small for gestational age, S. 469)
Vorteile	– für das Instrument wird kein zusätzlicher Platz im Geburtskanal benötigt, der Kopf kann unter dem Zug frei rotieren (→ Kopf muss nicht ausrotiert sein) – leichtere Platzierbarkeit – keine Kompression des kindlichen Kopfes	– weniger Instrumentarium notwenig (bei VE benötigt man zusätzlich zur Saugglocke eine [z.T. strombetriebene] Pumpe) – weniger zeitaufwendig (kein Anlegen eines Vakuums notwendig)

Nachteile/ Risiken	– Kephalhämatom (nachfolgend z.T. durch Resorption → Ikterus)
	– intrakranielle Blutungen durch Druckschwankungen (v.a. bei Abreißen der Saugglocke)
	– Retinablutungen
	– Schädelfrakturen
		– technisch anspruchsvoll
		– Weichteilverletzungen
		  • Mutter: häufiger höhergradige Damm-risse als bei VE, Verletzungen der Scheide
		  • Kind: Nervenläsionen (Fazialisparese oder Plexusschäden, S. 490)
		– intrakranielle Blutungen
		– Schädelfrakturen

Kontra-indikationen	– Frühgeburt (Risiko intrakranieller Blutungen zusätzlich erhöht) – Stirn- oder Gesichtslage – Leitstelle oberhalb der Interspinalebene	– Leitstelle oberhalb der Interspinalebene (strenge KI, da sehr hohe Verletzungsgefahr für Mutter und Kind)

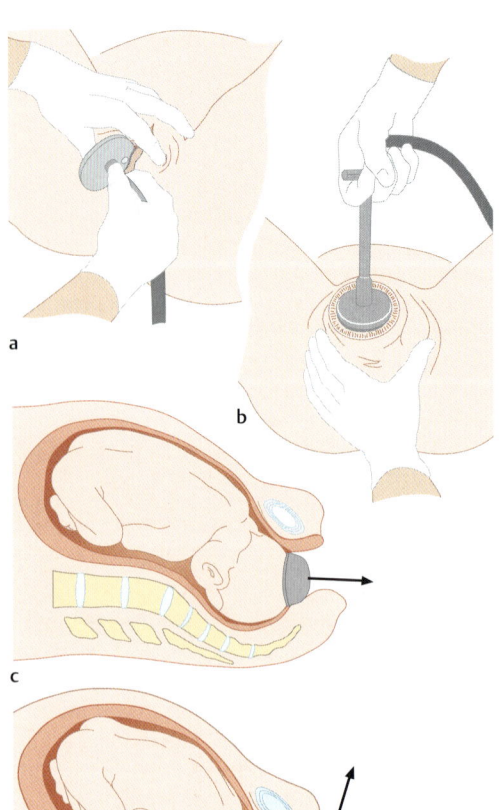

a

b

c

d

nalebene, d.h. die knöchernen Bereiche des Geburtskanals sind überwunden)
– adäquate Anästhesie der Mutter (PDA oder in Notfällen zumindest Pudendusblockade, S. 439)
– Harnblase der Mutter ist möglichst vollständig entleert (ggf. Katheterisierung).

Durchführung | Der Ablauf der Eingriffe ist in **Abb. 17.1** (Vakuumextraktion) bzw. **Abb. 17.2** (Zangenentbindung) dargestellt. Im Prinzip wird bei beiden Verfahren der Kopf des Kindes durch den Geburtshelfer entwickelt, indem er durch Traktion den optimalen Ablauf der Geburt vorgibt. **Abb. 17.3** zeigt übliche Instrumente, die dabei zum Einsatz kommen.

 Praxistipp

Um bei der Naegele-Zange Verwechslungen der auseinandergenommenen Löffel zu vermeiden, kann man zunächst als Merkhilfe die geschlossene Zange vor der Vulva so in Position halten, wie sie später am Kopf des Kindes anliegt: Der linke Löffel für die linke Seite der Patientin wird mit der linken Hand gehalten.

Abb. 17.1   Vakuumextraktion. a Die Pelotte der Saugglocke wird über deren seitlichen Rand in die Scheide eingeführt. Über der Leitstelle wird sie flach angelegt und leicht angesaugt. Nach Kontrolle des korrekten Sitzes (z.B. keine mütterlichen Weichteile angesaugt?) wird der Ansaugdruck stufenweise erhöht. **b** Durch einen oder mehrere wehensynchrone Züge (unter Dammschutz) erscheint der Kopf mit der Pelotte in der Vulva. **c, d** Die Zugrichtung wird je nach Stand des Kopfes der Führungslinie des Geburtskanals angepasst: zunächst in der mütterlichen Längsachse (**c**), später langsam nach ventral Zug ausüben (**d**).

17

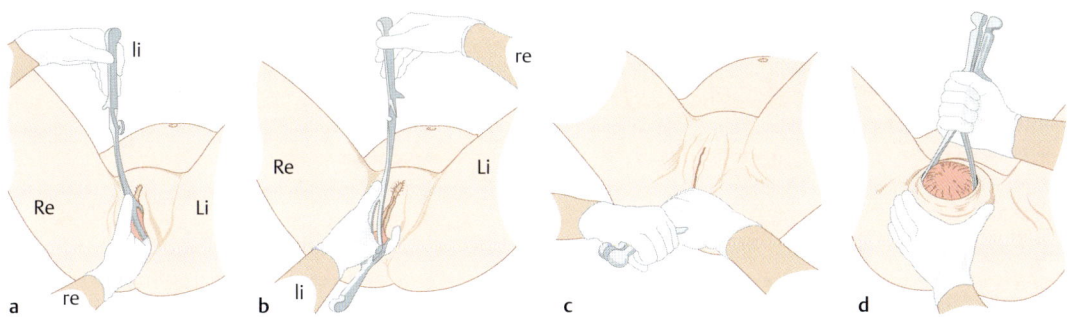

Abb. 17.2 Zangenentbindung (gekrümmte Naegele-Zange mit Schloss). a Nach Einführen des Zeige- und Mittelfingers der rechten Hand den linken Löffel zwischen Kopf und linker Vaginalwand in die aufgehaltene Lücke hineingleiten lassen. **b** Analog dazu wird der rechte Löffel angelegt. **c** Das Schloss der Zange wird ohne Kraftanwendung geschlossen. Nach Kontrolle, dass keine mütterlichen Weichteile miterfasst wurden und einem kurzen Probezug (folgt der Kopf des Kindes nach?), erfolgt die wehensynchrone Extraktion in der Längsachse der Mutter. **d** Wenn der Kopf auf dem Beckenboden angekommen ist, ändert sich die Zugrichtung nach ventral: Die Zangengriffe werden mit der rechten Hand angehoben, mit der linken Hand wird ein Dammschutz durchgeführt.

Sectio caesarea (Kaiserschnitt)

Definition I Bei der Kaiserschnittentbindung erfolgt die Geburt des Kindes **abdominal-operativ** über eine Eröffnung der Bauchdecken (**Laparatomie**) und des Uterus (**Hysterotomie**).

Formen I Je nach Zeitpunkt der Entscheidung zur Durchführung des Eingriffs handelt es sich dabei um eine **primäre** (vor Geburtsbeginn, d.h. vor oder bei Beginn muttermundwirksamer Wehen bei stehender Fruchtblase) oder **sekundäre Sectio** (nach Geburtsbeginn, d.h. nach Beginn der Eröffnungswehen bzw. nach primär vaginal intendierter Entbindung). In dringenden Fällen kann darüber hinaus eine **eilige Sectio** (Beginn innerhalb von 30 min) oder eine **Notsectio** (Beginn sofort und ohne Zeitaufschub) notwendig werden.

Indikationen I Eine **absolute Indikation** zur Durchführung einer Sectio liegt dann vor, wenn der Geburtshelfer aus zwingenden geburtsmedizinischen Gründen nur zu dieser Entbindungsform raten kann, d.h. wenn das Leben von Mutter und/oder Kind in Gefahr ist.

Bei einer **relativen Indikation** werden hingegen die geburtsmedizinischen Risiken für Mutter und Kind abgewogen. Unter Berücksichtigung der individuellen Situation kann zwischen Sectio und vaginaler Entbindung entschieden werden. Dies ist bei ca. 90 % aller Schnittentbindungen der Fall.

Typische Beispiele für beide Situationen sind in **Tab. 17.3** aufgeführt.

Neben diesen medizinisch indizierten Schnittentbindungen gibt es immer häufiger auch den Fall,

17

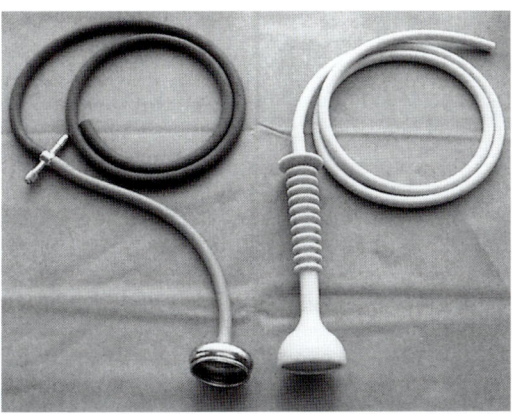

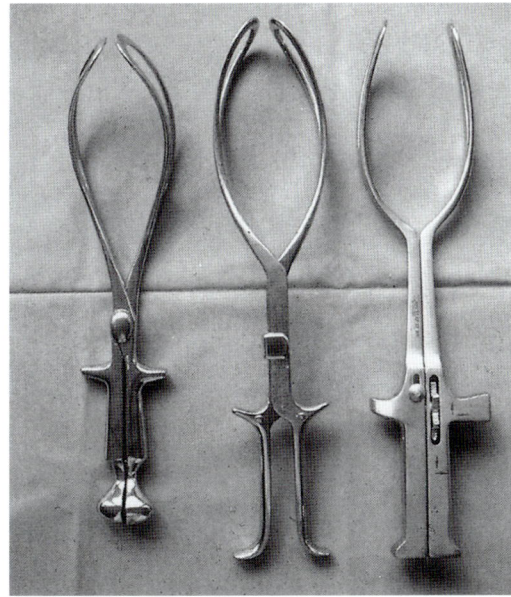

Abb. 17.3 Verschiedene Instrumente zur vaginal-operativen Entbindung. a (oben) Vakuumglocken aus Metall (links) und mit schonenderem „Soft cap" (rechts). **b** (rechts) Gebräuchliche Zangenmodelle nach Naegele, Kjelland und Parallelzange nach Shute (v.l.n.r.).

Tabelle 17.3

Typische Beispiele für Indikationen zu einer Sectio

absolute Indikationen	relative Indikationen
– Placenta praevia totalis oder partialis	– pathologisches CTG
– vorzeitige Plazentalösung	– protrahierte Geburt
– HELLP-Syndrom bzw. schwere Präeklampsie/Eklampsie	– Geburtsstillstand (z.B. aufgrund eines relativen fetopelvinen Missverhältnisses)
– (drohende) Uterusruptur	– mütterliche Erschöpfung
– fetale Azidose	– Beckenendlage bei zusätzlichen Risikofaktoren (z.B. ausgeprägter fetaler Wachstumsretardierung)
– Amnioninfektionssyndrom (bei nicht absehbarer Geburt in der nächsten Zeit)	– absolute fetale Makrosomie (> 4500 g)
– Nabelschnurvorfall	– Mehrlingsschwangerschaft
– Querlage	– Z.n. Sectio oder anderen Uterusoperationen
– absolutes fetopelvines Missverhältnis	– Erkrankungen der Mutter (z.B. Krebserkrankungen oder vitale Bedrohung bei Herzinsuffizienz).
– Beckendeformitäten oder Uterusanomalien (z.B. großes Zervixmyxom)	
– fetale Fehlbildungen (z.B. großer Hydrozephalus oder Steißbeinteratom)	

dass Schwangere von sich aus den Wunsch nach einer primären Sectio äußern (sog. **Wunschsectio**). Sie werden dabei oft von Ängsten motiviert, die z.B. die Sicherheit des Kindes, aber auch extreme Schmerzen oder organische Spätschäden (wie Senkung und Inkontinenz) und postpartale Sexualstörungen betreffen.

Durchführung ▎ Während die primäre Sectio in Peridural-, Spinal- oder Intubationsnarkose durchgeführt werden kann (Routine ist heutzutage die **Spinalanästhesie**), ist in Notsituationen, bei Eklampsie oder Kontraindikationen gegen eine Regionalanästhesie (z.B. aufgrund von Gerinnungsdefekten) eine **Intubationsnarkose** zwingend.

– Lagerung der Patientin auf dem Rücken mit ca. 15° Linksneigung (Prophylaxe des Vena-cava-Kompressionssyndroms, S. 380)

– i.v. Tokolyse (wenn erforderlich → bei sekundärer Sectio), CTG-Überwachung

– Bei der **klassischen Vorgehensweise** wird das Abdomen mit einem tiefen Unterbauchquerschnitt (**Pfannenstiehl-Schnitt**, Schnittführung 3 in **Abb. 17.4a**) eröffnet und nach stumpfem Aus-

einanderziehen der Muskulatur und Abschieben der Blase der Uterus im Regelfall quer im unteren Uterinsegment inzidiert (bei Frühgeburten, Oligohydramnion oder Lageanomalien kann alternativ durch einen isthmokorporalen Längsschnitt am Uterus mehr Platz zur Entwicklung des Kindes geschaffen werden).

– Nach Eröffnung der Fruchtblase wird das Kind unter Druck von außen auf den Fundus uteri entwickelt (**Abb. 17.4b**).

– Die Plazenta wird manuell gelöst und zusammen mit den Eihäuten entfernt. Um sicherzugehen, dass keine Plazentareste verblieben sind, wird das Uteruskavum ausgetastet.

– Abschließend erfolgt der schichtweise Verschluss von Uteruswunde und Bauchdecken.

Alternativ zur klassischen Vorgehensweise wird zunehmend eine gewebsschonendere Operationstechnik (nach **Misgav-Ladach**) eingesetzt, bei der nach Eröffnung des Abdomens nach **Joel-Cohen** (Schnittführung 2 in **Abb. 17.4a**) die Präparation und Dehnung der Gewebsschichten überwiegend stumpf bzw. manuell erfolgt. Hierdurch sind bei der späteren Wundversorgung weniger Gewebenähte notwendig und die OP-Dauer kann auf ca. 20 min verkürzt werden.

Nur in sehr seltenen Fällen ist bei einer Sectio eine **mediane Unterbauchlaparotomie** (Schnittführung 1 in **Abb. 17.4a**) notwendig, z.B. bei Z.n. Längslaparotomie oder wenn in gleicher Sitzung noch weitere intraabdominelle Eingriffe geplant sind.

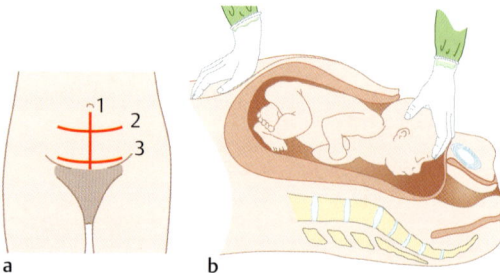

a   b

Abb. 17.4 Abdominale Zugangsschnitte und Entwicklung des Kindes bei Sectio. a Medianer Unterbauchschnitt (**1**), Aponeurosenquerschnitt nach Joel-Cohen (**2**) und nach Pfannenstiehl (**3**). **b** Entwicklung des Kindes unterstützt durch kräftigen Druck auf den Fundus uteri.

MERKE

Die **Entscheidungs-Entwicklungs-Zeit (EE-Zeit)**, also die Zeitspanne vom **E**ntschluss zur Sectio (Indikationsstellung) bis zur **E**ntwicklung des Kindes, darf bei einer **Notsectio** nicht länger als **20 min** sein.

17

17.2 Regelwidriger Geburtsmechanismus

Key Point
Der Ablauf der Geburt kann aufgrund von Anomalien der Lage, Haltung oder Einstellung des Kindes in den Geburtskanal behindert werden. Auch wenn die Schultern bei zunächst regelrechter Entwicklung des Kopfes nicht den korrekten Weg durch das Becken nehmen, wird die Geburt des Kindes verzögert. In Abhängigkeit vom engmaschig zu überwachenden Zustand von Mutter und Kind muss der Geburtshelfer in solchen Fällen entscheiden, ob eine Entwicklung des Kindes auf vaginalem Weg (ggf. unterstützt durch vaginal-operative Maßnahmen) möglich ist oder die Indikation zur Schnittentbindung gestellt werden muss.

17.2.1 Lageanomalien

Die physiologische Lage des Kindes zu Beginn der Geburt ist die **Schädellage**, d.h. die Längsachse des Kindes entspricht der der Mutter und der Kopf des Kindes ist nach unten gerichtet (**Abb. 16.7**, S. 425). In Abweichung davon werden die Beckenendlage, die Quer- und die Schräglage unter dem Begriff „Lageanomalien" zusammengefasst.

Beckenendlage (BEL)

Definition | Bei der Beckenendlage (BEL) befindet sich das Kind zwar in korrekter **Längslage**, allerdings liegt der Kopf oben und der **Steiß** oder die **Beine führen**.

Einteilung | Die Haltung der Beine definiert die genaue Art der BEL und damit den geburtshilflich wirksamen Umfang des vorangehenden Teils (**Abb. 17.5**):
- reine Steißlage – die Beine sind hochgeschlagen
- vollkommene Fußlage – beide Beine sind nach unten gestreckt

- unvollkommene Fußlage – ein Bein gestreckt, ein Bein hochgeschlagen
- unvollkommene Steiß-Fußlage – ein Bein ist ausgestreckt, das andere hockt
- vollkommene Steiß-Fußlage – das Kind hockt
- unvollkommene Knielage – ein Bein kniet, das andere ist hochgeschlagen
- vollkommen Knielage – das Kind kniet.

Epidemiologie | Eine BEL kommt bei ca. **5 %** aller Reifgeburten vor, über die Hälfte der Fälle betrifft **Erstgebärende**. Da sich der Kopf des Kindes erst zum Ende der Schwangerschaft hin konstant in das Becken orientiert, kommt die BEL gehäuft bei **Frühgeburten** vor (10–15 % davon). Weiterhin werden BEL bei 25 % aller **Mehrlingsgeburten** beobachtet.

> **MERKE**
>
> Die **Beckenendlage** ist die häufigste geburtsmechanische Regelwidrigkeit.

Ätiologie | Meist ist die genaue Ursache unklar, begünstigende Faktoren für eine BEL können jedoch sein:
- Frühgeburt
- Mehrlingsschwangerschaft
- fetale Fehlbildungen (z.B. Hydrozephalus)
- Uterusfehlbildungen (z.B. Uterusseptum oder Uterus bicornis, S. 12)
- Uterusmyome (v.a. im unteren Uterinsegment)
- Mehrgebärende (bei schlaffem Uterus)
- enges Becken
- Placenta praevia (S. 350)
- Polyhydramnion (→ vermehrte Beweglichkeit des Kindes, S. 485)
- Oligohydramnion (→ Selbstwendung nicht möglich, S. 485).

Klinik | Die Gefahr der vaginalen Geburt einer BEL liegt v.a. darin, dass bei häufig **verlängerter Geburtsdauer** durch eine Wehenschwäche oder ein

Art der BEL	reine Steißlage	vollkommene Fußlage	unvollkommene Fußlage	unvollkommene Steiß-Fußlage	vollkommene Steiß-Fußlage	unvollkommene Knielage	vollkommene Knielage
Häufigkeit	60–70%	15–20%	10–14%	10%	4%	1%	0,5%
geburtshilflicher Durchmesser	27 cm	24 cm	26 cm	29 cm	32 cm	27 cm	25 cm

Abb. 17.5   Einteilung der Beckenendlage.

17

relatives Missverhältnis des Kopfes zum knöchernen Becken der nachfolgende Kopf nicht schnell genug entwickelt werden kann. Zudem werden die Geburtswege durch den geringeren Umfang des vorangehenden Teils nicht ausreichend gedehnt. Dadurch kommt es zu einer **Kompression der Nabelschnur** zwischen Kopf und knöchernem Becken, die zu einer **Hypoxie** oder **Asphyxie** führen kann.

Diagnostik | Ein erster **anamnestischer Hinweis** ist das Gefühl der Schwangeren, dass das Kind sie in die Blase tritt. Bei der **äußeren Untersuchung** ist mit dem 1. Leopold-Handgriff (**Abb. 15.7a**, S. 412) das **Ballottieren** des Kopfes im Bereich des **Fundus uteri** möglich: Der Kopf lässt sich von oben her mit einer Hand umfassen und hin und her bewegen. Diese Bewegung des Kopfes wäre vergleichsweise bei regelrechter Schädellage im Bereich des Beckens der Mutter möglich. Beim 3. und 4. Leopold-Handgriff wird nicht der harte, kugelige Kopf über dem Beckeneingang getastet, sondern z.B. der weichere und unregelmäßiger begrenzte Steiß. Während der **vaginalen Untersuchung** ist ebenfalls nicht der glatte, feste Kopf, sondern der unregelmäßige Steiß oder gar die Füße tastbar. Die **Herztöne** des Kindes lassen sich oberhalb des Nabels auskultieren. Die Verdachtsdiagnose wird schließlich **sonografisch** gesichert (**Abb. 16.10a**, S. 426).

Therapie | Die Wahl des Geburtsmodus (vaginale Geburt oder primäre Sectio) ist abhängig vom zu erwartenden Risiko für Mutter und Kind. Eine **sorgfältige Aufklärung** der am Entscheidungsprozess beteiligten Mutter ist essenziell.

Eine **vaginale Geburt** kann bei **vollkommener** oder **unvollkommener Steißfußlage** sowie bei **reiner Steißlage** in Erwägung gezogen werden, da bei diesen der Umfang des vorangehenden Kindsteils noch am nächsten an den bei regelrechter vorderer HHL (dort: 32 cm, **Tab. 16.2**, S. 421) herankommt und damit die Geburtswege ausreichend gedehnt werden (vgl. Maße in **Abb. 17.5**).

Bei allen anderen Beckenendlagen wird – auch aufgrund ihres mittlerweile relativ geringen Risikos – eine **primäre Sectio** (S. 449) empfohlen.

 Praxistipp

Bei mangelnder Erfahrung und Fertigkeit des Geburtsmediziners mit der Entwicklung von Beckenendlagen und aufgrund eines steigenden Anspruchs auf das perfekte Kind sowie der zunehmenden Klagefreudigkeit bei Komplikationen wird von den meisten geburtshilflich tätigen Ärzten heutzutage bei sämtlichen Steißlagen eine primäre Sectio empfohlen.

MERKE

Grundsätzlich zu bevorzugen ist eine **primäre Sectio** im Falle einer BEL z.B. bei **Frühgeburten** (vor der 37. SSW) oder dem V. a. ein **fetopelvines Missverhältnis** (S. 461).

Um eine Sectio oder eine risikoreichere vaginale Beckenendlagenentbindung (s.u.) zu vermeiden, kann man alternativ auch eine **äußere Wendung** (Überführung des Kindes in die Schädellage, **Abb. 17.6**) in Betracht ziehen. Allerdings gilt dies nur, wenn keine weiteren Risikofaktoren (z.B. Frühgeburt oder Placenta praevia) vorliegen. Die größten Erfolgsaussichten hat man bei Mehrgebärenden.

Geburtsleitung bei vaginaler Geburt aus BEL

Vorbereitung | Wenn die Entscheidung zur vaginalen Entbindung aus BEL getroffen wird, muss – insbesondere bei einer Erstgebärenden – zur Beurteilung der genauen Ausgangssituation eine **Beckenaustastung** durch einen erfahrenen Geburtsmediziner erfolgen. Außerdem ist eine sorgfältige **Ultraschallmessung** des Kopfes und des Abdomens zur Einschätzung der Proportionen durchzuführen.

Geburtsmechanismus | Der Steiß stellt sich auf dem Beckeneingang im queren Durchmesser ein (**Abb. 17.7a**). Er tritt tiefer und dreht sich dabei über den schrägen Durchmesser (Rücken links = **I. BEL**, Rücken rechts = **II. BEL**) in den geraden auf Höhe

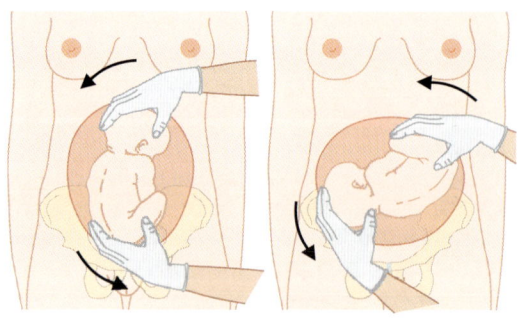

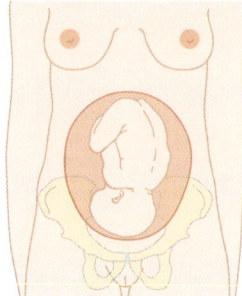

Abb. 17.6 Äußere Wendung. Mit Handgriffen von außen versucht der Geburtshelfer durch die Bauchdecke hindurch, das Kind eine „Rolle rückwärts" vollziehen zu lassen.

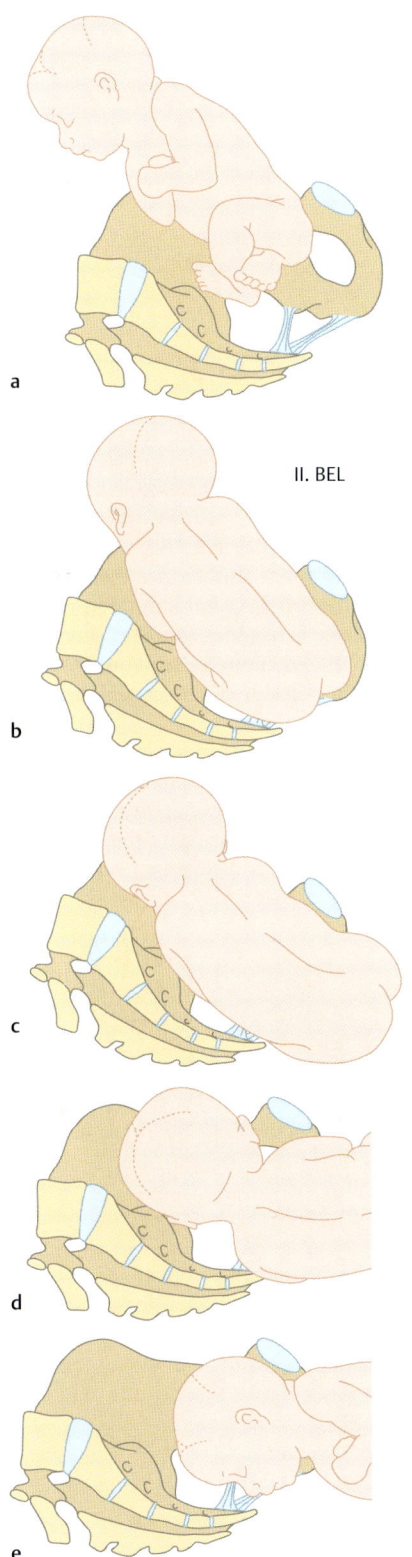

a

II. BEL

b

c

d

e

Abb. 17.7 Geburtsmechanismus aus reiner Steißlage.
Beschreibung siehe Text.

des Beckenbodens (**Abb. 17.7b**). Um das Knie des Geburtskanals zu überwinden, erfolgt jetzt eine Lateralflexion der Wirbelsäule, die Hüfte stemmt sich an der Symphyse ab, der Steiß tritt aus (**Abb. 17.7c**). Gleichzeitig treten die Schultern im queren Durchmesser ins Becken ein. Es erfolgt eine Rotation, sodass die Schultern im geraden Durchmesser auf Beckenboden gelangen (**Abb. 17.7d**). Dabei erfolgt der Eintritt des Kopfes in das Becken im queren Durchmesser. Der Kopf rotiert beim Durchtritt durch das Becken ebenfalls in den geraden Durchmesser (**Abb. 17.7e**) und kann dann mit an der Symphyse anliegender Nackenhaargrenze unter Leiten des gefassten Körpers in Richtung Abdomen der Mutter entwickelt werden (**Entwicklung nach Bracht**, **Abb. 17.8**). Zu diesem Manöver müssen kräftige Wehen (ggf. unterstützt durch eine Oxytozin-Infusion, S. 446) und Druck von oben auf den Fundus (wird i.d.R. von einem zweiten Geburtshelfer mithilfe des **Kristeller Handgriffes** ausgeübt, **Abb. 17.8b und c**) vorhanden sein. Andernfalls kann es zu einem Hochschlagen der Arme kommen, die dann erst durch verschiedene Manöver (z.B. **klassische Armlösung**, **Armlösung nach Müller oder Bickenbach**) gelöst werden müssen. Falls notwendig, kann auch die **Kopfentwicklung** durch das Manöver nach **Veit-Smellie** (**Abb. 17.9**) noch unterstützt werden. Der Geburtshelfer forciert hierbei v.a. die notwendige Beugehaltung des kindlichen Kopfes.

Querlage (QL) und Schräglage
Definition ▌ Bei der **Querlage (QL)** steht die Längsachse des Kindes im rechten Winkel zur Längsachse der Mutter, bei der **Schräglage** im spitzen Winkel dazu (vgl. **Abb. 16.7**, S. 425).
Einteilung ▌ Je nach Lage des Rückens spricht man von **dorsoanteriorer** (Rücken vorn), **dorsoposteriorer** (Rücken hinten), **dorsoinferiorer** (Rücken unten) oder **dorsosuperiorer** Querlage (Rücken oben). Bei der **I. QL** liegt der Kopf links (**Abb. 17.10**), bei der **II. QL** rechts.
Epidemiologie ▌ Quer- und Schräglagen machen **ca. 1 %** aller Geburten aus. ¾ der Fälle betreffen **Mehrgebärende**, ¼ Erstgebärende.
Ätiologie ▌ Begünstigende Faktoren für eine Quer- oder Schräglage sind **Hindernisse, die eine regelrechte Einstellung des Kindes verhindern** (z.B. Placenta praevia, Uterusanomalien, Mehrlingsschwangerschaften, Beckenanomalien), oder eine **abnorm große Beweglichkeit des Kindes** (z.B. bei Frühgeburt, Polyhydramnion oder Mehrgebärenden mit schlaffem Uterus).
Diagnostik ▌ **Palpatorisch von außen** zeigt sich der Uterus queroval und tiefstehend. Auf der einen Seite lässt sich der Kopf ballotierend tasten, auf der an-

17

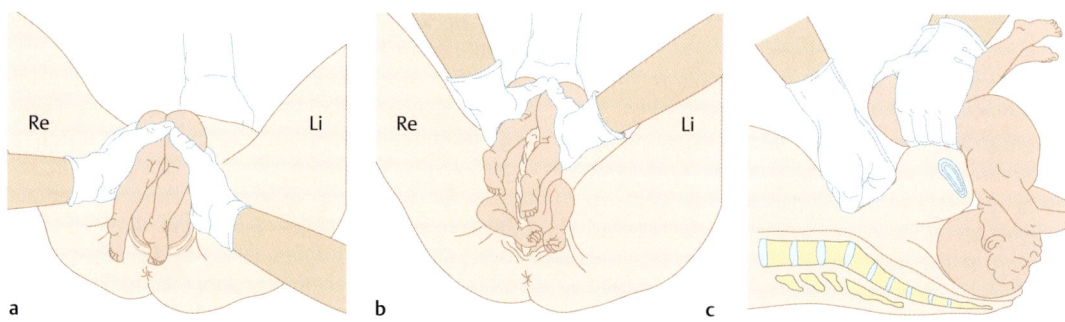

Abb. 17.8 Manualhilfe nach Bracht. a Gürtelförmiges Umfassen des Steißes mit beiden Händen. **b** Entwicklung des Rumpfes und **Kristeller Handgriff** (Ansicht von ventral). Langsames Anheben, nicht ziehen! **c** Rotation um die Symphyse (entspricht Situation in **b**).

deren der unregelmäßige Steiß. Bei der vaginalen Untersuchung ist das Becken leer bzw. können – v.a. bei bereits gesprungener Fruchtblase – vorgefallene kleine Teile (z.B. ein Arm, s.u.) tastbar sein. Auch in diesem Fall wird die Verdachtsdiagnose sonografisch gesichert, man orientiert sich dabei am Verlauf der Wirbelsäule.

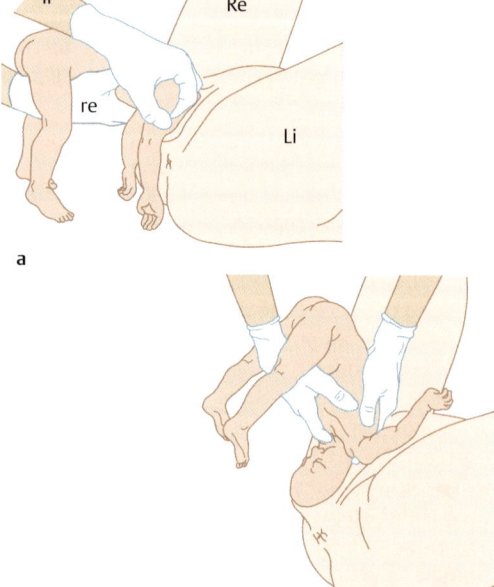

Abb. 17.9 Kopfentwicklung nach Veit-Smellie. a Das Kind reitet bäuchlings auf dem Unterarm des Geburtshelfers, der seinen Zeigefinger in den Mund des Kindes vorschiebt. Die zweite Hand des Geburtshelfers liegt auf dem Rücken des Kindes und umgreift mit Zeige- und Ringfinger die Schulter des Kindes vom Rücken her. Der Mittelfinger unterstützt die Beugung des Kopfes. **b** Sobald die Nackenhaargrenze unter der Symphyse sichtbar ist, wird das Kind bei fixierter Beugehaltung des Kopfes angehoben und der Kopf in Richtung des ansteigenden Geburtskanals um die Symphyse herum herausgedreht.

Klinik | Im Anschluss an den Blasensprung besteht die Gefahr eines Nabelschnurvorfalls (S. 462) oder des Vorfalls kleiner Teile, z.B. des Arms (**Abb. 17.10a**). Wenn Arm oder Schulter in die Führungsposition gelangen, wird das Kind unter den Wehen im kleinen Becken „zusammengefaltet" und die Schulter kann sich verkeilen (verschleppte Querlage, **Abb. 17.10b**). Im Verlauf steigt die Gefahr einer Uterusruptur (S. 464).

Therapie | Da es sich bei der Quer- und Schräglage um geburtsunmögliche Lagen handelt, werden diese mit Ausnahme des 2. Zwillings immer primär sektioniert. Allerdings kann auch hier zunächst der Versuch einer äußeren Wendung (**Abb. 17.6**) in Erwägung gezogen werden.

> **MERKE**
>
> Bei der **verschleppten Querlage** handelt es sich allerdings aufgrund der vitalen Gefährdung des Kindes um einen **geburtshilflichen Notfall**.
> Es muss sofort eine **hochdosierte Tokolyse** durchgeführt und das Kind per **Sectio** entbunden werden.
> Der Versuch einer **äußeren Wendung** ist hier **absolut kontraindiziert**!

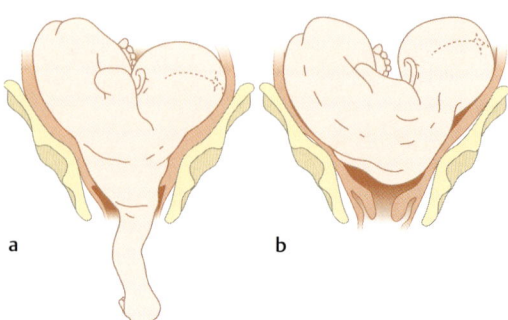

Abb. 17.10 Komplikationen einer I. dorsoinferioren Querlage nach dem Blasensprung. a Armvorfall. **b** Verschleppte Querlage.

17.2.2 Haltungsanomalien

Die normale Haltung des Kopfes ist die **vordere Hinterhauptslage** (voHHL, S. 428), d.h. der Kopf ist leicht nach vorne gebeugt. In Abweichung davon werden folgende Haltungen als **regelwidrig** bezeichnet (**Abb. 17.11**):

- Vorderhauptslage (VoHL)
- Stirnlage
- Gesichtslage (GL)
- Roederer-Kopfhaltung.

Bei der Vorderhaupts-, Stirn- und Gesichtslage ist der Kopf zu weit **nach hinten gestreckt** (deflektiert), sie werden unter dem Begriff **„Deflexionslagen"** zusammengefasst. Gleichzeitig sind es allerdings fast immer **dorsoposteriore** Lagen (d.h. der Hinterkopf des Kindes zeigt Richtung Damm der Mutter), sodass es sich auch um **Einstellungsanomalien** (S. 457) handelt. **Dorsoanteriore** Deflexionslagen sind Raritäten, bei ihnen ist nur bei einer Vorderhauptslage eine vaginale Entbindung möglich.

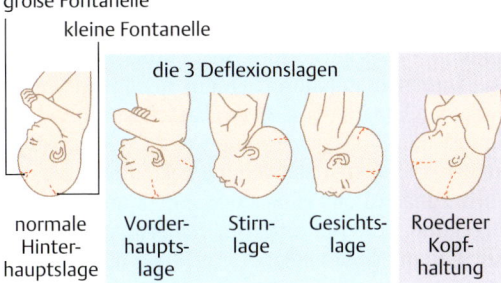

große Fontanelle

kleine Fontanelle

die 3 Deflexionslagen

| normale Hinterhauptslage | Vorderhauptslage | Stirnlage | Gesichtslage | Roederer Kopfhaltung |

Abb. 17.11 Haltungsanomalien.

> **MERKE**
>
> Da eine Geburt aus **Deflexionslage** eine erhöhte Gefährdung für Mutter und Kind bedeutet, sollte sie möglichst immer in einer **Klinik** erfolgen.

Im Gegensatz zur zu starken Streckung der Deflexionslagen wird die bereits im Beckeneingang auftretende **verstärkte Beugung** des Kopfes **nach vorne** als Roederer-Kopfhaltung bezeichnet.

Vorderhauptslage (VoHL)

Definition I Die Vorderhauptslage (VoHL) weist unter den Deflexionslagen die **geringste** Streckstellung auf (**Abb. 17.11**).
Epidemiologie I Die Inzidenz beträgt ca. 0,25 %.
Geburtsmechanismus I

> **MERKE**
>
> Charakteristisch für eine VoHL ist der **frühe Pressdrang** ohne vollständige Eröffnung des Muttermundes.

Leitstelle ist die **große Fontanelle**. Der Rücken liegt meist hinten (→ dorsoposteriore Einstellung, s.o.). Die VoHL hat mit dem **34 cm** umfassenden Planum fronotoccipitale ein größeres Durchtrittsplanum als die Hinterhauptslagen (dort 32 cm, vgl. **Tab. 16.2**, S. 421). Der Kopf macht beim Austritt zunächst eine **Beuge-** (Geburt von Vorderhaupt, Scheitel und Hinterhaupt), dann eine **Streckbewegung** (Geburt von Stirn und Gesicht) durch (vgl. Austrittsmechanismus bei der hinteren Hinterhauptslage, **Abb. 17.17**, S. 459). Die Gegend unterhalb der Stirnhaargrenze – nicht wie bei der regelhaften Geburt der Hinterkopf-Nacken-Bereich (S. 429) – stemmt

sich gegen den auch hier als Hypomochlion dienenden Schambogen. Das breite Hinterhaupt liegt am Damm, der deshalb mehr ausgewalzt werden muss, um zu überwunden zu werden. Die Gefahr für **Rissverletzungen** (S. 465) ist erhöht.

Die **Austreibungsperiode** ist aufgrund der stärkeren Anspannung der Weichteile **verlängert**, im Extremfall kann es zum **Geburtsstillstand** kommen. Das Kind ist dabei stark gefährdet, eine **kontinuierliche Überwachung** ist dringend erforderlich. Häufige Folge für die Gebärende ist eine **sekundäre Wehenschwäche**.

Therapie I Da eine Spontangeburt grundsätzlich möglich ist, kann, solange das Kind den Stress toleriert, ein **konservatives Vorgehen** angestrebt werden. Um eine Umwandlung der VoHL in eine Hinterhauptslage (HHL) zu erreichen, erfolgt eine **Lagerung** der Mutter zunächst auf die Seite des **Hinterhauptes** (= Seite der kleinen Fontanelle und des Rückens). Bei Persistenz (sprich: die kleine Fontanelle tritt nicht in Führung) wird die Mutter auf die **Gegenseite** gelagert, um das Tiefertreten des vorangehenden Vorderhauptes zu erleichtern. Bei nachlassenden Wehen sollte eine großzügige **Unterstützung der Wehentätigkeit** (vgl. S. 446) erfolgen. Aufgrund der starken Belastung des ausgewalzten Dammes ist die Indikation zu einer **Episiotomie** (S. 432) großzügig zu stellen.

Eine **vaginal-operative Entbindungsmethode** sollte nur bei dringlicher Indikation eingesetzt werden. Dabei sollte eine Zangenextraktion aufgrund der Gefahr tiefer Weichteilläsionen eher vermieden und bevorzugt auf die **Vakuumextraktion** zurückgegriffen werden. Hierbei gilt es wiederum zu berücksichtigen, dass die Saugglocke suboptimalerweise über der großen Fontanelle angreift.

Stirnlage

Definition I Die **Stirnlage** ist nach der Vorderhauptslage die **nächstgradige** Streckstellung unter den Deflexionslagen (**Abb. 17.11**).
Epidemiologie I Sie ist mit einer Inzidenz von 0,03–0,05 % sehr selten.

17

Geburtsmechanismus I Leitstelle ist die **Glabella**. Der Rücken liegt auch in diesem Falle üblicherweise hinten (→ dorsoposteriore Ausrichtung).
Das Durchtrittsplanum (Planum maxilloparietale) hat einen Umfang von **35 cm** (vgl. **Tab. 16.2**, S. 421) und ist damit das größte unter den Deflexionshaltungen. Die Austrittsbewegung besteht wie bei der VoHL zunächst aus einer **Beugung**, dann aus einer **Streckung**. Der Kopf rotiert hier allerdings statt mit der Stirn mit Oberkiefer oder Jochbein um die Symphyse.

> **MERKE**
>
> Aufgrund des Maximalumfangs des Durchtrittsplanums und der kaum konfigurierbaren geburtswirksamen Stirn ist die Stirnlage die **ungünstigste** und **gefährlichste** aller vaginal gebährfähigen Schädellagen.

Therapie I Eine **Spontangeburt** ist in 30–40 % der Fälle möglich. Bei etwa der Hälfte geht eine Stirnlage bei Zuwarten und Lagerungsänderungen in eine HHL oder Gesichtslage über.
Vaginal-operativ ist – wie bei der VoHL – eine **Zangengeburt** zu gefährlich und daher **kontraindiziert**. Die **Vakuumextraktion** ist nur durch einen sehr erfahrenen Geburtshelfer erlaubt. Bei persistierender SL ist die empfohlene Methode zur Geburtsbeendigung eine **Sectio**.

Gesichtslage (GL)

Definition I Die Gesichtslage (GL) ist die **ausgeprägteste** aller Deflexionslagen (**Abb. 17.11**).
Epidemiologie I Die Inzidenz beträgt ca. 0,3–0,5 %.
Geburtsmechanismus I Leitstelle ist das **Kinn**. Das Durchtrittsplanum (Planum hypo- oder tracheoparietale) hat einen Umfang von **34 cm**.
Bei der häufigeren **dorsoposterioren (mentoanterioren)** Gesichtslage (mit nach hinten gerichtetem Rücken und nach vorne gerichtetem Kinn) rotiert der Kopf mit dem Zungenbein um die Symphyse. Der Austrittsmechanismus ist eine **reine Beugung** (**Abb. 17.12**).
Die Gesichtslage ist – wie die beiden anderen Deflexionslagen – durch einen **protrahierten Geburtsverlauf** gekennzeichnet, Gründe dafür sind:
- Das relativ große Durchtrittsplanum.
- Das Gesicht dehnt die Weichteile nicht so effektiv wie die Kalotte.
- Es besteht eine hohe Streckhaltungsspannung, die wiederum auf das Weichteilpolster des Geburtskanals einwirkt und damit den Geburtsverlauf bremst.

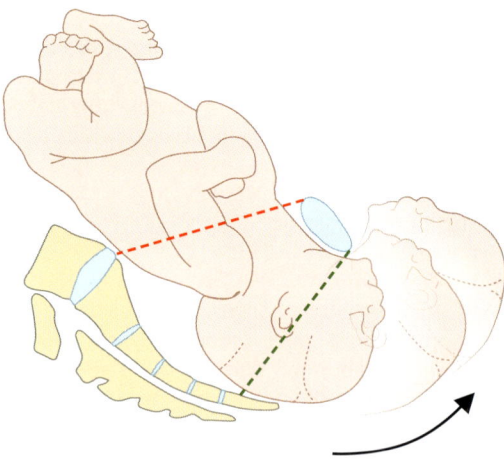

Abb. 17.12   Dorsoposteriore (mentoanteriore) Gesichtslage. Der Kopf vollzieht beim Austritt aus dem Becken eine reine Beugung.

> **MERKE**
>
> Die deutlich seltenere **dorsoanteriore (mentoposteriore)** Gesichtslage (Rücken vorne, Gesicht in Richtung Damm, **Abb. 17.13**) ist **geburtsunmöglich**.

Therapie I Bei **konservativem Vorgehen** wird die Frau auf die Seite des Kinns **gelagert**, um den Übergang in eine Stirnlage zu verhindern. Es ist dringend zu empfehlen, eine **Episiotomie** zu schneiden, um höhergradige Risse des Dammes zu vermeiden. Die **Methode der Wahl** bei der Gesichtslage ist jedoch die **Sectio**, bei der dorsoanterioren Gesichtslage ist sie obligat. Die **Vakuumextraktion** ist verständlicherweise **kontraindiziert**. Ein **Zangenentwicklung** ist wegen der Gefahr der kindlichen Hypoxie und schwerer Weichteilverletzungen der Mutter zu vermeiden.

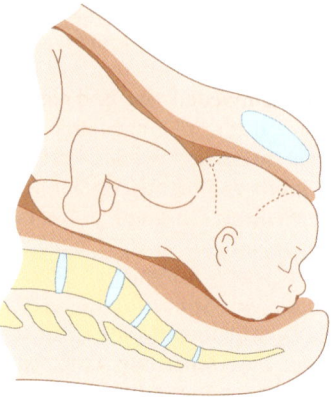

Abb. 17.13   Dorsoanteriore (mentoposteriore) Gesichtslage. Diese Lage ist geburtsunmöglich.

Roederer-Kopfhaltung

Definition I Die Roederer-Kopfhaltung ist eine Haltungsanomalie, bei der der **kindliche Kopf** unter der Geburt bereits im **Beckeneingang** vorzeitig **stark gebeugt** wird (**Abb. 17.11**, S. 455).

Geburtsmechanismus I Aufgrund eines **verengten Beckeneingangs** bei häufig allgemein verengtem Becken (S. 461) wird der Kopf in diese Haltung gezwungen, da das Tiefertreten nur mit einem möglichst kleinen Durchtrittsplanum möglich ist. Der geburtsmechanisch wirksame Umfang (**Circumferentia suboccipitobregmatica**, vgl. **Tab. 16.2** bzw. **Abb. 16.3**, S. 421) wird bereits im Beckeneingang auf ca. **32 cm** verringert (normalerweise Circumferentia frontooccipitalis mit ca. 34 cm). Die **kleine Fontanelle** wird zur Leitstelle. Die stark gebeugte Haltung wird über den gesamten Geburtsverlauf beibehalten – so passiert der Kopf alle Engen des Beckens mit seinem kleinsten Umfang.

17.2.3 Einstellungsanomalien

Normalerweise steht der Kopf des Kindes im Bereich des Beckeneingangs quer und rotiert dann im Verlauf der Geburt in den geraden Durchmesser am Beckenausgang (S. 429). Dort ist das Hinterhaupt des Kindes in den Geburtskanal eingestellt, der Hinterkopf weist dabei in Richtung Schambein der Mutter (vordere Hinterhauptslage = voHHL, S. 428).

Pathologische Abweichungen von diesen (in Anpassung an die je nach Höhenstand unterschiedlichen Platzverhältnisse im mütterlichen Becken vollzogenen) Einstellungsänderungen können folgende sein:

Beckeneingang:
- hoher Geradstand
- vorderer und hinterer Asynklitismus (Scheitelbeineinstellung).

Beckenboden/Beckenausgang:
- tiefer Querstand
- hintere Hinterhauptslage (hiHHL).

Gemeinsame Ursache dieser Einstellungsanomalien ist häufig ein **relatives Missverhältnis zwischen kindlichem Kopf und mütterlichem Becken** (vgl. S. 461). Der Kopf wird entweder aufgrund eigener Formveränderungen (z. B. Fehlbildungen) oder Abweichungen der Beckenform (z. B. zu plattes oder zu enges Becken) bzw. der Weichteile (z. B. Uterusfehlbildungen oder Placenta praevia) in diese fehlerhaften Einstellungen „gezwungen".

Hoher Geradstand

Definition I Von einem hohen Geradstand spricht man, wenn der Kopf bei vollständig eröffnetem Muttermund im **geraden** Durchmesser (statt physiologischerweise im queren) auf dem **Beckeneingang** steht.

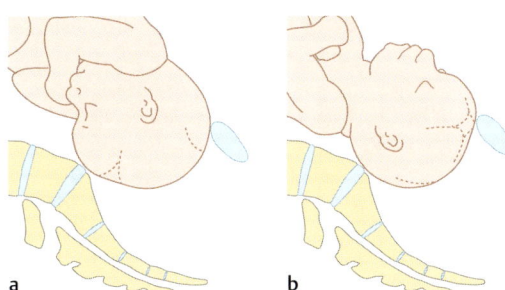

a   b

Abb. 17.14 Vorderer (a) und hinterer (b) hoher Geradstand.

Formen I Je nach Ausrichtung des Hinterhaupts wird eine **vordere** (Hinterhaupt vorne und damit große Fontanelle hinten, **Abb. 17.14a**) von einer **hinteren** Form (Hinterhaupt hinten, große Fontanelle vorn, **Abb. 17.14b**) unterschieden.

Epidemiologie I Der hohe Geradstand kommt bei 0,5 % aller Geburten vor. Dabei ist der **vordere** hohe Geradstand häufiger als der hintere (2 : 1 bis 3 : 1).

Therapie I Durch eine **Schaukellagerung** (= wechselnde Seitenlagerung) der Frau und ggf. **Tokolyse** kann versucht werden, den Kopf quasi in „Zickzackbewegungen" um das Promontorium herumzuführen. Der Kopf passiert dabei alle Ebenen des Beckens im (fast) geraden Durchmesser.

Kommt es darunter jedoch zu keinem Geburtsfortschritt, muss eine Entbindung per **Sectio** erfolgen.

Praxistipp

Ist die Diagnose eines hohen Geradstandes gestellt, sollte man nicht zu lange mit der Indikation zur Sectio warten, um eine drohende Uterusruptur (S. 464) zu vermeiden.

Vordere Scheitelbeineinstellung

Definition I Bei der vorderen Scheitelbeineinstellung (vorderer Asynklitismus bzw. **Naegele-Obliquität**) weicht die im Beckeneingang korrekt querstehende **Pfeilnaht** nach **hinten** ab, das vordere Scheitelbein übernimmt die Führung und ist damit in Geburtskanal eingestellt (**Abb. 17.15a**). Die Pfeilnaht steht dabei nicht in der Führungslinie (= synklitisch), sondern außerhalb davon (= asynklitisch).

Geburtsmechanismus I Auch bei einer normalen Geburt kann es im Verlauf vorübergehend zu dieser Form der Einstellung kommen, da der Kopf etwas nach hinten geneigt leichter in den Beckeneingang eintreten kann. Erst in verstärkter Ausprägung wird sie zur richtigen Einstellungsanomalie und die Geburt kann verlängert sein. Als vorteilhaft erweist sich jedoch, dass ein Ausweichen des Kopfes in die Kreuzbeinhöhle möglich ist.

17

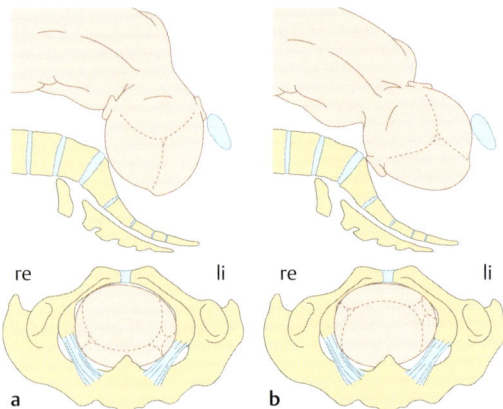

**Abb. 17.15   Scheitelbeineinstellung (Asynklitismus).
a Vordere Scheitelbeineinstellung (Naegele-Obliquität).**
Der Kopf neigt sich zur hinteren Schulter bzw. Richtung
Promontorium. **b Hintere Scheitelbeineinstellung
(Litzmann-Obliquität).** Der Kopf neigt sich zur vorderen
Schulter bzw. Richtung Symphyse.

> **MERKE**
>
> Eine **vordere** Scheitelbeineinstellung ist in leichter
> Ausprägung als **physiologisch** einzustufen.

Therapie I Bei der **konservativen Geburtsleitung**
wird versucht, durch **Lagerung auf die Seite der kleinen Fontanelle** den Anpassungsmechanismus zu
unterstützen. Voraussetzung ist das Wohlbefinden
von Mutter und Kind. Persistiert der Befund bzw.
kommt es zu einem Geburtsstillstand, muss eine
Sectio durchgeführt werden.

Hintere Scheitelbeineinstellung

Definition I Beim hinteren Asynklitismus (**Litzmann-Obliquität**) weicht die korrekt im Beckeneingang querstehende **Pfeilnaht** nach **vorne** ab. Das
hintere Scheitelbein geht in Führung und ist in
den Geburtskanal eingestellt (**Abb. 17.15b**). Das vordere Scheitelbein „ruht" auf der Hinterkante der
Symphyse.
Geburtsmechanismus I Bei der hinteren Scheitelbeineinstellung „rennt" der Kopf gegen die Rücksei-
te der Symphyse an. Zudem bleibt die hintere
Schulter am Promontorium hängen.

> **MERKE**
>
> Eine **hintere** Scheitelbeineinstellung ist deshalb
> **geburtsunmöglich**.

Therapie I Nach Feststellung des Befundes ist **immer**
eine **Sectio** erforderlich.

Tiefer Querstand

Definition I Im Falle eines tiefen Querstands steht
der Kopf mit **quer** verlaufender Pfeilnaht auf dem
Beckenboden, d.h. die physiologische innere Rotation (S. 429) in den geraden Durchmesser ist ausgeblieben (**Abb. 17.16**). Man spricht jedoch nur dann
von einem tiefen Querstand als Pathologie, wenn
durch die ausbleibende Drehung des Kopfes eine
Geburtsverzögerung entsteht.
Formen I Steht die kleine Fontanelle **links** (→ Hinterhaupt Richtung linke Seite der Mutter) handelt
es sich um einen **I. tiefen Querstand** (**Abb. 17.16a**),
bei **rechts**stehender kleiner Fontanelle (→ Hinterhaupt rechts) um einen **II. tiefen Querstand** (**Abb.
17.16b**).
Epidemiologie I Ein tiefer Querstand tritt bei ca. 1 %
aller Schädellagen auf.
Geburtsmechanismus I Nicht selten kommt bei
einem **kleinen Kopf** (z.B. Frühgeburt) oder leichter
sekundärer Wehenschwäche der Kopf im queren
Durchmesser auf Beckenboden an, dreht sich
dann aber doch noch in den geraden Durchmesser.
Wenn bei einem **normal großen Kopf** diese spontane Rotation jedoch aufgrund der engeren Platzverhältnisse nicht möglich ist, kommt es zu einem
Geburtsstillstand.
Therapie I Bei Wohlbefinden von Mutter und Kind
kann zunächst abgewartet werden. Um die Rotation des Kopfes zu unterstützen, wird die Frau auf
die Seite der **kleinen Fontanelle gelagert**. Bei einer
sekundären Wehenschwäche müssen **wehenunter-
stützende Mittel** verabreicht werden.
Bei Erfolglosigkeit der konservativen Maßnahmen
ist zur operativen Geburtsbeendigung die **Vakuumextraktion** die **Methode der Wahl**. Die Saugglocke
wird exzentrisch auf das Hinterhaupt aufgesetzt,
hierdurch wird eine Beugung des Kopfes erreicht
und damit eine Rotation ermöglicht.
Eine **Zangenextraktion** darf nur durch einen erfahrenen Operateur durchgeführt werden, da das Einlegen und die Rotation der Zange nicht einfach sind.
Andernfalls können schwere Weichteilverletzungen entstehen.

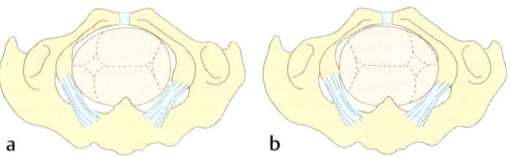

Abb. 17.16   Tiefer Querstand. a I. oder linker tiefer
Querstand. **b** II. oder rechter tiefer Querstand.

17

Hintere Hinterhauptslage (hiHHL)

Definition | Bei der hinteren Hinterhauptslage (hiHHL) handelt es sich um eine **dorsoposteriore** Lage. Der Hinterkopf des Kindes befindet sich in der Austreibungsperiode nicht vorne (→ regelrechte voHHL, S. 428), sondern hinten (**Abb. 17.17**).

Epidemiologie | Eine hiHHL kommt bei ca. 1 % aller Schädellagen vor.

Geburtsmechanismus | Leitstelle ist wie bei der voHHL die **kleine Fontanelle**, damit ist auch das Durchtrittsplanum identisch zu dem der voHHL (Planum suboccipitobregmaticum).

Persistiert die hiHHL, kommt es (anlog zur dorsoposterioren VoHL, S. 455) zunächst zu einer **extremen Beugung** des Kopfes (nur hierdurch ist der weitere Austritt um die Symphyse herum möglich), dann zu einer **leichten Streckung**. Während sich bei der VoHL jedoch beim Kopfaustritt die Stirn gegen die als Hypomochlion dienende Symphyse stemmt, ist es in diesem Falle die große Fontanelle.

Die **Austreibungsperiode** ist gegenüber der voHHL **verlängert**. Dies hat drei Gründe:

- Die **maximale Zwangsbeugehaltung** zur Überwindung des Knies des Geburtskanals, wodurch eine größere Reibung entsteht.
- Das **breite Hinterhaupt** muss über den **Damm** geboren werden, was eine größere Anspannung des Dammes zur Folge hat (erhöhte Gefahr an Geburtsverletzungen!).
- Das **breitere Vorderhaupt** muss sich an der Symphyse abstemmen (im Gegensatz zum schmaleren Nacken). Die Weite des Schambeinbogens kann nicht optimal ausgenutzt werden.

Therapie | Toleriert das Kind den Stress, kann zunächst abgewartet werden. Die Mutter wird auf die Seite des **Hinterhauptes** (weicht meist leicht von der Mittelstellung ab) **gelagert**, um die Beugung des Kopfes zu begünstigen. Bei nachlassender

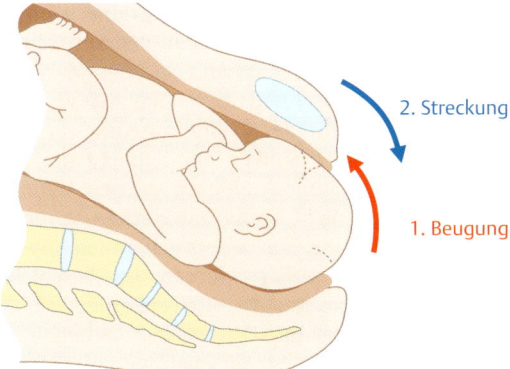

2. Streckung

1. Beugung

Abb. 17.17 Hintere Hinterhauptslage. Die Kopfaustrittsbewegung besteht aus einer extremen Beugung, gefolgt von einer leichteren Streckung.

Wehentätigkeit werden zur Unterstützung **Wehenmittel** (S. 446) gegeben.

Reicht die Kraft der Mutter oder die Toleranz des Kindes nicht aus, wird eine **operative vaginale Entbindung** durchgeführt. Je nach Höhenstand erfolgt sie in Form einer **Vakuumextraktion** (wenn der Kopf in Beckenmitte steht) oder mit der **Zange** (wenn der Kopf den Beckenboden erreicht hat, vgl. **Tab. 17.2**, S. 448).

17.2.4 Schulterdystokie

Definition | Unter einer Schulterdystokie versteht man den **Geburtsstillstand** infolge eines **Ausbleibens der Rotation der Schultern** (vgl. S. 429) beim Durchtritt durch den Geburtskanal.

Formen | Man unterscheidet einen **hohen Schultergeradstand** (→ Schultern stehen gerade auf Beckeneingang, normal wäre quer) und einen **tiefen Schulterquerstand** (→ Schultern stehen quer auf Beckenboden, d.h. die Rotation in den geraden Durchmesser bleibt aus).

Epidemiologie | Die Häufigkeit wird je nach Kindsgewicht zwischen 0,2–3 % angegeben. Mit zunehmendem Gewicht steigt die Auftretenswahrscheinlichkeit, bei einem Gewicht **> 4500 g** beträgt die Inzidenz 10 %. In der **Mehrzahl der Fälle** liegt das Gewicht aber auch bei den Schulterdystokien **< 4000 g**.

Ätiologie | Risikofaktoren sind:

- frühere Schulterdystokie
- Makrosomie (s.o.)
- maternale Adipositas
- Multiparität
- lange Austreibungsphase
- vaginal-operative Entbindung.

Klinik | Im Anschluss an die Geburt des Kopfes kommt es zu einem **Geburtsstillstand**, da die Schultern quasi im Becken stecken bleiben: Beim **hohen Schultergeradstand** bleibt die vordere Schulter an der Symphyse hängen, der geborene Kopf wirkt zurückgezogen und wird auf die Vulva gepresst (sog. **Halskrause** oder **Turtle-Phänomen**). Ein Hinweis auf den **tiefen Schulterquerstand** ist das Ausbleiben der äußeren Drehung des Kopfes.

Mögliche **Komplikationen** sind die fetale Asphyxie, Plexusschädigungen, Skelettverletzungen, Klavikulafrakturen und mütterliche Weichteilverletzungen.

Therapie | Das geburtshilfliche Vorgehen ist abhängig von der Form der Schulterdystokie:

- **Hoher Schultergeradstand:** Beim Verdacht bzw. bei der Bestätigung eines hohen Schultergeradstands sollte eine **Episiotomie** durchgeführt oder eine bereits bestehende erweitert werden. Eine ggf. laufende Oxytozininfusion ist zu stoppen, stattdessen ist eine **Tokolyse** notwendig. Zur

17

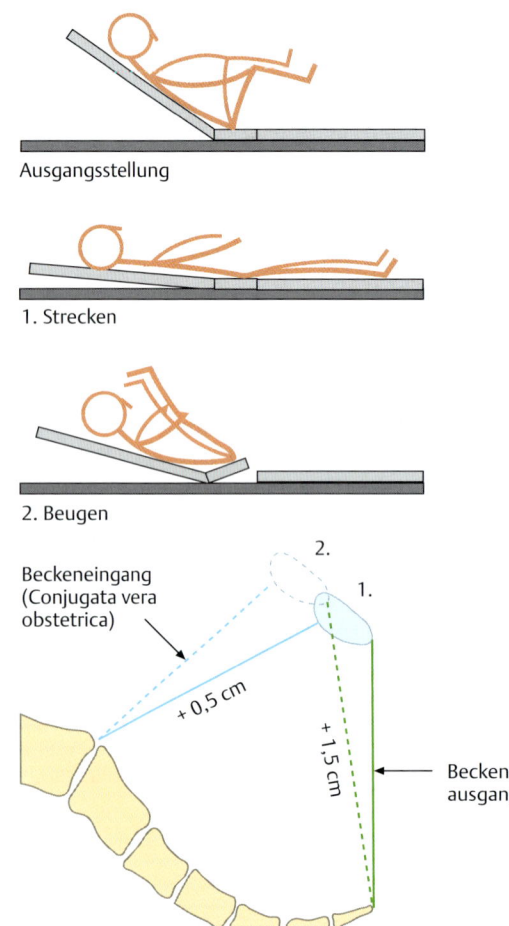

Ausgangsstellung

1. Strecken

2. Beugen

Beckeneingang
(Conjugata vera
obstetrica)

+ 0,5 cm

+ 1,5 cm

2.

1.

Becken-
ausgang

Abb. 17.18 McRoberts-Manöver. Die Beine der Frau werden zunächst gestreckt und nach innen rotiert. Hierdurch tritt die Symphyse tiefer und die beim hohen Geradstand festhängende vordere Schulter kann sich bei vergrößerter Conjugata vera obstetrica lösen. Anschließend erfolgt eine Beugung in der Hüfte mit gleichzeitiger Abduktion. Dabei steigt die Symphyse wieder höher und springt ggf. über die vorn stehende Schulter. Der Beckenausgang wird erweitert, was wiederum mehr Platz im Falle eines tiefen Schulterquerstands bedeutet.

17

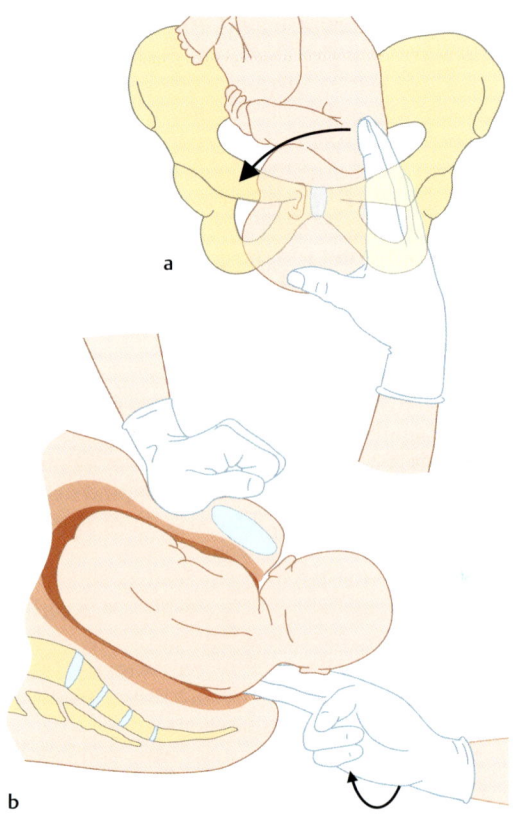

a

b

Abb. 17.19 Innere Rotation der Schulter bei hohem Schultergeradstand. a Der Geburtshelfer geht mit der dem Rücken des Kindes zugewandten Hand zwischen Hinterkopf und Uteruswand in den Geburtskanal ein und löst die vordere Schulter durch Druck mit 2 Fingern von hinten auf das Schulterblatt. Die Schulter wird in Richtung Damm der Mutter in den auf Höhe des Beckeneingangs korrekten queren Durchmesser geführt. **b Woods-Manöver.** Der Geburtshelfer sucht mit 2 Fingern der dem Bauch des Kindes zugewandten Hand die hintere Schulter auf. Durch brustseitigen Druck auf diese Schulter wird bei gleichzeitigem suprasymphysärem Druck von außen auf die vordere Schulter die gesamte Schulter in den queren Durchmesser rotiert.

Lösung der Schulter stehen verschiedene Methoden zur Verfügung:
- **Stellungsänderung der Symphyse:** Entweder durch das **McRoberts-Manöver** (**Abb. 17.18**) oder das Drehen der Frau in die **Knie-Ellenbogenlage** kann der Beckeingang erweitert und die an der Symphyse festhängende vordere Schulter gelöst werden.
- **Innere Rotation der Schulter in den queren Durchmesser** durch Druck vom Rücken des Kindes her auf die vordere (**Abb. 17.19a**) oder von der Bauchseite der Kindes her auf die hintere Schulter (**Woods-Manöver, Abb. 17.19b**).

- **Extraktion des hinteren Arms:** Eine weitere Alternative besteht darin, mit der dem Bauch des Kindes zugewandten Hand den hinteren Arm zu fassen und diesen zu extrahieren. Hierdurch wird der Schulterdurchmesser verkleinert. Nach Senken des Kopfes kann die vordere Schulter entwickelt werden. Gelingt dies noch nicht, muss die vordere Schulter durch Drehung des bereits geborenen Kopfes nach hinten rotiert werden. Im Anschluss kann der vordere Arm durch ein erneutes Eingehen mit der Hand entwickelt werden.
- **Tiefer Schulterquerstand:** Auch hier sollte eine **Episiotomie** durchgeführt oder eine bereits bestehende erweitert werden. Mithilfe des **McRoberts-Manövers** (**Abb. 17.18**) kann durch das Ver-

größern des Beckenausgangs die Entwicklung der Schulter erleichtert werden. Analog zur **inneren Rotation** beim hohen Schultergeradstand kann die Schulter durch Druck mit 2 Fingern auf den kindlichen Rücken in den im Beckenausgang korrekten geraden Durchmesser gedreht werden. Darüber hinaus kann man durch eine **äußere Drehung** des Kopfes das Kind um seine Längsachse drehen und dabei die Schultern mitrotieren.

> **MERKE**
>
> Bei einer bestehenden Schulterdystokie sind der Druck von oben auf den kindlichen Steiß (**Kristeller-Handgriff**, S. 453) oder der **Zug am bereits geborenen Kopf** zur Beschleunigung der Geburt aufgrund der hohen Verletzungsgefahr für Mutter und Kind **absolut kontraindiziert**.

Prophylaktisch sollte bei einer früher aufgetretenen Schulterdystokie eine **primäre Sectio** durchgeführt werden.

Praxistipp

Aufgrund des gehäuften Vorkommens bei einem geschätzten Gewicht von ≥ 4500 g (s.o.) sollte auch in diesen Fällen prinzipiell eine primäre Sectio erwogen werden. Um zu viele „unnötige" Sectiones zu vermeiden, muss hier jedoch die Messungenauigkeit bei der normalen Ultraschalluntersuchung mit in Betracht gezogen werden.

17.3 Protrahierter Geburtsverlauf und Geburtsstillstand

Key Point

Ein verzögerter Verlauf bzw. im Extremfall Stillstand der Geburt bedeuten immer eine Gefährdung von Mutter und Kind. Je nach Fortschritt der Geburt wird das Kind v. a. durch eine Unterversorgung mit ggf. langfristigen Schäden bedroht. Bei der Mutter müssen Erschöpfung und durch Überdehnung des Geburtskanals bedingte Weichteilverletzungen befürchtet werden. Nach Ausschöpfen der konservativen Maßnahmen ist eine Beendigung der Geburt durch Sectio deshalb häufig notwendig.

Definition | Von einem **protrahierten Geburtsverlauf** spricht man, wenn die Muttermunderöffnung und das Tiefertreten des kindlichen Kopfes nicht kontinuierlich fortschreiten. Die durchschnittliche Geburtsdauer bei einer **Erstgebärenden** beträgt

10 h, bei **Zweit- oder Mehrgebärenden 6–8 h**. Dies gilt ab Einsetzen regelmäßiger Wehen. Kommt es zu keinem weiteren Geburtsfortschritt, liegt ein **Geburtsstillstand** vor.

Ätiologie | Wesentliche Ursachen für eine verzögerte Geburt können sein:

– **Lage-, Haltungs- oder Einstellungsanomalien**: siehe jeweils dort.
– **Fetopelvines Missverhältnis** aufgrund eines kleinen, allgemein verengten Beckens oder eines großen kindlichen Kopfes (z.B. bei diabetischer Makrosomie, S. 391)
– **Pathologische Wehenformen (Wehendystokie):**
  • Eine **primären Wehenschwäche** (zu schwach, zu kurz oder zu selten) besteht vom Anfang der Geburt an. Ursachen können Adipositas oder ein überdehnter Uterus (z.B. Polyhydramnion, Mehrlinge) sein.
  • Bei der **sekundären Wehenschwäche** sind zunächst kräftige Wehen vorhanden, die aber im Verlauf der Geburt nachlassen. Mit zunehmender Dauer erschöpft sich die Wehenkraft.
  • **Hyperaktive Wehen** sind durch eine erhöhte Frequenz mit wenig Wehenpausen gekennzeichnet (Extremfall: **Wehensturm** mit > 5 Wehen pro 10 min).
  • Bei **hypertonen Wehen** besteht ein erhöhter uteriner Grundtonus (> 12 mmHg in der Wehenpause, z.B. bei passiver Überdehnung durch Mehrlingsschwangerschaft).
  • Wenn multifokal am Uterus Erregungen entstehen (z.B. in anderen Segmenten als physiologischerweise im Fundusbereich, S. 422), resultiert eine **unkoordinierte Wehentätigkeit**, die letztendlich nicht effektiv ist.
– **Zervixdystokie:** Spasmen, Narben (z.B. bei Z.n. Konisation) oder Entzündungen im Bereich der Zervix führen zu einer verzögerten bzw. unzureichenden Dilatation des Muttermundes.
– **Geburtshindernisse:** z.B. Myome.

Klinik | Die **Gefahren** liegen in einer fetalen Hypoxämie, fetalen Infektion, Weichteilschädigungen der Mutter (S. 465) und der Uterusruptur (S. 464).

Diagnostik und Therapie | Um diese Gefahren zu vermeiden, ist eine sorgfältige **klinische und apparative Überwachung** (mittels CTG und ggf. MBU, S. 436) erforderlich.

> **MERKE**
>
> Wie lange ein **abwartendes Verhalten** zulässig ist, hängt vom Wohlbefinden von Mutter und Kind ab. Bei einem Geburtsstillstand sollten bis zur ggf. notwendigen Sectio **2 h** nicht überschritten werden.

In Abhängigkeit von der Ursache sollte folgendermaßen vorgegangen werden:

- **Lage-, Haltungs- und Einstellungsanomalien:** siehe jeweils dort.
- **Fetopelvines Missverhältnis:** Bei der Aufnahme in den Kreißsaal sollte neben der üblichen körperlichen Untersuchung (von Bedeutung ist hier v.a. der Zangenmeister-Handgriff, S. 411) routinemäßig eine **Ultraschalluntersuchung** durchgeführt werden (S. 426). Röntgen- oder MRT-Beckenmessungen sind eher Einzelfällen vorbehalten. Wird das Kind sehr groß geschätzt, sollte mit einer **Sectio** nicht allzu lange gewartet werden. Ansonsten kann man mit **Lagerungsversuchen**, dem Legen einer **Periduralanästhesie** sowie ggf. dem Einsatz von **Wehenmitteln** versuchen, einen Geburtsfortschritt zu erzielen.
- **Pathologische Wehenformen:**
  - **Wehenschwäche:** In diesen Fällen ist der Einsatz von **wehenfördernden Mitteln** (S. 446) angezeigt.
  - Bei **hyperaktiven** und **hypertonen Wehen** ist die Gabe von **wehenhemmenden Mitteln** (S. 446) als Dauertropfinfusion indiziert.
  - Zur **Koordination** können Wehenhemmung und -unterstützung auch **parallel** eingesetzt werden.
- **Zervixdystokie:** Bei Spasmen steht die **Analgesie** im Vordergrund (z.B. PDA, S. 440), bei Narben hat sich die lokale Gabe von **Prostaglandinen** als hilfreich erwiesen. In beiden Fällen kann eine **digitale oder instrumentelle Dehnung** des Muttermundes unterstützend eingesetzt werden.
- **Geburtshindernisse:** Diese sollten bereits präpartal bekannt sein, je nach Lage und Größe wäre dann eine **primäre Sectio** indiziert. Manche Myome können allerdings unter der Geburt durch den tiefer tretenden Kopf verdrängt werden. Falls der Wunsch der Mutter nach einer **Spontangeburt** sehr stark ist, kann man (je nach Lage des Tumors) einen Versuch machen, sollte aber frühzeitig die Indikation zur **sekundären Sectio** stellen.

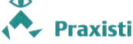 **Praxistipp**
Wichtig ist, darauf zu achten, dass die Harnblase der Gebärenden während der Austreibungsphase entleert ist (ggf. mittels Katheter). Eine volle Harnblase kann zum einen ein mechanisches Geburtshindernis sein, zum anderen aber auch per se die Wehentätigkeit hemmen.

17.4 Nabelschnurkomplikationen

 Key Point
Nabelschnurkomplikationen sind mit Abstand die häufigste Ursache schwerer fetaler Hypoxiezustände unter der Geburt. Mögliche Formen sind Vorliegen, Vorfall, Umschlingung oder Knoten der Nabelschnur.

17.4.1 Vorliegen der Nabelschnur
Das Vorliegen der Nabelschnur vor den vorangehenden Teil des Kindes bei **stehender Fruchtblase** (**Abb. 17.20a**) kann als **Tastbefund** bei der inneren Untersuchung oder **sono-** bzw. **kardiotokografisch** bemerkt werden. Typische Hinweise im CTG sind kompressionsbedingte Herztonabfälle bei nur leichten Kontraktionen.
Die **konservative Therapie** besteht in dem Versuch, die Nabelschnur zu retrahieren: Unter **Tokolyse** wird die Frau unter **Beckenhochlagerung** auf die entgegengesetzt der Nabelschnur liegende Seite gelagert. Der Blasensprung sollte bis zur vollständigen Eröffnung des Muttermunds hinausgezögert werden. Wenn die Herztöne pathologisch werden, besteht die Indikation zur **Sectio**.

17.4.2 Nabelschnurvorfall
Beim Untersuchen tastet man die Nabelschnur **nach erfolgtem Blasensprung** vor dem vorangehenden Teil, sie wird zwischen diesem und der Uteruswand eingeklemmt (**Abb. 17.20b**). Ein Nabelschnurvorfall wird begünstigt durch ein relatives Missverhältnis zwischen kindlichem Kopf und mütterlichem Becken, regelwidrige Lagen, Frühgeburt, Polyhydramnion, vorzeitigen Blasensprung und Mehrlingsschwangerschaften.

MERKE
Beim **Vorfall** handelt es sich um eine gefährliche Nabelschnurkomplikation, die ein **sofortiges Handeln** erfordert.

Unter Kompression der Nabelschnur werden die kindlichen Herztöne im **CTG** pathologisch. Ist dies der Fall, muss sofort das **Becken hoch gelagert** und falls nötig, der **vorangehende Teil** des Kindes **hochgeschoben** werden.

MERKE
Es sollte **niemals** versucht werden, eine vorgefallene Nabelschnur zu **reponieren**, da der Versuch fast nie Erfolg hat.

Bei nicht vollständig eröffnetem Muttermund wird eine **eilige Sectio** durchgeführt. Bis zum Opera-

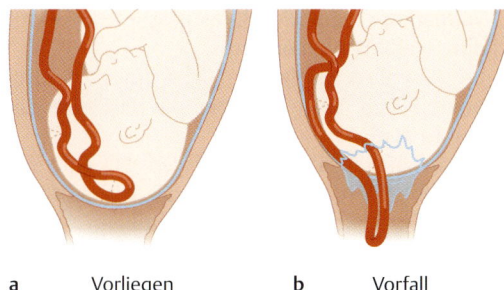

a   Vorliegen   b   Vorfall

Abb. 17.20 Nabelschnurkomplikationen. a Vorliegen der Nabelschnur, die Fruchtblase ist noch nicht eröffnet. **b** Nabelschnurvorfall nach erfolgtem Blasensprung.

tionsbeginn muss eine **i. v. Tokolyse** laufen. Bei vollständig eröffnetem Muttermund kann man eine **vaginale Entbindung** erwägen. Die Frau wird zu forciertem Pressen angeleitet, ggf. Unterstützung durch **Vakuumglocke** oder **Zange**. Erfolgt die Aufnahme der Frau mit nicht mehr pulsierender Nabelschnur (d. h. bei abgestorbenem Fetus) wird ebenfalls die **vaginale Entbindung** angestrebt (vgl. S. 360).

17.4.3 Nabelschnurumschlingung
Die ein- oder mehrfache Umschlingung eines Körperteils des Kindes von der Nabelschnur wird bei **20–30 %** aller Geburten beobachtet. Begünstigend sind eine **lange Nabelschnur** oder ein **Polyhydramnion** (S. 356)
Präpartal kann eine Nabelschnurumschlingung **(farbdoppler-)sonografisch** diagnostiziert werden (**Abb. 17.21**). Eine primäre Sectio ist in solchen, **klinisch meist unauffälligen** Situationen jedoch nicht indiziert.
Unter der Geburt kommt eine Umschlingung v. a. bei einer kurzen Nabelschnur zum Tragen: Wenn sie sich z. B. beim Tiefertreten des Kopfes fester zieht, können im CTG typischerweise **wehensynchrone Dezelerationen** der kindlichen Herztöne

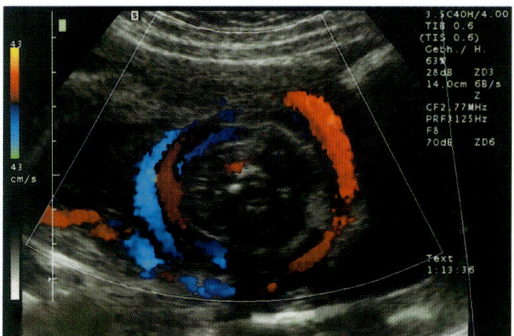

Abb. 17.21 Nabelschnurumschlingung um den fetalen Hals. Zirkuläre Darstellung in der Farbdopplersonografie.

auftreten. Bei langem Geburtsverlauf kann es zu einer beginnenden **Hypoxämie** kommen. In diesen Fällen ist eine Dauerüberwachung notwendig, um rechtzeitig – je nach Fortschritt der Geburt – eine **Sectio** oder eine **Vakuumextraktion** durchzuführen.

17.4.4 Nabelschnurknoten
Ähnliche Symptome wie bei der Nabelschnurumschlingung können auftreten, wenn die Nabelschnur durch einen ein- oder mehrfachen **(echten) Knoten** komprimiert wird. Dies kommt bei ca. **1–2 %** aller Geburten vor. Bei kardiotokografisch festgestellten Beeinträchtigungen des Kindes ist ein analoges Vorgehen wie bei der Umschlingung notwendig (s. o.).
Unechte (falsche) Nabelschnurknoten werden durch Varizen oder umschriebene Auftreibungen der Wharton-Sulze infolge eines Gefäßknäuels verursacht und sind meist ohne klinische Bedeutung.

17.5 Regelwidrigkeiten der Eihäute und des Fruchtwassers

Anomalien der Eihäute werden ab S. 354 (**Amnioninfektionssyndrom**) bzw. S. 370 (**vorzeitiger Blasensprung**) inklusive ihrer geburtshilflichen Konsequenzen beschrieben.
Dasselbe gilt für Normabweichungen bezüglich des Fruchtwassers: **Poly- bzw. Oligohydramnion** (S. 432) und **Fruchtwasserembolie** (S. 356 bzw. S. 503)

17.6 Regelwidrigkeiten der Plazenta

Da es sich auch bei den Störungen der Plazentation (**Form- und Lageanomalien**, **Insuffizienz** und **vorzeitige Lösung**) um Beeinträchtigungen handelt, die bereits im Verlauf der Schwangerschaft symptomatisch werden können, wird auf sie ab S. 350 näher eingegangen. Die **Plazentaretention** betrifft hingegen erst die Nachgeburtsperiode (s. u.).

17.7 Regelwidrigkeiten der Nachgeburtsperiode

Die bedrohlichsten Komplikationen im Anschluss an die Geburt sind **postpartale Blutungen**. Vor allem bei der **Uterusatonie** handelt es sich um einen geburtshilflichen Notfall. Deshalb wird die differenzialdiagnostische Abklärung im entsprechenden Kapitel ab S. 502 behandelt.

17.7.1 Plazentaretention
Definition | Wenn sich in der Nachgeburtsperiode (vgl. S. 433) im Anschluss an die Geburt des Kindes die Plazenta nicht **innerhalb kurzer Zeit** (bis zu

17

30 min) **vollständig** löst, spricht man von einer Plazentaretention.

Ätiologie | Eine verzögerte Lösung der Plazenta kann funktionell durch eine **Wehenschwäche** verursacht sein (sog. **Placenta adhaerens**) oder auf anatomischer Grundlage durch eine zu starke Invasion der Plazentazotten in das Myometrium des Uterus (**Placenta accreta**, **increta** und **percreta**, S. 350) bedingt sein.

Klinik | Die klinischen Zeichen der Plazentalösung (S. 434) bleiben aus. Bei vorhandenen Plazentaresten kann sich der Uterus nicht kontrahieren, er bleibt groß und weich. Im schlimmsten Fall kann es zu einer **atonischen Nachblutung** kommen (→ geburtshilflicher Notfall, vgl. S. 502).

Diagnostik | Eine komplette Plazentaretention wird anhand der **typischen Klinik** diagnostiziert, bei V.a. eine partielle erfolgt eine **sonografische Kontrolle**.

Therapie | Bei Vorliegen einer Plazentaretention und/oder einer überstarken Blutung (> 500 ml) muss eine **aktive Plazentalösung** durchgeführt werden:

- **Leeren der Harnblase** mittels Katheter
- i.v. Gabe von 3 I.E. **Oxytozin** oder einer Infusion mit 6 I.E. Oxytozin mit 500 ml/h.
- Zug an der Nabelschnur (**Cord traction**, cave: darf nicht ruckartig, sondern muss kontinuierlich mit Gefühl ausgeführt werden)
- Die andere Hand umfasst den Uterus durch die Bauchdecke (**Credé-Handgriffe**, vgl. **Abb. 19.3**, S. 503) und bringt ihn in die Führungslinie. Anschließend erfolgt das (vorsichtige) Herausdrücken der Plazenta.
- Gelingt dies nicht, besteht die Indikation zur **manuellen Plazentalösung** (**Abb. 17.22**), die in

Vollnarkose oder Periduralanästhesie (S. 440) durchgeführt werden muss.

- Im Anschluss erfolgt die Gabe eines **Uterotonikums** (z.B. Oxytozin oder das PGE$_2$-Derivat Sulproston).
- Lässt sich die Plazenta nicht lösen (Placenta increta oder percreta), ist meist als Ultima Ratio eine **Hysterektomie** nicht vermeidbar.

Komplikationen |

- **Nabelschnurabriss:** Reißt die Nabelschnur unter dem Zug von außen ab, kommt es zu einer verstärkten Blutung. Auch in einem solchen Fall sollte zügig eine manuelle Plazentalösung (**Abb. 17.22**) durchgeführt werden.
- **Inversio uteri (Umkrempelung):** Eine weitere Komplikation des Zuges an der Nabelschnur oder des Handgriffs nach Credé ist die akute Inversio uteri, bei der die Uterusschleimhaut teilweise oder komplett nach außen in die Vaginalhöhle gestülpt wird. Die Reposition muss möglichst rasch in Vollnarkose erfolgen. Dazu wird mit der ganzen Hand in die Scheide eingegangen, der Fundus umfasst und langsam, aber stetig nabelwärts geschoben. Anschließend wird eine Dauertropfinfusion mit 10 I.E. Oxytozin appliziert und die Hand so lange in situ belassen, bis eine genügende Kontraktion des Uterus vorhanden ist.

17.8 Geburtsverletzungen

Key Point

Durch die große mechanische Belastung, die während einer Geburt auf die Weichteile der Mutter und das hindurchtretende Kind einwirken, sind v.a. bei längerer Geburtsdauer oder regelwidrigen Abläufen auf beiden Seiten Verletzungen möglich. Es gilt, diese baldmöglichst zu erkennen, um eine entsprechende Versorgung einleiten und Folgeschäden vermeiden zu können.

17.8.1 Geburtsverletzungen der Mutter

Uterusruptur

Definition | Zerreißungen der Uteruswand werden unterteilt in folgende Formen:

- **komplett** – vollständige Zerreißung des Uterus mit Peritoneum
- **inkomplett** – das Peritoneum bleibt intakt
- **sub partu** – im Zuge der Wehentätigkeit (z.B. bei unüberwindlichem Geburtshindernis)
- **violent** – z.B. durch geburtshilfliche Operationen oder eine traumatische Krafteinwirkung von außen

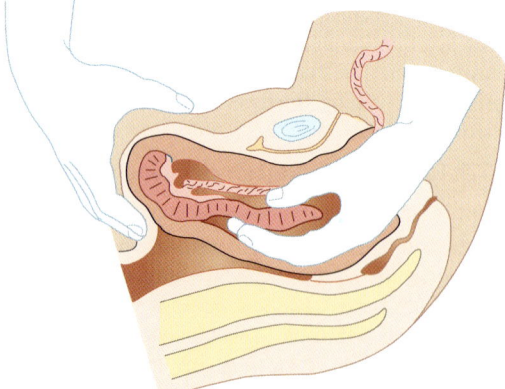

Abb. 17.22   Manuelle Plazentalösung. Eine Hand drückt den Uterus mit dem Credé-Handgriff nach unten und bildet damit ein Gegenlager für die zweite Hand, die in Pfötchenstellung in den Uterus eingeht und nach Orientierung entlang der Nabelschnur die Plazenta mit der Handkante von der Uteruswand „abschält".

- **spontan** – ohne erkennbaren Grund
- **still** – die Ruptur ist asymptomatisch.

Epidemiologie I Uterusrupturen kommen bei 1 : 1500 Geburten vor.

Ätiologie I Die Hauptursache ist eine **Überdehnung des Uterus** bei Missverhältnis zwischen Kopf und Becken, Einstellungsanomalien, mechanischer Verlegung des Geburtskanals (z.B. durch Tumoren) oder unnachgiebigen Weichteilen. Aber auch **Narbenrupturen** (z.B. nach vorausgegangener Sectio oder anderen Operationen am Uterus, wie z.B. Myomenukleation, S. 199) spielen ursächlich eine Rolle.

Klinik und Diagnostik I Warnsignale für eine drohende Ruptur sind sehr häufige Wehen bis zum Wehensturm (S. 461), Dauerkontraktionen oder sehr rasch aufeinanderfolgende Einzelkontraktionen.

Die Frauen klagen über **sehr starke, als vernichtend empfundene Schmerzen**. Durch die starke Retraktion des Uterus sieht man bei schlanken Frauen das Aufsteigen des Retraktionsringes (**Bandl-Furche**, vgl. S. 422) um mehr als 4 Querfinger über die Symphyse.

> **MERKE**
>
> Bei einer **manifesten** Uterusruptur kommt es hingegen typischerweise zu einem **plötzlichen Sistieren der Wehentätigkeit** und **akuten Nachlassen der Schmerzen.**

Im Rahmen der **Blutung** (vaginal, intraabdominal) entwickeln sich meist rasch Zeichen eines **hypovolämischen Schocks**. Für das Kind besteht die Gefahr einer **hypoxischen Hirnschädigung**. Das **CTG** kann pathologisch werden.

Eine komplette Uterusruptur kann sich auch erst nach der vaginalen Geburt des Kindes durch eine **Hämorrhagie** und **Schockentwicklung** manifestieren. Gedeckte Rupturen können **klinisch stumm** verlaufen. Bei Narbenrupturen bestehen typischerweise keine Vorwarnsymptome, der Schmerz setzt **plötzlich** ein.

> **MERKE**
>
> Die **Uterusruptur** ist für Mutter und Kind eines der **bedrohlichsten** Ereignisse in der Schwangerschaft und unter der Geburt.

Therapie I Bei drohender Uterusruptur ist eine **i.v. Tokolyse** mit anschließender **Sectio** durchzuführen. Bei V.a. eine stattgehabte Ruptur ist ein vaginales Vorgehen auch bei relativ tiefstehendem Kopf kontraindiziert, die sofortige **Sectio** ist notwendig. Nach der Entwicklung des Kindes und Entfernung der Plazenta sind eine genaue **Inspektion** und **Beur**-

teilung des Ausmaßes der Läsion am Uterus durchzuführen. Hierbei gilt es zu entscheiden, ob eine **Naht der Ruptur** ohne Gefährdung der Mutter möglich ist oder ob eine **Hysterektomie** vorgenommen werden muss.

Praxistipp

Bei einer Uterusruptur müssen die Beurteilung des Befundes und der chirurgische Eingriff durch einen erfahrenen Operateur erfolgen.

Rissverletzungen im Genitalbereich

Auch bei einem guten Dammschutz (S. 431) kann es zu Rissverletzungen im Genitalbereich kommen:

- **Zervix- und Scheidenrisse** entstehen beim Tiefertreten des Kopfes, besonders wenn dieses sehr schnell erfolgt (deshalb häufig bei vaginal-operativen Entbindungen). Zervix- und Scheidenrisse können durch einen Dammschutz nicht verhindert werden.
- **Klitoris- und Labienrisse/-abschürfungen** treten beim Durchschneiden des Kopfes auf (v.a. bei großem geburtswirksamem Umfang). Aber auch bei schnellem Durchtritt des Kopfes kann es durch eine Einklemmung der Labie zwischen kindlichem Kopf und Dammschutzhand dazu kommen.

> **MERKE**
>
> Besonders **Klitorisrisse** sind sehr schmerzhaft und bluten häufig stark.

- **Dammrisse** (DR) werden in drei Grade eingeteilt:
  - **DR I°**: oberflächlicher Einriss der Haut, meist im Bereich der hinteren Kommissur
  - **DR II°**: Einriss der Dammmuskulatur (bis maximal an den M. sphincter ani externus heran) sowie ggf. des unteren Scheidendrittels (**Abb. 17.23a**)
  - **DR III°**: zusätzlicher An- bzw. Durchriss des M. sphincter ani externus (**Abb. 17.24**)
  - Gelegentlich wird auch ein **DR IV°** mit einem Einriss der Rektumwand erwähnt. In der gebräuchlichen Literatur ist die korrekte Bezeichnung hierfür jedoch „**DR III° mit Rektumeinriss**".

> **MERKE**
>
> Ein **Dammriss** tritt bei **20–25 %** aller Geburten ohne Episiotomie auf und ist damit die **häufigste Geburtsverletzung.**

Sämtliche Risse werden mit **Nähten** versorgt (**Abb. 17.23** und **Abb. 17.24**). Bei wenig Erfahrung des Geburtshelfers muss bei einem DR III° ein Facharzt

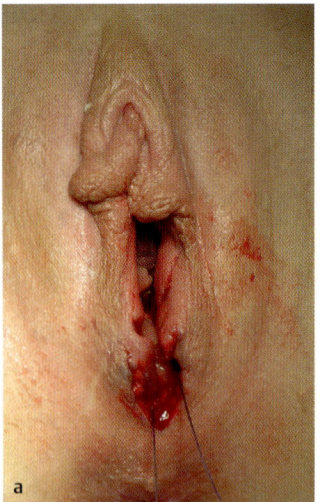
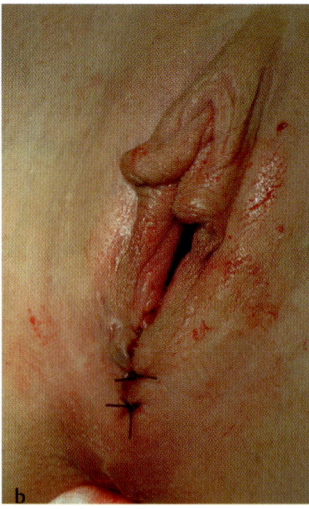

Abb. 17.23   Dammriss I.–II. Grades.
a Postpartaler Befund mit eingerissener hinterer Kommissur. Der M. sphincter ani externus ist nicht betroffen **b** Versorgung der Wunde mit zwei Einzelknopfnähten.

hinzugezogen werden, bei einem Rektumeinriss ggf. ein Chirurg.

👁️
🔧 Praxistipp

> Nach einem DR III° sollte die Patientin weiche Kost und abführende Maßnahmen erhalten. Bei Auftreten einer Stuhlinkontinenz kann nach Ausschöpfen der konservativen Maßnahmen (Beckenbodengymnastik, Biofeedback) ein operativer „Sphinkter-Repair" versucht werden.

Hämatome

Als Folge von Geburtsverletzungen ist bereits unmittelbar postpartal die Bildung eines Hämatoms möglich. In Abhängigkeit von der Menge des ausgetretenen Blutes kann die Symptomatik dabei von lokalen Beschwerden bis hin zum hämorrhagischen Schock reichen.

– **Infralevatorielles Hämatom:** Eine Blutung im Bereich der Fossa ischiorectalis kaudal des M. levator ani (meist aus einem verletzten **Ast der A. pudendalis**) führt zu einem weichen, lividen, extrem schmerzhaften Tumor in der **Vulvaregion**. Das Hämatom muss eröffnet, das koagulierte Blut ausgeräumt und ein ggf. noch blutendes Gefäß umstochen werden. Nach dem Nahtverschluss der Wunde erfolgt von vaginal her eine Tamponierung, um ggf. vorhandene Sickerblutungen zu stoppen
– **Supralevatorielles Hämatom:** Einige Stunden postpartum auftretende, in ihrer Intensität zunehmende **Unterbauchmerzen** können hinweisend sein auf eine (seltene) retroperitoneale Blutung aus einem **Ast der A. uterina**. Vaginal lässt sich im **oberen Scheidendrittel** eine Vorwölbung tasten. Neben einer ggf. aufgrund des großen Blutverlustes notwendigen **Schockbe-**

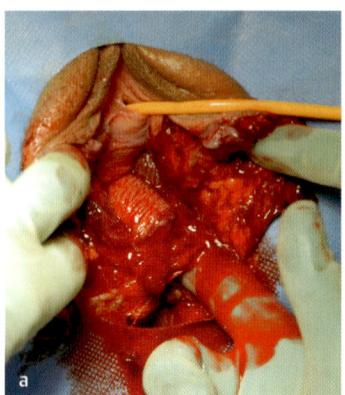
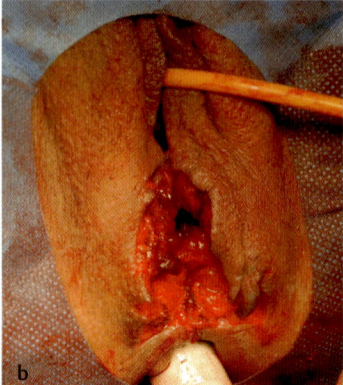
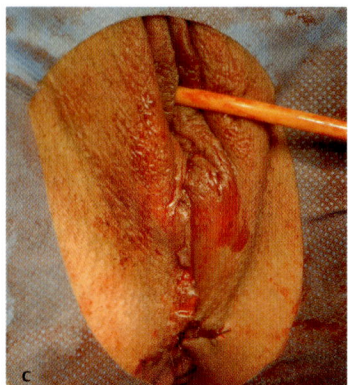

Abb. 17.24   Dammriss III. Grades. a Postpartaler Befund mit Riss des M. sphincter ani externus. Zentral sieht man die Scheidenhinterwand. Die Harnröhre wird durch einen Blasenkatheter geschient. **b** Z. n. Rekonstruktion des M. sphincter ani externus. **c** Befund nach Versorgung aller vorhandenen Rissverletzungen.

kämpfung muss zur Hämatomausräumung und Versorgung des blutenden Gefäßes eine **Laparatomie** durchgeführt werden.

17.8.2 Geburtsverletzungen des Kindes

Zu den Geburtsverletzungen des Neugeborenen siehe S. 489.

17.9 Geburtsleitung bei Mehrlingsschwangerschaft

Key Point

Es gilt, Mehrlingsschwangerschaften möglichst frühzeitig zu erkennen, um auch die damit ggf. verbundenen Komplikationen früh feststellen und entsprechend therapieren zu können. Für den Verlauf der Geburt und die Wahl des Geburtsmodus sind v.a. das Schwangerschaftsalter, die Art der Anlage (Mehrlingsgrad, Eihautverhältnisse) und die Lage bzw. Einstellung der Kinder entscheidend.

Die Grundlagen zur Entstehung von Mehrlingsschwangerschaften und ihren Besonderheiten im Schwangerschaftsverlauf werden ausführlich ab S. 356 dargestellt. Wesentliche Merkmale, die Auswirkungen auf den Geburtsverlauf haben können, seien hier kurz zusammengefasst:

— Mehrlingsschwangerschaften sind **kürzer** (vgl. **Tab. 14.3**, S. 359), es kommt gehäuft zu Frühgeburten.
— **Beeinträchtigungen der Kinder** treten häufiger auf, z.B. intrauterine Hyper-/Hypotrophien bei fetofetalem Transfusionssyndrom oder antepartaler Tod eines oder mehrerer Kinder.
— Die Rate **schwangerschaftsinduzierter Erkrankungen der Mutter** (Hypertonus, Diabetes) ist erhöht.
— Vor allem bei höhergradigen Mehrlingen kommt es häufiger zu einer **mütterlichen Erschöpfung**.

Geburtshilfliche Komplikationen ❘ Zu den bei Mehrlingsschwangerschaften v.a. aufgrund der **Überdehnung des Uterus** begünstigten geburtshilflichen Komplikationen gehören:

— vorzeitiger Blasensprung vor der 37. SSW
— Lage- und Einstellungsanomalien
— Nabelschnurvorfall bei nicht abdichtendem vorangehendem Teil
— Behinderung beim Tiefertreten und Eintreten in das Becken (ggf. Verhaken oder Kollisionen)
— primäre Wehenschwäche
— protrahierter Geburtsverlauf (ggf. sekundäre Wehenschwäche)

— vorzeitige Lösung der Plazenta nach Geburt des 1. Zwillings und damit Gefahr der Asphyxie des 2. Zwillings
— postpartale Atonie

Geburtsmodus ❘ Für die Wahl des Geburtsmodus ist der **Grad** der Mehrlingsschwangerschaft entscheidend:

— **Höhergradige Mehrlinge** (Drillinge, Vierlinge) werden per **primärer Sectio** geboren.
— Die Meinungen über den Geburtsmodus bei **Zwillingen** sind nicht einheitlich. Es muss individuell unter Berücksichtigung aller relevanten Faktoren (Schwangerschaftsalter, Eihautverhältnisse, Lage und Einstellung der Kinder) entschieden werden:
  • **Monoamniale** und **verbundene** („siamesische") Zwillinge werden immer per **Sectio** geboren. Aufgrund der Gefahr einer Nabelschnurverknotung bei monoamnialen Gemini wird diese in der **32.–34. SSW** durchgeführt.
  • Bei **diamnialen** Zwillingen muss die Schwangerschaft > 34 + 0 SSW gedauert haben, das 1. Kind in Schädellage liegen, das Gewicht des 2. Zwillings darf nicht > 500 g des 1. Geminus sein, keines der Kinder darf < 1800 g wiegen, um eine **vaginale Geburt** (s.u.) anzustreben. In allen anderen Fällen ist ebenfalls eine **Sectio** erforderlich.

Geburtsleitung ❘ Bei der vaginalen Entbindung von Zwillingen erfolgt unter der Geburt eine **simultane CTG-Überwachung** beider Kinder (**Abb. 17.25**). Ist das CTG des 1. Zwillings hypoxieverdächtig, kann eine zusätzliche Überwachung durch **Mikroblutuntersuchungen** (S. 437) erfolgen. Bei hypoxieverdächtigem CTG des 2. Zwillings ist eine **Sectio** indiziert. Nach Geburt des ersten, in Schädellage (SL) befindlichen Kindes (Leitung analog zum Vorgehen bei einer „normalen" Spontangeburt, S. 429) muss die **Kardiotokografie** kontinuierlich fortgesetzt und eine **Ultraschalluntersuchung** zur Lagebestimmung des 2. Kindes durchgeführt werden. Bei erneuter Wehentätigkeit wird eine **vaginale Untersuchung** durchgeführt und die **Fruchtblase** des 2. Kindes bei Tiefertreten des vorangehenden Teils **eröffnet**.

Das weitere Vorgehen richtet sich nach der **sonografisch zu bestimmenden Lage** des 2. Geminus:

— Bei **SL/SL** oder **SL/BEL** wird abgewartet und die **vaginale Geburt** wie üblich geleitet (S. 429 bzw. S. 452).
— Bei **SL/QL** wird zunächst unter sonografischer und CTG-Überwachung abgewartet, ob sich das Kind spontan in eine Längslage begibt. Geschieht dies nicht, kann eine **äußere Wendung** (S. 452) oder eine **kombinierte Wendung mit ganzer Extraktion** (→ Wendung in die Beckend-

17

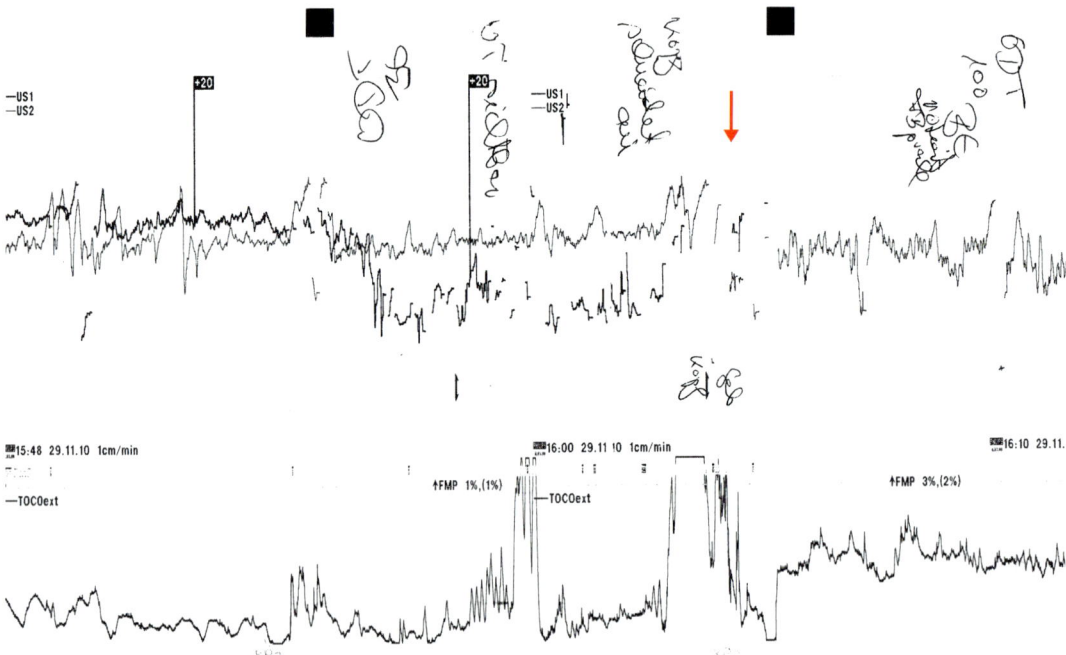

Abb. 17.25 CTG-Befund bei simultaner Überwachung von Zwillingen. Nach der Geburt des 1. Zwillings (↓) ist nur noch die zuvor obere Herzfrequenzaufzeichnung des 2. Zwillings erkennbar. Beide Kinder sind normofrequent.

lage mit nachfolgender manueller Entwicklung, S. 453) in Betracht gezogen werden. Die Alternative ist eine **Sectio** des 2. Zwillings
- (In den USA werden Zwillinge nur aus SL/SL vaginal entbunden, in allen anderen Fällen wird eine primäre Sectio durchgeführt.)

MERKE

Der **Zeitabstand** zwischen 1. und 2. Zwilling sollte – vorausgesetzt, dem 2. Kind geht es gut (→ CTG) – **30 min** nicht überschreiten. Ansonsten gilt auch dieses Kriterium als Indikation zur **Sectio**.

Aufgrund der erhöhten Gefahr von verstärkten postpartalen Blutungen und Atonien (s. o.) ist nach Geburt des 2. Kindes eine zügige **Oxytozin-Infusion** indiziert.

17.10 Geburtsleitung bei Frühgeburt oder Mangelentwicklung

Key Point
Auch die Leitung einer Frühgeburt oder der Geburt eines mangelentwickelten Kindes stellt für den Geburtshelfer eine besondere Herausforderung dar. Die unreiferen Kinder sind anfälliger für Beeinträchtigungen während der Geburt und weisen postpartal häufig Anpassungsstörungen vor. Zu den grundlegenden Informationen bezüglich des vorangehenden Schwangerschaftsverlaufs siehe S. 368 bzw. S. 373.

17.10.1 Frühgeburt
Die Frühgeburt ist als Geburt **vor der 37. SSW** definiert. Sie tritt in **6–8 %** der Fälle auf, **1 %** der Kinder hat ein Geburtsgewicht **< 1500 g**. Vor allem diese frühen Frühgeburten bieten in Bezug auf den Entbindungsmodus häufig Anlass zu Diskussionen.

MERKE

Die Schwierigkeit bei der Leitung einer Frühgeburt liegt hauptsächlich in der **geburtsmechanischen Empfindlichkeit des unreifen Gehirns** und der **Vermeidung einer Hypoxie**.

Geburtsmodus I Bei Schädellage, raschem Geburtsfortschritt, nicht aufzuhaltender Geburt und fetalem Wohlbefinden kann ein **Spontanpartus** versucht werden.
Die Indikation zur **Sectio** besteht bei Beckenendlage > 26. SSW (→ ab diesem Alter ist das fetale Outcome einer zügigen vaginalen Entbindung bei BEL gleich dem der Sectio, die Sectio bedeutet hier ein erhöhtes Risiko für die Mutter und nutzt dem Kind nicht unbedingt), vorzeitiger Plazentalösung (S. 353), drohender Hypoxie, Amnioninfektions-

syndrom (S. 354) und protrahiertem Geburtsverlauf.

Praxistipp

Nach Möglichkeit sollte die Geburt in einem neonatologischen Zentrum erfolgen. Bei drohender Frühgeburt ist ein intrauteriner Transport für die Prognose des Kindes günstiger. Falls dies nicht mehr möglich ist, muss frühzeitig ein Pädiater/Neonatologe informiert und die postpartale Verlegung vorbereitet werden.

Geburtsleitung ❙ Um den Druck auf den kindlichen Kopf möglichst gering zu halten, werden bei der vaginalen Entbindung eines Frühgeborenen folgende Maßnahmen empfohlen:
— Relaxation der Geburtswege durch Anlage einer **PDA** (S. 440), wenn es zeitlich noch möglich ist.
— Die **Fruchtblase** sollte so lange wie möglich geschlossen bleiben.
— In der Austreibungsperiode werden eine großzügige **Episiotomie** sowie das Einbringen eines großen Spekulums empfohlen, welches dem Kopf zur Dehnung der Scheide und des Dammes vorausgeführt wird (sog. **Spiegelgeburt**).

Nach bereits stattgefundenem Blasensprung schließt sich der **Muttermund** häufig wieder teilweise, sodass der **Geburtsverlauf** sich **verlängern** kann.

> **MERKE**
>
> Bei **pathologischem CTG** und **Geburtsstillstand** sollte die Indikation zur **sekundären Sectio** großzügig gestellt werden.

Zu den Besonderheiten der Versorgung eines Frühgeborenen unmittelbar im Anschluss an die Geburt siehe S. 490.

17.10.2 Intrauterine Mangelentwicklung
Eine intrauterine Wachstumsrestriktion liegt vor, wenn das (geschätzte) Gewicht des Kindes **unter der 10. Perzentile der Standardgewichtskurve** liegt. Bei der Wahl des **Geburtsmodus** gelten im Prinzip die gleichen Kriterien wie bei einer Frühgeburt (s.o.). Allerdings neigen diese Kinder unter dem Stress Geburt noch eher zu Hypoxien. Da die Kinder häufig bereits präpartal pathologische Nabelarterien-Dopplerbefunde aufweisen (vgl. S. 413), mutet man ihnen den Versuch einer Spontangeburt nicht zu und indiziert die **primäre Sectio**.

17

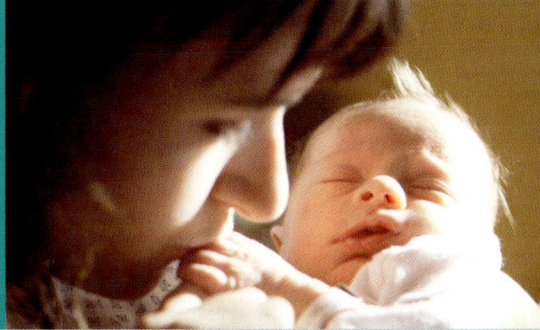

Wochenbett und Neugeborenes

Ringelblumen und Blaulicht

Sonntagskind

Am Ostersonntag erblickt die kleine Emma als zweites Kind von Frau S. das Licht der Welt. Die spontane Geburt ist unkompliziert verlaufen: Die 24-jährige Mutter hat keine Geburtsverletzungen und auch die Nachgeburtsperiode verlief ohne Probleme. Emma ist 53 cm groß, wiegt stolze 4300 g und hat einen Kopfumfang von 35 cm. Mutter und Kind geht es gut.

Schmerzen in der Brust

Am dritten Tag nach der Geburt findet bei Frau S. der sogenannte Milcheinschuss statt. Die Ärztin hatte sie schon vorgewarnt: „Zunächst bildet ihre Brust eine „Vormilch", die besonders viel Eiweiß und noch wenig Fett enthält. Die Umstellung zur fetteren Übergangsmilch – man spricht dabei vom Milcheinschuss – kann manchmal etwas unangenehm sein." Die ganze Brust schmerzt und die Brustwarzen sind wund. Zudem trinkt Emma sehr schlecht, deshalb muss die junge Mutter die Milch abpumpen, um einem Milchstau vorzubeugen. Frau S. spielt mit dem Gedanken, ihre Tochter abzustillen. Während Frau S. gerade Ringelblumensalbe zur Beruhigung der Brustwarzen aufträgt, kommt die Ärztin ins Patientenzimmer. Sie bringt der jungen Frau Stilleinlagen, die zwischen den Stillzeiten austretende Milch auffangen sollen, und möchte die entzündete Brust inspizieren und abtasten: „Das sieht schon besser aus, ich denke die Calendula-Creme tut Ihnen gut."

Gelbe Haut

Dann wendet sich die Ärztin Emma zu. Das Neugeborene wirkt ein bisschen schlapp und Frau S. erzählt, dass sie relativ viel schläft. Ihre Haut ist etwas gelblich. „Grundsätzlich ist das nicht schlimm und kommt bei vielen Babys vor", beruhigt die Ärztin die Mutter und erklärt weiter: „Die Leber ist bei Neugeborenen noch nicht voll funktionsfähig und kann das Bilirubin – ein gelb-bräunliches Abbauprodukt des Blutfarbstoffes – noch nicht ausreichend ‚verstoffwechseln'. Die gelbliche Farbe schlägt sich dann in der Haut nieder. Heute Vormittag haben wir bei Emma einen Bilirubinwert von 19 mg/dl gemessen, im Verhältnis zu anderen Kindern ist das schon ein bisschen hoch. Ich würde empfehlen, dass wir bei ihr eine Fototherapie durchführen – die unterstützt ihre Leber beim Abbau des gelben Farbstoffs." Das Neugeborene wird in mehreren Sitzungen für jeweils ein paar Stunden unter blaues Licht gelegt, das das eingelagerte Bilirubin fotochemisch in eine wasserlösliche Form umwandelt. Das „neue" Bilirubin kann dann über die Niere abgebaut werden. Zum Schutz der Netzhaut bekommt Emma eine Augenbinde. „So klein und schon im Solarium", schmunzelt ihre Mutter. Sie ist froh darüber, dass die Behandlung ihres Kindes so unkompliziert möglich ist.

Endlich nach Hause

Einige Tage später wirkt Emma viel lebhafter und trinkt so gut, dass ihre Mutter die Milch nicht mehr abpumpen muss, worauf Frau S. den Gedanken des Abstillens erleichtert wieder verwirft. Ihr lag das Stillen auch schon beim ersten Kind sehr am Herzen. Sie hatte in einem Buch über die Ernährung von Neugeborenen gelesen, dass der Körperkontakt zwischen Mutter und Kind wichtig sei und dass die Muttermilch den Aufbau des Immunsystems des Babys unterstützt. Und es gibt sogar noch mehr gute Nachrichten: „Auch Ihre Brust scheint sich ja gut erholt zu haben!", freut sich die Ärztin. Die Brustwarzen sind längst nicht mehr so gerötet und auch das Stillen ist deutlich weniger schmerzhaft als noch vor ein paar Tagen. Eine Woche nach Emmas Geburt können die beiden vom Vater und von der stolzen, älteren Schwester abgeholt werden, um endlich nach Hause zu kommen und sich ein bisschen von der aufregenden ersten Zeit zu erholen.

18 Wochenbett und Neugeborenes

Als normales Wochenbett (**Puerperium**) wird die Zeit der Uterusrückbildung, der Wundheilung und der Laktation nach einer Geburt beschrieben. Zeitgleich entwickelt sich die Wiederaufnahme der Ovarialfunktion. Durch die zu Beginn des Wochenbetts täglich stattfindende Visite sollen Abweichungen des physiologischen Verlaufs frühzeitig entdeckt werden, da eine zügig veranlasste Therapie von Wochenbetterkrankungen deren Morbidität und Mortalität senken kann.

Neben der Betreuung der Mutter ist auch die umfassende Versorgung des Neugeborenen von großer Bedeutung. Es gilt, seine Umstellung auf das extrauterine Leben zu begleiten und mögliche Komplikationen (Anpassungsstörungen, Geburtsverletzungen, Infektionen oder Fehlbildungen) zu erkennen, um auch diesbezüglich alle notwendigen Schritte frühzeitig in die Wege leiten zu können.

18.1 Physiologie des Wochenbetts

Key Point
Das Wochenbett umfasst die Postpartalperiode (nach Ausstoßen der Plazenta) bis zur vollständigen Rückbildung der Schwangerschaftsveränderungen, welche nach ca. 6–8 Wochen weitgehend abgeschlossen ist. Die dabei parallel ablaufenden Vorgänge werden im Folgenden dargestellt.

18.1.1 Uterusrückbildung
Unmittelbar nach der Entbindung wiegt der Uterus 1000–1200 g und ist 16–18 cm groß. Nach 6 Wochen wiegt er < 100 g und ist nur noch 6–8 cm groß.

Die **Uterusinvolution** besteht aus **3 Phasen**, die parallel verlaufen:
- Kontraktion der glatten Muskulatur
- Abbau von Muskelsubstanz
- Regeneration des Endometriums.

Grundlage für die Rückbildung des Uterus sind der **Wegfall der von der Plazenta gebildeten Hormone**, der effektive enzymatische und phagozytische **Abbau der Zellproteine** und die **reduzierte Blutversorgung** durch Wochenbettwehen. Dabei kontrahiert sich der Uterus durch verschiedene Mechanismen (postpartale Dauerkontraktionen sowie rhythmische Nachwehen und oxytozinvermittelte Stillwehen, vgl. **Tab. 16.3**, S. 422).

Der Fortschritt der Uterusrückbildung wird durch **Palpation des Fundusstandes** (**Abb. 18.1**) kontrolliert.

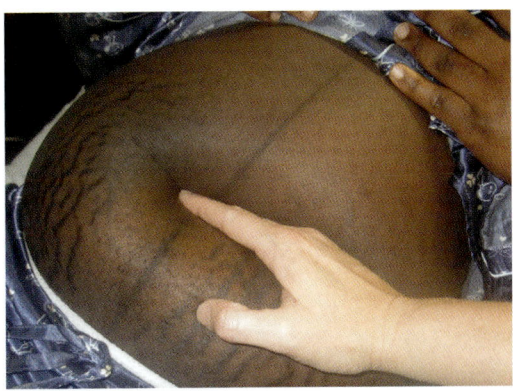

Abb. 18.1 Palpation des Fundusstandes. Mit der flachen Hand wird er von oben kommend – hier am 1. Wochenbetttag auf Höhe des Nabels – lokalisiert.

MERKE

Unmittelbar **postpartal** ist der Fundus zwischen Symphyse und Nabel tastbar. Am **1. Wochenbetttag** steht er zunächst wieder höher (1 Querfinger unterhalb oder auf Höhe des Nabels) und tritt dann **jeden Tag 1 Querfinger tiefer**. Am **5. Tag** steht er mittig zwischen Nabel und Symphyse und am **10. Tag** an der Symphysenoberkante. Nach Sectio kann die Rückbildung etwas verzögert sein.

Sonografisch (**Abb. 18.2**) lassen sich die Größe des Uterus (regelrechte Rückbildung?) und die vollständige Entleerung des Cavum uteri beurteilen.

Die **Portio** ist am 3. Wochenbetttag bereits wieder weitgehend formiert und der **Zervikalkanal** verengt. Die physiologischerweise unter der Geburt entstandenen seitlichen Einrisse heilen schnell ab. Aufgrund dieser Einrisse weisen Primi- oder Multipara kolposkopisch typischerweise einen quergespaltenen Muttermund im Vergleich zum punktförmigen der Nullipara (**Abb. 18.3**) auf. Am 10. Wochenbetttag sollte der innere Muttermund gerade noch für den Sekretfluss (s. u.) geöffnet sein.

18.1.2 Wochenfluss
Der Wochenfluss (**Lochien**) ist das Wundsekret, welches aus dem Plazentabett stammt und u. a. aus Blut, Leukozyten und Resten der enzymatisch durchsetzten Dezidua besteht. Das **Plazentabett** ist eine gut handtellergroße Wundfläche. Von dort müssen Gewebereste ausgestoßen werden. Es entsteht ein Wundschutzwall aus korpuskulären Blutbestandteilen (Granulozyten, Lymphozyten und Phagozyten) und Fibrin, der zur frühen Abwehr von aszendierenden Keimen notwendig ist, da die Epithelialisierung und die Regeneration des Endometriums erst später einsetzen.

18

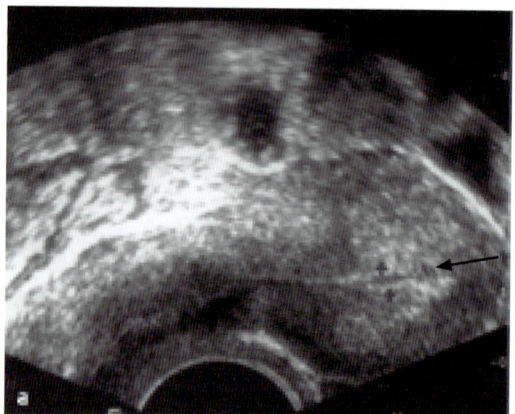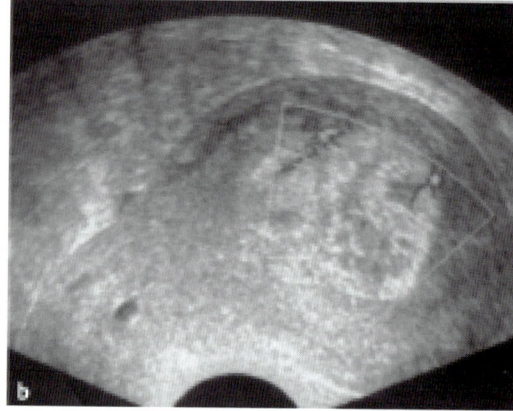

Abb. 18.2 Sonografische Kontrolle des Uterus im Wochenbett. a Leere Uterushöhle (↑). **b** Uterus mit Plazentaresten.

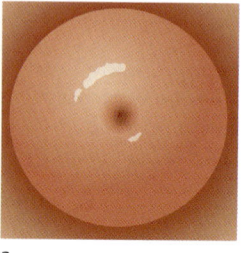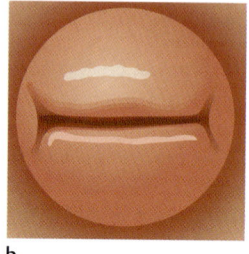

a
b

Abb. 18.3 Geburtsbedingte Veränderung des äußeren Muttermunds. a Bei einer Nullipara ist der Muttermund punktförmig. **b** Bei einer Primi- oder Multipara wird er hingegen aufgrund der physiologischen Geburtsverletzungen der Zervix schlitzförmig.

Physiologische Veränderung des **Wochenflusses**:
- 1. Woche: **Lochia rubra** (rein blutig)
- 2. Woche: zunächst **Lochia fuscia** (braun-rot), dann **Lochia flava** (gelb), der aus verflüssigtem nekrotischem Zellmaterial der Uterusinnenwand besteht
- 3. Woche: **Lochia alba** (grau-weiß, wässrig-serös), sistiert nach 4–6 Wochen; fader Geruch, nicht übel riechend (falls übel riechend, an Infektion denken!).

Die Lochien sind durch Kontamination mit der physiologischen Vaginalflora stark **infektionsgefährdet**. Trotzdem kommt es nur selten zu Infektionen, da es nach der Geburt zu einer Besiedlung durch vorwiegend apathogene Keime kommt.

Praxistipp

In Deutschland wird zur Vermeidung von Keimverschleppungen geraten, in der Zeit des Wochenbetts keine Vollbäder zu nehmen, nicht ins Schwimmbad zu gehen und keine Tampons zu verwenden. Falls Geschlechtsverkehr stattfindet, sollte dieser nur mit Kondom vollzogen werden.

18.1.3 Extragenitale Rückbildungsvorgänge

Muskulatur
Der Tonus der glatten und quergestreiften Muskulatur steigt wieder an. Der Beckenboden tonisiert sich und erlangt wieder seine Verschlussfunktion. Die Bauchdeckenmuskulatur wird straffer, eine **Rektusdiastase** ist jedoch oft über mehrere Wochen tastbar und kann (v. a. bei Mehrgebärenden) persistieren.

> **MERKE**
>
> Den Patientinnen sollte von ärztlicher Seite aus eine **Rückbildungsgymnastik** empfohlen werden.

Harnblase und Darm
Aufgrund der anhaltenden schwangerschaftsbedingten Dilatation der glatten Muskulatur sind Blase und Darm in ihrer Entleerungsfunktion gelegentlich noch eingeschränkt. Die Urinausscheidung ist durch die Ausschwemmung der schwangerschaftsbedingten Wassereinlagerungen gesteigert.

Praxistipp

Die Patientinnen sollten auf eine regelmäßige Miktion achten, da bei gefüllter Harnblase zum einen die Kontraktilität des Uterus behindert und zum anderen eine Keimaszension in Urether und Nieren begünstigt wird.

Vor allem nach einer verlängerten Austreibungsphase kann es gelegentlich zu **Harnentleerungsstörungen** (S. 479) kommen. **Darmentleerungsstörungen** sind nach Spontanpartus selten, sie können mit Abführmaßnahmen erfolgreich behandelt werden.

18.1.4 Hämodynamische Veränderungen
Aufgrund eines Tonusverlusts in der venösen Strombahn kann es zu **Varizenbildung** kommen, wovon v. a. die Beine betroffen sind. Die großen La-

bien können in der Schwangerschaft und unter der Geburt massive Varizen aufweisen (**Abb. 14.26**, S. 380), die sich im Wochenbett jedoch meist komplett zurückbilden.

Die in der Schwangerschaft bestehende Plasmaverdünnung wird durch die vermehrte Ausscheidung relativiert. Des Weiteren treten eine Erhöhung der Thrombozytenzahl, des Fibrinogens und des Prothrombinkomplexes sowie eine gesteigerte Thrombozytenaggregation auf.

> **MERKE**
>
> Wichtig ist deshalb die Durchführung einer **Thromboseprophylaxe im Wochenbett** mit Frühmobilisierung, Antithrombosestrümpfen und evtl. Heparinisierung. Vor allem bei bekannten Gerinnungsstörungen ist sie unverzichtbar.

Eine Linksverschiebung bei Leukozytose; (bis 20 000/mm^3) bleibt bis 2 Wochen post partum aufgrund der dezidualen Abbauvorgänge bestehen. Der Hämoglobinwert fällt unter der Geburt leicht ab und normalisiert sich meist innerhalb 1 Woche.

18.1.5 Hormonale Umstellung

Nach der Ausstoßung der Plazenta entfällt die Bildung der plazentaren Hormone, d.h., die Östrogen-, Progesteron und hCG-Spiegel sinken. Der hingegen weiterhin erhöhte Prolaktinspiegel führt zur **Laktation** (S. 480). Bei stillenden Müttern verhindert die **Hyperprolaktinämie** in ca. 80 % der Fälle das Auftreten von Ovulationen (**Stillamenorrhö**), die erste Regelblutung ist nicht vor der 30. Woche zu erwarten. Bei nicht stillenden Müttern kommt es bereits ab der 6. Woche post partum zum Eintreten der ersten Menstruationsblutung.

> **MERKE**
>
> Die **Stillphase** („physiologische Sterilität") ist **kein sicherer Schutz** vor einer erneuten Konzeption (vgl. LAM, S. 309).

18.1.6 Psychische Veränderungen

Durch die unter der Geburt freigesetzten Endorphine und die Tatsache, ein Kind geboren zu haben, ist die Stimmung anfangs meist **euphorisch**. Oft weicht diese am 2.–4. Tag aufgrund des Abfalls der Sexualsteroide einer nur kurz anhaltenden depressiven Stimmung („Baby Blues" – „jede Frau weint einmal im Wochenbett"). Rooming-in (gemeinsame Unterbringung von Mutter und Kind in einem Zimmer) und häufiger Kontakt zur Restfamilie wirken sich positiv auf die Stimmungslage aus. Negativ ist die Verlegung des Kindes in die Kinderklinik mit Trennung von Mutter und Kind. Wichtig ist immer die

Abgrenzung zur schwerwiegenderen **Wochenbettpsychose** (S. 479).

18.1.7 Pflege im Wochenbett

Nach der Geburt in der Klinik wird die Wöchnerin zunächst für 2 Stunden im **Kreißsaal** überwacht, bevor sie auf die Wochenstation verlegt wird. Auf der **Wochenstation** ist auf die Durchführung der nachfolgend genannten **Maßnahmen** zu achten, um mögliche Komplikationen zu vermeiden:

- Frühmobilisierung und Thromboseprophylaxe
- Wochenbettgymnastik mit Atem-, Kreislauf-, Beckenboden- und Bauchmuskelübungen
- Puls- und Temperaturkontrolle 2 × tgl.
- Kontrolle von Miktion und Darmentleerung in den ersten 2–3 Tagen
- Kontrolle der Lochien und der Dammregion (Verletzung/Naht)
- Anleitung zur Genitalhygiene:
  - Säuberung des äußeren Genitales durch Abspülen mit Wasser oder Abduschen
  - keine Sitzbäder
  - nach Vorlagenkontakt Hände waschen/desinfizieren
- für Wundschmerzen ggf. Antiphlogistika (auch bei Nachwehen) verabreichen
- Anleitung zum Stillen (S. 480) und zur Brustpflege
- ausgewogene Ernährung (eiweiß- und vitaminreich), 500 kcal Mehrbedarf/d
- ausreichend Kalzium (1,5 g/d) und Jodid (250 µg/d)
- Rhesusprophylaxe bei rh-negativen Müttern mit Rh-positiven Kindern (möglichst innerhalb von 72 h).

18.2 Pathologie des Wochenbetts

Key Point
Gefürchtete Komplikationen im Wochenbett sind v. a. Blutungen, Infektionen (u. a. Puerperalfieber/-sepsis) und Thromboembolien, da sie das Leben der Patientin akut bedrohen. Aber auch mögliche Störungen der Rückbildungsvorgänge und seelische Beeinträchtigungen (Wochenbettpsychose) gilt es zu erkennen, um entsprechende Behandlungsmaßnahmen durchführen zu können.

18.2.1 Rückbildungsstörungen (Subinvolutio uteri)

Die Subinvolutio uteri ist die **verzögerte und mangelhafte Rückbildung** der Gebärmutter. Sie tritt v. a. nach vorausgegangener Überdehnung des Uterus (z. B. Mehrlinge, Polyhydramnion), bei Uterus myo-

18

matosus, nach protrahiertem Geburtsverlauf (S. 461) oder bei primärem Abstillen (aufgrund der fehlenden endokrinen Stimulation) auf. Der Uterus tritt nicht zeitgerecht tiefer, d.h., der Fundus steht vergleichsweise zu hoch. Die Lochien sind verstärkt und übel riechend. Weiterhin besteht eine Druckschmerzhaftigkeit des schlecht kontrahierten (weichen) Uterus. Therapeutisch werden **Kontraktionsmittel** (Oxytozin, Prostaglandine, S. 446) verabreicht. Alternativ können Akupunktur, Massage des Uterus, häufiges Stillen oder Homöopathie mit Secale angewendet werden.

> **MERKE**
>
> Bei Subinvolutio uteri ist das **Infektionsrisiko** wegen des gesteigerten Wochenflusses bei gleichzeitig vermindertem Abfluss (→ beginnender Lochialstau) erhöht.

18.2.2 Verstärkte vaginale Blutung im Wochenbett

Pathogenese ❙ Mögliche Ursachen einer verstärkten vaginalen Blutung im Wochenbett sind (vgl. S. 502):
− **Atonie des Uterus** (S. 502) bei vollständiger Entleerung (Plazenta und Eihäute sind vollständig)
− Blutung aus **Riss** in Zervix, Vagina oder Damm (S. 465)
− Blutung bei **Plazentaresten** (Abb. 18.2b, S. 474; können zur Bildung von **Plazentapolypen** führen) oder wandständigen **Koageln** (Cavum uteri unvollständig entleert)

Klinik ❙ Typischerweise kommt es zu einer **verstärkten** und **schubweise** auftretenden **Blutung**, oft nach zunächst asymptomatischem Verlauf. Weiterhin finden sich die Symptome einer **Subinvolutio uteri** (s.o.). Der Zervikalkanal klafft noch, im Normalfall sollte er bereits wieder formiert sein.

> **MERKE**
>
> Falls bei Lochia alba oder flava plötzlich wieder **frisches Blut** aus dem Zervikalkanal austritt, sollte immer an **Plazentareste** im Cavum uteri und/oder **Plazentapolypen** gedacht werden. Die durch sie verursachten Blutungen können lebensbedrohlich sein!

Therapie ❙ Blutungen aufgrund von **Rissverletzungen** in Zervix, Vagina oder Damm müssen **chirurgisch** versorgt werden. Bei einer Blutung aufgrund **unvollständiger Kavumentleerung** (sonografisch verifiziert!) wird das Cavum uteri **digital ausgeräumt**. Auf eine Kürette sollte wegen der Gefahr eines Asherman-Syndroms (intrauterine Adhäsionen, S. 55) verzichtet werden. **Plazentapolypen** werden **hysteroskopisch abgetragen** (Abb. 18.4).

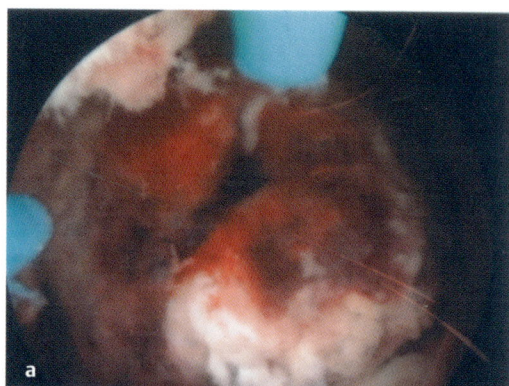

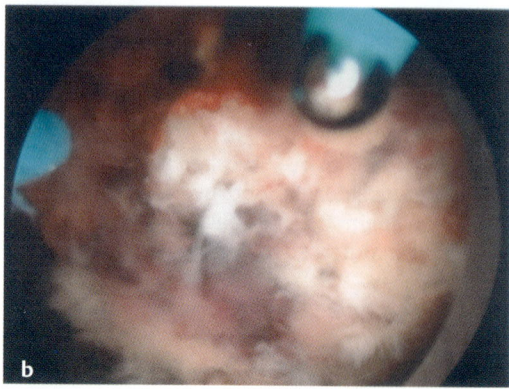

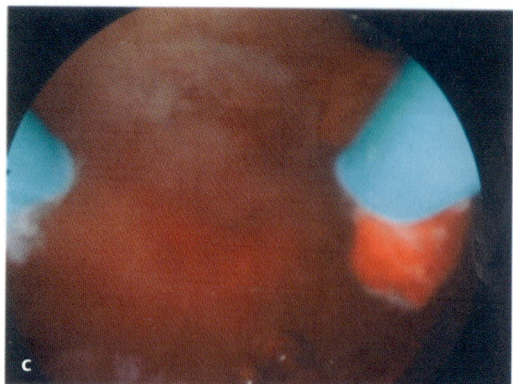

Abb. 18.4 Plazentapolyp – hysteroskopische Abtragung. a Nachweis eines Plazentapolypen zwischen 4 und 6 Uhr. **b** Stumpfe Entfernung mit der Schlinge und Bergung. **c** Abschließender Befund des leeren Cavum uteri.

Da es sich bei der **atonischen Blutung** um einen geburtshilflichen **Notfall** handelt, wird die Behandlung im entsprechenden Zusammenhang ab S. 502 dargestellt.

18.2.3 Fieber im Wochenbett (Puerperalfieber)

Definition ❙ Nach dem amerikanischen Committee on Maternal Welfare versteht man unter dem Puerperalfieber eine Temperaturerhöhung auf **38,0 °C** an **2 Tagen** während der **ersten 10 Tage post par-**

tum unter Ausschluss der ersten 24 h nach der Geburt. Die Temperatur wird 4×/d oral gemessen.

Epidemiologie ❙ Fieber im Wochenbett wird mit einer Häufigkeit von 8–10 % angegeben. Nach Sectio kommt es wesentlich häufiger vor als nach Spontanpartus. Auch heute noch zählt es zu den **häufigsten Todesursachen der Müttersterblichkeit** (bis zu 25 %; ca. 2–3 Frauen pro 100 000 Lebendgeburten in Deutschland).

Pathogenese ❙ Für einen fieberhaften Wochenbettverlauf kommen lokalisationsabhängig verschiedene Ursachen infrage (**Tab. 18.1**).

Die **Keimaszension** wird durch folgende Faktoren begünstigt:

- ausgedehnte Wundflächen der noch nicht verheilten Plazentahaftfläche
- noch geöffneter Zervikalkanal und Muttermund
- Lochialstau (durch Abflusshindernis, z.B. Blutkoagel, Eihautreste)
- häufige gynäkologische Untersuchungen
- operativer Eingriff während oder nach der Geburt.

Das **Keimspektrum** umfasst aerobe und anaerobe Keime (Staphylokokken, Streptokokken der Gruppen A und B, E. coli; auch Chlamydien, Mykoplasmen, Clostridien und Bacterioides). Die besondere Gefahr einer **Streptokokkensepsis der Gruppe A** ist, dass diese ohne Fieber und Leukozytose auftreten und trotzdem letal sein kann.

Klinik und Diagnostik ❙ Je nach Virulenz der Erreger und nach Abwehrlage der Wöchnerin kann sich eine Infektion auf das **Cavum uteri** beschränken oder durch lymphogene und hämatogene Streuung zu einer **puerperalen Sepsis** führen. Die Symptomatik reicht von Allgemeinsymptomen mit Temperaturerhöhung bzw. Fieber und übel riechenden Lochien bis zum Multiorganversagen der Patientin. Der Uterus ist druckschmerzhaft. Das CRP ist er-

höht, wobei geringgradige CRP-Erhöhungen post partum wiederum normal sind.

Therapie ❙ Bei rechtzeitiger Reaktion ist das Puerperalfieber mit **Antibiotika** (gezielt nach Antibiogramm) meist gut therapierbar. Im Falle einer Sepsis muss eine **intensivmedizinische Behandlung** erfolgen. Falls die Sepsis nicht rechtzeitig therapiert wird, kann durch den Zerfall von Bakterien ein **Endotoxinschock** auftreten, welcher häufig zum Tod führt.

> **Praxistipp**
> **Auch im Wochenbett sollten die Blutkulturen bei septischen Fieberverläufen immer während des Fieberanstiegs abgenommen werden!**

Endometritis puerperalis

Diese im Wochenbett auftretende Infektion ist auf das Endometrium beschränkt. Symptome sind subfebrile Temperaturen bis 38 °C, **Druckschmerzhaftigkeit des schlecht kontrahierten Uterus** sowie Leukozytose und mäßiggradiger CRP-Anstieg. Die Lochien sind foetide riechend, meist bestehen leichte Blutungen. Die Patientinnen geben eine allgemeine Abgeschlagenheit und typischerweise Stirnkopfschmerzen an.

> **MERKE**
>
> Klagt die Patientin über Beschwerden (→ unspezifische Symptome wie Schmerzen, Fieber oder Abgeschlagenheit), sollten immer eine **Mastitis puerperalis**, eine **Nahtinfektion** sowie ein **Harnwegsinfekt** ausgeschlossen werden. Bei negativem Befund muss bei subfebrilen Temperaturen und einer Subinvolutio uteri (S. 475) immer an eine **Endometritis puerperalis** gedacht werden.

Die **Therapie** besteht in Gabe von **Kontraktionsmitteln** (Oxytozin oder Prostaglandine). Alternativ kommen Akupunktur, homöopathische Secale-Globuli, Bauchmassage mit Massageöl und Hirtentäscheltee bzw. -tropfen sowie ggf. auch Östrogene in Frage. Falls unter dieser Therapie nicht eine baldige Besserung der Symptome eintritt und sich eine Endometritis bestätigt, wird frühzeitig eine **Antibiotikatherapie** empfohlen.

Parametritis puerperalis

Hierbei handelt es sich um eine **aufsteigende Genitalinfektion**, die selten vorkommt. Besonders gefürchtet ist die aufsteigende retroperitoneale Infektion, ebenso wie parametrane Abszesse. Bei der rektalen Untersuchung sind **schmerzhafte parametrane Infiltrate** zu tasten. Der Uterus ist bei der meist einseitig vorkommenden Parametritis zur anderen Seite verdrängt. Die Schmerzen sind tief

18

im kleinen Becken. Es bestehen Allgemeinsymptome, Fieber, Leukozytose und eine CRP-Erhöhung. **Therapeutisch** werden **hoch dosierte Antibiotika** (Anaerobier!) verabreicht. Abszesse werden gespalten.

Peritonitis puerperalis

Die weitere Aszension von Keimen kann zu einer **diffusen Peritonitis** führen mit Abwehrspannung und Druckschmerzhaftigkeit des Abdomens sowie paralytischem Subileus oder Ileus. Die Patientinnen weisen einen septischen Fieberverlauf und eine Tachykardie auf. Neben Allgemeinsymptomen bestehen Übelkeit und Erbrechen. Die **Therapie** besteht in einer intensivmedizinischen Betreuung und ggf. Operation (explorative Laparoskopie/-tomie, Peritoneallavage). Als generalisierte Form kann sich eine **Sepsis puerperalis** entwickeln, welche nach hämatogener Streuung zu einem Multiorganversagen führen kann (s.o.).

18.2.4 Thromboembolische Komplikationen

Mögliche **Ursachen** für thromboembolische Komplikationen sind:
- **Weitstellung der venösen Gefäße**, v.a. bei Varikosis
- **Hyperkoagulabilität** aufgrund der Einschwemmung thromboplastischen Materials unter der Geburt
- **Endothelschäden** an venösen Gefäßwänden
- **venöse Stase** im Bereich der unteren Körperhälfte.

Es muss zwischen harmlosen **oberflächlichen Phlebitiden** und **tiefen Phlebothrombosen** der Bein- und Beckenvenen unterschieden werden.

Thrombophlebitis

Hierbei handelt es sich um eine Entzündung der **oberflächlichen Venen** mit Verschluss des Lumens durch einen Thrombus, der sich in varikös veränderten Gefäßen infolge einer lokalen intravasalen Gerinnung bilden kann. Die tastbaren oberflächlichen Knoten sind druckempfindlich, die Umgebung ist gerötet.

> **MERKE**
>
> Das **Allgemeinbefinden** ist bei einer Thrombophlebitis **nicht** beeinträchtigt!

Die **Therapie** besteht in der Mobilisation mit Kompressionsstrümpfen, Verwendung heparinhaltiger Salben sowie Kühlung und Gabe von Antiphlogistika.

Phlebothrombose

Definition | Teilweiser oder vollständiger Verschluss des **tiefen Venensystems**, der nach 0,3–2,5 % der Spontangeburten und bis zu 7 % der Schnittentbindungen auftritt.

Klinik | Häufig sind die Symptome nur **diskret** ausgebildet. Es findet sich eine einseitige schmerzhafte Schwellung des Beines mit Druckdolenz bei Wadenkompression (**positives Lowenbergzeichen**) und livider Verfärbung. Die Symptomatik tritt aufgrund des Venensporns der Vena-iliaca-Bifurkation häufiger links auf. Eine Temperaturerhöhung des betroffenen Beines und ein Kletterpuls (treppenförmiger Anstieg der Pulsfrequenz) sind selten.

Als **Komplikationen** einer tiefen Beinvenenthrombose können sich eine Lungenembolie (v.a. bei Lokalisation oberhalb des Konfluens der Wadenvenen) sowie ein **postthrombotisches Syndrom** mit dauerhaften Schäden am tiefen Venensystem entwickeln. Die **Lungenembolie** führt zu einer Stenose bzw. zu einem Verschluss der arteriellen Lungenstrombahn durch einen aus der Peripherie eingeschwemmten Thrombus. Ein großer Embolus führt meist zu plötzlich auftretendem thorakalem Schmerz, Dyspnoe, Tachypnoe und Zyanose. Die Schocksymptomatik kann unterschiedlich stark ausgeprägt sein. Häufig besteht ein außerordentliches Angstgefühl. Kleinere Embolien können asymptomatisch verlaufen.

> **MERKE**
>
> Bei plötzlich auftretenden starken Kopfschmerzen ist an eine **Sinusvenenthrombose** zu denken, bei andauernden Schmerzen im Unterbauch kommt eine **Ovarialvenenthrombose** als Ursache in Betracht.

Diagnostik | Typischerweise sind im Labor bei einer Thrombose die **D-Dimere** erhöht. Da die klinischen Zeichen oft unzuverlässig sind, erfolgt die Diagnostik mittels **Duplexsonografie** und **Phlebografie**. Die Diagnose der Sinusvenenthrombose wird mittels MRT oder Angiografie, die der Ovarialvenenthrombose durch (Duplex-)Sonografie, Angiografie oder per Laparoskopie gestellt.

Therapie | Bei einer **Thrombose** sollte zunächst **Bettruhe** verordnet und eine **PTT-wirksame Heparinisierung** durchgeführt werden (Ziel: Verlängerung der partiellen Thromboplastinzeit auf > 45 sec). Danach wird die Antikoagulation auf **Kumarinderivate** (z.B. Marcumar für 3–6 Monate) umgestellt. Es sollte eine **frühzeitige Mobilisation** und eine **Vorstellung beim Gefäßchirurgen** (Frage nach Notwendigkeit einer Thrombektomie) erfolgen.

18

Die Therapie der **Lungenembolie** besteht aus einer
intensivmedizinischen Überwachung und einer **An-
tikoagulanzientherapie**, z.B. mit Heparinbolus von
10 000 I.E.i.v., dann Infusion von 1 000 I.E. Hepa-
rin/h. Die PTT sollte auf das 1,5- bis 2-Fache der
Norm verlängert sein.

18.2.5 Störungen der Harnorgane

Nach der Geburt kommen **Harnentleerungsstörungen** gelegentlich vor – v.a. nach einer prothrahier-
ten Austreibungsperiode, Anwendung einer PDA
(Periduralanästhesie, S. 440) und nach vaginal-operativen Entbindungen (S. 447). Durch den Druck
des kindlichen Kopfes auf Harnblase und Urethra
entstehen Ödeme, dazu kommt ein reduziertes Gefühl für den Füllungszustand der Blase post partum.
Dies und der schwangerschaftsbedingte Tonusver-
lust der Harnblase (S. 474) führen dann zum **Harnverhalt**, der durch ein **Blasentraining** und **Parasympathomimetika**, ggf. kombiniert mit **Spasmolytika**
(z.B. Distigminbromid [z.B. Ubretid] 5–10 mg/d)
therapiert werden kann.

Eine **Zystitis** muss mittels Urindiagnostik (Urinstix,
ggf. Sediment und Urinkultur mit Antibiogramm)
gesichert bzw. ausgeschlossen werden. Beim Nachweis einer Zystitis wird eine Antibiotikatherapie
empfohlen, da auch im Wochenbett die Gefahr
der Entstehung oder des Wiederaufflackerns einer
Pyelonephritis gegeben ist.
Liegt eine **Harninkontinenz** vor, handelt es sich immer um eine sog. **Belastungsinkontinenz** (S. 233).
Meist ist geburtstraumatisch die Verankerung der
Urethra an der Symphyse gerissen. Bei Zunahme
des intraabdominellen Druckes (z.B. durch Husten
oder Niesen) reicht der Tonus des Urethraver-
schlusses nicht aus: Urin geht ungehindert ab.
Die Therapie besteht zunächst aus einer intensiven
Rückbildungsgymnastik mit speziellem Beckenbodentraining. Bei nicht ausreichendem Erfolg kann
eine **Elektrostimulationstherapie** des Beckenbodens mit **Biofeedback** durchgeführt werden.

18.2.6 Beckenringlockerung/Symphysen-
lockerung

Eine Lockerung des Beckenrings oder der Symphyse
kommt bei < 1 % der Wöchnerinnen und somit **selten** vor. Die Lockerung kann aber auch schon am
Ende der Schwangerschaft auftreten und bedingt
dann häufig eine Sectio. Die Patientinnen haben
beim Gehen oft **erhebliche Schmerzen**, v.a. bei einer
Symphysenruptur. Nach 1–2 Wochen unter **körperlicher Schonung** ist die Patientin oft wieder be-
schwerdefrei.

18.2.7 Hormonstörungen

Aufgrund einer postpartalen Hormonstörung kann
es zum **Chiari-Frommel-Syndrom** kommen. Dabei
handelt es sich um eine postpartale Hyperprolaktinämie mit Galaktorrhö und sekundärer Amenorrhö. Das **Sheehan-Syndrom** (S. 54) ist definiert als
postpartaler Funktionsausfall des Hypophysenvorderlappens (HVL) aufgrund einer ischämischen
Nekrose.

18.2.8 Psychische Störungen

In **10–15 %** der Fälle treten **postpartal Depressionen**
auf, die in 6 % der Fälle therapiert werden müssen.
Der Übergang des häufigen, wenige Tage anhaltenden „Baby Blues" (S. 475) zu psychotischen Syndromen ist meist fließend. Die **Suizidgefahr** wird oft
unterschätzt.
Die psychischen Störungen im Wochenbett können
unterteilt werden in:
- **Wochenbettpsychose:** kann wenige Tage bis
  Wochen andauern und plötzlich, ohne Vorer-
  krankung auftreten; typische Symptome sind
  Erregungszustände, Verwirrung, Stimmungsschwankungen, Euphorie, Manie, Depression,
  Halluzination und Wahnvorstellung

- **Spätes postpartales Depressionssyndrom:** tritt
  nach > 3 Wochen auf und kann monatelang an-
  halten; typisch sind Erschöpfungszustände, Depressionen, geistige und körperliche Einengung
- **Verdeckte späte postpartale psychotische Depression:** zeigt sich als leichte Depression, sollte
  psychiatrisch begleitet werden, da immer wieder Kindstötungen auftreten.

Die Häufigkeit von psychotischen Reaktionen im
Wochenbett hat abgenommen. Ursächlich scheint
die Möglichkeit des legalen Schwangerschaftsabbruchs (S. 313) zu sein, sodass weniger unerwünschte Kinder geboren werden. Die **umfassende**

18

Geburtsvorbereitung mit Vermittlung von sowohl körperlichen Funktionsabläufen als auch psychischen Reaktionen und der Relativierung des Anspruches der Perfektion scheinen psychotischen Reaktionen ebenfalls entgegenzuwirken. Insgesamt treten Psychosen im Wochenbett jedoch häufiger auf als in der Schwangerschaft (S. 394).

18.3 Laktation

Key Point
Bereits während der Schwangerschaft wird die Laktation vorbereitet. Die Milchproduktion (Galaktogenese oder Laktogenese) kommt jedoch erst durch den Wegfall der hemmenden Wirkung der plazentaren Hormone nach Ausstoßung der Plazenta in Gang. Der Milcheinschuss am 2.–4. Tag post partum ist eine Folge des hohen Prolaktinspiegels.

18.3.1 Grundlagen

Das **Kolostrum** (Vormilch) wird bereits unmittelbar nach der Geburt sezerniert. Es ist relativ eiweißreich und fettarm und hat einen hohen IgA-Gehalt. Um den 3. Wochenbetttag kommt es zur Bildung der fetteren **Übergangsmilch**. Nach ungefähr 15 Tagen erhält das Neugeborene dann die **reife Frauenmilch**.

Praxistipp
Beim Milcheinschuss sind die Brüste z.T. prall gefüllt, gerötet und überwärmt. Linderung kann durch einen straffen BH, Hochbinden der Brüste sowie durch Kühlung, Quarkwickel oder Auflagen von Kohlblättern erreicht werden. Vermutlich aufgrund eines niedrigeren Stresspegels sind diese Symptome nach ambulanten Geburten meist milder.

Durch den regelmäßigen Saugreiz wird Prolaktin ausgeschüttet, welches für die **Aufrechterhaltung der Milchproduktion (Galaktopoese)** sorgt (vgl. S. 39). Die Milchentleerung (**Galaktokinese**) kommt dann durch mechanisches Saugen zustande. Darüber hinaus wird **Oxytozin** freigesetzt, welches eine Kontraktion der Myoepithelien der Alveolarwände und der feinen Milchgänge bewirkt und so die Milch besser fließen lässt. Durch das freigesetzte Oxytozin wird auch die Uteruskontraktion und folglich die Uterusinvolution gefördert. **Dopamin** hemmt die Galaktopoese. Deshalb sind Dopaminagonisten gut zum Abstillen geeignet.

MERKE

Die **Stillzeit** kann bei regelmäßigem Saugreiz **fast beliebig lange** ausgedehnt werden. Das Weglassen des Saugreizes führt zum **Abstillen**.

Reife Frauenmilch hat im Vergleich zu Kuhmilch einen niedrigeren Eiweiß- und Mineralgehalt. Der Zuckergehalt ist höher und sie besteht fast nur aus Albumin. Kuhmilchprodukte enthalten hauptsächlich Kasein. Im Fettgehalt unterscheiden sie sich nicht.

Die in etwa benötigte Milchmenge pro Tag wird mit der **Finkelstein-Regel** berechnet: **(Lebenstag – 1) × 50 g**. Bei den meisten Frauen spielt sich das Angebot an Muttermilch und die Nachfrage durch das Kind nach einigen Tagen ein, sodass ein tägliches Wiegen des Kindes überflüssig wird. Als **Faustregel** gilt: Bei **täglich 5 Windeln**, sei es mit Urin oder Stuhlgang gefüllt, hat das Kind ausreichend zu sich genommen.

Praxistipp
Nicht jedes schreiende Kind hat auch immer Hunger.

Die Muttermilch ist keimarm, jederzeit verfügbar und kann dem Kind, bei optimaler Temperatur, einfach zugeführt werden. Durch das Stillen wird die emotionale Bindung zwischen Mutter und Kind verbessert. Neben dem Schutz vor frühzeitiger Sensibilisierung gegen Fremdeiweiß sind weitere **Vorteile der Muttermilchernährung**, im Vergleich zu industriell hergestellter Säuglingsmilchnahrung:
– **leichtere Absorption/Verdauung** von Nahrungsstoffen
– **besserer Infektionsschutz** durch spezifische Antikörper (IgA) gegen enterale Infektionen mit Bakterien und Viren und zellulär durch Makrophagen, Granulozyten und Lymphozyten
– **Stärkung der unspezifischen Abwehr** durch z.B. Komplementfaktoren und Inhibine (z.B. Lysozym, Laktoferrin, Neuraminsäure)
– **Stimulierung der Teilungsrate der Darmepithelien** durch epidermalen Wachstumsfaktor.
Besteht der Wunsch nach **Abstillen**, sollte eine Therapie mit Dopaminagonisten möglichst bald post partum erfolgen. **Vor dem Milcheinschuss** ist ein Abstillen problemlos mit 2 × 2 g Cabergolin (z.B. Cabaseril) im Abstand von 12 h möglich und sollte bei Totgeburten oder Aborten nach der 16. SSW unbedingt durchgeführt werden.

18.3.2 Stilltechnik

Für eine erfolgreiche Stillzeit sind die Kenntnis und Anwendung der richtigen Stilltechnik wichtig. Da-

18

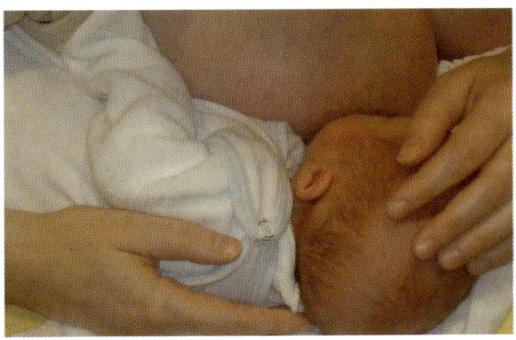

Abb. 18.5 Stillen in Fußballerhaltung oder entlang einer Sessellehne. Die Mutter sitzt, das Kind liegt seitlich unter ihrem Arm, die Füße des Kindes zeigen in Richtung ihres Rückens.

bei handelt es sich um einen Lernprozess von Mutter und Kind. Im Folgenden werden **Empfehlungen** aufgeführt, die beachtet werden sollten:
- Das Kind sollte noch im Kreißsaal, am besten **unmittelbar nach der Geburt** angelegt werden.
- Das Stillen sollte nicht nach der Uhrzeit, sondern bei erkennbarem Nahrungsbedarf des Kindes erfolgen („**Self-demand feeding**").
- Stillen in **bequemer Haltung**. Die Positionen sollten möglichst **abgewechselt** werden, z.B. im Liegen oder im Sitzen mit Lagerung des kindlichen Körpers in Richtung Rücken der Mutter (Fußballerhaltung, **Abb. 18.5**), damit die Brust auch lateral entleert wird. Die freie Nasenatmung des Kindes muss möglich sein.
- Es sollten **beide Brüste** zu jeder Mahlzeit angeboten werden – jeweils in umgekehrter Reihenfolge, da die zuerst angebotene Brust meist leer getrunken wird, die zweite häufig nicht mehr.

Nach neuesten Erkenntnissen steigt der **Prolaktinspiegel** erst nach einer **Stilldauer > 20 min** optimal an, sodass auf eine zeitliche Begrenzung des Stillens verzichtet werden sollte. Zum Schutz der Brustwarzen (Rhagadenbildung) waren früher maximal 5–10 min auf jeder Seite empfohlen worden.

Die Brustwarze sollte vom Kind bis zum **inneren Rand des Warzenhofes** in den Mund genommen werden, sonst ist die Gefahr einer Rötung größer. Diese rührt daher, dass es aufgrund der starken Beanspruchung des Gewebes zu Mikroverletzungen kommt, die Eingangspforten für mögliche Infektionen sind. Die **Brust** sollte **sauber und trocken** gehalten werden.

Wenn **abgepumpt** werden muss (z.B. wenn das Kind in die Kinderklinik verlegt wurde oder die Milchförderung aus anderen Gründen angeregt werden soll), empfiehlt man heute, 8–12×/d beidseits über ca. 15 min zu pumpen (**Abb. 18.6**). Nachts sollte die Patientin nicht zum Pumpen geweckt werden.

Die **ideale Dauer** der Stillzeit beträgt **6 Monate**, dann sollte mit einer **Zufütterung** begonnen werden. Der entstandene Eisenmangel kann dann durch fleischhaltige Nahrung ausgeglichen werden.

18.3.3 Stillschwierigkeiten und Stillhindernisse
Die Ernährung des Säuglings mit Muttermilch kann durch Stillschwierigkeiten und/oder Stillhindernisse erschwert sein.

Ursachen für **Stillschwierigkeiten** und ihre Therapie:
- **Anatomische Fehler der Mammae bzw. der Brustwarzen** (Hohlwarzen, Athelie, Amastie): Versuch mit Stillhütchen (**Abb. 18.7**), ggf. Abpumpen und per Flasche anbieten, bei ausgeprägten Hohlwarzen muss abgestillt werden
- **Hypo-, Agalaktie:** Es gibt kein Medikament, welches die verminderte bzw. nicht vorhandene Galaktopoese anregt. Oxytozin-Nasenspray ist aus Rentabilitätsgründen nicht mehr erhältlich. Milchbildungstee (Fenchel, Kümmel, Anis) ist umstritten.

18

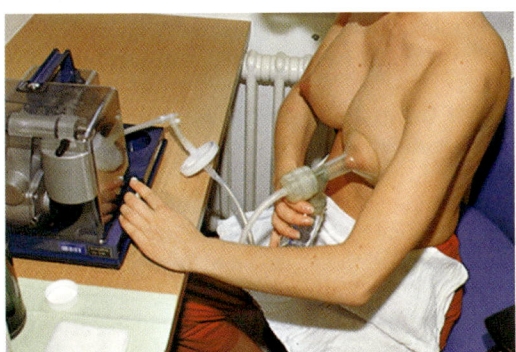

Abb. 18.6 Abpumpen der Milch mithilfe einer elektrischen Pumpe.

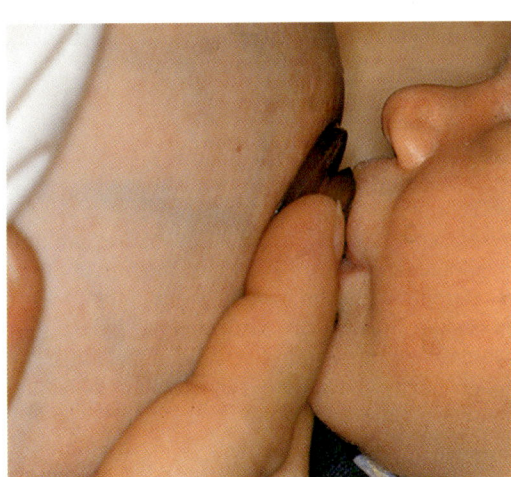

Abb. 18.7 Stillen mithilfe eines Stillhütchens bei Hohl- oder Flachwarzen der Mutter.

– **Verspäteter Milcheinschuss:** häufiges Anlegen bzw. beidseitiges Pumpen zur Förderung der Prolaktinsekretion, reichlich trinken
– **Verstärkter Milcheinschuss:** warme Umschläge, Begrenzung der Trinkmenge; ggf. niedrig dosiert Dopaminagonisten für 1–2 Tage, alternativ: Salbeitee, Pfefferminztee.

Auch das **Kind** kann Stillschwierigkeiten haben, wie z.B. Fehlbildungen (Lippen-Kiefer-Gaumen-Spalte, Choanalatresie): Hier helfen Abpumpen oder Sondierung der Milch. Ein **Frühgeborenes** kann zu schwach sein, um gestillt zu werden. Die Ernährung mit der Muttermilch ist dann aber auch in einem solchen Fall nach Abpumpen der Milch möglich.

Ursachen für **Stillhindernisse** und ihre Therapie:
– **Infektionskrankheiten:** Stillverbot z.B. bei HIV (S. 399), HBV, HCV (S. 397), aktiver infektiöser Lues (S. 396) im 3. Trimenon der Schwangerschaft
– **schwere Allgemeinerkrankung:** Abstillen
– **Mastitis/Abszess:** Antibiotika, ggf. Abszessspaltung
– **Medikamenteneinnahme:** je nach Indikation/Kontraindikation.

18.3.4 Mastitis puerperalis
Die Mastitis puerperalis wird ab S. 260 beschrieben.

18.3.5 Medikamente während der Stillzeit
Es wird empfohlen, während der Stillzeit möglichst **keine** Medikamente einzunehmen. Wenn dies nicht möglich ist, sollte auf Medikamente, die nicht in die Muttermilch übergehen oder die als unbedenklich gelten, zurückgegriffen werden (s. entsprechende Pharmakologiebücher oder die „Rote Liste").
Absolute Kontraindikationen bestehen u.a. für:
– Antibiotika: Aminoglykosidantibiotika (Nephro-/Ototoxie), Tetrazykline (Zahnschäden), Chloramphenicol, Sulfonamide
– Ergotamine
– Kumarine
– Thyreostatika (Carbimazol)
– Indometazin (vorzeitiger Verschluss des Ductus Botalli)
– Antiepileptika: Valproinsäurederivate, Lithium
– Clonidin
– Heroin, Methadon.

Muss die Mutter mit Medikamenten therapiert werden, die für das Kind schädlich sind, muss die Milch entsprechend der Halbwertzeit des Medikaments verworfen werden.

> **MERKE**
>
> Bei einer **Dauermedikation** muss **abgestillt** werden.

18.4 Wochenbettvisite

Key Point
Die Wochenbettvisite erfordert vom betreuenden Arzt Einfühlungsvermögen und diagnostische Sicherheit, um auch außergewöhnliche psychische Verfassungen der Patientinnen zu erkennen. Die mittlere Verweildauer nach natürlicher Entbindung oder Sectio ist in den letzten Jahren stark rückläufig.

Die Untersuchung sieht täglich das **Palpieren des Fundusstands** (S. 473) vor. Etwaige **Nähte** und der **Lochialfluss** (S. 473) werden jeden 1.–2. Tag kontrolliert. Wichtig ist auch die regelmäßige **Stillanamnese**.
Am **1. Wochenbetttag** sollte Raum sein, um über die Geburt zu sprechen. Am **2. Wochenbetttag** sollten idealerweise körperliche Beschwerden, Ängste und Wünsche, aber auch Stimmungsschwankungen erfasst und bearbeitet werden. Je nach Entlassungszeitpunkt kann an den **folgenden Tagen** noch speziell auf psychohygienische Aspekte eingegangen werden (Eltern-Kind-Beziehung, Bonding, Rooming-in, Stillen). Das **Entlassgespräch** sollte konkrete Tipps zu Verhaltensmaßnahmen, aber auch Kontaktangebote bei Bedarf beinhalten.
Üblicherweise werden Mutter und Kind am **3. Tag nach Spontanpartus** (die kindliche U2 wird nach 72 h durchgeführt, S. 485) oder am **4.–5. Tag nach Sectio** entlassen.

18.5 Das gesunde Neugeborene

Key Point
Das gesunde Neugeborene wird primär vom Geburtshelfer und von der Hebamme versorgt. Der Geburtshelfer führt auch die U1 durch. Ein Pädiater wird bei Besonderheiten hinzugerufen. Es wird versucht, so wenig wie möglich in die Beziehung zwischen Mutter, Vater und Neugeborenem einzugreifen.

18.5.1 Umstellung auf das extrauterine Leben
Die Zeit **direkt nach der Geburt** bis zum **28. Lebenstag** nennt man **Neugeborenenphase**. Zahlreiche gravierende Umstellungen müssen nach der Trennung des kindlichen vom mütterlichen Organismus bei der Geburt vollzogen werden.

Kreislaufumstellung durch Eröffnen der pulmonalen Zirkulation
Präpartal besteht ein physiologischer **Rechts-links-Shunt** (**Abb. 18.8a**). Der pulmonale Gefäßwiderstand

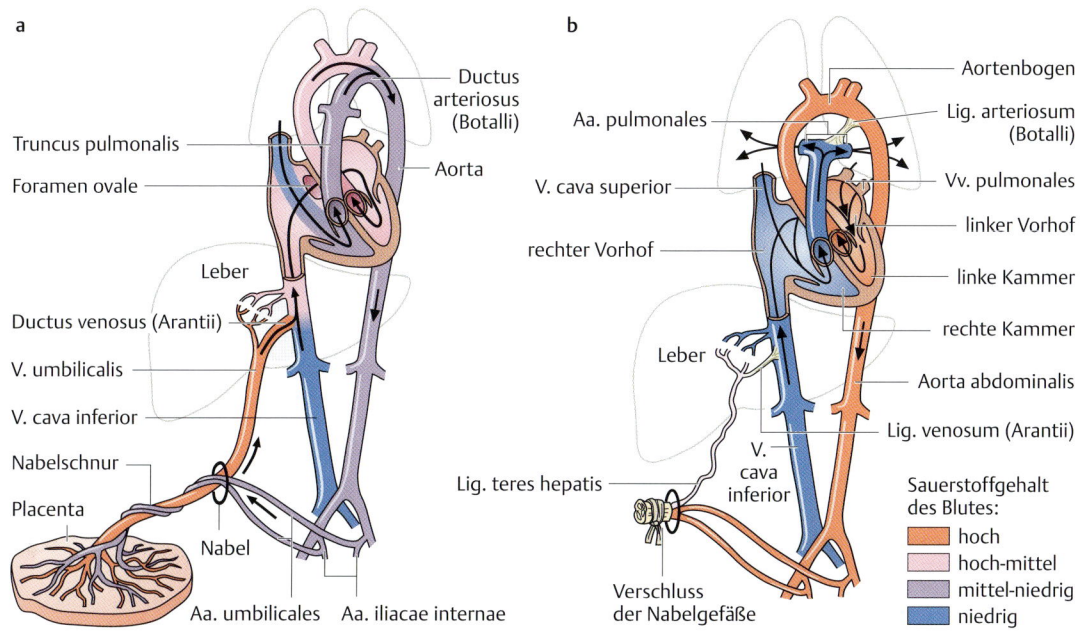

Abb. 18.8 Kindlicher Blutkreislauf vor (a) und nach (b) der Geburt.

ist ca. 5-fach erhöht, < 10 % des Herzzeitvolumens passieren die Lunge.

Mit Versiegen der plazentaren Versorgung muss die Umstellung des Kreislaufs sofort erfolgen. Auslöser für die plötzliche Umstellung ist die **vermehrte Sauerstoffsättigung des Blutes**, die mit Beginn der Lungenatmung (s.u.) vorhanden ist. Zudem löst sich der bisher bestehende Lungenarteriolen-spasmus, was zu einem **Druckabfall in der Lungen-arterie** und, bei zunehmender Durchblutung, zum **Verschluss des Ductus arteriosus Botalli** führt. Der resultierende Druckanstieg im linken Vorhof führt zum **funktionellen Verschluss des Foramen ovale**. Somit ist der pulmonale vom systemischen Kreislauf getrennt (**Abb. 18.8b**).

> **MERKE**
>
> Aufgrund des um 30 % kleineren Kreislaufvolumens postpartal im Vergleich zu präpartal fällt die **Pulsfrequenz** auf ca. 135 Schläge/min ab. **Systolische Herzgeräusche** können während der Kreislaufumstellung auftreten und verschwinden meist wieder.

Atmung

Folgende **Voraussetzungen** müssen für die **Lungenatmung** erfüllt sein:
- Die Lungen müssen funktionsbereit sein.
- Das Atemzentrum muss funktionieren (Reaktion auf Hyperkapnie und Hypoxie).
- Der fetale Kreislauf muss umgestellt werden (s.o.).

Bei einer **Spontangeburt** aus Schädellage werden bis zu 40 ml Flüssigkeit aus dem Bronchialsystem gepresst. Das Kind wird aus einer Apnoe in Exspiration geboren. Meist werden die Lungen bereits beim ersten Atemzug ausreichend entfaltet.

Bei einer **Sectio** verbleibt die Flüssigkeit wegen der fehlenden Kompression im Bronchialsystem. Als Folge dessen kommt es häufiger zu **Anpassungsstörungen** und zur Entwicklung eines **Atemnotsyndroms** (S. 487).

Blut und Blutgerinnung

Das Blutvolumen ist beim Neugeborenen mit **10–11 % pro kg KG** (Vergleich Erwachsene: 7,8 %), erhöht. Es besteht eine physiologische **Neugeborenen-Leukozytose** von 15 000–20 000/mm³. Die Erythrozyten liegen bei $4,5–7 \times 10^6$/mm³, die Thrombozyten zwischen 200 000–300 000/mm³. Aufgrund der Plazentaschranke und der funktionell unreifen Leber sind fast alle Gerinnungsfaktoren erniedrigt.

Eine verlängerte Prothrombinzeit zeigt den **Vitamin-K-Mangel** an. Auch in der Muttermilch befindet sich kaum Vitamin K. Gemäß der in Europa empfohlenen **Vitamin-K-Prophylaxe** erhält das gesunde Neugeborene bei der Geburt, bei der U2 und nach ca. 5 Wochen beim Kinderarzt (U3) per os je 1 mg Vitamin K. Schwerkranken Neugeborenen wird Vitamin K in der Regel systemisch verabreicht.

18

Temperaturregulierung und Energiehaushalt

Das Halten der Körpertemperatur ist auch bei reifen Neugeborenen oft schwierig. Sie kühlen sehr leicht aus. Die Körpertemperatur sollte 37 °C betragen. Da die Nahrungszufuhr in den ersten Lebenstagen noch nicht für eine positive Energiebilanz ausreicht, lebt das Neugeborene in den ersten Tagen von Energiereserven, v.a. von Glykogen und braunem Fett. Ein Absinken der Körpertemperatur erhöht den Energiebedarf und kann zu Hypoxie und Hypoglykämie (S. 488) führen. Deshalb sollten alle Untersuchungen und pflegerischen Maßnahmen am Kind unter einem Wärmestrahler erfolgen.

> **MERKE**
>
> Der in den **ersten Tagen** fast immer bestehende Mangel an Flüssigkeit und Kalorien führt zu einem **Gewichtsverlust** (bis zu **10 % des Geburtsgewichtes** sind tolerierbar).

Gastrointestinaltrakt und Verdauung

Das Mekonium (Kindspech) sollte in den ersten 12–24 h ausgeschieden werden. Es ist dunkel und besteht aus Schleim, Epidermiszellen und Lanugohaaren. 3–4 Tage werden grünliche Übergangsstühle entleert, dann folgen gelb-grünliche Brustmilchstühle, die aufgrund einer frühen Besiedlung mit Milchsäurebakterien sauer-aromatisch riechen. Die Stühle von Flaschenkost riechen weniger aromatisch.

Leber

Postpartal übernimmt die Leber die Ausscheidung von Bilirubin. Aufgrund der funktionellen Leberunreife und der dadurch verminderten Ausscheidung von Bilirubin kann es ab dem 2. Lebenstag zu einem Icterus neonatorum simplex kommen. Begünstigt wird dies zusätzlich durch die verkürzte Lebenszeit fetaler Erythrozyten (70–80 Tage, adulte Erythrozyten 120 Tage). Geburtsverletzungen (Hämatome, S. 489) erhöhen zusätzlich den Bilirubinanfall. Aufgrund des geringen Proteingehalts im Serum ist die Konzentration von freiem Bilirubin erhöht. Am 5. Lebenstag ist das Maximum an hauptsächlich unkonjugiertem Bilirubin erreicht (max. 15 mg/dl), bis zum 14. Lebenstag klingt die physiologische Hyperbilirubinämie wieder ab.

Niere

Die Nieren sind in der Neugeborenenphase noch unreif und in ihrer Funktion eingeschränkt. Sie benötigen zur Ausscheidung von harnpflichtigen Substanzen das 2,5-Fache an Flüssigkeit im Vergleich zu später. Daher muss auf ein ausreichendes Flüssigkeitsangebot geachtet werden.

Immunsystem

Die zellvermittelte Immunität funktioniert bereits direkt nach der Geburt, die humorale Abwehr muss erst noch reifen. Daher sind der transplazentar übertragene Nestschutz (mütterliches IgG) und das IgA in der Muttermilch (S. 480) für die ersten 3 Monate von großer Bedeutung.

18.5.2 Betreuung des Neugeborenen

Erstversorgung

Nach der Geburt des Kindes verzichtet man zunehmend auf ein Absaugen von Mund und Rachen mit einem Einmalkatheter. Nur bei grünem Fruchtwasser (S. 487), bei deprimierten Neugeboren oder wenn das Kind Probleme mit der Atmung hat, wird noch abgesaugt.

Wann der optimale Zeitpunkt der Abnabelung ist, ist noch nicht eindeutig geklärt. Nach der Geburt kann es durch das Auspulsieren der Nabelschnur zu einer Zunahme des Gesamtkörpervolumens des Neugeborenen um bis zu 20 % kommen. Bei früher Abnabelung, v.a. wenn das Neugeborene oberhalb des Plazentaniveaus liegt, entfällt diese Volumengabe. Es kann sogar zum Blutverlust des Neugeborenen in die Plazenta kommen, was z.T. eine Anämie und Hypovolämie zur Folge hat. Andererseits kann es beim Auspulsieren der Nabelschnur aber auch zur Hypervolämie mit Atemstörungen und zur Hyperbilirubinämie kommen.

Als Richtlinien für die Abnabelung gelten folgende Empfehlungen:

- **Lebensfrisches, reifes Neugeborenes:** Abnabelung nach 2–3 Minuten. Das Ende des plazentaren Blutübertritts wird am Kollabieren der Nabelschnur erkennbar (auspulsiert).
- **Deprimiertes Neugeborenes:** Aufgrund des Stresses hat die Umverteilung des Volumens schon präpartal stattgefunden, deshalb sofortige Abnabelung zur Reanimation.
- **Frühgeborene und Sectio-Kinder:** Mehrmaliges Ausstreichen der Nabelschnur in Richtung Kind, damit wird Blut in den kindlichen Organismus beschleunigt abgegeben.
- Bei Blutgruppeninkompatibilität wird sofort abgenabelt.

EXKURS

Nabelschnurblutspende

Zunehmend wird bei reifen Neugeborenen sofort die Nabelschnur für eine Nabelschnurblutspende punktiert. Das gewonnene Nabelschnurblut kommt in eine Stammzellbank. Es wird entweder auf kommerzieller Basis für dasselbe Kind oder ein Geschwisterkind für 20 Jahre eingefroren oder als Stammzellspende mittlerweile auch für Erwachsene verwendet. Es ist z.B. für Stammzelltransplantationen bei Leukämie vor-

Tabelle 18.2

Apgar-Score			
Punkte	**0**	**1**	**2**
Atmung	fehlt	langsam/unregelmäßig	regelmäßig/kräftiges Schreien
Pulsfrequenz	fehlt	< 100/min	> 100/min
Grund-/Muskeltonus	schlaff/bewegungslos	reduziert	aktive Bewegungen
Aussehen (Hautkolorit)	blass-blau	Extremitäten blau, Stamm rosig (Akrozyanose)	rosig
(Schutz-) **R**eflexe	fehlen	reduziert	Husten/Niesen/Schreien
Durchführung: 1, 5 und 10 Minuten post partum werden für alle Aspekte Punkte vergeben und jeweils addiert. *Bewertung:* 7–10 Punkte: lebensfrisches Kind, 4–6 Punkte: mäßige Depression, 0–3 Punkte: schwere Depression.			

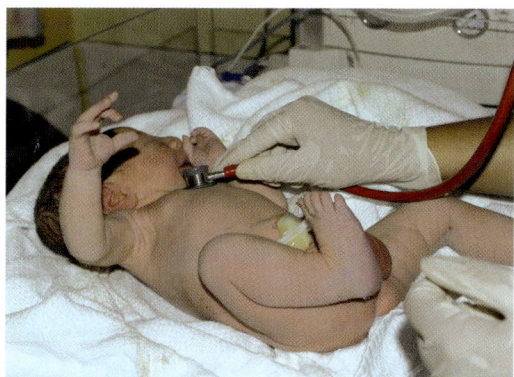

Abb. 18.9 Erstuntersuchung des Neugeborenen im Kreißsaal.

gesehen. Die Stammzellbanken sind oft an Universitätskliniken angegliedert und weltweit vernetzt.

Erstuntersuchung
Die Erstuntersuchung schließt sich an die Erstversorgung an und wird in den **ersten 15 Lebensminuten** vom Geburtshelfer oder Kinderarzt durchgeführt (**Abb. 18.9**).
Das **Gestationsalter** kann mittels eines **Reifescores** bestimmt werden (vgl. **Tab. 18.5**, S. 486). Die **Vitalität** des reifen Neugeborenen wird mithilfe des **Apgar-Scores** beurteilt (**Tab. 18.2**). Das Schema ist zur Beurteilung Frühgeborener nur bedingt geeignet,

Tabelle 18.3

Bewertung des Säure-Basen-Status mittels pH-Wert und Base Excess des Nabelarterienblutes		
Beurteilung	**pH-Wert**	**Base Excess (mmol/l)**
Normalwert	> 7,30	< 7
leichte Azidose	7,20–7,29	
mittelgradige Azidose	7,10–7,19	< 11
fortgeschrittene Azidose	7,00–7,09	
schwere Azidose	< 7,00	> 14

wird aber aus Praktikabilitätsgründen auch bei ihnen angewandt. Bei niedrigem 1-Minuten-Wert müssen **Reanimationsmaßnahmen** (S. 485) erfolgen.
Der Apgar-Wert gibt Auskunft über den aktuellen Zustand des Neugeborenen. Ergänzend werden der **Nabelschnur-pH-Wert**, das **Standardbikarbonat**, der **Base Excess** (BE, Basendefizit) und die **Blutgase** im Nabelarterienblut bestimmt. Der pH-Wert lässt Schlüsse auf die Sauerstoffversorgung vor der Geburt zu. Die Blutgase zeigen kurzfristige (respiratorische Azidose), der Base Excess eher länger andauernde Minderversorgungen (metabolische Azidose) an (**Tab. 18.3**).

Erste Vorsorgeuntersuchung (U1)
Noch im Kreißsaal erfolgt die **erste komplette klinische Untersuchung** (U1) des Neugeborenen (**Tab. 18.4**), dabei werden auch die **Merkmale eines reifen Neugeborenen** (**Tab. 18.5**) überprüft.
Das **Gewicht**, die **Länge** und der **frontookzipitale Kopfumfang** werden gemessen. **Eutroph** ist das Neugeborene mit einem Geburtsgewicht zwischen der 10. und 90. Perzentile. Bei einem Geburtsgewicht < 10. Perzentile wird das Kind als **hypotroph** (small for gestational age = SGA, S. 490), > 90. Perzentile als **hypertroph** bezeichnet (large for gestational age = **LGA**).
Im Anschluss an die U1 erhalten die Neugeborenen, nach Einwilligung der Eltern, die erste **Vitamin-K-Gabe** (vgl. S. 483). Auf eine **Credé-Prophylaxe** (Silbernitratlösung in den Bindehautsack) wird in den meisten Kliniken verzichtet. Nur bei bekannter Gonorrhö (S. 127 bzw. S. 396) oder bei einem Risikokollektiv wird diese noch durchgeführt.

Zweite Vorsorgeuntersuchung (U2)
Im Rahmen der U2 (**72 h–5. Lebenstag**) wird neben der erneuten Beurteilung von Haut, Organen und Geschlechtsteilen Blut für den **Neugeborenen-Screening-Test** abgenommen. Derzeit als Screeningprogramm empfohlen wird die Früherkennung

18

Tabelle 18.4	
Untersuchungen der U1	
Temperatur	rektale Messung
Haut	Kolorit, Turgor, Hautveränderungen (Nävi, Hämangiome usw.)
Schädel	Fontanellen (gespannt, eingezogen); Hautmarken durch Vakuum- oder Zangenextraktion (S. 447); Geburtsverletzungen (S. 489), Marken nach Mikroblutanalysen (S. 437)
Augen, Ohren, Nase, Gesicht, Gaumen und Mundhöhle	Spaltbildung des Gaumens, Asymmetrie des Gesichts durch Fazialisparese (S. 490)
Hals	Schiefhals (S. 490); Hämatom M. sternocleidomastoideus; Struma
Thorax	Beurteilung der Atmung durch Inspektion (Einziehungen?) und Auskultation, Herz-Auskultation; Klavikulafraktur (S. 490), Fehlbildungen, Mamillensekretion („Hexenmilch" aufgrund des Einflusses mütterlicher Hormone)
Abdomen	Nabel, Anzahl der Nabelschnurgefäße, Leber (> 3 cm unter dem Rippenbogen), Milz (eben tastbar), Resistenzen, Hernien, Femoralispulse
Analöffnung	Atresie (S. 492)
Extremitäten	Arme, Hände, Finger, Beine, Füße, Zehen
Hüften	Faltenasymmetrie, Abduktion prüfen (ggf. Ortolani-Zeichen → anfangs subluxierte Oberschenkelköpfe gleiten mit Klickgeräusch in die Hüftpfanne; sollte nur 1× getestet werden)
Wirbelsäule	Spina bifida
Genitale	große und kleine Labien, vaginale Sekretion („Hexenfluss", vgl. „Hexenmilch", s.o.), Hypospadie, Hydrozele, Hodendeszensus
neurologischer Status	Muskeltonus, Haltung, Motorik, Art des Schreiens, Pupillenreaktion, Reflexe (Saug- und Schluckreflex, Schreitbewegungen, Moro-Reflex, Hand- und Fußgreifreflex)

Tabelle 18.5	
Merkmale eines reifen Neugeborenen	
Merkmal	**Reifezeichen**
Atmung	kräftiger Schrei, ruhige Atmung
Haut	rosig
subkutanes Fettgewebe	gleichmäßig ausgeprägt
Vernix caseosa	Reste vorhanden
Lanugobehaarung	Reste im Bereich des Rückens und der Streckseite der Oberarme
Kopfhaare	3–7 cm lang, Stirn frei
Ohrknorpel	tastbar ausgebildet
Nägel	überragen die Fingerkuppen bzw. erreichen die Zehenkuppen
Fußsohlen	durchgehend gefurcht
Geschlechtsorgane	Knaben: Hoden bds. deszendiert Mädchen: große Labien bedecken Klitoris und kleine Labien

folgender **angeborener behandelbarer Stoffwechselkrankheiten** und **Hormonstörungen**:

- Störungen des Aminosäurestoffwechsels
- Organoazidurien
- Defekte der Fettsäureoxidation und des Carnitinzyklus
- Biotinidasemangel
- klassische Galaktosämie
- konnatale Hypothyreose

- klassisches adrenogenitales Syndrom (AGS, S. 26).

Eine **zweite Blutentnahme** muss dringend vorgenommen werden bei:

- erste Abnahme vor der 36. Lebensstunde
- Verlegung in eine andere Institution
- Transfusion oder Austauschtransfusion
- Behandlung mit Kortikosteroiden oder Dopamin
- sehr unreifen Frühgeborenen in einem korrigierten Alter von 32 SSW.

Ein flächendeckendes **Neugeborenen-Hörscreening** durch otoakustische Emissionen wurde Anfang 2009 eingeführt. Beim Abschlussgespräch sollte auf die Wichtigkeit der Vitamin-D-Substitution (500 I.E./d) ab Ende der 1. Lebenswoche als **Rachitisprophylaxe** hingewiesen werden. Die tägliche Gabe von **Fluortabletten** wird von Zahnärzten und Kinderärzten kontrovers diskutiert.

Im Anschluss an die U2 folgt meist die **Entlassung**. Diese kann jedoch auch schon früher erfolgen, sofern die weitere Betreuung ambulant organisiert ist.

18.6 Pathologie des Neugeborenen

Key Point

Bei Vorliegen von pathologischen Veränderungen des Neugeborenen sollte ein Pädiater zeitnah hinzugezogen werden. Die Behandlung von akut auftretenden Pathologien, wie z.B. eine Depression durch Hypoxie, sollte jedoch auch vom Geburtshelfer beherrscht werden. Chronische, nicht akut zu behandelnde pathologische Veränderungen werden vom Pädiater weiterversorgt.

18.6.1 Adaptationsstörungen

Asphyxie

Definition Ⅰ Einen **Sauerstoffmangel**, der vor, unter oder nach der Geburt auftritt, bezeichnet man als Asphyxie.

Pathogenese und Klinik Ⅰ Am häufigsten ist die **pränatale Asphyxie**, deren wichtigste Ursache die Plazentainsuffizienz ist (**Tab. 18.6**). Es gibt die **chronische Form** mit Geburt eines dystrophen Kindes bei nutritiver Mangelversorgung. Diese kann dopplersonografisch beobachtet werden (**Abb. 14.13**, S. 353) und bedingt dann meist eine vorzeitige Entbindung. Die **akute Form** mit zirkulatorischer Mangelversorgung (z.B. bei vorzeitiger Plazentalösung) führt zu intrauteriner Hypoxie und ggf. zu **postnataler Asphyxie** und **fetalem Schocksyndrom**.

> **MERKE**
>
> Bei über 90 % der postnatal manifesten **psychomotorischen Retardierungen** ist die Ursache bereits **pränatal** zu finden.

Die Versorgungsstörung im Rahmen einer chronischen Plazentainsuffizienz ist also wesentlich häufiger Ursache von psychomotorischen Störungen als die **subpartal** auftretende Hypoxie (Asphyxie).

Postnatal ist die Asphyxie meist bedingt durch ein Ausbleiben oder eine Störung der Lungenatmung (**Tab. 18.6**). Die Symptome sind Tachykardie oder Bradykardie, Zyanose oder Blässe und ein schlaffer Muskeltonus.

Folgen der Hypoxie können **multiple Organschäden** sein. Es kann u.a. zu intrakraniellen Blutungen v.a. bei Frühgeborenen, Krampfanfällen, Nierenversagen, einer Pneumonie nach Mekoniumaspiration, einer nekrotisierenden Enterokolitis und einer disseminierten intravasalen Gerinnung (DIC) kommen.

Diagnostik Ⅰ Die Diagnose wird mithilfe des **Apgar-Wertes** (**Tab. 18.2**, S. 485) und des **Nabelarterien-pH-Wertes** (**Tab. 18.3**, S. 485) gestellt. Es kann zwischen einer **„blauen" leichteren** und einer **„weißen" schwereren Asphyxie** unterschieden werden, die Übergänge sind fließend. Meist ist eine leichte Asphyxie mit Apgar-Werten von 4–6 und einem pH-Wert der Nabelschnurarterien von 7,10–7,24 vergesellschaftet. Eine schwere Asphyxie ist mit Apgar-Werten zwischen 0–3 und einem Nabelarterien-ph-Wert < 7,10 assoziiert.

Bei **intrauterinem Stress** wird Mekonium vom Feten abgesetzt, daraufhin färbt sich das **Fruchtwasser grün**. Wenn dieses grüne, erbsbreiartige Fruchtwasser vom Feten aspiriert wird, kann es zu **schweren Pneumonien** kommen.

> **MERKE**
>
> **Dickliches grünes Fruchtwasser** sollte wegen der Gefahr einer Pneumonie nach Aspiration möglichst **vor dem 1. Atemzug** abgesaugt werden.

18

Tabelle 18.6			
Ursachen der Asphyxie			
pränatale Ursachen: v.a. Störungen der Blutzirkulation			
Mutter	**Uterus/Gefäße**	**Plazenta**	**Fetus**
– Schock	– hypertensive Erkrankungen	– Plazentainsuffizienz (S. 352)	– Sepsis
– Herzinsuffizienz	– Oligo-, Polyhydramnion (S. 356)	– Übertragung (S. 374)	– Schock
– Hypoxie	– Amnioninfektion (S. 354)	– Placenta praevia (S. 350)	– Hämolyse
– Rauchen		– vorzeitige Lösung (S. 353)	– Anämie
– Diabetes mellitus		– fetofetale Transfusion (S. 357)	– Nabelschnurkomplikationen (S. 462)
– Opiate			
postnatale Ursachen: v.a. Störungen der Lungenfunktion			
ZNS	**obere Atemwege**	**Lunge/Pleura**	**Herz/Perikard**
– Schädigung	– Choanalatresie	– Lungenhypoplasie	– Schock (hämorrhagisch, kardiogen, septisch)
– Unreife	– Tracheastenose	– Erkrankungen der Lunge	– Pneumoperikard
– Opiateinwirkung	– Tracheomalazie	– Pneumothorax	– Perikarderguss, -blutung
		– Pleuraerguss	

Therapie |

Praxistipp

In jeder geburtshilflichen Abteilung sollten ständig ein Reanimationstisch, vorgewärmte Tücher, einsatzbereites Reanimationsinstrumentarium und ein Wärmestrahler parat sein. Alle Mitarbeiter müssen die Basisreanimation eines Neugeborenen beherrschen. Ruhe und Übersicht sind in einer kritischen Reanimationssituation wichtig. Ein Kinderarzt sollte bei erkennbaren Schwierigkeiten frühzeitig verständigt sein.

Bei **Asphyxie** werden folgende **Reanimationsmaßnahmen** durchgeführt:
— **mäßige Asphyxie:** Apgar 4–6, pH 7,00–7,20
  • rasche Abnabelung
  • Lagerung des Kindes auf dem vorgewärmten Reanimationstisch
  • Kind abtrocknen, mit warmen Tüchern zudecken
  • Lungenbelüftung und Herzfrequenz stethoskopisch überprüfen
  • Luftwege freimachen, d.h. Rachen und Nase absaugen, taktile Stimulation, ggf. Maskenbeatmung, nasotracheale Intubation selten notwendig
— **schwere Asphyxie:** Apgar 0–3
  • Lagerung und Warmhalten des Kindes (s.o.)
  • frühzeitig nasotracheale Intubation und O_2-Beatmung
  • Herzdruckmassage (**Abb. 18.10**), wenn Herzfrequenz < 60/min
  • Legen eines Nabelvenenkatheters und Messen des ZVD (zentraler Venendruck), bei Volumendefizit: Substitution über den Katheter, bis ZVD positiv ist
  • bei persistierender metabolischer Azidose: Pufferung mit Bikarbonat.

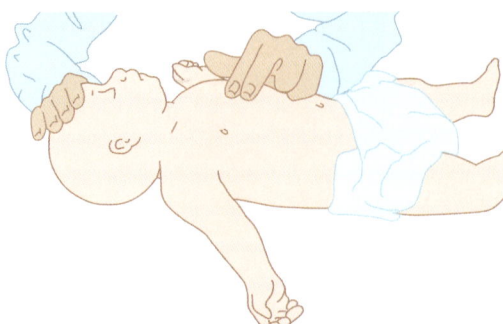

Abb. 18.10 Herzdruckmassage beim Neugeborenen. Der Druckpunkt befindet sich im unteren Drittel des Sternums; die kardiale Reanimation erfolgt mit zwei Fingern und 30 Kompressionen/min.

Für die **nasotracheale Intubation**, die möglichst von einem erfahrenen Arzt durchgeführt werden sollte, wird der Kopf des Neugeborenen in Mittelstellung gehalten (niemals überstrecken!). Der Tubus wird durch ein Nasenloch eingeführt und der Oropharynx kurz abgesaugt. Der Spatel wird über den rechten Mundwinkel eingeführt, die Zunge nach links abgedrängt und der Tubus unter Sicht zunächst bis zur Epiglottis und dann vorsichtig durch die Stimmritze geschoben. Danach kann mit der assistierten Beatmung begonnen werden.

Nach einer Intubation sollte möglichst rasch auf eine **CPAP-Beatmung** (**c**ontinious **p**ositive **a**irway **p**ressure) umgestellt und das Kind extubiert werden.

> **MERKE**
>
> Wenn die Sauerstoffversorgung bei schwerer Asphyxie **nach 5–10 min** nicht ausreichend ist, können **Hirnschädigungen** auftreten.

Störungen der Stoffwechseladaptation
Der Kalziumstoffwechsel, der Säure-Basen-Haushalt und der Glukose- und Bilirubinhaushalt sind in den ersten Tagen noch sehr störanfällig.

Hypoglykämie
Definition | Als Hypoglykämie bezeichnet man einen Blutzuckerspiegel ≤ 35 mg/dl beim **reifen Neugeborenen** und ≤ 25 mg/dl beim **Frühgeborenen** am 1. Lebenstag. Nach 24 h liegt der Grenzwert beim reifen Neugeborenen bei 45 mg/dl.

Pathogenese | Da die Glukoneogenese noch reduziert und die Nahrungsaufnahme noch sehr gering ist, ist das Neugeborene in den ersten 1–2 Lebenstagen auf seine Glykogenreserven angewiesen. Oft sinkt der Blutzuckerspiegel auf Werte um 50 mg/dl. Hypothermie und Hypoxie begünstigen das Entstehen von Hypoglykämien. **Hypoglykämien** treten **gehäuft** auf bei:
— Frühgeborenen und SGA-Kindern (verminderte Glykogenspeicher)
— Neugeborenen mit einem Geburtsgewicht < 2500 oder > 4000 g
— Neugeborenen diabetischer Mütter aufgrund der konsekutiven fetalen Hyperinsulinämie
— angeborenen Stoffwechselkrankheiten (z.B. Glykogenspeicherkrankheit)
— übertragenen Neugeborenen.

Klinik und Diagnostik | Die Diagnose wird durch **Bestimmungen der Glukosekonzentration** im Serum gestellt. Der Blutzucker wird bei allen Frühgeborenen (< 37. SSW), Neugeborenen < 10. Perzentile oder > 90. Perzentile und Neugeborenen diabetischer Mütter bestimmt. Des Weiteren sollten Hämatokrit, Hämoglobin, Magnesium, Kalzium (2. +

3. Tag) und Bilirubin (3.–5. Tag) im Serum kontrolliert werden. **Symptome** wie beim Erwachsenen (Zittern, Zyanose, Blässe, neuromuskuläre Übererregbarkeit, Schwitzen, Apnoe oder Tachypnoe) sind beim Neugeborenen nur **selten** anzutreffen.
Therapie I Je nach Blutzuckerspiegel wird **Glukose** oral (Tee-Traubenzucker-Lösung) oder intravenös (5 %ige Glukoselösung) verabreicht. Kalzium- und Magnesiumspiegel werden bei Bedarf ebenfalls korrigiert. Auch hier ist das **Stillen** primär empfohlen. Bei mütterlichem Diabetes sollte jedoch frühzeitig und häufig Glukose substituiert werden, um eine Hypoglykämie zu vermeiden (z.B. Dextroneonat oder Formula-Ernährung 6–8×/d).

Hyperbilirubinämie

Definition I Die noch nicht voll funktionsfähige Leber bedingt in den ersten Lebenstagen eine **physiologische Hyperbilirubinämie** (< 15 mg/dl), dadurch kommt es zum sog. **Icterus neonatorum simplex**. Dieser tritt nicht vor dem 2. Lebenstag auf, hat sein Maximum am 5. Lebenstag und besteht nicht länger als 2 Wochen (S. 484).
Daneben werden folgende **weitere Formen** unterschieden:
- **Icterus praecox:** Eine Hyperbilirubinämie tritt bereits am 1. Lebenstag auf (indirektes Bilirubin > 8 mg/dl)
- **Icterus prolongatus:** Dauer der Hyperbilirubinämie > 14 Tage
- **Icterus gravis:** Gefahr der Entwicklung eines Kernikterus mit konsekutiver Hirnschädigung.

Pathogenese I Beim **Icterus praecox** können ein langer Geburtsverlauf, eine traumatische operative Entbindung, Hämatome, v.a. das Kephalhämatom (s.u.), und der Morbus haemolyticus neonatorum (Blutgruppeninkompatibilität zwischen Mutter und Kind – ABO-System, Rhesusfaktor, S. 376) ursächlich sein. Letzterer ist auch die häufigste Ursache des **Icterus gravis**. Weitere Ursachen sind Infektionen und angeborene oder durch Pharmaka bedingte hämolytische Anämien. Ein **Icterus prolongatus** entsteht oft infektionsbedingt.
Therapie I Mittels **Fototherapie** wird unkonjugiertes Bilirubin in renal eliminierbares Bilirubin umgewandelt (**Abb. 18.11**). Die Fototherapie wird meist ab einem Bilirubin-Wert **> 16 mg/dl** durchgeführt; bei Risikofaktoren auch bei niedrigeren Werten. Unter 20 mg/dl ist die Entstehung eines **Kernikterus** unwahrscheinlich.

18.6.2 Geburtsverletzungen
Kephalhämatom vs. Caput succedaneum
Das **Kephalhämatom** entsteht durch eine Abscherwirkung auf das Periost bei der Passage durch den Geburtskanal. Es handelt sich um eine Blutung zwi-

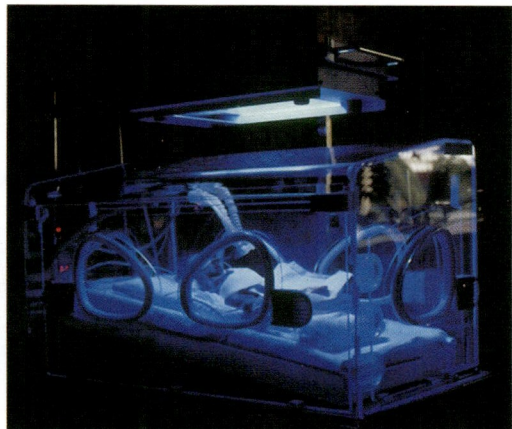

Abb. 18.11   Fototherapie bei einem Frühgeborenen im Inkubator. Zur Vermeidung von Netzhautschäden tragen die Kinder einen Augenschutz. Es werden Therapielampen mit blauem Licht (Wellenlänge 420–480 nm) verwendet.

schen Periost und Schädelknochen (**subperiostales Hämatom**) und ist in seiner Ausbreitung durch die Schädelnähte **begrenzt** (**Abb. 18.12a**). Eine Therapie ist im Allgemeinen nicht erforderlich.

> **MERKE**
>
> Ein **Kephalhämatom** darf aufgrund der Infektionsgefahr **niemals** punktiert werden.

Im Gegensatz dazu **überschreitet** das **Caput succedaneum**, auch „Geburtsgeschwulst" genannt, die Schädelnähte (**Abb. 18.12b**). Es handelt sich um ein **supraperiostales Ödem** mit petechialen Einblutungen, das bei protrahiertem Geburtsverlauf durch Druck des oft straffen Muttermunds auf die Leitstelle des kindlichen Köpfchens entsteht und sich meist innerhalb weniger Tage spontan zurückbildet.

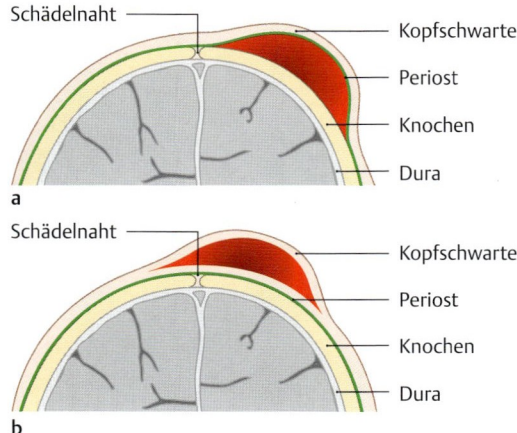

Abb. 18.12   Kephalhämatom (a) und Caput succedaneum (b).

Torticollis (Schiefhals)

Der Schiefhals entsteht durch **Druckschädigung** mit konsekutiver Einblutung in den **M. sternocleidomastoideus**. Das Hämatom organisiert sich und führt zur Verkürzung des Muskels. Er kommt gehäuft bei Beckenendlagengeburten (S. 451) vor. Entstandene Hämatome lassen sich meist in der 2. Lebenswoche als indolenter Tumor im M. sternocleidomastoideus tasten. Die Beweglichkeit des Halses ist eingeschränkt. Der Kopf ist zur Seite des Hämatoms geneigt und zur gesunden Seite gedreht (**Abb. 18.13**). Es kann sich im Verlauf eine Schädelasymmetrie entwickeln (**Caput obstipum**). Therapeutisch ist eine **korrigierende Lagerung**, bei Misserfolg eine **operative Korrektur** im 2. Lebensjahr indiziert.

Frakturen

Am häufigsten sind **Klavikulafrakturen**, seltener **Humerus-** und **Femurfrakturen**. Die beiden erstgenannten treten häufig bei **Armlösungen** im Rahmen einer Beckenendlagenentwicklungen (S. 453) und bei **Schulterdystokien** (S. 459) auf. Die Häufigkeit einer Fraktur bei **makrosomen Kindern** liegt bei 3–5 %. Alle Frakturen können auch nach Spontanpartus auftreten.

Klavikulafrakturen können durch Krepitationen, Schwellung oder Deformierung auffallen. Es kann aber auch zur Armschonung und zu einem asymmetrischen Moro-Reflex kommen. Bei der **Humerusfraktur** kann eine Schonhaltung der betroffenen Seite auftreten und eine Schwellung zu sehen sein.

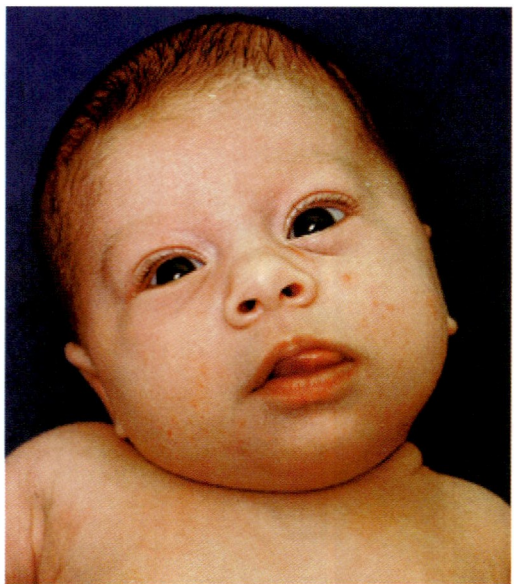

Abb. 18.13 Muskulärer Schiefhals bei 3 Monate altem Säugling mit Neigung des Kopfes zur Seite des Hämatoms (rechts) und Drehung zur gesunden Seite (links).

Die Klavikulafraktur benötigt keine Therapie, die Humerusfraktur muss geschient werden, um eine Fehlstellung zu verhindern.

Nervenverletzungen
Parese des Plexus brachialis

Armplexuslähmungen treten ebenfalls gehäuft nach **Schulter- oder Armlösungen** auf (Schulterdystokie, Beckenendlagenentwicklungen, s.o.). Man unterscheidet **2 Formen**:

- **Obere Plexuslähmung (Synonym: Erb-Duchenne-Lähmung; C5–C6):** Die Schultermuskulatur, die Abduktoren, die Außenrotatoren des Oberarmes sowie die Beuge- und Supinationsmuskulatur des Unterarmes werden nicht mehr innerviert. Der Arm hängt nach innen rotiert bei tief stehender Schulter schlaff herab. Die Hand steht in Pronationsstellung bei erhaltenem Greifreflex.
- **Untere Plexuslähmung (Synonym: Klumpke-Lähmung; C7–Th1):** Charakteristisch sind die Fallhand bei gleichzeitiger Lähmung der Fingerextensoren und -flexoren sowie der Horner-Symptomkomplex (Miosis, Ptosis, Enophthalmus).

Die **Therapie** erfolgt in beiden Fällen durch spezielle Lagerung und aktive Mobilisation. Die **Prognose** ist gut.

Phrenikusparese

Wenn bei der **oberen Plexusparese** (s.o.) auch **C4** mitbetroffen ist, kommt es zur Phrenikusparese mit **einseitigem Zwerchfellhochstand** und **Dyspnoe**. Meist bildet sich die Symptomatik spontan vollständig zurück.

Fazialisparese

Zu einer Fazialisparese kann es **nach Forzepsentwicklungen** (S. 447) mit konsekutiver Schädigung des N. facialis kommen. Das Gesicht verzieht sich beim Schreien zur gesunden Seite hin (**Abb. 18.14**). Bei unvollständigem Lidschluss (**Lagophthalmus**) muss einer Hornhautschädigung durch einen Augenverband vorgebeugt werden. Meist kommt es auch in diesem Fall zu einer spontanen Rückbildung innerhalb weniger Tage.

18.6.3 Frühgeborene und „Small for gestational age"-Kinder

Eine **Frühgeburt** ist ein Neugeborenes vor der abgeschlossenen 37. SSW mit einem Geburtsgewicht von max. 2 500 g. Ein **SGA-Kind** („Small for gestational age") ist ein Neugeborenes mit einem Geburtsgewicht < 10. Perzentile der Standardgewichtskurve (vgl. S. 368 und S. 373).

Unterschiede eines **Frühgeborenen** im Vergleich zum **reifen Neugeborenen** sind:

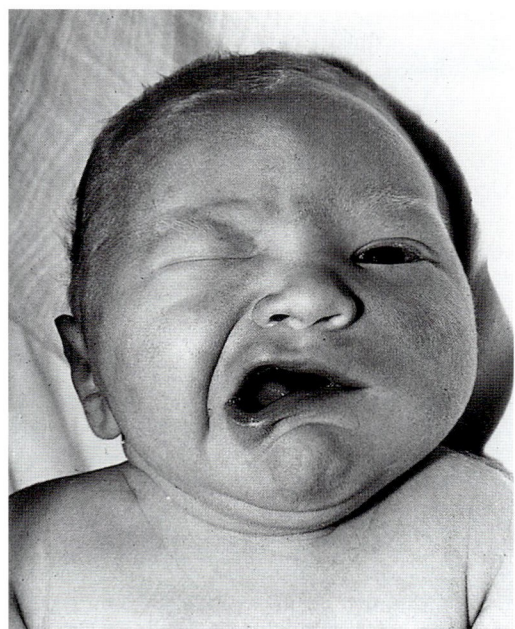

Abb. 18.14   Linksseitige Fazialisparese bei einem Neugeborenen. Der Mundwinkel ist zur gesunden Seite (also nach rechts) verzogen. Links fehlen Lidschluss und Nasolabialfalte.

- Kopf im Vergleich zum Körper relativ groß
- tiefer Haaransatz bei dünnem kurzen Haar
- fehlende Augenbrauen
- schlaffe Ohrmuscheln
- dünne, glasig wirkende Haut
- geringes subkutanes Fettgewebe
- Ödemneigung
- Bei weiblichen Frühgeborenen bedecken die großen Schamlippen die kleinen noch nicht, bei männlichen sind die Hoden oft noch nicht deszendiert.

Durch ihre Unreife haben **Frühgeborene** besondere **Risiken** (vgl. S. 371):

- Bedingt durch die Unreife des ZNS kann es zu Apnoen, Bradykardien und Störungen der Temperaturregulation kommen mit der Entwicklung eines **Atemnotsyndroms** (S. 372).
- Durch Hypoxie, Hyperkapnie und Azidose treten gehäuft **Hirnblutungen** auf (S. 373).
- Die Unreife der Augen kann zu **Retinopathia praematorum** führen, v. a. nach hochfrequenter Beatmung mit Sauerstoff.
- Die unreife Haut ist fragil und kann Eintrittspforte für **Infektionen** sein und zur **Hypothermie** führen.
- Die Unreife der Nieren kann eine **Hypervolämie** und **Elektrolytstörungen** bedingen.
- Die Unreife des Darmes kann z. B. zu einer **nekrotisierenden Enterokolitis** führen.

Im Vergleich dazu weist das **SGA-Kind** als sog. „Überreifesymptome" (**Clifford-Zeichen**) eine fehlende Vernix caseosa (Käseschmiere) und dadurch bedingte, trockene pergamentartige Haut (sog. **Waschfrauenhände**) auf. Die sonstigen Reifezeichen (**Tab. 18.5**, S. 486) sind vorhanden. Bei SGA-Kindern besteht die vermehrte Gefahr von Adaptationsstörungen. Aufgrund der verminderten Energiereserven treten Hypoxie und Hypoglykämie auf. Auch Verdauungsstörungen und Infektionen sind häufiger anzutreffen.

Therapierichtlinien bei Frühgeborenen und SGA-Kindern sind:

- Hypothermie vermeiden, deshalb rasches Abtrocknen und Einwickeln in vorgewärmte Tücher
- Behandlung der Atemstörung
- Eincremen der Haut
- frühzeitiges Legen eines venösen Zuganges und Hydrierung/Kohlenhydratsubstitution, möglichst früher enteraler Nahrungsaufbau
- perinatale Infektionen sollten ausgeschlossen werden
- Zurückhaltung bei Berührungen/Manipulationen des Kindes zur Vermeidung von Stress („minimal handling").

Falls bei der Geburt kein **Pädiater** anwesend war, sollte baldmöglichst eine Übergabe an diesen erfolgen.

> **MERKE**
>
> **Frühgeborene** sollten möglichst in einem **pädiatrischen Zentrum** (Level 1) zur Welt kommen. Es wird eine **intrauterine** Verlegung aus anderen Krankenhäusern angestrebt.

18.6.4 Infektionen

Infektionen sind die **häufigsten Erkrankungen** des Neugeborenen. Bis zu einem gewissen Grad ist das Neugeborene durch seinen Nestschutz (mütterliches IgG, S. 484) vor Infektionen geschützt. **Prädisponierende Faktoren** sind hingegen:

- mütterliche Infektionen während Schwangerschaft und Geburt (S. 395)
- vorzeitiger Blasensprung (S. 370)
- operative Entbindung (S. 447)
- invasive Behandlungs- und Untersuchungsmethoden
- Frühgeburt (s. o. und S. 373).

Die **häufigsten Erreger** postnataler Infektionen sind:

- grampositive Kokken: B-Streptokokken, Staphylokokken, Pneumokokken
- gramnegative Stäbchen: E. coli, Pseudomonas, Klebsiellen

18

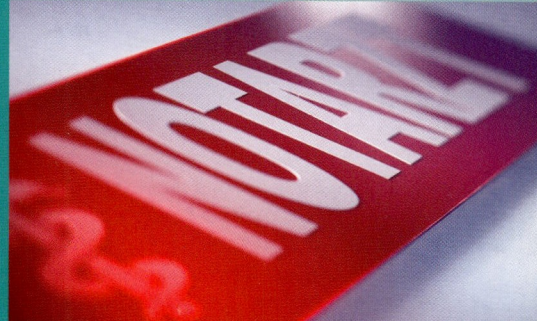

Kapitel 19

Notfallsituationen in der Gynäkologie und Geburtshilfe

Vermeintliche Hoffnung

Extrem starke Periode?

Gegen 23:00 Uhr stellt sich Frau Müller in der Notaufnahme der von ihrer Wohnung aus nächstgelegenen Klinik vor. Die 32-jährige Patientin berichtet über zunehmende Unterbauchschmerzen und eine vaginale Blutung, die vor einer Woche begonnen habe. „Die Blutung ist immer stärker geworden und seit gestern ist sie viel schlimmer als meine normale Periodenblutung", erzählt Frau Müller beunruhigt der Ärztin. Zudem sei ihr schwindelig und sie sei sehr müde. Ihre letzte Periode sei vor ungefähr acht Wochen gewesen. Das komme ihr komisch vor, denn normalerweise habe sie einen regelmäßigen Zyklus. Medikamente einschließlich der Pille nehme sie nicht. Die Ärztin versucht die aufgeregte Patientin etwas zu beruhigen und nimmt ihr danach erst einmal Blut ab, ein Schwangerschaftstest wird durchgeführt.

Vergrößerte Gebärmutter

Bei der klinischen Untersuchung gibt die Patientin Schmerzen im mittleren Unterbauch an. Bei der gynäkologischen Untersuchung zeigt sich eine starke vaginale Blutung, die aus der Gebärmutter kommt. Der Uterus fühlt sich bei der Tastuntersuchung vergrößert an, was die Gynäkologin erneut dazu veranlasst, eine Schwangerschaft als Auslöser der Beschwerden zu vermuten. Und tatsächlich zeigt sich im Ultraschall eine intrauterine Fruchtblase, die aber anders aussieht, als dies üblicherweise der Fall ist. Einen Embryo kann die Ärztin nicht eindeutig erkennen, außerdem scheinen sich Blutkoagel in der Gebärmutter angesammelt zu haben.

Traurige Bestätigung

Die Tür des Untersuchungszimmers geht auf und die Krankenschwester berichtet von den Ergebnissen der Blutuntersuchung: „Der Schwangerschaftstest ist positiv, der Hämoglobin-Wert aber sehr niedrig, er liegt bei nur 6,3 mg/dl." Frau Müller schaut etwas ungläubig und fragt überrascht: „Heißt das, ich bin tatsächlich schwanger?" Die weitere Ultraschalluntersuchung führt jedoch zu einer traurigen Diagnose: „Ja, Frau Müller, Sie waren schwanger. Aber ich muss Ihnen leider sagen, dass es zu einer Fehlgeburt gekommen ist, die wiederum auch die Ursache für die starke Blutung war." Durch die Nachricht noch völlig überrumpelt will die Patientin wissen, warum ihre Schwangerschaft nicht richtig verlaufen sei. Das kann ihr die Ärztin aber momentan noch nicht genau sagen: „Es gibt viele mögliche Gründe dafür. In den ersten Wochen ist die Schwangerschaftsanlage noch sehr empfindlich und manchmal können schon kleinste Störungen zum Auslösen einer Fehlgeburt führen. Eventuell kann ich Ihnen später mehr dazu sagen, oft kann man die Ursache aber nicht bestimmen."

Not-OP

Aufgrund der starken Blutung und der zunehmenden Kreislaufschwäche der Patientin entscheiden die Gynäkologin und ihre Oberärztin, umgehend eine Gebärmutterkürettage durchzuführen. Die Vorbereitungen für den Eingriff erfolgen zügig und kurz darauf wird Frau Müller in den Operationssaal gefahren. Die Ärztin öffnet den Muttermund und führt ein Instrument, das einem Löffel ähnlich sieht, in die Gebärmutter ein. Damit schabt die Gynäkologin das abgestorbene Schwangerschaftsgewebe aus der Gebärmutterhöhle aus. Sie hat zuvor die Lage des Uterus noch einmal genau bestimmt, um bei dem Eingriff die Gebärmutterwand nicht zu verletzen oder ggf. sogar zu durchstoßen.

Seelische Wunden

Am nächsten Tag geht es Frau Müller körperlich bereits deutlich besser, aber psychisch ist sie noch etwas labil, die Geschehnisse der vergangenen Tage beschäftigen sie noch sehr. Auf eigenen Wunsch wird Frau Müller mit dem Sozialdienst im Krankenhaus sprechen und sich beraten lassen. Die Patientin möchte sich informieren, wo und in welcher Form es professionelle Unterstützung zur seelischen Aufarbeitung eines solchen Erlebnisses gibt. Die pathologische und genetische Untersuchung des ausgeschabten Gewebes ergab keinen Hinweis auf die Ursache der Fehlgeburt.

19 Notfallsituationen in der Gynäkologie und Geburtshilfe

19.1 Genitale Blutung

Key Point
Blutungsstörungen außerhalb der Schwangerschaft und genitale Blutungen in der Schwangerschaft gehören zu den häufigsten Ursachen, weshalb Frauen einen Gynäkologen aufsuchen.

19.1.1 Genitale Blutung außerhalb der Schwangerschaft

Eine genitale Blutung außerhalb der Schwangerschaft stellt per se nicht unbedingt einen Notfall dar. Es gilt zu klären, ob es sich um eine **reguläre** (normale Menstruationsblutung: Zykluslänge 25–31 Tage, Dauer 3–7 Tage, Blutverlust von ca. 40 bis max. 100 ml pro Zyklus, S. 46) oder um eine **irreguläre Blutung** handelt, die sich in den genannten Parametern von der regulären Menstruationsblutung unterscheidet oder unabhängig vom normalen Zyklus auftritt.

Ob dabei eine **Notfallsituation** vorliegt, ist abhängig von verschiedenen Faktoren wie **Stärke** und **Dauer der Blutung** sowie dem Vorliegen von Begleitsymptomen wie **Kreislaufinstabilität** oder **Schmerzen** bis hin zum **akuten Abdomen** (S. 504).

MERKE

Auch eine **reguläre Menstruationsblutung** kann bei großem Blutverlust und bereits vorbestehenden internistischen Erkrankungen (z.B. Anämie) zu einem **Notfall** werden (cave Hb-Abfall)!

Pathogenese ▎ Irreguläre Blutungen können **organisch** bedingt sein und werden dann z.B. durch Myome, Polypen, Verletzungen oder Karzinome hervorgerufen (**Abb. 19.1**). Davon zu unterschieden sind **dysfunktionelle Blutungen**, die auf hormonelle Störungen (exogene Zufuhr oder endogene Hormonwirkung) mit einer daraus resultierenden Dysfunktion des Endometriums zurückzuführen sind (S. 46).

MERKE

Um ein mögliches Karzinom nicht zu übersehen, darf die Diagnose einer **dysfunktionellen Blutung** erst **nach Ausschluss** einer **organischen Ursache** gestellt werden.

Die Ursachen irregulärer genitaler Blutungen außerhalb der Schwangerschaft variieren in **Abhängigkeit von der Lebensphase**, in der sich die Patientin befindet. Neben den nachfolgend genannten gynäkologischen Ursachen sind auch **extragenitale Ursachen** (Blase: z.B. Entzündung, Tumoren etc., oder Rektum: z.B. Hämorrhoiden, Tumoren etc.) möglich.

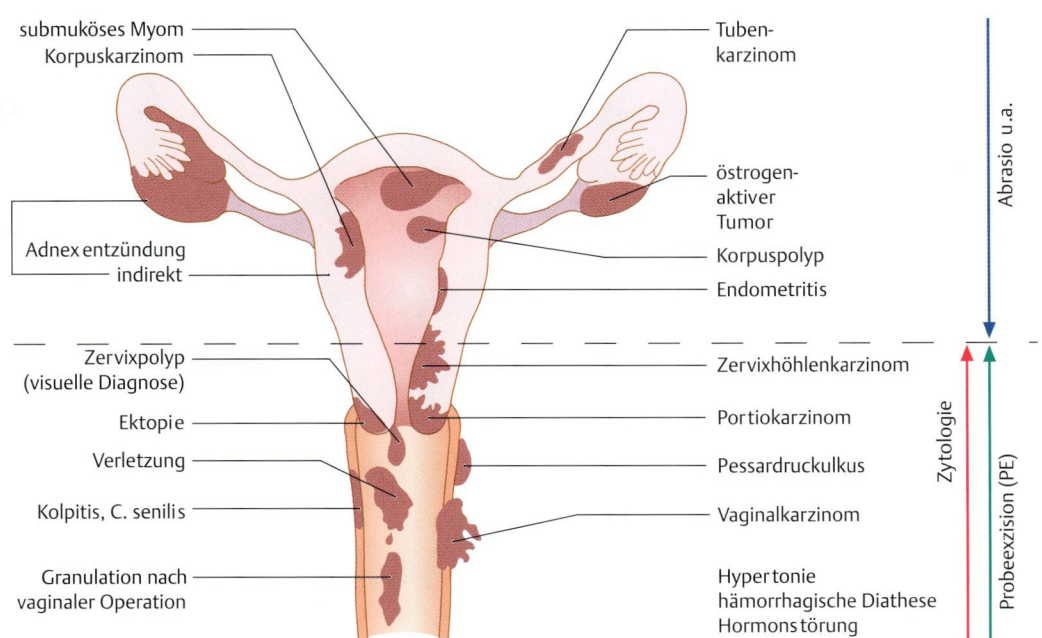

Abb. 19.1   Irreguläre genitale Blutungen – Ursachen außerhalb der Schwangerschaft.

- **Präpubertäre Phase:** Vaginale Blutungen bei Kindern kommen selten vor.
  - **Vulva und Vagina:** Fremdkörper, Pfählungsverletzungen, Unfall, Vergewaltigung, Infektionen (Vulvitis, Kolpitis mit blutigem Fluor, S. 138 bzw. S. 141), Tumor (S. 168)
  - **Uterus:** Pubertas praecox, hormonproduzierende Ovarialtumoren (S. 204)
- **Pubertät:**
  - **Vulva und Vagina:** Infektionen (z.B. Kolpitis), Verletzungen, Defloration, Vergewaltigung (S. 507)
  - **Uterus:** Menarche, dysfunktionelle Blutungsstörung (S. 46), Medikamenteneinnahme, Gerinnungsstörungen
- **Reproduktive Phase:**
  - **Vulva und Vagina:** Verletzungen, Infektionen (z.B. Kolpitis), Tumoren, Kohabitation
  - **Uterus:** Portioektopie (Blutung häufig nach Geschlechtsverkehr, S. 7), Zervixpolyp oder -karzinom (S. 181), dysfunktionelle Blutungsstörungen, Uterus myomatosus (S. 195), Adnexitis (S. 145), Endometritis (S. 145), Endometriumkarzinom, -polyp oder -hyperplasie (S. 190), Medikamenteneinnahme, Gerinnungsstörungen
- **Peri- und postmenopausale Phase:**
  - **Vulva und Vagina:** Lichen sclerosus et atrophicus, Colpitis senilis, Vulva-, Vaginalkarzinom, gutartige Tumoren (z.B. Polypen), Verletzungen
  - **Uterus:** Zervixkarzinom, -polyp, Endometriumkarzinom, Leiomyosarkom, Endometritis, Endometriumpolyp, -hyperplasie, hormonbildende Ovarialtumoren (z.B. Granulosazelltumor), Medikamenteneinnahme, Gerinnungsstörungen.

19

> **MERKE**
>
> Eine **postmenopausale Blutung (PMB)** ist immer – auch bei minimaler Blutungsstärke – abzuklären, da hier ein **maligner Tumor** als Ursache vorliegen kann. Die PMB ist das Leitsymptom eines Endometriumkarzinoms (Korpuskarzinom, S. 191).

Das **Korpuskarzinom** blutet in der Regel bereits in frühen Tumorstadien, die Blutung ist meist relativ gering. Differenzialdiagnostisch kommt es beim **Zervixkarzinom** (S. 181) häufig erst im fortgeschrittenen Tumorstadium zu dann allerdings meist starken vaginalen Blutungen. Fleischwasserfarbene oder übel riechende Blutungen weisen auf **zerfallende Tumoren** hin.

Diagnostik | Bei einer plötzlichen, starken genitalen Blutung sind **anamnestisch** folgende Fragen zu klären:

- In welcher **Lebensphase** befindet sich die Patientin (Präpubertät, Pubertät bzw. reproduktive Phase, Menopause, Peri- bzw. Postmenopause)? So lassen sich bereits im Vorfeld Differenzialdiagnosen (s.o.) eingrenzen.
- Befindet sich die Patientin in der reproduktiven Phase, ist eine sorgfältige **Zyklusanamnese** von großer Bedeutung. Hierzu gehört das Erfragen von Regelmäßigkeit, Dauer, Stärke, Farbe (hell-, dunkelrot) und Konsistenz (Koagelabgang) der Monatsblutung.
- Nimmt die Patientin **Hormone** ein (z.B. Kontrazeptiva, S.297)? Kann es sich also um eine hormongesteuerte (dysfunktionelle) Blutung durch exogene oder endogene Hormonwirkung handeln?
- Liegen **begleitende Symptome** (z.B. Schmerzen oder Fieber) vor?
- Sind **gynäkologische Erkrankungen** bekannt (z.B. Uterus myomatosus, S.195)?
- Liegen bekannte **internistische Erkrankungen** (z.B. Blutgerinnungsstörungen) vor?
- Nimmt die Patientin regelmäßig **Medikamente** ein (z.B. eine antihormonelle Therapie bei Brustkrebspatientinnen mit Tamoxifen, S. 288, oder Gerinnungshemmer wie Marcumar)?
- Liegt eine **Schwangerschaft** vor?
- Handelt es sich um eine **Deflorationsverletzung** (Verletzung bei der Entjungferung) oder um eine Blutung nach **Kohabitation**?
- Wurde die Patientin kürzlich im Bereich des Abdomens/kleinen Beckens **operiert**?

> **MERKE**
>
> Eine irreguläre genitale Blutung muss **immer** abgeklärt werden.

Wie viel Zeit dem behandelnden Arzt zur **weiteren Diagnostik und Therapie** bleibt, hängt von der aktuellen Situation ab:
- Ist die Patientin **kreislaufstabil**?
- Wie sind **Blutdruck** und **Puls**?
- Befindet sich die Patientin in einem **Schockzustand** (Volumenmangel)?

Praxistipp
> Blutungen außerhalb der Schwangerschaft sind im Regelfall nicht so stark. Eine lebensbedrohliche Situation ist selten.

Im Rahmen der Diagnostik sollten immer eine gründliche **körperliche Untersuchung** sowie eine **Darstellung des äußeren und inneren Genitaltraktes** mittels Inspektion, Palpation, Spekulumuntersuchung und Ultraschall erfolgen. Zentrale Fragestellung dabei ist: Was ist die **Ursache** der Blutung?

— **Inspektion:** Vor jeder Untersuchung sollte ein Blick auf die Vorlage bzw. den Tampon (falls vorhanden) gerichtet werden. So ist bereits die Stärke der Blutung grob abzuschätzen. Neben Vulva, Vagina, Zervix und Uterus sollten auch immer Urethra und Anus inspiziert werden. Sind älteres, bräunlich aussehendes Blut oder Blutkoagel zu sehen? Wie sind die Schleimhautverhältnisse? Gibt es Rissverletzungen, Infektionen oder Tumoren?

— **Palpation:** Im Anschluss an die Inspektion erfolgt die bimanuelle Palpation, die **immer** durchgeführt werden muss, da sonst wichtige diagnostische Informationen fehlen (z.B. Uterus myomatosus, Veränderungen des Ovars etc.).
— **Spekulumeinstellung:** Diese Untersuchung (S. 78) trägt weiter dazu bei festzustellen, ob zum Untersuchungszeitpunkt eine Blutung vorliegt, woher diese kommt (z.B. Uterus, Portioektopie, Zervixpolyp oder -karzinom) und wie stark die Blutung ist.
— **Ultraschalluntersuchung:** Bei jeder gynäkologischen Untersuchung in der Notaufnahme sollte sonografisch ein **Genitalstatus** erhoben werden (Einzelheiten hierzu siehe S. 77), da durch alleinige Inspektion und Palpation Veränderungen im Bereich von Ovarien sowie Uterus unerkannt bleiben können.

EXKURS

Einen Sonderfall stellen **Blutungen in der präpubertären Phase** dar. Die gynäkologische Untersuchung sollte hier weder eine Spekulumuntersuchung noch eine vaginale Sonografie beinhalten. Lässt sich die Ursache

anamnestisch, inspektorisch (Spreizen der Labien) oder sonografisch (abdominal) nicht klären, so ist die Vaginoskopie Mittel der Wahl.

Eine Zusammenfassung der im Rahmen der Diagnostik zu klärenden Punkte ist in **Tab. 19.1** aufgeführt. Vor der endgültigen Diagnosestellung sollten mögliche Differenzialdiagnosen ausgeschlossen werden.

Bestehen unklare palpatorische oder sonografische Befunde, ist ggf. eine weiterführende **bildgebende Diagnostik** (z.B. CT, MRT) indiziert. **Operative diagnostische Eingriffe** wie Hysteroskopie (S. 92), Laparoskopie (S. 93) oder fraktionierte Abrasio (S. 91) fungieren mitunter gleichzeitig als Therapie. So können Polypen und Myome entfernt oder Blutungen gestoppt werden.

Praxistipp

Lässt sich keine gynäkologische Ursache für die irreguläre Blutung finden, müssen weitere mögliche Ursachen (z.B. Gerinnungsstörungen) ausgeschlossen werden.

Therapie I Die Therapie hängt von der Diagnose sowie von dem Allgemeinzustand der Patientin ab. Liegt eine **starke Blutung mit Kreislaufinstabilität** der Patientin vor, kommt der **Stabilisierung der Vitalparameter** (Schocklagerung, großlumiger Zugang, Volumenzufuhr mit kristalloiden Lösungen, Plasmaersatzmitteln oder Blutprodukten) sowie der **sofortigen Blutstillung** höchste Priorität zu.

Liegt jedoch keine vitale Gefährdung vor, bleibt im Regelfall genügend Zeit, die Ursache der Blutung zu therapieren. Eine solche Therapie kann **medikamentöser** (z.B. Hormone, Antibiotika) oder **operativer Art** sein (z.B. Entfernung von Polypen, Abrasio, Hysteroskopie, Laparoskopie).

19

Tabelle 19.1

Genitale Blutungen außerhalb der Schwangerschaft – konservative Diagnostik im Überblick	
Methode	**Fragestellungen bzw. mögliche Befunde**
Anamnese	Medikamenteneinnahme, Kohabitation, Defloration, Gerinnungsstörung, Vergewaltigung
Untersuchung Abdomen	inspektorische Auffälligkeiten (Verletzung, Prellmarke etc.), Druckschmerz, Nierenlagerklopfschmerz, Beurteilung der Leistenlymphknoten
Untersuchung Vulva/Vagina	Fremdkörper, Verletzung, tumoröse Veränderung, Infektion (Rötung, Schwellung etc.), inspektorisch V.a. malignen Tumor
gynäkologische Palpation	Lage, Größe und Struktur von Uterus und Adnexen sowie Palpation von Zysten, Tumoren; Druckschmerz
Sonografie	Lage, Größe und Struktur des Uterus, tumoröse Veränderung (z.B. Polyp, Myom), Beurteilung des Endometriums, freie Flüssigkeit im Douglas-Raum, Beurteilung der Tuben und Ovarien

19.1.2 Genitale Blutung in der Schwangerschaft

Generell ist bei geburtshilflichen Notfällen (s. auch S. 503) zu bedenken, dass nicht nur das Leben der Mutter, sondern auch das fetale Leben gefährdet ist. Kommt es zu einem maternalen Herz-Kreislauf-Versagen, kann es mitunter sehr schnell zu einer Minderperfusion der Plazenta und somit zu einer fetalen Hypoxie kommen. Eine umgehende Therapie ist deshalb unabdingbar. Der behandelnde Gynäkologe hat zwei Patienten zu betreuen – Mutter und Kind!

MERKE

Die **Erstversorgung** der Schwangeren unterscheidet sich jedoch **nicht** von der Erstversorgung außerhalb der Schwangerschaft.

Peripartale Butungen stellen in den Entwicklungsländern die Hauptursache der Müttersterblichkeit dar. Auch in den Industrieländern sind sie lebensbedrohlich, die zur Verfügung stehenden therapeutischen Möglichkeiten sind jedoch meist deutlich besser.

Blutungen in der ersten Schwangerschaftshälfte

Pathogenese I Als **mögliche Ursachen** – speziell in der ersten Schwangerschaftshälfte – kommen in Frage:
- **Abortgeschehen** (Abortus imminens, completus, incompletus, S. 360): Abortblutungen – insbesondere bei Abortus incompletus – können ein bedrohliches Ausmaß annehmen und ein sofortiges Handeln (Abrasio, S. 91) notwendig machen! Hat die Patientin Fieber, sollte bei Abortgeschehen – neben einem **septischen** Abort, auch an

die Möglichkeit eines **kriminellen** Abortes gedacht werden. Hierbei kann es durch Verwendung spitzer Gegenstände zu einer Verletzung der Gebärmutter und Einschleppung von Keimen mit nachfolgender schwerer Infektion bis hin zur Sepsis kommen.
- **Extrauteringravidität** (EUG, S. 366): Bei einer EUG kommt es im Regelfall nicht zu einer lebensbedrohlichen **vaginalen** Blutung. Eine jedoch (auch gleichzeitig) bestehende **intraabdominelle** Blutung kann lebensbedrohlich sein und erfordert umgehendes Handeln (**Abb. 19.2**).

MERKE

Eine EUG darf deshalb **niemals** übersehen werden!

- **Nidationsblutung, Portioektopie, Zervixpolyp** (S. 178): Schmierblutungen oder menstruationsähnliche Blutungen aufgrund einer Portioektopie, Nidationsblutungen oder Blutungen bei Zervixpolypen stellen keine Notfallsituation dar und sind im Regelfall unbedenklich.
- **Blasenmole, Choriokarzinom** (S. 343).

Diagnostik I Die Angst um die Intaktheit der Schwangerschaft führt die Patientinnen im Regelfall frühzeitig zum Arzt. Eine genaue, weiterführende **Anamnese** (s. auch S. 77) ist speziell in der Frühschwangerschaft schon zur Bestimmung des Gestationsalters unabdingbar:
- Wann war die **letzte reguläre Periodenblutung?** (exakte Zyklusanamnese)
- **Seit wann** besteht die Blutung?
- **Wie stark** ist die Blutung (in Bezug auf die normale Periodenblutung)?
- Hat die Patientin **Fieber?**
- Gibt es bereits **sonografische Vorbefunde?**

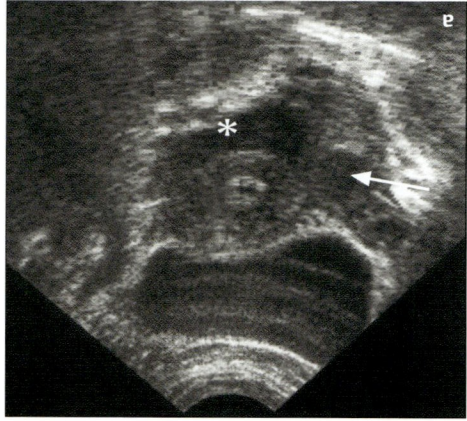

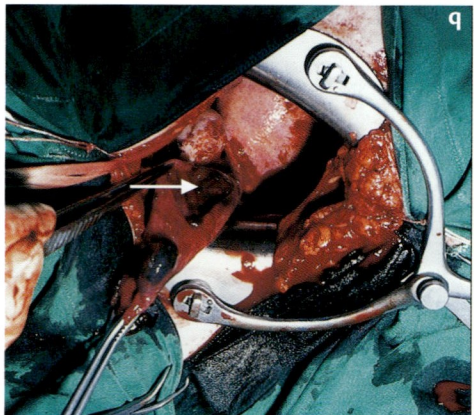

Abb. 19.2 Tubarruptur rechts bei EUG (7. SSW). a Sonografischer Befund (transabdominaler Querschnitt). Der Pfeil zeigt auf die Rupturstelle der aufgetriebenen rechten Tube. Retrouterin ist im Douglas-Raum freie Flüssigkeit als Hinweis auf eine Blutung nachweisbar (*). intrauterin eine kleine zentrale Pseudofruchthöhle (ringförmige Struktur mit Flüssigkeitsansammlung in der Gebärmutter, die infolge der hormonellen Veränderungen des Endometriums im Rahmen der EUG entsteht und einer Fruchthöhle täuschend ähnlich sehen kann). **b** Korrespondierender Operationssitus (Blick von kranial) mit Rupturstelle (Pfeil).

19

Tabelle 19.2

Therapie der vaginalen Blutung in der Schwangerschaft im Überblick	
mögliche Ursache	**Therapie**
Abortus incompletus	Abwarten, Abrasio (je nach Blutung)
Abortus completus	Abwarten, Abrasio (je nach Blutung)
Abortus imminens	Abwarten, sonografische Kontrollen
Zervixpolyp	Abwarten, ggf. Polypentfernung
Nidationsblutung, Portioektopie	Abwarten
Extrauteringravidität (EUG)	Laparoskopie/medikamentös

- Wurde bereits ein **hCG-Wert** aus dem Blut ermittelt?
- Ist die Schwangerschaft **spontan** eingetreten oder mittels **reproduktiver Maßnahmen**?
- Sind **internistische Erkrankungen** bekannt?

Durch eine **gynäkologische** und **sonografische Untersuchung** müssen potenzielle Differenzialdiagnosen (s. Pathogenese) weiter abgeklärt werden.

MERKE

Es gilt immer die **Blutgruppe** der Mutter zu beachten! Blutungen bei Rhesus-negativen Müttern erfordern ausnahmslos eine entsprechende **medikamentöse Rhesusprophylaxe** (S. 377).

Therapie | Die Auswahl des Therapieverfahrens hängt sowohl von der **Ursache** (**Tab. 19.2**) als auch von der **Stärke** der Blutung ab:

- Leichte Schmierblutungen oder menstruationsähnliche Blutungen werden oft nicht therapiert, ein **konservatives Vorgehen** ist im Regelfall ausreichend. Auch die EUG kann ggf. medikamentös therapiert werden (S. 367).
- Starke vaginale Blutungen machen jedoch ein **sofortiges operatives Handeln**, im Sinne einer Ausschabung, nötig. Besteht der Verdacht auf eine intraabdominelle Blutung, sollte umgehend eine **laparoskopische Abklärung** mit entsprechender Versorgung erfolgen.

Weitere Einzelheiten zu spezifischen Behandlungsmöglichkeiten finden Sie jeweils bei den einzelnen Krankheitsbildern.

Blutungen in der zweiten Schwangerschaftshälfte

Blutungen in der zweiten Schwangerschaftshälfte sind primär als **Notfallsituation** anzusehen. **Unabhängig von der Blutungsstärke** besteht eine potenziell lebensbedrohliche Situation für Mutter und Kind. Während die Mutter durch einen unter Umständen auftretenden hohen Blutverlust gefährdet ist, ist beim Kind die Gefahr einer fetalen Hypoxie mit möglichen Folgeschäden (z.B. hypoxische Hirnschädigung) oder Frühgeburtlichkeit gegeben.

MERKE

Blutungen in der Geburtshilfe treten meist **ohne Vorwarnzeichen** auf.

Geburtshilfliche Einrichtungen müssen daher alle personellen und organisatorischen Möglichkeiten für Notfallsituationen bereithalten. Ein rasches Erkennen des Notfalls und eine fachkompetente Reaktion durch den Klinikarzt sind erforderlich, um lebensbedrohliche Komplikationen zu vermeiden. Eine interdisziplinäre Abstimmung der Vorgehensweise ist wichtig.

Pathogenese | In **Tab. 19.3** werden die **Risikofaktoren** für genitale Blutungen in der Schwangerschaft in Abhängigkeit von ihrem Entstehungsort zusammengefasst.

Diagnostik | Das rechtzeitige Erkennen von Risikofaktoren und ein rasches Vorgehen entsprechend den vorhandenen Standards tragen entscheidend zur Senkung der mütterlichen und kindlichen Morbidität und Mortalität bei. Es sollte eine **kurze** und **gezielte Anamnese** erhoben werden, in der folgende Punkte abgefragt werden: **Blutungsbeginn**, **Stärke der Blutung** und **Risikofaktoren** (**Tab. 19.3**).

Praxistipp

Eine kurze und gezielte Anamnese ist meist auch in einer Notfallsituation möglich und kann für die Diagnosestellung wesentlich sein.

Zur **Beurteilung der Blutungsstärke** sollte, falls vorhanden, die Slipeinlage **inspiziert** werden. Am aussagekräftigsten ist jedoch die **vaginale Spekulumuntersuchung** (S. 78). Die **palpatorische Einschätzung des Uterustonus** (Hypertonus, Atonie, vorzeitige Lösung) kann bei schweren Verlaufsformen einen weiteren wesentlichen Beitrag zur Diagnosefindung leisten und ist schnell durchführbar. Unverzichtbar ist jedoch eine umgehende **Ultraschalluntersuchung**. Hierbei sollten, der jeweiligen Situation entsprechend, **Prioritäten** bei der Beurteilung gesetzt werden:

- **präpartal:** Kindslage, Vitalität des Kindes, Herzfrequenz, Plazenta (Placenta praevia, vorzeitige Plazentalösung), Zervix
- **intrapartal:** freie intraabdominale Flüssigkeit (Uterusruptur), Plazenta
- **postpartal:** Uteruskavum (Plazentareste, Blutkoagel, Placenta accreta, Placenta inccreta), freie intraabdominale Flüssigkeit.

19

Tabelle 19.3

Risikofaktoren für genitale Blutungen innerhalb der Schwangerschaft		
	anamnestische Risiken	**aktuelle, fallbezogene Risiken**
Plazenta	— Plazentalösungsstörung (S. 463) in der Anamnese — vorausgegangene Uterusoperation (z.B. Sectio, Myomenternung, Kürettage)	— Placenta praevia (S. 350) — vorzeitige Plazentalösung (S. 353) — Placenta accreta, increta, percreta (S. 350)
Uterus	— vorausgegangene Uterusoperation (s.o.) — Uterus myomatosus (S. 195) — Überdehnung des Uterus (z.B. Mehrlinge, S. 356, Polyhydramnion, S. 356, Querlage, S. 453)	— Uterusruptur (S. 464) — Inversio uteri (S. 464).
Gerinnung	— erworbene Gerinnungsstörung (z.B. medikamenteninduzierte oder organassoziierte Thrombopathie, Morbus Werlhof) — angeborene Gerinnungsstörung (z.B. von-Wille-brand-Jürgens-Syndrom, Einzelfaktorenmangel, angeborene Thrombopathien)	— disseminierte intravasale Gerinnung (DIC) bei: • schwerer Präeklampsie/HELLP-Syndrom (S. 385) • vorzeitiger Plazentalösung • Amnioninfektionssyndrom (AIS, S. 354) • Sepsis und Fruchtwasserembolie (S. 503) — Hyperfibrinolyse, S. 449
Sonstiges	— hypertensive Schwangerschaftserkrankung (z.B. HELLP-Syndrom mit Gefahr der DIC) — Amnioninfektionssyndrom — Nikotinabusus	— operative vaginale Entbindung (S. 447) — Geburtsverletzungen (S. 464) — Kaiserschnitt (Notsectio nach protrahiertem Geburtsverlauf, S. 449)

Therapie | Die Therapie ist abhängig von der Ursache der genitalen Blutung und wird bei dem jeweiligen Krankheitsbild aufgeführt.

Eine harmlose Form der Blutung in der 2. Schwangerschaftshälfte ist die **Zeichnungsblutung (Eröffnungsblutung).** Sie ist ein Hinweis auf die bevorstehende Geburt und entsteht durch das Aufreißen kleiner Gefäße bei der Eröffnung des Muttermundes (S. 423). Im Regelfall handelt es sich um eine leichte Blutung. Ist eine vorzeitige Lösung der regelrecht sitzenden Plazenta und ein tiefer Sitz der Plazenta (vgl. Tab. 19.3) ausgeschlossen, kann abwartend vorgegangen werden.

MERKE

Die ebenfalls in der 2. Schwangerschaftshälfte auftretende **Uterusruptur** stellt hingegen eine absolute Notfallsituation dar. Die Mutter wird durch den ggf. enormen **Blutverlust** bedroht, für das Kind besteht die Gefahr einer hypoxischen **Hirnschädigung** bis hin zum **Tod.** Weitere Einzelheiten zur Uterusruptur siehe S. 464.

19.1.3 Genitale Blutung in der Nachgeburtsperiode

Speziell in der Nachgeburtsperiode kann es mitunter zu dramatischen Blutungen kommen. Im Falle einer Uterusatonie (s.u.) können Patientinnen bis zu 2 l Blut in einer Minute verlieren. Eine lückenlose Betreuung der Patientin direkt nach der Geburt ist somit unabdingbar (vgl. hierzu S. 436).

Pathogenese und Klinik | Blutungen in der Nachgeburtsperiode treten, je nach Ursache, typischerweise zu unterschiedlichen Zeitpunkten auf:
- **Rissverletzung (S. 465):** Blutungsbeginn bei Entwicklung des Kindes (sub partu).
- **Lösungsblutung:** Blutungsbeginn nach der Entwicklung des Kindes (post partu) und während der Plazentalösung.
- **Uterusatonie:** Blutungsbeginn nach der Geburt. Die atone Nachblutung ist bedingt durch eine unzureichende oder fehlende postpartale Kontraktion des Uterus. Ursachen hierfür können Mehrlingsgeburten, ein protrahierter Geburtsverlauf, eine lange dauernde Geburtseinleitung oder Oxytozingabe (S. 446), das Vorhandensein von Plazentaresten (behindern die Uteruskontraktion, s.u.) sowie eine Makrosomie des Kindes (> 4000 g) sein. Das Wiederholungsrisiko bei nachfolgenden Geburten beträgt bis zu 25 %.
- **Plazentarest:** anhaltend starke Blutung nach (unvollständiger) Ausstoßung der Plazenta (Plazentaretention, S. 463).

Diagnostik | Parallel zur therapeutischen Versorgung der Patientin (s.u.) erfolgen eine sehr sorgfältige **Inspektion der Plazenta** zur Überprüfung ihrer Vollständigkeit sowie eine **sonografische Beurteilung des Cavum uteri** zum Ausschluss von Plazentaresten. Ist man sich sicher, dass die Plazenta vollständig ausgestoßen wurde, kann unter Kompression des Uterus (s.u.) eine **Spiegeleinstellung** zum Ausschluss von Geburtsverletzungen durchgeführt werden.

19

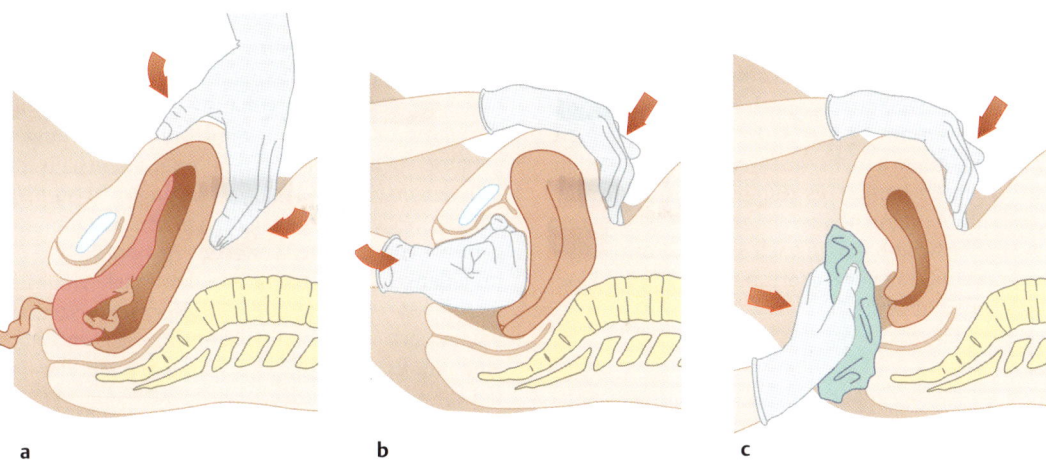

a   b   c

Abb. 19.3   Therapeutische Handgriffe bei Blutungen in der Nachgeburtsperiode. a Credé-Handgriff. Umfassen des Uterus bei Eintreten einer Wehe und Expression der Gebärmutter nach kaudal. **b Hamilton-Handgriff.** Blutstillung durch Aufeinanderpressen der Vorder- und Hinterwand des Uterus bei gleichzeitigem Anregen der Wehentätigkeit durch massierende Drehbewegung der geballten Faust (Faust in der Scheide). **c Fritsch-Handgriff.** Kompression mit einer Kompresse von außen gegen die Vulva und ebenfalls Aufeinanderpressen der Vorder- und Hinterwand des Uterus.

Therapie | Die Therapie sollte je nach Blutungsursache zunächst konservativ (s.u.) erfolgen. Erst bei Versagen der konservativen Therapie wird versucht die Blutung durch operatives Vorgehen zu stoppen.
- **Konservatives Vorgehen:**
  - Entleerung der Harnblase
  - Eisblase (Eisbeutel)
  - Expression und Halten des Uterus (**Credé-Handgriff, Abb. 19.3a**)
  - Kompression des Uterus (**Hamilton-Handgriff, Abb. 19.3b**, oder **Fritsch-Handgriff, Abb. 19.3c**)
  - **Oxytozin** i.v. 3–6 I.E. als Bolus, anschließend 20–40 I.E. in 1000 ml Glukoselösung 5 % (500 ml/h)
  - Bei Erfolglosigkeit der klassischen **Uterotonika** (z.B. Oxytozin, s.o.) werden **Prostaglandine** systemisch eingesetzt:
    - PGE$_2$-Derivat Sulproston (Nalador) 1 Ampulle (500 µg) in 500 ml Infusionslösung: 1,7 bis max. 8,3 ml/min
    - Misoprostol rektal (Zytotec 600–1000 mg, aktuell jedoch noch Off-lable-use)
  - Zur **lokalen intrakavitären Blutstillung** kann eine Tamponade mit Tamponadestreifen oder das Einführen eine Ballonkatheters (Sengstaken-Blakemore-Sonde oder Bakri-Katheter) sinnvoll sein.
  - **Aortenkompression** als Ultima Ratio (bis operative Versorgung erfolgt)
  - Eine ständige **Kreislauf- und Gerinnungsüberwachung** der Mutter ist notwendig, ggf. sind Vorbereitungen für eine Operation zu treffen.
- **Operatives Vorgehen:** Ist die medikamentöse und lokale Therapie ausgeschöpft, so wird primär versucht, mit **Embolisation** oder chirurgischen Techniken (**Rucksacknaht**) einen Erhalt des Uterus zu ermöglichen. Die Aa. hypogastricae können **ligiert** oder die Aa. uterinae **geclippt** werden. Bei nicht beherrschbarer postpartaler Blutung (Inzidenz: 1 : 2000 Geburten) erfolgt als Ultima Ratio die Durchführung einer **Hysterektomie**.

MERKE

Postpartal muss grundsätzlich der Uterustonus **regelmäßig kontrolliert** werden, um eine **Uterusatonie** rechtzeitig erkennen und frühzeitig handeln zu können.

19.2 Geburtshilfliche Notfallsituationen   **19**

 Key Point
Im folgenden Kapitel werden Notfallsituationen während der Schwangerschaft, der Geburt und im Wochenbett besprochen, die nicht mit Blutungen als Hauptsymptom vergesellschaftet sind.

19.2.1 Fruchtwasserembolie
Pathogenese | Bei der Fruchtwasserembolie kommt es über mütterliche venöse Gefäße zur Einschwemmung von Fruchtwasserbestandteilen (Tissue faktor, t-PA, Faktor X aktivierende Substanz) in den mütterlichen Blutkreislauf. **Prädisponierende Faktoren** sind vorzeitige Plazentalösung, manuelle Plazentalösung, Uterusruptur, Wehensturm oder vaginal-operative Entbindung.

In der Folge tritt eine Gerinnungsaktivierung mit **fulminanter Fibrinolyse** auf, die zu einer **schweren Blutung** führen kann. Die Gerinnungsstörung durch **Verbrauchskoagulopathie** nach disseminierter intravasaler Gerinnung (**DIC**) kann auch das erste Symptom einer Fruchtwasserembolie darstellen. Des Weiteren kommt es durch korpuskuläre Bestandteile des Fruchtwassers zu einer **Verlegung der Lungenstrombahn** (je nach Ausmaß) mit akuter Dyspnoe, pulmonaler Hypertonie und ggf. zum **kardiogenen Schock**.

> **MERKE**
>
> Die **Fruchtwasserembolie** ist eine der katastrophalsten Schwangerschaftskomplikationen und endet für die Mutter meist tödlich (**Mortalitätsrate** 60–90 %).

Klinik | Die klinischen Symptome einer Fruchtwasserembolie sind **unspezifisch** (kardiovaskuläres bzw. respiratorisches Versagen, akute neurologische Symptome) und einem anaphylaktischen Schock sehr ähnlich, daher wird das Krankheitsbild auch als „**anaphylaktisches Syndrom der Schwangerschaft**" bezeichnet.

Diagnostik | Die Diagnose ist schwierig, kann primär oftmals nur **rein klinisch** gestellt werden. Eine zügig verfügbare und zuverlässige Nachweismethode gibt es derzeit nicht. In der **Labordiagnostik** finden sich ggf. eine verlängerte Gerinnungs- und Blutungszeit sowie eine Hyperfibrinogenämie. **Bildgebend** können ein Lungenödem auffallen oder Lungenperfusionsdefekte nachweisbar sein. Der Nachweis von **Amnionzellen in den pulmonalen Gefäßen** gilt letztlich als beweisend.

Therapie | Ziel der **symptomatischen Therapie** ist in erster Linie eine **kardiorespiratorische Stabilisierung** mit Intubation, Beatmung, Volumensubstitution und ggf. Gabe von Katecholaminen. Die Therapie der Gerinnungssymptomatik stellt hohe Anforderungen an das interdisziplinäre Team. Zusätzlich zu dem notfallmäßigen **Ersatz von Gerinnungsfaktoren und Erythrozyten** ist auf eine frühzeitige Behandlung der Fibrinolyse (**Antifibrinolytika**) zu achten.

19.2.2 Präeklampsie und Eklampsie

Die Darstellung dieser beiden geburtshilflichen Komplikationen erfolgt ab S. 381 bzw. S. 393.

19.2.3 Vena-cava-Kompressionssyndrom

Das Vena-cava-Kompressionssyndrom wird ab S. 380 erläutert.

19.2.4 Vergiftungen in der Schwangerschaft

Häufig sind **suizidale Absichten** der Grund für Vergiftungen in der Schwangerschaft, es kommen ursächlich jedoch auch **versehentliche Medikamentenüberdosierungen** infrage. Auch hier gilt die Sorge einer möglichen Toxizität und damit einer Gefährdung des Kindes genauso wie die Sorge um die Mutter. Zusammenfassend sollten Schwangere genauso behandelt werden wie außerhalb der Schwangerschaft, da nach aktueller Datenlage von der Noxe im Regelfall eine größere Gefahr ausgeht als von dem verwendeten Antidot.

In jedem Fall sollten Therapien nach **neuesten Richtlinien** erfolgen und **Giftinformationszentren** kontaktiert werden. Je nach Noxe ist ggf. auch eine **intensivmedizinische Überwachung** der Patientin notwendig.

19.2.5 Weitere Notfallsituationen in der Schwangerschaft oder sub partu

Weitere mögliche Komplikationen, die während einer Schwangerschaft (z.B. vorzeitige Wehentätigkeit, S. 353; vorzeitige Plazentalösung, S. 353) oder bei der Geburt (z.B. Nabelschnurvorfall, S. 462) auftreten können, werden an den angegebenen Stellen ausführlich dargestellt.

19.3 Akutes Abdomen

Key Point

Das akute Abdomen bezeichnet eine akut einsetzende Symptomatik mit Unterbauchschmerz und Abwehrspannung (z.T. brettharter Bauch) bis hin zum akuten Schockgeschehen. Aufgrund der potenziellen Lebensgefahr ist eine rasche Klärung der Ursache notwendig, um in Abhängigkeit davon therapeutisch handeln zu können. Auch zahlreiche gynäkologische und geburtshilfliche Differenzialdiagnosen (z.B. stiehlgedrehte Ovarialzyste oder EUG) müssen dabei berücksichtigt werden.

Definition | Der Begriff **akutes Abdomen** beschreibt primär ein **klinisches Symptom** unterschiedlichster Erscheinungsform, das durch eine nicht selten lebensbedrohliche Erkrankung hervorgerufen wird.

Pathogenese | Ursächlich kommt eine Vielzahl von Diagnosen verschiedener Fachgebiete in Betracht, die **Schmerzlokalisation** gibt dabei erste Hinweise (**Abb. 19.4**). In diesem Kapitel soll im Speziellen jedoch auf mögliche **gynäkologische Diagnosen** eingegangen werden (**Tab. 19.4**).

rechter Oberbauch	Epigastrium	linker Oberbauch
· Cholezystitis · Chole(docho)lithiasis · Pankreatitis (Kopfbereich) · Duodenalulkus · Appendizitis · subphrenischer Abszess · basale Pleuritis	· Pankreatitis · Magenulkus · Appendizitis · Mesenterialvenenthrombose	· Pankreatitis · Ulkusperforation · Herzinfarkt · Hiatushernie · Milzruptur/-infarkt · subphrenischer Abszess · basale Pleuritis

Mittelbauch
· Appendizitis
· Mesenterialvenenthrombose
· Enterokolitis
· Colitis ulcerosa
· Bauchaortenaneurysma
· Invagination

rechter Unterbauch	Unterbauch Mitte	linker Unterbauch
· Appendizitis · Adnexitis · EUG · Ovarialtorsion · Ovarialtumor · Urolithiasis · Morbus Crohn	· Zystitis · Urolithiasis · Adnexitis · Douglas-Abszess · Uterus moymatosus · Endomyometritis · EUG	· Sigmadivertikulitis · Adnexitis · EUG · Ovarialtorsion · Ovarialtumor · Urolithiasis · Morbus Crohn

Abb. 19.4 Fachübergreifende Differenzialdiagnosen des akuten Abdomens.

Tabelle 19.4

Gynäkologische und geburtshilfliche Differenzialdiagnosen des akuten Abdomens in Abhängigkeit von der Lokalisation der Blutungsquelle und dem führenden klinischen Symptom

	Fieber + Schmerzen	Blutung + Schmerzen	Schmerzen
Vagina		– Kohabitationsverletzung	
Uterus	– Endomyometritis (S. 145) – febriler Abort (S. 365) – Amnioninfektion (S. 354) – Myomnekrose (S. 202) – Karzinom (S. 191)	– Uterusruptur (S. 464) – vorzeitige Plazentalösung (S. 353), – Perforation – Abort (S. 360)	– Perforation – Endometriose (S. 153) – stielgedrehtes Myom (S. 196) – Dysmenorrhö (S. 50) – Mittelschmerz (Ovulation, S. 44)
Ovarien	– Ovarialabszess (S. 146) – Ovarialvenenthrombose (S. 478)	– rupturierte Ovarialzyste (S. 208)	– Stieldrehung (von Ovar bzw. Ovarialzyste, S. 208) – Überstimulations-Syndrom (s. OHSS, S. 334)
Tube	– Adnexitis (S. 145) – EUG (S. 366) – Pyosalpinx (S. 146)	– EUG	– Hydrosalpinx (S. 146) – Adnexitis – Pyosalpinx
Douglas	– Abszess (S. 146)		

19

MERKE

Die häufigsten Ursachen eines akuten Abdomens in der Gynäkologie und Geburtshilfe sind die **Extrauteringravidität** (EUG), **Ovarialzysten** (mit oder ohne Stieldrehung) sowie die **akute Adnexitis**.

Klinik | Im Vordergrund der klinischen Symptomatik stehen **akut** auftretende **abdominelle Schmerzen** mit **Druckdolenz** des Abdomens und generalisierter oder umschriebener **Abwehrspannung**. Übelkeit und Erbrechen können ebenso wie Fieber, Tachykardie und arterielle Hypo- oder Hypertension begleitend auftreten.

Diagnostik | Primär gilt es zu klären, ob eine **akute lebensbedrohliche Situation** vorliegt. Bei entsprechendem Verdacht erfolgt daher zuerst die Überprüfung der **Vitalparameter**:

– **Schockindex:** Puls/RR systolisch (> 1 = positiv, < 1 = negativ)
– **Anämie** (blasse Schleimhäute, blasses Hautkolorit) als Hinweis auf eine Blutung?

Im Mittelpunkt der weiteren Diagnostik stehen aus gynäkologischer Sicht **anamnestisch** folgende Faktoren im Vordergrund:
– Alter
– Zyklusanamnese (letzte Menstruation?)
– bekannte (Vor-)Erkrankungen
– irreguläre vaginale Blutungen
– Schmerzlokalisation
– Schmerzcharakter (viszeral oder somatisch?)
– Schmerzintensität
– bekannte Schwangerschaft?
– Fieber?
– Defäkation (Diarrhö)
– Miktion (Hämaturie).

Aufgrund dieser Anamnese lassen sich zwei aus gynäkologischer Sicht wichtige Fragen zur **weiteren Einschätzung der Patientin** klären:
– Haben die Beschwerden vermutlich eine **infektiologische Ursache**?
– Ist die Patientin **schwanger**?

Praxistipp

Eine eindeutige Schmerzlokalisation ist in der Praxis nicht immer einfach, da nicht selten eine Schmerzdynamik mit wandernder Lokalisation vorliegt. So kann es z.B. bei Progredienz einer Infektion oder schwangerschaftsbedingt zu einer Verschiebung der Schmerzlokalisation kommen.

Ist der Patient kreislaufstabil, besteht kein sofortiger Handlungsbedarf, sodass für **weitere Diagnostik** in der Regel Zeit bleibt:
– klinische Untersuchung (Inspektion und Palpation des Abdomens und der Nierenlager)
– gynäkologische Untersuchung
– Ultraschalldiagnostik
– Blutbild je nach Verdachtsdiagnose (z.B. Hb, hCG, Leukozyten, CRP)
– Urin- oder Serum-hCG
– ggf. Bildgebung (Röntgen, CT, MRT).

Therapie Die therapeutischen Maßnahmen im Rahmen der **akuten Therapie** hängen von der jeweiligen Situation ab. Bei Kreislaufinstabilität steht die **Schockbekämpfung** im Vordergrund:
– Schocklagerung: Patientin hinlegen, Beine hoch
– Legen von großlumigen venösen Zugängen
– Volumensubstitution mit Kristalloiden und/ oder Kolloiden (nicht bei kardiogenem Schock): z.B. Ringer-Lösung 500–2000 ml i.v. (oder mehr) bzw. HAES 10 % 500–1500 ml i.v.
– ggf. Sauerstoffgabe (4–8 ml/min)
– ggf. Katecholamine (z.B. Akrinor 0,5–2 ml i.v.).

Bei starken Schmerzen ist zusätzlich eine suffiziente **Analgosedierung** notwendig. Je nach Krankheitsbild und Verdachtsdiagnose (z.B. akute Blutung, Abszess, Perforationsverletzung) sollte eine **Laparoskopie** oder **Laparotomie** zur weiteren Diagnostik und entsprechenden Therapie erfolgen. Eine frühzeitige Konsultation bzw. Zusammenarbeit mit anderen Fachgebieten wie Chirurgie, Innere Medizin, Urologie und Anästhesie ist sinnvoll. Liegen hingegen **stabile Kreislaufverhältnisse** vor, müssen weitere therapeutische Maßnahmen, je nach Krankheitsbild, eingeleitet werden. Neben der bereits erwähnten operativen Versorgung steht nun ein konservatives Vorgehen im Vordergrund. **Medikamentöse Therapieansätze** (z.B. Antibiotika, Analgetika) spielen dabei eine wesentliche Rolle.

19.4 Verletzungen

Key Point

Verletzungen des inneren weiblichen Genitales sind aufgrund der anatomischen Verhältnisse (Schutz durch das knöcherne Becken) äußerst selten. Sieht man von Verletzungen im Rahmen vaginaler Geburten ab (S. 464), so ist die Rate an Verletzungen gering. Häufiger kommt es zu Verletzungen des äußeren Genitales.

Pathogenese Hauptursache (ca. 40–50 %) von vaginalen Verletzungen sind **Kohabitation, Vergewaltigung** (S. 507) sowie **Pfählungsverletzungen** durch Einführen von Gegenständen. Im Einzelnen kann es z.B. zur Ruptur des Dammes, der seitlichen Vaginalwand oder des Scheidengewölbes kommen. Nur extrem selten kommt es zu schweren Verletzungen des Genitales im Rahmen von Sportunfällen oder Verkehrsunfällen mit dem Auto, Motorrad oder Fahrrad.

Klinik Aufgrund der guten Vaskularisierung des weiblichen Genitales kann es zu **massiven Blutungen** kommen, die eine operative Versorgung erfordern. Bei Pfählungsverletzungen bilden sich nicht selten **Hämatome** größeren Ausmaßes.

Diagnostik Die Diagnostik umfasst neben eine ausführlichen **gynäkologischen Untersuchung** (z.B. zum Nachweis von Scheidenrissen) auch – je nach Verletzungsmuster – eine **bildgebende Diagnostik** (Sonografie, CT etc.), um begleitende innere Verletzungen und Blutungen auszuschließen.

MERKE

Fremdkörper dürfen am Unfallort aufgrund der hohen Blutungsgefahr **nicht** entfernt werden!

Therapie Die Therapie besteht in einer ausreichenden **Analgosedierung** sowie, falls erforderlich, einer **Schockbekämpfung**. Bei stark blutenden Wunden müssen diese umstochen und genäht werden. Bei

19

Verletzung des Genitales ist, wenn möglich, im Rahmen einer **operativen Versorgung** auch auf eine entsprechende **kosmetische Wiederherstellung** zu achten. Gegebenenfalls ist eine **Tetanusimpfung** indiziert.

Kommt es in der **Schwangerschaft** zu schwersten Verletzungen (z.B. **Polytrauma**) im Rahmen eines Verkehrsunfalls, sollte die Erstversorgung und Stabilisierung der **Mutter** an erster Stelle stehen. Erst dann sollte der Zustand des Feten evaluiert werden. Das Leben der Mutter hat Vorrang. Ab der **32. SSW** ist eine operative Entbindung mittels **Sectio** und ggf. gleichzeitiger intraabdomineller Versorgung mütterlicher Verletzungen zu erwägen.

MERKE

Auch bei Verletzungen gilt: Generell sind bei Schwangeren die gleichen Algorithmen der **Notfallversorgung** anzuwenden wie bei Nichtschwangeren.

19.5 Sexualdelikte

 Key Point

Besteht der Verdacht auf ein Sexualdelikt, so ist selbstverständlich mit entsprechender Vorsicht und Einfühlungsvermögen vorzugehen. Eine zusätzliche Traumatisierung sollte unbedingt vermieden werden. Neben der medizinischen Betreuung der Patientin hat der behandelnde Gynäkologe auch eine wichtige psychologische Verantwortung.

19.5.1 Vergewaltigung und sexuelle Nötigung

Nach § 177 StGB liegt die Straftat einer **Vergewaltigung** vor, wenn gegen den Willen der Patientin:
- der Vollzug des Beischlafes stattgefunden hat: das Glied in die Scheide oder in den Scheidenvorhof eingeführt wurde
- andere penetrierende Sexualpraktiken vollzogen wurden (seit 1998)
- Sexualpraktiken ausgeübt wurden, die das Opfer besonders erniedrigen (Oral- oder Analverkehr)
- Gegenstände eingeführt wurden.

Andere Praktiken fallen in den Bereich der **„sexuellen Nötigung"**.

MERKE

Bei ca. 30 % der Vergewaltigungstäter handelt es sich um Fremde, die **meisten** Vergewaltigungen finden jedoch durch **Bekannte oder Verwandte** statt.

 Praxistipp

Es gibt auch vorgetäuschte Vergewaltigungen, die zur Anzeige gebracht werden. Der Aussage des mutmaßlichen Opfers sollte jedoch primär immer Glauben geschenkt werden.

Die Betreuung von Patientinnen nach mutmaßlicher Vergewaltigung stellt den behandelnden Arzt vor eine schwierige Aufgabe. Zum einen ist ein hohes Maß an **Einfühlungsvermögen** notwendig. Die betroffene Person befindet sich in einer Ausnahmesituation und steht nicht selten unter Schock. Zum anderen gilt es jedoch auch **Beweismittel** zu sichern, um für ein etwaiges Strafverfahren eine möglichst **präzise Dokumentation** zu gewährleisten.

MERKE

Beweismittel sind **mind. 1 Jahr** lang zu asservieren, da sich das betroffene Opfer unter Umständen auch erst nach Wochen oder Monaten zu einer Anzeige bei der Polizei entschließen kann.

Eine **exakte Erfragung des Tatherganges** ist, soweit möglich, im Rahmen einer ausführlichen **Anamnese** von immenser Bedeutung, da er grundlegend für die weitere Untersuchung ist (→ Wo sind Spuren zu erwarten?):
- Uhrzeit und Ort des Tatgeschehens
- Vorgehen des Täters
- letzter freiwilliger Geschlechtsverkehr (wichtig bei Spermaspuren!)
- letzte Periode
- Besteht Konzeptionsschutz? Falls nein: Ist die „Pille danach" (S. 312) indiziert?
- Kam es zur Ejakulation? Wenn ja: Wohin?
- Wurde ein Kondom verwendet? (Gefahr von Infektionskrankheiten)
- Wurden dem Opfer Alkohol oder K.-o.-Tropfen verabreicht?

Eine erlittene **Gewalteinwirkung** sollte beschrieben und während der sich anschließenden Untersuchung etwaige Verletzungen auch **fotografisch** dokumentiert werden.

 Praxistipp

Falls möglich, sollte die Untersuchung durch eine Ärztin angeboten werden. Erfolgt die Untersuchung durch einen Arzt, empfiehlt sich die zusätzliche Anwesenheit einer Frau (z.B. Polizeibeamtin). Dies sollte mit der Patientin besprochen werden.

19

Folgende Untersuchungen gilt es bei der Begutachtung der Patientin zu berücksichtigen:

– **körperliche Untersuchung:** von „Kopf bis Fuß" zum Ausschluss oder Nachweis von Verletzungen (z.B. Kratzwunden, Hämatome, Würgemale etc.)
– **gynäkologische Untersuchung:** Deflorationsverletzung, Verletzungen des Genitales?
– **Asservation von Spuren:** Kleidungsstücke, Abstriche (Haut, Mund, Vulva, Vagina, After) trocken aufbewahren (s. Merke), Auskämmung der Schamhaare
– **Blutentnahme:** HIV-Status, Hepatitis, Lues, Gonorrhö
– **bakteriologischer Abstrich (Infektionsscreening)**
– **Mikroskopie:** Nachweis von Sperma (bis zu 48 h später möglich).

> **MERKE**
>
> Alle **Asservate** müssen **luftgetrocknet** aufbewahrt werden. Abstriche niemals in feuchtes Medium geben, um nicht wertvolles Spurenmaterial zu vernichten. Eine DNA-Analyse ist dann unter Umständen nicht mehr möglich!

Bei unklarer Verhütungssituation sollte zum Schutz einer ungewollten Schwangerschaft die **„Pille danach"** (S. 312) angeboten werden.

Nach ausführlicher Untersuchung und Asservation von Spuren sollte eine **psychologische Betreuung** der Patientin angeboten und, falls gewünscht, organisiert werden (S. 117). Die Patientin sollte durch den behandelnden Gynäkologen über geeignete **Beratungsstellen** des jeweiligen Einzugsgebietes informiert werden.

19

Anhang

20 Anhang

20.1 Quellenverzeichnis

Abb. 1.1, 1.2 Schünke, M., Schulte, E., Schumacher, U., Voll, M., Wesker, K.: Prometheus Allgemeine Anatomie und Bewegungssystem. 2. Auflage, Thieme, Stuttgart, 2007

Abb. 1.3 Schünke, M., Schulte, E., Schumacher, U., Voll, M., Wesker, K.: Prometheus Innere Organe. 2. Auflage, Thieme, Stuttgart, 2009

Abb. 1.4 Schünke, M., Schulte, E., Schumacher, U., Voll, M., Wesker, K.: Prometheus Allgemeine Anatomie und Bewegungssystem. 2. Auflage, Thieme, Stuttgart, 2007

Abb. 1.5–1.8 Schünke, M., Schulte, E., Schumacher, U., Voll, M., Wesker, K.: Prometheus Innere Organe. 2. Auflage, Thieme, Stuttgart, 2009

Abb. 1.9 Schünke, M., Schulte, E., Schumacher, U., Voll, M., Wesker, K.: Prometheus Allgemeine Anatomie und Bewegungssystem. 2. Auflage, Thieme, Stuttgart, 2007

Abb. 1.10–1.12 Schünke, M., Schulte, E., Schumacher, U., Voll, M., Wesker, K.: Prometheus Innere Organe. 2. Auflage, Thieme, Stuttgart, 2009

Abb. 2.1 Schünke, M., Schulte, E., Schumacher, U., Voll, M., Wesker, K.: Prometheus Allgemeine Anatomie und Bewegungssystem. 2. Auflage, Thieme, Stuttgart, 2007 (nach Sadler)

Abb. 2.3 Schünke, M., Schulte, E., Schumacher, U., Voll, M., Wesker, K.: Prometheus Innere Organe. 2. Auflage, Thieme, Stuttgart, 2009

Abb. 2.4, 2.5, 2.9 Sitzmann, F. C.: Duale Reihe Pädiatrie. 3. Auflage, Thieme, Stuttgart, 2007

Abb. 3.3 nach Breckwoldt, M., Kaufmann, M., Pfleiderer, A.: Gynäkologie und Geburtshilfe. 5. Auflage, Thieme, Stuttgart, 2008

Abb. 3.4 Aumüller, G. et al.: Duale Reihe Anatomie. 2. Auflage, Thieme, Stuttgart, 2010

Abb. 3.9 nach Kirschbaum, M., Münstedt, K.: Checkliste Gynäkologie und Geburtshilfe. 2. Auflage, Thieme, Stuttgart, 2005

Abb. 3.10 Duale Reihe Innere Medizin. 2. Auflage, Thieme, Stuttgart, 2009

Abb. 3.11 Sterry, W.: Kurzlehrbuch Dermatologie. 1. Auflage, Thieme, Stuttgart, 2011

Abb. 3.13 Moll, I.: Duale Reihe Dermatologie. 7. Auflage, Thieme, Stuttgart, 2010

Abb. 3.15 Spinas, G., Fischli, S.: Endokrinologie und Stoffwechsel – Kompakt. 2. Auflage, Thieme, Stuttgart, 2011

Abb. 3.17 Sohn, C., Tercanli, S., Holzgreve, W.: Ultraschall in Gynäkologie und Geburtshilfe. 2. Auflage, Thieme, Stuttgart, 2003

Abb. 3.18 Duale Reihe Innere Medizin. 2. Auflage, Thieme, Stuttgart, 2009

Abb. 4.3a und b Petersen, E. E.: Infektionen in Gynäkologie und Geburtshilfe. 5. Auflage, Thieme, Stuttgart, 2011

Abb. 4.3c, 4.5 (nach) Nauth, H. F.: Gynäkologische Zytodiagnostik. 1. Auflage, Thieme, Stuttgart, 2002

Abb. 4.4 nach Stauber, M., Weyerstahl, T.: Duale Reihe Gynäkologie und Geburtshilfe. 3. Auflage, Thieme, 2007

Abb. 4.6 Petersen, E. E.: Infektionen in Gynäkologie und Geburtshilfe. 5. Auflage, Thieme, Stuttgart, 2011

Abb. 4.7, 4,8 nach Stauber, M., Weyerstahl, T.: Duale Reihe Gynäkologie und Geburtshilfe. 3. Auflage, Thieme, 2007

Abb. 7.1–7.4, 7.7 Petersen, E. E.: Infektionen in Gynäkologie und Geburtshilfe. 5. Auflage, Thieme, Stuttgart, 2011

Abb. 7.9 nach Kirschbaum, M., Münstedt, K.: Checkliste Gynäkologie und Geburtshilfe. 2. Auflage, Thieme, Stuttgart, 2005

Abb. 7.10 Moll, I.: Duale Reihe Dermatologie. 7. Auflage, Thieme, Stuttgart, 2010

Abb. 7.11–7.13 Petersen, E. E.: Infektionen in Gynäkologie und Geburtshilfe. 5. Auflage, Thieme, Stuttgart, 2011

Abb. 7.15 Nauth, H. F.: Gynäkologische Zytodiagnostik. 1. Auflage, Thieme, Stuttgart, 2002

Abb. 7.16 Petersen, E. E.: Infektionen in Gynäkologie und Geburtshilfe. 5. Auflage, Thieme, Stuttgart, 2011

Abb. 7.17a Hof, H., Dörries, R.: Duale Reihe Medizinische Mikrobiologie. 4. Auflage, Thieme, Stuttgart, 2009

Abb. 7.17b Petersen, E. E.: Infektionen in Gynäkologie und Geburtshilfe. 5. Auflage, Thieme, Stuttgart, 2011

Abb. 9.7, 9.11 nach Breckwoldt, M., Kaufmann, M., Pfleiderer, A.: Gynäkologie und Geburtshilfe. 5. Auflage, Thieme, Stuttgart, 2008

Abb. 9.13 nach Kaufmann, M., Costa, S. D., Scharl, A. J.: Die Gynäkologie. 2. Auflage, Springer, Heidelberg, 2006

Abb. 10.1 nach Schünke, M., Schulte, E., Schumacher, U., Voll, M., Wesker, K.: Prometheus Innere Organe. 2. Auflage, Thieme, Stuttgart, 2009

Abb. 10.2–10.19 (nach) Stauber, M., Weyerstahl, T.: Duale Reihe Gynäkologie und Geburtshilfe. 3. Auflage, Thieme, 2007

Abb. 10.12a nach Petri, E.: Gynäkologische Urologie. 3. Aufl., Thieme, Stuttgart 2001

Abb. 11.1, 11.2 nach Schünke, M., Schulte, E., Schumacher, U., Voll, M., Wesker, K.: Prometheus Allgemeine Anatomie und Bewegungssystem. 2. Auflage, Thieme, Stuttgart, 2007

Abb. 11.8 nach Madjar, H.: Kursbuch Mammasonographie. 2. Auflage 2005, Thieme, Stuttgart, 2005

20

20.2 Sachverzeichnis

Halbfette Seitenzahlen = Hauptfundstelle